Oncological Surgical Pathology

肿瘤外科病理学

（下册）

原　著　[美]西泽·阿莫兰
　　　　[美]内达·卡霍尔
　　　　[美]安妮卡·韦斯费尔德
主　审　刘东戈
副主审　石怀银　王　哲
主　译　张金库　钟定荣

陕西新华出版

陕西科学技术出版社
Shaanxi Science and Technology Press

西安

图书在版编目（CIP）数据

肿瘤外科病理学：上下册 /（美）西泽·阿莫兰，
（美）内达·卡霍尔，（美）安妮卡·韦斯费尔德著；张
金库，钟定荣主译 . — 西安：陕西科学技术出版社，
2023.6

书名原文：Oncological Surgical Pathology

ISBN 978-7-5369-8353-3

Ⅰ . ①肿… Ⅱ . ①西… ②内… ③安… ④张… ⑤钟
… Ⅲ . ①肿瘤学—病理学 Ⅳ . ① R730.2

中国版本图书馆 CIP 数据核字（2022）第 035645 号

著作权合同登记号：25-2022-192

First published in English under the title

Oncological Surgical Pathology

edited by Cesar A. Moran, Neda Kalhor and Annikka Weissferdt

Copyright © Springer Nature Switzerland AG, 2020

This edition has been translated and published under licence from

Springer Nature Switzerland AG.

ZHONGLIU WAIKE BINGLIXUE

肿瘤外科病理学

张金库　钟定荣　主译

策　　划	曹高腾	
责任编辑	高　曼　刘亚梅	
封面设计	段成凤	

出 版 者　陕西科学技术出版社

西安市曲江新区登高路 1388 号陕西新华出版传媒产业大厦 B 座

电话（029）81205187　传真（029）81205155　邮编 710061

http://www.snstp.com

发 行 者　陕西科学技术出版社

电话（029）81205180　81206809

印　　刷　运河（唐山）印务有限公司

规　　格　889 mm × 1194 mm　16 开本

印　　张　90.25

字　　数　2670 千字

版　　次　2023 年 6 月第 1 版

2023 年 6 月第 1 次印刷

书　　号　ISBN 978–7–5369–8353–3

定　　价　698.00 元

目　录

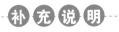

补充说明

本书所有的参考文献条目已上传至网络，有需要的读者可自行扫码查阅。

5

第五部分
妇科病理

Gynecological Pathology

第十五章　妇科病理

Gynecological Pathology

原著　Anais Malpica　Elizabeth Dierksen Euscher　Preetha Ramalingam　Irene Aguilera-Barrantes
　　　IsabelAlvarado-Cabrero
译者　张　静　范林妮　徐　红　韩　铭
审校　张丙信　陈　雪

第一节　外阴

前言

外阴可发生多种病变，一些病变几乎仅发生于外阴或女性下生殖道。本章节介绍了类似肿瘤的病变、癌前病变；上皮性、黑色素细胞、间叶、淋巴造血和生殖细胞起源的肿瘤以及转移性肿瘤。

标本的处理

外阴标本包括钳取活检、刮取活检 / 削痂、广泛的局部切除和外阴切除术。此外，外阴标本可伴有前哨淋巴结和淋巴结切除。这些标本的处理方法如下：

外阴钳取活检大小通常为 3 mm 或 4 mm，因为较大尺寸的活检需要进行钳取部位缝合以修补活检缺损。标本应在 10% 福尔马林中保存至少 4 h 以确保充分固定。然后应对标本进行测量并在标本切缘涂墨。所有肉眼病变均应进行描述，4 mm 的活检标本需要再次切割平分，3 mm 的活检标本无须再次分割。HE 染色后进行镜检。值得注意的是，如果大体检查所见病变在初始切面没有被发现，则需要检查额外切面。

外阴刮取活检 / 削痂并不常见，因为妇科医生很少选择此方式，但皮肤科医生可能选择这种活检方式。标本应在 10% 福尔马林中保存至少 4 h。然后测量标本，并在标本底部 / 切缘涂墨。所有的肉眼病变均应加以描述。标本需要被再次切割平分并送检切缘。HE 染色后进行镜检。值得注意的是，如果大体检查

所见病变在初始切面没有被发现，则需要检查额外切面。

当外阴存在 1 处或 2 处局灶性病变时，可以进行广泛的局部切除。切除标本包括含有病变的皮肤或黏膜及皮下组织并带有距离病变 1 cm 的环周切缘。测量标本并记录大体特征。然后涂墨标本切缘（通常此类标本有方向标记；因此需要不同颜色的墨汁标记）；标本用针固定（图 15.1），10% 福尔马林固定至少 4 h。通常标本需要全部取材进行镜检，检查方法如下：整个标本的横截面和包括标本正面（涂墨面朝下）的尖端。如果标本太大，取材送检代表性的切片如下：标本的横截面包括整个病变的深部切缘和最近的外侧切缘，标本正面尖端和正面其余切缘。

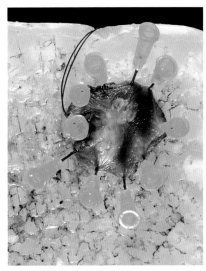

图 15.1　广泛的局部切除，标本在福尔马林固定和取材前被涂墨和用针固定

外阴皮肤切除术是指切除外阴皮肤（不包括皮下组织）的手术方式。测量标本并记录大体特征。然后涂墨标本切缘（通常此类标本有方向标记；因此需要不同颜色的墨汁标记）；标本用针固定并置于10%福尔马林固定至少4h。标本取材包括病灶和距离病灶最近的外周切缘和深部切缘，垂直切片以及正面其余周边切缘（涂墨面朝下）。

单纯外阴切除术是指切除外阴的皮肤/黏膜，包括部分皮下组织。有时根据疾病和患者的需求（即保留解剖部位和性功能）进行部分或半外阴切除手术。根治性外阴切除术是指切除整个外阴直至大腿深筋膜、耻骨骨膜和泌尿生殖膈下筋膜。改良的外阴根治切除术（包括半外阴切除术）可适用于特定病例，只要确保有足够的环周和深部切缘，既可切除外阴的前部或后部，也可以切除左侧或右侧。改良的外阴根治切除切除外阴皮下脂肪组织、浅筋膜和阔深筋膜，尽可能保留重要器官，如尿道、阴蒂和肛门括约肌，理想情况下保留1~2 cm的切缘。测量标本，记录大体特征，包括病变与阴蒂和尿道的关系（如果存在后者），描述标本中包括的结构，涂墨切缘，用针固定标本，并置于10%福尔马林固定至少4h；如果标本含有大量脂肪组织，标本应在10%福尔马林固定过夜。以下部分进行取材并镜检：肿瘤的代表性切片和距离病变最近的外围切缘和深部切缘取材〔垂直切面，注意将外周切缘正面、尿道切缘正面、阴道切缘正面（如果存在）送检〕、阴蒂和其他病变的代表性切片（如果这些额外病变很小，则全部取材）以及阴唇的代表性切片。

盆腔廓清术用于治疗外阴癌较为少见，请参照侵袭性鳞状细胞癌的治疗章节。该术式可以是前面（包括膀胱）、后面（包括直肠）或者二者均包括。有时由于既往的手术和放疗，很难识别正常的解剖学结构。在这种情况下，需要外科医生对标本进行定位，列出标本所包括的结构，测量标本和包括的结构，涂墨切缘，打开/切开标本，描述肿瘤及其与切缘和标本所包括的结构的关系。继续用针固定标本并置于福尔马林固定过夜。取材送检切片包括：

代表性的肿瘤切片和距肿瘤最近的切缘，若切缘距离肿瘤较近则取垂直切面，肿瘤及其与重要结构的关系（如阴蒂、阴道、尿道、膀胱、直肠）以及所有包括的器官的代表性切片。

淋巴结清扫术：切取所有的淋巴结并记录淋巴结数量、大小范围和大体外观。大体受累的淋巴结周围应保留软组织的少许边缘。间隔2.0 mm横切所有的淋巴结，送检所有大体阴性的淋巴结和代表性取材大体阳性淋巴结以确定转移性肿瘤的大小，包括淋巴结周围的脂肪组织边缘以评估是否有淋巴结外的侵犯。

前哨淋巴结：记录前哨淋巴结数目和是否有染色标记（若有的话）。间隔2.0 mm横切淋巴结，将整个淋巴结取材镜检。前哨淋巴结超分期根据各自的实验室规定，因为目前尚未有统一的前哨淋巴结分期方案。MD安德森癌症中心（MDACC）针对上皮性癌病例，首先获得初始的HE染色切片，如果阴性，每5个宽度间隔（250 mm间隔）各获得2张切片（每个间隔的第1张切片用于HE染色，如果5张深切的HE染色切片均为阴性，则用第2张切片进行角蛋白鸡尾酒免疫组化染色）。对黑色素瘤的病例，MDACC前哨淋巴结的超分期包括获取200 mm处深切的HE染色切片，然后进行3张连续切片，第1张切片再次进行HE染色，紧随其后的切片进行一项广谱黑色标记物（即HMB-45、MART-1和tyrosinase）免疫染色，再后的未染色切片可能被用于一项HMB-45、MART-1或SOX-10免疫组化染色。

冰冻切片的处理

外阴标本的术中评估并不常见，占所有妇科冰冻切片的2%~10.6%。在过去，与外阴标本相关的术中冰冻包括乳腺外派杰病或浸润性鳞状细胞癌的切缘评估以及Cloquet淋巴结状态评估，但是这些病例已不再要求进行术中评估。值得注意的是，不鼓励对派杰病的手术切缘进行常规术中冰冻，因为手术切缘的状态和局部复发之间没有明确的相关性。如果前哨淋巴结大体阳性，外科医生希望通过组织学检查确认转移性肿瘤，则可能需要进行术中冰冻。

外科病理报告

外科病理报告应提供由美国病理学家协会提出的概要性报告（外阴癌的 CAP 概要性报告）中包括的参数，如表 15.1 所示。表 15.1 所示的外科病理报告不适用于黑色素瘤、淋巴瘤、肉瘤。

表 15.1　根据美国病理学家协会要求，外阴原发性癌外科病理报告应包括的参数

手术方式：
肿瘤部位：
肿瘤大小（cm）：
肿瘤病灶：
组织学类型：
组织学分级：
浸润深度（mm）：
+ 肿瘤边界 [a]
+_____ 推挤式
+_____ 浸润性
其他组织 / 器官受累：
切缘状态：
外周切缘状态：
+ 浸润性癌与切缘的距离（mm）：_____mm [a]
+ 特定部位：_____ [a]
深部切缘状态：
+ 浸润性癌与切缘的距离（mm）：_____mm [a]
+ 特定部位：_____ [a]
淋巴血管侵犯：
区域淋巴结：
被检查淋巴结数目：
转移的淋巴结数目：
转移灶 < 5 mm 的淋巴结数目：
转移灶 ≥ 5 mm 的淋巴结数目：
淋巴结外侵犯：
固定或溃疡的股部 - 腹股沟淋巴结：
受累淋巴结的对侧：
病理分期［pTNM（FIGO）］
原发肿瘤（pT）：pT
区域淋巴结（pN）：pN
远处转移（pM）：pM

CAP 方案适用于外阴癌
+ 报告中非必要信息，用于认证目的
[a] 治疗目的所需的信息

分期

按照 FIGO 和 TNM 分期系统进行（表 15.2 和 15.3）。

鳞状上皮病变

尖锐湿疣（生殖器疣）

尖锐湿疣是最常见的性传播疾病。大多数病例是由于 HPV 6 型，其次是 HPV 11 型感染引起，但同时合并高危型 HPV 感染并不罕见。尖锐湿疣有高度传染性，高达 83% 的尖锐湿疣妇女感染者同时伴有宫颈 HPV 感染。尖锐湿疣的流行高峰出现在性活跃的早期。该病变有以下危险因素：吸烟、多个性伴侣、使用激素避孕药和过早性交。症状包括出现无痛性外阴肿块、较少出现外阴瘙痒、分泌物或出血。潜伏期感染可能变为活动性，尤其在妊娠或免疫抑制期间。病变可自行消退、维持稳定或在病灶大小和 / 数量上进展。病变通常多发、多中心、多灶性，也可累及肛周、阴道和宫颈区域。大体上，尖锐湿疣表现为外生性病变，范围从离散的乳头状赘生物到大的"菜花样肿块"。光镜下，病变以丰富的乳头状结构为特征（图 15.2a）。上皮为棘皮症样伴角化过度、角化不全、颗粒层增厚和基底细胞增生。挖空细胞，有时为局灶性，见于表层上皮（图 15.2b）。上皮的下 1/3 可见核分裂象。乳头结构的纤维血管间质常有散在分布的炎症细胞。在挖空细胞不易识别的病例，上皮的上 1/3 细胞增殖指数 Ki-67/MIB 免疫染色是一个对尖锐湿疣诊断有用的手段。也可以使用 HPV 原位杂交，尽管这种检测可能缺乏敏感性。

鳞状上皮乳头状瘤

该病变的特征是纤细的纤维血管轴心被覆正常或轻微棘皮症样鳞状上皮，缺乏挖空细胞。乳头状增生不呈现尖锐湿疣所见的复杂程度。Ki-67 免疫染色凸显鳞状上皮副基底层区域单层或复层阳性细胞、上皮中间层或上 1/3 层缺乏阳性细胞。值得注意的是，罕见具有典型 Ki-67 表达模式的鳞状上皮乳头状瘤，经聚合酶链反应（polymerase chain reaction, PCR）检测发现有低危型 HPV 感染，但原位杂交未能检出，该现象可能因存在潜伏期、非复制性 HPV 感染所致。

表 15.2　外阴癌的 FIGO 分期系统

FIGO 分期		描述
Ⅰ		肿瘤局限于外阴
	Ⅰ A	病灶大小 ≤ 2 cm，局限于外阴或会阴且间质浸润 ≤ 1.0 mm[a]，无淋巴结转移
	Ⅰ B	病灶大小 > 2 cm 或间质浸润 > 1.0 mm[a]，局限于外阴或会阴，无淋巴结转移
Ⅱ		无论肿瘤大小，肿瘤蔓延至邻近会阴结构（尿道的下 1/3、阴道的下 1/3、肛门），无淋巴结转移
Ⅲ		无论肿瘤大小，伴或不伴蔓延至邻近会阴结构（尿道的下 1/3、阴道的下 1/3、肛门），腹股沟淋巴结转移
	Ⅲ A1	有 1 个淋巴结转移（≥ 5 mm）
	Ⅲ A2	有 1~2 个淋巴结转移（< 5 mm）
	Ⅲ B1	有 ≥ 2 个淋巴结转移（≥ 5 mm）
	Ⅲ B2	有 ≥ 3 个淋巴结转移（< 5 mm）
	Ⅲ C	转移性淋巴结有被膜外扩散
Ⅳ		肿瘤侵犯其他区域（尿道的上 2/3、阴道的上 2/3）或远处结构
	Ⅳ A1	肿瘤侵犯上尿道和 / 或阴道黏膜、膀胱黏膜、直肠黏膜或累及盆骨
	Ⅳ A2	肿瘤侵犯固定或溃疡性腹股沟淋巴结
	Ⅳ B	包括盆腔淋巴结的任何远处转移

[a] 浸润深度是指从邻近最表面真皮乳头的上皮 - 间质交界处到肿瘤浸润最深点的测量值

表 15.3　外阴癌的 AJCC TNM 分期

原发肿瘤（T）		T 标准
TX		原发肿瘤无法评估
T0		无原发肿瘤证据
T1		肿瘤局限于外阴和 / 或会阴
	T1a	病灶 ≤ 2 cm，局限于外阴和 / 或会阴，并且间质浸润 ≤ 1.0 mm[a]
	T1b	病灶 > 2 cm 或间质浸润 > 1.0 mm[a]，局限于外阴和 / 或会阴
T2		无论肿瘤大小，肿瘤蔓延至邻近会阴结构（尿道的下 / 远端 1/3、阴道的下 1/3、肛门受累）
T3		无论肿瘤大小，肿瘤侵犯下列任何一种：尿道的上 / 近端 2/3、阴道的上 / 近端 2/3、膀胱黏膜或直肠黏膜或骨盆固定
区域淋巴结（N）		**N 标准**
NX		区域淋巴结无法评估
N0		无区域淋巴结转移
N0（i+）		区域淋巴结内孤立的肿瘤细胞 ≤ 0.2 mm
N1		区域淋巴结转移，有 1~2 个淋巴结转移且均 < 5 mm 或 1 个淋巴结转移 = 5 mm
	N1a[b]	1~2 淋巴结转移且均 < 5 mm
	N1b	1 个淋巴结转移 = 5 mm
N2		区域淋巴结转移，≥ 3 个淋巴结转移 = 5 mm 或淋巴结外侵犯
	N2a[b]	≥ 3 个淋巴结转移且均 < 5 mm
	N2b	≥ 2 个淋巴结转移 = 5 mm
	N2c	淋巴结外侵犯
N3		固定或溃疡性区域淋巴结转移
远处转移（M）		**M 标准**
M0		无远处转移（无病理性 M0；采用临床 M 完成分期）
M1		远处转移（包括盆腔淋巴结转移）

[a] 浸润深度是指从邻近最表面真皮乳头的上皮 - 间质交界处到肿瘤浸润最深点的测量值

[b] 包括微转移，N1mi 和 N2mi

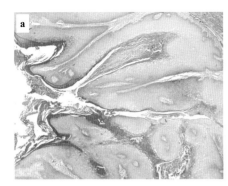
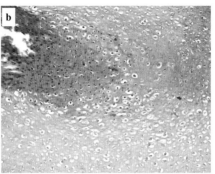

图 15.2　尖锐湿疣。（a）复杂的乳头状结构；（b）挖空细胞和角化不全

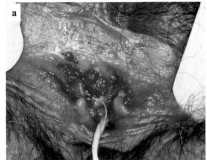
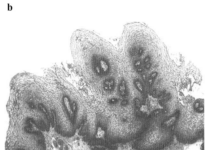
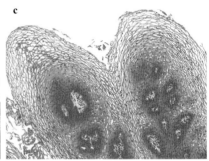

图 15.3　阴道乳头瘤病。（a）位于处女膜的乳头状增生物；（b）乳头状结构被覆棘皮症样上皮；（c）是 b 的高倍镜观（由 Christine Bergeron 医生提供）

前庭乳头瘤病

前庭乳头瘤病常见于年轻女性，平均年龄 29 岁（年龄范围 18~53 岁）。在多学科外阴诊疗的患者中，前庭乳头瘤病的发病率约为 5%，尽管有报道称其发病率范围为 1%~33%。虽然少数病例被报道与 HPV 16 感染和病变的自发性消退有关，大多数病例被认为是前庭黏膜的病变。尽管可出现瘙痒、灼痛或性交不适，患者通常无症状。病变包括多发性、柔软的、粉红色乳头状突起，范围从 1~10 mm。可见于小阴唇的内侧、尿道周围或处女膜的边缘（图 15.3a）。病变通常对称、线性排列，每个乳头状突起的基底部不融合。此外，醋酸试验显示无病灶边界变白。光镜下，乳头结构呈指状，以疏松的纤维结缔组织为轴心，被覆棘皮症样的鳞状上皮（图 15.3b,c）。可见散在的富含糖原的空泡样细胞，此类细胞不应被误认为挖空细胞。与这些特征形成对比，尖锐湿疣表现为病灶随机分布、质硬、病变颜色与周围黏膜不同、醋酸试验显示病灶变白、乳头基底部融合、复杂性乳头结构形成、棘皮症样的鳞状上皮，通常可见挖空细胞。

脂溢性角化病

脂溢性角化病在外阴并不常见，多见于 50 岁以上的妇女。病变的特征是基底细胞增生和精致的编织状或层状角化（图 15.4）。有趣的是，一些尖锐湿疣可出现类似脂溢性角化病样改变，包括出现充满角质的漏斗形隧道（角质假性囊肿）。尽管一些研究者报道高达 70%~72% 的外阴脂溢性角化病通过 PCR 检测具有 HPV 感染（通常是 HPV6），参考表 15.4 所列的诊断标准有助于正确诊断。Ki-67 免疫组化染色在尖锐湿疣和脂溢性角化病中是没有帮助的，因为在二者上皮的上 2/3 细胞都有着色。在鉴别困难的病例，可能需要进行辅助检测，如 HPV 原位杂交或 HPV PCR 检测。有趣的是，HPV 原位杂交检测需要高的病毒 DNA 拷贝数，阴性结果不能排除送检病变中存在的 HPV 感染。

角化棘皮瘤

角化棘皮瘤在外阴极为罕见。患者年龄从 33~79 岁，表现为快速生长的病变，大小 0.8~1 cm，累及大阴唇或阴蒂。只有在能观察到整个病变的标本中才能做出诊断。光镜下，该肿瘤呈圆顶状，中央呈火山口

表15.4　尖锐湿疣和脂溢性角化病的鉴别要点

组织学特征	尖锐湿疣	脂溢性角化病，棘皮瘤型
上皮增生类型	主要是中间细胞，总是位于上皮底部的基底细胞	主要是基底细胞、角质层下或角质假性囊肿周围的中间细胞
挖空细胞	存在于上皮的上部，通常在颗粒细胞层增厚区域	缺乏
角化类型	紧密的	精致的编织状或层状
角化不全	出现在乳头突起的顶端	缺乏
颗粒层增厚	存在	缺乏
毛细血管形状和位置	扩张和迂曲的毛细血管螺旋；邻近上皮	扩张，但无迂曲的毛细血管；位于增厚的真皮乳头层
病变基底	通常不平坦	通常平坦
黑色素	如果存在，主要位于基底层	通常遍布病变的基底细胞中
部位	皮肤或黏膜	皮肤

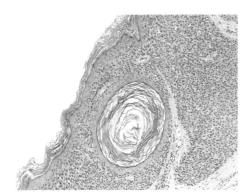

图15.4　脂溢性角化病：基底细胞增生和角质囊肿

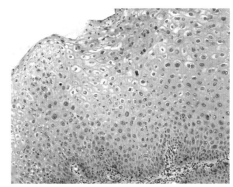

图15.5　低级别鳞状上皮内病变（VIN 1）：挖空细胞和基底层细胞结构紊乱

样、充满角质，上皮的扶壁唇覆盖其边缘。内生性增生的鳞状上皮形态温和，胞质嗜酸性、毛玻璃样、核分裂象罕见，边缘呈推挤状。角化棘皮瘤尚无复发和转移的病例报道。

鳞状上皮内病变

2012年，美国病理学和阴道镜及宫颈病理学的下肛殖区鳞状上皮术语（the Lower Anogenital Squamous Terminology, LAST）项目提出一种针对女性下生殖道鳞状上皮内病变的两级分级系统（即低级别和高级别）；但该系统不包括分化型的外阴上皮内瘤变（Differentiated type of vulvar intraepithelial neoplasia, dVIN），并重新引入了"外阴低级别鳞状上皮内瘤变（vulvar low-grade squamousintraepithelial lesion, LSIL）"一词，该术语在2004年ISVVD分类中已被取消。2015年国际外阴阴道疾病研究学会（International Society for the Study of Vulvovaginal Disease, ISVVD）根据既往的ISVVD和2014版

WHO分类，提出如下更新的命名术语：低级别鳞状上皮内病变〔LSIL、扁平湿疣或人类乳头状瘤病毒（human papillomavirus, HPV）感染〕；高级别鳞状上皮内病变（HSIL、普通型VIN/uVIN）；分化型外阴上皮内瘤变（dVIN）。

低级别鳞状上皮内瘤变（LSIL、扁平湿疣或HPV感染）

病变的特征是存在HPV细胞学效应"挖空细胞"（如多核细胞、核增大和多形伴有核周空晕）。此外，可能见到基底层细胞结构的缺失，有成熟现象（图15.5）。该病变被认为是非癌前病变，因此，该病可以被治愈。

高级别鳞状上皮内病变（HSIL、普通型VIN/uVIN）

HSIL/uVIN的临床表现多样，可以出现色素沉着、白色或者扁平的红斑、隆起或溃疡性病变。病灶通常为多灶性和多中心性。有趣的是，多中心性病灶在年

轻女性中更为常见；因此在确诊为 uVIN 之后，建议对外阴、阴道、宫颈和肛门进行全面检查，尤其是对年轻女性。危险因素包括吸烟、免疫抑制和性伴侣数量。病变与 HPV 感染密切相关（见于 > 80% 的病例；HPV16 最常见，其次是 HPV33 和 HPV18）。此外，据报道高达 30% 的病例并发单纯疱疹病毒（herpes simplexvirus, HSV）感染。组织学上，uVIN 的特征性表现为具有异型核特征的鳞状细胞增生，包括核增大、核膜不规则、核 / 质比增高。在中层和表层 1/3 的上皮有很少或缺乏胞质改变；核分裂象见于下 1/3 的上皮（图 15.6a 和 15.7）。值得注意的是，上皮的下 1/3 层有显著异型性或任何水平的上皮出现非典型核分裂象的病变均符合 HSIL（图 15.8a）。如有必要，可考虑使用 p16 免疫组化来明确诊断。染色模式应为"块状"（即弥漫连续的胞核和胞质强阳性着色）。染色应位于上皮基底层，向上延伸覆盖至少 1/3 的上皮厚度（图

15.6b 和 15.8b）。

分化型外阴上皮内瘤变（dVIN）

这种类型的 VIN 通常见于绝经后的妇女，但是年轻女性也可见到。dVIN 常与硬化性苔藓和 / 或慢性炎症性皮肤病相关。临床上，dVIN 表现为局灶灰白色褪色，表面不规则，界限不清的白斑或结节。病灶倾向是单中心性的，比 uVIN 的病灶体积小。dVIN 占所有 VIN 的 2%~29%；但是针对浸润性鳞状细胞癌背景进行的研究提出约 40% 的病例伴有 dVIN。此外，有报道称 dVIN 患者进展为鳞状细胞癌的风险高于 uVIN 患者（32.8% 相比 5.7%）。光镜下，dVIN 的诊断是比较困难的。dVIN 显示棘层肥厚，偶有角化不全，上皮嵴延长并相互吻合。基底层和副基底层细胞有异型性。细胞核增大，染色质结构不定，核仁明显，核分裂象分散。上皮下层的细胞具有含有角质的不成熟角化（图 15.9a）。

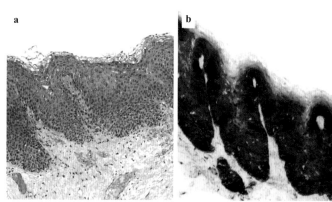

图 15.6　高级别鳞状上皮内病变（VIN 3 级）。（a）湿疣样型；（b）免疫组化染色 p16 呈块状

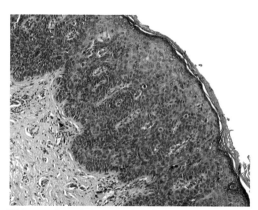

图 15.7　高级别鳞状上皮内病变（VIN 3 级），基底样型

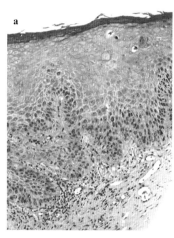

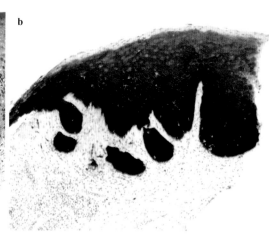

图 15.8　高级别鳞状上皮内病变（VIN 2）。（a）上皮的下 1/3 层细胞呈现显著的异型性；（b）p16 免疫染色呈块状

　　免疫组织化学方面，dVIN 特征性表现为异常 p53 表达，既可以由于错义突变引起 p53 蛋白弥漫强阳性着色（即着色部位在基底层并向上延伸、> 90% 细胞着色）（图 15.9b），也可以由于无义突变引起 p53 蛋白完全阴性着色。值得注意的是，应用 p53 免疫染色鉴别 dVIN 与硬化性苔藓和鳞状上皮增生有一定的局限性，因为约 5%~61% 的硬化性苔藓和高达 40% 鳞状上皮增生的病例可显示 p53 免疫染色增加。其他用于鉴别 dVIN 和硬化性苔藓的免疫标记物是 Ki-67，dVIN 的基底层和薄的副基底层显示 Ki-67 着色，而在硬化性苔藓中，Ki-67 着色仅局限于基底层。

　　以下病变不应被误认为 dVIN：

　　（1）疣状表皮发育不良样 HPV 感染。这种病变与 β 型 HPV 感染相关（HPV 21 和 HPV 5），见于细胞介导的免疫损害的患者（如实体器官移植的受者、人类免疫缺陷病毒阳性患者或者血液性恶性肿瘤患者）。临床表现为扁平、苍白或红褐色丘疹、疣状丘疹和花斑样糠疹样病变。光镜下，棘层肥厚，不同程度的角化过度，增大的角化细胞具有双嗜性或蓝灰色的胞质，偶见核周空晕。非典型角化细胞可出现在表层或者见于整个上皮全层，甚至基底层。无核分裂象（图 15.10）。免疫组化染色显示 Ki-67 表达于基底层和副基底层，表面角化细胞局灶着色，p16 阴性或局灶阳性，p53 散在细胞着色。值得注意的是，扁平疣通常是由 HPV 3 引起，在免疫抑制患者可能需要与 dVIN 鉴别，因为该病也可以呈现"肿胀的角化细胞"。

　　（2）分化型外生性外阴上皮内病变。该术语包括既往诊断为伴有变异型分化的外阴棘皮症、疣状慢性单纯性苔藓或非典型疣状增生。这些病变的特征是出现棘层肥厚或疣状生长模式伴有异常角化、

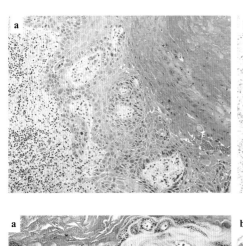

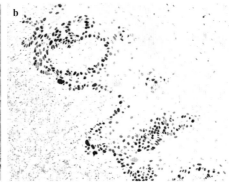

图 15.9　分化型 VIN。（a）非典型细胞位于上皮的下 1/3 层；（b）基底层 p53 过表达

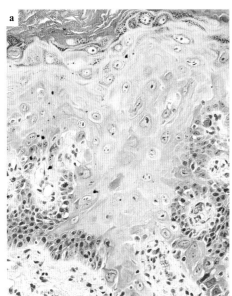

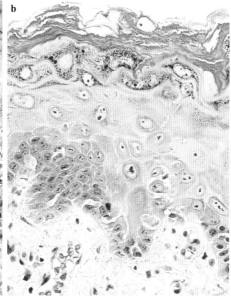

图 15.10　疣状表皮发育不良样 HPV 感染。（a）棘层肥厚和增大的角化细胞；（b）非典型的角化细胞遍布上皮全层，注意缺乏核分裂象（由 Christopher P. Crum 医生提供）

无明显的核异型性（图 15.11）。尽管 p53 免疫组化阳性，但这些病变无 TP53 突变。另一方面，73% 的病变显示 PIK3CA 的激活性突变。该类型的病变可能是 HPV 阴性的外阴角化型鳞状细胞癌的前驱病变，与 dVIN 无关。

预防、治疗和预后

接种四价或九价 HPV 疫苗对预防 HPV 基因型 6、11、16 和 18 或者 6、11、16、18、31、33、45、52 和 58 感染有效，可以降低外阴 HSIL（uVIN）的患病风险，目前推荐对 11~12 岁女孩接种疫苗，在目标年龄未接种的情况下，可追加至 26 岁。广泛的局部切除可作为治疗的选择，如果担心有浸润（如病变隆起或溃疡或有不规则的边界）或者患者有进展为浸润性病变的显著危险因素（如患者既往有 VIN 或外阴癌、免疫抑制、吸烟、年龄 ≥ 45 岁、硬化性苔藓）。值得注意的是，10%~22% 的初次活检具有 VIN 的妇女在切除标本中发现浸润性鳞状细胞癌。虽然外阴皮肤切除术适用于多发的融合性病灶，但很少使用。对无上述特征的外阴 HSIL 患者，治疗的选择取决于病变的部位、疾病的范围和患者的意愿。切除适用于单个病灶，可完全切除以满足美容和功能需求。激光消融疗法或氩气刀适用于年轻女性、多灶病变以及病变累及阴蒂、尿道、尿道口或肛门。对于复发患者，如果不担心病变浸润，可以局部外用咪喹莫特。此外，其他治疗无效时可局部使用 5- 氟尿嘧啶。针对 dVIN 患者，推荐手术切除治疗而不建议使用消融或药物治疗。尽管进行了治疗，1/3 的 VIN 患者可能复发，4%~8% 患者可能进展为鳞状细胞癌。因此需要对女性下生殖道进行长期随访（如：最终治疗后的 5 年内间隔 6 个月进行复查，之后每年进行复查）。

鳞状细胞癌

外阴癌是美国第四常见的妇科癌症，2017 年预计有 6 020 例新发病例和 1 150 例死亡病例。外阴癌最常见的组织学类型是鳞状细胞癌，占 > 90% 的外阴恶性肿瘤。尽管大多数患者年龄为 55~84 岁（就诊中位年龄为 68 岁），一些年轻患者甚至是青少年也可发生外阴癌。外阴鳞状细胞癌是一组具有不同肿瘤发生途径的异质性肿瘤，一类与 HPV 感染和普通型 VIN 相关，是基底样中到低分化鳞状细胞癌的典型前驱病变；另一类与 p53 突变、硬化性苔藓、慢性单纯性苔藓和 dVIN 相关，是角化型鳞状细胞癌的典型前驱病变。但是一小部分角化型鳞状细胞癌与后者肿瘤发生途径无关，而似乎与非典型疣状鳞状上皮病变相关（即病变特征性表现为棘层肥厚或疣状增生伴有异常分化的角化细胞、无明显核异型性并具有独特的基因型——PIK3CA 突变型 /p53 野生型）。外阴鳞状细胞癌的危险因素包括硬化性苔藓（外阴鳞状细胞癌在该情况下的发生率约为 3%~7%；值得注意的是，硬化性苔藓可发生于 Turner 综合征患者，是 Turner 综合征自身免疫性疾病的组成部分）、吸烟、慢性炎症性皮肤病、HPV 感染、宫颈癌病史、免疫抑制以及女性下生殖道鳞状上皮内病变的病史。大体检查显示，HPV 阴性的病例在大阴唇或阴唇有单个肿块或溃疡形成（图 15.12），而 HPV 阳性的肿瘤多表现为多灶性病变以及同时发生的宫颈癌前病变和浸润性癌。根据 2014 版 WHO 分类，外阴鳞状细胞癌的组织学类

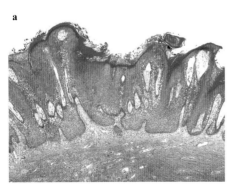 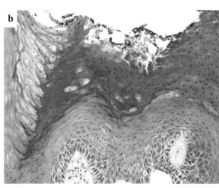

图 15.11 分化型外生性外阴上皮内病变。（a）疣状结构和显著的棘层肥厚；（b）颗粒层缺失和多层角化不全（由 Christopher P. Crum 医生提供）

型包括角化型、非角化型、基底样、疣状或湿疣性。角化型鳞状细胞癌由形成角化珠的细胞构成，无挖空细胞（图 15.13）。非角化型鳞状细胞癌由无角化珠的鳞状细胞组成，但至少局灶可见细胞间桥。基底样鳞状细胞癌由未成熟的鳞状细胞构成，很少有角化和挖空细胞，类似于 HSIL 的鳞状细胞（图 15.14a）。湿疣性鳞状细胞癌具有尖锐湿疣样形态，具有显著的挖空细胞和频繁的角化。尽管这些形态类型倾向与 HPV 状态相关［如 HPV 相关性肿瘤通常是基底样

（图 15.14b）或湿疣性，而非 HPV 相关性肿瘤为角化型］，单纯依赖组织学标准不足以区分 HPV 相关性和非 HPV 相关性的外阴鳞状细胞癌。

评估浸润性鳞状细胞癌最重要的一项参数是浸润深度的测量值。如图所示（图 15.15），浸润深度的定义是测量从邻近最浅表真皮乳头的上皮 - 间质交界处到浸润最深点的距离（图 15.16）。值得注意的是，肿瘤的分期不使用肿瘤厚度测量值（即从上皮表面到浸润最深点或从颗粒层底部到浸润最深点）。

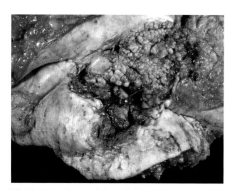

图 15.12　鳞状细胞癌：肿瘤大体改变

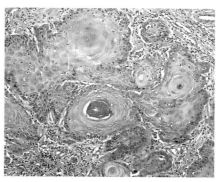

图 15.13　角化型鳞状细胞癌

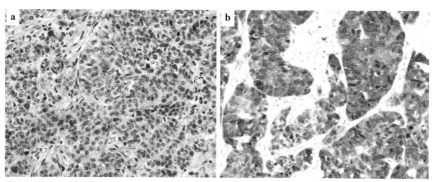

图 15.14　基底样鳞状细胞癌。（a）相互连接的肿瘤细胞巢，细胞胞质稀少；（b）p16 弥漫阳性

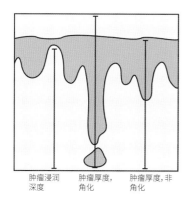

图 15.15　简图显示外阴鳞状细胞癌浸润深度的测量值，肿瘤厚度的测量值被作为比较

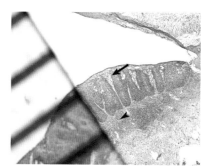

图 15.16　鳞状细胞癌伴浅表浸润，浸润深度 < 1.0 mm。从相邻最浅表真皮 / 间质乳头（箭头）的上皮 - 间质交界处到浸润最深点（短箭头）获取测量值

HPV 状态、p16 表达和外阴鳞状细胞癌

据报道 HPV 阳性的外阴鳞状细胞癌范围为 28.6%~66%，取决于 HPV 的检测方法和病例的来源。外阴鳞状细胞癌主要的 HPV 类型为 16、33、18 和 56。通常情况下，HPV 状态与 p16 免疫染色结果基本一致，但是 p16 免疫染色结果与 HPV 状态之间的不匹配情况已有如下报道：15%~28.6% 的病例有 p16 过表达而未检测到 HPV，7%~24% 的病例缺乏 p16 过表达但检测到 HPV。这些不一致归因于假阳性或假阴性的结果以及其他导致 p16 表达增加的因素，这些因素与 HPV 癌蛋白 E7 无关，或者事实上近 50% 的人类癌症显示 p16 失活。尽管一些研究者已经提议不使用 p16 过表达作为高危型 HPV 感染的替代标记物，但其他作者则倾向于单独使用 p16 作为临床上确定外阴鳞状细胞癌中 HPV 状态的简单策略。

疣状癌

这种非常罕见的鳞状细胞癌亚型通常见于绝经后的患者，但也可见于年轻女性。疣状癌的诊断需要使用严格的标准（即缺乏细胞异型性、疣状结构以及存在圆形轮廓 / 球根状的浸润模式），以区分疣状癌与高分化鳞状细胞癌或巨大尖锐湿疣（又称为 Buschke-Loewenstein 肿瘤，一种外生殖器的巨大菜花样病变，与 HPV 相关，呈现纤维血管轴心伸入病变的深部以及挖空细胞）。其发病机制尚不清楚，因为它与具有变异型分化的外阴棘皮症相关，但也与 HPV 基因型 6/11 和 31-33 相关。在高达 35% 的病例中，疣状癌与普通型鳞状细胞癌联合被检出。单纯型疣状癌无淋巴结转移，但是可局部复发。

预后因素

尽管发现多种因素影响外阴鳞状细胞癌的生物学行为，最重要的预后因素是区域淋巴结的受累情况（如受累淋巴结的数目、转移灶的大小和数目以及是否有淋巴结外侵犯）。目前已报道、但缺乏普遍认可的其他预后影响因素包括：

p16 免疫组化过表达。一些研究者认为 p16 过表达与总生存期的延长和较好的放疗反应相关。但是其他研究人员报道，多因素分析显示 p16 免疫阳性和总生存率的相关性并非独立于患者年龄，也就是说 HPV 阳性外阴鳞状细胞癌患者生存率的提高可能与这些患者年龄较年轻有关。

组织学模式，包括假血管肉瘤样 / 假血管样和梭形肉瘤样模式。前者是棘层松解型鳞状细胞癌的罕见亚型（也称为腺样或假腺样），其特征是显著的棘层松解和出现相互吻合的肿瘤性鳞状细胞条索，类似血管增生，该肿瘤阳性表达全角蛋白鸡尾酒和 p63，阴性表达血管标志物。值得注意的是，肿瘤 p53 过表达有很高的远处转移和肿瘤相关死亡率。据报道，梭形 / 肉瘤样外阴癌占所有外阴鳞状细胞癌的 1%~20%，与 HPV 感染无关，通常发生于硬化性苔藓 /dVIN 背景，伴有多少不等的恶性异源性成分（软骨或骨组织，也因此为癌肉瘤）或普通型鳞状细胞癌。该模式与如同鳞状细胞癌，呈现 p63 阳性表达。一些研究者发现该模式属于一项独立的不良预后因素。

浸润模式。渗透性浸润模式被认为是一项不良预后因素。此外，纤维黏液样间质反应与淋巴结转移和淋巴结外扩散的高风险相关。值得注意的是，具有渗透性浸润模式和纤维黏液样间质反应的肿瘤倾向表达 vimentin 和胞核的 b-catenin，而仅为渗透性浸润模式的肿瘤倾向 E-cadherin 缺失表达，提示与上皮 - 间质转化相关。

肿瘤大小。瘤大小 ≥ 6~7.9 cm 且间质浸润深度 > 4 mm 或者肿瘤 ≥ 8 cm（不考虑间质浸润深度）的患者 5 年总生存率降低，同时肿瘤 > 2.5 cm 有更高的复发倾向。

肿瘤分级。肿瘤分级对预后的影响仍存在争议。

神经侵犯。多因素分析显示神经侵犯提示复发风险。

淋巴血管侵犯。这仍是一个有争议的问题，因为在一些研究中，淋巴血管侵犯只有在单因素分析中才有意义。

HPV 状态。虽然一些研究表明 HPV 阳性的外阴鳞状细胞癌与 HPV 阴性的外阴鳞状细胞癌相比，可能有更高的生存率，但是前者患者的生存优势尚未在其他研究中得以证实。

年龄。单因素分析 60 岁以上患者预后较差。

FIGO 分期。单因素分析表明 FIGO Ⅰ 期患者比 FIGO Ⅲ 和Ⅳ期患者预后好。

多灶性病变、高级别鳞状上皮内病变（VIN2/3）、手术切缘阳性与较高的复发率相关。

仅单因素分析发现阴蒂累及与较差的预后相关。

肿瘤距离手术切缘近（< 8 mm）有较高的复发率。因此，≥ 8 mm 的无瘤切缘被认为是标准的。这是在组织被固定后在显微镜切片上测量的肿瘤与切缘之间的距离；因此，8 mm 的切缘对应获得的手术新鲜组织，至少为 1 cm（10 mm）的切缘，这两种测量值间的 2 mm 差异反映出标本固定后组织的收缩。但是最近的一项研究表明，病理切缘距离与局部复发风险之间没有相关性。

治疗

FIGO Ⅰ 期外阴癌患者的治疗方法主要是外科切除，针对那些具有高危因素的患者可辅助放疗。局部晚期外阴癌（FIGO Ⅱ ~ Ⅳ A 期）患者可采用根治性外科手术联合放化疗的治疗方案。在一些病例中，采用新辅助放化疗来减少肿瘤负荷，以便外科切除并可能免除盆腔清扫术。对于有远处转移的 FIGO Ⅳ B 期外阴癌患者，建议采用化疗和 / 或放疗进行姑息治疗。

早期外阴癌（FIGO Ⅰ 和Ⅱ 期、≤ 4 cm）

FIGO Ⅰ 期外阴癌的定义是肿瘤局限于外阴，无淋巴结受累（T1N0）。这些病例的关键参数是肿瘤间质浸润（1 mm）和肿瘤大小（4 cm）。肿瘤间质浸润≤ 1 mm 的 FIGO Ⅰ A 期外阴癌患者，治疗包括广泛的局部切除，病理报告切缘为阴性的肿瘤不做进一步治疗；对间质浸润≥ 1 mm 且肿瘤大小不超过 4 cm（Ⅰ A 期以及小的 Ⅰ B 期和Ⅱ期肿瘤为≤ 4 cm）的外阴癌患者，建议行改良根治性外阴切除术，同时对腹股沟淋巴结进行手术评估，后者可以通过前哨淋巴结取样（外阴肿瘤≤ 4 cm 的首选方法）或腹股沟淋巴结切除术完成。对外阴中线病变，需评估双侧腹股沟淋巴结，距离中线≥ 2 cm 的侧方病变，需评估单侧腹股沟淋巴结。这些病例是否需要辅助治疗取决于外科切缘状态和其他危险因素。切缘阳性

的肿瘤，推荐在可行的情况下进行再次切除，而不是外阴辅助性外照射放疗（external beamradiotherapy，EBRT）；切缘阴性但有其他危险因素的患者也考虑辅助放疗，例如肿瘤存在淋巴血管间隙侵犯、切缘阴性但距肿瘤较近（如< 8 mm）、肿瘤体积大、深部浸润、呈"喷物样"或弥漫性浸润模式。如果受累淋巴结内肿瘤> 2 mm，FIGO Ⅲ A 期外阴癌患者也可考虑进行辅助放化疗。

局部晚期外阴癌

对肿瘤较大（FIGO Ⅰ 和Ⅱ 期伴外阴肿瘤> 4 cm）、肉眼可见淋巴结转移（FIGO Ⅲ B 和Ⅲ C 期）、局部病变蔓延至邻近器官的患者，治疗包括放化疗、对肿瘤、腹股沟和骨盆进行 EBRT 以及包括以铂类为基础的化疗。对肿瘤> 4 cm 的 Ⅰ B 和Ⅱ B 期患者给予放化疗为主的治疗，治疗范围取决于腹股沟淋巴结状态。淋巴结阴性的患者，放疗范围可能仅为外阴肿瘤即可；但淋巴结阳性的患者，放疗范围仍需覆盖腹股沟和骨盆。对肉眼可见腹股沟淋巴结受累的 FIGO Ⅲ 期患者和罹患Ⅳ A 期疾病患者，推荐对外阴肿瘤、腹股沟和骨盆进行放化疗。对 FIGO Ⅳ A 期外阴癌患者（选出的具有孤立性中心性病灶的人选），手术治疗可能包括进行（全部、前方或后方骨盆）切除治疗。新辅助放化疗适用于那些肿瘤不能被切除或不愿意行根治性外科手术治疗的患者。对具有远处转移的患者（包括盆腔淋巴结），治疗包括姑息性化疗和放疗以及个体化手术治疗，以减轻出血、疼痛和其他症状。

预后

局限性疾病（FIGO Ⅰ 和Ⅱ 期）患者的 5 年生存率为 86%，区域或局限性晚期肿瘤（FIGO Ⅰ 和Ⅱ 期）患者的 5 年生存率为 57%，远处转移患者（FIGO Ⅳ B 期）患者的 5 年生存率为 17%。

局限性淀粉样变和 VIN/ 鳞状细胞癌

外阴局限性淀粉样变可见于 VIN 患者，通常是高级别 VIN，很少见于鳞状细胞癌、低级别 VIN、硬化性苔藓、脂溢性角化病和正常外阴皮肤。淀粉样物质沉积通常不易察觉，位于真皮表皮交界处下方的

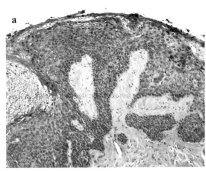
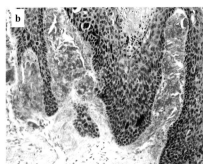
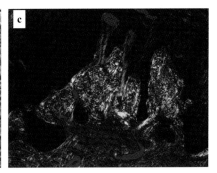

图 15.17 与 HSIL 相关的局限性淀粉样变。（a）HE 染色；（b）刚果红染色；（c）偏振光下苹果绿双折射（由 M.R.Quddus 医生提供）

真皮乳头，呈线性分布。有时，淀粉样沉积物形成明显的圆形或椭圆形聚集"包"。这些沉淀物刚果红染色，在偏振光下为苹果绿双折射（图 15.17）。免疫组织化学方面，沉淀物细胞角蛋白 CK5 和 CK14 阳性。覆盖于表面的鳞状上皮可含有圆形、嗜酸性小体，与淀粉样沉积物类似，但是这些嗜酸性小体刚果红、CK5 或 CK14 阴性。局限性淀粉样变中所见的淀粉样物质很可能来源于退变的角化细胞。值得注意的是，罕见全身系统性淀粉样变累及外阴，但是在这种病例中，淀粉样物质的沉积量丰富（形成大的聚集体）并含有轻链淀粉样蛋白。

淋巴上皮样癌

淋巴上皮样癌在外阴罕见报道，其中 1 例明确发生于前庭大腺。患者的年龄范围 40~73 岁。组织学上，该肿瘤的特征是上皮样细胞呈实性 / 合体样排列并有大量的淋巴、浆细胞浸润。无 1 例外阴病例与EB 病毒感染。免疫组织化学方面，肿瘤细胞角蛋白、CK5/6、p63 和 p16（强）均为阳性。已报道 4 例中有2 例出现淋巴结转移。

基底细胞癌

起源于外阴的基底细胞癌很少见，占所有外阴恶性肿瘤的 3%~5%，占所有基底细胞癌的 1%~3%。外阴基底细胞癌患者年龄范围广（22~96 岁），但是大多数患者都 > 60 岁。此肿瘤与鳞状上皮内病变无关。值得注意的是，36% 的外阴基底细胞癌患者在头部或颈部有同步或异时发生的同类型肿瘤。临床上，由于瘙痒是常见的症状，基底细胞癌可能类似湿疹或牛皮癣。其他解剖部位的基底细胞癌可见典

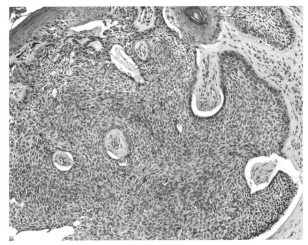

图 15.18 基底细胞癌，基底样肿瘤细胞巢和外围的裂隙

型的有珍珠状边缘的溃疡，通常在外阴基底细胞癌中观察不到，外阴基底细胞癌可表现为无特征的溃疡斑块、边界不清的有毛细血管扩张的鲜红色斑块、边界清楚的皮肤色丘疹 / 结节或者色素性病变。外阴基底细胞癌的大小 0.4~5 cm，根据两项不同的研究，其平均大小为 2.1 cm 或 4 cm。肿瘤通常位于大阴唇带有毛发的部位，但是也可发生在大阴唇、小阴唇或阴蒂的内部。光镜下，外阴基底细胞癌的组织学最常见与普通型基底细胞癌的不同模式（如多结节生长和纤维黏液样间质）（图 15.18）。外阴基底细胞癌可伴发鳞状细胞癌、黑色素瘤和 Paget 病。基底细胞癌需要与更为常见的 HPV 相关性基底样鳞状细胞癌鉴别，因为这两种肿瘤的治疗方法不同。

基底细胞癌采取保守的外科治疗，以阴性手术切缘为目标。尽管可出现局部复发，淋巴结转移仅见于肿瘤最大径 > 2 cm 或肿瘤累及皮下组织的病例。

值得注意的是，罕见外阴鳞状细胞癌初次诊断 6 年后转移至肺的病例报道。相比之下，基底样鳞状细胞癌转移至腹股沟淋巴结约 15% 的病例显示肿瘤浸润＞1 mm。因此，基底样鳞状细胞癌需要进行广泛的局部切除和淋巴结切除。辅助检查（包括 p16 和 Ber-EP4 免疫组化染色或高危型 HPV 原位杂交）在以下判断困难的病例有助于诊断，如：①当缺乏基底细胞癌典型的形态（如具有周围栅栏状排列的基底样巢团和间质裂隙）时；②肿瘤出现角化的病例；③当检查浅表标本无法观察肿瘤完整的组织学外观时。外阴基底细胞癌缺乏 p16 的弥漫性表达或高危型 HPV 原位杂交。相反，基底样鳞状细胞癌 p16 呈弥漫性阳性且原位杂交显示高危型 HPV。此外，基底样鳞状细胞癌 Ber-EP4 阴性。值得注意的是，除伴有角化的基底细胞癌病例 Ber-EP4 呈阳性外，该肿瘤 Ber-EP4 为阴性或者仅为局灶阳性。

癌肉瘤

癌肉瘤在外阴不常见。患者年龄范围 43~93 岁，罕见病例有骨盆放疗史。肿瘤大小不等，异源性成分罕见。上皮成分通常是鳞状细胞癌，但也有罕见的黏液性癌或恶性小汗腺螺旋腺瘤成分被报道。癌肉瘤以手术治疗为主，辅助化疗或放疗的作用仍有争议。

肛殖区乳腺样腺体病变

上皮和间质改变

类似乳腺发生的各种各样的病变，在肛殖区乳腺样腺体中均可见到，这些病变包括腺病、硬化性腺病、大汗腺腺病、盲管腺病、柱状细胞变 / 增生、平坦上皮非典型、普通型导管增生、非典型导管上皮增生（图 15.19）、肌上皮增生、分泌腺增生、卫星现象、分泌上皮的透明细胞变、假血管瘤性增生（相互吻合的裂隙样假血管腔隙，缺乏红细胞，内衬形态温和的梭形间质细胞）和间质弹力纤维变性。

泌乳腺瘤

妊娠期间起源于肛殖区乳腺样腺体发生的泌乳腺瘤极为罕见，应对其正确识别，避免误诊为腺癌。肿瘤边界清楚，体积可以很大，高达 17.5 cm。光镜下，其特征是细胞具有丰富的空泡状胞质、深染的细胞核和腺腔内的分泌物。

乳头状汗腺瘤

该肿瘤是发生于肛殖区乳腺样腺体最常见的良性肿瘤，可以被看作是与乳腺导管内乳头状瘤相对应的肿瘤。患者年龄范围 29~90 岁（平均 50~52 岁）。肿瘤常为孤立性无痛性结节或囊肿样病变，大小为 0.5~2 cm。90% 的病例发生于小阴唇或大阴唇，其余累及阴唇系带、阴蒂和会阴。病变位于间质或真皮层，实性 / 囊性，呈复杂的乳头状结构和相互吻合的小管。乳头和小管沿管腔内衬一层胞质透明或嗜酸性的柱状或立方上皮细胞，外周有一层肌上皮细胞环绕（图 15.20）。小管腔内可见嗜酸性分泌物或泡沫样组织细胞。核分裂指数通常很低，但其核分裂象范围为 0~13/HPF。有时，在该病变附近可见形态正常、柱状细胞变或柱状细胞增生的肛殖区乳腺样腺体。

上皮细胞角蛋白 AE1/AE3、CK5/6、GCDFP-15 和 ER 阳性，而肌上皮细胞 S-100、calponin 和 α-SMA 阳性。尽管乳头状汗腺瘤的诊断通常比较简单，但是当病变出现化生性改变、复杂的乳头状结构或实

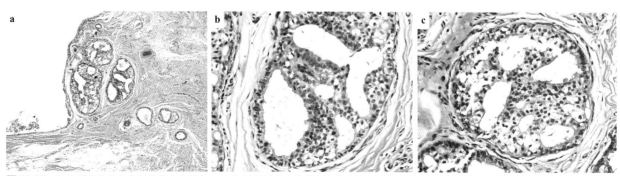

图 15.19　乳腺样腺体的非典型导管上皮增生。（a）低倍镜下，导管内上皮呈筛状增生；（b、c）高倍镜下，筛状结构和轻度细胞异型性

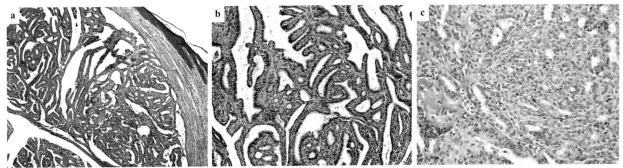

图 15.20　乳头状汗腺腺瘤。（a）肿瘤边界清楚；（b）复杂的乳头状结构和相互吻合的小管；（c）小管增生

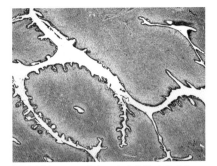

图 15.21　叶状肿瘤：腺腔内的叶状突起

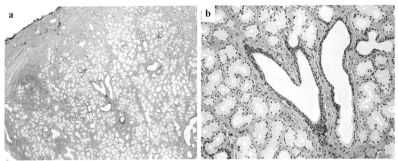

图 15.22　前庭大腺结节性增生。（a）轮廓清楚，导管和腺泡增生；（b）保留了导管和腺泡的关系

性增生、硬化性腺病样改变、与鳞状上皮增生相关的复层上皮改变、浆细胞浸润（进而类似乳头状汗腺囊腺瘤的乳头状区域）、囊性变、坏死、类似促结缔组织增生的间质肌纤维母细胞样局灶性增生、肌上皮增生或肉瘤样癌时，会导致诊断困难。意识到这些改变的存在、识别肿瘤的边界清楚并在必要时利用免疫组织化学染色，将有助于正确的诊断。值得注意的是，罕见大汗腺乳头状汗腺瘤的病例关联恶性转化、Paget 病或黑色素瘤。大多数（不是全部）恶性转化的病例都具有源自于预先存在的乳头状汗腺瘤的导管原位癌，这些原位病变呈现 1 个或多灶性拥挤的上皮细胞，细胞核深染、多形和非典型核分裂象，这些病灶周围保留的肌上皮细胞提示原位性病变的本质。

纤维腺瘤和叶状肿瘤

起源于肛殖区乳腺样腺体的这两种双相性纤维上皮性肿瘤在光镜下与发生于乳腺的同类肿瘤相同。肿瘤较为罕见，通常为单发、无痛性结节，大小为 0.8~6 cm（平均 3 cm）。患者年龄为 20~69 岁（平均 38~39 岁）。多发性或双侧病变极其罕见。少数病例关联乳腺纤维腺瘤。纤维腺瘤是一种边界清楚的良性肿瘤，包括圆形或伸长吻合的腺性成分及其周围常围绕的寡细胞性间质，间质为形态温和的梭形或星状细胞，无或低核分裂活性。可见囊性变、顶浆分泌、腺腔内乳头状结构。相反，叶状肿瘤呈现腺腔内叶状突起（图 15.21），间质通常高度富于细胞并聚集于腺体周围。偶尔，这两种病变出现一些改变，例如上皮的化生性改变、嗜酸性、鳞状或黏液样变或者间质内脂肪瘤样或肌样改变、柱状细胞变和导管增生（包括旺炽型、分泌型增生、不常见的肌上皮增生和假血管瘤性间质增生）。免疫组织化学方面，纤维腺瘤和叶状肿瘤的上皮成分 AE1/AE3、CK7、ER、PR 阳性，而围绕腺性成分的肌上皮层 calponin 和肌动蛋白阳性。间质细胞 vimentin 和 CD34 阳性、actin 不同程度阳性。这些病变的治疗方法主要是广泛的局部切除。叶状肿瘤切除术后可能局部复发。

前庭大腺的结节性增生、腺瘤和腺肌瘤

结节性增生非常罕见，可能继发于创伤 / 感染或

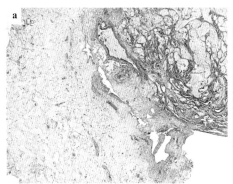

图15.23　前庭大腺结节性增生伴黏液外渗。（a）黏液样间质毗邻增生的腺泡和导管；（b）疏松的间质，其间包埋间质细胞和小血管，类似侵袭性血管黏液瘤改变（由Yun-An Tseng医生提供）

内分泌刺激。患者年龄19~61岁，最常见的症状是外阴肿块。病变通常是单侧的，尽管也可以是双侧的。光镜下，结节性增生具有包膜或界限清楚，包括紊乱的不规则增生的小腺体和导管（图15.22）。导管内衬的黏液上皮不明显，但可出现鳞状化生。常见黏液外渗并可引发黏液样间质。当广泛黏液外渗时，该特征可以类似侵袭性血管黏液瘤（图15.23）。以下特征有助于正确识别结节性增生：①黏液外渗倾向在邻近腺体和导管的小叶增生处更为明显；②外渗的黏液在黏液-卡红、PAS（淀粉酶消化前、后）和阿辛蓝染色中呈弥漫阳性。值得注意的是，侵袭性血管黏液瘤所谓的黏液样基质通常黏液染色较弱，水肿是其黏液样基质的重要组成成分。前庭大腺腺瘤这一术语用来描述密集排列、紊乱增生的小腺体和导管，其腔内含有胶样物质；但是普遍认为增生和腺瘤之间的差别可能是武断的。此外，罕见腺肌瘤被报道（即一种边界清楚的肿瘤，在显著的纤维平滑肌性间质内具有紊乱增生的小腺体和导管）。

附属器的病变

皮脂腺增生

这是一种罕见的外阴病变。组织学上，其特征性地表现为围绕中央扩张导管的大的、分化成熟的皮脂腺小叶群。外阴皮脂腺增生必须与福代氏（Fordyce）斑点鉴别，后者是发生于小阴唇的正常改变，其特征是出现异位皮脂腺、缺乏毛囊的存在。

皮脂腺癌

已报道大约12例外阴皮脂腺癌，少数患者有明确的家族史提示可能存在Muir-Torre综合征［即常染色体显性遗传综合征，其定义为至少有一种皮脂腺肿瘤和至少一种内脏恶性肿瘤（最常见的是结直肠腺癌）］或伴有高级别鳞状上皮内病变。患者年龄为31~89岁。大体上，肿瘤可表现为丘疹、结节、斑块或囊肿。光镜下，肿瘤的特征是浸润性生长的真皮的基底细胞样或鳞状细胞巢团、异型的空泡状/透明细胞以及散在分布的核分裂象（图15.24a~c）。高分化的肿瘤可见具有嗜酸性角质层的导管结构，即皮脂腺导管。肿瘤可延伸至表皮，后者改变可成为一项混淆性因素，可能会引发鳞状细胞癌的错误诊断。有趣的是，当肿瘤界限清楚，混杂有基底样和皮脂腺细胞、散在核分裂象，但是缺乏诊断皮脂腺癌的细胞异型性，此类肿瘤被归类为皮脂腺瘤（发生于外阴的罕见肿瘤）。免疫组化研究表明，皮脂腺癌adipophilin（图15.24d）和雄激素受体（androgen receptors, AR）阳性，这些研究有助于鉴别皮脂腺癌和鳞状细胞癌。值得注意的是，MLH1、PMS2、MSH6和MSH2免疫组化染色的缺失表达，可以作为一种发现潜在遗传性缺陷的筛查试验。外阴皮脂腺癌已被报道转移至腹股沟淋巴结和罕见病例发生远处转移至肺。广泛的局部切除和前哨淋巴结活检已被推荐用于治疗外阴皮脂腺癌。

汗管瘤

汗管瘤是一种良性肿瘤，多见于20多岁的女性，表现为大阴唇的多发性、肉色或棕色丘疹。该病通常由于其他原因获得和检查标本时偶然发现。此肿瘤由温和的导管样结构增生而成，当表现为深部或斑块时，

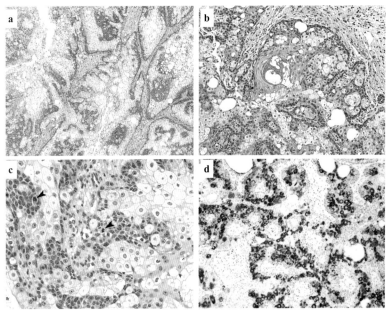

图 15.24　皮脂腺癌。（a）浸润性生长；（b）基底样、鳞状和透明细胞；（c）细胞核异型和核分裂象（箭头）；（d）adipophilin 免疫组化染色阳性

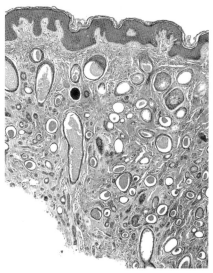

图 15.25　汗管瘤。导管样结构增生，细胞学温和

可被误诊为微囊肿性附属器癌（图 15.25）。

以下的附件肿瘤也可偶发于外阴：皮脂腺腺瘤、毛囊瘤、毛发上皮瘤、毛母质瘤（钙化上皮瘤）、毛母质癌、透明细胞汗腺腺瘤、汗腺癌、汗孔瘤、汗孔癌、小汗腺癌、汗腺腺瘤、汗腺癌、圆柱瘤、圆柱癌、软骨样汗管瘤、恶性软骨样汗管瘤、大汗腺癌、微囊性附属器癌。

派杰病

派杰病占外阴恶性肿瘤的 1%~2%。通常发生于绝经后的高加索妇女，平均年龄 67 岁（范围 24~89 岁）。临床上表现为瘙痒、烧灼感或外阴疼痛，但可无任何症状。大体上，典型的表现是红斑伴有角化过度的白色区域，被称为"蛋糕糖衣碎屑（cake-icing scaling）"。病变大小 1~20 cm（平均 5.6 cm）。单发、单侧病灶较多灶或双侧病灶更常见。依据发病率，最常累及的部位为大阴唇、小阴唇、阴蒂、会阴和肛周区。值得注意的是，派杰病也可以发生于大腿。11%~54% 的病例关联恶性肿瘤（同步或异时发生），包括乳腺、宫颈、尿道、结直肠、肛门、阴道、子宫内膜、卵巢、胆囊、肝脏、胰腺、肺、胃、甲状腺的恶性肿瘤、黑色素瘤以及皮肤基底细胞癌。光镜下，病变的特征是

表皮内具有派杰细胞，细胞卵圆形或多边形，胞质丰富，胞核居中，有时可见显著的核仁（图 15.26a）。肿瘤细胞呈单个或巢团状，偶尔为腺性和印戒细胞形态。在大多数病例，派杰细胞浸润上皮全层，但在少数病例，肿瘤细胞位于上皮的下层和中层。背景上皮可伴有角化过度、角化不全、增生或棘层松解。值得注意的是，派杰病可与鳞状上皮原位癌共存。在高达 19% 的病例中，派杰病的上皮内病变关联真皮层浸润或上皮下的腺癌。派杰细胞一旦穿透上皮基底膜即可观察到真皮浸润，该发现应与假性浸润相鉴别（如存在派杰细胞形成的巢团凸入基底膜完整的上皮下或位于上皮与间质交界处，也可以是派杰细胞扩散到附件结构）。有趣的是，浅表浸润灶的派杰细胞倾向有较小的细胞核和嗜酸性胞质，而在假性浸润灶中的派杰细胞与其他上皮内病变的派杰细胞形态相同。与派杰氏相关性潜在腺癌的准确定义为在附属器癌的背景下，上皮下的间质和 / 或皮下组织内出现派杰细胞。诸如 D-PAS、Alcian 蓝或黏液 - 卡红染色等特殊染色可以凸显派杰细胞的存在。免疫组化方面，派杰细胞常 CEA 和 CK7 阳性（图 15.26b），尽管罕见病例这两个标志物呈阴性。外阴派杰病的免疫组化染色结果

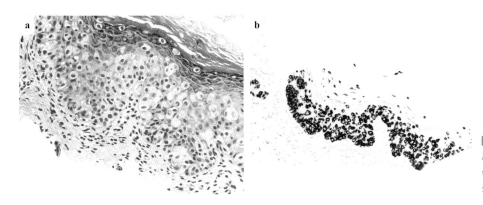

图 15.26　派杰病。（a）表皮内肿瘤细胞融合呈巢状，具有丰富的嗜碱性细胞质；（b）CK7 免疫组化染色阳性

表 15.5　外阴派杰病的免疫组化染色结果

派杰病	CEA	CK7	CK20	GCDFP-15	CDX-2	MUC-2	p63	GATA-3	Uroplakin Ⅲ
外阴皮肤原发	+	+	-	+	-	-	-	+	-
关联肠道恶性肿瘤	+	-	+	-	+	+	-	-	-
关联泌尿道恶性肿瘤	+/-	+/-	+/-	-	-	-	+	+	+

见表 15.5。38% 的非浸润性派杰病呈现 Her-2/neu 表达（评分 3+ 或 2+）。值得注意的是，据报道 Her-2/neu 基因的扩增率很低（7%）。此外，派杰细胞不表达 ER 和 PR，但 AR 的表达率略高于 50%（表达率为 1%~ > 75%）。派杰细胞 p63 阴性，这有助于派杰病与派杰样鳞状细胞癌鉴别；但是必须牢记的是，继发于尿路上皮癌的派杰病可能 p63 阳性。外阴派杰病 GATA-3 阳性。派杰病 S-100、HMB-45 和 Mart-1 阴性。

鉴别诊断的方法如下：

（1）黑色素瘤。派杰病可能会被误诊为黑色素瘤，特别是在派杰病伴有色素沉着的情况下（肉眼和镜下），黑色素细胞标志物（如 S-100、HMB-45、MiTF、MART-1）的免疫组织化学染色有助于黑色素瘤的正确诊断，这些标志物在派杰病中均为阴性。

（2）外阴派杰病可伴发上皮增生性病变（如鳞状上皮增生、纤维上皮瘤样增生、乳头状瘤样增生），后者的存在很难被发现，尤其是在派杰细胞成片充填整个上皮的病例。注意观察存在棘层松解和正常角化细胞围绕典型的派杰细胞巢的病灶，以做出正确的诊断。后者通常需要免疫组化的证实，例如 CK7、CEA、CAM5.2、GCDFP-15 通常在派杰病为阳性。值得注意的是，罕见病例派杰病 p16 呈弥漫阳性，而派杰样鳞状上皮原位癌 CK7 可阳性。

（3）外阴上皮内病变伴黏液分化。HSIL 很少会具有胞质内黏液丰富的细胞。这些黏液细胞形态温和、细胞核偏位。免疫组化染色黏液细胞 CEA 和 CK7 阳性，GCDFP-15、Her 2/neu、ER 和 p63 阴性。

（4）派杰样鳞状上皮原位癌。这种罕见的鳞状上皮原位癌呈现异型的、增大的、苍白淡染的细胞，单个或成簇分布。免疫组织化学方面，该病变与派杰病均 CK7 和 CK19 阳性，但是派杰样鳞状上皮原位癌 p16 和 p63 弥漫阳性、CEA 和 GCDFP-15 阴性。后者标志物的阴性表达有助于派杰样鳞状上皮原位癌与派杰病的鉴别。

（5）外阴黏液上皮化生。这是一种罕见情况，与外阴疼痛、瘙痒或出血和外阴皮肤或黏膜变色、发红相关。光镜下，胞质内富含黏液的柱状细胞和缺乏异型性的基底细胞位于鳞状上皮内或取代鳞状上皮。据报道与 Zoon 外阴炎或硬化性苔藓相关。免疫组化染色黏液化生的细胞 CEA、CK7 和 ER 阳性。

手术是治疗的基础。包括广泛的局部性切除伴或不伴腹股沟淋巴结清扫（浸润测量值 > 1 mm 时，进行腹股沟淋巴结清扫）。手术切缘状况和复发率的关系尚不明确，因此术中冰冻切片在评估广泛的局部性切除标本切缘状况的作用值得怀疑的。此外，派杰细胞在冰冻切片上很难被识别。冰冻切片在评估派杰病手术切缘状况的假阴性率为 10.4%~13.2%。当手术不可行时，可考虑进行以下非手术治疗：①用咪喹莫特乳膏、5- 氟尿嘧啶、视黄酸进行局部治疗；②转移性肿瘤进行化疗；③ Her 2/neu 过表达的病例用曲妥珠单抗治疗；④放疗；⑤激光治疗；⑥光动力治疗。

手术治疗的局部复发率为 34%~56%，复发可见于重建的移植物和皮瓣。切缘状况对复发率的影响仍存在争议，一些研究报道高复发率与手术切缘状况无关，而另一些研究报道阴性手术切缘与较低复发率之间存在显著相关性。非浸润性派杰病的预后极好。

其他肛殖区乳腺样腺体的癌

这类不常见的肿瘤似乎具有局部侵袭性，淋巴结转移率接近 60%。尽管远处转移很少见，但目前对这类肿瘤的认识是有限的。此类肿瘤的治疗方法与乳腺相对应肿瘤的治疗方法相似〔如早期疾病进行局部切除和前哨淋巴结活检，晚期疾病行根治性外阴切除术 / 半外阴切除术（有时是在新辅助化疗后）、淋巴结切除术，术后辅助放化疗〕。值得注意的是，采用不同术语描述这类肿瘤反映了发表文章作者的背景（皮肤病理医生与外科病理医生）。这类肿瘤的诊断标准包括：①浸润性乳腺癌的形态；②位于皮下组织的中心，没有或最低限度镜下的皮肤受累；③乳腺样腺体的背景。这组肿瘤包括：

（1）乳腺型导管癌。这是一种罕见的肿瘤，通常见于大阴唇。患者年龄 46~82 岁，多数患者年龄＞60 岁。肿瘤为单发，直径 3~4 cm。可能伴或不伴有乳腺外派杰病。肿瘤可以是低级别或高级别。有时可观察到导管癌的成分（图 15.27），导管癌成分的出现可鉴别此类肿瘤（图 15.28）与转移性乳腺癌。值得注意的是，已报道罕见同步发生的乳腺和外阴原发癌的病例，提示有遗传易感性，但这些罕见病例没有进行 BRCA 检测。免疫组织化学方面，乳腺型导管癌与原发性乳腺癌相似，最近有报道外阴乳腺型导管癌也可以进行如下分型：①管腔 A 型（ER 强表达，

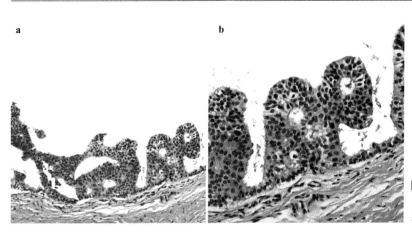

图 15.27　导管原位癌。（a）乳头状和筛状结构；（b）高倍镜观，病变邻近图 15.28 所示的高级别浸润性导管癌的区域

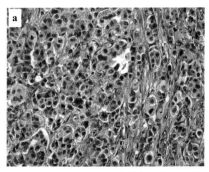
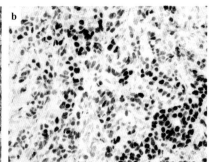
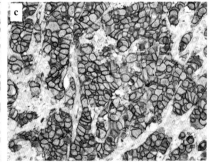

图 15.28　高级别乳腺型导管癌。（a）显著异型性；（b）GATA-3 免疫组化阳性；（c）Her-2/neu 免疫组化阳性

PR 不同程度表达，Her-2/neu、EGFR、CK5 阴性）；②管腔 B 型（ER 和 PR 强表达，Her-2/neu、EGFR、CK5 阴性），外阴病例最常见的类型；③ Her-2/neu 表达型（Her-2/neu 阳性表达，ER、PR、EGFR、CK5 均阴性）；④基底样型（EGFR、CK5 阳性，ER、PR 和 Her-2/neu 阴性）。

（2）乳腺型小叶癌。文献报道的一种罕见的肿瘤，但此类肿瘤记录不充分。

（3）混合型乳腺导管和小叶癌。此类肿瘤罕见报道于外阴。与发生于乳腺的肿瘤一样，此类肿瘤的诊断基于特有的组织学特征、E-cadherin 的差异性表达支持（导管癌的成分 E-cadherin 阳性，小叶癌的成分 E-cadherin 阴性）。

（4）管状小叶癌。已报道 1 例罕见的外阴管状小叶癌，45 岁女性，表现为孤立性外阴结节。光镜下，肿瘤特征性地表现为相对一致的圆形或卵圆形上皮细胞弥漫性增生，排列成条索状，也可以形成圆形或伸长的小管，后者呈单排细胞排列伴顶端分泌。免疫组化染色两种成分 E-cadherin 均阳性。

（5）黏液癌。尽管原发性皮肤黏液癌，无论发生在什么部位，均与乳腺黏液癌相似，一些外阴黏液癌被认为起源于肛殖区乳腺样腺体。

（6）腺样囊性样癌。除了腺样囊性样区域，这种不常见的肿瘤可表现为显著的嗜酸性导管，局灶富于细胞性间质（S-100 阳性），并伴有皮脂腺或毛囊样成分。

前庭大腺癌

原发性前庭大腺癌极其罕见，不足所有外阴癌的 5%。以下诊断标准已应用于前庭大腺特定部位发生的肿瘤诊断：①肿瘤的组织学与前庭大腺起源一致；②有正常组织到肿瘤组织的移形区域；③没有其他部位原发性肿瘤的证据。前庭大腺癌多数为鳞状细胞癌，其次为腺癌（图 15.29），其他不常见的组织学类型有腺鳞癌、腺样囊性癌、小细胞癌、移行细胞癌、淋巴上皮样癌和未分化癌。诊断的中位年龄为 57 岁（25~93 岁）。最常见的症状是大阴唇后部的肿块。肿瘤大小不等。组织学检查显示肿瘤具有典型的上述特征。有趣的是，腺样囊性癌，其特征为伴有筛状结构的一致性细胞形成条索和巢团以及呈双嗜性或嗜酸性的寡细胞基底膜样物质（图 15.30），必须与具有腺样形态的肿瘤鉴别。腺样囊腺癌有周围神经侵犯的倾向，免疫组化染色显示 c-Kit 和 p63 阳性表达，p63 仅表达于肌上皮成分。此外，67% 的腺样囊性癌荧光原位杂交显示 NFIB 重排。前庭大腺癌的治疗推荐尚未达成共识，但是用外阴癌的一般共识，该肿瘤的治疗包括根治性局部切除伴腹股沟淋巴结切除术或前哨淋巴结活检。腺样囊性癌的临床经过似乎不同于鳞状细胞癌和前庭大腺癌，因为腺样囊性癌转移至腹股沟淋巴结并不常见，初始诊断的多年后可发生远处转移。

尿道旁腺腺癌

尿道旁腺腺癌（与前列腺对应的女性同源腺体）极其罕见。通常见于绝经后患者，表现为尿道周围肿块。组织学上，肿瘤表现为小腺体增生，筛状或实性排列（图 15.31a）。肿瘤细胞呈不同程度的多形性，中等量嗜酸性颗粒状胞质，偶见胞质内

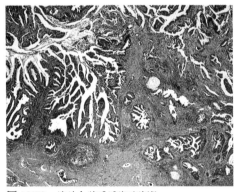

图 15.29　前庭大腺黏液腺癌

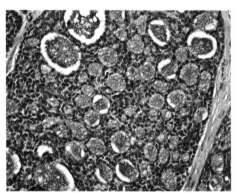

图 15.30　腺样囊腺癌：筛状结构，管腔内可见嗜碱性物质

空泡。免疫组化染色显示，除 CK7 阳性外，以下标志物肿瘤细胞可阳性：①前列腺特异性抗原（prostate-specific antigen, PSA）；②前列腺特异性酸性磷酸酶（prostate-specificacid phosphatase, PSAP）和 AMACR（图 15.31b）。已报道 1 例具有肠型分化的尿道旁腺癌，特征性出现了印戒细胞和黏液湖，CK20、CDX-2、MUC-2 阳性染色，而 CK7 阴性。

肠型腺瘤

罕见管状绒毛状和绒毛状腺瘤被报道，患者年龄 31~67 岁。这些病变位于前庭或后阴唇系带，表现为单个结节，结节大小 1~2 cm。值得注意的是，只有 1 例进展为多发的复发性病变，累及外阴多个部位。组织学上，这些病变与胃肠道发生的管状绒毛状和绒毛状腺瘤相似，可能与腺癌的发生相关。肠型腺瘤与腺癌的区别主要基于前者缺乏间质反应和真正的浸润模式。

肠型腺癌

在外阴仅有少数肠型腺癌被报道，患者年龄 31~80 岁。肿瘤多位于阴唇系带或外阴后方。组织学上，肿瘤类似于起源于结直肠的腺癌（图 15.32）。免疫组化方面，外阴肠型腺癌倾向表达 CK7、CEA、CK20，但是肿瘤可以阴性表达上述任一标志物。肿瘤的治疗方法包括广泛的局灶性切除、改良根治术或改良外阴切除术伴或不伴有淋巴结切除术。大多数病例有良好的预后。

腺癌伴神经内分泌分化

黏液腺癌的罕见病例，其中一部分被描述为外分泌腺起源，显示神经内分泌分化。所有的患者均为绝经后妇女，肿瘤大小 4~8 cm。肿瘤表达神经内分泌标志物，同时显示神经内分泌分化的组织学特征（如小梁状结构）。患者接受根治性外阴切除术、部分外阴切除术或半外阴切除术伴或不伴有淋巴结切除。1 位患者也接受了辅助性化疗，在 15~48 个月的随访之后，无疾病证据。

低级别多形性腺癌

该肿瘤罕见，通常发生于小唾液腺，被报道可发生于外阴。肿瘤直径 3.5 cm，位于大阴唇，在阴道有连续的病变。光镜下，形态一致的肿瘤细胞呈岛状分布，细胞核卵圆形，染色质细腻，缺乏嗜酸性胞质。除囊性变外，还可见明显的筛状结构，内含无结构的嗜酸性物质。肿瘤细胞核分裂指数较低。该肿瘤在初次诊断后的 2 年内局部复发，复发肿瘤仅进行手术治

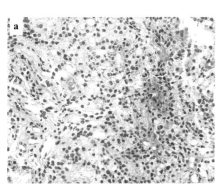
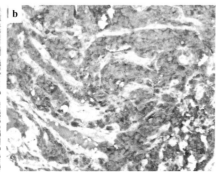

图 15.31　尿道旁腺腺癌。（a）小腺体增生；（b）肿瘤细胞 PSA 阳性（由 Elvi-oG. Silva 医生提供）

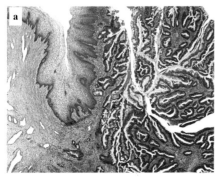
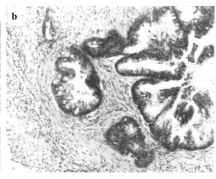

图 15.32　肠型腺癌。（a）乳头状和腺样生长模式；（b）杯状细胞和异型性

疗。患者在初次诊断 4 年后无疾病生存。

神经内分泌肿瘤

类癌

类癌在外阴极其罕见，迄今仅有 3 例报道。患者的年龄 38~56 岁。肿瘤表现为无痛的、生长缓慢的溃疡性或非溃疡性结节，位于小阴唇或大阴唇。肿瘤大小 1.1~1.8 cm。光镜下，肿瘤边界清晰，位于真皮或间质，肿瘤细胞多边形，胞质丰富，呈片状或丰满的巢状排列，其间由富含毛细血管网的纤细间质分隔。肿瘤细胞具有略嗜酸性、颗粒状嗜酸性或透明的胞质。细胞核位于中央，圆形或椭圆形，染色质点彩状。肿瘤组织缺乏细胞核多形性、坏死、核分裂象、淋巴血管侵犯。免疫组化染色显示外阴类癌 CgA 中等强度阳性、NSE 强阳性、Syn 局灶阳性。此外，肿瘤细胞 vimentin、全角蛋白和 SMA 阳性。治疗采取完全的局部切除术，预后极好，5.5~16 年的随访中无复发和转移。

高级别神经内分泌癌

尽管在外阴有少数小细胞神经内分泌癌的报道，但其中绝大多数是 Merkel 细胞癌。Merkel 细胞癌较为罕见，患者年龄 28~79 岁（平均年龄 59.6 岁），表现为快速生长的肿块。肿瘤多位于大阴唇，其次是小阴唇和前庭大腺，大小 1.8~47.5 cm。光镜下，肿瘤由小细胞组成，核深染，核/质比高，胞质稀少，呈巢状、小梁状或片状排列。常见核分裂象、凋亡、出血、溃疡和坏死（图 15.33）。可见腺性和鳞状分化。此外，罕见大细胞神经内分泌癌（图 15.34）。免疫组化染色显示 Merkel 细胞癌的肿瘤细胞 AE1/AE3、CAM5.2 和 CK20 阳性（通常呈核周点状阳性

模式），而 CK7 和 TTF-1 常阴性。神经内分泌标志物如 CD56 和 NSE 通常阳性，而 Syn 和 CgA 的表达不定。值得注意的是，可以见到 FLI-1 和 CD99 胞核阳性表达。这种肿瘤具有高度侵袭性，尽管手术后辅助放疗和/或化疗，大多数患者在肿瘤最初诊断后 1 年内死于疾病或肿瘤复发。

肌上皮癌

外阴肌上皮癌极其罕见。患者年龄 37~81 岁。肿瘤大小 2.5~6.4 cm。组织学上，该肿瘤的结构模式可表现为实性、小梁状、微囊状和巢状。肿瘤细胞可为横纹肌样、浆细胞样、梭形或上皮样。间质黏液样变或透明变性。上皮样细胞具有不等量的细胞质并表现出至少中度的细胞异型性。可见良性鳞状上皮结节。核分裂指数多变，分裂指数低时为每 10 个 HPF 中有 4 次分裂，高时每 10 个 HPF 中有 20 次分裂。可见横纹肌母细胞形式的异源性成分。免疫组化方面，该肿瘤表达上皮标志物（角蛋白、CAM5.2 和/或 EMA），同时表达 S-100、GFAP 或肌上皮标志物（如 SMA、calponin、desmin 和 p63）。值得注意的是，上皮标志物和 S-100 的表达可能极其局灶或者缺乏。在这些病例中，适合的形态学条件下肌动蛋白的单独表达足以诊断肌上皮癌。50% 的病例出现 SMARCB1 免疫组化染色的缺失。证实 EWSR1 重排对肌上皮癌的确诊是有价值的，尽管肌上皮癌并不总是出现 EWSR1 重排。治疗包括广泛的局灶性切除或外阴切除术伴或不伴淋巴结切除。1 个罕见病例在确诊后 18 个月出现腹壁复发；1 例伴有横纹肌母细胞异源性分化的肌上皮癌病例在确诊时出现广泛的淋巴结受累的临床证据。

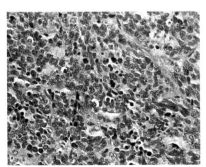

图15.33　Merkel 细胞癌

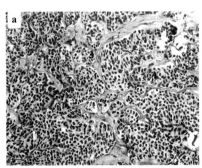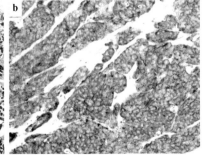

图15.34　神经内分泌癌。（a）大细胞性；（b）Syn 免疫染色阳性

黑色素瘤

黑色素瘤是第二常见的外阴恶性肿瘤，占该解剖部位所有恶性肿瘤的 8%~10%。患者通常是中年或绝经后的高加索妇女，平均年龄为 56 岁，但是也可发生于年轻患者和儿童。高达 15% 的病例有黑色素瘤家族史。最常见的症状是外阴肿块，随后是出血、瘙痒、疼痛或不适、排液和溃疡。肿瘤通常有颜色（黑色、灰色或蓝色），具有斑驳杂色的外观。高达 25% 的病例是无色素的，与皮肤黑色素瘤相比，外阴黑色素瘤更常见多灶性病变。最常见的部位是单侧的，累及大阴唇或阴唇，其他受累的部位有阴蒂、阴道口和阴阜。最常见的组织学亚型是黏膜/肢端雀斑型，其次是浅表扩散型和结节型。促结缔组织增生性黑色素瘤在外阴罕见。大约 8% 的病例与先前存在的痣相关。

黏膜/肢端雀斑型黑色素瘤，交界成分边界不清，由不对称增生的大量单个和罕见的巢团状的非典型黑色素细胞组成，沿上皮基底层呈融合性雀斑样模式生长伴部分呈派杰样向上迁移至上皮浅层。浸润性成分，如果存在，包括非典型黑色素细胞，在病变的深部缺乏成熟。核分裂象通常存在。常见淋巴血管侵犯和周围神经侵犯。浅表扩散型黑色素瘤更常见于外阴皮肤表面，表现为界限不清的、不对称性的非典型黑色素细胞增殖，多呈巢团状生长模式伴有显著的派杰样扩散。典型的特征是存在 1 个"肩膀（shoulder）"（即上皮内成分延伸 ≥ 3 个上皮嵴，超出浸润性成分）。另一方面，结节型黑色素瘤由侵袭性黑色素瘤组成，上皮内成分自浸润性成分不延伸超出 3 个上皮嵴（图 15.35）。

除了提供组织学类型和细胞类型（上皮样/梭形/痣样），当诊断外阴黑色素瘤时，还需评估以下参数：

（1）Clark 分级。这只对起源于外阴皮肤的黑色素瘤病例进行评估，不适用于起源于外阴黏膜表面的肿瘤。Clark 分级如下：Ⅰ 级，原位黑色素瘤；Ⅱ 级，浸润至真皮乳头；Ⅲ 级，真皮乳头充盈和膨胀；Ⅳ 级，浸润至真皮网状层；Ⅴ 级，浸润至皮下（纤维脂肪）组织。尽管外阴皮肤黑色素瘤常规会评估 Clark 分级，它不属于分期系统的组成部分，因为一旦将核分裂指数纳入分析，Clark 分级不是一个独立的预后因素。值得注意的是，外阴黑色素瘤倾向 Clark Ⅳ 级。

（2）肿瘤厚度。肿瘤最厚部分是首先被证实的。在皮肤中，是从表皮颗粒层的顶端到肿瘤浸润的最深处的测量值；使用的术语是"Breslow 厚度"。黏膜黑色素瘤的病例，仅使用"肿瘤厚度"一词，因为"Breslow"不用于黏膜表面。对于后者，测量从鳞状上皮最浅的有核层的顶部开始。在溃疡性黑色素瘤的病例，测量从溃疡的底部开始。最近有研究表明至少 2 mm 的肿瘤厚度能够独立预测降低的疾病特异性生存率。

（3）径向和垂直生长阶段。垂直生长阶段是指存在真皮或上皮下细胞巢，比上皮内成分中任何细胞巢都大或者当浸润性成分中出现核分裂象时。垂直生长阶段与潜在的转移相关。径向生长阶段是指原位黑色素瘤或黑色素瘤以单个细胞或小巢状侵犯真皮或黏膜下层并缺乏核分裂象。仅表现为径向生长阶段的黑色素瘤通常缺乏转移潜能，因此预后良好。

（4）核分裂象。仅计数肿瘤的浸润性成分的核

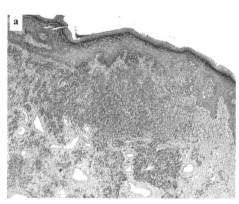

图15.35 黑色素瘤，结节型。（a）交界区成分自浸润性成分不超出 3 个上皮嵴；（b）浸润性成分，上皮样细胞

分裂象。计数每平方毫米的核分裂象（mm²），大多数显微镜在40×的放大倍数下，通常等于4½的连续高倍视野。最近有研究表明，每mm²至少2个核分裂象可作为疾病特异性生存率降低的独立预测因素。

（5）溃疡。肿瘤相关性溃疡被认为是表皮缺失伴有纤维素沉积和中性粒细胞聚集。在单因素分析中，该特征的出现似乎与生存指数相关，但在多因素分析中无相关性。

（6）淋巴血管侵犯。一些研究者已表明利用D2-40免疫组化染色厚度超过1 mm的黑色素瘤与淋巴结状态和生存相关；因此，一些皮肤病理医生提倡黑色素瘤的病例常规进行D2-40免疫组化染色。在单因素分析中，该特征似乎与生存指数相关，但在多因素分析中无相关性。

（7）神经侵犯。这是黏膜、促结缔组织增生性和梭形细胞黑色素瘤的共同特征，当出现神经侵犯时，应记录受累神经纤维的大小。在单因素分析中，该特征似乎与生存指数相关，但在多因素分析中无相关性。

（8）显微镜可见的卫星现象。微卫星病灶是离散的肿瘤细胞聚集体，这些肿瘤细胞被正常间质组织（如真皮或皮下脂肪组织）与肿瘤主体分开。介于中间的组织应该缺乏炎症反应或间质纤维化。在单因素分析中，该特征似乎与生存指数相关，但在多因素分析中则无相关性。

（9）退化。组织学上，在肿瘤性黑色素细胞部分或完全消失的背景下，可以通过间质/真皮纤维化、血管增生、炎症反应和黑色素吞噬的存在来识别。这可能与被覆鳞状上皮变薄或表皮上皮嵴缺失有关。该特征的作用还不完全清楚；但是多达25%的外阴黑色素瘤可见到肿瘤退化并与无病生存率的提高相关，但与总生存无关。

（10）肿瘤浸润淋巴细胞。淋巴细胞炎性浸润的存在是宿主免疫反应的一种表现。它被分为以下几类：活跃性、非活跃性、缺失性。

（11）多灶性。其定义是存在多灶的黑色素瘤，被未受累及的鳞状上皮或表皮分隔开，或发生于因黑色素瘤切除而产生的疤痕处。该特征的作用仍然是一

个有争议的问题。

尽管传统上外阴黑色素瘤的分期是根据美国癌症联合委员会（the American Joint Committee on Cancer, AJCC）用于原发性皮肤黑色素瘤的指南进行的（参见皮肤章节、黑色素瘤部分），一项新兴推荐仅使用两个参数：肿瘤厚度（≤ 2.00 mm 或 > 2.00 mm）和真皮内肿瘤核分裂指数（核分裂象 < 2 个 /mm² 或 ≥ 2 个 /mm²）来预测患者生存率。

大多数外阴黑色素瘤 S-100、SOX-10、HMB-45、MART-1 和 MiTF-1 阳性。此外，Ki-67 标记染色提示肿瘤具有高增殖指数。约 70% 的病例显示 PD-L1 阳性（通常 < 10% 的细胞）。外阴黑色素瘤可发生以下突变：KIT（大约 32% 的病例）、NRAS（大约 10% 的病例）、BRAF（大约 4% 的病例）。

黑色素瘤的鉴别诊断如下：

1. 大体的色素性病变

（1）血管角化瘤：小的红色、紫色或黑色丘疹，通常是多发的，位于大阴唇；组织学上，由真皮乳头内扩张的血管组成，周围环绕着棘皮症样鳞状上皮并伴有角化过度。

（2）以大量红细胞外渗为特征的紫癜：该病可能与毛细血管扩张型血管相关，罕见关联卡波西肉瘤。

（3）硬化型苔藓：临床上可见由于色素过度沉着、黑色素失禁和毛细血管扩张引起的斑驳状色素沉着。

（4）慢性单纯性苔藓：呈现上皮棘层肥厚和角化过度，有时伴有基底部色素沉着。

（5）脂溢性角化病：可伴有色素过度沉着。

（6）尖锐湿疣：可伴有色素沉着，尤其是在深色皮肤的个体。

（7）色素性外阴鳞状上皮内病变：通常由于基底部角化细胞色素过度沉着和色素失禁引起。

（8）基底细胞癌：由于肿瘤细胞巢内的树突状黑色素细胞或色素失禁出现色素沉着。

（9）派杰病：由于增殖细胞出现色素或由于表皮内的树突状反应性黑素细胞的增殖，可以出现色素沉着。免疫组化染色有助于正确诊断，派杰细胞CK7、CAM5.2、EMA、CEA 阳性，不同程度地表

达 GCDFP-15，阴性表达 S-100、HMB-45、MiTF-1、SOX-10 和 MART-1。值得注意的是，后者可能由于树突状黑色素细胞的存在而被过判。

2. 显微镜下色素性病变，但非黑色素细胞

（1）黏膜雀斑 / 黑变病 / 雀斑样痣：这些病变通常是偶然发现的，虽然黑变病可以很大并有不等量的色素沉着；组织学上，表现为基底部角化细胞和树突状黑色素细胞的色素过度沉着，但黑色素细胞的数量没有明确的增加；此外，间质内还可以看到吞噬黑色素细胞。

（2）炎症后的色素过度沉着：在界面性或苔藓样皮炎的情况下，由于基底膜的破坏，黑色素在间质内或黑色素吞噬细胞内聚集。

3. 黑色素细胞病变

（1）非典型生殖器 / 外阴痣：通常见于年轻女性（中位年龄 26 岁，年龄范围 6~54 岁），常位于阴唇、阴阜或阴蒂。通常是交界痣或混合痣，直径 < 1 cm，伴有旺炽性交界性黑色素细胞增殖通常呈大的椭圆形细胞巢，有显著的人为收缩现象和 / 或失黏附细胞；不同程度的细胞非典型性（轻至重度），有时出现局灶派杰样播散、位于病灶中心、累及皮肤附属器、雀斑样生长、上皮嵴桥接，形成"肩膀"样结构（即交界区成分向外侧延伸，超出真皮成分）、真皮带状纤维化，真皮内罕见核分裂象，后者成分伴有分化成熟现象（如果存在）。罕见溃疡形成。黑色素细胞主要为上皮样，很少为梭形，常见多核细胞。此外，真皮成分往往较为显著、呈蘑菇样。免疫组织化学方面，非典型生殖器痣仅仅在浅表黑色素细胞中显示较低的 Ki-67 增殖指数（< 10%），在交界区和浅层间质黑色素细胞中表达 HMB-45，而在深部黑色素细胞逐渐缺失表达。这些结果与以 Ki-67 增殖指数增加（> 10%）和 HMB-45 在肿瘤浅层和深部呈斑片状表达为特征的黑色素瘤形成了对比。

（2）与硬化性苔藓相关的外阴黑色素细胞增生：可以是交界痣、混合痣或皮内痣伴有间质硬化，见于硬化性苔藓。值得注意的是，这些痣边界清晰，可伴有轻度的派杰样播散（如果存在），呈现三带的模式

（"原位黑色素瘤" 模式 / 瘢痕 / 真皮痣），缺乏真皮内核分裂象，HMB-45 表达局限于真皮内黑色素细胞或交界区成分，Ki-67 增殖指数低（< 10%）。值得注意的是，罕见外阴黑色素瘤可以发生在硬化性苔藓背景内。

（3）恶性蓝痣：罕见此类型肿瘤发生在外阴并晚期转移至卵巢的病例报道。1 例 28 岁的女性患者被检测到缓慢生长的蓝痣，病变由束状排列的梭形黑色素细胞聚集形成多发结节，含有丰富的黑色素；局灶具有显著的细胞非典型性，每 mm² 病灶不少于 1 个核分裂象。患者接受了广泛的局灶性切除和单侧腹股沟淋巴结切除术。有少许残余肿瘤病灶，但没有淋巴结受累的证据。15 年后，患者出现了卵巢转移。

倾向采取保守性手术治疗，例如：对厚度 < 1 mm 的黑色素瘤采取 1 cm 手术切缘的广泛的局灶性切除，而更厚黑色素瘤则需要 2 cm 的手术切缘，切除范围延伸至肌肉筋膜。根治性外阴切除术适用于较大的肿瘤，大多数是为了获得局部疾病控制。前哨淋巴结活检可作为除淋巴结清扫术外的替代。在诊断这些情况时需要超分期（请参阅前文标本处理）。黏膜黑色素瘤的全身性疾病治疗类似转移性皮肤黑色素瘤的治疗。

外阴黑色素瘤患者 5 年的总生存率为 57.2%，而 10 年的总生存率为 35.8%。5 年相对生存率如下：0 期，77%；Ⅰ 期，70%；Ⅱ 期，50%；Ⅲ 期，48%；Ⅳ 期，24%。

软组织病变或肿瘤

纤维上皮性息肉（中胚层间质息肉、葡萄状假性肉瘤）

该病变可见于外阴、子宫颈和阴道，最常发生于阴道。最常发生在妊娠期间，尽管在育龄妇女或接受内分泌替代治疗的绝经后患者也可以看到，罕见病例发生于婴儿。病变表现为 1 个或多个息肉，可以引起出血、排液或不适。病变大小 1~18.5 cm。组织学上，息肉的轴心为增生的间质成分，由梭形 / 星状细胞组成伴有散在的多核细胞；被覆的鳞状上皮通常为棘皮症样（图 15.36）。间质成分阳性表达 desmin、ER、PR，有时表达 SMA。值得注意的是，假肉瘤样改变

包括显著高度富于细胞和多形性、核分裂象增加（＞10/10HPF）、非典型核分裂象（图 15.37），不会对该良性病变的生物学行为产生不良的影响。但是具有这些特征的病变可以复发，因此对这些病例应进行随访。有趣的是，假肉瘤样改变往往与妊娠相关。纤维上皮性息肉必须与胚胎性横纹肌肉瘤（葡萄状亚型）鉴别，后者包括横纹肌母细胞和形成层，注意临床和组织学特征对正确的诊断至关重要，因为罕见纤维上皮性息肉的病例阳性表达 myogenin。胚胎性横纹肌肉瘤（葡萄状亚型）多见于儿童，而富于细胞性假肉瘤样纤维上皮息肉多见于育龄妇女。组织学上，前者有上皮下的高度富于细胞区域（形成层），而后者上皮下常为细胞较少的区域，细胞丰富的区域多位于病变中心。缺乏横纹肌母细胞以及阴性表达 myoD1 和 myogenin，有助于富于细胞性假肉瘤样纤维上皮性息肉的正确诊断。

浅表性外阴阴道的肌纤维母细胞瘤（女性下生殖道的浅表性肌纤维母细胞瘤）

这种良性肿瘤表现为无痛性结节或息肉样肿块，患者年龄 23~80 岁。大体上，肿瘤边界清楚，大小 1~6.5 cm。镜下，肿瘤以上皮下定位为特征。肿瘤由温和的梭形、星状或卵圆形细胞组成，位于水肿或胶原化的间质内，偶见粗大的胶原条带。存在典型的区域分割肿瘤和被覆上皮，但是罕见病例延伸至上皮 - 上皮下交界区。肿瘤的浅表部分多表现为黏液性水肿和稀少的细胞成分，富于细胞和胶原性部分多见于肿瘤深部（图 15.38）。典型的是，肿瘤的浅表部分伴有花边状结构，而在肿瘤深部可见厚的玻璃样变的血管。核分裂象罕见。值得注意的是，一些肿瘤可表现为以下任何一种：①梭形细胞被包埋在瘢痕样的胶原条带内；②神经纤维瘤样的结构；③显著的纤维硬化性间质；④富于细胞的区域有小而温和的细胞，胞质稀少，缺乏核分裂活性。免疫组织化学方面，该肿瘤阳性表达 desmin 和 CD99；CD34、Bcl-2、ER 和 PR 的表达多变；SMA 通常阴性。治疗方式为手术切除；1 例罕见病例复发，但是未见有转移性疾病报道。

脂肪瘤

虽然脂肪瘤是最常见的良性软组织肿瘤，但在外阴并不常见。肿瘤通常发生于 40~60 岁的妇女，但是也可发生于年轻患者（包括婴幼儿），有些病

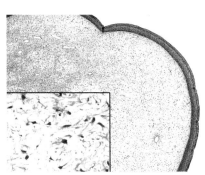

图 15.36　纤维上皮性息肉：疏松的间质含有散在分布的多核细胞

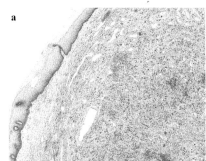
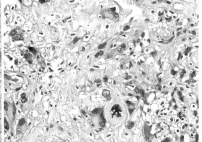

图 15.37　富于细胞的假肉瘤样纤维上皮 - 间质性息肉。（a）富于细胞性；（b）显著的细胞核多形和非典型核分裂象

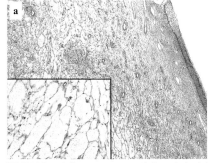
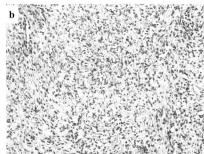
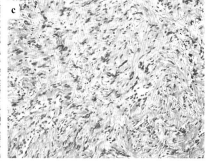

图 15.38　浅表性肌纤维母细胞瘤。（a）病变的浅表部分呈网状结构；（b）病变的深部部分富于细胞；（c）绳索状胶原

例是先天性的。肿瘤通常柔软、无痛，体积可以很大（17 cm）。镜下，肿瘤界限清楚，由成熟的脂肪组织和其间穿插的纤维血管间隔组成。脂肪瘤的变异亚型梭形细胞/多形性脂肪瘤在外阴极为罕见，这种肿瘤边界不清、无包膜，浸润真皮组织，由胞核深染的梭形细胞组成，呈短束状和漩涡状排列，梭形细胞与单空泡和双空泡脂肪细胞混杂，偶见非典型细胞核，可见小花环样的多核巨细胞。此外还可见成熟的脂肪细胞。核分裂指数较低（即核分裂象 1/50HPF）。免疫组化染色脂肪细胞 S-100 阳性，梭形细胞 vimentin 和 CD34 阳性。罕见发生于外阴的冬眠瘤病例被报道。病变为无痛性，直径 6 cm，镜下可见典型的多空泡性棕色脂肪细胞增生，胞质丰富、颗粒状、嗜酸性，细胞核小、居中，缺乏核分裂象和细胞非典型性。

脂肪母细胞瘤样肿瘤

这是一种非常罕见的脂肪细胞性肿瘤，患者年龄 17~46 岁（中位年龄 27 岁）。通常表现为单侧、边界清楚、黏液样或胶样、分叶状肿块。光镜下，在含有显著分枝状血管的黏液样背景中，混杂成熟的脂肪细胞、温和的脂肪母细胞和具有短粗形胞核的梭形细胞，因此，该肿瘤在组织学上与脂肪母细胞瘤、梭形细胞脂肪瘤和黏液样脂肪肉瘤有重叠（这些肿瘤在外阴很少见）。细胞核异型很轻微，核分裂象罕见，缺乏坏死。免疫组化染色显示肿瘤组织通常阴性表达 PLAG1、HMGA2、S-100、MDM2 和 CDK4。梭形细胞可以阳性表达 CD34。尽管无远处转移，肿瘤可发生局部复发。

脂肪肉瘤

外阴脂肪肉瘤的报道不足 20 例，大多数为高分化脂肪肉瘤/非典型脂肪瘤样肿瘤。患者的年龄 21~69 岁（平均年龄 52 岁），临床诊断通常为良性（如前庭大腺囊肿、疝气、脂肪瘤）。肿瘤大小不一（0.8~8.8 cm），仅有脂肪细胞或脂肪瘤样亚型的高分化脂肪肉瘤/非典型脂肪瘤样肿瘤被报道于外阴。该肿瘤的特征是在光镜下可见大小不一的成熟脂肪细胞聚集，被含有梭形细胞的纤维间隔分隔，梭形细胞的胞核增大和/或深染。还可见不等量的空泡状脂肪母细胞。值得注意的是，脂肪母细胞并不

是诊断所必需的。在大多数的高分化脂肪肉瘤/非典型脂肪瘤样肿瘤，存在 MDM2、TSPAN31、CDK4、HMGA2 基因的表达和扩增，在形态不明确的情况下，可被用于高分化脂肪肉瘤/非典型脂肪瘤样肿瘤与脂肪瘤的鉴别。外阴的高分化脂肪肉瘤/非典型脂肪瘤样肿瘤局部切除后经适当治疗，似乎有较好的生存率。迄今为止，外阴还未见去分化脂肪肉瘤的报道。黏液样/圆形细胞脂肪肉瘤是外阴第二常见类型的脂肪肉瘤。此类肿瘤常见于年轻患者（年龄范围 15~45 岁，平均年龄 30 岁）。组织学上，这类肿瘤形态变化较大，其谱系的一端是黏液样脂肪肉瘤（一种低级别的肿瘤，多表现为胶样肿物，混杂存在的单个空泡或多空泡的脂肪母细胞和形态一致的非脂肪源性细胞，分布于具有显著分枝状纤细的血管网的显著黏液样背景），另一端是圆形细胞脂肪肉瘤（一种高级别的肿瘤，缺乏黏液样脂肪肉瘤的后两种特征，由成片排列的肿瘤细胞组成，肿瘤细胞胞质稀少，核圆形，可见大的核仁）。FUS-DDIT3 或 EW-SR1-DDIT3 融合检测对黏液样/圆形细胞脂肪肉瘤的诊断具有高度的敏感性和特异性。值得注意的是，黏液样脂肪肉瘤是外阴第二常见的脂肪肉瘤，此类肿瘤的预后取决于肿瘤的级别，低级别肿瘤尽管复发，但预后极好。已报道 1 例发生于外阴的多形性脂肪肉瘤，患者为绝经后妇女，表现为 4.8 cm 的外阴肿块，被认为是前庭大腺脓肿。光镜下，肿瘤由多形性、多空泡的脂肪母细胞组成，分布于高级别肉瘤的背景中，该肿瘤未发现特异性的分子学异常。

平滑肌肿瘤

发生在外阴的平滑肌肿瘤较为罕见。最常见的是平滑肌瘤，而平滑肌肉瘤和恶性潜能未定的平滑肌肿瘤罕见。患者可以无症状或表现为外阴肿块、疼痛、红斑或瘙痒。临床上，这些肿瘤可能被误认为前庭大腺病变，很多病例仅被描述。传统上用于鉴别平滑肌瘤和平滑肌肉瘤的特征包括肿瘤大小 ≥ 5 cm、浸润性边界、中至重度的细胞异型性和核分裂指数 ≥ 5/10，出现 4 项特征中的 3 项就可以诊断为平滑肌肉瘤，而非典型性平滑肌瘤的诊断条件是出现 4 项特

征中的 2 项。平滑肌瘤的诊断只能出现其中一项特征。最近的 1 项研究在外阴平滑肌肿瘤中，比较了该传统方法与用于鉴别子宫普通型 / 梭形细胞子宫平滑肌瘤与子宫普通型 / 梭形细胞子宫平滑肌肉瘤的标准（即至少需要以下 2 项才能诊断平滑肌肉瘤：肿瘤细胞凝固性坏死、中至重度的细胞异型性、核分裂指数 ≥ 10/10HPF），该研究的结论是这两种方法在敏感性方面具有可比性，但相对外阴特异性方法将肿瘤分类为非肉瘤时，根据患者的预后，子宫的标准提高了诊断的特异性。虽然这项研究的作者建议在评估外阴平滑肌肿瘤时使用子宫平滑肌肿瘤的诊断标准和命名法，但可能还需要更多的研究来支持和实现这一改变。

外阴平滑肌瘤的患者年龄范围广泛（13~71 岁）。罕见报道 1 例 64 岁患者罹患 2 个巨大的外阴平滑肌瘤（14 cm 和 11 cm）、雄激素不敏感综合征、两性母细胞瘤。此外，少数外阴平滑肌瘤病（一种弥漫性、界限不清楚的平滑肌增生性疾病，常伴有阴蒂肥大）据报道伴发食管胃平滑肌瘤病（其中一些病例是家族性的）或食管、气管、细支气管、会阴和子宫平滑肌瘤病（与 Alport 综合征相关）。肿瘤大小不一，0.5~15 cm。光镜下，平滑肌瘤通常由梭形细胞组成，呈束状排列，但也可见具有上皮样形态的肿瘤，伴玻璃样变性间质或者显著的黏液样背景（图 15.39 和 15.40），后者的特征往往会妨碍肿瘤被识别为平滑肌起源的肿瘤。核分裂指数通常较低（不超过 3/10HPF），缺乏非典型核分裂象。虽然可见缺血性坏死，但缺乏肿瘤细胞凝固性坏死。偶尔，肿瘤可见浸润性边界或延伸至边缘。预后良好。即使在累及切

缘的病例，通常不关联复发。值得注意的是，罕见报道 1 例外阴平滑肌瘤在首次切除后 10 年复发。

恶性潜能未定的平滑肌肿瘤或非典型平滑肌瘤常见于围绝经期或绝经后患者，通常不关联复发或转移，但是对此类肿瘤的经验是有限的。平滑肌肉瘤通常见于绝经后患者，尽管患者年龄范围较广（17~84 岁）。肿瘤最大径＞5 cm，可能呈现肿瘤细胞凝固性坏死（图 15.41）。肿瘤可转移至盆腔或肺部。

外阴平滑肌肿瘤的识别是通过使用诸如 desmin 和 SMA 等免疫组织化学染色完成的。此外，这些肿瘤通常 ER 和 PR 阳性。

平滑肌瘤和非典型平滑肌瘤的治疗包括保守性切除，而平滑肌肉瘤在切除肿瘤的同时应具有较宽的阴性边缘。

外阴平滑肌肿瘤的鉴别诊断包括以下病变：

富于细胞性血管纤维瘤：该肿瘤的束状结构胶平滑肌肿瘤短。此外，该病变内富含的小型或中型血管，管壁透明变性。desmin 通常阴性，而 CD34 阳性，与平滑肌肿瘤的表达正好相反。

血管肌纤维母细胞瘤：肿瘤表现为交替的区域，梭形细胞或浆细胞样细胞排列在中型或小血管的周围，寡细胞区域具有分布于黏液水肿或纤维胶原性背景的细胞。值得注意的是，该肿瘤 desmin 可以阳性，但 SMA 阴性。

深部血管黏液瘤：该肿瘤呈侵袭性，细胞稀少，由分布于黏液水肿性背景中的轻度非典型梭形或星状肌纤维母细胞组成，可见中等至较大的厚壁血管。肿瘤可以含有小束的平滑肌，但是缺乏平滑肌肿瘤中所

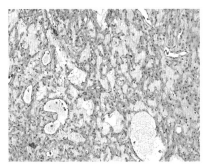
图 15.39　平滑肌瘤伴透明变性

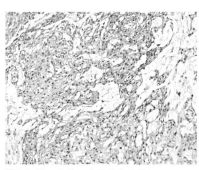
图 15.40　平滑肌瘤伴黏液样特征

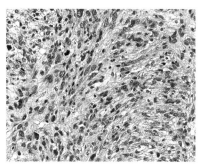
图 15.41　平滑肌肉瘤：显著的异型性和明显的核分裂活性

见的束状结构。值得注意的是，黏液样平滑肌肿瘤比深部血管黏液瘤更富于细胞。需要警惕深部血管黏液瘤 desmin 和 SMA 阳性。

黑色素瘤：肿瘤可以类似梭形或上皮样梭形细胞肿瘤。此外，黑色素瘤可以表达 desmin，平滑肌肿瘤可以表达 HMB-45。但是平滑肌肿瘤通常不表达 S-100、SOX-10、melan A 或酪氨酸酶（tyrosinase）。

隆突性皮肤纤维肉瘤：该肿瘤以具有轻度非典型的纤维母细胞性梭形细胞呈席纹状排列模式为特征。肿瘤内纤维肉瘤样转化的特征是鱼骨样结构，中至重度的细胞异型性，显著的核分裂活性。肿瘤 CD34 阳性，通常阴性表达 desmin 和 SMA。在隆突性皮肤纤维肉瘤伴局灶性肌样分化的病例中，必须注意后者标记物的表达。

颗粒细胞瘤

5%~15% 的施万细胞源性肿瘤累及外阴。虽然在儿童中也有报道，但是肿瘤更常见于 40~60 岁患者。最常见的症状是无痛性外阴肿块，少见外阴瘙痒和色素沉着。颗粒细胞瘤可为单发、多发或多中心病变（即 5%~25% 的病例可以累及不同解剖部位）。在以下解剖部位，多灶性外阴肿瘤往往与外阴外疾病相关：胃肠道、头皮、皮肤、软组织、口腔颊黏膜和舌。罕见家族性病例被报道。肿瘤大小为 1~12 cm。肿瘤可以边界清楚或者呈浸润性。肿瘤由呈巢状或片状排列的多边形细胞组成，胞质细颗粒状、嗜酸性、细胞核圆形（图 15.42a）。核分裂指数较低（≤ 2/10HPF）。

被覆鳞状上皮的假上皮瘤样增生可被误认为鳞状细胞癌。免疫组化染色显示肿瘤细胞阳性表达 S-100（图 15.42b）、KP-1（CD68）、PGP9.5 和 α-inhibin。颗粒细胞瘤恶变率为 1%~2%。颗粒细胞瘤的细胞异型性罕见。目前还没有诊断恶性肿瘤的已建立标准，尽管有 6 项参数被提出作为良性、非典型和恶性肿瘤的有用分类，包括：坏死、梭形细胞、具有大核仁的泡状核、核分裂指数增加（＞ 2/10HPF）、核 / 质比增加、细胞核多形性。如果出现至少 3 项特征，肿瘤诊断为恶性；如果出现 1 或 2 项特征，诊断为非典型；如果这些特征均不存在或者仅出现局灶的细胞核多形性，肿瘤被诊断为良性。此外，高 Ki-67 指数（＞ 10%）、p53 过表达、老年患者、肿瘤大小＞ 4 cm、局部复发和转移被认为是预后不良的因素。但是必须记住，良性生物学行为也可见于具有恶性组织学和免疫组织化学特征的颗粒细胞瘤，反之亦然。尽管大多数病例预后良好，即使切缘阴性的情况下，仍需长期随访。颗粒细胞瘤的治疗方式是广泛的局灶性切除。

血管肌纤维母细胞瘤

该良性肿瘤发生于女性生殖道的皮下组织，年龄 17~86 岁（平均 45 岁）。最常见的症状是生长缓慢、无痛性的外阴肿块，肿块偶尔带蒂，大小为 0.5~30 cm（平均 5.9 cm）。大体上，肿块呈灰色、褐色、黄色、白色或粉红色，外观均质，呈质软 / 橡胶状或者黏液样 / 胶样。通常肿瘤缺乏坏死，罕见出血或囊性变。光镜下，肿瘤边界清楚，富含血管，具有寡细胞区域和富于细胞区域（图 15.43）。肿瘤细胞呈梭形、星状、上皮样或浆细胞样，常聚集在血管周围。核分裂象少见，尽管发现 1 例肿瘤核分裂活跃。血管是薄壁、小型或中型的血管。间质显著水肿，可见肥大细胞。

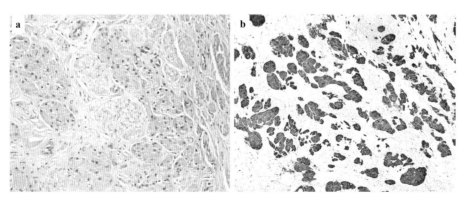

图 15.42 颗粒细胞瘤。（a）巢状排列的形态温和的上皮样细胞，胞质轻度嗜酸性；（b）S-100 免疫染色阳性

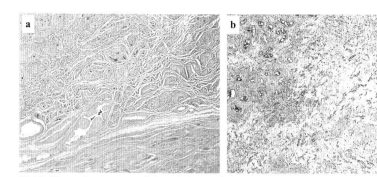

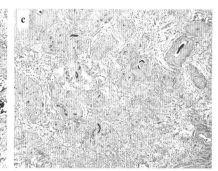

图 15.43　血管肌纤维母细胞瘤。（a）边界清楚；（b、c）中、小血管，富于细胞区域和寡细胞区域

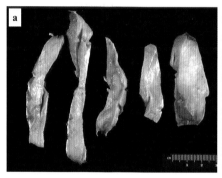

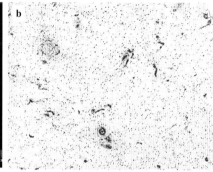

图 15.44　侵袭性血管黏液瘤。（a）大体观，肿瘤界限不清；（b）小细胞、丰富的血管和黏液样背景

肿瘤可能含有成熟的脂肪细胞，如果富含脂肪组织，应使用脂肪瘤亚型的名称。1 例罕见肉瘤样转化的病例被报道，发生于 80 岁的老年妇女，症状为巨大肿瘤，最大径为 13 cm，并伴有出血和坏死灶。光镜下，大部分肿瘤为血管肌纤维母细胞瘤，伴发的肉瘤区域由多形性梭形细胞组成，排列成束状或席纹状模式，核分裂象高达 7/10HPF。肉瘤区域延伸至手术切缘，2 年内肉瘤复发，患者接受了半外阴切除术和术后放疗。免疫组织化学染色，血管肌纤维母细胞瘤通常表达 desmin、ER、PR，很少表达 CD34 和 SMA。

侵袭性血管黏液瘤

这种不常见的肌纤维母细胞肿瘤偏向发生于骨盆和会阴，包括外阴。患者年龄 16~59 岁，偶尔发生于儿童，主要是青少年，罕见 1 例发生于 3 岁女孩的报道。肿瘤是浸润性的（界限不清），位于深部组织，就诊时体积通常很大（尽管可以很小至 2.5 cm）（图 15.44a）。肿瘤质柔软，通常呈胶冻样。光镜下，肿瘤细胞稀少，由小的、椭圆形、星状或梭形间叶细胞组成，分散于疏松的黏液样背景中，伴有不等量的胶原和大量的血管（小的薄壁毛细血管至管壁显著增厚

的大血管）（图 15.44b）。核分裂象缺乏或罕见。罕见病例可见血管肌纤维母细胞瘤的区域。免疫组织化学方面，肿瘤阳性表达 desmin、ER、PR、SMA 和 MSA，不同程度表达 CD34。由于其浸润的本性，完全切除肿瘤很困难，常见肿瘤多发性复发。尽管存在复发，但肿瘤预后总体良好，但是 1 例罕见病例报道肿瘤转移至肺部，导致患者死亡。

富于细胞性血管纤维瘤

这种罕见的间叶肿瘤通常发生在生殖器区域的皮下组织，很少发生浅表真皮。患者的年龄 27~75 岁，在 50~60 岁期间发病率较高。肿瘤的大小为 1.5~8.5 cm。大体上，肿瘤质硬、橡胶状、白色/棕褐色至灰色，罕见出血或坏死。光镜下，肿瘤边界清楚，有时可见假包膜，但是 1 例罕见病例浸润邻近骨骼肌。肿瘤由形态一致的短梭形细胞组成，位于水肿或纤维性间质中，含有短束状胶原纤维以及大量小至中型厚壁血管。肿瘤组织周围可见单个或小簇状成熟的脂肪细胞分布。偶尔可见脂肪小叶，占肿瘤的 30%~50%。梭形细胞通常随机杂乱分布，但有时呈短束状排列。梭形细胞的胞核呈卵圆形、

梭形、雪茄烟样或多边形，最多表现为轻微的非典型性。核分裂象通常少见（1/10HPF），但是也可增加至 10/10HPF。肿瘤细胞的胞质嗜酸性，细胞边界不清楚。间质由薄的、弱嗜酸性的胶原纤维组成，伴有不同程度的透明变性、水肿或黏液样变（图15.45）。罕见病例可具有细胞异型性伴有偶见核分裂象（1/10HPF）或显著的肉瘤（包括多形性脂肪肉瘤、非典型性脂肪瘤或肉瘤，非特指类型）区域。免疫组化方面，富于细胞性血管纤维瘤通常 CD34 阳性，不同程度阳性表达 SMA。desmin 在少数病例中阳性。35% 的病例 ER 阳性，而 PR 在 55% 的病例中阳性。在伴肉瘤样转化的病例中，p16 的表达有增加趋势。一些病例显示在富于细胞性血管纤维瘤、乳腺型肌纤维母细胞瘤和梭形细胞脂肪瘤之间存在遗传相关

性，所有病例都表现出特征性的 13q14 区域遗传物质的缺失，已证实有 RB1 和 FOXO1 的单等位基因缺失。肿瘤的治疗方法是手术切除。即使是在有异型性或肉瘤样转化的病例，无复发或转移的病例报道。

其他伴有水肿和黏液样变的病变如下：

巨大外阴水肿：这种不常见的情况多见于显著肥胖、瘫痪、截瘫和早期手术的患者。光镜下，其特征是存在病变界限不清，结缔组织和脂肪组织水肿，血管腔扩张和血管周围炎细胞浸润。显著的水肿类似黏液样变性，使得病变类似于侵袭性血管黏液瘤。光镜下 1 项易混淆的形态特征是小血管周围胶原沉积，易被误认为是侵袭性血管黏液瘤中见到的厚壁血管。临床上，巨大外阴水肿并不考虑为肿瘤，因

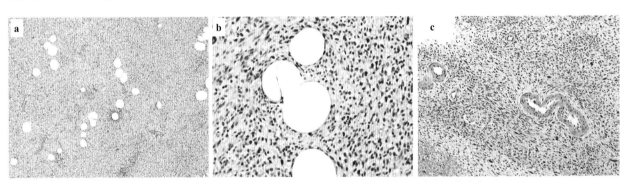

图15.45 富于细胞性血管纤维瘤。（a）高度富于细胞和散在的脂肪细胞；（b）高倍镜观；（c）血管壁透明变性

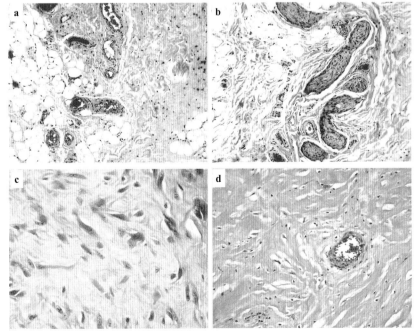

图15.46 骑自行车者的结节。（a）脂肪组织和富含血管的疏松结缔组织杂乱混合；（b）神经纤维；（c）疏松的间质内可见肥胖的肌纤维母细胞和纤维母细胞；（d）显著的透明变性（由 Glenn McCluggage 医生提供）

为该病变表现为"阴唇肥大"或通常表现为双侧病变，而非明显的肿块。

骑自行车者的单侧外阴肿胀/骑自行车者的结节：这种病变发生在骑自行车者，表现为外阴肿胀或显著结节，患者年龄 15~68 岁。病变是单侧的并累及大阴唇，虽然某些病例可以见到小阴唇或阴蒂肿胀。磁共振成像显示外阴不对称，不伴有与炎症相关的增强信号。据报道，病变大小为 2~6 cm，可能与毛发脱失有关。光镜下，脂肪组织与含有纤维母细胞、血管和神经的细胞数量不定的透明变性组织杂乱混合而成（图15.46）。一些病例仅表现为真皮纤维化和真皮水肿伴淋巴管扩张。1 个罕见病例显示毛囊周围炎症细胞浸润并具有上皮样肉芽肿。部分病例间叶细胞可以有丰富的胞质，呈现上皮样、浆细胞样或神经节样的形态。免疫组织化学方面，这些间叶细胞 ER 和 SMA 阳性，而 desmin、S-100、HMGA2 阴性（侵袭性血管黏液瘤 desmin、S-100、HMGA2 阳性，CD34 阴性）。可能出现复发性肿胀，附加手术可能被需要用来矫正外阴不对称。

外阴的克罗恩病：这是一种罕见的且未被充分认识的疾病。外阴肿胀为病变的一部分，可能累及小阴唇和大阴唇或阴道壁。典型的表现为外阴炎症和不对称，其他的改变包括溃疡（特征性的"刀切样"溃疡），源自肛门或直肠的瘘管，局部外生性或广泛性累及整个阴唇的肥厚性病变以及慢性化脓伴脓肿形成。患者年龄 6~70 岁。外阴克罗恩病的病程是不可预测的，有自发痊愈的病例报道，也有需行部分或全部外阴切除术的药物难治性病例。

浅表血管黏液瘤（皮肤黏液瘤）：这种罕见的肿瘤可单独发生或作为 Carney 综合征的组成部分。患者往往较年轻，平均年龄为 21 岁，症状为缓慢生长的无痛性肿块，通常累及阴唇，但可发生于外阴的任何地方。大体上，肿瘤边界清晰，结节状或多结节状，大小范围 0.9~4.0 cm。光镜下，肿瘤由界限不定的、中等至稀疏的富于细胞性血管黏液样结节构成，累及真皮和/或皮下组织。间质细胞呈双极或星状，细胞核温和或轻微多形性，染色质污秽或深染，可见多核细胞。核分裂象少见（≤ 1/10HPF）。丰富的黏液样物质形成黏液湖、裂隙和微囊，有数量不等（少数至中等量）的小至中型血管，可见炎症细胞的聚集和散在分布的肥大细胞。免疫组化染色显示 vimentin 和 CD34 阳性，不同程度表达 desmin、MSA、SMA 和 S-100。治疗方式为肿瘤完全切除。肿瘤复发最长为肿瘤初次诊断 20 年后。

隆突性皮肤纤维肉瘤

这种发生于真皮和皮下组织的低级别肉瘤在外阴并不常见。患者年龄为 22~83 岁（平均 43 岁），通常表现为外阴肿块，多发生于大阴唇。据报道 1 个罕见病例与原位黑色素瘤相关（最初诊断被为促结缔组织增生性黑色素瘤）。从临床角度上看，大多数隆突性皮肤纤维肉瘤被认为是良性病变。肿瘤大小 0.5~15 cm。光镜下，可见细长的梭形细胞在肿瘤中央呈漩涡状排列。肿瘤的浅表部分细胞密度较低，为梭形细胞与真皮胶原相混合。而在肿瘤的深层部分，肿瘤细胞以"蜂巢状结构"浸润皮下脂肪组织。肿瘤表面被覆表皮通常增生（图 15.47a）。缺乏核多

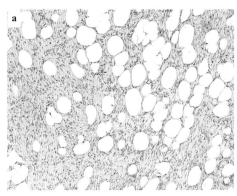
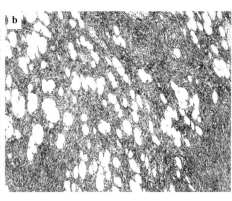

图15.47 隆突性皮肤纤维肉瘤。（a）蜂巢状结构；（b）CD34 阳性

形性，核分裂象高达 7/10HPF，可见多核细胞和黏液样间质（该特征可以很显著）。此外，隆突性皮肤纤维肉瘤还可见局灶细胞核呈栅栏状排列、Verocay 小体形成和具有波浪状胞核的梭形细胞。纤维肉瘤样变（即肿瘤细胞密度增高，呈显著的鲱鱼骨样、束状结构，核分裂指数增加）可见于原发或复发的肿瘤。免疫组化方面，隆突性皮肤纤维肉瘤阳性表达 CD34（图 15.47b）和 vimentin，PDGFR-α、PDGFR-β 和 c-abl 通常阳性表达，ER 局灶阳性（≤ 15% 的肿瘤细胞）。PR、S-100、SMA、desmin、角蛋白和 EMA 阴性。> 90% 的隆突性皮肤纤维肉瘤可以表现为特征性的 t（17;22）（q22;q13）相互易位，更常见的是来自 t（17;22）杂化物形成的冗余环状染色体，导致 I 型 a1 胶原（collagen type I alpha 1，COL1A1）和血小板源性生长因子（platelet-derivedgrowth factor，PDGF）B-链基因融合。隆突性皮肤纤维肉瘤倾向局部复发，偶尔出现远处转移。

SMARCB1- 缺陷型肿瘤

肌上皮瘤样肿瘤

据报道这一不寻常肿瘤的患者年龄为 24~65 岁（中位年龄 41 岁）。肿瘤大小为 2~7.7 cm，最常见的受累部位是大阴唇，其次是阴阜和腹股沟。肿瘤边界清楚，包绕薄的纤维性假包膜（至少局灶），呈分叶状结构，通常由纤维组织分隔形成。该肿瘤具有形态学异质性，包括下列组织学结构的组合：黏液样上皮样、黏液样梭形、非黏液样上皮样和非黏液样梭形。这些结构可以突然或逐渐相互过渡。尽管数量不同（5%~95% 的肿瘤体积），总是存在黏液样改变，其中上皮样或梭形细胞单个排列或由条索或细胞簇组成疏松的网状结构。非黏液样区域，上皮样细胞呈片状排列，而梭形细胞形成席纹状结构。缺乏鳞状或腺样成分。肿瘤细胞的胞质是双嗜性，无透亮或空泡。细胞核一致，染色质泡状，核仁大小不一，异型性轻微或中度。可见少量横纹肌样细胞。可见核分裂象（中位值 6/10HPF），但是无非典型核分裂象。其他表现包括坏死、出血、血管侵犯和血管数量增加。免疫组织化学方面，肿瘤阳性表达 vimentin、EMA、PR、

ER，通常阴性表达角蛋白 AE1/AE3、GFAP、S-100、SALL4、PLAG1、SOX-10、HMB-45 和 CD34。SMARCB1 表达完全缺失。此外，该肿瘤倾向阳性表达 SMA，阴性表达 desmin、HHF35 和 myogenin。Calponin 阴性或局灶阳性。FISH 检测无 EWSR1、NR4A3 和 FUS 基因重排。尽管肿瘤完全切除，仍可复发，表现为惰性生物学行为。

上皮样肉瘤

这一外阴不常见的肿瘤是该解剖学部位最常见的 SMARCB1 缺陷型肿瘤。大多数病例发生于中年妇女且为近端型，值得注意的是，其中许多病例被报道为恶性横纹肌样肿瘤，但是经典型的上皮样肉瘤也可见于外阴。光镜下，近端型上皮样肉瘤的中心区域位于深部真皮和皮下组织，呈结节状和片状生长模式，可见地图状坏死，由具有核多形性和活跃核分裂活性的上皮样细胞组成。具有偏位核和丰富嗜酸性胞质的横纹肌样细胞很容易被识别（图 15.48）。与之相反，经典型上皮样肉瘤位于真皮中央，由相对一致、小而深染的上皮样细胞组成，在真皮和皮下组织呈浸润性生长（图 15.49）；坏死常呈"肉芽肿样"或"花环样"，仅有罕见的横纹肌样细胞。免疫组化方面，两种类型的上皮样肉瘤同时表达细胞角蛋白和 vimentin，50%~60% 的病例 CD34 阳性。此外，大多数病例显示 SMARCB1 免疫组化染色缺失。值得注意的是，两种类型的外阴上皮样肉瘤都具有侵袭性生物学行为，近 50% 的病例发生转移和死亡。具有较宽切缘的手术切除是治疗的基础，辅助性放化疗似乎较低的肿瘤复发相关。

恶性横纹肌样瘤

这是一种罕见的肿瘤，患者发病年龄为 19~63 岁。肿瘤生长迅速，常发生于大阴唇。恶性横纹肌样瘤与近端型上皮样肉瘤的区别一直受到质疑，尽管一些研究者声称二者的区别是基于横纹肌样细胞是恶性横纹肌样瘤唯一能见到的细胞，而横纹肌样细胞是近端型上皮样肉瘤的一种组成成分。此外，一些研究者报道了如下免疫组化染色差别：恶性横纹肌样瘤不表达 dysadherin 和 ERG，71% 的病例阳

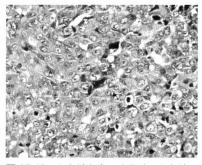
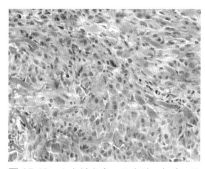
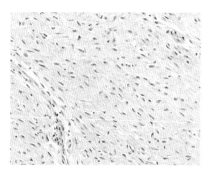

图 15.48　上皮样肉瘤，近端型。上皮样细胞具有泡状染色质、显著的核仁和大量核分裂象

图 15.49　上皮样肉瘤，经典型。相对一致的上皮样细胞

图 15.50　韧带样纤维瘤

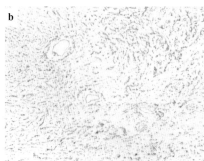

图 15.51　孤立性纤维性肿瘤。（a）纤维性背景内形态温和的卵圆形和梭形细胞；（b）CD34 阳性；（c）Bcl-2 阳性（由 Asma Faruqi 医生提供）

性表达 SALL4；近端型上皮样肉瘤阳性表达 dysadherin，也可以阳性表达 ERG 和 SALL4（25% 的病例）。值得注意的是，这两种肿瘤均显示 SMARCB1 缺失，并且 SMARCB1 免疫组化染色阴性。

SMARCB1- 缺陷型肉瘤，非特殊类型

这是一种非常罕见的肿瘤，很难通过形态学和免疫组化染色进行归类。形态学特征为单一的、核分裂活跃的原始样细胞，局灶呈现横纹肌样和上皮样形态，也可见梭形细胞。免疫组化方面，这些肿瘤显示有限的共同表达角蛋白、EMA 和 CD34 或不同程度地表达这些标志物。

韧带样纤维瘤

少数韧带样纤维瘤发生于外阴。患者年龄为 19~37 岁。在已报告的 2 例病例中，肿瘤的病灶中心位于前庭大腺，被临床认为是前庭大腺囊肿。其他病例发生于右侧阴唇。肿瘤大小 为 3~7 cm。光镜下，肿瘤呈侵袭性生长，由增生的形态温和的纤维母细胞组成，可局部富于细胞，位于胶原性或水肿样基质内（图 15.50）。核分裂指数较低（≤ 2/10HPF）。免疫

组织化学方面，70%~90% 的病例具有肿瘤细胞 β-catenin 胞核表达，但是必须牢记的是一部分孤立性纤维性肿瘤（20%~40%）和低级别肌纤维母细胞瘤（30%）也可以表现为 β-catenin 胞核阳性着色。因此，组织学特征的观察对确保准确诊断至关重要。此外，肿瘤可以阳性表达 actin、vimentin、ER 和 PR。该肿瘤可以局部复发，但是不发生转移。

孤立性纤维性肿瘤

这种罕见的纤维母细胞源性的肿瘤很少见于外阴。患者年龄为 39~70 岁。最常见的症状是缓慢生长的肿块，肿瘤大小为 5~15 cm。光镜下，肿瘤由梭形纤维母细胞组成，细胞无特定的排列结构，分布于胶原化的基质内（图 15.51a）。富于细胞区域伴有致密的嗜酸性胶原纤维。

免疫组化方面，肿瘤细胞阳性表达 CD34（图 15.51b）、Bcl-2（图 15.51c）和 STAT6（胞核表达），不同程度表达 PR，ER 阴性。与恶性生物学行为相关的特征包括：细胞密度增加、多形性、肿瘤 > 10 cm、坏死、出血、无蒂、核分裂象 >

4/10HPF。但是 1 例形态温和、缺乏与侵袭性生物学行为相关特征的肿瘤发生了转移。

青春期前型纤维瘤

这种不常见的病变最初被描述发生于 3.9~13.2 岁的儿童，但是罕见病例报道肿瘤发生于围绝经期或绝经后患者。病变通常表现为单侧、无痛性、不规则的大阴唇肿大（图 15.52a），尽管罕见病例为双侧或累及阴阜。病变范围为 1.5~9 cm。光镜下，肿瘤缺乏明确边界，由形态温和的梭形细胞组成，背景为胶原性或水肿性间质。此外，可见小至中型的厚壁血管、成簇或小叶状脂肪细胞和神经束。肿瘤缺乏独特的生长模式。肿瘤组织可具有皮肤附属器腺体，核分裂象罕见（< 1/10HPF）。可见广泛的黏液样变性和间质透

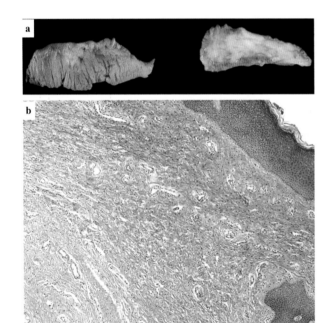

图 15.52 青春期前型的纤维瘤。（a）大阴唇弥漫性增大；（b）形态温和的梭形细胞分布于胶原性背景中

明变性（图 15.52b）。免疫组化染色显示 CD34 阳性（尽管着色较弱），而 SMA、desmin、S-100 阴性。肿瘤不同程度表达 ER 和 PR。如果不完全切除，肿瘤有复发倾向。

横纹肌肉瘤

这是一种不常见的外阴肿瘤。大多数病例为腺泡型，据报道患者年龄为 4~25 岁；在有随访的病例中，肿瘤表现为高侵袭性的生物学行为，尽管进行了手术和辅助治疗，患者常死于疾病或复发。此外，少数胚胎型横纹肌肉瘤的病例（图 15.53）被报道，包括先天性葡萄状肉瘤和梭形细胞型横纹肌肉瘤。

原始神经外胚层肿瘤

这是一个不常见的外阴肿瘤。患者年龄 10~65 岁，但大多数患者于 20 或 30 岁期间患病。肿瘤大小 < 1~20 cm。光镜下，肿瘤由卵圆形或圆形细胞组成，胞质含量不等，胞质稀少或丰富、嗜酸性或透明（图 15.54）。细胞核染色质呈点彩状并有小核仁。细胞呈小叶状或片状排列。胞质内糖原可通过 PAS-D 染色证实。肿瘤可见 Homer-Wright 菊形团。免疫组化染色显示肿瘤细胞阳性表达 CD99（胞膜阳性模式），通常阳性表达 FLI-1。此外，肿瘤阳性表达 vimentin，也可以阳性表达 NSE、Syn、CgA、全角蛋白（通常为局灶性表达）。在此类肿瘤中，RT-PCR 或 FISH 检测显示 t（11;22）（q24;q12）染色体易位（EWS-FLI-1）或 t（21;22）（q22;q12）染色体易位。肿瘤具有侵袭性，手术后需要进行辅助化疗和 / 或放疗以及辅助治疗。

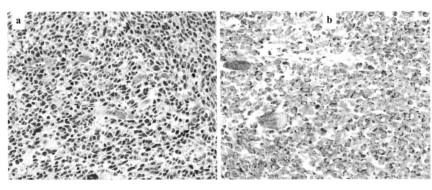

图 15.53 横纹肌肉瘤。（a）横纹肌母细胞；（b）desmin 阳性

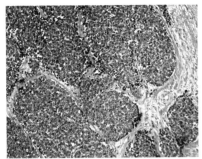

图 15.54　原始神经外胚层肿瘤，肿瘤细胞呈实性巢团（由 Glenn McCluggage 医生提供）

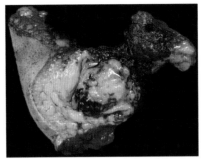

图 15.55　滑膜肉瘤，大体外观（由 Alberto Ayala 医生提供）

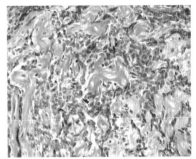

图 15.56　滑膜肉瘤，单相型（由 Alberto Ayala 医生提供）

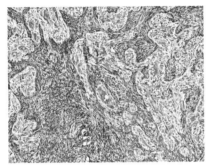

图 15.57　滑膜肉瘤，双相型（由 Glenn McCluggage 医生提供）

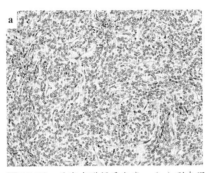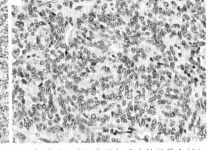

图 15.58　子宫内膜间质肉瘤。（a）形态温和、卵圆形细胞组成的相互连接的巢和纤细的血管模式；（b）形态一致的肿瘤细胞，核分裂象不明显（由 Maria Arafah 医生提供）

其他类型肉瘤

滑膜肉瘤

据报道，发生于外阴的滑膜肉瘤不足 12 例。患者年龄 24~50 岁，多数患者为 20 或 30 岁期间。肿瘤大小 1.2~9 cm（图 15.55）。光镜下，外阴滑膜肉瘤可以是双相型、单相型或者二者中的任何一种伴有低分化区域。肿瘤的特征表现为高度富于细胞、形态单一的梭形细胞（有时具有欺骗性的温和形态）可作为单一的肿瘤成分（单相型）或与上皮样成分混合（双相型）（图 15.56 和 15.57）。低分化区域的肿瘤细胞呈圆形、多形性，可见大量的核分裂象和坏死。免疫组化方面，上皮样成分阳性表达角蛋白和 EMA，而梭形细胞成分局灶阳性表达上皮性标志物。CD99、BCL-2、S-100、vimentin、calponin 和 NSE 阳性，desmin、ER 和 PR 阴性。值得注意的是，可见 FLI-1 的胞核表达。> 90% 的滑膜肉瘤表现为特征性的 t（X;18）（p11;q11）染色体易位，导致 18 号染色体上的 SS18 基因和 X 染色体上的 SSX1、SSX2 或 SSX4 基因（罕见）融合，其中 SS18/SSX1 融合最常见。由于外阴滑膜肉瘤的经验有限，肿瘤的预后尚不确定。治疗以手术为主，部分病例可以辅以放疗，可见肿瘤复发和偶尔死亡的病例。

子宫内膜间质肉瘤

罕见低级别子宫内膜间质肉瘤的病例被报道发生于外阴，其中 1 例是外阴原发性，另 1 例为子宫原发性。外阴原发性子宫内膜间质肉瘤发生于 50 岁的妇女，症状为 3.5 cm 的外阴肿块，被怀疑为前庭大腺囊肿，该肿瘤表现为典型的低级别子宫内膜间质肉瘤的组织学和免疫组织化学特征，并呈现相应的生物学行为（图 15.58）。外阴转移性子宫内膜间质肉瘤发生于 46 岁的妇女，症状为子宫出血和 1 cm 的阴蒂肿块，其特征符合富于细胞性平滑肌瘤，7 个月后，患者出现复发性子宫出血，因此进行了子宫切除术，子宫有 1 个 5.5 cm 的低级别宫内膜间质肉瘤。鉴于外阴和子宫的肿瘤特征相同。因此，阴蒂肿瘤被重新诊断为转移性低级别子宫内膜间质肉瘤。

胃肠道间质瘤

罕见外阴胃肠道间质瘤的病例报道。患者年龄为 60 多岁，症状为外阴复发性肿块，最初并未被诊断为胃肠道间质瘤。免疫组织化学染色 c-Kit、CD34、DOG-1 明确该诊断。正确的认识和诊断外阴胃肠道间质瘤极其重要，因为该肿瘤对伊马替尼的治疗有效。

血管肉瘤

罕见外阴血管肉瘤的病例报道。患者多为老年人，年龄 64~87 岁。最常见的症状是外阴肿块，单个或多发，有颜色或白色。肿瘤大小为 0.5~10.5 cm。肿瘤可以与放疗相关（放射后肉瘤）。肿瘤通常具有侵袭性，就诊时发生淋巴结或远处转移。组织学检查显示形态学多变，从含有分化良好的血管腔的区域到实性片状分布的高级别上皮样或梭形细胞区域。核分裂指数不等。免疫组化染色显示肿瘤细胞阳性表达 CD34、CD31、FLI-1 和 ERG，偶尔阳性表达淋巴管的标志物 podoplanin（D2-40），阴性表达 Kaposi 肉瘤疱疹病毒（图 15.59）。由于敏感性和特异性不同，建议使用一组抗体标记。一些病例同时表达上皮性标志物（EMA、Cam5.2 和 AE1/AE3）。鉴别诊断包括：放射相关性皮肤非典型血管病变、外阴假血管瘤样间质增生、Kaposi 肉瘤和低分化癌。

放射相关性皮肤非典型血管病变：这种放射后淋巴管起源的脉管病变在外阴尚未见报道，但是可能会发生于外阴。该病变更常见于乳腺和胸壁的皮肤，也可发生于其他部位如腹部、腹股沟、肩部、侧腹、腋窝和小腿。病变发生于一个相对较短的潜伏期之后（中位 3.5 年；范围 1~17 年）。相反，放射后的血管肉瘤倾向发生于较长的潜伏期之后（中位 6 年）。病灶表现为界限清楚的小丘疹（直径中位值为 0.5 cm）。但是病变的大小并不足以与血管肉瘤相鉴别，后者也可表现为小丘疹，而放射相关性皮肤非典型血管病变可形成 2 cm 的斑块。病变表现为褐色或红斑样改变，以楔形的、相对界限清楚的、相互吻合的血管腔隙增生为特征，浸润真皮胶原而不累及皮下组织。病变浅表部位的血管腔隙扩张，而病变深部的血管腔隙呈挤压状态。内皮细胞的核深染、鞋钉状、缺乏明显的细胞异型性、复层和核分裂象。无坏死或"血湖"。值得注意的是，高分化血管肉瘤可具有放射相关性皮肤非典型血管病变的区域，与该病难以区分，但血管肉瘤的诊断基于肿瘤边界不清。免疫组化方面，放射相关性皮肤非典型血管病变表达 CD31、CD34 和 D2-40，单纯依靠形态学表现，缺乏临床资料，难以将此病变与鞋钉状血管瘤区分开，后者的血管腔隙与非典型血管病变相同，但是伴有相关的炎症性浸润、纤维

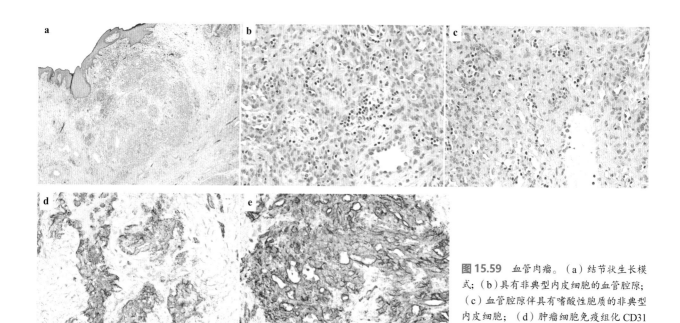

图 15.59 血管肉瘤。（a）结节状生长模式；（b）具有非典型内皮细胞的血管腔隙；（c）血管腔隙伴具有嗜酸性胞质的非典型内皮细胞；（d）肿瘤细胞免疫组化 CD31 阳性；（e）肿瘤细胞免疫组化 D2-40 阳性（由 Matthew Cesari 医生提供）

化和含铁血黄素沉积；良性淋巴管内皮瘤（一种获得性进行性淋巴管瘤）的血管成分也类似放射相关性皮肤非典型血管病变，但前者通常伴有内皮衬覆的乳头状间质突出和／或血管内红细胞。

外阴的假血管瘤样间质增生：这种少见的良性病变发生于肛殖区乳腺样组织，其特征是出现相互吻合的腔隙，内衬不连续的、通常瘦长的温和的间质细胞，分布于致密的胶原间质内，缺乏红细胞。1例罕见的伴有多核间质巨细胞的病例发生于1型神经纤维瘤病的患者。此外，1例同时累及腋窝和外阴的病例被报道。核分裂象缺乏。免疫组织化学方面，间质细胞阳性表达vimentin和CD34，不同程度表达actin。Ⅷ因子和CD31阴性。PR阳性，而ER阴性。此病变的复发率高达22%。

Kaposi肉瘤：这种肿瘤很少发生在外阴。通常发生于免疫抑制的患者，主要是HIV感染患者。通过免疫组化染色、原位杂交或PCR检测HHV-8可与血管肉瘤进行鉴别。

杆菌性血管瘤病：这种病变在外阴少见，多见于艾滋病患者，由五日热巴尔通体或汉氏巴尔通体感染引起。大体上，该病为外阴肿块或疣状赘生物。光镜下，可见内衬上皮样内皮细胞的血管呈小叶状增生、间质核碎屑和嗜银性微生物团块，而血管肉瘤不具有上述这3项特征。该病可见假上皮瘤样增生，如果组织取材浅表，可能会被误诊为鳞状细胞癌。深部病变可能有密集的中性粒细胞浸润，类似脓肿。血清学检测和PCR有一定的局限性；虽然组织培养是一个敏感的检测手段，但巴尔通体菌生长缓慢。

假血管肉瘤样／假血管性／腺样鳞状／假腺样鳞状细胞癌：这种罕见的侵袭性鳞状细胞癌，仅有少数病例报告发生在外阴。肿瘤特征性表现为显著的棘层松解和相互交错吻合的鳞状细胞条索，导致血管样增生的形态。肿瘤缺乏血管源性标志物有助于诊断。

软骨肉瘤

仅有少数发生于外阴的骨外黏液样软骨肉瘤和间叶性软骨肉瘤的病例报道。前者肿瘤患者的年龄范围为23~66岁。外阴的骨外黏液样软骨肉瘤体积可以很

大（14 cm）。光镜下，肿瘤呈结节状生长模式，肿瘤细胞圆形或轻微伸长，形态较一致，核圆形，包埋于黏液样基质内。肿瘤细胞有狭窄的嗜酸性胞质边缘，偶尔为空泡状（图15.60）。肿瘤细胞排列成网状、条索状、假腺泡状或聚集呈簇状。部分病例富于细胞。通常核分裂象少见，但富于细胞性和分化不好的肿瘤可见较多核分裂象。免疫组化方面，肿瘤vimentin阳性、细胞角蛋白阴性，不同程度表达S-100和神经内分泌标志物（如Syn和CgA）。绝大多数骨外黏液样软骨肉瘤具有4种特征性的染色体易位的其中一种，其中t（9;22）（q12;q12）易位最常见，约占75%的病例。

所有报道的细胞遗传学改变都涉及NR4A3（NOR1）基因，NR4A3（NOR1）基因重排可能是该肿瘤特征性的遗传学改变，但是有些病例没有检测到NR4A3重排。值得注意的是，有2个病例被发现具有多形性腺瘤基因1（pleomorphic adenoma gene 1，PLAG1）的表达上调。此外，大多数病例SMARCB1的表达保留，至少是局灶保留。该肿瘤是低或中级别肉瘤，但是具有较大肿瘤体积（>10 cm），细胞密度高，核分裂活跃（>2/10HPF），MIB指数>10%，间变，出现横纹肌样细胞的高级别亚型，有侵袭性的临床过程。富于细胞性骨外黏液样软骨肉瘤和软组织的肌上皮癌具有相同的形态学、免疫组织化学和遗传学特征，因为二者均存在EWSR1（Ewing肉瘤断裂位点区域1:22q12.2）重排；因此，NR4A3对细胞性骨外黏液样软骨肉瘤的诊断是有用的。此外，还有2例间叶性软骨肉瘤的病例报道，患者年龄50多岁，症状为外阴

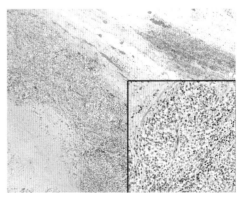

图15.60　骨外黏液样软骨肉瘤，结节状生长模式，插图，具有透亮胞质的圆形细胞。（由Semir Vranic医生提供）

肿块，直径 4 cm。光镜下，肿瘤呈分叶状、边界清楚，由未分化的圆形、椭圆形或梭形细胞形成片状、小簇状或血管外皮瘤样区域，并骤然过渡为温和的透明软骨结节。

免疫组化方面，肿瘤细胞阳性表达 SOX9、CD99 和 S-100。值得注意的是，S-100 在软骨结节中强表达，而未分化细胞为局灶阳性表达。该肿瘤为侵袭性肿瘤，可发生转移，在多数病例中，最常见转移至肺。

恶性神经鞘瘤

这种肿瘤很少发生于外阴，少数病例见于 1 型神经纤维瘤病患者。患者年龄范围 1~82 岁。肿瘤大小为 2~20 cm。组织学上，大多数肿瘤由梭形细胞组成，罕见病例由上皮样细胞组成。肿瘤伴有神经或神经纤维瘤。肿瘤细胞通常仅局灶阳性表达 S-100（50%~90% 的病例可见表达）。大多数病例进行了广泛局灶性切除治疗伴或不伴辅助性放疗或化疗。据报道，最大的肿瘤在盆腔廓清术之前接受了放疗。

腺泡状软组织肉瘤

已报道 3 例发生于外阴的腺泡状软组织肉瘤。患者年龄为 21~62 岁，肿瘤大小 4~6 cm。光镜下，肿瘤呈腺泡状排列，被致密的纤维结缔组织分隔。腺泡周围环绕以血窦。肿瘤细胞呈圆形或多边形，具有大量颗粒状嗜酸性或透明的胞质。瘤细胞核通常形态规则，尽管可见核多形性。核分裂指数通常较低。免疫组化染色显示肿瘤细胞阳性表达 TFE-3。此外，局灶性表达 SMA、desmin，HMB-45 也可阳性。FISH 或 RT-PCR 检测 ASPSCR1-TFE3 基因融合被认为是该肿瘤的诊断"金标准"，因为该融合基因检测对腺泡状软组织肉瘤的诊断既敏感又特异。只有 2 例外阴腺泡状软组织肉瘤患者进行了随访，在接受手术或局部放射治疗后的 24 个月和 12 个月，患者均无疾病生存。

低级别纤维黏液样肉瘤

已报道 1 例罕见的低级别纤维黏液样肉瘤（纤维肉瘤，纤维黏液样型）发生于 15 岁的女性，症状为 20 cm 缓慢生长的外阴肿块。虽然这个病例被报道为黏液样纤维肉瘤（纤维肉瘤，黏液样型），肿瘤的镜下形态特征与前者的诊断一致。肿瘤特征性地表现

为低至中度的细胞密度、形态温和的梭形或星状细胞，胞质稀少、嗜酸性，胞核卵圆形，形态多较一致。肿瘤细胞以不同比例分布于黏液样或纤维性背景中（但通常纤维性多于黏液样）。核分裂指数低。肿瘤通常阳性表达 EMA、CD99、Bcl-2 和 MUC-4，局灶性表达 desmin、MSA 和 SMA。绝大多数病例显示 FUS-CREB3L2 基因融合，可通过 FISH 或 PCR 进行检测。肿瘤可局部复发，也可能在初次诊断数年后发生远处转移，因此需要长期随访。

透明细胞肉瘤

1 例发生于外阴的透明细胞肉瘤被报道发生于 67 岁女性，表现为 20 cm、生长缓慢、溃疡型外阴肿块，同时出现肺、腹股沟和盆腔淋巴结转移。肿瘤由片状排列的卵圆形和梭形细胞组成，胞质淡染，嗜酸性或透明，仅呈现轻度的核异型性。核分裂指数低（2/10HPF）。此外，该肿瘤可见大片的坏死。免疫组化方面，肿瘤阳性表达 S-100，局灶阳性表达 HMB-45 和 Melan A，阴性表达角蛋白 AE1/AE3、高分子量角蛋白、ER、PR、desmin、actin、CD34、CD99、Syn、CgA 和 p53。FISH 检测显示 EWSR1 基因（22q12）重排。PCR 或 RT-PCR 未检测到 BRAF 600/601 突变。

低度恶性肌纤维母细胞肉瘤

已报道 1 例罕见的低度恶性肌纤维母细胞肉瘤。患者为 46 岁女性，表现为长期无痛性、增大 5 cm 的左侧小阴唇肿块。光镜下，肿瘤边界清楚，由异型的梭形细胞组成，部分呈束状排列，但缺乏明确的排列模式。可见富于细胞的区域，核分裂指数高（10/10HPF）。梭形细胞胞质不清，胞核呈纺锤形、深染。免疫组化染色显示 p53 过表达，ER、PR 和 SMA 阳性。患者接受了广泛的局灶性切除治疗，随访 14 个月，无肿瘤复发。

恶性纤维组织细胞瘤

这种罕见的肿瘤通常见于绝经后患者，但是报道了 1 例多形性恶性纤维组织细胞瘤发生于 21 岁的年轻患者。局部肿瘤的保守性治疗与肿瘤的转移相关。

恶性巨细胞肿瘤

已报道1例罕见的恶性巨细胞肿瘤的病例，发生于82岁的患者，接受了改良根治性外阴切除术和淋巴结清扫术，术后未见肿瘤残留，患者出现了局部复发、淋巴结和肺转移，最终死于疾病。肿瘤特征性地表现为单核的梭形细胞和卵圆形细胞增生，混杂多核巨细胞。核分裂指数高。免疫组化方面，多核瘤巨细胞阳性表达CD68和vimentin，而单核细胞阳性表达vimentin，局灶阳性表达EMA。

生殖细胞肿瘤

发生于外阴的生殖细胞肿瘤极其罕见。大约报道了11例发生于外阴的单纯型卵黄囊瘤。患者年龄范围1~52岁，中位年龄24岁，均表现为外阴肿块。少数病例有血清AFP检测，该标志物通常是升高的。外阴卵黄囊瘤的结构模式按降序排列依次如下：网状、实性、腺样和肝样。Schiller-Duval小体存在或缺乏（图15.61a,b）。此外，还报道了3例外阴卵黄囊肿瘤合并其他生殖细胞肿瘤，其中2例合并胚胎癌，1例合并未成熟性畸胎瘤。注意不要将卵黄囊瘤与腺癌相混淆，因为二者有重叠的组织学和免疫组织化学特征。一组免疫组化标记物包括SALL4（一种生殖细胞分化的多潜能标记物）、glypican-3和AFP（通常在卵黄囊瘤中表达）以及CDX-2、CK20和villin（通常在分化型卵黄囊瘤表达），再联合PAX-8和CK7（通常表达于苗勒癌）将有助于正确的诊断（图15.61c,d）。值得注意的是，外阴卵黄囊瘤的生物学行为多变，少数病例死于疾病，而大多数病例无疾病证据或带病存活。已报道1例罕见的发生于31岁患者的外阴绒毛膜癌，肿瘤直径9 cm，hCG水平升高（95 000 mIU/mL）。迄今为止，仅报道了1例发生于外阴的未成熟性畸胎瘤，患者为38岁女性，表现为3 cm的外阴肿瘤并出现腹股沟淋巴结转移。值得注意的是，该肿瘤组织活检诊断为软骨黏液样纤维瘤。此外，还报道了1例记录不完整的皮样囊肿病例，该肿瘤发生于1岁女孩，表现为阴蒂肥大。

淋巴和造血系统肿瘤

淋巴瘤

外阴原发性淋巴瘤罕见，可能表现为局部肿块。大多数的病例被分类为弥漫大B细胞淋巴瘤（diffuse large B-celllymphoma, DLBCL）、非特殊类型（图15.62）或滤泡性淋巴瘤。为了确定肿瘤起源于外阴，在最初诊断时，该肿瘤必须局限于女性生殖道这一区

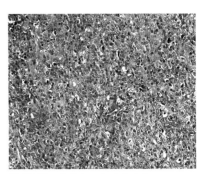

图15.62　弥漫大B细胞淋巴瘤

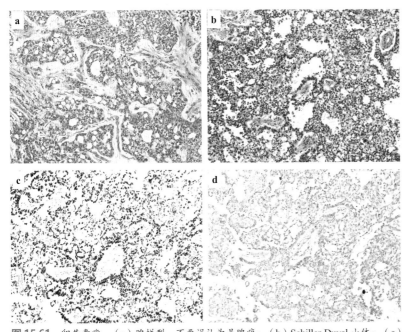

图15.61　卵黄囊瘤。（a）腺样型，不要误认为是腺癌；（b）Schiller-Duval小体；（c）SALLA-4免疫组化染色阳性；（d）AFP免疫组化染色阳性

域。为了明确外阴为唯一受累部位，全面的分期检查应该不能发现身体其他解剖部位有任何淋巴瘤的证据。由于淋巴瘤偶尔会累及外周血和 / 或骨髓，分期也应排除外周血和骨髓受累。重要的是，在最初诊断后的 6 个月内，除外阴之外的其他部位不应出现任何淋巴瘤证据。少见发生于外阴的 B 细胞淋巴瘤或 T 细胞淋巴瘤组织学亚型常为个案报告，包括 Burkitt 淋巴瘤、外周 T 细胞淋巴瘤、原发性皮肤边缘区淋巴瘤［皮肤 B 细胞淋巴瘤的一种惰性亚型，目前被归入黏膜相关淋巴组织结外边缘区淋巴瘤（MALT 淋巴瘤）］、B 淋巴母细胞性白血病 / 淋巴瘤、淋巴浆细胞性淋巴瘤、原发性皮肤 DLBCL（腿型）、经典型霍奇金淋巴瘤、血管内大 B 细胞淋巴瘤、原发性皮肤间变性大细胞淋巴瘤。2 例报道在初始诊断为外阴假性淋巴瘤之后被为诊断为外阴淋巴瘤，其中 1 例是间隔 7 年后确诊为原发性皮肤边缘区 B 细胞淋巴瘤，另 1 例是间隔 1 年后确诊为 DLBCL。在外阴，只有另外 2 例假性淋巴瘤报道，其中 1 例与布氏杆菌感染有关。假性淋巴瘤和淋巴瘤的鉴别是具有挑战性的，当淋巴细胞为多形性、PCR 检测为多克隆性 IGH 或轻链时，更倾向假性淋巴瘤的诊断。

髓系肉瘤

这种髓外的肿瘤可能表现为孤立性肿块，由原始粒细胞或不成熟的骨髓细胞构成，罕见发生于外阴。大多数情况下，发生于同时发生、既往或随后发生的急性髓系白血病、骨髓增殖性肿瘤或骨髓增生异常综合征的患者，髓系肉瘤可能是母细胞转化的首要表现。髓系肉瘤与随后的急性髓系白血病全面爆发的间隔时间为数周、数月或数年。患者年龄 16~73 岁，表现为外阴肿块。一些病例的切面可以观察到典型的绿色褪色。肿瘤由中等或大细胞构成，卵圆形或圆形，泡状核，偶尔可见显著的核仁。免疫组织化学方面，肿瘤细胞 CD34、CD43 和 MPO 阳性，而 CD20、CD79a、CD3 和 CD5 阴性。治疗类似于发生于骨髓的急性髓系白血病，因此应尽可能地进行流式细胞术、细胞遗传学和分子检测，以满足各种急性白血病的治疗需求。

髓外浆细胞瘤和浆细胞骨髓瘤相关病变

外阴的浆细胞瘤极其罕见。报道的 2 例浆细胞瘤同时累及外阴和阴道。肿瘤的大小为 1~7 cm。光镜下，肿瘤以小至中等大小的浆细胞弥漫性浸润为特征。免疫组织化学方面，这些细胞 CD138 和 CD79a 阳性，大多数病例 λ 轻链或 κ 轻链限制性表达。在该诊断之后，肿瘤分期包括骨髓穿刺和活检、骨骼检查、血红蛋白和血细胞比容、血清钙水平、肾功能检查、血清和尿 Ig 水平或血清免疫固定电泳。主要的治疗方式是放疗，但也可能需要手术治疗。除了有复发和转移的风险外，还存在向浆细胞骨髓瘤转化的风险，因此需要长期随访。

在外阴，罕见浆细胞骨髓瘤发展为皮肤淀粉样变性，形成疣状丘疹和带蒂的湿疣样肿瘤（图

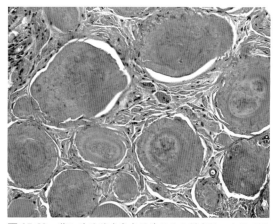

图 15.63 浆细胞骨髓瘤患者的外阴淀粉样变性：肉眼可见外阴带蒂的病变

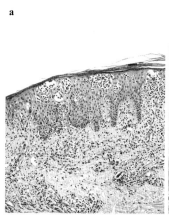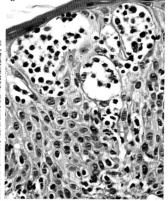

图 15.64 蕈样霉菌病。（a）真皮和表皮内非典型淋巴样细胞浸润；（b）嗜表皮性和海绵层水肿

15.63）。光镜检查显示淀粉样蛋白的积累，刚果红染色切片在偏振光下检测可见增强的苹果绿双折射。浸润浆细胞的免疫组化染色显示免疫球蛋白轻链限制性表达。

蕈样霉菌病

罕见蕈样霉菌病发生于外阴。文献中唯一报道的蕈样霉菌病的病例是 50 岁的妇女，症状为阴唇肿胀和瘙痒。组织学上，该病变呈现非典型淋巴样细胞浸润，主要由具有脑回样胞核、单一形态的淋巴细胞构成。浸润存在于间质，分割粗大的胶原束并累及血管周围和呈苔藓样模式的受累。病变以伴有轻微海绵层水肿的嗜表皮性而著称（图 15.64）。流式细胞术和免疫组化染色显示以 CD3 阳性的 T 淋巴细胞为主，CD4、CD8、CD56 均为阴性。在报道的病例中，PCR 显示 T 细胞受体单克隆性重排。患者接受了半外阴切除术和双侧腹股沟淋巴结清扫，术后 13 年完全缓解。值得注意的是，硬化性苔藓的组织学特征与早期蕈样霉菌病相似，因为前者的组织学可表现为浅表间质 / 真皮内出现致密的带状淋巴细胞浸润、表皮内淋巴细胞浸润类似嗜表皮性、局部增厚的胶原束和

单克隆性的 T 细胞群。因此，外阴蕈样霉菌病的诊断需要临床与病理的紧密结合。尽管并不常见，蕈样霉菌病可继发累及外阴。蕈样霉菌病的治疗取决于疾病的不同阶段（即疾病早期进行皮肤治疗，放疗适用于疾病的肿瘤形成阶段，晚期病变进行辅助化疗）。

朗格汉斯细胞组织细胞增生症

这种疾病的特征是朗格汉斯细胞的克隆性增生，可发生于外阴的系统性疾病或孤立性疾病。可表现为多发性溃疡、丘疹、结节或瘙痒性皮疹。患者的年龄为 1~85 岁。光镜下，间质 / 真皮内可见肿瘤性朗格汉斯细胞浸润伴有局灶嗜表皮性（图 15.65a）。此外，还可见白细胞或嗜酸性粒细胞。免疫组化染色显示浸润的朗格汉斯细胞阳性表达 langerin（CD207）、S-100 和 CD1a（图 15.65b）。值得注意的是，罕见病例被报道与硬化性苔藓和浸润性鳞状细胞癌相关。该病的局部治疗尚不完善，包括手术治疗、放疗、化疗和局部类固醇治疗。

转移性肿瘤

外阴的转移性肿瘤非常罕见，占所有外阴癌的 5%~8%，该病通常是广泛转移性肿瘤的组成部分，往

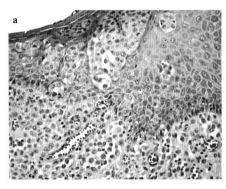
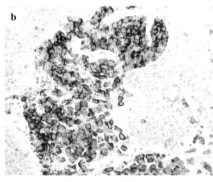

图 15.65 朗格汉斯细胞组织细胞增生症。（a）具有肾形核的肿瘤细胞巢；（b）CD1a 免疫组化染色阳性

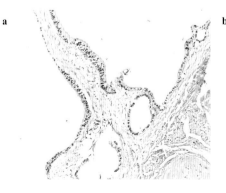
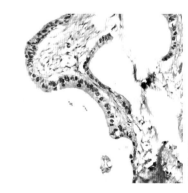

图 15.66 外阴转移性宫颈腺癌。（a）腺体大小不一；（b）注意具有细胞顶端的核分裂象

往代表肿瘤晚期。但是罕见的孤立性外阴转移性肿瘤的病例亦可见到。患者年龄范围广，18~84 岁，但大多数患者处于围绝经期或绝经后。常见的症状包括出现肿块（可为囊性）、肿胀、疼痛或不适、溃疡、出血和瘙痒。这些肿瘤大多来自妇科原发肿瘤，多见于宫颈原发性肿瘤，通常是鳞状细胞癌，其次是卵巢、子宫内膜、阴道原发性肿瘤（图 15.66）。最常见的非妇科起源的肿瘤按照发生率降序排列：胃肠道（通常是结直肠）、乳腺、黑色素瘤、肺或淋巴瘤、泌尿生殖系统和胰腺或肾脏。外阴转移性肿瘤可单发或多发，大小为 0.5~11.9 cm，通常累及大阴唇，但是外阴的任何部位均可累及。一般而言，外阴转移性肿瘤通常在原发肿瘤诊断之后发现（间隔范围 1~264 个月，平均 35.6 个月），虽然少数病例的外阴转移性肿瘤的发现早于原发灶的诊断。光镜下，外阴转移性肿瘤往往累及表皮、真皮和皮下组织或这三个区域中的两个，或者是上皮和黏膜下层。较少见的病例表现为单独累及真皮、黏膜下层或皮下组织。未见肿瘤累及上皮或仅累及上皮。

第二节　阴道

前言

发生在阴道的病变相对不常见。此外，发生于该器官的许多病变也可见于外阴和 / 或宫颈，因此，这些病变将在涵盖这两个解剖部位的章节中进行回顾。本节对一些选题进行回顾，包括阴道的癌前病变和不同谱系的良恶性肿瘤。

标本的处理

活检

用宫颈活检钳对无蒂的阴道病变进行活检，而凸起的 / 有蒂的阴道病变可以用钳子夹住，再用精细的手术剪取样。标本应在 10% 福尔马林中至少固定 4 h，以确保标本充分固定。然后，对标本进行测量，并在标本的切缘涂墨。应描述任何大体可见的病变；

≥ 4 mm 活检标本需要切开一分为二，较小的活检标本不需要再次切开。应获取 2 张切面水平的切片进行 HE 染色后镜检。值得注意的是，如果大体检查所见的病变在初始切面的切片上未被查见，则需要检查其余切面水平的切片。

广泛的局灶性切除

应测量标本并记录大体特征。然后在切缘上涂墨（通常这些标本是被标记方向的，因此需要不同颜色的墨汁标记）；标本在 10% 福尔马林中至少固定 4 h。通常，整个标本均应取材进行镜检：整个标本的横切面和包括正面的尖端（涂墨的一面朝下）。如果标本太大，应取材如下代表性切片送检：标本的横切面（包括具有深层组织的整个病灶和最近侧切缘）、尖端的正面以及其余的外周切缘的正面。

阴道切除术（部分和全阴道切除术）是指在不破坏阴道旁邻近组织的情况下切除阴道组织。这些手术最常见的适应证是治疗阴道鳞状上皮内病变，但罕见诸如扁平苔藓等慢性良性病变可能严重到需要这种类型的手术治疗。部分阴道切除术也可能被用于获得活检标本无法做出诊断的大块阴道病变的诊断。根治性阴道切除术罕见应用，但是可用于累及或穿透阴道的盆腔恶性肿瘤，该术式是切除阴道连同部分或全部的阴道周围组织（阴道旁组织）。这些标本应当被测量和描述。阴道和阴道旁组织的外表面（如果存在）应当被涂墨。然后，将标本用针固定并置于 10% 福尔马林中固定过夜。送检的切片应包括阴道切缘，正面或垂直切面（如果病变邻近切缘，则采用垂直切面）、阴道旁切缘正面、其余的阴道旁组织和包括全层阴道壁的病变代表性切片。

盆腔清扫术偶尔可视为治疗阴道癌的组成部分。该术式可以是前部（包括膀胱）、后部（包括直肠）或全部（如果包括两者）。有时，由于既往手术史和放疗史，很难识别正常的结构，在这种情况下，请外科医生对标本进行定位。列出标本所包括的结构，测量标本和及其所包括的结构，切缘涂墨，打开 / 切开标本，描述肿瘤及其与切缘和标本所含结构的关系。将标本用针固定，置于 10% 福尔马林中固定过夜。送检切片包括代表性的肿瘤切片和最近的切缘（如果靠近切缘，则垂直切片）、肿瘤及其与关键结构（如尿道、膀胱、直肠）的关系和包括所有器官的代表性切片。

冰冻标本的处理

阴道肿瘤冰冻切片的申请是不常见的，但偶尔会因为以下情况收到冰冻切片的申请：①接受过宫颈、外阴或阴道癌放疗的阴道活检患者以及临床医生或放疗科医生确定活检的硬结区并送冰冻切片以排除复发；②阴道切除术标本来评估切缘；③阴道癌盆腔清扫术的术中切缘评估。在第一种情况，至关重要的是正确定位活检组织以发现浸润性癌为目的；如果组织碎片小而浅表，临床医生应当被告知标本的性质并建议获得额外的组织用于石蜡切片。另外，如果病理医生看到鳞状细胞癌分散碎片（至少是鳞状上皮原位癌），应明确说明标本中不包括间质成分，不能评估是否存在浸润。这就是说，不鼓励孤立用冰冻切片评估放疗后的阴道组织，因为在这类标本中的冰冻的人为假象会出现假阳性。在第二种情况，如果病灶不邻近切缘，就需要进行正面切片；如果病灶邻近切缘，就需要垂直切片。在第三种情况，关注的切缘通常是软组织切缘（右侧和左侧），应用墨汁标记并垂直切片，任何邻近硬结或纤维化区域的边缘都需要镜检。这通常导致送检多张冰冻切片，包括大体可见的异常区域和邻近的切缘。由于这些患者大多接受过放疗，无法仅凭触诊确定是肿瘤或放疗引发的纤维化。

外科病理报告

原发性阴道癌手术病理报告所需提供的信息见表15.6。

分期

阴道原发癌的分期参照FIGO系统（如表15.7所示）和TNM系统（如表15.8所示）。

上皮性病变

苗勒乳头状瘤

这是一种少见的发生于阴道或宫颈的乳头状病变。大多数苗勒乳头状瘤病例发生于青春期前的女孩，

表15.6　根据美国病理学家协会的要求，原发阴道癌的手术病理报告中应包括的参数

手术方式：
肿瘤部位：
肿瘤大小（cm）：
组织学类型：
组织学分级：
其他组织/器官受累：
切缘：
周围切缘情况：
+浸润性癌距切缘的距离（mm）：___ mm[a]
+具体位置：_____[a]
深部切缘情况：
+浸润性癌距切缘的距离（mm）：___ mm[a]
+具体位置：_____[a]
高级别鳞状上皮内病变（VaIN 2~3级）累及
+具体位置：_____
原位腺癌（AIS）累及
+具体位置：_____
淋巴血管侵犯：
淋巴结活检：
被检查的淋巴结数目：
被累及的淋巴结数目：
病理分期［pTNM（FIGO）］

改编自阴道CAP方案

+ 由于认证目的，报告并非必需要素；

[a] 由于治疗目的可能需要的信息

表15.7　阴道癌：FIGO分期

FIGO分期	描述
I	肿瘤局限于阴道壁
II	肿瘤累及阴道下段组织，但未延伸至盆腔壁
III	肿瘤延伸至盆腔壁
IV	肿瘤超出真性骨盆或累及膀胱或直肠黏膜；大疱性水肿不足以将肿瘤分类为IV期
IV A	肿瘤侵及膀胱和/或直肠黏膜和/或直接蔓延至真性骨盆外
IV B	扩散至远处器官

表 15.8　AJCC 阴道癌 TNM 分期

原发肿瘤的界定（T）	
T 分类	**T 标准**
TX	原发性肿瘤无法评估
T0	无原发性肿瘤证据
T1	肿瘤局限于阴道
T1a	肿瘤局限于阴道，测量值 < 2.0 cm
T1b	肿瘤局限于阴道，测量值 > 2.0 cm
T2	肿瘤侵及阴道旁组织，但未侵及盆腔侧壁 [a]
T2a	肿瘤侵及阴道旁组织，但未侵及盆腔侧壁 [a]，测量值 < 2.0 cm
T2b	肿瘤侵及阴道旁组织，但未侵及盆腔侧壁 [a]，测量值 > 2.0 cm
T3	肿瘤蔓延至盆腔侧壁 [a] 和 / 或累及阴道的下 1/3 和 / 或导致肾盂积水或无功能肾
T4	肿瘤侵及膀胱或直肠黏膜和 / 或超过真性骨盆（大疱性水肿不足以将肿瘤分类为 T4）
区域淋巴结的界定（N）	
N 分类	**N 标准**
NX	区域淋巴结无法评估
N0	无区域淋巴结转移
N0（i+）	区域淋巴结具有孤立性肿瘤细胞，≤ 0.2 mm
N1	存在盆腔或腹股沟淋巴结转移
远处转移的界定（M）	
M 分类	**M 标准**
M0	无远处转移
M1	有远处转移

[a] 盆腔侧壁定义为骨盆的肌肉、筋膜、神经血管结构或骨骼部分。在直肠检查时，肿瘤和盆腔侧壁的间隙无癌存在

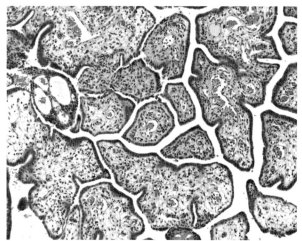

图 15.67　苗勒乳头状瘤：乳头状结构被覆形态温和的单层立方上皮

中位年龄是 5 岁，但患者年龄为 1~52 岁。常见的症状是阴道出血，但罕见病例没有症状。

这种病变通常发生于黏膜，偶尔发生于黏膜内不伴有黏膜累及，表现为境界清楚、乳头状或结节状，位于阴道前壁或后壁，测量值可到达 5 cm。

光镜下，呈典型的乳头状叶片，纤维结缔组织轴心被覆单层柱状或立方状上皮（图 15.67）。间质可见水肿、黏液样变性、透明变性和骨化，上皮为宫颈管型、输卵管型和子宫内膜样型，细胞核大小一致，没有或罕见核分裂象。局灶可见鳞状化生。偶尔，上皮增生形成筛状结构或实性巢团，前者可含有嗜酸性 PAS 阳性和抗淀粉酶的小体。罕见的病例发现上皮内黑色素细胞、间质内吞噬黑色素细胞。免疫组化方面，衬覆上皮 EMA、CEA、CAM5.2 和 EP4 阳性，局灶 CA125 阳性。

鉴别诊断包括具有乳头状结构的病变，如纤维上皮性息肉、尖锐湿疣、葡萄状胚胎性横纹肌肉瘤和透明细胞癌。纤维上皮性息肉和尖锐湿疣被覆鳞状上皮而非立方状和低柱状上皮，后者也可见挖空细胞。葡萄状胚胎性横纹肌肉瘤典型表现是形成层和在疏松黏液样间质内的纺锤形或带横纹的细胞，细胞具有明显的嗜酸性胞质，这些肿瘤细胞也表达骨骼肌标记物（包括 MyoD1 和 myogenin）。透明细胞癌常呈现多种结构模式（如管囊状、乳头状和实性）以及细胞异型性和核分裂活性。

苗勒乳头状瘤治疗方法是局部切除。大部分病例是良性的生物学行为，尽管偶尔复发，甚至不止一次。1 例在 45 年间多次复发的病例，最终发展为上皮增生伴有交界性特征（即异型性、核分裂活性和筛状结构），并在 3 年后进展为透明细胞癌。

管状鳞状息肉

这种不常见的病变通常发生在阴道，但也可以发生在宫颈和外阴。此外，卵巢畸胎瘤中也发现 1 例罕见病例。类似于宫颈或外阴的所谓的异位前列腺组织，管状鳞状息肉来源于错位或异位的 Skene 腺。发生于阴道的管状鳞状息肉也称为阴道 Brenner 肿瘤。

大多数患者年龄超过 50 岁（年龄范围 30~85 岁）。

该病变通常是偶然发现的，好发于阴道的上 1/3 处，尽管在中 1/3 和下 1/3 也可见到。表现为小息肉或囊肿，大小为 0.5~2 cm。值得注意的是，息肉样病变见于绝经后患者，而囊肿性病变见于围绝经期妇女。

光镜下，组织学特征取决于病变的大体改变（即息肉样还是囊性）而不同。息肉样病变被覆不明显的鳞状上皮，包括具有上皮成分的纤维组织轴心，上皮成分主要为鳞状上皮，可伴少量腺样分化的成分，局灶可见具有核沟的移行上皮。鳞状成分的细胞具有大量嗜酸性或透亮的胞质，可伴有鳞状桑葚体或角化珠。腺样成分细胞呈立方状，胞质稀少、淡染或嗜酸性，可见胞质内黏液或颗粒状细胞改变（图 15.68 和 15.69），无异型性或核分裂象。此外，有些病例可见皮脂腺、类似于毛囊的基底细胞巢或类似于孤立性纤维性肿瘤的间质细胞密度。囊性病变的特征是内衬覆腺性黏液上皮伴有不同程度的鳞状上皮化生，有些病例是移行上皮而非鳞状上皮。囊肿周围的间质中可见腺样或鳞状成分。1 例罕见病例在囊肿衬覆上皮内可见肾源性腺瘤样腺体增生。

免疫组化方面，鳞状和腺性成分 AE1/AE3 和 CK7 阳性。鳞状成分高分子角蛋白（LP34 和 34βE12）、GATA-3、ER 和 p63 阳性。虽然在典型病例的腺性成分（至少局灶）应该表达 PAP、PSA 或 NKX3.1，但是存在组织学特征，即使缺乏阳性结果也不应排除该诊断。CK20、PAX-8 和 PAX-2 阴性。

这种病变必须与阴道的混合性肿瘤（梭形细胞上皮瘤）鉴别，该病好发于围绝经期妇女，靠近处女膜环的位置，而管状鳞状息肉好发于绝经后妇女，主要发生在阴道上部。此外，混合性肿瘤呈现明显的梭形细胞成分，该成分角蛋白染色阳性，与之相反，管状鳞状息肉的间质成分角蛋白阴性。这种良性病变的治疗方法是局部切除，未见复发病例报道。

阴道的混合性肿瘤（梭形细胞上皮瘤）

这种不常见的肿瘤的特征是混杂不同比例的间质型细胞和分化良好的上皮细胞，其别名是"梭形细胞上皮瘤"，反映了该肿瘤缺乏真正的肌上皮分化（该特征可见于其他部位的混合性肿瘤）。患者年龄 20~69 岁（平均年龄 40.5 岁）。大多数病例是在常规盆腔检查中偶然发现的，通常位于阴道远端后壁，表现为黏膜下肿物。大多数肿瘤位于邻近处女膜的后壁，

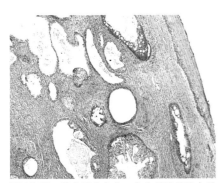

图 15.68　管状鳞状息肉：囊状扩张的腔内衬覆温和腺性上皮和化生的鳞状上皮

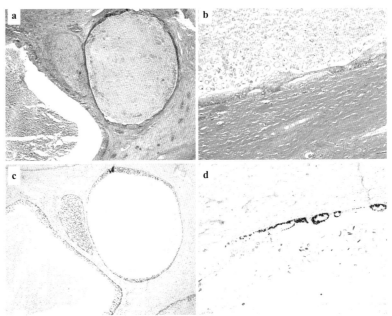

图 15.69　管状鳞状息肉。（a）囊状扩张的腔内衬覆温和的上皮和化生的鳞状上皮；（b）a 图的高倍镜观；（c）GATA-3 染色阳性；（d）NKX3.1 染色阳性（由 Andres Roma 医生提供）

大小为 1~6 cm，切面上界限清楚，灰色或白色，呈一致的胶冻状、质软或质韧。

　　该肿瘤边界清楚，但无包膜，位于鳞状上皮下的数毫米处。肿瘤性的间质样细的胞质稀少、细胞核温和，呈卵圆形或圆形 / 梭形，排列呈片状、束状、巢状、条索状或网状生长模式（图 15.70 和 15.71）；背景可呈黏液瘤样。可见继发于间质基质凝聚的透明变小体。核分裂象通常很少或缺乏。常见次要的上皮性成分，可以是腺性或鳞状上皮（图 15.70d）。腺体衬覆立方或柱状上皮（图 15.71d），可有鳞状化生或含有 PAS 阳性、淀粉酶敏感的管腔内物质。在部分病例，其独特的上皮成分仅表现为大量鳞状桑葚体。

　　免疫组化检查显示上皮和梭形细胞角蛋白 AE1/AE3、WT-1、ER、PR 和 CD10 阳性。梭形细胞不同程度表达 CK7、CK20 和 EMA。这些细胞也表达 ac-tin、SMA、h-caldesmon、desmin 和 calretinin，但 S-100

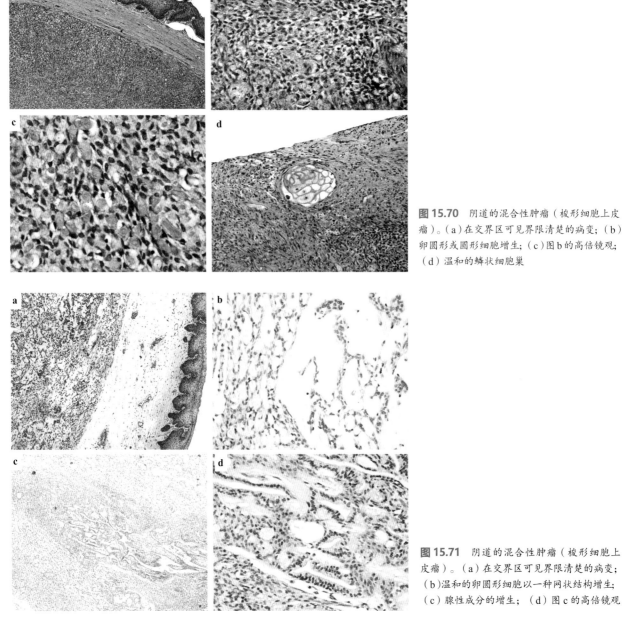

图 15.70　阴道的混合性肿瘤（梭形细胞上皮瘤）。（a）在交界区可见界限清楚的病变；（b）卵圆形或圆形细胞增生；（c）图 b 的高倍镜观；（d）温和的鳞状细胞巢

图 15.71　阴道的混合性肿瘤（梭形细胞上皮瘤）。（a）在交界区可见界限清楚的病变；（b）温和的卵圆形细胞以一种网状结构增生；（c）腺性成分的增生；（d）图 c 的高倍镜观

阴性或仅局灶阳性。基于这些发现，有人认为该肿瘤可能起源于原始多能干细胞。

当混合性肿瘤含有非常少量的腺性或鳞状成分的时候，必须与平滑肌肿瘤鉴别，这类病例需额外取材以识别上皮成分。此外，网状生长模式和平滑肌标记物的不均一染色有利于混合性肿瘤的诊断。

该肿瘤的治疗包括手术切除和复发时的再切除，这是一种良性肿瘤，可以在最初诊断数年后局部复发。

癌前病变和恶性上皮性肿瘤

阴道上皮内瘤变（Vaginal Intraepithelial Neoplasia, VaIN）

VaIN 罕见，在美国，每 10 万名女性约 0.2~0.3 例。与 VaIN 相关的危险因素如下：既往或同时存在宫颈上皮内瘤变或外阴上皮内瘤变、HPV 感染史、吸烟和免疫抑制。VaIN 最常检测到的 HPV 类型是 16 和 18。按照 LAST（lower anogenital squamous terminology，下肛殖区鳞状上皮术语）HPV 相关病变的标准化项目，VaIN 报告采用两级分级系统：低级别鳞状上皮内病变（low-grade squamous intraepithelial lesion, LSIL）和高级别鳞状上皮内病变（high-grade squamous intraepithelial lesion, HSIL）。

患者平均年龄为 43~60 岁，通常无症状，但有时表现为性交后出血或阴道排液。这些病变往往位于阴道的上 1/3 处，大体检查，在醋酸作用后，病变被呈现为黏膜不规则凸起或平坦的白色颗粒状上皮，边界清楚伴或不伴血管标记。

光镜下，VaIN 可以是平坦的或外生性的，根据鳞状上皮异型性的程度和范围，分为 LSIL（VaIN 1 级）或 HSIL（VaIN 2 级和 VaIN 3 级）。LSIL（VaIN 1 级或轻度非典型增生）包括病变在上皮的上 1/3 层可见挖空细胞（即细胞具有增厚的细胞膜、僵硬和透亮的核周空晕、不规则核形、深染的细胞核和双核）和鳞状上皮局限于下 1/3 层轻度异型（即轻度核变化和紊乱）（图 15.72）。

值得注意的是，最近报道的一种与低危型 HPV 感染有关（如 HPV 42）的独特病变不被认为是 LSIL 谱系的组成部分，该病变被称为脂溢性角化病样病变，见于阴道和宫颈，其特征是：①当与邻近组织一并切除时，光镜下呈"斑块状"或"便利贴"的形态；②存在由形态温和的栅栏状基底样细胞组成的宽阔的相关连接的片状和小梁状结构以及散乱的鳞状旋涡（squamous eddies）；③免疫组化表达 p63、CK5/6 和 34βE12，不表达 CK20、EMA、CEA、Ber-EP4 和 GATA-3，另外，p16 呈非块状免疫反应模式；④良性的生物学行为。

高级别鳞状上皮内病变（VaIN 2 级或中度非典型增生）包括病变呈现中度细胞核异型（即细胞拥挤、高核 / 质比、细胞核显著大小不一、染色质粗糙和常见核分裂活跃，包括非典型核分裂象）以及上皮细胞的下 2/3 层结构紊乱（图 15.73），具有局限于上皮的下 1/3 层的重度异型性或非典型核分裂象的病变也纳入在该级别中。高级别鳞状上皮内病变（VaIN 3 级或重度非典型增生 / 鳞状上皮原位癌）包括病变呈现中~重度异型性，达到鳞状上皮的上 1/3 层，伴或不伴有表面上皮的成熟（图 15.74a）。挖空细胞也可见于 VaIN 2 或 3 级。免疫组化方面，p16 是区

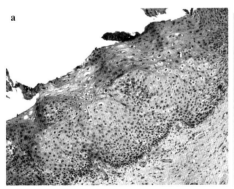
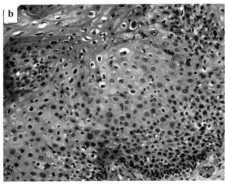

图 15.72　低级别鳞状上皮内病变（VaIN 1 级）。（a）乳头状瘤样增生和角化过度；（b）挖空细胞和基底层细胞缺乏栅栏状排列

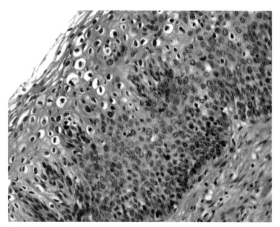

图 15.73　高级别鳞状上皮内病变（VaIN 2 级）：细胞核极向紊乱和异型性达到上皮的 2/3 层

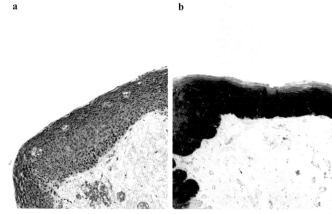

a　　　　　　　b

图 15.74　高级别鳞状上皮内病变（VaIN 3 级）。（a）上皮全层具有细胞核异型；（b）p16 免疫染色呈块状

分 HSIL（VaIN 2 或 3 级）与其相似病变（LSIL、萎缩、上皮修复性改变、平切的组织）最有用的免疫标记物，在 HSIL 的基底层呈连续的胞核强着色伴或不伴有胞质着色，并向上延伸到 ≥ 1/3 上皮层的厚度，该模式被指定为"p16 呈强而弥漫的阳性表达"（图 15.74b）。与之相反，LSIL 和下文列出的 HSIL 其他相似病变，p16 呈阴性或呈非特异性染色（即局灶或斑片状胞核着色）。在 p16 结果不明确的病例中，Ki-67 或 ProExC 可能有助于做出正确诊断，因为这些标记物具有更干净的胞核着色。在正常阴道黏膜中，Ki-67 仅在鳞状上皮副基底层的胞核表达，而在 VaIN 1 级，Ki-67 阳性表达于上皮的上 2/3 层，VaIN 2 或 3 级呈现遍及全层厚度上皮的胞核阳性。

鉴别诊断包括：

（1）非特异的鳞状上皮增生：表现为棘层增生、角化过度和 / 或角化不全，不伴有挖空细胞或细胞异型性。

（2）不成熟鳞状上皮化生累及腺病：表现为细胞核增大，但染色质均匀，核形无明显改变或核分裂活性不明显。

（3）炎性反应性异型：表现为上皮细胞的核 / 质比增加、细胞核深染和散在的核分裂象；但细胞核染色质分布均匀，通常具有明显的核仁。无明确的挖空细胞证据，有不同程度的海绵状层水肿和与鳞状上皮有关的炎性成分。

（4）萎缩：其特征是失去成熟，细胞核 / 质比增加，染色质深染、分布均匀。与 VaIN 相反，萎缩缺乏明显的细胞核多形或核分裂活性。值得注意的是，所谓移行细胞化生，其本质属于萎缩范畴，可能会与 VaIN 混淆，因为该病变关联高细胞密度、缺乏细胞的成熟和核周空晕，但是上皮的上 1/3 层的细胞核垂直于基底的上皮细胞核（所谓的流水状排列），常见核沟，核 / 质比低以及缺乏核分裂象（图 15.75）。值得注意的是，移行细胞化生似乎代表了一种"不完全或不成熟"型化生改变，因为该病变与正常尿路上皮一样，表达 CK13、17 和 18，缺乏典型尿路上皮的 CK20 表达。另一个属于萎缩范畴的改变及必须与 VaIN 区别的是假挖空细胞增生症，其特征是胞质透亮，无明显细胞核增大或核形改变。阴道微乳头状瘤病（黏膜赘生物），表现为乳头状瘤样外观，但没有挖空细胞证据。

（5）放射性异型：该病变的细胞核增大、大小和形状不一，染色质深染，但核 / 质比低，核分裂象缺乏或罕见，间质和血管透明变性。

关于治疗和预后，10%~28% 的 VaIN 3 级病例可能与浸润有关。适当治疗后 VaIN 的总复发率大约是 33%。此外，治疗后进展为浸润性鳞状细胞癌比率为 2%~5%。有趣的是，既往有放疗史的高级别 VaIN 患者对治疗更为抵抗。对 VaIN 1 级的患者进行密切监测（即每 6 个月就诊 1 次，进行巴氏检查和阴道镜检查），因为这些病变可自行消退，发展为高级别病变

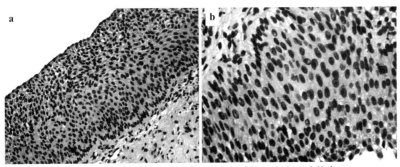

图 15.75　移行细胞化生/萎缩。（a）比较一致的细胞核；（b）可见核沟

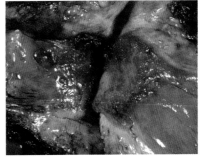

图 15.76　浸润性鳞状细胞癌：大体改变，在阴道上部可见溃疡和结节状的肿块

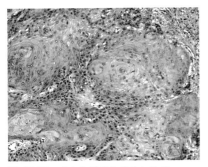

图 15.77　高分化浸润性鳞状细胞癌

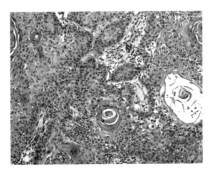

图 15.78　中分化浸润性鳞状细胞癌

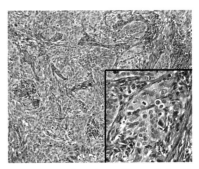

图 15.79　低分化浸润性鳞状细胞癌：插图可见细胞有轻微的角化

的风险低，是多灶的，在治疗后倾向复发。在持续性 VaIN 1 级的患者中，可以使用 CO_2 激光或包括 5- 氟尿嘧啶（5-fluorouracil, 5-FU）、咪喹莫特或三氯乙酸（trichloroacetic acid, TCA）在内的局部药物治疗。高级别 VaIN（2 和 3 级）通常采用手术治疗，局部切除、环线电切术（loop electrosurgical excision, LEEP）或阴道切除术（通常是部分而非全部）。如果排除浸润，患者可以用 CO_2 激光消融或包括 5-FU、咪喹莫特或三氯乙酸 TCA 在内局部药物治疗。

鳞状细胞癌

该肿瘤约占所有女性生殖道恶性肿瘤的 2%，但约占阴道恶性肿瘤的 90%。根据国际妇产医师联合会（International Federation of Gynecologists and Obstetrics, FIGO），如果肿瘤的生长部位在阴道，就应该被归类为阴道原发，因此，肿瘤累及阴道和宫颈，应视为宫颈原发，肿瘤累及阴道和外阴，应视为外阴原发，肿瘤侵犯阴道和尿道，应视为原发性尿道癌。此外，宫颈浸润性癌 5 年后发生阴道的浸润性鳞状细胞癌，被武断的接受为一个新的原发性肿瘤。危险因素包括阴道损伤（如脱垂）、HPV 感染、既往盆腔放疗史或子宫切除术、罹患宫颈或阴道的鳞状上皮内病变史以及免疫抑制等。大约 70% 的病例与 HPV 有关，主要是 HPV 16，其次是 HPV 18 和 31。值得注意的是，有少部分病例是通过非 HPV 相关途径发生的。阴道鳞状细胞癌最常见于绝经后或老年患者，但是也可以见于年轻患者，尤其是伴有 HPV 或 HIV 感染的人群。就诊时最常见的症状是阴道出血。浸润性鳞状细胞癌可表现为外生型、溃疡型（图 15.76）或浸润型，最常见于阴道的上 1/3 处。肿瘤大小为数毫米到 > 10 cm。

光镜下，肿瘤由鳞状细胞癌细胞排列成巢状或片状，分化程度是基于存在鳞状分化相关的特征（即角化和细胞间桥），将肿瘤分类为高分化（图 15.77）、中分化（图 15.78）或低分化（图 15.79）。另外，根据是否存在角化分为角化型或非角化型。

浸润性鳞状细胞癌变异亚型有基底样、湿疣性、乳头状（鳞状 - 移行细胞的）、疣状和梭形细胞型。在活检时，伴乳头状结构的肿瘤通常是一项诊断挑战，其浸润常无法评估，需获取大量的组织并评估，才能明确诊断浸润。

免疫组化方面，大多数阴道的浸润性鳞状细胞癌 p16 呈弥漫强阳性（1 项研究报道 HPV 阳性病例占 96%，非 HPV 相关病例占 14.3%）。

阴道鳞状细胞癌在 T2 加权相 MRI 最明显，呈现均匀的中等信号强度肿块，部分肿瘤可能由于肿瘤坏死而含有高信号灶。

浸润性阴道鳞状细胞癌的鉴别诊断包括：

正切切片中的鳞状细胞原位癌可能是一项诊断挑战，因为肿瘤性增生的基底部的波浪状结构可能类似浸润。要建立明确的浸润性鳞状细胞癌的诊断，必须满足以下特征之一：肿瘤性鳞状上皮过多的重叠，促纤维组织增生性间质反应，或间质内肿瘤性鳞状上皮巢是不规则形或锯齿状。鳞状细胞原位癌的假浸润巢在形状和大小上是规则的。

泌尿道的移行细胞癌与阴道的乳头状鳞状细胞癌具有同样的组织学特征，但前者 HPV 阴性，CK7 和 CK20 阳性，而后者往往 CK7 和 CK20 阴性。记住重要的一点是，移行细胞癌的 p16 可能呈弥漫阳性。

上皮样滋养层细胞肿瘤可能类似鳞状细胞癌，因为该病变由具有嗜酸性胞质的细胞组成，且关联细胞外嗜酸性物质聚集，类似于角化。但是与鳞状细胞癌相比，上皮样滋养层细胞肿瘤往往表达 CD10、HLA-G、inhibin 和 GATA-3，不会呈现 p16 和 CK5/6 典型的弥漫表达。

由上皮样细胞组成的黑色素瘤和肉瘤需与低分化鳞状细胞癌鉴别。找到鳞状分化的特征和免疫组化检查有助于做出正确的诊断。

关于治疗和预后，放疗是大多数阴道癌患者的治疗选择，通常需要综合外粒子束照射和腔内/间质近距离放疗。手术对这种疾病的治疗作用有限的，尽管可能在某些情况下是有用的，如：①对累及上后侧阴道的 FIGO Ⅰ 期患者，行上阴道切除术伴或不伴盆腔淋巴结切除术，可获得至少 1 cm 的空隙，如果子宫也存在原位癌，手术还应包括根治性子宫切除术；②对需要放疗的年轻患者，通过剖腹手术或腹腔镜进行

卵巢移位，或者对挑选出的病例进行手术分期和切除任何巨大的阳性淋巴结；③对挑选出的 FIGO Ⅳ A 期或者放疗后中部复发（central recurrence）的患者，行盆腔廓清术，可联合盆腔淋巴结切除术或术前放疗。据报道放化疗对阴道癌的治疗经验有限，尽管其似乎提高了总生存率。FIGO 分期是最重要的预后因素；FIGO Ⅰ、Ⅱ 和 Ⅲ ~ Ⅳ A 期患者的 5 年疾病特异性生存率分别是 85%、78% 和 58%。另外，HPV 阳性的早期病例（FIGO Ⅰ 和 Ⅱ 期）比 HPV 阴性的早期肿瘤预后更好，肿瘤大小 > 4 cm 与局部控制下降和更差的总生存率相关。

腺癌

阴道原发性腺癌并不常见，约占该部位所有癌的 10%。值得注意的是，累及阴道的不足 20% 的腺癌是该器官的主要病变，因此，阴道腺癌的诊断应警惕转移或局部邻近器官扩散而来的可能性。该病关联腺病（可与子宫内暴露于己烯雌酚有关）、阴道损伤或刺激、苗勒发育异常、局部 5-FU 治疗、CO_2 激光消融或"从头发生（occur de novo）"、子宫内膜异位症、宫颈内膜异位、中肾管残余和 Skene 导管。存在子宫内己烯雌酚接触史的患者，阴道腺癌为透明细胞型，被检出的患者年龄为 7~34 岁，大多数病例诊断年龄在 14~22 岁。有趣的是，自 1971 年停止使用己烯雌

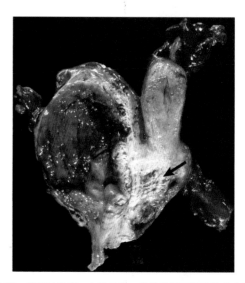

图 15.80 浸润性腺癌：大体改变，阴道黏膜不规则肿瘤及出血的外观（箭头）

酚以来，阴道透明细胞癌的发病率已经下降。如果没有己烯雌酚接触史，阴道腺癌常见于37~77岁的女性，中位年龄为55岁。最常见的临床症状是阴道出血。

大体上，肿瘤呈息肉状、乳头状、溃疡性或囊实性，大小不一（图15.80）。透明细胞癌多见于阴道前壁，其他类型腺癌多见于阴道上部或阴道后壁。偶尔，肿瘤位于阴道壁中部，未累及阴道被覆的鳞状上皮。

光镜下，阴道腺癌包括以下组织学类型：子宫内膜样（图15.81）、透明细胞型（图15.82）、黏液型和中肾管型。值得注意的是，虽然曾报道过1例罕见的阴道浆液性癌，但其镜下改变和免疫组化特征与诊断并不一致。

典型的透明细胞癌呈多种结构模式，包括管囊状、乳头状和实性。肿瘤细胞呈立方形或多角形，胞质透亮或嗜酸性，细胞核呈现不同程度的多形性，可见鞋钉样细胞。核分裂活性通常与细胞核多形性的程度无关，背景中可见到腺病。免疫组化检查显示肿瘤表达CK7、PAX-8、HNF-1b和Napsin A，ER和PR通常阴性或局灶阳性。

子宫内膜样腺癌由柱状细胞衬覆的卵圆形或圆形腺体组成，胞质中等量、嗜双色或嗜酸性，胞核卵圆形或伸长，分层或假复层排列。可见黏液或鳞状化生、梭形细胞特征和小的非绒毛型乳头状出芽或微偏腺瘤结构。免疫组化检测显示肿瘤CK7、vimentin、PAX-8、ER和PR阳性，而CK20和CDX-2阴性。值得注意的是，鳞状分化的区域可表达CDX-2，这个标记物的阳性也可见于其他解剖部位罕见的子宫内膜样癌。

黏液腺癌在阴道罕见，有宫颈管型、肠型或胃型。第一种类型是宫颈管样上皮，第二种类型可见杯状细胞，而第三种类型的形态类似于胰胆管腺癌。这种类型的腺癌可能与腺病、宫颈内膜异位、肠型腺瘤（图15.83）或肠型黏膜有关。值得提及的是，当腺瘤含有高级别异型增生，但没有黏膜肌层帮助区分非浸润性与浸润性腺体的病例中，腺瘤与腺癌的鉴别是有问题的，在这些病例中，存在促纤维增生性间质反应支持癌的诊断，但某些病例，因为以下原因导致有限的样本无法做出明确诊断：①在所有癌的病例未见到促纤维性增生；②在小的或破碎的样本中可能无法识别浸润；③腺瘤和腺癌的大小相同。免疫组化方面，具有

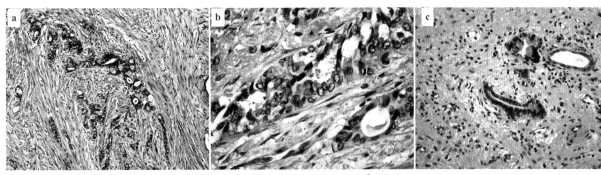

图 15.81　*浸润性腺癌。（a）肿瘤性腺体增生；（b）图a的高倍镜观；（c）背景的腺病*

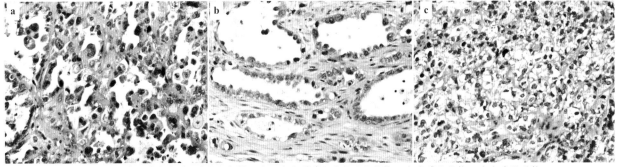

图 15.82　*透明细胞癌，具有显著非典型细胞和鞋钉样细胞。（a）管囊状和乳头状结构；（b）囊性结构；（c）实性结构*

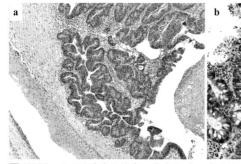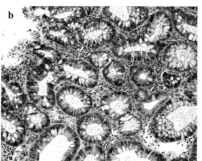

图 15.83　位于腺瘤中的腺癌。（a）腺癌；（b）腺瘤

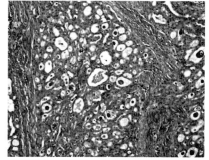

图 15.84　中肾管腺癌

肠型分化的肿瘤 CEA 和 CDX-2 阳性，常表达 CK7、CK20 和 CEA，不表达 ER、PR 和 p16。具有宫颈管分化的肿瘤表达 CEA 和 CK7，不同程度地表达 PAX-8，不表达 CK20、PR 和 ER。具有胃型分化的肿瘤表达 CK7、CA19.9 和 HNF-1b，不同程度地表达 MUC-6，常局灶表达 CEA、CAIX、PAX-8 和 CK20，通常不表达 ER、PR、PAX-2 和 Her-2/neu。

中肾管腺癌罕见，其特征是腺管增生，内衬细胞呈立方或低柱状细胞，具有少量嗜碱性或嗜双色性胞质、不同程度的细胞核异型性，管腔内可见嗜酸性致密物质（图 15.84）。一些病例呈现明显的乳头状结构，而罕见病例可见同源性肉瘤成分（即癌肉瘤）。可见中肾管残余。免疫组化方面，肿瘤表达 PAX-8、PAX-2、CD10（管腔）和 calretinin，不表达 ER 和 p16。

原发性阴道腺癌最主要的鉴别诊断是转移性腺癌，通常需结合临床（包括影像学检查），以确保正确诊断。具有肠型分化的阴道腺癌病例尤其要正确，因为这种肿瘤的组织学和免疫组化特征可以与发生在结直肠的肿瘤相同。关于治疗和预后，放疗是首选的治疗，而手术适合部分病例。FIGO 分期是最重要的预后因素。与己烯雌酚相关的早期透明细胞癌病例通常预后较好，Ⅰ期和Ⅱ期患者的 5 年生存率分别为92% 和 80%；相反，与己烯雌酚无关的腺癌Ⅰ期和Ⅱ期患者的 5 年生存率分别为 80% 和 25%。对子宫内膜样、黏液型和中肾管型的腺癌目前经验有限。

神经内分泌癌

这种类型的肿瘤在阴道很罕见，大多数病例为小细胞型。患者年龄 32~78 岁，中位年龄 55 岁。

极少数患者由于产生异位 ACTH 表现为——库欣（Cushing's）综合征，即副肿瘤综合征。大部分病例为Ⅱ～Ⅳ期。组织学上，该部位的肿瘤呈现出起源于其他解剖部位的小细胞神经内分泌癌的典型特征，罕见病例报道为大细胞神经内分泌癌或小细胞癌神经内分泌癌伴有 Merkel 细胞癌的免疫表型。

免疫组化方面，该肿瘤通常至少 1 个神经内分泌标记物阳性（如 CD56 或 CD57、NSE、CgA、Syn），偶尔可见 TTF-1 表达。伴 Merkel 细胞癌表型的病例 CK20 呈点状阳性模式，而 CK7 阴性。单独放疗或手术被用于治疗早期患者，而大多数患者采用联合顺铂加依托泊苷的放化疗。肿瘤具有很强的侵袭性，死亡率很高，平均总生存期是 10 个月。

淋巴上皮样癌

罕见该类型的肿瘤被报道于阴道。患者为 80 岁女性，症状为阴道出血，阴道的中后壁可见 1 处 2 cm 的肿块。光镜下，肿瘤由中等～大细胞组成，有中等或丰富的嗜酸性胞质，呈合体样外观。细胞核多形，核仁明显。偶见核分裂象。此外，肿瘤细胞周围有大量淋巴细胞、巨噬细胞和浆细胞浸润。免疫组化方面，肿瘤细胞 CK 阳性，局灶 EMA 阳性，而 EBV 抗体阴性。淋巴细胞表达 T 细胞标记物。患者在诊断后接受放疗，无病生存 6 个月。

癌肉瘤（恶性混合性苗勒肿瘤）

这种肿瘤发生于阴道极其罕见，患者通常是绝经后的并伴有阴道出血。上皮性成分通常是鳞状细胞癌。尽管采取了手术治疗和辅助性治疗（放疗或化疗），阴道癌肉瘤 5 年生存率报道为 17%。

黑色素瘤

阴道黑色素瘤 < 3% 的所有阴道恶性肿瘤，< 0.3% 的黑色素瘤。大多数患者发生于绝经后，但是 20 多岁的患者也可能罹患该疾病，大多数患者为高加索人，症状为阴道出血、排液或阴道肿块，偶尔，涂片也能检出肿瘤。黑色素瘤通常累及阴道壁的前壁和侧壁，常位于阴道的下 1/3 处。病变范围从 0.5 cm 到非常巨大，可能累及整个阴道长度，通常表现为有色素沉着的息肉样病变，但也有平坦型或溃疡型（图 15.85），无色素肿瘤（图 15.86a）、卫星结节以及伴发的阴道黑变病均可见到。

光镜检查显示病变可以是原位的或者浸润性的（图 15.85b 和 15.86b），肿瘤通常由上皮样细胞组成，接下来是上皮样和梭形细胞的组合，少数情况下，只有梭形细胞。肿瘤细胞的排列方式多样，包括实性、巢状、小梁状，通常是混合性的，可见多形性细胞、印戒细胞、胞质透亮的细胞和类似淋巴细胞的小细胞。通常，至少在一些细胞内含有黑色素，间质可呈黏液样特征。核分裂活性倾向很高（核分裂象 > 5/mm²），常见径向生长周期（即肿瘤性黑色素细胞位于或接近基底层）。依照 Chung's 标准（即从黏膜的最外点到浸润最深点

间测量肿瘤厚度），大多数肿瘤是Ⅳ期。大多数阴道黑色素瘤呈结节状。免疫组化染色显示 S-100 是诊断阴道黑色素瘤最敏感的标记物，当 S-100 阴性或仅局灶阳性时，Tyrosinase 和 Melan A（Mart-1）是有用的（图 15.86c），高达 23% 的肿瘤 HMB-45 是阴性的。由梭形细胞组成的黑色素瘤可能 S-100 阳性，其他黑色素标记物均为阴性。

NRAS 基因突变可在阴道黑色素瘤被检测到，该发现为治疗提供了选择，值得注意的是，阴道黑色素瘤尽管 c-Kit 免疫组化可能表达，但通常不存在 KIT 突变。

主要的鉴别诊断包括癌（低分化或小细胞）、高级别肉瘤和非常罕见的转移性黑色素瘤。免疫组化检查和适当的取样（当可能时）将有助于正确的诊断，除了转移性黑色素瘤，临床病史对正确诊断至关重要。

关于预后和治疗，阴道黑色素瘤的患者预后较差，5 年总生存率为 13%~21%，中位生存期为 20 个月，部分原因是大多数病例直到疾病自然进展到晚期才被发现。分期是最重要的预后因素。阴道黑色素瘤最适合的治疗方法仍存在争议，外科手术切除可见的病变与改善临床预后相关，淋巴结切除术对这些患者不是

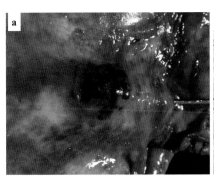
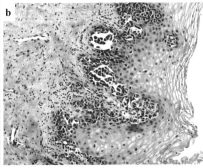

图 15.85　原位黑色素瘤。（a）在阴道黏膜可见色素沉着区域；（b）非典型的黑色素细胞聚集巢

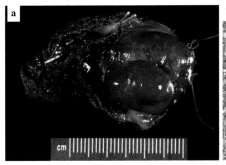
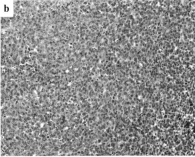
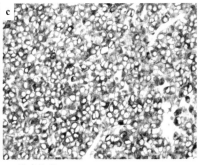

图 15.86　黑色素瘤。（a）阴道黏膜结节状生长；（b）成片的上皮样黑色素细胞；（c）pan-Mel 染色阳性

手术治疗的必要组成部分，前哨淋巴结活检已经被采纳，作为通过选择较少的病变决定淋巴结状态的替代手段。对于不可切除的患者，需要进行以放疗为主的治疗，化疗似乎没有用。

间叶源性肿瘤

生殖道横纹肌瘤

这种不常见的、具有骨骼肌分化的良性肿瘤最常见于阴道，虽然也可见于宫颈和外阴。与胎儿型横纹肌瘤相比，生殖道型横纹肌瘤中未发现 PTCH 或 SUFU 基因杂合性缺失。患者年龄 25~65 岁，通常表现为生殖道息肉或肿块。大体检查肿瘤大小为 1~3 cm，息肉样外观，切面有弹性、白色至灰色。

光镜下，肿瘤由增生的梭形或多边形的横纹肌母细胞组成，位于含有小血管的疏松结缔组织的基质内，通常只有中等量的增殖细胞，但罕见病例可见成片的增殖细胞或者仅为分散分布的细胞，需要仔细寻找。横纹肌母细胞具有横纹的嗜酸性胞质，胞核圆形或卵圆形、核仁明显（图 15.87），可见双核和多核细胞，但无核分裂象或形成层。

免疫组化检查显示横纹肌母细胞阳性表达 desmin、myogenin、MyoD1、myoglobin、actin 和 myosin。该肿瘤的鉴别诊断有：

胚胎性横纹肌肉瘤（葡萄样型）：一种典型的阴道大肿块，发生于儿童和青少年，镜下以胞质疏少的原始的嗜碱性细胞增生、数量不等的横纹肌母细胞、高度富于细胞和寡细胞区、形成层和核分裂象为特征。

纤维上皮性息肉：该病变缺乏横纹肌母细胞。值得注意的是，罕见的生殖道型横纹肌瘤仅具有散在

可识别的横纹肌母细胞，需要仔细地组织学检测，可能需要利用免疫组化检查如 desmin、myogenin 和 MyoD1。纤维上皮性息肉的罕见病例被发现局灶表达 myogenin。因此，对这些免疫标记结果的判读必须密切注意与病变的组织学特征相结合。

横纹肌瘤的治疗采取局部切除，1 例罕见复发病例的报道，患者 49 岁，原病灶切除 4 年后复发。

平滑肌瘤

平滑肌瘤是阴道最常见的良性间叶源性肿瘤。患者年龄 19~87 岁（平均 50 岁），通常表现为阴道肿块或阴道出血。已有报道多发性深部神经鞘瘤、多发性痣（包括皮内型和复合型）和多发性阴道平滑肌瘤的综合征。痣是先天性的，似乎是综合征的标志，而神经鞘瘤和阴道平滑肌瘤直到成人才表现出来。

平滑肌瘤的大小通常为 0.5~15 cm（中位大小 3 cm），常边界清楚，切面质韧（图 15.88a），但也可能边界不规则或质软或囊性变，可见出血及钙化区。光镜下，大多数肿瘤由温和的梭形细胞构成，呈交错束状排列（图 15.88b）。核分裂活性 0~7/10HPF，无非典型核分裂象或凝固性肿瘤细胞坏死。核分裂活跃的平滑肌瘤（核分裂象高达 10/10HPF）和伴奇异核的平滑肌瘤偶尔可见到。

免疫组化检查显示肿瘤细胞对平滑肌标记物（包括 desmin、h-caldesmon、SmmS-1 和 SMA）呈阳性。主要的鉴别诊断是平滑肌肉瘤。有趣的是，区别这两种肿瘤的诊断标准仍处于研究中，因为最近的提议对传统方法提出了挑战。根据前者，只要符合以下标准，阴道平滑肌肿瘤就被定义为平滑肌瘤：无浸润性

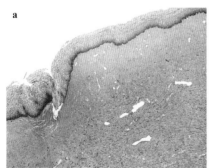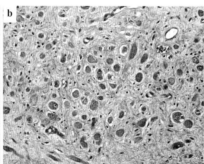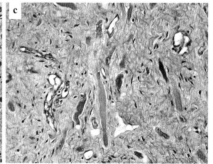

图 15.87　横纹肌瘤。（a）息肉样肿块；（b）具有明显的细胞核和核仁的多边形细胞；（c）梭形细胞

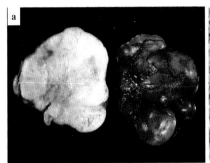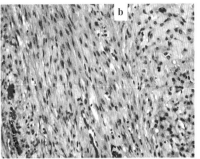

图15.88　平滑肌瘤。（a）白色、质韧和境界清楚的肿块；（b）温和的梭形细胞

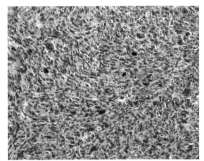

图15.89　平滑肌肉瘤：梭形细胞伴有明显的异型性，核分裂活性显著

证据，无显著细胞异型性和核分裂活性低（核分裂象 < 5/10HPF）。最近提倡同样的标准应用于诊断普通型（梭形细胞型）子宫平滑肌肿瘤（即3项标准符合任何2项即诊断为平滑肌肉瘤：中至重度细胞异型性，核分裂象 ≥ 10个/10HPF和凝固性肿瘤细胞坏死）。如前文所述，如果活检取样未取到上皮性成分，混合性肿瘤（梭形细胞上皮瘤）也被纳入鉴别诊断。此外，平滑肌瘤还必须与胃肠道外间质瘤区别（见下文胃肠外间质瘤）。

该肿瘤是良性的，但如果不完全切除的话，有可能会复发，因此，完整切除是治疗的选择。

平滑肌肉瘤

原发性阴道平滑肌肉瘤是罕见的肿瘤，但却是成年女性最常见的阴道肉瘤。患者平均年龄47岁，尽管该肿瘤也可以发生于20多岁的患者。常见症状包括阴道出血、阴道肿块或疼痛。肿瘤可以发生于阴道的任何部位，大小不一。光镜下，大多数是梭形细胞型（图15.89）。正如上文提到的，建议使用子宫梭形细胞平滑肌肿瘤的标准，与此相比，传统的诊断平滑肌肉瘤的标准需具备以下特征：中至重度细胞异型性和核分裂象 ≥ 5/10HPF，或浸润性边界。

免疫组化检查显示肿瘤细胞不同程度表达h-caldesmon、desmin、SmmS-1和/或SMA，这取决于肿瘤的分化程度。鉴别诊断包括梭形（肉瘤样）鳞状细胞癌、黑色素瘤和胃肠道外间质瘤。发现原位成分和鳞状（角化）区域或黑色素细胞（黑色素）分化是有用的组织学特征。此外，黑色素瘤的黑色素瘤标记物（S-100、HMB-45、Melan A、Mart-1等）。典型的鳞状细胞癌弥漫表达角蛋白和EMA。虽然平滑肌肿瘤（通常是上皮样形态的）可能会表达CK和EMA，但也表达平滑肌标记物，而鳞状细胞癌平滑肌标记物是阴性的。平滑肌肉瘤与胃肠道外间质瘤的鉴别见下文（胃肠道外间质瘤）。

阴道平滑肌肉瘤患者的5年总生存率是43%，常见肺转移和局部复发。治疗选择是外科手术，辅助性放疗伴或不伴化疗不能改善患者生存期。

横纹肌肉瘤

这种肿瘤在儿童人群中是最常见的阴道肿瘤。大多数患者是儿童，通常 < 5岁，但是能罕见发生于老年患者，甚至绝经后女性。患者表现为阴道出血和/或阴道肿块，可能从阴道口凸出。

肿瘤常起源于阴道前壁，通常质软、息肉样，病变可单发或多发，呈葡萄状外观（图15.90a）。大多数病例为胚胎型横纹肌肉瘤，葡萄样型，该肿瘤的特征是具有形成层（即上皮下一层密集的肿瘤细胞与完整的上皮被疏松结缔组织带分隔开来）（图15.90b）。肿瘤具有交替出现的寡细胞和高度富于细胞区，前者呈典型的水肿和/或黏液样。肿瘤细胞形态不一，从缺乏胞质的原始的小细胞到具有明确横纹肌母细胞分化和横纹的细胞，显著的核分裂活性，可能见到小的软骨岛。免疫组化检查显示肿瘤细胞desmin、myogenin和myoD1阳性（图15.90c）。

鉴别诊断包括具有非典型细胞的纤维上皮性息肉和横纹肌瘤，二者均缺乏"形成层"和原始的小细胞。

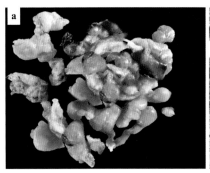 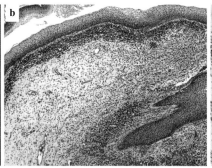 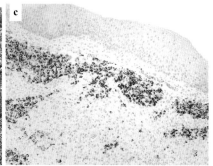

图 15.90 横纹肌肉瘤，葡萄样型。（a）葡萄样生长；（b）形成层；（c）desmin 染色阳性

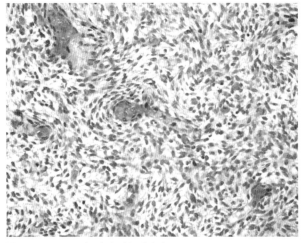

图 15.91 低级别子宫内膜间质肉瘤

纤维上皮性息肉也缺乏横纹，多见于妊娠妇女而非儿童，而横纹肌瘤则由成熟的横纹肌母细胞组成。广泛的局灶性切除和化疗是基础治疗，可能辅以放疗。阴道和外阴横纹肌肉瘤的 5 年总生存率是 67.1%。

其他软组织肿瘤

起源于阴道的低级别子宫内膜间质肉瘤有罕见病例报道，通常与子宫内膜异位症相关，患者年龄 40~70 岁，肿瘤大小不定，但其镜下表现与发生于子宫同类肿瘤的相似（图 15.91）。免疫组化检查显示肿瘤细胞 CD10、desmin 和 PR 阳性，但 h-caldesmon 和 SmmS-1 阴性。对于多部位受累的病例来说，治疗采用外科手术加化疗以及内分泌治疗。

孤立性纤维性肿瘤

这种肿瘤发生于阴道已有少许病例报道，患者年龄 25~66 岁，阴道肿块最大径可达 5.7 cm，大多数病例表现为孤立性纤维性肿瘤典型的组织学特征（如形态温和的梭形细胞增生位于透明变性的间质内，其间具有呈血管外皮瘤样外观的扩张的血管），1 例被发现有非典型特征。免疫组化方面，大部分病例表达 STAT6（胞核表达）和 CD34（胞质表达）。治疗方法是外科手术，可以出现局部复发。

胃肠道外间质瘤

这种肿瘤发生于阴道的有少许病例报道，患者年龄为 36~75 岁，通常表现为阴道出血或阴道肿块，肿瘤大小为 3.5~8 cm。光镜检查可见中度富于细胞的肿瘤由排列束状的梭形细胞组成，细胞核伸长，染色质细腻，胞质嗜酸性、呈纤维状。核分裂象＜（1~16）/50HPF。免疫组化方面，肿瘤细胞表达 c-Kit 和 CD34，通常 desmin 和 SMA 阴性，此外，肿瘤细胞可表达 h-caldesmon，少数病例被发现 desmin 和 SMA 阳性，在所有的病例中，均检测到 KIT 11 号外显子突变。主要的鉴别诊断是平滑肌瘤和平滑肌肉瘤，虽然据说组织学特征可能有助于正确识别这个肿瘤（如透亮的、嗜酸性胞质是平滑肌肿瘤的典型特征，而胃肠道外间质瘤细胞呈纤维状、苍白的胞质），但该方法的实用性有限，为了做出正确诊断，需要进行 CD34 和 c-Kit 免疫组化检测，有时还需要分子检测，如 KIT 突变分析。治疗是外科手术，甲磺酸伊马替尼（格列卫）已用于不可切除病例，可以局部复发。

血管肉瘤

这种肿瘤很少发生于阴道，大多数病例继发于放疗。患者年龄 41~86 岁。在放疗后的病例中，给予放疗早于 9~20 年，最常见的症状是阴道出血和阴道肿块，大体上，肿瘤可为单个或多个，大小不一。光镜下，肿瘤由梭形和／或上皮样细胞组成，具有显著的异型性和明显的核分裂活性（图15.92）。可见内含红细胞的相互沟通的血管腔，有些细胞可见胞质内具有红细胞的腔隙。免疫组化检查显示肿瘤细胞表达血管标记物，如CD31、CD34、Ⅷ因子、ERG和Fli-1，有些病例表达podoplanin（D2-40），由于这些标记物的表达不定，推荐使用一组抗体。此外，该肿瘤可共同表达上皮标记物，如EMA、CK8/18、角蛋白AE1/AE3和Cam5.2。肿瘤细胞对卡波西（Kaposi's）肉瘤疱疹病毒免疫染色呈阴性，＞90%的放疗后的血管肉瘤呈现高水平的MYC基因扩增，而大约25%伴有FLT4（编码VEGFR3）的共扩增，二者可以用FISH检测到。阴道血管肉瘤没有标准的治疗方法，患者接受手术后辅助治疗或主要化疗或放疗，已报道的阴道血管肉瘤病例预后很差，大部分患者死于疾病，但是，罕见病例对治疗有反应，并在长达3年的时间内无病生存。

尤因肉瘤／原始神经外胚层肿瘤

这种肿瘤发生于阴道的报道不足10例，患者年龄28~47岁，症状为阴道出血或阴道肿块，肿瘤大小为3~8 cm。诊断是基于典型的组织学特征和免疫组化特征，如表达CD99（胞膜着色）和FLI-1，不同程度的表达NSE、CD56、CD57、Syn和CgA。值得注意的是，在1/4的病例中可见AE1/AE3和Cam5.2免疫染色，对于不典型的病例，需要通过RT-PCR证实t（11;22）（q24;q12）或不同的易位，或FISH检测EWS重排以明确诊断。

腺泡状软组织肉瘤

这种肿瘤罕见发生于阴道，患者年龄15~57岁，症状包括阴道出血或排液，具有单个或多个肿块，有些病例是在妊娠期间被发现的。该肿瘤好发于阴道的下1/3处，肿瘤大小为0.3~8.5 cm。大体上，该肿瘤边界清楚、棕褐色、黄褐色和黄白色，可能会有出血区。光镜下，可见明显的腺泡状结构，尽管有些病例有实性结构或腺泡状和实性结构的混合，肿瘤细胞大、多边形、细胞边界清楚，具有丰富的颗粒状或空泡状嗜酸性胞质，细胞核大，核仁明显，偶尔可见细胞核多形，核分裂指数很低，核分裂象≤1/10HPF，胞质内含有PAS阳性的抗淀粉酶的胞质内颗粒；此外，在一些病例中可见PAS阳性的抗淀粉酶的结晶体。

免疫组化方面，腺泡状软组织肉瘤TFE-3（胞核着色）特征性阳性，HMB-45、Melan A、SMA、desmin和h-caldesmon均阴性，但是有报道部分病例局灶表达vimentin、NSE、calretinin、desmin、SMA、myoglobin和S-100。从分子角度来看，该肿瘤具有特征性的ASPSCR1-TFE3基因融合，可通过FISH或RT-PCR检测到。该肿瘤必须与血管周上皮样细胞肿瘤（perivascular epithelioid tumor, PEComa）鉴别，二者的组织学特征可以重叠，因此需要借助免疫组化检查。经典型的PEComa通常弱表达和／或局灶表达TFE-3，melan A呈斑片状或局灶阳性，desmin呈斑片状或弥漫阳性，而伴有TFE-3重排的PEComa的TFE-3呈强阳性，HMB-45弥漫性表达，但melan A和desmin呈阴性或局灶阳性。相反，腺泡状软组织肉瘤melan A阴性，HMB-45和

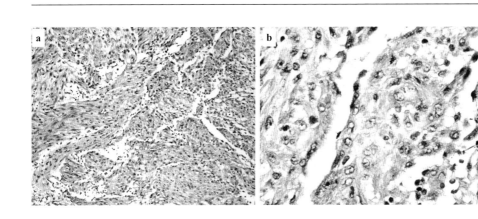

图15.92　*血管肉瘤，放疗后。（a）梭形细胞和血管腔隙；（b）图a的高倍镜观，细胞异型性和核分裂象*

desmin 也为阴性或仅局灶阳性。阴道腺泡状软组织肉瘤的治疗方法是广泛的局灶性部切除，加/不加辅助性放疗或化疗。与其他部位的腺泡状软组织肉瘤不同，阴道腺泡状软组织肉瘤预后相对较好，大部分患者对治疗的反应令人满意，仅少许患者死于疾病。

血管周上皮样细胞肿瘤（PEComa）

这种肿瘤在阴道的报道很罕见，第 1 例发生于 28 岁患者，第 2 例发生于 57 岁患者，第 3 例发生于 50 岁患者。第 1 例肿瘤最大径为 9 cm，第 2 例肿瘤大小未知，第 3 例肿瘤大小 3 cm。光镜下，肿瘤细胞呈上皮样或/和梭形，胞质透亮至轻度嗜酸性，排列成巢状或束状。肿瘤边界呈推挤式或浸润性。其中 1 例可见大量黑色素沉积（类似于色素性 Xp11 肿瘤），而另 1 例仅在局灶可见黑色素沉积的细胞，可见多核瘤细胞、大核仁、不同程度的细胞异型性、坏死和核分裂象高达 5/50HPF。其中 1 例符合所谓的"异位相关的 PEComa 或 TFE-3 变异型"，后者的特征是由成巢状或片状的相对单一的上皮样细胞组成，伴有显著透亮或轻度颗粒状嗜酸性胞质，细胞核大小和形状各异，核膜光滑，含有单个显著的大核仁，梭形细胞可有可无。

这种特殊类型的 PEComa 与结节性硬化症无关，免疫组化染色显示表达 TFE-3、cathepsin K 和 HMB-45，不同程度微弱表达平滑肌标记物。melan A 在上皮样形态中呈局灶表达或阴性，但在梭形细胞中呈弥漫强阳性表达，在经典型 PEComas 中 TFE-3 要么阴性或仅为弱阳性，而 HMB-45 和/或 melan A 呈斑片状/局灶性表达，至少会表达一种平滑肌标记物（如 desmin、SMA 或 h-caldesmon）。治疗方法是局部切除。迄今为止，报道的阴道 PEComa 病例呈良性的生物学行为，可获取的随访时间相对较短，范围 6~54 个月。

神经纤维瘤

发生于阴道的神经纤维瘤已有罕见的病例报道，其中一些与 von Recklinghausen's 病相关，1 例被发现有横纹肌瘤样分化。

神经鞘瘤

这种肿瘤在阴道很少见，患者年龄为 31~62 岁，症状包括出血、排液和不适感，肿瘤大小为 4~8 cm。光镜下，肿瘤边界清楚，具有 Verocay 小体的典型 Antoni A 和 B 结构。部分报道的病例是富于细胞型，免疫组化方面，肿瘤细胞 S-100 阳性，治疗方法是局部切除。

恶性神经鞘肿瘤

这类肿瘤曾有过罕见报道，1 例 46 岁的患者接受了广泛的局灶性切除术，84 个月后，该患者死于疾病。第 2 例患者为 41 岁女性，肿瘤最大径 2.5 cm，接受了广泛的局灶性除术，随访 2 年，无病生存。第 3 例患者 19 岁，她的阴道具有 1 个 10 cm 的肿块，接受了部分阴道切除术和根治性子宫切除绝，肿瘤已经延伸到切缘，推荐进行化疗，但患者拒绝进一步治疗并失去了随访信息。这种肿瘤必须与其他恶性梭形细胞肿瘤鉴别，尤其是平滑肌肿瘤，因此，当评估梭形细胞肿瘤时，S-100 的免疫组化检测是有用的。

其他肿瘤

罕见病例有腺肉瘤、不伴结节性硬化症的血管脂肪瘤、低级别纤维黏液样肉瘤、滑膜肉瘤、恶性纤维组织细胞瘤。

淋巴和造血系统肿瘤

淋巴瘤

原发性阴道淋巴瘤罕见，大部分病例是弥漫大 B 细胞淋巴瘤，也可见滤泡性淋巴瘤、小淋巴细胞淋巴瘤、Burkitt 淋巴瘤和淋巴浆细胞性淋巴瘤。值得注意的是，少数的外周 T/NK 细胞淋巴瘤、黏膜相关淋巴组织淋巴瘤和霍奇金淋巴瘤在阴道也有报道。

阴道淋巴瘤患者年龄广泛（19~82 岁），大多数表现为阴道出血或阴道包块。大体上，界限不清，阴道壁增厚、变硬，巨大的盆腔病变常累及邻近的组织/器官和/或局部淋巴结。光镜下，最常见的组织学特征是弥漫大 B 细胞淋巴瘤（即成片的大至中等大小的肿瘤细胞广泛浸润间质）（图 15.93a）。细胞通常为圆形，也可能是梭形，偶尔可见细胞人为现象导致透明细胞样外观，细胞核圆形或多叶的，染色质泡状，可见小核仁，核分裂活性显著。免疫组化方面，弥漫大 B 细胞淋巴瘤的病例表达 CD20（图 15.93b）、CD22 和 CD19，不同程度的表达 CD45、CD10、Bcl-2 和 Bcl-6，该肿瘤的预后取决于诊断时的分期。在低分期的患者中，大多数患者单独放疗或化疗或联合放化疗可达到完全缓解；相反，在高分期的患者中，只有 1/3 的患者可以达到完全缓解。

阴道的淋巴瘤应注意与该部位的继发性受累鉴别，如果同时在淋巴结和 / 或生殖道外发现肿瘤，应诊断为继发性淋巴瘤。鉴别诊断包括严重炎症（该过程有浆细胞、组织细胞和淋巴细胞等多种成分，无细胞异型性，通常呈带状排列）、髓系肉瘤、低分化癌、肉瘤和黑色素瘤。注意肿瘤的组织学特征并合理利用免疫组化检查有助于正确诊断。

髓系肉瘤

这是一种由不成熟的骨髓细胞组成的髓外肿瘤，髓系肉瘤可以发生于有或没有既往或随后诊断的急性髓系白血病、骨髓增生性肿瘤或骨髓异常增生综合征，发生于阴道的髓系肉瘤大约 50% 的病例与急性髓系白血病有关，患者年龄 16~77 岁，症状不一，包括阴道出血或排液，可见阴道包块或涂片上有异型细胞，肿瘤大小为 0.5~6.5 cm，可能会呈绿色。光镜下，中等至大细胞呈失黏附性浸润，细胞核圆形或卵圆形，核分裂指数不定（图 15.94）。免疫组化方面，肿瘤细胞 CD45、CD43、MPO、溶菌酶（lysozyme）、CD117 和氯醋酸酯酶（chloroacetate esterase）阳性，CD34 和 TdT 可能阳性。孤立性髓系肉瘤的治疗是不定的，包括放疗、化疗或二者联合治疗，髓系肉瘤发展为白血病的患者预后很差。

髓外浆细胞瘤

在阴道报道的髓外浆细胞瘤罕见，其中一些病例同时伴有外阴的受累。

朗格汉斯细胞组织细胞增生症

仅累及阴道的朗格汉斯细胞组织细胞增生症非常罕见，更常见的是外阴，宫颈和子宫内膜也被累及，这些病例通常与多器官受累相关。

生殖细胞肿瘤

卵黄囊瘤

这种肿瘤罕见发生于阴道，通常见于 3 岁以下的儿童，但在成年女性也有罕见报道，患者通常表现为

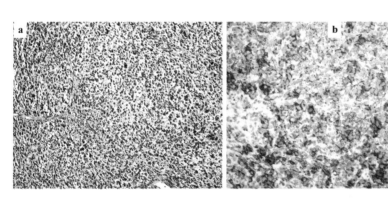

图 15.93　弥漫大 B 细胞淋巴瘤。（a）大细胞弥漫性生长；（b）CD20 免疫染色阳性

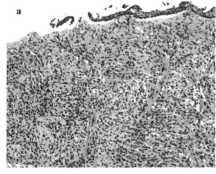
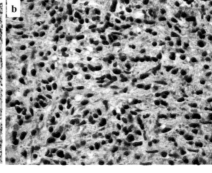

图 15.94　罹患急性髓系白血病的患者髓系肉瘤复发。（a）肿瘤细胞弥漫性浸润；（b）图 a 的高倍镜观

阴道出血和大小不一的易碎肿块，血清 AFP 特征性的升高，该肿瘤的特征是多种组织学结构的组合，包括网状 / 微囊性、乳头状、腺样和实性，细胞可以是扁平的、立方的或多边形的，胞质透明、核深染、核仁明显，可能见到 Schiller-Duval 小体（图 15.95）和透明小体，有时可见黏液样间质。肿瘤细胞 SALL4 阳性（图 15.96a），不同程度的表达 AFP（该标记物可以是局灶阳性或阴性）和 glypican-3，在一些伴肠分化的病例，CK20、CDX-2（图 15.96b）和 villin 阳性，CK7 和 PAX-8 通常阴性（图 15.96c,d），但也可以局灶阳性。该肿瘤的最主要鉴别诊断是透明细胞癌，该肿瘤通常见于不同年龄段（年龄＞ 20 岁的女性），表达 PAX-8 和 CK7。尽管传统手术和辅助化疗被认为是阴道卵黄囊瘤主要治疗方法，但单独化疗也被发现是有效的。

胚胎性癌

这种肿瘤在阴道的报道非常罕见，患者≤ 2 岁，是一种非常具有侵袭性的疾病，尽管采取了新辅助化疗、手术切除和辅助性放化疗等多种治疗方法，仍会导致患者的死亡。早期可发生肝脏和肺转移。

皮样囊肿 / 成熟型囊性畸胎瘤

大多数病例是皮样囊肿，含有皮脂腺和毛囊，尽管也可以有牙齿。1 例个案报道含有软骨，患者年龄不定。该病变通常呈囊性，也可能为息肉样。肿瘤大小为 1~5 cm，治疗是手术切除，发生于阴道的这类病变还没有恶性肿瘤的报道。

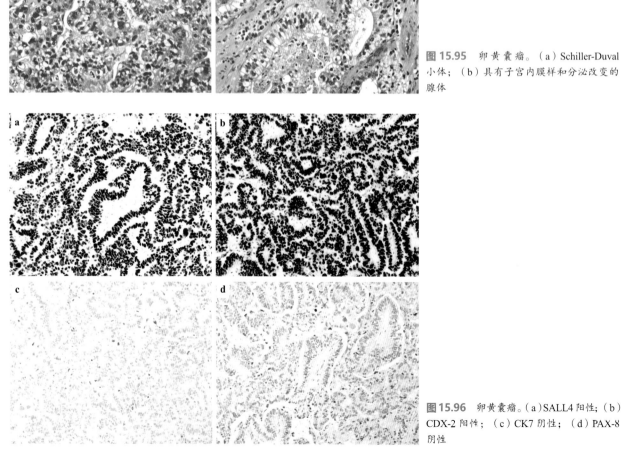

图 15.95　卵黄囊瘤。（a）Schiller-Duval 小体；（b）具有子宫内膜样和分泌改变的腺体

图 15.96　卵黄囊瘤。（a）SALL4 阳性；（b）CDX-2 阳性；（c）CK7 阴性；（d）PAX-8 阴性

滋养细胞肿瘤

绒毛膜癌

报道了 1 例罕见的原发于阴道的绒毛膜癌病例，患者为 33 岁女性，症状为腹痛、反复发生尿潴留和 β-hCG 升高。肿瘤大小为 5.2 cm，位于阴道前壁。有趣的是，DNA 多态性分析支持妊娠期绒毛膜癌，该肿瘤与非妊娠期绒毛膜癌相比，对化疗反应更好，预后也更好。而且大多数发生阴道转移的妊娠滋养细胞疾病，以转移性绒毛膜癌最多。

胎盘部位滋养细胞肿瘤

报道了 1 例罕见的阴道原发性胎盘部位滋养细胞肿瘤，患者为 29 岁女性，症状为产后 9 个月出现阴道无痛性肿胀，肿瘤大小为 2 cm，位于阴道下部，β-hCG 升高（124.1 mIU/mL），光镜下，肿瘤由多边形细胞构成，具有嗜酸性胞质和大而扭曲的细胞核，核分裂象偶见，1 个血管壁内可见纤维蛋白沉积和肿瘤细胞（图 15.97）。

免疫组化方面，肿瘤的细胞角蛋白和人类胎盘泌乳素（human placental lactogen, hPL）阳性，p63、p16 和 β-hCG 阴性，患者接受了 6 个周期的多药化疗，病灶消退，血清 β-hCG 恢复至基线水平，经过 6 个月的随访，患者无病生存。务必记住重要的一点，该肿瘤可能被误诊为鳞状细胞癌，注意其组织学特征（例如缺乏角化珠和 / 或细胞间桥）和应用免疫组织化学检查有助于正确诊断。胎盘部位滋养层肿瘤常表达 hPL、HLA-G、Mel-Cam 和 CD10，CK5/6 阴性，鳞状细胞癌则相反，胎盘部位滋养层肿瘤特征性表达 GATA-3，而鳞状细胞癌不表达。

上皮样滋养细胞肿瘤

报道了 1 例罕见阴道的原发性上皮样滋养细胞肿瘤病例，患者是 43 岁的女性，表现为阴道肿块，光镜检查显示肿瘤呈现典型的上皮样滋养细胞肿瘤的特征，同时免疫组织化学检查证实了这一诊断，患者接受了广泛的局灶性切除治疗，并在最初诊断的 5 个月后出现复发，随访接收了新辅助化疗、复发肿瘤局部切除和辅助治疗。此外，已有报道 1 例转移性上皮样滋养层肿瘤，最初为子宫原发。这一肿瘤需要与鳞状细胞癌鉴别，注意组织学特征（如缺乏角化珠和 / 或细胞间桥）和免疫组织化学检查有助于正确诊断。上皮样滋养细胞肿瘤常表达 HLA-G、inhibin、GATA-3 和 CD10，CK5/6 通常阴性，而鳞状细胞癌则相反。值得注意的是，p63 在上皮样滋养细胞肿瘤是阳性的。

转移

转移性肿瘤到阴道或从邻近的妇科器官局部延伸并不少见。较常见的原发部位包括子宫内膜、宫颈、外阴和卵巢，不太常见脏器包括结直肠、肾脏、胰腺、胃、乳腺和泌尿道（图 15.98~15.100）。

第三节　宫颈

前言

宫颈上皮性肿瘤大致分为鳞状和腺性肿瘤。癌前病变，如上皮内病变，通常先于恶性肿瘤发生，临床上常见。本章涵盖了宫颈的癌前病变和恶性上皮性肿瘤。

标本的大体特征和处理方法

宫颈的腺性和鳞状肿瘤，既可以在光镜下也可以在大体上识别。大约 50% 的肿瘤呈外生性生长，但也可表现为溃疡性和浸润性生长模式。桶状宫颈特征性地见于微偏腺癌。肿瘤的大体测量值（如果可提供），

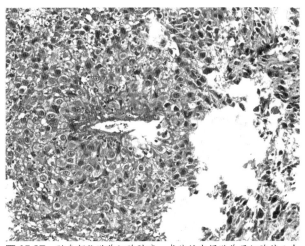

图 15.97　胎盘部位滋养细胞肿瘤，成片的中间滋养层细胞伴 1 个血管壁侵犯（由 Mayank Gupta 医生提供）

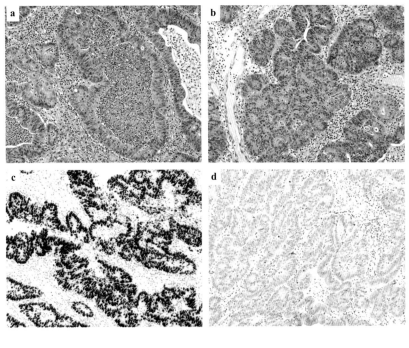

图 15.98　转移性结肠癌。（a）腺体具有污秽的坏死；（b）腺性增生；（c）CDX-2 免疫染色阳性；（d）PAX-8 免疫染色阴性。

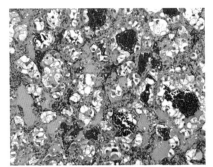

图 15.99　转移性肾细胞癌

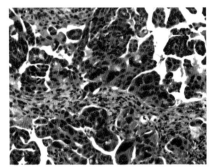

图 15.100　转移性浆液性癌

将其纳入报告中是很重要的，因为影响肿瘤的分期。宫颈肿瘤的大体标本多样，包括宫颈冷刀锥切活检、宫颈环形电切术［loop electrosurgical excision procedure, LEEP，又称为移行区环形切除（loop excision of the transformation zone, LETZ）］、宫颈切除术或子宫切除标本（单纯性或根治性）。

冷刀锥切标本

这是包括宫颈和移行区的手术切除。外科医生没有对标本进行涂墨，当大体检查标本时，需要涂墨标记。用两种不同颜色的墨汁标记宫颈内口切缘和外口切缘，从标本的 12 点位置顺时针方向放射状切片，全部包埋（1 切片 / 蜡块）、送检。

LEEP

外科医生可以将 LEEP 标本分成 2 份或 1 份标本送检。如果送检 1 份标本，需要用不同的墨汁对宫颈外口切缘、内口切缘和深部切缘分别进行涂墨标记。如果送检的是 2 份标本（即宫颈外口和宫颈内口切缘 LEEP 标本），标本通常由外科医生涂墨，无须再次涂墨标记，2 份标本均按照顺时针方向呈饼状取材，全部取材进行组织学评估。

根治性宫颈切除术

根治性宫颈切除术标本包括位于子宫下段交界处的宫颈、附带的双侧宫旁组织和部分上阴道（图 15.101）。该术式适用于鳞状细胞癌或腺癌且希望保留生育能力的患者。肿瘤通常 < 2.0 cm，未累及上段

颈管。样本处理在冰冻切片标本处理中进行详细描述。

宫颈癌的子宫切除术

宫颈肿瘤的子宫切除术取决于冷刀锥切或 LEEP 标本所确定的肿瘤类型。单纯性子宫切除术适用于宫颈非典型增生或微小浸润性宫颈癌。改良根治性子宫切除术适用于较大的肿瘤，可以伴或不伴盆腔淋巴结清扫术。改良根治性子宫切除术包括切除部分主韧带和子宫骶韧带以及阴道上段 1~2 cm。对子宫切除术需要注明以下内容：肿瘤大小、最大浸润深度（取全层垂直切面，包括无腹膜覆盖的宫颈深部）、受累的宫旁组织和切缘以及受累的阴道切缘（如果肿瘤距离阴道切缘较近，取垂直切面；如果距离较远，则取水平切面）。从宫颈离断宫旁组织并自近端到远端全部取材送检。宫旁组织取材之前，需要检查有无淋巴结，如果大体能被识别，则必须全部取材送检。远端宫旁组织必须取材正向切面并放置单独的包埋盒内。如果大体可见肿瘤累及宫旁组织，建议行包括宫颈壁和宫旁组织的垂直切面取材。肿瘤至少按 1 张切片 /cm 取材。如果大体未见肿瘤，应该取材整个宫颈进行组织学评估。此外，包括宫颈和子宫下段也应取材送检。需检查宫腔是否有病变，如果没有病变，代表性取材前壁、后壁的子宫内膜和肌层以及浆膜层。同样，代表性取材卵巢和输卵管（包括输卵管伞端）进行组织学评估。

冰冻切片标本的处理

冷刀锥切、LEEP 和子宫切除术通常不进行冰冻切片评估，但是宫颈切除术标本通常需要进行冰冻切片评估。颈管内口和宫颈的剩余部分（包括宫颈外口和宫旁组织）必须用不同颜色的墨汁标记。自宫颈管近端 1.0~1.5 cm 处离断，按顺时针方向呈饼状取材（包括整个宫颈内口切缘）（图 15.102）。如果肿瘤位于距离涂墨的宫颈内口切缘 1.0 cm 的范围内，需要额外送检切缘进行评估或行子宫切除术。宫颈的剩余部分、阴道（如果距肿瘤很近，则垂直切面取材）和宫旁组织应全部送检石蜡切片。

前哨淋巴结（Sentinel lymph node, SLN）评估没有被标准化，我们医院采用了一种特定的方案。所有的 SLN 均以 2.0 mm 的间隔垂直于长轴进行连续切片，≤ 5 mm 的淋巴结可能被一分为二。如果 SLN 具有光镜下证实转移，则无须进一步检查。如果初始 HE 切片为阴性，则需实施超分期方案。每隔 250 mm 获取 5 个宽度层面的 HE 切片，每一层面切取 2 张切片（共 10 张未染色切片）。如果所有宽度间隔的 HE 切片均为阴性，则选择第 1 张未染色的切片进行全角蛋白染色。对具有多组 SLN 的病例（例如 A~D），如果其中 1 组 SLN（例如 A）查见转移癌，而其他组的 SLN（例如 B~D）为阴性，则必须对阴性组的 SLN（B~D）实施超分期方案。但是如果 1 组包括多个 SLN 的标本查见有 1 枚 SLN 阳性（如 1/6 淋巴结阳性），该组其余 5 枚阴性的 SLN 可不需要实施超分期方案。报告必须包括转移灶的大小和有无被膜外侵犯。

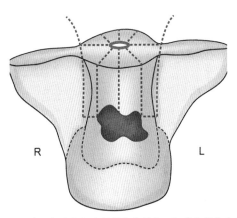

图 15.102　宫颈切除术标本的整个宫颈内口切缘取材的示意图。宫颈内口切缘和其余标本用不同颜色墨汁标记。宫颈间隔 1.0 cm 切片，整个宫颈内口切缘被放射状切片并送检冰冻切片检查，剩余的标本送检石蜡切片

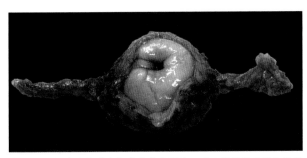

图 15.101　宫颈切除术标本的大体图片：显示离断的宫颈和附着的宫旁组织

分期及外科病理报告

病理分期应被纳入所有的报告中，病理报告应包括美国病理学家协会要求的所有影响肿瘤分期的经过系统性认证的数据参数。TNM 和 FIGO 分期详见表 15.9，MD 安德森的药性方案见表 15.10。此外，应注明肿瘤的分级和组织学类型。浸润深度的测量从肿瘤起源的上皮基底膜（上皮 - 间质交界处）到肿瘤浸润的最深处的距离。报告还应提供宫颈壁的全层厚度。报告必须特别注明是否存在淋巴血管和神经周围侵犯。宫颈癌的组织学亚型包括：①鳞状细胞癌，如角化型、非角化型、乳头状、基底样、湿疣性、疣状、鳞状移行细胞样、淋巴上皮样；②宫颈腺癌，普通型；③黏液腺癌，NOS，如胃型、肠型、印戒细胞型；④绒毛腺管状腺癌；⑤子宫内膜样腺癌；⑥透明细胞癌；⑦浆液性癌；⑧中肾癌；⑨混合性腺癌神经内分泌癌；⑩其他类型；⑪腺鳞癌，如毛玻璃亚型、腺样基底细胞癌、腺样囊腺癌；⑫神经内分泌肿瘤，如低级别神经内分泌肿瘤（类癌、非典型类癌）、高级别神经内分泌癌（小细胞神经内分泌癌）；⑬大细胞神经内分泌癌。

宫颈的鳞状上皮病变

鳞状上皮内病变是宫颈标本中最常见的病变。尽管大多数病例诊断相对简单，但因为与良性类似病变的重叠或标本取材量的不足，一些病例的诊断可能存在困难。良性和化生性病变将在与癌前病变和恶性肿瘤的相关鉴别诊断中进行讨论。

鳞状上皮内病变

传统上，使用三级分级系统将鳞状上皮内病变分为轻度、中度和重度非典型增生，同时进行 CIN 亚类划分。根据美国病理学家协会（College of American Pathologists, CAP）和美国阴道镜和宫颈病理学协会（American Society for Colposcopy and Cervical Pathology，ASCCP）针对 HPV 相关性病变的下生殖器鳞状病变术语（Lower Anogenital Squamous Terminology，

表 15.9 宫颈癌 TNM 和 FIGO 分期

TNM		FIGO 分期	
pT1		I	肿瘤局限于子宫
	pT1a	I A	仅见显微镜下病变。从上皮基底膜测量间质浸润深度 ≤ 5.0 mm，水平扩散 ≤ 7.0 mm，淋巴 / 血管侵犯不影响分期
	pT1a1	I A1	间质浸润深度 ≤ 3 mm 且宽度 ≤ 7 mm
	pT1a2	I A2	间质浸润深度 > 3 mm 且 < 5 mm，宽度 ≤ 7 mm
	pT1B	I B	临床可见肿瘤局限于宫颈或显微镜下 / 临床前病变超过 I A 期
	pT1b1	I B1	临床可见病变 ≤ 4.0 cm
	pT1b2	I B2	临床可见病变 ≥ 4.0 cm
pT2		II	肿瘤侵犯超出子宫但未侵及盆腔壁或阴道下 1/3
	pT2a	II A	无宫旁侵犯
	pT2a1	II A1	临床可见病变 ≤ 4.0 cm
	pT2a2	II A2	临床可见病变 ≥ 4.0 cm
	pT2b	II B	具有宫旁侵犯的肿瘤
pT3		III	肿瘤延伸至骨盆侧壁和 / 或累及阴道下 1/3 和 / 或引起肾积水或肾功能不全
	pT3a	III A	累及阴道下 1/3，但未延伸至盆腔侧壁
	pT3b	III B	肿瘤扩展到盆腔壁和 / 或导致肾盂积水或肾功能不全
pT4	pT4	IV	肿瘤侵犯膀胱或直肠黏膜和 / 或侵犯超出真骨盆至远处脏器（大疱性水肿不足以归类为 T4）
		IV A	肿瘤侵犯膀胱或直肠黏膜和 / 或侵犯超出真骨盆以外（大泡水肿不足以归类为 T4）
		IV B	扩散至远处脏器

LAST）标准化项目的推荐，目前宫颈的鳞状上皮内病变采用二级分级系统，分为低级别鳞状上皮内病变（low-grade squamous intraepithelial lesion, LSIL）和高级别鳞状上皮内病变（high-grade squamous intraepithelial lesion, HSIL）。

低级别鳞状上皮内病变

LSIL 这一诊断术语包括轻度鳞状上皮非典型增生（CIN 1 级）、平坦型湿疣、挖空细胞和挖空细胞非典型改变。与外阴不同，宫颈的湿疣呈平坦型而非乳头状，本质上与 CIN 1 级难以区分开；此外，该病与高危型 HPV 而不是低危型 HPV 感染相关，并且与 CIN 1 级有相似的生物学行为和治疗方案，因此被归类于 LSIL 的范畴。尖锐湿疣与低危型 HPV 感染相关，在宫颈中并不常见。阴道镜检查下，LSIL 表现为位于宫颈外口的具有精细马赛克图案的醋酸白病变。

为了避免将糖原化或非特异性非典型错误地定义为 HPV 相关的细胞学影响，挖空细胞的识别标准

已经被明确建立并必须遵从。挖空细胞的特征是细胞核增大、细胞核大小不一（至少是中层鳞状上皮细胞核大小的 3 倍）、深染、核膜不规则，即所谓的葡萄干样的细胞核（图 15.103）。宫颈巴氏涂片和活检标本中均可见到核周空晕和双核形成，但该形态学改变并非是特异性的，还需要结合其他形态特征综合判断（图 15.104）。LSIL 可表现为鳞状上皮下 1/3 层细胞核改变，包括细胞核增大、细胞异型性和核分裂象（图 15.105）。看起来像 LSIL 的病变的下 1/3 层具有孤立的显著异型细胞和非典型核分裂象，应诊断为 HSIL。

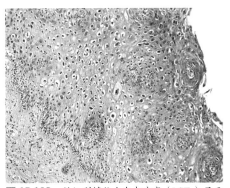

图 15.103　低级别鳞状上皮内病变（LSIL）显示增大的葡萄干样细胞核、核周空晕和双核形成

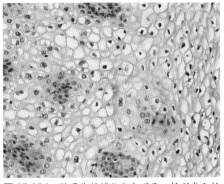

图 15.104　糖原化的鳞状上皮可见双核形成和核周空晕，缺乏上皮内病变的证据

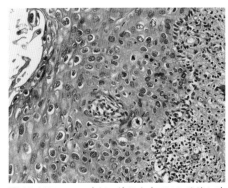

图 15.105　LSIL 病例，鳞状上皮下 1/3 层的细胞具有胞核增大、细胞异型和核分裂象

表 15.10　MD 安德森针对宫颈癌的概要性报告方案

标本类型：
手术方式：
肿瘤部位：
肿瘤大小：
组织学类型：
组织学分级：
间质浸润
深度：　　mm
水平范围：　　mm
切缘：
淋巴血管侵犯：
区域淋巴结：
被检数目：
受累数目：
其他部位累及情况：
病理分期〔pTNM（FIGO）〕
原发肿瘤（pT）：pT
区域淋巴结（pN）：pN
远处转移（pM）：pM

美国癌症联合委员会，第 8 版，2018 年

大多数 LSIL 呈现斑片状或局灶性 p16 着色，Ki-67 既可以仅在上皮基底层阳性，也可以有时在鳞状上皮的上 1/3 层呈散在阳性。据报道，少部分 LSIL 可以表现为弥漫性 p16 染色（图 15.106），该着色模式不应该被判读为 HSIL 的诊断。在这些病例中，结合形态学改变是必要的。目前针对 LSIL 的处理方式是用巴氏涂片和 / 或 HPV 检测进行随访。

鉴别诊断

LSIL 与不成熟鳞状上皮化生和其他反应性非典型的鉴别诊断具有挑战性。鳞状上皮的反应性非典型可与非特异性急性或慢性炎症或者特异性感染（例如念珠菌、滴虫和衣原体感染）有关。反应性改变包括海绵层水肿、相对一致的细胞核增大、泡状核和核仁（图 15.107），可见关联与 HPV 细胞学影响的改变，例如核周空晕和双核形成，不应被高估为挖空细胞。诸如活检或糜烂 / 溃疡引起的修复性改变也可能导致显著的细胞核非典型性。浅表上皮层内出现挖空细胞（用前文提到的严格标准），支持 LSIL 的诊断。

辐射引起的鳞状上皮非典型可以类似 LSIL 或 HSIL，取决于鳞状上皮受累及的程度。急性辐射相关的改变包括胞质肿胀和空泡化、细胞核明显增大、显著的核仁以及糜烂。可见坏死和急性炎症性浸润。慢性辐射相关的改变可表现为上述提及几种胞核和胞质的改变（图 15.108）并伴有间质纤维化、血管内膜增厚，有时可见血栓形成。

一般来说，不推荐使用 p16 和 Ki-67 染色来鉴别 LSIL 与反应性上皮改变。与大多数的 LSIL 一样，反应性病变的 p16 通常局灶阳性或阴性（图 15.109），正如前文所述，对二者鉴别没有帮助。但是如果是鉴别 HSIL 和反应性非典型，弥漫性 p16 着色更支持前者。鳞状上皮的上 1/3 层内散在的 Ki-67 染色是 LSIL 的典型表现，当存在时，结合相应的形态学改变将支持 LSIL。

大多数 LSIL 的病例在 1~2 年内可以消退，但是约 30% 的 LSIL 持续存在，10% 的 LSIL 在 24 个月的随访期内进展为 HSIL。目前推荐对 LSIL 处理方式是

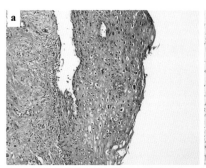

图 15.106　（a）低级别鳞状上皮内病变；（b）图 a 所示的 LSIL 呈现弥漫性 p16 着色

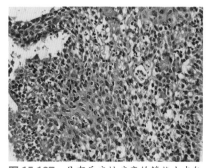

图 15.107　具有反应性改变的鳞状上皮包括海绵层水肿、细胞核一致性增大、泡状核和核仁，可见核周空晕

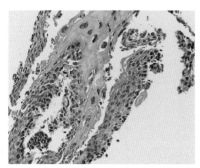

图 15.108　辐射引发的非典型表现为细胞核显著增大，伴有丰富的胞质和深染的细胞核

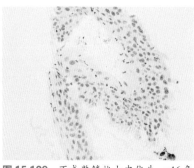

图 15.109　不成熟鳞状上皮化生：p16 免疫组化呈现阴性着色

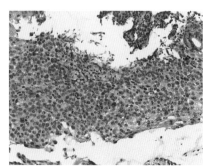

图 15.110　HSIL/CIN 3 级表现为细胞核增大、深染，细胞核多形，累及鳞状上皮全层的细胞核拥挤

巴氏涂片其后进行阴道镜检查和任何可识别病变的活检。阴道镜检查阴性则应进行宫颈管取样。活检诊断LSIL 应每年进行一次巴氏涂片检查。有关能够预测LSIL 进展为 HSIL 的形态学特征尚缺乏一致的意见。一些作者认为在随访过程中，鳞状上皮的上层出现显著的细胞核非典型与 HSIL 的诊断相关，而其他作者则未发现类似的相关性。LSIL 伴有弥漫性 p16 表达是否会增加"进展"为 HSIL 的风险尚存在争议。一些报道支持这一观点，然而其他报道则未发现相类似的相关性。在我们的实际中，并不常规对 LSIL 病变进行 p16 染色来预测是否有进展为 HSIL 的风险，而仅将其用于 LSIL 与 HSIL/CIN 2 级的鉴别诊断中，正如 CAP-ASCCP LAST 方案建议的那样。

高级别鳞状上皮内病变

HSIL 包括既往诊断的 CIN 2 级 / 中度鳞状上皮非典型增生和 CIN 3 级 / 重度鳞状上皮非典型增生。HSIL 特征性地表现为鳞状上皮的下 1/3 层以上出现细胞核非典型性。

HSIL/CIN 2 级在鳞状上皮的下 2/3 层呈现中至重度细胞非典型。如前文所述，具有显著的细胞非典型或局限于鳞状上皮的下 1/3 层出现异常核分裂象的病例也归入此类。HSIL/CIN 3 级的特征是具有累及上皮全层的中至重度细胞非典型。区分重度的鳞状上皮非典型增生和鳞状上皮原位癌没有任何意义，因此不推荐使用原位癌这一术语。HSIL 的特征是细胞核增大、深染，细胞核多形、排列拥挤的细胞核以及失去显著的细胞膜（图 15.110）。核分裂象可见于中层或表层，可能见到非典型核分裂象。

鉴别 LSIL 与 HSIL 可能具有挑战性，尤其是在刮除术的标本中。前文提到的组织学改变可应用于形态学诊断。p16 和 Ki-67 的免疫组化染色可用于支持形态学判断，但是不能单独被用于 HSIL 的诊断。p16 弥漫性"块状阳性"着色是鉴别诊断中最有帮助的辅助手段，被定义为鳞状上皮基底层连续性胞核或核浆的强着色，并且至少延伸至上皮厚度的 1/3（图15.111）。但是正如前文所述，弥漫性 p16 着色必须结合组织学判断，因为少部分 LSIL 也可以呈现这种染色模式。根据 CAP-ASCCP LAST 方案，可以选择Ki-67 或 ProExC 免疫染色作为 p16 染色的辅助。

非典型不成熟化生（Atypical immature metaplasia, AIM），最初被 Crum 等人描述，其特征是基底 / 副基底层细胞密度增加、细胞有序成熟、细胞核轻度非典型、核分裂指数低，缺乏非典型核分裂象。AIM 与尖锐湿疣有一些相似的组织学特征，但是缺乏尖锐湿疣相关的显著的挖空样细胞。随后的研究显示可重复性差，AIM 可能代表了一组异质性病变，包括反应性异型、LSIL 和化生性 HSIL。具有 AIM 特征的病例，应进行 p16 和 / 或 Ki-67 染色，以求更准确的诊断病变。对于不明确的病例，因建议密切随访。

刮除术和活检标本中，由于缺乏表面成熟，细胞核密度增加、深染，萎缩可以类似于 HSIL。提示萎缩性改变的特征包括缺乏显著的异型性和核分裂活性。偶尔可见萎缩的病例可能具有细胞核增大和多形性，类似于 HSIL（图 15.112a），但是 p16 和 / 或 Ki-67 染色有助于正确诊断（图 15.112b）。萎缩性鳞状上皮呈现局灶性或阴性的 p16 着色，基底 / 副基底

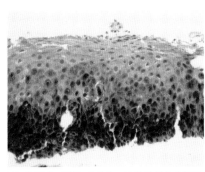

图 15.111　HSIL 表现为 p16 弥漫性块状阳性

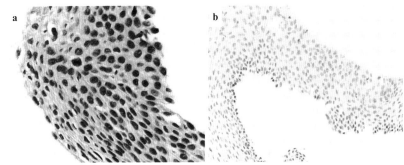

图 15.112　（a）具有细胞拥挤和核增大的萎缩，类似 HSIL；（b）萎缩性上皮 p16 无着色

层之上的 Ki-67 染色无增加。HSIL 采取 LEEP 或冷刀锥切治疗，同时确保切缘阴性。对切缘阳性的病例，需要进行再次手术切除，对再次切缘阳性者，进行宫颈切除术是一项选择。对于已完成生育的妇女，可以选择子宫切除术。

浅表浸润性鳞状癌

妇科肿瘤协会（Society for gynecologic Oncologists, SGO）对"微浸润性鳞状细胞癌"的定义是具有自上皮基底部浸润深度 ≤ 3 mm 的任何病变且无淋巴或脉管侵犯。然而，修订后的 FIGO 分期系统将微浸润性鳞状细胞癌定义为显微镜下可识别的肿瘤，被细分为 I A1 期（间质浸润深度 ≤ 3 mm，水平扩散 ≤ 7 mm）和 I A2 期（间质浸润深度 > 3 mm 且 ≤ 5 mm，水平扩散 ≤ 7 mm），血管淋巴管侵犯的出现不影响上述分期。由于这些差异，不鼓励使用微浸润性癌这一术语，最好将这些病变描述为浅表浸润性鳞状细胞癌，以 mm 为单位测量浸润深度。

只有对整个病变进行评估时，才应报告为浅表浸润。这些病变通常是在因异常巴氏涂片（通常为 HSIL）进行活检、LEEP 或冷刀锥切活检的患者中被识别（经常为 HSIL）。

识别浅表浸润性鳞状细胞癌具有挑战性，特别是由于容易混淆的因素，如切向切片、上皮 - 间质交界被炎症破坏以及先前活检部位的上皮位移。需引发关注可能为浸润的特征包括：①存在鳞状上皮的小巢或舌状凸出或源自于被 HSIL 累及的表面上皮或腺体的基底膜（图 15.113 和 15.114），这些巢团的细胞具有丰富的嗜酸性胞质、显著的细胞间桥或角化珠形成，表明其成熟程度高于其突然起源的相邻 HSIL；②肿瘤细胞巢周围有间质水肿、促结缔组织增生或炎症反应；③浸润性巢团的不规则 / 扇贝样边界；④相互吻合的细胞巢无法单独用切向切片解释，伴有细胞核非典型和上文所述的胞质改变。对挑战性的病例，多层水平的切片可能显示更明确的浸润特征并通常很有帮

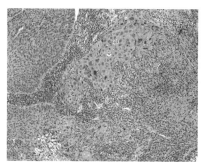

图 15.113　浅表浸润性鳞状细胞癌，源自于被 HSIL 累及的腺体

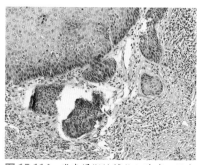

图 15.114　浅表浸润性鳞状细胞癌，源自于表面上皮

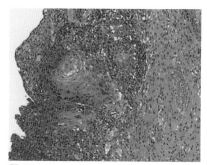

图 15.115　正向切片的鳞状上皮灶，具有炎症和定向不佳，可疑为浸润性鳞状细胞癌

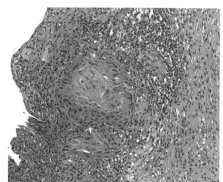

图 15.116　源自表面上皮的浸润性鳞状细胞癌，邻近黏膜糜烂。从邻近正常上皮的基底部测量浸润深度

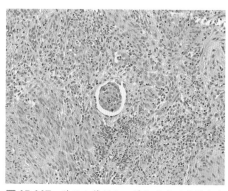

图 15.117　淋巴血管侵犯，特征地表现为被内皮细胞衬覆的间隙内具有肿瘤细胞且与血管腔的形状一致

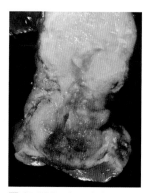

图 15.118　宫颈外生性鳞状细胞癌的大体图片，毗邻但未侵犯宫旁组织

助。在某些病例，发现可能是可疑的而非确定性的，并可能就如此被报告（图 15.115）。宫颈鳞状细胞癌浸润深度的测量是从浸润病灶起源的表面上皮或腺体的基底膜到肿瘤浸润最深处（图 15.116）。

所有报告必须包括是否存在血管 / 淋巴管侵犯，特别是在 LEEP/ 锥切标本或子宫切除术标本以及如果能够明确识别的活检标本。需要警惕类似淋巴血管侵犯的改变，例如人为收缩现象、非典型 / 肿瘤组织移位至脉管间隙，以避免被高估。明确的淋巴血管侵犯特征地表现为被内皮细胞衬覆的间隙内存在肿瘤细胞且看起来符合脉管的形状（图 15.117）。可能常见围绕血管的炎症细胞。对不明确的病例，血管标记物如 CD31 或 ERG 可以辅助标记凸显内皮细胞。浅表浸润性鳞状细胞癌可以采用 LEEP 或锥切活检术治疗，同时确保切缘阴性。

鳞状细胞癌报告

活检标本中诊断的关键是确定有无浸润。如果标本良好的定位，则可能提供浸润深度，如果浸润性癌位于组织边缘，则可用限定词"至少"。无论浸润是浅表还是深部，所有关于切除标本的报告，例如 LEEP 或冷刀锥切术，都应包括以下信息：①肿瘤的病灶，即单灶还是多灶；②切片上测量最大病灶的水平范围，以 mm 计量（若肿瘤＞Ⅰ B2 期，则不需要）；③浸润深度，以 mm 计量，用前文提及的测量方法；④是否存在淋巴血管侵犯；⑤宫颈内口、宫颈外口和深部切缘的状态。

普通型浸润性鳞状细胞癌

浸润性鳞状细胞癌是宫颈癌最常见的组织学亚型，约占所有宫颈癌的 80%。当肿瘤体积较大时，患者表现为阴道出血。根据宫旁组织、膀胱和直肠受累程度的不同，临床症状可能有所不同，包括尿频、排尿困难、尿潴留、肾盂积水、里急后重、直肠阴道瘘等。大体上，肿瘤可以是外生性、息肉样、乳头状或者内生性伴有外观正常的鳞状上皮黏膜（图 15.118）。

组织学上，肿瘤由浸润性的不规则肿瘤细胞巢组成，伴有不同程度的成熟和角化。因此，肿瘤被大致分为角化型（图 15.119）和非角化型（图 15.120），二者的区别为前者具有角化珠，但这些模式缺乏临床意义。肿瘤巢通常引起促结缔组织增生性间质反应和炎症。依据鳞状分化的程度，将肿瘤被分为高、中和低分化，但预后完全取决于肿瘤的分期。大多数肿瘤为中分化和非角化型。

一种具有挑战性的间质浸润模式类似 HSIL 累及宫颈腺体（图 15.121）。有助于识别浸润性癌的特征包括：存在具有成熟现象（表现为嗜酸性胞质形成）的不规则和形状异常的细胞巢（图 15.122），极向消失，数个肿瘤巢具有中央坏死（图 15.123），间质反应或促结缔组织增生，肿瘤巢下方无正常宫颈腺体以及缺乏被 HISL 累及的混合性部分性腺体。当 HSIL 累及增生的宫颈腺体时，可能类似具有非浸润模式的浸润性癌，在这种情况下，与相邻正常腺体外形进行比较，可能会提供一些线索（图 15.124 和 15.125）。

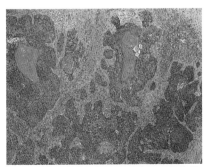

图 15.119　中分化鳞状细胞癌呈现角化形成区域

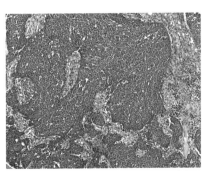

图 15.120　中分化鳞状细胞癌呈现高核 / 质比、无角化的证据

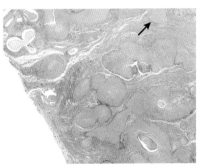

图 15.121　鳞状细胞癌的浸润模式类似 HSIL 累及宫颈腺体。注意肿瘤的深部细胞巢，但缺乏间质反应（箭头）

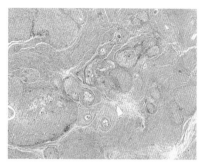

图 15.122　附近区域内更明确的浸润证据，表现为宫颈间质内异常成熟的巢团

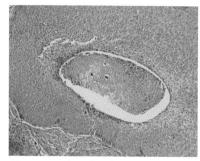

图 15.123　高倍镜图片显示浸润性鳞状细胞癌内的中央坏死，类似于 HSIL 累及腺体

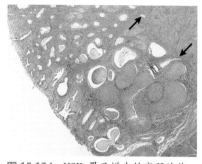

图 15.124　HSIL 累及增生的宫颈腺体。注意 HSIL 下方区域的良性宫颈腺体（箭头）

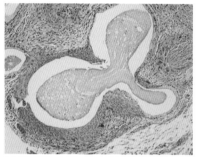

图 15.125　HSIL 部分累及宫颈腺体，具有被 HSIL 累及腺体的相同轮廓

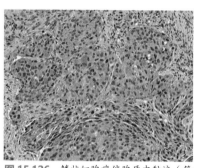

图 15.126　鳞状细胞癌伴胞质内黏液（箭头）

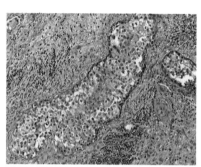

图 15.127　具有丰富透明胞质的鳞状细胞癌，可类似于透明细胞癌

　　少部分（约 10%~30%）鳞状细胞癌胞质内可具有黏液，这很容易在 HE 染色切片上识别（图 15.126），这些胞质内黏液呈现黏液卡红、PAS-D 或阿辛蓝（PH 2.5）染色阳性。早期报道显示，存在胞质内黏液与较高的盆腔淋巴结转移率相关，但随后的研究表明，一旦应用诸如浸润深度、淋巴血管侵犯等淋巴结转移的风险因素，存在胞质内黏液无临床意义。因此，不建议在 HE 或黏液染色查找胞质内黏液。腺鳞癌的诊断需要在 HE 染色切片中有明确可识别的腺性和鳞状成分，无须特殊染色。

鉴别诊断

透明细胞癌

　　众所周知，由于细胞丰富的糖原化，宫颈鳞状细胞癌具有显著透亮的胞质（图 15.127）。这一改变与发生于宫颈或子宫内膜的透明细胞癌相类似。形态学上，缺乏透明细胞癌的诸如乳头状、腺样和管囊状的多种结构模式，更倾向鳞状细胞癌的诊断。对具有挑战性的病例或小活检标本，包括 PAX-8、Napsin A、

HNF-1b、p63 和 p40 在内的免疫组化染色将有助于明确诊断（表 15.11）。

高级别神经内分泌癌

　　一些非角化性的肿瘤（在过去曾被认为是小细胞鳞状细胞癌），由小巢状排列的肿瘤细胞组成，胞质稀少或缺乏，形态与小细胞神经内分泌癌非常相似（图 15.128）。目前 WHO 并不认可这类鳞状细胞癌的变异亚型，需要在报告中提及。神经内分泌癌的组织学特征包括存在细胞核铸型、人为挤压假象、大量核分裂象和凋亡小体（图 15.129）。此外，进行神经内分泌标记物（Syn、CgA 和 CD56）的免疫组化染色可能有助于明确排除高级别神经内分泌癌。值得注意的是，在神经内分泌癌中，鳞状细胞癌的标记物（如 CK5/6、p40 和 p63）可呈阳性，因此诊断依据于神经内分泌标记物的阳性表达（表 15.11）。

尿路上皮（移行细胞）癌

　　考虑到膀胱邻近宫颈，临床上一个解剖部位发生的肿瘤可能累及另一个部位，这对明确肿瘤的原发部

表 15.11 类似宫颈癌的病变

	p63	p16	HPV	PAX-8	HNF-1b	Syn	CgA	GATA-3	CK7	CK20	CD10	Inhibin
SCC	+	+++	+	−	−	−	−	−/+	+	−	−	−
CCC	−	+	−	+	−	−	−	−	+	−	−	−
HNEC	−/+	+++/+	−	−	−	+	+	−	+	−	−	−
UC	+/−	+/++	−	+/−	−	−	−	+	+	+	−	−
DEC	−	+	−	−	−	−	−	−	−	−	+	+
PSN	−	+	−	−	−	−	−	−	−	−	+	+
ETT	+	+	−	−	−	−	−	−	+	−	−	−

SCC：鳞状细胞癌；CCC：透明细胞癌；HNEC：高级别神经内分泌癌；UC：尿路上皮癌；DEC：蜕膜；PSN：胎盘部位结节；ETT：上皮样滋养细胞肿瘤；Syn：突触素；CgA：嗜铬粒蛋白

图 15.128 非角化型"小细胞"鳞状细胞癌，类似于具有巢状结构和高核/质比的神经内分泌癌

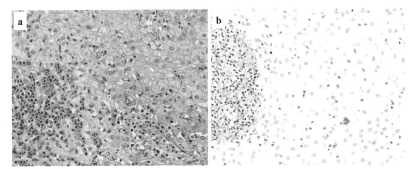

图 15.129 （a）间质蜕膜样细胞，胞质丰富、嗜酸性，胞膜清楚，细胞核形态温和，缺乏核分裂象；（b）蜕膜样细胞全角蛋白染色阴性

位提出了挑战。尿路上皮癌可以具有鳞状分化并类似宫颈鳞状细胞癌，仅从形态学上难以明确。免疫组化方面，尿路上皮癌通常 CK7 和 CK20 阳性，而宫颈鳞状细胞癌通常仅阳性表达 CK7。应用于这一鉴别诊断的其他标记物包括 glypican-3、p40、GATA-3 和 PAX-8，但是这些标记物缺乏特异性，均能表达于被这两种肿瘤。弥漫性 p16 染色，尽管对宫颈鳞状细胞癌更具有特征性，但不能完全排除尿路上皮原发。在具有挑战性的病例中，高危型 HPV 原位杂交检测可能有助于正确诊断。HPV 感染与膀胱尿路上皮癌或鳞状细胞癌之间的相关性存在争议。1 项对 52 篇膀胱癌 HPV 表达文献的荟萃分析显示，膀胱癌的 HPV 表达在全球范围内的发生率约为 17%，但另一篇针对鳞状细胞癌和伴有鳞状分化的尿路上皮癌的研究未发现 HPV 感染的证据。考虑到这些差异，在无癌症既往史

的患者中，针对起源的部位（即宫颈还是膀胱），可能只能依据临床和影像学结果来确定。

间质蜕膜样变

在小活检标本中，间质蜕膜样细胞可类似于浸润性鳞状细胞癌，这是一个需要警惕的诊断陷阱。与具有显著细胞核异型的鳞状细胞癌不同，间质蜕膜样细胞有丰富的嗜酸性胞质、明显的胞膜和温和的细胞核（但可能有显著的核仁并缺乏核分裂象）（图 15.129a）。在形态学考虑的情况下，阴性的角蛋白免疫组化染色（图 15.129b）有助于与鳞状细胞癌鉴别。

胎盘部位结节

从整体上来看，胎盘部位结节（Placental site nodule，PSN）是界限清楚的病变，由具有丰富的嗜酸性胞质并关联透明变基质的中间滋养细胞组成。中间滋养细胞的特征包括细胞核不规则、深染和双核/

多核形成，类似鳞状细胞癌（图 15.130）。但与鳞状细胞癌不同的是，核分裂象罕见。免疫组织化学方面，PSN 和鳞状细胞癌均阳性表达 keratin、EMA 和 p63，但与鳞状细胞癌不同的是，PSN 表达 CD10、inhibin、人类白细胞抗原 -G（human leukocyte antigen-G, HLA-G）、人类胎盘催乳素（Human placental lactogen, hPL）和黑色素瘤细胞黏附分子（melanoma cell adhesion molecule, Mel-Cam）。PSN 不显示弥漫性 p16 阳性表达（图 15.131），高危型 HPV 阴性。

上皮样滋养细胞肿瘤

上皮样滋养细胞肿瘤有时可累及宫颈，类似鳞状上皮细胞癌。肿瘤具有胞质丰富、粉染或透明的上皮样细胞，细胞核圆形、形态一致，可伴有类似于角质的鲜亮的嗜酸性物质（图 15.132），高增殖指数有必要质疑为鳞状细胞癌并利用免疫组化染色做出正确的诊断。上皮样滋养细胞肿瘤阳性表达免疫组化标志物 CD10 和 inhibin。p16 在鳞状细胞癌呈弥漫性阳性着色，

但在上皮样滋养细胞肿瘤中呈斑片状着色，可以联合 HPV 检测鉴别这两种肿瘤。该肿瘤实体将在滋养细胞肿瘤章节中进行更详细地讨论。

鳞状细胞癌的罕见亚型

基底样鳞状细胞癌

基底样鳞状细胞癌是一种高级别肿瘤，不论原发部位如何，宫颈也不例外。这是一种不常见且报道较少的肿瘤，与腺样囊性癌有一些相似的形态学特征。组织学上，肿瘤细胞呈大的实性巢状排列，核/质比高，核深染，特征性的外围栅栏状结构，核分裂象易见（图 15.133），具有粉刺样坏死（图 15.134）。当存在角化时，通常为局灶和不明显的，罕见角化珠。鉴别诊断包括腺样基底细胞癌、腺样囊性癌和小细胞神经内分泌癌。在杂类肿瘤部分详细讨论。

疣状癌

宫颈疣状癌极其罕见，该肿瘤通常发生在外阴，

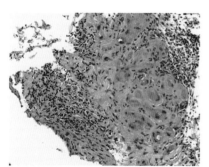

图 15.130　胎盘部位结节呈现中间滋养细胞的胞核不规则、深染、双核/多核形成，类似于鳞状细胞癌

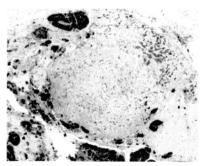

图 15.131　宫颈腺癌患者的胎盘部位结节。p16 染色在胎盘部位结节呈斑片状着色，在宫颈腺癌的腺体呈弥漫性着色

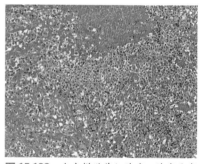

图 15.132　上皮样滋养细胞瘤：肿瘤具有胞质丰富粉染或透明的上皮样细胞，胞核圆形、形态一致，伴有类似于角质的鲜亮的嗜酸性物质

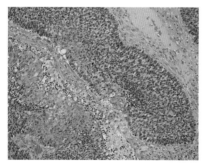

图 15.133　基底样鳞状细胞癌呈现特征性的外围栅栏状结构和角化灶

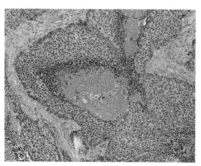

图 15.134　基底样鳞状细胞癌：具有中央坏死的肿瘤巢和外围栅栏状结构

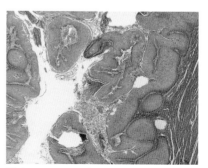

图 15.135　疣状癌：表面宽大的乳头和基底部呈推挤式而非渗透性浸润模式的球茎样细胞巢

其最典型的特征是表面具有宽大的乳头和基底部具有呈推挤式而非渗透性浸润方式的球茎状巢团（图15.135）。该肿瘤分化良好，由具有轻微或缺乏异型性的成熟鳞状上皮组成（图15.136）。浅表活检以及不完全切除的标本不足以诊断疣状癌。必须对病变的整个基底部进行检查，以明确排除浸润性鳞状细胞癌成分，因为后者的预后明显较差。尖锐湿疣是该肿瘤的主要鉴别诊断。疣状癌的乳头结构缺乏HPV感染相关的细胞学改变，可以与尖锐湿疣相区别（图15.137）。如果使用严格的组织学标准来诊断和检查整个病变的基底，疣状癌可能局部复发，但是不太可能发生远处转移。

疣性 / 湿疣性鳞状细胞癌

这是一种不常见的鳞状细胞癌亚型，其特征是存在湿疣性表面、分化成熟的鳞状上皮和挖空细胞，形态类似尖锐湿疣。湿疣性鳞状细胞癌与尖锐湿疣和疣状癌的区别在于具有显著的核异型性、核分裂象和肿瘤基底部浸润。

乳头状鳞状细胞癌

这些肿瘤由薄的或宽大的乳头组成，其纤维血管轴心被覆异型的鳞状或基底样上皮，类似于HSIL（图15.138a,b）。肿瘤细胞表现为显著的"鳞状"、显著的"移行细胞样"或混合性（即鳞状移行细胞样），尽管这些命名具有主观性（图15.138c,d）。这些肿瘤的基底部通常为浸润性非角化型鳞状细胞癌。在移行细胞样和鳞状移行细胞样的病例中，肿瘤细胞与膀胱移行细胞相似，细胞核卵圆形，其长轴垂直于基底膜，在上皮表面突然变平。免疫组化方面，肿瘤阳性表达CK7，p16弥漫阳性，CK20阴性。高危型HPV阳性进一步支持宫颈起源。在活检标本中，肿瘤常表现为离散的乳头状碎片，缺乏间质成分，妨碍肿瘤浸润的评估。在这种情况下，难以区分这些病变是HSIL还是非浸润性乳头状鳞状细胞癌，需要在LEEP或锥切标本中进一步评估。据报道伴有显著乳头状结构的浅表浸润性鳞状细胞癌甚至具有侵袭性生物学行为和晚期复发。

淋巴上皮样癌

具有与鼻咽部淋巴上皮癌相似组织学的肿瘤被称为淋巴上皮样癌，可以发生于任何部位包括宫颈。宫颈的淋巴上皮瘤样癌极为罕见，在西方国家仅占所有

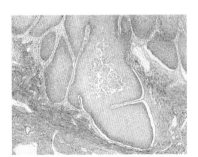

图15.136　疣状癌：显示球茎样推挤性边界和轻微的细胞异型性

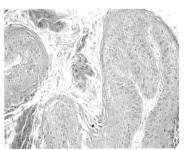

图15.137　疣状癌：乳头缺乏HPV感染相关性改变

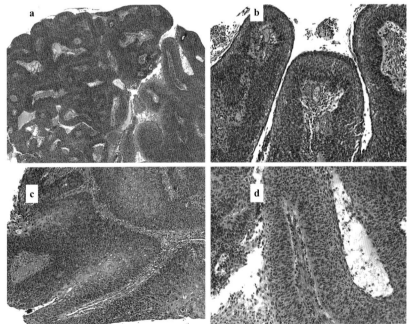

图15.138　（a，b）乳头状鳞状细胞癌，具有宽大的乳头，其纤维血管轴心被覆异型鳞状或基底样上皮，与HSIL非常相似；（c）肿瘤细胞具有显著鳞状分化或；（d）移行上皮样特征，类似于尿路上皮癌

宫颈癌的 0.7%，亚洲人群发病率略高（5.5%）。在一些研究中，宫颈的淋巴上皮样癌，至少在亚洲人群中，大约 75% 的病例似乎与 EB 病毒的感染有关，类似于鼻咽部的同类肿瘤。在西方人群中，类似于鼻咽部的淋巴上皮癌，EBV 可能不是淋巴上皮样癌主要的致病因素。与 HPV 的相关性是不定的，据报道 20%~89% 的淋巴上皮样癌病例显示 HPV 阳性。在宫颈，患者表现为异常子宫出血，常发现宫颈肿物。

组织学上，肿瘤由成片或巢团状分布的未分化细胞组成，呈合体样排列并伴有淋巴样浸润（图 15.139a）。肿瘤细胞体积中等至较大、多角形，胞质嗜酸性、边界不清。细胞核可见开放的泡状染色质和显著的核仁（图 15.139b）。通常无角化或细胞间桥的证据。炎性浸润多样，可见混杂的淋巴细胞、浆细胞和偶尔可见的中性粒细胞或嗜酸性粒细胞。该肿瘤的诊断具有挑战性，因为炎性成分可能掩盖恶性肿瘤细胞，导致误诊为淋巴瘤或炎症。这种情况在小活检标本中尤其如此，有时仅在子宫切除标本才被诊断。全角蛋白的免疫组化染色可以凸显可能类似于组织细胞的恶性上皮细胞。据报道，与其他组织学亚型的宫颈癌相比，淋巴上皮样癌的预后更好，具有较低的淋巴结转移率。炎性成分的体液和细胞介导的宿主免疫反应被认为是预后较好的原因。

梭形细胞（肉瘤样）癌

梭形细胞（肉瘤样）癌在头颈部鳞状细胞癌被充分识别的病变，但在宫颈特别不常见。大体上，肿瘤与其他亚型的宫颈癌难以区分。组织学上，肿瘤特征性表现为异型 / 多形的梭形细胞增生，类似于纤维肉瘤或平滑肌肉瘤（图 15.140）。仔细检查通常可见典型的鳞状细胞癌成分，至少局灶性与梭形细胞成分融合（图 15.141）。部分病例可见包括破骨细胞样巨细胞在内的多核细胞。

免疫组织化学方面，梭形细胞成分表达上皮性标记物全角蛋白（图 15.142）和 EMA（可以呈局灶阳性），也有报道间叶标记物 vimentin 和 SMA。最重要的鉴别诊断是癌肉瘤。宫颈癌肉瘤的上皮性成分为鳞状而非腺性，这使得与肉瘤样癌的鉴别更具有挑战性。如果缺乏梭形与上皮性成分的融合以及梭形成分角蛋白标记物的缺失表达，则更倾向于诊断癌肉瘤而非肉瘤样癌。

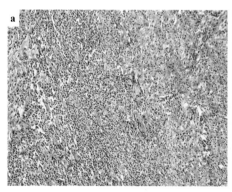

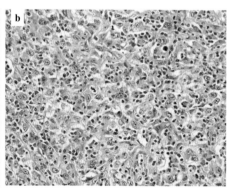

图 15.139　淋巴上皮样癌。（a）未分化的细胞排列呈合体样结构，伴有淋巴样浸润；（b）高倍镜下，细胞具有开放的泡状染色质和显著的核仁

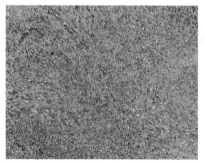

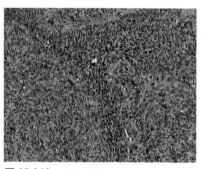

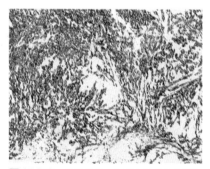

图 15.140　肉瘤样癌：由异型 / 多形的梭形细胞组成，类似于纤维肉瘤或平滑肌肉瘤

图 15.141　肉瘤样癌：呈现典型的鳞状细胞癌，至少局灶性与梭形细胞成分融合

图 15.142　肉瘤样癌：呈现全角蛋白弥漫阳性

对免疫组化标记物角蛋白染色的判读必须结合组织学改变，因为在肉瘤样癌中，可以为局灶阳性，与之相反，癌肉瘤的梭形成分呈阳性表达。肉瘤样癌患者的临床过程具有很强的侵袭性，尤其是晚期疾病或复发的患者，预后更差。在最大宗的 9 个病例报道中，接受放疗的 I 期或 II 期肿瘤患者的预后似乎略有改善。

腺性癌前病变

原位腺癌和腺体异型增生

原位腺癌（Adenocarcinoma in situ, AIS）属于一种癌前的上皮内病变，特征地表现为不同程度的核复层、核深染、核增大、凋亡小体和核分裂活性增加（图 15.143）。凋亡小体在良性或反应性腺上皮病变中通常缺乏，其出现应该引发对 AIS 的怀疑，然后进行额外层面水平的切片或免疫组化染色证实。AIS 累及宫颈原有的腺体（包括宫颈表面和深部腺体），这些腺体偶尔是增生性的，引发对浸润性癌的担忧。缺乏间质反应，AIS 累及的腺体中残存正常的腺上皮，正常小叶结构的保留和邻近区域的腺体增生均是不支持为浸润的特征（图 15.144）。可

见腺内细胞簇和 / 或腺体的筛状结构（图 15.145 和 15.146）。AIS 既可以局灶，也可以多灶，也可以发生跳跃性病变。AIS 合并 HSIL 的病例并不少见，不同报道中的发生率为 42%~100%。

AIS 可以有不同的形态学表现，包括普通宫颈型、子宫内膜样或肠型。最常见的是宫颈型，与正常宫颈腺体相比，AIS 的特征是黏液减少，但至少局部类似于正常腺体（图 15.147）。子宫内膜样型特征性地表现为显著的细胞假复层和缺乏胞质黏液，类似于增殖性子宫内膜（图 15.148）。杯状细胞是肠型的标志，以较大的胞质内空泡为特征（图 15.149）。尽管细胞核的非典型性可能并不总是很显著，但肠型分化几乎总是提示恶性肿瘤的可能。另外不常见但明确被定义的变异亚型是复层产生黏液的上皮内病变（stratified mucin-producing intraepithelial lesion），即 SMILE。该病变的特征是复层上皮，全层具有黏液和 / 或胞质透亮，同时伴有其他特征包括细胞核深染、凋亡小体和核分裂象（图 15.150）。SMILE 常伴发 HSIL 或经典型 AIS，尽管罕见可能作为独立性病变发生。

根据 WHO 的定义，腺体异型增生是一种细胞学

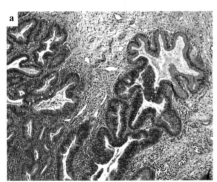
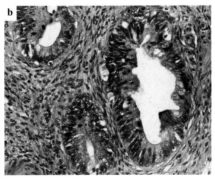

图 15.143　原位腺癌。（a）特征性地表现为细胞核复层，部分累及良性宫颈腺体；（b）高倍镜检查显示核深染、核增大、凋亡小体和核分裂活性增加

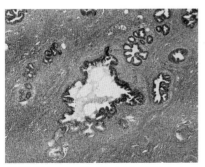

图 15.144　AIS 累及宫颈深部的增生性宫颈腺体。小叶状结构和部分累及腺体不支持浸润

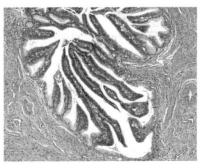

图 15.145　AIS 伴有腺腔内乳头，周围可见残存的良性腺体

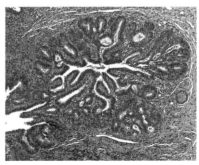

图 15.146　AIS：显示筛状结构，但保留完整的小叶状结构

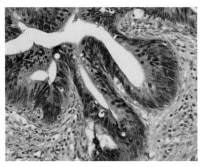

图15.147　宫颈型AIS：与正常的宫颈腺体相比，黏液减少，但仍至少局部类似于正常腺体

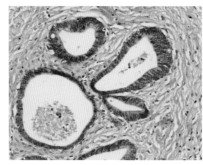

图15.148　子宫内膜样型AIS：特征性地表现为显著的细胞假复层和缺乏胞质内黏液，类似于增殖性子宫内膜

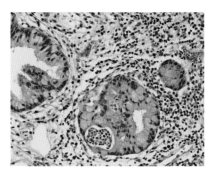

图15.149　肠型AIS：具有杯状细胞

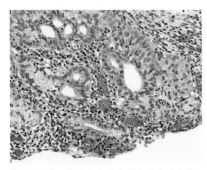

图15.150　复层产生黏液的上皮内病变（即SMILE）：表现为含有黏液的复层鳞状样外观的上皮，伴有细胞核深染、凋亡小体和核分裂象

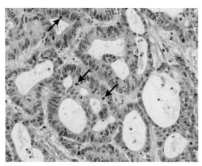

图15.151　普通型宫颈腺癌伴有细胞假复层：黏液减少但未完全缺失，顶端的核分裂象（箭头）和凋亡

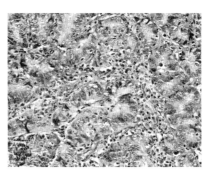

图15.152　肿瘤以腺性结构为主，具有显著的细胞异型性，被分级为中分化腺癌

特征达不到AIS的病变，被认为是一种重复性差、标准未被很好定义的病变。因此，在常规的临床实践中，大多数人不鼓励使用腺体异型增生这一术语，尤其是因为其生物学意义还没有很好地确定。由于胞质内黏液减少，一些管状子宫内膜样化生的病例可被误认为AIS，但是缺乏核深染、凋亡和核分裂象更倾向于化生而非AIS。

普通型和非普通型浸润性腺癌

宫颈腺癌约占所有宫颈癌的10%~25%。绝大多数的宫颈腺癌与HPV 16、18和45型感染有关。一些研究表明与鳞状细胞癌（其多数与HPV 16感染相关）相比，HPV 18在腺癌中更常见。

临床表现

大多数患者表现为阴道出血或同房后出血，许多病例临床检查发现肿物。偶尔，在常规的巴氏涂片检查中发现肿瘤。最后，在因HSIL行宫颈LEEP或锥切的标本中检测到小的肿瘤。

大体特征

当大体可识别肿瘤时，这些病变类似于鳞状细胞癌，可呈溃疡性、外生性或内生性。肿瘤质脆或质硬。一些组织学亚型如微偏腺瘤特征性表现为内生性或"桶状"宫颈。

普通型宫颈腺癌

这是宫颈腺癌最常见的组织学亚型，占所有宫颈腺癌80%~90%。大多数为高或中分化肿瘤，由假复层排列的细胞组成，黏液减少但无完全的缺失，常见核分裂象和细胞凋亡（图15.151）。细胞核深染，核分裂象特征性地漂浮于胞质的顶端（图15.151）。形态学范围从显著的腺样到乳头状肿瘤，分化较低的肿瘤细胞可形成弥漫的实性片状结构。偶尔可能见到外渗的黏液湖。肿瘤的分级取决于组织学结构和细胞学特征。因此，仅具有腺样结构和中度细胞异型性的肿瘤应被归入中分化腺癌，而不是高分化腺癌（图15.152）。

浸润特征性地表现为恶性肿瘤细胞浸润宫

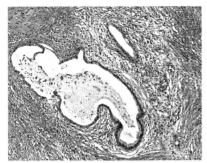

图 15.153 浸润性腺癌：显示不规则腺体伴间质促结缔组织增生性和炎症

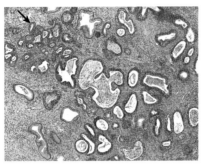

图 15.154 浸润性腺癌：具有杂乱排列的腺体、复杂性结构（箭头），但缺乏促结缔组织增生性间质

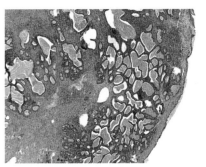

图 15.155 宫颈腺癌，Silva A 型：特征为腺体边界清楚，小叶结构保留，缺乏间质反应

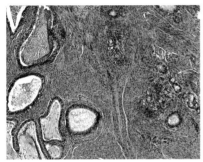

图 15.156 宫颈腺癌，Silva B 型：以分化良好、缺乏间质反应的腺体为主，具有浸润性腺体的局灶区域伴有间质反应和炎症（箭头）

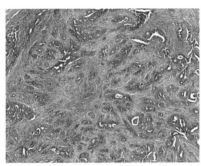

图 15.157 宫颈腺癌，Silva C 型：深部浸润性腺体伴有广泛的破坏性间质浸润

颈间质，其周围常伴有促纤维结缔组织增生（图15.153）。偶尔浸润的特征并不明显，必须依靠其他特征，例如：具有大小不一的腺体呈现融合模式的复杂性结构（图 15.154），肿瘤毗邻厚壁血管以及肿瘤性腺体延伸超出正常宫颈腺体的最深处。当使用最后1 项标准时，必须小心不要将 AIS 累及深部颈管腺体或潴留囊肿过度解释为浸润性腺体。尽管有这些标准，10%~15% 的病例区分 AIS 和早期浸润性腺癌依然很困难，有时甚至几乎是不可能的。

宫颈腺癌的治疗主要基于肿瘤的大小和浸润深度，而浸润深度的测量是一个难点。观察者之间对精确浸润深度共识性差，正如上文提到的，有时与 AIS 难以区分。最近，由 Silva 医生和他的同事提出了一种基于模式而非仅依赖浸润深度的宫颈腺癌的新分类。作者提出了宫颈腺癌的 3 种模式，即：① A 型特征是腺体界限清楚，保留小叶结构（图 15.155），缺乏渗透性浸润和促纤维结缔组织增生性间质；② B

型的低倍镜改变类似 Pattern A，但是具有从其他界限清楚的腺体发生早期破坏性间质浸润的证据（图15.156）；③ C 型显示广泛的破坏性间质浸润（图15.157）。

具有混合性浸润模式的病例依据分化最差的区域进行分类。根据 Silva 分类，A 型患者无淋巴结转移证据，因此可以对候选者选择保守治疗，如不进行淋巴结切除术；B 型患者的淋巴结转移率为 4.4%，可能获益于 SLN 评估而非全部的淋巴结清扫术；C 型患者的淋巴结转移率为 22.1%，支持对这类患者采取全部的淋巴结清扫术。

免疫组化方面，所有的 HPV 相关性宫颈腺癌均弥漫阳性表达 p16（图 15.158a），CEA 阳性表达，而通常 ER 和 vimentin 阴性。值得注意的是，少部分宫颈腺癌可以阳性表达 ER、PAX-8 和 vimentin。因此，当与低级别子宫内膜样腺癌进行鉴别诊断时，这些染色结果应该结合形态学检查和 p16 染色模式进行解读。

高危型 HPV 的原位杂交（图 15.158b）有助于进一步明确诊断，因为子宫内膜的浆液癌和少部分高级别子宫内膜样腺癌 p16 均可弥漫阳性表达。

早期 / 浅表浸润性腺癌

根据妇科肿瘤医师协会，"微小浸润性癌"的定义是肿瘤细胞局灶性或多灶性浸润间质（图 15.159），浸润深度 ≤ 3 mm 且缺乏血管 / 淋巴管受累。但是 FIGO Ⅰ A 期的肿瘤（即仅通过显微镜检诊断的肿瘤）分为两类：Ⅰ A1 期，其间质浸润深度 ≤ 3 mm 且浸润宽度 ≤ 7 mm；Ⅰ A2 期，其间质浸润深度 > 3 mm 并 ≤ 5 mm 且浸润宽度 ≤ 7 mm，出现淋巴管或血管侵犯不能排除 Ⅰ A 期或早期浸润性腺癌的诊断。考虑到缺乏一项标准化定义，在最终的病理诊断，应该以 mm 为单位准确测量浸润深度，而不是报告为"微小浸润性癌"。浸润深度 ≤ 3.0 mm 的肿瘤具有较低的淋巴结转移率（< 1%）。

绒毛腺管状腺癌

这种不常见类型的宫颈腺癌以几乎完全的外生性乳头状生长模式为特征，即绒毛腺管样结构。与普通型宫颈腺癌相比较，肿瘤发生于更年轻的患者，年龄范围为 33~39 岁。患者表现为阴道出血或巴氏涂片异常。大体检查方面，通常有外生性肿块。组织学上，肿瘤特征性地表现为边缘光滑的高而宽的乳头，被覆黏液稀少的假复层细胞（图 15.160）。细胞核异型通常为轻至中度，重度的细胞核异型不是该肿瘤的特征。浸润性成分通常表浅伴有细长的分支状腺体和偶见的乳头。大多数病例未见血管 / 淋巴管侵犯。浅表浸润性肿瘤不伴淋巴血管侵犯通常预后良好，保守治疗仅适用于此类病例。其他研究也报道了具有侵袭性生物学行为的病例。不建议在宫颈活检诊断绒毛腺管状腺癌，需要行宫颈锥切或子宫切除术完整切除肿瘤后诊断，因为必须对整个病变进行组织学检查，以排除普通型宫颈腺癌或高级别腺癌的病灶。

黏液腺癌

这些肿瘤的特征是以产生黏液的细胞为主。黏液性癌，非特指类型（NOS）包括具有黏液分化但是缺乏普通型、胃型、肠型或印戒型腺癌的典型特征的肿瘤。

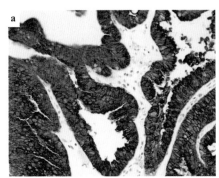
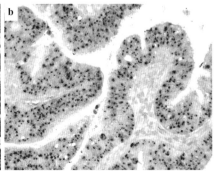

图 15.158 宫颈腺癌显示。（a）p16 弥漫性胞核和胞质着色；（b）同一病例肿瘤显示高危型 HPV 原位杂交染色阳性

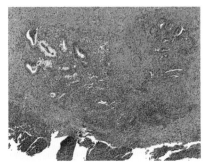

图 15.159 浅表浸润性宫颈腺癌：可见浸润性腺体伴有促结缔组织增生和炎症

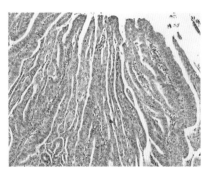

图 15.160 绒毛腺管状腺癌：具有边缘光滑的高而宽的乳头，被覆黏液稀少的假复层细胞

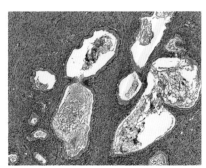

图 15.161 微偏腺癌：显示腺体轻微或无异型和间质反应缺乏

胃型黏液腺癌

具有胃型分化的黏液腺癌被归入这组肿瘤。那些分化极好的黏液腺癌称为恶性腺瘤或微偏腺癌（minimal deviation adenocarcinoma, MDA）（图 15.161）。分化不好的具有"胃的"形态的肿瘤被划分为胃型腺癌而不是 MDA。这些肿瘤并不常见，通常发生于绝经前妇女（平均年龄 42 岁），表现为阴道出血或黏液样排液。少部分病例与 Peutz-Jeghers 综合征相关。大体上，宫颈质硬（如桶状），有外生性或内生性肿块。切面典型地表现为黄褐色，可能呈黏液样或质脆的外观。罕见大体无明显异常。组织学上，肿瘤的特征是大小不一的腺体增生，排列杂乱无序，内衬胞质丰富、淡染的柱状细胞组成，细胞边界清楚，胞核位于基底部、形态温和，罕见核分裂象（图 15.162a）。腺体通常成角伴有不规则的分支，可延伸至宫颈壁外。尽管大多数腺体缺乏促纤维结缔组织增生和细胞异型，但仔细检查至少可发现局灶改变（图 15.162b）。

当肿瘤分化非常好时，当存在血管 / 淋巴管或神经周围侵犯时，有助于做出正确的诊断。胃型腺癌可能与小叶状宫颈腺体增生有关（图 15.163），后者被认为是该肿瘤的前驱病变，其特征地表现为可能呈囊性扩张的中央腺体，环绕较小的囊腔和具有小花样结构的宫颈腺体。

微偏腺癌和胃型腺癌均具有"胃型免疫表型"，如 HIK1083 和 / 或 MUC-6 阳性，同时缺乏与 HPV 的相关性，但胃型腺癌特征地表现为具有显著的细胞核异型。主要的鉴别诊断包括宫颈腺体增生和位于宫颈壁深部的潴留囊肿。促纤维结缔组织增生和细胞异型性有助于诊断，但是浅表活检标本可能无法识别这些特征。因此，通常是在宫颈冷刀锥切活检标本中诊断分化良好的胃型腺癌。据报道，胃型腺癌的预后比普通型宫颈腺癌差，其 5 年生存率为 30%，而普通型宫颈腺癌为 74%。

肠型黏液腺癌是一种不常见的肿瘤，其特征是存在杯状细胞，可以与潘氏细胞和神经内分泌细胞混合存在。肠型分化可能是局灶性的。单纯型印戒细胞癌极其罕见，很可能与 HPV 不相关。特征性印戒细胞形态可以是局灶性或弥漫性。大多数印戒细胞的病例表现为低分化腺癌或腺鳞癌，印戒细胞仅为整个肿瘤的一种成分（图 15.164）。当遇到宫颈肿瘤呈单纯型印戒细胞癌时，必须排除源自胃肠道的转移。印戒细胞癌可能 HPV 阳性，也可能阴性，这取决于肿瘤的

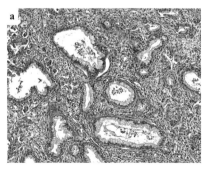
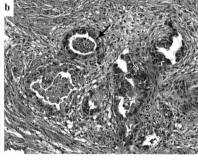

图 15.162　宫颈胃型腺癌。（a）腺体杂乱排列，内衬胞质丰富、淡染的柱状细胞，细胞边界清楚，胞核位于基底部、形态温和，罕见核分裂象；（b）肿瘤的局灶区域可见缺乏黏液，细胞异型性增加，罕见核分裂象（箭头）

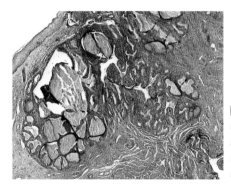

图 15.163　小叶状宫颈腺体增生：特征地表现为宫颈腺体呈小叶状结构增生，中央的囊性扩张腺体被较小囊腔和宫颈腺体包绕呈小花样结构。宫颈腺体内衬形态温和的细胞

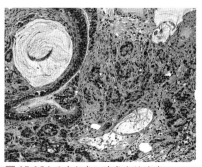

图 15.164　具有印戒细胞成分的腺癌

本质是普通型还是胃型。

子宫内膜样腺癌

宫颈的内膜样腺癌与子宫内膜的同类肿瘤具有相同的组织学（图 15.165），但是鳞状分化较不常见。当这些肿瘤为普通型宫颈腺癌的变异亚型时，与高危型 HPV 相关。罕见肿瘤起源于与高危型 HPV 无关的宫颈子宫内膜异位症背景。区分宫颈原发和子宫内膜原发基于以下特征：存在原位腺癌，缺乏子宫内膜复杂性增生并应用一组免疫组化染色。宫颈原发通常 CEA 和 p16（弥漫胞核及胞质着色）阳性，vimentin 和 ER 阴性。如果条件允许，高危型 HPV 原位杂交可能被用于进一步明确诊断。然而，少部分病例的免疫组化染色结果模棱两可 / 重叠，需要结合大体检查和影像学结果确定这些病例的肿瘤起源。

透明细胞癌

宫颈的原发性透明细胞癌相对不常见，发生于具有子宫内己烯雌酚接触的年轻女性患者或者无己烯雌酚接触的老年患者。肿瘤与其他部位发生的同类肿瘤相同，特征性地表现为透明或嗜酸性细胞，排列成乳头状、管囊状或实性结构（图 15.166）。细胞核显示不同程度的异型，范围为轻度至显著异型。免疫组化染色诸如 ER、Napsin A 和 HNF-1b 可能被用于证实诊断，尽管这些标记物仅对一部分病例有帮助。据报道，透明细胞癌的预后与其他组织学类型的宫颈腺癌相似。

浆液性癌

宫颈浆液性癌是一种不常见的肿瘤，组织学同女性生殖道其他部位（如子宫内膜、卵巢、输卵管或腹膜）的同类肿瘤。患者年龄范围 26~70 岁，具有双峰分布，一个高峰出现在 45 岁之前，另一个高峰出现在 65 岁之后。年轻患者的浆液性癌可能是普通型宫颈腺癌的一种变异亚型，与 HPV 感染相关，但是发生于老年妇女的肿瘤为非 HPV 相关，与 p53 突变有关，类似于子宫内膜 / 附件的浆液性癌。临床表现包括阴道出血、水样排液或异常的巴氏涂片。大体表现同其他宫颈癌，可以是溃疡性、外生性肿物或者病变不明显。组织学上，肿瘤可以是单纯型或与其他亚型的宫颈腺癌相混合。典型的组织学表现是复杂的乳头状结构、中至显著的细胞异型，但是也可见具有裂隙状空隙的腺体和实性区域（图 15.167）。常见核分裂象，可能见到沙粒体和淋巴血管侵犯。免疫组织化学染色 p53 呈弥漫阳性。子宫内膜或附件的浆液性癌累及宫颈更为常见，在诊断宫颈原发之前，必须进行临床排除。1 项系列报道与预后不良相关的特征包括患者年龄较大、大小＞ 2 cm、浸润深度＞ 10 mm、晚期、淋巴结转移。

腺鳞癌

肿瘤由腺癌和鳞状细胞癌成分组成，HE 染色切片上可被清楚地识别（图 15.168）。腺鳞癌不应与子宫内膜样腺癌伴鳞状分化相混淆。典型的鳞状细胞癌中散在分布产生黏液的细胞不符合腺鳞癌的标准。已证实鳞状细胞癌中孤立的产生黏液细胞没有预后意义，因此不鼓励使用诸如黏液卡红在内的特殊染色。相反，具有产生黏液细胞的低分化癌，但无明确的鳞状分化（如细胞间桥或角化），最好被诊断为低分化腺癌。

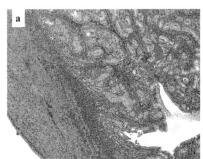
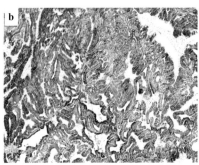

图 15.165　宫颈的子宫内膜样腺癌。（a）肿瘤具有复层的细胞核，伴有分泌反应，类似于子宫内膜的同类肿瘤；（b）p16 弥漫阳性着色，提示为 HPV 相关性肿瘤

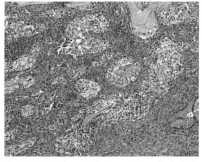

图 15.166　宫颈的透明细胞癌：实性和腺性结构伴有胞质透亮、细胞核异型

在被选择的病例中，使用诸如 p63、p40 和 CK5/6 的免疫组化染色可能有助于明确鳞状分化。腺癌成分的标记物（如 CK8/18）的应用价值有限，因为这些标记物缺乏很好的特异性。在大多数病例中，这类的免疫组化染色不能辅助做出腺鳞癌的诊断。从分子学的角度来看，已证实 ARID1A 在腺鳞癌中表达缺失。一些研究表明腺鳞癌是不良预后的独立预后指标，但是其他研究显示腺鳞癌的预后类似于相同分期的腺癌和鳞状细胞癌。个别研究报道罹患晚期疾病的腺鳞癌患者预后特别差。在罕见病例中，除了腺癌和表皮样成分，还可能存在第三种的中间型细胞，这种肿瘤可能属于黏液表皮样癌，类似于涎腺肿瘤。同涎腺的同类肿瘤，这些肿瘤与 t（11;19）染色体易位相关，但不存在于腺鳞癌中。

毛玻璃细胞癌

这种罕见的低分化肿瘤目前被认为是腺鳞癌的一种变异亚型。这些肿瘤通常发生于平均年龄 30~44 岁的年轻女性，仅占所有宫颈癌的 1%~2%。毛玻璃细胞癌生长迅速，表现为巨大的外生性肿物（范围 3~7 cm），患者在就诊时可能已经发生转移。肿瘤的特征是由成片和巢团状排列的圆形或卵形细胞组成，胞质丰富、嗜酸性、毛玻璃样，细胞边界清楚（图 15.169）。细胞核大，染色质开放，核仁明显，核分裂活性显著。肿瘤细胞周围几乎总是有显著的炎性浸润，由嗜酸性粒细胞和浆细胞组成（图 15.169）。一些肿瘤可能见到散在局灶性鳞状或腺性分化 / 胞质内黏液。罕见病例可能存在高级别鳞状上皮内病变，但

是浸润前病变在大多数病例不被识别。肿瘤通常没有被识别的浸润前病变，但是，一些病例伴有鳞状上皮原位癌。这些肿瘤 MUC-1 和 MUC-2 阳性，但通常 ER 和 PR 阴性。

毛玻璃细胞癌的鉴别诊断包括低分化鳞状细胞癌和淋巴上皮样癌。与毛玻璃细胞癌不同，低分化鳞状细胞癌缺乏毛玻璃样的胞质、大核仁和嗜酸性炎性浸润。与毛玻璃细胞癌不同，淋巴上皮样癌特征地表现为瘤细胞体积大，染色质边集，细胞边界不清，呈合体样外观，缺乏大核仁，虽然二者均有特征性的炎性浸润，但在淋巴上皮样癌中，主要为淋巴细胞和浆细胞浸润，缺乏嗜酸性粒细胞。

在最初的报道中，毛玻璃细胞癌被认为比其他类型的宫颈癌更具有侵袭性，但是随后的报道显示，预后与疾病的分期相关。

腺样基底细胞癌

肿瘤由小的基底样细胞巢组成，细胞形态温和、大小一致，巢周呈栅栏状。鉴于具有典型组织学特征的病例预后良好，腺样基底细胞上皮瘤已被建议作为一个替代术语，但是腺样基底癌是目前 WHO 推荐的肿瘤分类术语。腺样基底细胞癌通常见于绝经后妇女（年龄范围 19~91 岁），偶然发现并不少见或者部分病例因异常的巴氏涂片被发现。大多数病例无肉眼可见的肿瘤，除非该类型混合有其他类型的宫颈癌。腺样基底细胞癌由小的、界限清楚的、圆形或椭圆形上皮细胞巢组成，杂乱地分布于间质内，缺乏相关的促纤维结缔组织增生性反应（图 15.170a）。肿瘤细胞

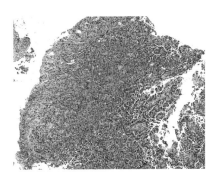

图 15.167　宫颈浆液性癌：实性和乳头状结构伴有显著细胞异型

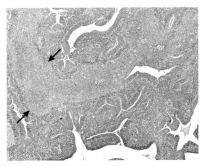

图 15.168　腺鳞癌：HE 染色切片可见明显的鳞状（箭头）和腺性成分

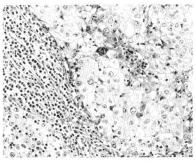

图 15.169　毛玻璃细胞癌：肿瘤细胞染色质开放、核仁明显，具有由淋巴细胞和嗜酸性粒细胞组成的炎性浸润

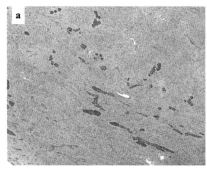
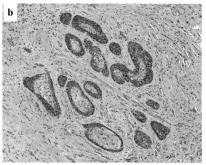

图 15.170　腺样基底细胞癌。（a）由小的、圆形或椭圆形上皮细胞巢组成，杂乱地分布于间质内，缺乏促纤维结缔组织增生性反应；（b）高倍镜显示肿瘤巢具有周边栅栏状结构和中央鳞状分化

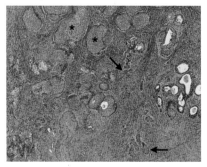
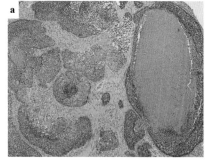
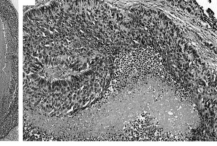

图 15.171 腺样基底细胞癌（箭头）合并鳞状细胞癌（星号）

图 15.172　基底样鳞状细胞癌。（a）具有中央性坏死的较大肿瘤巢；（b）高倍镜检查显示周边栅栏状排列的基底样肿瘤细胞

体积小，相对均匀，呈卵圆形或具有稀少胞质的梭形，周边呈栅栏状排列(图15.170b)。核分裂活性通常较低，但可以是多变的（范围为 0~9/10HPF ）。癌巢的中央可能有腺性或鳞状分化以及坏死性碎片。伴有显著鳞状分化的病例可以类似鳞状细胞癌，但是，癌巢周边一圈基底样细胞是一个有用的诊断线索。罕见病例呈局限性硬皮病型基底细胞癌外观，瘤细胞呈纤细的条索状生长，深入间质并引发黏液样反应。

腺样基底细胞癌通常同时伴发鳞状上皮内病变和其他亚型的浸润性癌。在后一种情况，这些肿瘤必须被诊断为"混合性癌"，其预后取决于非腺样基底细胞癌的肿瘤成分（图 15.171），非腺样基底细胞癌的成分可包括普通型鳞状细胞癌、腺鳞癌、腺样囊性癌、神经内分泌癌、透明细胞癌和癌肉瘤。这些肿瘤表达低分子量角蛋白（CAM5.2）、CK7、CEA、p53 和 p63。p16 弥漫阳性，据报道少数病例 S-100 阳性。

腺样基底细胞癌的鉴别诊断包括腺样基底增生、腺样囊性癌和基底样鳞状细胞癌。腺样基底增生与腺样基底细胞癌无明显区别，但前者为一种浅表性病变，距离基底膜 < 1.0 mm，上皮细胞巢常与被覆或

邻近的上皮细胞相连。与腺样基底细胞癌不同，腺样囊性癌有相应的症状，表现为肉眼可见的肿块，肿瘤巢较大，具有筛状结构、典型的透明变的基底膜样物质和坏死。常见血管和神经周围侵犯。基底样鳞状细胞癌特征性表现为较大的而非小的肿瘤巢、中等或较大的肿瘤细胞、周边栅栏状结构和易见的核分裂象(图15.172)，该肿瘤的生物学行为不像其头颈部肿瘤。

据报道，单纯型腺样基底细胞癌具有惰性的生物学行为，无区域淋巴结和其他部位的转移，也无局部复发或死亡，但是，据报道类似局限性硬皮病型皮肤基底细胞癌的肿瘤具有侵袭性病程，甚至由于远处转移而导致死亡。

腺样囊性癌

宫颈腺样囊性癌的组织学与涎腺和上呼吸道的同类肿瘤没有差别。患者为绝经后妇女（平均年龄 72 岁），罕见发生于 40 多岁的年轻女性。子宫出血是最常见的临床症状，大多数患者具有宫颈肿块。肿瘤可能为小的息肉样病变甚至大的质脆的呈外生性或浸润性内生性肿物。肿瘤由筛状、条索状、小管状、小梁状、巢状或实性或片状结构组成（图 15.173a）。

肿瘤细胞体积小、基底样，偶见透明细胞改变。在筛状结构中，常见特征性的无定形透明变的基底膜样物质沉积（图15.173b），腺腔内可具有黏液性或嗜酸性分泌物。病例间的核分裂活性不定，通常为显著性。肿瘤坏死可以是显著的。腺体和巢团被黏液样或促纤维结缔组织增生性间质包绕是鉴别这些侵袭性肿瘤与惰性的腺样基底细胞癌的有用特征。一些肿瘤具有显著的实性结构，类似于低分化鳞状细胞癌或神经内分泌癌，但是肿瘤周边具有丰富透明变的基底膜样物质，有助于正确诊断。此外，免疫组化染色包括p63、CK5/6和神经内分泌标志物有助于腺样囊性癌与基底样鳞状细胞癌和神经内分泌癌鉴别。

近期研究表明腺样囊性癌包括两种类型：单纯型或与其他肿瘤混合型。单纯型发生于稍微年轻的患者（中位年龄48岁），而混合型发生于绝经后妇女（76岁）；单纯型几乎完全由腺样囊性癌成分组成，而在混合型中，腺样囊性癌成分不足全部肿瘤的12%；最后，与混合型不同，单纯型腺样囊性癌不关联高危型HPV感染。

宫颈腺样囊性癌与发生于涎腺的同类肿瘤类似，CD117弥漫阳性。近期研究表明腺样基底细胞癌通常CD117阴性，该标记物可用于鉴别二者。据报道腺样囊性癌也可以阳性表达基底膜标记物，例如IV型胶原和层粘连蛋白。这些肿瘤可以阳性表达肌上皮标记物，如p63、calponin、SMA。宫颈腺样囊性癌具有侵袭性生物学行为，低生存率与肿瘤局部复发或转移相关。

微囊型腺癌

这是一种宫颈腺癌与众不同的亚型，肿瘤几乎全部由囊性结构组成。显著的囊性结构可以类似良性病变，如深部纳氏囊肿、小叶状宫颈腺体增生或具有囊性成分的B型隧道样腺丛。迄今为止，仅有具有8例宫颈微囊型腺癌的系列报道。该系列的患者年龄范围为34~78岁（平均年龄48.6岁）。患者表现为巴氏涂片有非典型腺细胞或具有异常的阴道出血。大体改变多样，患者具有宫颈肿块或者因存在大量囊腔或出血性病变导致的不对称性外观。组织学上，以囊性成分为主（占肿瘤成分的50%~90%），单个囊腔的直径为1~8 mm。囊腔位于息肉样肿块或宫颈壁的深部，呈小叶状或杂乱排列（图15.174）。囊内衬覆上皮以立方形或假复层上皮为主，但是大的囊腔可以衬覆扁平上皮或完全缺乏上皮。囊腔周围的间质成分可以是纤维性或无间质反应，不常见结缔组织增生。所有已报道病例的这些肿瘤中，最重要的特征是具有常见类型的宫颈腺癌成分且容易被识别恶性特征。该特征有助于微囊型腺癌与诸如深部纳氏囊肿、小叶状宫颈腺体增生或B型隧道样腺丛在内的类似病变相鉴别。

当临床表现为宫颈肿块时，对出现这种微囊结构必须谨慎分析。在宫颈锥切或LEEP术标本，可能观察不到常见类型的宫颈腺癌病灶，若病理医生没有高度怀疑该病例，可能会需要额外取材延误诊断。微囊型腺癌与微偏腺癌的区别是前者具有显著恶性的上皮，而后者具有呈欺骗性的良性上皮。对宫颈腺癌的

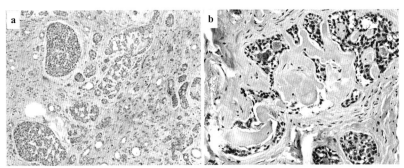

图15.173　腺样囊性癌。（a）表现为实性、筛状、小梁状和小管状结构；（b）仔细观察可见细胞具有高核/质比、无定形透明变的基底膜样物质

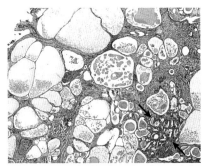

图15.174　微囊型腺癌：显示浸润性腺癌，主要由大小不一的囊腔组成，类似隧道样腺丛或纳氏囊肿。注意局灶腺体的复杂性（箭头）

显著囊性结构缺乏熟悉性且与纳氏囊肿的相似性，导致初次检查时的诊断困难，但仔细检查可以发现恶性腺体。在 Tambouret 等作者的报道中，只有 3 例患者进行了随访。因此，该肿瘤的预后尚不明确。1 例患者减瘤后出现盆腔复发，在首次诊断后 2 年死于疾病；另 2 例患者分别在确诊后 1 年和 6.5 年无病存活。

中肾腺癌和恶性混合性中肾肿瘤

本组肿瘤源自于中肾残余。这种不常见肿瘤的发病年龄广泛（34~84 岁），平均年龄为 50 岁。临床表现通常为子宫出血并总是存在宫颈肿物，但是少数病例因非肿瘤性病变行子宫切除术的标本中偶然发现。肿瘤通常累及宫颈后外侧壁，可能为息肉样或宫颈壁弥漫性体积增大。肿瘤大小不等，从小体积到相当大（2~8 cm）。

光镜下，肿瘤形态多样，包括导管 / 腺管样、小管状、网状、性索样、梭形和实性结构（图15.175），前两种结构最为常见。小管状亚型内衬伴有轻至中度多形的立方细胞，腺腔内含有稠密的嗜酸性分泌物（图 15.176）。网状结构由具有裂隙样空隙腺体和腺腔内乳头的分支组成。虽然大多数肿瘤完全

由腺癌成分组成，一些病例可以有肉瘤样成分，即恶性混合性中肾肿瘤。在大多数病例，这些肿瘤由非特异性梭形成分组成（图 15.177），但是也可见异源性成分，包括软骨肉瘤、骨肉瘤和横纹肌肉瘤。

免疫组化通常对中肾腺癌缺乏诊断价值。中肾腺癌通常阳性表达上皮性标志物，包括全角蛋白、CK7 和 EMA。中肾分化较"特异性"的标志物包括CD10、calretinin、GATA-3 和 AR，但敏感性的缺乏限制了它们在常规临床诊断中的应用（图 15.178）。激素受体如 ER 和 PR 通常阴性，AR 在高达 33% 的病例阳性。中肾腺癌是一种非 HPV 相关性宫颈肿瘤，p16 呈斑片状着色。中肾腺癌的鉴别诊断包括弥漫性中肾管增生、宫颈子宫内膜样腺癌和子宫内膜腺癌的各种亚型。

小管状亚型的中肾腺癌与中肾管增生的鉴别具有挑战性。倾向中肾腺癌的特征包括存在宫颈肿物、杂乱排列的密集增生的小管、细胞异型性、核分裂活性超出中肾管增生典型所见的程度（图 15.179a），最后，存在混合的非小管状结构、凋亡（图 15.179b）、血管和 / 或神经周围侵犯会进一步支持中肾腺癌。

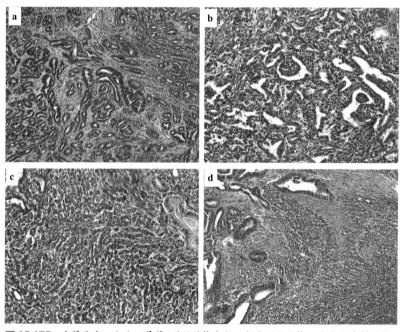

图 15.175　中肾腺癌。（a）以导管 / 腺性结构为主；（b）网状结构；（c）性索样结构；（d）梭形模式 [注意梭形成分与腺性成分融合，细胞角蛋白阳性（未显示）]

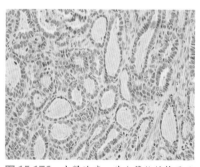

图 15.176　中肾腺癌：其小管状结构显示典型的腺腔内嗜酸性物质

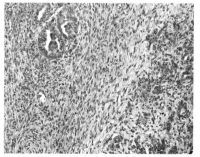

图 15.177　恶性混合性中肾肿瘤：具有截然分开的恶性腺性和梭形成分

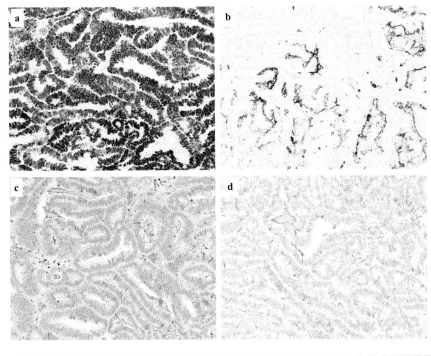

图15.178　中肾腺癌的免疫表型。肿瘤细胞（a）GATA-3 阳性；（b）CD10 阳性（腔面模式）；（c）ER 和（d）PR 阴性

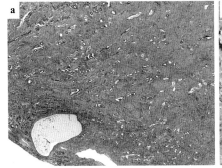
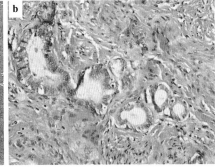

图15.179　中肾腺癌的小管状亚型。（a）形态学类似中肾管增生，但是密集增生的成角腺体杂乱浸润至深层宫颈间质，支持癌而不是增生；（b）高倍镜检查显示腺体具有细胞异型性和凋亡小体

宫颈和子宫内膜的子宫内膜样腺癌缺乏中肾管增生性背景和腺腔内稠密的嗜酸性物质，阳性表达 ER、PR，阴性表达 calretinin。

与透明细胞癌的区别是存在透明的胞质、鞋钉样细胞和包括管囊状、乳头状和实性结构在内的结构异质性。可能利用诸如 Napsin A、inhibin、calretinin 等抗体的免疫组化染色，但主要依赖形态学进行鉴别，二者均可阳性表达 HNF-1b，激素受体阴性。通过存在显著的细胞异型性、p53 弥漫性强表达（突变型表型）以及缺乏 calretinin 和 CD10 表达，可以鉴别浆液性癌与中肾腺癌。

在双相型中肾肿瘤中，鉴别诊断包括子宫内膜间质肉瘤和癌肉瘤。尽管子宫内膜间质肉瘤可以有局灶腺性分化，间质成分主要特征地表现为经典的短梭形细胞和独特的血管模式。在已报道的恶性中肾肿瘤中，以腺性成分为主并表现为典型的具有腔内可见稠密嗜酸性分泌物的导管和小管状结构，这些并不出现于子宫内膜间质肉瘤。

癌肉瘤可与双相型中肾肿瘤相混淆。正确的诊断依据于识别中肾腺癌成分典型的组织学特征和相关免疫组化标记物的使用。

由于文献报道的病例数少，难以推测具有相同分期的中肾腺癌与其他组织学亚型的宫颈腺癌预后的差异，但是少数报道的恶性混合性中肾肿瘤往往表现为疾病晚期，具有较差的预后，类似于癌肉瘤。

宫颈神经内分泌肿瘤

宫颈的神经内分泌肿瘤是不常见的，最多占所有宫颈肿瘤的 2%。宫颈神经内分泌肿瘤目前被分为低级别和高级别，前者包括经典型类癌和非典型类癌，后者包括小细胞和大细胞神经内分泌癌。不论级别，大多数宫颈神经内分泌肿瘤被证实具有高危型 HPV。

典型和非典型类癌

位于宫颈的典型和非典型类癌极其罕见，仅值得简要介绍。这些肿瘤的组织学特征与其在胰腺 / 胃肠道和肺的肿瘤基本相同。肿瘤细胞可排列呈巢状、条索状或小梁状（图 15.180）。典型类癌由一致的小圆形细胞组成，具有特征性的颗粒状"胡椒盐样"的染色质（图 15.181）。核分裂象罕见。非典型类癌与典型类癌具有相似的结构模式，但前者与后者的区别在于细胞异型性增加、核分裂象较常见、中央坏死（图 15.182）。在将神经内分泌肿瘤诊断为低级别之前，有必要对肿瘤进行彻底取材，以排除邻近高级别神经内分泌癌成分的存在。

肿瘤至少表达一种神经内分泌标志物，如 CgA、Syn 或 CD56。大多数宫颈神经内分泌肿瘤是 HPV 相关的。由于其罕见性，对宫颈类癌生物学行为的经验是有限的。据报道，G1 肿瘤是惰性的，但可发生

转移。但是非典型类癌具有较强的侵袭性，类似于大细胞神经内分泌癌。使用 Ki-67 作为生物学行为预测因素在胃肠道神经内分泌肿瘤中已广泛接受和应用，与胃肠道不同，没有证据表明 Ki-67 在宫颈肿瘤有相似的价值。必须总是要考虑到非妇科的低级别神经内分泌肿瘤至宫颈的转移，结合临床表现和 HPV 检测可有助于正确诊断。

小细胞和大细胞神经内分泌癌

高级别神经内分泌癌被分为小细胞型和大细胞型，二者均具有侵袭性，早期可发生淋巴结和 / 或远处转移，预后比鳞状细胞癌和腺癌更差。准确诊断这些肿瘤非常重要，因为其通常需要更激进的治疗，即使处于低分期疾病。诊断具有挑战性，因为这些肿瘤可以类似鳞状细胞癌、腺癌、小蓝圆细胞肿瘤（如淋巴瘤或原始神经外胚层肿瘤）和未分化癌。患者表现为巨大的宫颈肿块，偶尔可能伴有副肿瘤综合征，如类癌综合征、库欣综合征、SIADH 和低血糖。

小细胞神经内分泌癌由小蓝圆细胞组成，呈巢状、片状或小梁状浸润宫颈间质（图 15.183）。肿瘤细胞

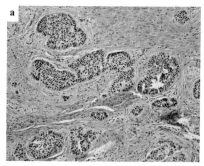

图 15.180　类癌：肿瘤细胞排列成（a）巢团、（b）条索或小梁

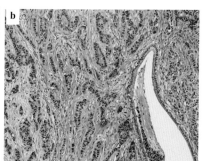

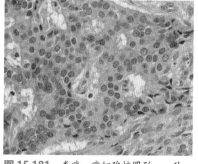

图 15.181　类癌：瘤细胞核圆形、一致，具有典型的"胡椒盐样"染色质

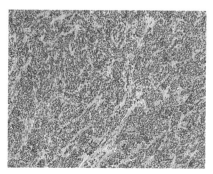

图 15.182　非典型类癌：细胞异型性、核分裂象和凋亡小体

图 15.183　小细胞癌：肿瘤细胞排列成巢团和条索，具有深染的细胞核、核铸型、大量核分裂象和凋亡小体

核深染，具有细腻、点彩状染色质，核仁小且不明显。核铸型和人为挤压假象（尤其是围绕血管）导致特征性的 Azzopardi 效果。常见核分裂象，总是存在凋亡和地图样坏死。

大细胞神经内分泌癌可具有小细胞癌相同结构模式，包括岛状、小梁状、腺样和实性结构，但是细胞比小细胞癌的细胞大，胞质更丰富，呈泡状而非点彩状染色质和显著的核仁（图 15.184a）。常见核分裂象和中央粉刺样和 / 或地图样坏死（图 15.184b）。在一些病例中，可能见到小细胞和大细胞模式。神经内分泌癌可以与原位和浸润性鳞状细胞癌、腺癌混合存在，在这些病例中，即使次要的神经内分泌癌成分也会导致不良的预后。因此，必须尽一切努力确保该成分在这些混合性肿瘤中不被遗漏。

鉴别诊断包括所有的小蓝圆细胞肿瘤，尤其是髓系肉瘤 / 淋巴瘤、基底样鳞状细胞癌、横纹肌肉瘤和原始神经外胚层肿瘤（primitive neuroectodermal tumors, PNET）。

通过使用一组免疫组化标记物，如 LCA、CD34、MPO、desmin、myogenin 联合神经内分泌标志物 Syn（图 15.185a）、CgA（图 15.185b）和 CD56，鉴别神经内分泌癌与髓系肉瘤 / 淋巴瘤、横纹肌肉瘤。但是一些神经内分泌癌病例，神经内分泌标志物可能为阴性，必须依靠典型的形态学特征进行诊断。TTF-1 在多达 1/3 的病例可以为阳性。为了证实上皮性分化，即使使用各种角蛋白染色，也可能被证明是有挑战的，因为神经内分泌癌可以阴性表达上皮标记物。在许多病例中，角蛋白或 EMA 染色可能局限于核周点状模式，建议用高倍镜仔细观察。基底样鳞状细胞癌可酷似神经内分泌癌，存在鳞状细胞分化灶和缺乏神经内分泌标记物的表达将有利于正确诊断。出现特别高的核分裂计数和大量凋亡小体应考虑神经内分泌癌的可能性。基底样鳞状细胞癌和神经内分泌癌均可以表达 p63，因此该标志物不适用于二者的鉴别。在小活检标本中，尤其是在上皮标记物表达缺乏的病例，很难区分神经内分泌癌和 PNET。PNET 阳性表达 CD99 和 Syn，仅偶尔表达 CgA。小细胞和大细胞神经内分泌癌均为高度侵袭性的肿瘤，据报道 5 年生存率为 14%~39%。高分期肿瘤不出所料具有更坏的预后，然而，即使低分期肿瘤也易于早期复发和

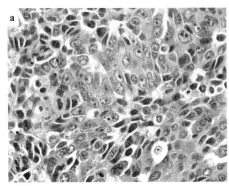
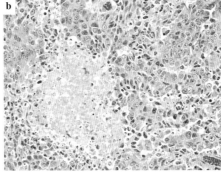

图 15.184　大细胞神经内分泌癌。（a）具有丰富粉染胞质和明显核仁的大细胞；（b）具有地图样坏死和异型的大细胞核，容易被误判为其他高级别癌

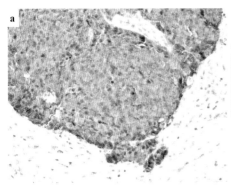
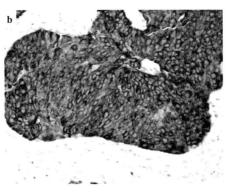

图 15.185　大细胞神经内分泌癌：病例显示弥漫性胞质阳性表达（a）Syn 和（b）CgA

远处转移。

原始神经外胚层肿瘤

罕见宫颈的原发性恶性间叶细胞肿瘤，尤其是这类 PNET。这些肿瘤分为外周型和中枢型，前者累及交感神经系统，类似于骨和软组织的 PNET；后者累及大脑和脊髓，类似髓母细胞瘤和神经母细胞瘤。外周型和中枢型 PNET 在宫颈均有报道。大体表现与其他宫颈肿瘤相似。组织学上，肿瘤细胞可能呈巢状、小梁状或弥漫片状排列（图 15.186a）。有小圆形或卵圆形细胞组成，胞质稀少，核深染，核仁不明显（图 15.186b）。菊形团和纤维性背景并不少见。

PNET 通常阴性表达各种上皮标志物，例如角蛋白的各种亚型（图 15.187a）和 EMA。CD99、Syn（图 15.187b）、CD56（图 15.187c）和 NF 在这些肿瘤中常为阳性，CgA 通常为阴性（图 15.187d）。PNET 可能与其他类型的癌和癌肉瘤混合存在，但子宫内膜比宫颈的肿瘤更常见。子宫内膜和宫颈的 PNET 通常不存在 EWSR1/22 染色体重排，被认为与中枢型 PNET 更密切相关。具有角蛋白阴性伴神经内分泌标记物表达的病例，可能利用 FISH 检测证实存在该基因易位，以确定 PNET 并排除神经内分泌癌，因为二者治疗不同。由于缺乏基因易位并不能排除 PNET 的诊断，另一种替代方法是高危型 HPV 原位杂交检测，与 PNET 不同，大多数神经内分泌癌是 HPV 相关的。

黑色素细胞病变

宫颈的黑色素细胞病变罕见，这其中包括黑变病、蓝痣和黑色素瘤。正常宫颈组织缺乏黑色素细胞，多种理论已被提出用于解释该部位黑色素细胞病变的发

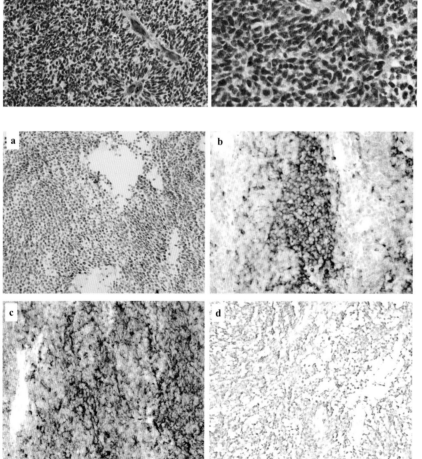

图 15.186　原始神经外胚层肿瘤。（a）肿瘤细胞呈片状排列，具有血管周围假菊形团；（b）肿瘤细胞小、圆形或卵圆形，胞质稀少，胞核深染，核仁不清，可见 Homer-Wright 菊形团

图 15.187　PNET 免疫组化染色。（a）肿瘤细胞全角蛋白阴性；（b）肿瘤细胞 Syn 阳性；（c）肿瘤细胞 CD56 阳性；（d）肿瘤细胞 CgA 阴性

生。建议的相关理论包括邻近皮肤黏膜区域的黑色素细胞迁移，起源于被黑色素基因转化的间质神经施万细胞以及胚胎发育过程神经嵴成分的异常迁移。黑变病通常是偶然发现的，其特征是上皮基底部黑色素沉着伴或不伴有黑色素细胞的增加。与蓝痣不同，不关联间质内色素转运细胞。识别这些病变需要大体上仔细检查宫颈，因为病变可很小且不明显。熟悉该病变的主要原因是为了将其与黑色素瘤区分开来。

良性蓝痣是宫颈最常见的色素性病变，常在因良性病变而行子宫切除术的标本中被偶然发现。当大体可见时，它们表现为正常宫颈黏膜下具有边界不清晰的、着色沉着过度的小病变。蓝痣由增生的梭形/树突状黑色素细胞组成，细胞伸长、波浪状，位于宫颈间质内，常常被黑色素掩盖（图15.188a）。细胞核温和，

缺乏异型性和核分裂象（图15.188b）。表面被覆上皮内无黑色素或黑色素细胞增生。细胞 Fontana-Masson 染色阳性，同时阳性表达诸如 S-100 的黑色素细胞标志物（图15.189），但是 Melan A 和 HMB-45 阴性。

宫颈的原发性恶性黑色素瘤相当罕见，文献报道不足50例。患者表现为异常阴道出血，约50%的病例就诊时可见肿瘤延伸超出宫颈。大体上，肿瘤表现为色素沉着性息肉样肿物，但是肿瘤也可以是无色素性的，缺乏特异性改变。组织学上，肿瘤细胞可能是梭形或上皮样，具有不等量的黑色素（图15.190a,b）。肿瘤细胞异型性明显，常见核分裂象。可能见到交界性成分及派杰样向上迁移，缺乏前项特征必须提示要考虑转移。当缺少黑色素时，宫颈的其他低分化肿瘤可能纳入鉴别诊断，针对此类病例，需

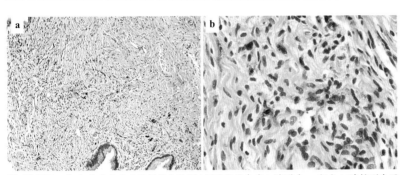

图15.188 （a）蓝痣显示宫颈间质内梭形/树突状黑色素细胞增生；（b）细胞核形态温和，具有伸长的波浪状外观，无核分裂象，一些细胞核被黑色素掩盖

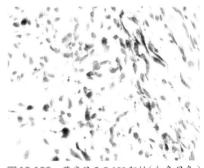

图15.189 蓝痣显示 S-100 阳性（红色显色）

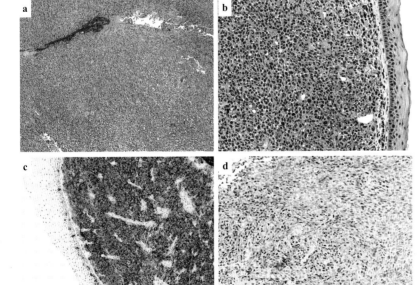

图15.190 （a）具有梭形细胞弥漫性增生的黑色素瘤，无黑色素。（b）具有异型上皮样细胞的黑色素瘤，散在分布的黑色素。肿瘤细胞阳性表达（c）Melan A 和（d）小眼相关转录因子（Microphthalmia-associated transcription factor, MiTF）

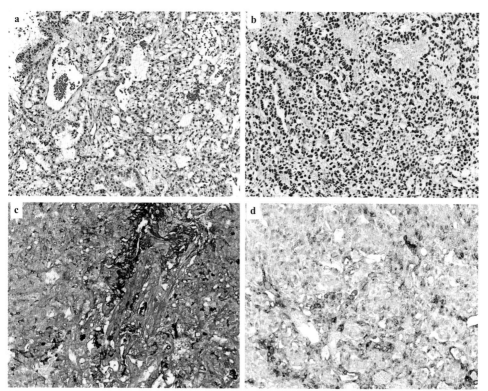

图15.191　宫颈刮除标本的卵黄囊瘤。(a)表现为特征性的微囊结构伴有黏液样背景，肿瘤细胞阳性表达(b)SALL4（胞核着色）、（c）AFP 和（d）glypican-3

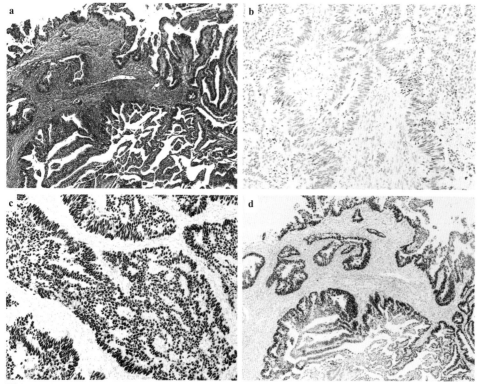

图15.192　累及宫颈的卵黄囊瘤示例。（a）主要为腺性和乳头状结构，根据免疫表型，肿瘤类似结肠腺癌。肿瘤（b）CK20 阴性，但（c）CDX-2 和（d）SALL4 弥漫阳性

要用一组免疫组织化学标志物进行鉴别并做出正确的诊断。除了角蛋白和淋巴瘤标记物，黑色素瘤相关染色，如 HMB-45、MART-1（116C）和 MiTF（116D）对诊断是有帮助的。类似于其他部位（如外阴、阴道和肛殖区），宫颈原发性黑色素瘤的预后差。

卵黄囊瘤

性腺外的卵黄囊瘤是不常见的，约占所有生殖细胞肿瘤的 1%~5%。宫颈是仅次于阴道的第二常见的解剖部位。通常发生于 < 3 岁的幼儿，尤其是在阴道，亦常发生于成人。肿瘤有时可能累及宫颈和阴道，妨碍原发部位的确定。大体上，肿瘤表现为凸入阴道的质脆肿块。组织学上，特征类似于卵巢卵黄囊瘤。组织学结构同卵巢卵黄囊瘤，包括网状、微囊型、乳头状、实性、腺性和肝样，后两种为体细胞模式（图 15.191a）。肿瘤可以是单纯型卵黄囊瘤或合并其他体细胞癌，后者发生于老年女性，被认为是源自于体细胞而非生殖细胞。腺性结构可以类似女性生殖道的腺癌（如子宫内膜样和透明细胞癌以及结肠腺癌）。

SALL4 免疫组化染色有助于证实生殖细胞成分，但对卵黄囊瘤的特异性低（图 15.191b）。卵黄囊瘤的其他免疫组化标志物包括 AFP（图 15.191c）、glypican-3（图 15.191d）、CDX-2 和 villin 可能也有助于证实诊断，但在判读这些染色时，必须考虑卵黄囊瘤与包括透明细胞癌和结肠癌在内的体细胞癌之间具有重叠（图 15.192）。CK7 阴性或局灶阳性结合苗勒癌标志物（如 PAX-8、HNF-1b、Napsin A）的缺乏也有助于卵黄囊瘤的诊断。对于单纯型卵黄囊瘤，正确诊断是非常重要的，因为可能实施生殖细胞特异性化疗方案，包括博来霉素、依托泊苷与顺铂（bleomycin etoposide and cisplatin, BEP）。

淋巴瘤和骨髓肿瘤

与原发性宫颈淋巴瘤相比，系统性淋巴瘤累及宫颈更为常见。女性生殖道的原发性淋巴瘤仅占所有非霍奇金淋巴瘤的 1.5%。患者可能表现为宫颈肿块、性交困难或异常阴道出血。许多病例的临床考虑均为宫颈癌，只有对宫颈活检标本检查时才能诊断。大体上，宫颈体积巨大，被质硬、肉样的肿瘤环周累及，大体

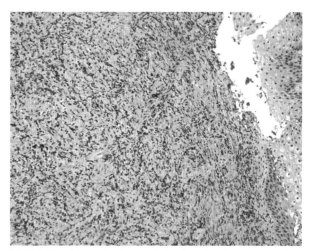

图 15.193 宫颈弥漫性大 B 细胞淋巴瘤：表现为异型的大细胞弥漫性增生，类似小细胞癌或未分化癌

宫颈黏膜正常。在其他病例，肿瘤也可能是息肉样、外生性或在宫颈壁形成不连续的结节。弥漫大 B 细胞淋巴瘤（图 15.193）是宫颈淋巴瘤最常见的组织学类型，其次是滤泡性淋巴瘤。边缘区淋巴瘤、Burkitt 淋巴瘤、血管内淋巴瘤和 NK/T 细胞淋巴瘤均有报道。组织学上，肿瘤由成片分布的单形性小的、中等的和大细胞组成，浸润宫颈间质，不破坏宫颈的腺性结构。不常见肿瘤细胞的腺体内浸润。较特异的改变，例如滤泡性淋巴瘤中的滤泡形成、Burkitt 淋巴瘤中可见的巨噬细胞吞噬小体将有助于诊断。然而在大多数病例，淋巴瘤可以类似其他一些高级别肿瘤，如未分化癌或小细胞癌，尤其是因为肿瘤容易形成人为挤压假象。在一些病例中，细胞梭形和硬化可能类似肉瘤。

用于淋巴瘤的确诊和分型的免疫组化染色，如 CD3、CD20（图 15.194）、CD10、CD5 等，需要对形态学怀疑淋巴瘤的病例进行确认。最后，淋巴瘤必须与宫颈的旺炽性反应性淋巴样增生（淋巴瘤样病变）进行鉴别，后者由淋巴细胞、浆细胞和免疫母细胞的多样性群体组成，经常浸润宫颈上皮导致黏膜糜烂/溃疡。当存在结节状聚集时，通常具有生发中心。免疫组化染色显示 T 细胞和 B 细胞的混杂（以前者为主）。值得注意的是，在这些病变可以检测到单克隆性 IgH 基因重排，因此，分子检查必须结合临床、形态学和免疫表型结合，进行综合判断。

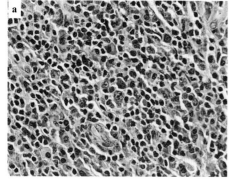
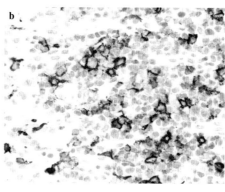

图 15.194　淋巴瘤样病变。（a）显示小淋巴细胞、浆细胞和大的免疫母细胞的多形性增生；（b）淋巴样细胞 CD20 仅散在阳性

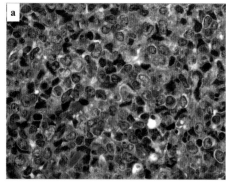
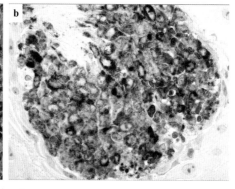

图 15.195　宫颈的髓系肉瘤。（a）显示弥漫性未成熟髓系细胞群体，具有开放的染色质、明显的核仁；（b）肿瘤细胞 MPO 阳性

据报道宫颈淋巴瘤的预后（尤其是当局限于宫颈时）较好。因此，一旦确诊，患者必须进行彻底的临床和影像学检查，必须对患者进行准确的分期。

已有报道髓系肉瘤累及宫体和宫颈。宫颈受累可能是孤立性发现，也可能表现为骨髓或髓外部位的受累。肿瘤可能具有母细胞性或分化型外观，在后者如果出现嗜酸性前体细胞，可有助于诊断。母细胞亚型由形态单一的未成熟细胞组成，胞质稀少，染色质细腻，偶见明显的核仁。髓系细胞不同程度阳性表达 CD117、MPO（图 15.195）、CD34 和 lysozyme。这些肿瘤的预后取决于宫颈外的病变范围和相关的染色体易位。

宫颈间叶病变

腺纤维瘤 / 腺肉瘤

大多数腺纤维瘤和腺肉瘤发生于子宫内膜，仅有 10% 发生于宫颈，在此将简要介绍。宫颈内腺纤维瘤相当不常见，表现为无蒂或有蒂的乳头状肿瘤（2.5~10 cm），发生于绝经后妇女，罕见年轻妇女。已报道他莫昔芬治疗后发生腺纤维瘤的病例。腺纤维瘤是一种良性肿瘤，由具有寡细胞的纤维性间质的宽大的乳头组成，核分裂象 < 2/10HPF。乳头被覆颈管黏液型上皮、立方或扁平上皮，可伴有子宫内膜样或输卵管化生。这些肿瘤必须被完整地检查，以明确除外存在腺肉瘤的特征，同时应避免在活检 / 刮除标本中诊断腺纤维瘤。鉴别诊断包括子宫内膜息肉，该病缺乏可见于腺纤维瘤的特征性乳头状叶片，主要由子宫内膜型腺体组成。另一个需要考虑的鉴别诊断是宫颈腺肌瘤，其间质为平滑肌而不是纤维组织，并且缺乏腺纤维瘤中所见的乳头状结构。最近的 WHO 指出，由于缺乏核分裂活性和潜在的不良预后，腺肉瘤可能被低诊断为腺纤维瘤。WHO 建议依据腺肉瘤特征性的低倍镜结构来诊断该肿瘤，尽管核分裂象 < 2/10HPF。

苗勒腺肉瘤是一种双相性肿瘤，由良性上皮成分和恶性间质成分组成。腺肉瘤在宫体中更为常见，发生于绝经后年龄组（平均 50 岁），而宫颈起源的苗勒腺肉瘤发生于较年轻的年龄组（平均 37 岁）。大体上，肿瘤体积可以相当大，呈广基的息肉样外观。

由于存在大量囊腔，切面可呈海绵状。光镜下，腺体通常但不总是具有叶状结构，类似于乳腺的叶状肿瘤，腺性上皮被衬以宫颈管型、子宫内膜样、输卵管型或透明细胞。腺体可以呈增生性或者具有化生性改变和反应性非典型。当存在时，腺腔内突出物的富于细胞性间质是特征性改变。诊断主要依据于存在腺周间质的套袖、间质异型性以及核分裂象至少为2/10HPF。间质细胞通常是同源性的，具有纤维母细胞或子宫内膜的间质样形态，但是也可能具有平滑肌、性索样成分和异源性成分（软骨、横纹肌肉瘤）。间质细胞具有轻至重度的异型性。至少25%的肿瘤存在缺乏混合性腺体成分的单一性肉瘤成分，被定义为肉瘤样过生长，已报道于8%~54%的病例中。肉瘤样过生长具有预后意义，必须在报告中记录，因此，建议对肿瘤进行广泛的取材。当肉瘤成分为高级别时，甚至<25%的肉瘤成分也可导致不良结果。因此，在我们的实践中，不论范围多少，均应在报告中提到高级别肉瘤成分的存在。在异源性成分中，有关横纹肌肉瘤样分化对腺肉瘤患者生存的影响存在争议，虽然一些报道提示与不良预后相关，但无统计学意义，其他报道发现不影响肿瘤的生物学行为。但是存在肌层侵犯和肉瘤样过生长已被发现与侵袭性生物学行为（包括局部复发、转移和与类似癌肉瘤的疾病相关性死亡）相关。另一方面，不伴有肉瘤样过生长的腺肉瘤被认为是低级别恶性肿瘤，据报道病例的复发率约为25%。尽管一些病例保留双相性模式，复发通常完全由肉瘤成分组成。值得注意的是，无肌层侵犯的普通型腺肉瘤的复发风险尽管很低（7%~12.7%），但仍然存在，因此建议对这些患者进行长期随访。对患者推荐的治疗方法是单纯性子宫切除术伴或不伴双侧输卵管-卵巢切除。但是对罹患带蒂的宫颈肿瘤的具有生育需求的年轻患者，可能考虑保守治疗，包括完全切除息肉样肿物的基底部并密切随访。

腺肉瘤的鉴别诊断包括腺纤维瘤、癌肉瘤和富于细胞性间质的良性子宫内膜息肉，这些鉴别已经在上文的腺纤维瘤部分进行了介绍。宫颈腺肉瘤一个特别的重要鉴别是胚胎性横纹肌肉瘤。胚胎性横纹肌肉瘤

的形成层可类似腺肉瘤的腺周套袖，此外腺肉瘤中还可见到异源性横纹肌肉瘤样分化，这使得诊断更具有挑战性。在胚胎性横纹肌肉瘤中，被包埋的腺体通常位于息肉表面附近，缺乏腺肉瘤的叶状结构。在伴有广泛横纹肌肉瘤样分化的腺肉瘤中，存在的腺体呈现典型的腺周套袖可能有助于与胚胎性横纹肌肉瘤的鉴别。但是，有些病例对二者的鉴别是不可能的，一些"宫颈胚胎性横纹肌肉瘤"可能确实是伴有横纹肌肉瘤样分化的腺肉瘤。

癌肉瘤（恶性混合性苗勒肿瘤）

宫颈的原发性癌肉瘤（恶性混合性苗勒肿瘤）比发生于宫体或卵巢的癌肉瘤要少见得多。大多数癌肉瘤发生在绝经后妇女，但是罕见病例被报道发生于儿童。在宫颈，肿瘤呈息肉样，体积有时很大（1.1~10 cm），体检时可见凸出穿过颈管。典型的临床表现为阴道出血。在这一双相性的肿瘤中，腺性和间质成分均为恶性并且通常为高级别。宫颈癌肉瘤的上皮性成分通常是非腺性的，由鳞状细胞癌、腺样基底细胞癌、腺鳞癌、基底样鳞状细胞癌或腺样囊性癌组成，但是也可见子宫内膜样、未分化和小细胞癌。肉瘤样成分的范围从局灶到广泛。大多数病例的间质成分是同源的（如纤维肉瘤或子宫内膜间质肉瘤样），但是异源性成分（包括软骨肉瘤、横纹肌肉瘤、骨肉瘤和脂肉瘤）也已有报道。一些报道显示宫颈癌肉瘤与高危型HPV有关，但其他报道并未发现类似的相关性。鉴别诊断包括不常见的中肾癌肉瘤和肉瘤样癌。中肾癌肉瘤的特征是典型的小而圆的小管，内衬立方或扁平细胞，腔内有嗜酸性分泌物。这种腺性结构在宫颈癌肉瘤中并不常见。如果肿瘤组织附近存在良性的中肾管残余，可进一步支持诊断。免疫组织化学标记物（如CD10、GATA-3）阳性染色以及在低级别腺癌成分混合肉瘤样区域激素受体表达缺失，应诊断为中肾癌肉瘤而不是癌肉瘤。肉瘤样鳞状细胞癌可以类似宫颈癌肉瘤，但是梭形与上皮样成分的融合以及显著的角蛋白标记物着色将有助于该肿瘤的诊断。文献报道宫颈癌肉瘤的生物学行为不定，一些报道提示宫颈癌肉瘤较常局限于子宫，因此可能有较好的预后。

宫颈癌的治疗

宫颈癌的治疗取决于分期，组织学类型不能决定治疗。依据当前的国家综合癌症网络（National Comprehensive Cancer Network, NCCN）指南，对于无淋巴血管侵犯的ⅠA1期宫颈癌患者，保留生育能力的治疗方法是锥切并确保切缘阴性（推荐 3.0 mm）。如果切缘阳性，则考虑重复锥切或子宫颈切除术。

浅表浸润性肿瘤，即不伴有淋巴脉管间隙侵犯的 FIGO ⅠA1 期，淋巴结转移概率 < 1%，如果无须保留生育要求，可以采取保守的 LEEP 或切缘阴性的锥切或单纯的子宫切除术。

根治性子宫切除术伴选择性 SLN 定位的双侧盆腔淋巴结切除，是 FIGO ⅠA2 期、ⅠB 期和ⅡA 期患者的治疗选择。保留生育的选择包括根治性阴道宫颈切除术伴或不伴选择性 SLN 定位的盆腔淋巴结切除，该手术方式最适用于ⅠA1 期或ⅠB 期、肿瘤最大径 ≤ 2.0 cm 的患者。与 B 型根治子宫切除术相似，切除宫颈、阴道上部和支持韧带。根治性子宫颈切除术在标本处理部分已进行详细讨论。对ⅠB2 和ⅡA2 期患者，治疗选择包括根治性子宫切除术伴盆腔和 / 或腹主动脉旁淋巴结切除或放化疗。对ⅡB 期、Ⅲ期和ⅣA 期患者，放化疗是治疗选择。罹患ⅣB 期的宫颈癌症的患者被认为是不可治愈的，治疗包括姑息性放疗和 / 或化疗、靶向治疗（如贝伐单抗）以及临床试验。各个分期更为具体的治疗方案超出这一讨论范围。

第四节　子宫

子宫恶性肿瘤是女性第四位常见的癌症。子宫肿瘤性疾病可发生于子宫内膜的上皮（腺体）成分、子宫内膜间质和子宫肌层。本章将讨论子宫疑似上皮或间质恶性肿瘤的大体评估以及在子宫中遇到的各种上皮和间质肿瘤类型的临床病理特征。

大体、冰冻切片评估以及子宫标本的外科病理报告

一般准则

病理科收到子宫标本后应尽快剖开（最好在接收标本后 1 小时内），经术中评估或取样新鲜组织后置于福尔马林中。子宫内膜自溶可严重影响肿瘤的分级和分类。此外，众所周知，长期缺血和福尔马林固定延迟（即冷缺血的持续时间）会影响针对生物标志物和研究的组织质量。标本的处理和管理应由病理部门负责。如果要将标本用于组织库或研究项目，最好在术中进行协商或到达病理科后 1 小时之内完成。在部分实际工作中，许多子宫在术中被评估后剖开并放置在福尔马林中，使其直接接触子宫内膜。有研究发现，将福尔马林注射到完整子宫的宫腔内比简单地放置在福尔马林中自溶会减少。

切除附件组织（如果有）后，应称重子宫并对大体描述进行记录。在美国，出于计费目的，需要此类信息：超过 250 g 的子宫手术费会增加，因为较大的子宫会延长手术时间或提高手术并发症的风险。在剖开子宫之前，可对腹膜和 / 或非腹膜表面进行涂墨以帮助定位，并且在浆膜异常的情况下帮助确定这种异常是否具有肿瘤穿透浆膜。极少数的情况下，先将宫颈的外表面进行涂墨，可能有益于识别切除前未检测到的深层宫颈间质浸润。尽管建议使用涂墨，但除非存在真正的切缘（如宫旁组织和阴道残端），否则不强制使用。如果存在宫旁组织和阴道残端，则应在打开前对这些切缘进行取材，以避免人为所致的假象。但是在根治性子宫切除术的标本中，如果涉及子宫下段或子宫颈，就没有必要单独对宫旁 / 宫颈旁进行取材或剃取，因为全层切片将包括最深的浸润区域，会发现任何潜在的病变。应注意的是，没有证据表明对阴道残端或宫旁组织额外取材会发现隐匿的Ⅲ期癌症（如子宫内膜癌蔓延至阴道或子宫周围组织）。由于宫旁受累通常代表淋巴血管间隙侵犯或由深部浸润的肿瘤直接蔓延，因此在缺乏宫颈深部间质浸润或淋巴血管间隙侵犯的情况下，应高度怀疑肿瘤的人为所致。在子宫内膜癌切除标本的取材过程中，宫颈应与子宫

内膜相连，因为子宫下段与子宫颈管的边界很难被肉眼识别，会导致确认切除点的困难。此外，截断将破坏肿瘤与宫颈管的关系，即使在显微镜下也难以识别。推荐的方法是沿侧壁（3点和9点）剖开子宫，因为几个实用性优势：该方法提供了子宫内膜表面在平面上的最大暴露，以更好地观察和测量肿瘤。子宫体侧壁原本较薄，若沿这些横向褶皱/沟槽进行测量，将过高评估浸润深度。对延伸到宫角和输卵管口（另一个要避免的区域）时肿瘤取材时，同样会造成这种过高评估的后果。甚至在被肌瘤扭曲的子宫，侧壁也能被可靠地识别出来，这提供了一种可重复的处理方法。可通过探查宫颈口进入宫体，并通过前后浆膜面之间的间隙识别宫颈旁组织来完成。

标本一旦剖开，应重点检查子宫内膜和/或子宫肌层的独立病变。子宫内膜和肌层厚度都要测量。应注意任何子宫内膜病变的颜色和质地。对于子宫内膜的肿块，无论是息肉还是恶性肿瘤，至少测量其最大径，鼓励但不要求其他维径。虽然肿瘤大小与预后的关系存在一些争议，但超过各种确定大小阈值的肿瘤与肿瘤分期和/或复发风险增加相关，特别是在低级别子宫内膜癌的病例（最常见的子宫恶性肿瘤）。此外，由于肿瘤大小与淋巴结转移风险之间存在相关性，一些外科团体将肿瘤最大径作为对低风险子宫内膜癌患者进行淋巴结清扫的参数之一。为了评估子宫内膜病变的肌层成分并评估是否存在子宫肌层病变，多推荐经水平/横截面对子宫下段进行取材，以便于制片。在子宫下段水平，获取与宫颈管相连续的纵向切片（图15.196）。

大体上不确定的或良性息肉样病变应全部取材，以排除隐匿性癌的存在。当大体可见恶性子宫内膜肿瘤时（或位于术前活检确诊为恶性的肿瘤），通常不需要全部送检，因为许多此类肿瘤都很大，而且额外的切片会加重组织学实验室的负担。按每厘米取材1张切片（根据最大径）、至少取材2张切片是一种较为实用的方法，可以发现肿瘤的异质性和淋巴血管间隙侵犯，同时还能提供更多蜡块用于未来生物学标志物的检测，然而，也有些专家推荐对 ≤ 3cm 的肿瘤全部取材。尽管这种方法无法消除遗漏其他次要组织学成分的小风险，但在 SEER 数据库中，这些类型的子宫内膜癌只占少部分。因此，当代表性地进行子宫内膜肿瘤取材时，错过混合性癌的风险被认为不足10%。关联与浆液性癌等次要成分存在的独立风险尚不清楚。1项多机构的系列研究比较了 58 例混合性子宫浆液性癌患者和 50 例单纯性子宫乳头状浆液性癌患者，发现影响无进展生存和总生存的两个最重要的预后因素是分期和单纯性浆液性组织学成分，与混合性子宫浆液性癌相比，组织学为单纯性浆液型的患者，复发风险为 2.9 倍，死亡风险为 2.6 倍。还应至少送检1张无受累的子宫内膜切片，多数病例可在肿瘤附近取材无受累的子宫内膜。在肿瘤/非肿瘤交界处取材，有利于评估浸润深度和识别癌前病变。当子宫内膜无异常但有癌或子宫内膜增生的病史时，至少按1张切片/1 cm 取材子宫的前后面，但是在实际工作中，建议对整个子宫内膜进行取材，因为后续还需对肿瘤进行基因检测（例如 Lynch 综合征）。病理医生对于在此类病例（增生或癌症）中发现肿瘤性病变也存在

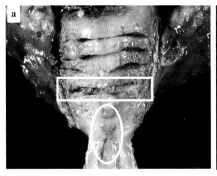
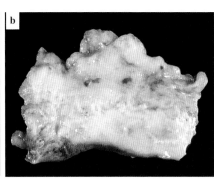

图 15.196　（a）沿3点和9点方向剖开子宫，从宫底至子宫下段连续切开；在子宫下段水平切面取材，获取包括子宫下段及宫颈管上段的组织。（b）检查子宫横切面，大体观察浸润的最深位置

共识，因为这是子宫切除术的指征（调查未发表）。应该指出的是，在子宫内膜增生的背景下发现隐匿性癌不可能影响患者的处理，但是注明它的存在，无论是作为术前诊断的确认，还是作为术前活检诊断的质量保证机制，都可能有一定的价值。取材时，至少选取 1 张切片可显示子宫肌层的最深浸润深度。理想的情况下，这足以确定浸润的深度。在可能的情况下，该切片应包括相邻的未受累的子宫内膜，以提供内膜与肌层良好的定向。应当注意，在某些情况下，对深度评估可能会很复杂。大体上，子宫腺肌病常类似浸润。在可疑的子宫腺肌病背景下，无须更改取材的数量。针对明显浸润的最深处进行标准的全层取材足以评估肿瘤的肌层浸润。同时进行浸润评估的还有难以察觉的浸润模式，例如"微囊性 / 伸长性 / 碎片状腺体（microcystic/elongated/fragmented gland, MELF）"浸润和 / 或肿瘤叠加于平滑肌瘤中。此外，全层取材可能有助于评估是否存在脉管浸润。肌层浸润深度始终被认为是淋巴结转移和预后的独立预测因素。浸润深度成为子宫内膜癌 FIGO 分期系统的组成部分已有 20 余年。如果 1 块全层组织可以放置在单个包埋盒内，那么对于大多数全层取材并不是没有道理的，该方法还可以更好地进行肌壁取材以评估脉管浸润，这是另一项淋巴结转移的独立预测因素。肌层浸润和脉管侵犯均被用于对患者进行潜在辅助治疗的风险分类。子宫下段取材时，应各取材子宫前面和后面的 1 块纵切面。子宫下段取材的目的是显示肿瘤的范围和是否累及宫颈管。纵向切片确保充分评估宫颈上段至子宫下段移行区（以排除累及宫颈管上段的 II 期肿瘤）。大体正常的宫颈至少取材 2 个组织块（前面和后面各 1 块）。有研究发现，对于大体未发现病变的宫颈，取材超过标准的 2 个前 / 后面的组织块，并没有意义。对高级别癌或当肿瘤大体上密切接近宫颈时，可以考虑增加取材。然而，近期的 1 项研究有不同的发现，提出宫颈的前、后侧各取 1 个组织块，会漏掉 24% 的宫颈转移，该研究中的人群罹患晚期疾病的风险很高：62.2% 的肿瘤为 3 级或非子宫内膜样肿瘤，82.75% 具有脉管侵犯。因此对高级别癌或浆液性癌，

可适当增加宫颈取材，如果存在宫颈转移，应大体上非常仔细检查卵巢和输卵管。在多数情况下，除浆液性癌和预防性子宫切除标本（见下文）之外，卵巢和输卵管可代表性取材。由于浆液性癌出现子宫外病灶的风险很高，特别是当浆液性癌累及子宫内膜息肉时，应对卵巢和输卵管全部取材。值得注意的是，约 2.7% 大体正常的卵巢和 1.6% 大体正常的输卵管可能隐藏有显微镜下才能发现的癌。出于这一原因，有作者建议使用 SEE-FIM 方案（见输卵管部分），对卵巢和输卵管完全取材，而不考虑子宫内膜癌的组织学类型。网膜作为某些类型子宫内膜癌（如浆液性或透明细胞癌）的标准分期的一部分。当大体为阳性时，为了记录，1~2 张网膜切片就以足够。对于大体正常的网膜，建议根据网膜最大径，取材 1 张切片 /2~3 cm。

自从证实将近 20% 的临床 I 期子宫内膜腺癌患者有淋巴结转移，就将淋巴结状态纳入子宫内膜癌分期的标准之中。然而，在纳入淋巴结状态以来的近 30 年里，对淋巴结取样的作用一直争论不休。主要是由于大多数子宫内膜癌是低级别的，肌层浸润不足 50%，这导致淋巴结转移的风险 ≤ 10%。盆腔淋巴结清扫术可能会导致大多数患者过度治疗，并使他们面临不必要的手术风险。在最小化需要进行淋巴结清扫术的患者数量的各种建议中，SLN 定位 / 取样目前是最有希望的。SLN 定位的目标是切除最有可能转移的淋巴结，该技术的优点是：①在降低术中风险的同时，为获得分期信息提供可能性；②能获取较少的、"高风险"淋巴结提供更详细的病理学检查，如果是常规淋巴结清扫术，这是不可行的。当接收 SLN 时，应将其切成与长轴垂直的薄切片（≤ 2 mm 厚的切片），可以最大程度地显示淋巴结被膜下窦和表面积（图 15.197）。对于初始 HE 切片未能显示转移的淋巴结，建议结合一张或多张水平的 HE 切片和全角蛋白免疫组织化学进行进一步评估（即超分期）。目前，子宫内膜癌的 SLN 尚无公认的超分期方案。MD Anderson 癌症中心对子宫内膜癌 SLN 的分期方案如下：在组织块中以间隔 250μm 切取 3 张切片（1 张染 HE，2 张不染色）。如果较深位置的 HE 切片为阴性，

则对2张未染色其中的1张切片进行全角蛋白染色(图15.198)。不管使用哪种方法，超分期方案都比标准的HE检查提高了淋巴结转移的检测率，尽管检测到的许多转移是低或超低量肿瘤，其重要性尚待确定。但是由于SLN检测的目的是作为分期信息的替代物，并且可能代表淋巴引流链中较高位置的淋巴结，因此通过超分期方案尽可能确定淋巴结没有转移是标准的处理方法。

特殊情况

预防性子宫切除术

大多数遗传性妇科癌症与遗传性乳腺癌及卵巢癌或Lynch综合征/遗传性非息肉病性结直肠癌综合征相关。罹患Lynch综合征的妇女具有较高的发生子宫内膜癌终生风险率（高达60%）、较低的卵巢癌风险率（约为12%）。预防性子宫切除术和双侧输卵管切除术被认为是降低Lynch综合征患者妇科癌症风险的有效措施，在NCCN指南中包括绝经后和已经完成生育的妇女。多达30%的行预防性子宫切除术的Lynch综合征患者可能存在术前未被怀疑的子宫内膜病变（包括子宫内膜复杂性增生和/或子宫内膜癌）。因此，推荐对此类患者大体未见异常的子宫内膜和子宫下段完全取材。目前，对附件应取材多大范围尚未达成共识，1项研究建议使用SEE-FIM方案对卵巢和输卵管全部取材，另1项研究认为，这种对正常的附件取材是没有必要。鉴于有限的数据和已证实的发展为卵巢癌的终身风险率（尽管很小），取材附件可以确定该患者群体中隐匿的恶性肿瘤的真实风险率。与Lynch综合征相反，BRCA1/2突变会导致卵巢、输卵管或腹

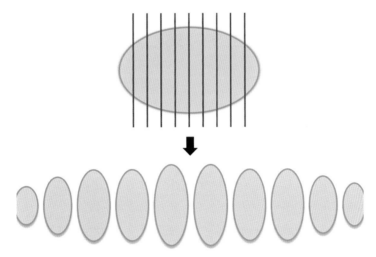

图15.197　垂直长轴薄切SLN（≤2.0 mm）并全部包埋

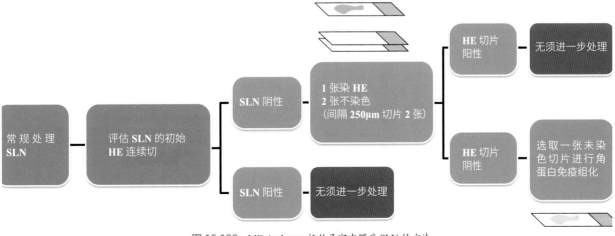

图15.198　MD Anderson评估子宫内膜癌SLN的方法

膜癌的较高风险率，但与子宫内膜癌进展的关系尚不清楚。有 1 项研究表明，在进行降低风险的输卵管切除术时，同时行子宫切除术与隐匿性癌（包括子宫内膜癌）的检出率增高无关，1 项大宗研究表明，伴有 BRCA1 突变但在进行降低风险手术时未行子宫切除术的女性，罹患浆液性或浆液样子宫内膜癌的风险率低。此时，在进行降低风险手术时偶发 / 隐匿性子宫内膜癌患者的总体数量较少。然而，与 Lynch 综合征的附件处理一样，接受降低风险手术的患者对子宫内膜全部取材，可能更好地评估这类患者人群患子宫内膜癌的真实风险。

冰冻切片

术中评估是用于确定上皮和间叶肿瘤是否需要附加分期的方法之一。最常用于以下情况：术前诊断为子宫内膜增生时排除癌的存在、术前诊断为子宫内膜样癌 FIGO 1/2 级需进一步确定肿瘤分级和浸润深度，或者怀疑子宫病变但术前无法进行活检时。关于应该取材的切片数量，没有达成共识。当存在大体可见的病变时，应仔细检查并直接取材可能存在肌层最深处浸润灶。在这种情况下，1 张或 2 张切片就足够，当没有大体明显可见的病变，但术前活检诊断为癌时，子宫内膜应切取多少张冰冻切片，目前文献中未达成共识。1 项冰冻切片验证研究报道进行了 5 次随机全层切片检查，结果显示 53.1% 的患者发现了隐匿性癌。应指出的是，在先前诊断为癌症的患者中，检测到非浸润性或微浸润性癌并不会改变手术方案。因此，在没有大体病变的情况下，子宫内膜前半部和后半部各取材 1 块就足够。大多数最近的研究（包括对 1~3 张冰冻切片进行的回顾性研究）发现术中冰冻切片与石蜡切片结果之间有很好的相关性。

子宫切除术治疗子宫肌层病变

当怀疑子宫肌层肿块进行子宫切除时，子宫标本的剖开和组织切片的基本处理是相同的。一旦剖开，应注明肌层结节的数目。准确测量肌层结节的最大径是至关重要的，因为肿瘤的大小被用于子宫平滑肌肉瘤和子宫内膜间质肉瘤的分期。还应注意肿块的颜色、质地以及是否有出血和 / 或坏死。切片

应包括邻近的正常组织，以显示其与周围肌层的边界，因为肿瘤浸润的存在和范围是某些恶性子宫间叶肿瘤的手术标准。如果肿瘤质软、呈一致性的肉质样，有出血和 / 或坏死区，应从起始点开始，至少取材 1 个蜡块 /cm，必要时根据组织学结果对重点区域进行补取。在可能的情况下，对坏死组织取材时，应包含边缘的存活组织，以评估两者之间的界限。

子宫上皮和间叶肿瘤的外科病理报告

在病理学领域，外科病理报告（即概要性报告）越来越趋于标准化。美国病理学家协会（College of American Pathologists, CAP）已经发布了涵盖科学验证的数据要素和身体各部位的病理分期的病例概要推荐。这些要素以及妇科恶性肿瘤的国际妇科肿瘤学家联合会（International Federation of Gynecologic Oncologists, FIGO）分期总结见下文。典型的概要性报告通常是需要回复应注明的项目。该报告可能完全取代或被纳入各家机构的标准化报告。这种努力的主要目的是确保决定术后治疗起至关重要作用的信息都被纳入病理报告中。

上皮性肿瘤

CAP 推荐的概要性报告至少包括以下信息：标本类型、手术类型、标本完整性、淋巴结取材（若提供）、肿瘤大小（至少最大径）、组织学类型、肿瘤分级（仅适用于子宫内膜样腺癌）、子宫肌层浸润深度、宫颈间质累及、淋巴血管间隙侵犯、其他器官（卵巢、输卵管、网膜等）累及以及病理分期（TNM；FIGO 分期也可报告）。表 15.12 是 MD Anderson 癌症中心使用的子宫内膜癌概要性报告的示例。表 15.13 为 TNM 和 FIGO 分期的比较。子宫内膜癌报告中所需的经科学验证的要素（如肌层浸润深度、宫颈间质受累、淋巴血管间隙侵犯和淋巴结状态）是最基本的，因为在制定是否需要辅助治疗时需要考虑所有的这些要素，并且除淋巴血管间隙侵犯外，其他所有要素对分期至关重要。对于肌层浸润深度、宫颈间质受累和淋巴血管间隙侵犯而言，每个预后因素都有各自的挑战性，值得进一步考虑。

表 15.12 D Anderson 癌症中心子宫内膜癌概要性报告示例

| 标本类型: |
| 手术类型: |
| 标本完整性: |
| 肿瘤大小: |
| 组织学类型: |
| 组织学级别: |
| 子宫肌层浸润 |
| 　浸润深度: 　mm |
| 　肌层厚度: 　mm |
| 宫颈受累: |
| 脉管侵犯: |
| 淋巴结取材: |
| 　盆腔淋巴结: |
| 　　被检测的数目: |
| 　　被累及的数目: |
| 　腹主动脉旁淋结: |
| 　　被检测的数目: |
| 　　被累及的数目: |
| 其他器官受累范围 |
| 　右侧卵巢: |
| 　右侧输卵管: |
| 　左侧卵巢: |
| 　左侧输卵管: |
| 　其他器官: |
| 病理分期〔pTNM（FIGO）〕 |
| 　原发肿瘤（pT）: pT |
| 　区域淋巴结（pN）: pN |
| 　远处转移（pM）: pM |

表 15.13 TNM 和 FIGO 分期比较

TNM		FIGO 分期	
		Ⅰ	肿瘤局限于子宫体
pT1	pT1[a]	Ⅰ A	肿瘤局限于子宫内膜或侵犯深度小于肌壁厚度的 50%
	pT1[b]	Ⅰ B	肿瘤侵犯深度≥肌壁厚度的 50%
pT2		Ⅱ	肿瘤侵犯宫颈间质
pT3		Ⅲ	存在肿瘤蔓延至子宫外
	pT3[a]	Ⅲ A	肿瘤侵犯子宫浆膜和 / 或附件结构，无论是通过直接蔓延还是转移
	pT3[b]	Ⅲ B	肿瘤侵犯阴道或宫旁组织，无论是通过直接蔓延还是转移
		Ⅲ C	存在淋巴结转移
pT4		Ⅳ A	肿瘤侵及直肠或膀胱黏膜
pN			淋巴结状态
	pNX		淋巴结状态未知或无法评估
	pN0[a]		淋巴结取材，无转移证据
	pN1[a]	Ⅲ C1	存在盆腔淋巴结转移
	pN2[a]	Ⅲ C2	存在腹主动脉旁淋巴结转移（+/- 盆腔淋巴结转移）
pM			是否存在远处转移
	pM0		无远处转移
	pM1	Ⅳ B	存在远处转移（如腹股沟淋巴结、腹腔内腹膜、网膜、肺、肝脏、骨）

[a] 目前的 TNM 分期已纳入附加类别以反映转移灶的大小。推荐的分期类似已报道的乳腺癌，孤立性肿瘤细胞灶 ≤ 0.2 mm 是 N0（i+）。目前尚缺乏大宗研究来验证该推荐，因为子宫内膜癌背景下的孤立性肿瘤细胞的临床意义尚待确定。部分作者选择仅在 SLN 超分期中出现极少许角蛋白阳性的肿瘤细胞为 N0（i+）。同样，TNM 还基于存在转移灶的最大径＞ 0.2 mm 但＜ 2.0 mm，增加了 N1mi 和 N2mi，但这并不改变相应的 FIGO 分期（Ⅲ C1、Ⅲ C2）

在大多数情况下，肌层浸润深度的测量是简单的，即从子宫内膜与肌层交界处到浸润最深点间的距离。然而，某些特征可能导致对肿瘤浸润深度测量值的低估或高估。当子宫内膜 - 肌层连接处轮廓不规则或癌累及腺肌症时，可能会给诊断带来挑战，导致对浸润深度的高估。当存在上述情况时，邻近的非肿瘤性子宫内膜可能会有帮助；如果没有非肿瘤性子宫内膜，圆形的轮廓、肌层交界处的子宫内膜间质和缺乏间质反应，可帮助区分不规则子宫内膜 - 肌层连接与真正的浸润。导致对子宫肌层浸润过高估计的一个最常见的陷阱是肿瘤定植在子宫腺肌症内，大约 30% 的子宫内膜癌中可见子宫腺肌症。子宫腺肌症内的肿瘤，即使是位于子宫肌壁深部，也与不良预后无关，对这一点必须了解，以避免患者被给予不恰当的较为激进手术或治疗。用于区分不规则子宫内膜 - 肌层交界的

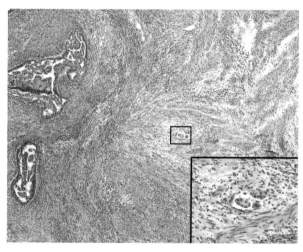

图 15.199　局灶浸润性子宫内膜样腺癌伴癌定植于子宫腺肌症（图片左侧），插图为病灶放大图片；从子宫腺肌症的内膜 - 肌层连接处开始测量浸润深度

特征也可用于识别子宫腺肌症，包括圆形的轮廓、存在子宫内膜间质以及偶见良性子宫内膜腺体。与肿瘤定植于子宫腺肌症相关的间质偶尔也可发生化生或转变为梭形嗜酸性细胞并转变为平滑肌细胞。这些梭形平滑肌样细胞常呈同心圆样围绕在轮廓清晰的癌灶周围。虽然有作者提出利用 CD10 来识别周围间质，但已显示浸润性癌的病灶周围也可能存在 CD10 阳性的间质细胞。当浸润性癌起源于子宫腺肌症时，测量浸润深度是从邻近子宫腺肌症病灶的内膜 - 肌层交界处开始。大多数情况，这种病灶仍位于肌壁内 1/2 层，但是对深部子宫腺肌症出现局灶浸润的情况经验有限。虽然目前数据和 / 或随访资料有限，但在 3 项相关性研究报道中未见不良预后。因此，目前的推荐是从邻近子宫腺肌症的基底膜处开始测量浸润深度（图 15.199）。

在我们医院，我们在备注中注明病灶位于肌壁外 1/2 层，但这是归因于关联子宫腺肌症，等同于浸润发生在肌壁内 1/2 层。值得注意的是，子宫腺肌症的肿瘤定植现象最常与低级别子宫内膜样腺癌（FIGO 1 或 2 级）相关。因此，当肿瘤具有高级别组织学时，应考虑腺肌症样的浸润模式。腺肌症样浸润常缺乏子宫内膜间质并在肌层呈不规则岛状浸润，间质可见促结缔组织反应。与肿瘤深度相关的两种肌层浸润模式是微囊细长碎片状腺体（microcystic elongated and fragmented gland, MELF）和微偏腺瘤样模式。微偏腺瘤样浸润模式可能由于病变缺乏间质反应而被忽略，通过这些腺体在遍及肌壁的不规则分布以及貌似随意的间隔可识别其浸润的本质（图 15.200）。MELF 可

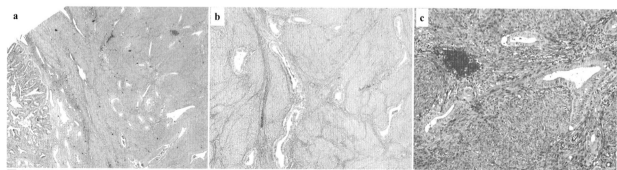

图 15.200　微偏腺瘤样肌层浸润模式。（a）低倍镜下，腺体杂乱排列；（b, c）分别为中倍镜观和高倍镜观

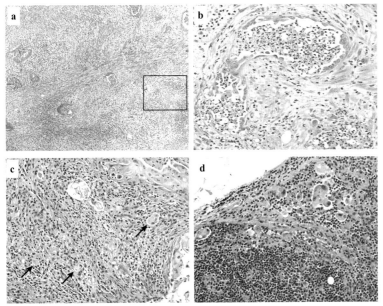

图 15.201　微囊性、拉长、碎片状浸润（MELF）。（a）低倍镜下，腺体被纤维黏液样、炎性反应包绕，导致上皮模糊不清；（b）图片 a 中矩形范围的高倍镜观，腺体内衬嗜酸性细胞，形态不定，呈簇状或扁平／瘦长；腺体被破坏并伴有炎症；（c）单个和小群组织细胞样细胞浸润肌层（箭头）；（d）淋巴结转移灶中再现肌层可见的组织细胞样单个细胞浸润模式

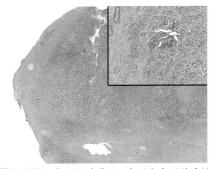

图 15.202　宫颈间质浸润。宫颈上皮下的癌性隧道。插图显示癌位于一个不引人注意的宫颈黏膜内

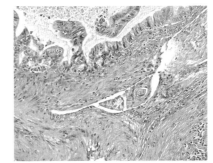

图 15.203　淋巴血管间隙侵犯：具有光滑边界的黏附性肿瘤细胞簇，与血管腔形状一致

能看起来不显眼，这是由于瘦长的上皮细胞层类似于血管腔和纤维黏液样或肉芽组织样，肌层反应可能掩盖上皮细胞。腺体典型呈裂隙样，通常不完整并且有形态不一、瘦长的嗜酸性、有时呈鳞状细胞样上皮层。偶尔单个组织细胞样细胞可能以 MELF 模式浸润到腺体附近的肌层，这种孤立的组织细胞样细胞也可见于缺乏 MELF 的情况。这些特征归因于上皮 - 间质转化。在最近的研究中发现，这种子宫肌层浸润的模式与脉管浸润和淋巴结转移相关，当存在上述情况时，淋巴结转移更有可能表现为孤立肿瘤细胞簇和微转移，肿瘤细胞重现浸润肌层的组织细胞样结构（图 15.201）。

存在宫颈间质浸润改变患者的分期，但是这是更具有挑战性的一项参数，妇科专业病理医生就宫颈累及仅达到了一般至中等一致性，因子宫下段和宫颈上段之间缺乏可识别的边界而引发困难。此外，由于宫颈管黏膜和间质之间缺乏界限，区分肿瘤蔓延至宫颈腺体（此类情况不会提升患者分期）还是宫颈间质内的恶性腺体也具有挑战性。当所关注的病灶其任何一侧有明确的宫颈组织时，可增加信心地诊断为宫颈间质侵犯。伴有间质反应的间质不规则浸润和／或在未受累的宫颈腺体层面下存在恶性腺体，是提示宫颈间质浸润的辅助特征（图 15.202）。

淋巴血管间隙侵犯与晚期疾病及患者的预后相关。因此，正确的识别是必要的。尽管这项工作通常很简单，但是越来越多地应用微创外科手术技术造成的人工假象以及如何识别真正的淋巴血管间隙侵犯，均对诊断带来了挑战。腹腔镜和机器人子宫切除术在手术过程中均使用举宫器，举宫器的使用不仅与血管假侵袭现象相关，而且与肿瘤存在于肌层非血管性裂隙内以及输卵管腔内相关。有些作者认为这种假象的升高与正压力的增加相关，而另一些作者认为是举宫器破坏了肿瘤，导致肿瘤被带入的风险增加，也无意间将肿瘤移进肌壁的大血管内。由于子宫内膜癌中存在真正的血管浸润是确定是否需要辅助治疗的一项因素，因此必须小心，不要夸大血管的假性浸润。真正的血管浸润是边界光滑的、具有黏附性的细胞簇，通常与血管腔的形状一致（图 15.203）。偶尔血管腔内

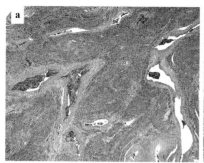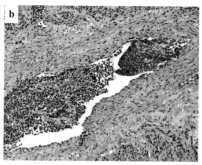

图 15.204　与使用举宫器相关的淋巴血管假浸润。（a）低倍镜下挤压的肿瘤碎片累及大的、厚壁的扩张血管；（b）高倍镜下，肿瘤挤压、扭曲并伴有间质成分

中的细胞与肿瘤相比，形态也会改变。相反，因人为因素而进入血管腔内的肿瘤具有挤压或扭曲的外观，并可能伴随非肿瘤性子宫内膜和/或间质，可见于非内皮衬覆的腔隙，也可能更广泛，累及大血管并较预期的肿瘤分级和浸润深度的严重（图 15.204）。

间叶肿瘤

　　子宫肉瘤的报告应包括以下信息：手术类型、标本完整性、肿瘤大小（至少最大径）、组织学类型、组织学分级（适用于子宫内膜间质肉瘤和腺肉瘤中肉瘤成分过生长时）、肌层浸润（仅适用于腺肉瘤）、其他器官的受累（卵巢、输卵管、宫旁组织、阴道、盆腔软组织、网膜）、切缘（仅适用于存在宫旁和/或阴道切缘时）、淋巴血管间隙侵犯和区域淋巴结状态。表 15.14 提供了 MD Anderson 癌症中心子宫肉瘤概要性报告的 1 个示例。在该示例中，对基本的CAP 模板进行了修改，包括是否存在肿瘤细胞凝固性坏死以及核分裂指数，但在最新版的 CAP 病例概要中，这些参数目前还未得到验证。表 15.15 对 TNM和 FIGO 分期参数进行了比较。

子宫内膜癌

　　子宫内膜癌是西方世界女性最常见的恶性肿瘤之一，估计每年新增 61000 例。相对于其发病率，子宫内膜癌占癌症死亡率相对较低。部分原因可能是大多数妇女在疾病早期即出现异常出血。子宫内膜上皮性肿瘤类型多样，以子宫内膜样腺癌为主。本章将讨论子宫内膜样腺癌的前驱病变以及子宫内膜癌的各种亚型。

表 15.14　MD Anderson 癌症中心子宫肉瘤概要性报告示例

标本类型：
手术类型：
标本完整性：
肿瘤部位：
肿瘤大小：
组织学类型：
组织学分级：（仅适用于子宫内膜间质肉瘤，应注明腺肉瘤中是否存在肉瘤样过生长）
肌层浸润：（适用于腺肉瘤）
宫颈受累：
其他部位的受累
右侧卵巢：
左侧卵巢：
右侧输卵管：
左侧输卵管：
阴道断端：
右侧宫旁：
左侧宫旁：
网膜：
其他：
切缘：（适用于宫旁及阴道断端存在时或宫颈上子宫切除术的标本）
肿瘤细胞凝固性坏死：
核分裂指数：
脉管侵犯：
淋巴结取材：
右侧盆腔淋巴结
被检查的数目：
被累及的数目：
左侧盆腔淋巴结
被检查的数目：
被累及的数目：
腹主动脉旁盆腔淋巴结
被检查的数目：
被累及的数目：
其他淋巴结
被检查的数目：
被累及的数目：
病理分期［pTNM（FIGO）］
原发肿瘤（pT）：pT
区域淋巴结（pN）：pN
远处转移（pM）：pM

表 15.15 腺肉瘤的 TNM 与 FIGO 分期

TNM		FIGO 分期		描述
pT1		I		原发肿瘤局限于子宫
	pT1[a]		I A	肿瘤局限于子宫内膜或宫颈管，无肌层侵犯
	pT1[b]		I B	肿瘤侵及肌壁内 1/2（≤ 50%）
	pT1[c]		I C	肿瘤侵及肌壁外 1/2（> 50%）
pT2		II		肿瘤蔓延至子宫外，但仍局限于盆腔
	pT2[a]		II A	累及卵巢和 / 或输卵管
	pT2[b]		II B	累及盆腔软组织
pT3		III		肿瘤累及腹部组织
	pT3[a]		III A	累及 1 个部位
	pT3[b]		III B	累及超过 1 个部位
pT4			IV A	累及直肠或膀胱黏膜
pN				淋巴结状态
	pNx			淋巴结状态未知或无法评估
	pN0			无淋巴结转移
	pN1		III C	存在区域淋巴结转移
pM				有 / 无远处转移
	pM0			无远处转移
	pM1		IV B	有远处转移

子宫内膜增生

子宫的子宫内膜样腺癌的前驱病变是子宫内膜增生，即子宫内膜腺体增多，其中增生的腺体从增殖期子宫内膜腺体与间质比的 2∶1 改变为 3∶1，即子宫内膜间质不足增殖期横截面积的 1/3~1/2。增生的腺体呈现出增殖期的特征，如细胞核的假复层和核分裂活跃（图 15.205），增生伴分泌改变者除外（图 15.206）。在关于这一主题的开创性论文中，基于综合结构的改变和细胞的特征，将子宫内膜增生分为四类：简单性子宫内膜增生伴和不伴非典型性以及复杂性子宫内膜增生伴和不伴非典型性。单纯性增生表现为圆形、小管状，偶见腔缘光滑、无轻微向外膨出的扩张的腺体（图 15.207）。相反，复杂性增生的特征是腺体具有复杂性、轮廓不规则，常见向外膨出以及"背靠背"拥挤生长，异型性程度，当存在非典型性时，只有轻度至中度，前者细胞核轻度增大、圆形、染色质均匀，后者细胞核增大，染色质不均匀（15.208）。

子宫内膜样癌相关或进展的风险与非典型性的存在相关。这种四分法陆续被临床医生和病理医生广泛使用，但是已被证明缺乏可重复性，特别是关于非典型性的界定，同时它将患者归类于临床相应治疗方案的能力也受到了质疑。当认识到这种局限性以及异型性与癌症的进展密切相关后，世界卫生组织（World Health Organization, WHO）在 2014 年根据是否存在细胞异型性将子宫内膜增生的分类修改为两种类别：子宫内膜增生，无异型性（以前称为无异型性的单纯性或复杂性子宫内膜增生）和非典型子宫内膜增生 / 子宫内膜上皮内瘤变（以前称为伴有异型性的单纯性或复杂性子宫内膜增生）。

在 WHO 版 2014 年修订之前，一组研究人员提出了癌前病变的术语，以寻求较经典的四分法更好的诊断的可重复性和对生物学行为的预测。在这个分类方案的发展过程中，研究者注意到虽然"增生"似乎是指弥漫性或整体性子宫内膜过程，但在某些病例中，

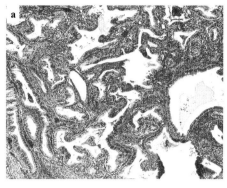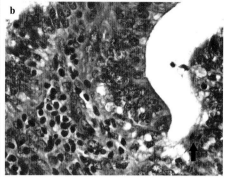

图 15.205 （a）子宫内膜增生。腺体与间质比例超过 2∶1，且间质面积小于横截面积的 1/2；（b）高倍镜下，子宫内膜腺体细胞核呈假复层，核分裂活跃（箭头）

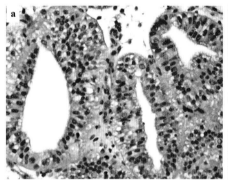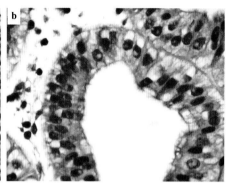

图 15.206 子宫内膜增生伴有分泌改变。（a）中倍镜观；（b）高倍镜观

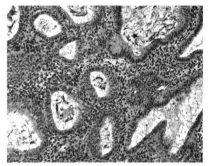

图 15.207 单纯性子宫内膜增生：子宫内膜腺体呈圆形、腔缘光滑

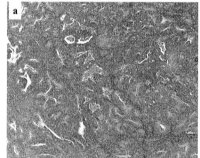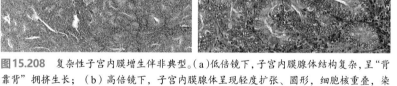

图 15.208 复杂性子宫内膜增生伴非典型。（a）低倍镜下，子宫内膜腺体结构复杂，呈"背靠背"拥挤生长；（b）高倍镜下，子宫内膜腺体呈现轻度扩张、圆形，细胞核重叠，染色质稍粗糙

腺体拥挤和异型性也可以为局灶的。此外他们的研究发现，这种非典型腺体增生，无论是局灶还是弥漫，都代表腺体的单克隆性增生或真正的肿瘤过程，他们称之为子宫内膜上皮内瘤变（endometrial intraepithelial neoplasia, EIN）。要被归类为 EIN，腺体增生必须符合以下标准：①存在结构的改变（即腺体拥挤，导致间质 < 50% 的组织）；诊断标准中取消结构模式（图 15.209）；②存在细胞学改变，包括细胞核和细胞质的改变，这些改变不同于背景中的子宫内膜，因此在低倍镜下就可观察到（图 15.209），虽然经常存在典型的细胞学异型性，但并不是 EIN 诊断所必需的；③最大线径超过 1 mm；④应注意排除类似病变，如子宫内膜息肉、子宫内膜基底层、修复性改变、化生或内分泌改变（即增生失调性子宫内膜）；⑤排除恶性肿瘤的诊断。

腺体拥挤但相对背景子宫内膜腺体缺乏明显的细胞学改变的病变，可被归类为"良性子宫内膜增生"，病变包括子宫内膜增殖失调或复杂性子宫内膜增生不伴非典型性。这类腺体增生也是雌激素无拮抗的结果，但缺乏"克隆性"特征，因此，推测癌进展与异型性

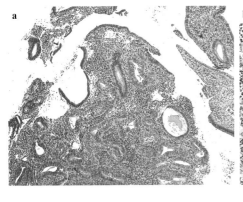
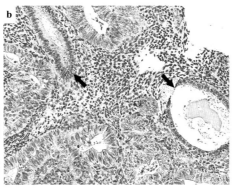

图 15.209　子宫内膜上皮内瘤变（EIN）。（a）低倍镜下，拥挤、分枝的腺体紧邻简单、扩张的子宫内膜腺体；（b）高倍镜下，细胞核和细胞质的特征与邻近的腺体不同（箭头）

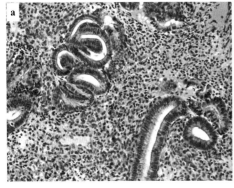
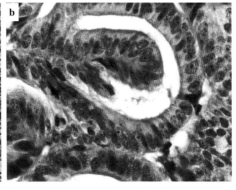

图 15.210　人工处理假象。（a）低倍镜下呈现结构拥挤；（b）高倍镜下，"拥挤"的子宫内膜腺体细胞核大小一致、卵圆形，小胞核轻度增大、核仁小，这为固定的人为假象

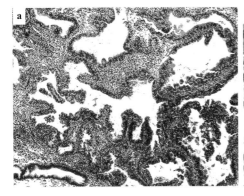
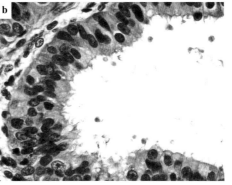

图 15.211　（a）复杂性子宫内膜增生；（b）高倍镜下，腺体显示纤毛细胞／输卵管化生

增生过程可能具有相同的生物学潜能。

　　鉴于细胞学异型性的重要性，需牢记可能混淆其评估的情况，包括组织固定和处理后引起的人为改变、异型性的范围、化生性改变以及叠加的分泌性改变。固定和处理后的人为现象可能导致细胞核增大，核仁明显，但缺乏腺体拥挤和其他内膜增生的特征常常有助于鉴别诊断（图 15.210）。此外，还应该考虑到非典型性的范围，虽然子宫内膜增生的非典型区域可能是局灶的，但也应该很容易被发现，而不需要费力地寻找，且影响到数个腺体的大多数细胞才是有意义的。值得注意的是，应避免在增生的情况下评估表面上皮

是否存在异型性，因为表面更容易因子宫出血发生化生性和人为改变。如果怀疑是诸如嗜酸细胞或纤毛细胞化生，应谨慎诊断非典型（图 15.211）。在这两种情况下，细胞核可能增大、圆形，但胞核的轮廓是依然圆形的，染色质分布均匀。弥漫性分泌改变在子宫内膜增生中也可能会遇到，通常发生在绝经前或围绝经期排卵不规则的妇女或在活检前接受过内分泌治疗的妇女。分泌性增生也可能是特发性的。在分泌性子宫内膜中，细胞显示不同程度的胞质空泡化和管腔分泌；间质也可能有蜕膜样改变。内分泌诱导的分化可能掩盖非典型性的程度。但是与背景相比，这种增生

性病灶通常有相对的细胞学改变，这将有助于识别（图15.212）。

　　无论采用何种分类方案，多种病变（尤其在小组织标本中）都可以类似子宫内膜增生的结构和／或细胞学特征。类似子宫内膜增生良性的病变包括子宫内膜萎缩伴囊性变、子宫内膜息肉、子宫内膜炎、分泌性子宫内膜以及子宫内膜增殖失调。随着子宫内膜的退化，间质耗竭会导致腺体的囊性变，腺体与间质的比例明显增加，与子宫内膜增生相比，上皮缺乏增生的特征。准确地说是萎缩性子宫内膜腺体具有低柱状、立方形或扁平上皮、罕见或缺乏核分裂象。子宫内膜息肉通常结构不规则，某些病例存在腺体拥挤的区域。当出现子宫内膜息肉的其他诊断特征时，结构异常是没有问题的，相对于背景，缺乏细胞学上的改变将有助于消除息肉碎片所具有的潜在生物学意义。子宫内膜炎也可以引起结构不规则，特别是炎症明显时，子宫内膜炎偶尔可见细胞核增大，但这些改变是弥漫性的，缺乏诊断子宫内膜增生所需的结构异常，此外，间质纤维化和炎症细胞（包括浆细胞和嗜酸性粒细胞）的存在，支持子宫内膜炎的诊断。在活检标本中，分泌性子宫内膜可能由于人为拥挤、组织定向不良和／或碎片而呈现异常，这是特别具有挑战性的，因为叠加的分泌性改变可以掩盖异型性的诊断。因此，重要的是评估那些与表面上皮有良好定位的组织碎片，以呈现具有组织性、规则的腺体结构和良好表现的子宫内膜间质。子宫内膜增殖失调可被纳入"良性增生"的范畴，其特征是结构不规则（包括腺体大小和形状不一），通常伴有升高的局灶腺体与间质的比率，缺

乏独立的细胞学改变。但是，子宫内膜增殖失调的特征通常发生在雌激素相对过多的情况下，因此有必要对这些患者进行随访以确保除外进展为生物学上更有意义的病变。

　　在非典型子宫内膜增生的鉴别诊断中，最棘手的恶性疾病是 FIGO 1 级子宫内膜样腺癌和子宫浆液性癌。区分前者尤为困难，因为无论是 FIGO 1 级子宫内膜样腺癌，还是非典型子宫内膜增生，都可表现为背靠背式腺体增生。诊断癌需符合以下其中一项标准：融合性腺性结构、广泛的乳头状结构或者腺体不规则浸润伴有促纤维增生性间质反应。背靠背的腺体或融合性腺性结构病灶最大径至少为 2.0 mm×2.0 mm，才能诊断为腺癌，病灶小于该标准为子宫内膜非典型增生。浆液性癌的腺性结构可能被误认为是非典型子宫内膜增生，尤其是对扫描放大切片的观察时。仔细检查将发现细胞核极向消失、明显的核异型病灶、核质比增高以及核分裂象增多、超出子宫内膜增生的程度。如果诊断仍然不确定，浆液性癌的免疫组化染色常呈现高 Ki-67 增殖指数以及异常的 p53 和 p16 免疫表达模式。

　　最后，在乳头状子宫内膜增生的情况下，可考虑非典型增生的诊断。该罕见的结果以乳头状增生为特征，纤细的乳头衬覆温和的立方或低柱状细胞，无或仅有极少许核分裂活性。增生的腺体常累及息肉并有黏液性化生，可有简单或复杂的结构特征。简单的结构可能仅局限于 1 个或数个扩张的腺体，伴有小灶的向内突出的短乳头（图 15.213）。相比之下，复杂的结构通常更弥漫，大量的子宫内膜腺体或被拉长或出

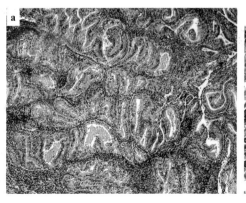
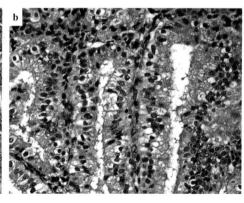

图 15.212 分泌性子宫内膜增生的低倍镜（a）和高倍镜观（b）

现次级分支的复杂乳头（图 15.214）。迄今为止最大宗研究发现，这些具有多灶性、被复杂性乳头状增生广泛累及的息肉病例与同时或随后出现的非典型子宫内膜增生或癌之间存在关联，有些作者认为复杂性乳头增生是一种伴有化生改变的子宫内膜增生。

新版 WHO 分类和 EIN 都认识到，如果长期暴露于无拮抗的雌激素下，无非典型性的子宫内膜增生性病变仍可能增加患者罹患癌症的风险，尽管概率较低。1 项研究发现，1% 的无非典型性的单纯性增生和 3% 的无非典型性的复杂性增生患者可进展为癌。即便如此，高达 80% 的无异型性的患者出现增生性改变的消退。正如新分类系统所强调的，无论结构模式如何（旧版 WHO 分类），非典型性的存在与癌症的发展密切相关：8% 的简单性增生伴非典型的患者和 29% 的复杂性增生伴非典型的患者进展为癌。高达 1/3 的活检诊断为非典型增生或 EIN 的患者，无论是在第一年的随访或即时子宫切除，都发现了子宫内膜样腺癌。与子宫内膜复杂性非典型增生罹患癌症的风险增加 14 倍不同的是，当严格应用诊断标准时，EIN 的患癌风险高达 45 倍。本质上，新版 WHO 分类紧密地反映了 EIN 方案，但仍使用了临床医生和病理医生更熟悉的术语。对经典的四分法进行修订的决定，主要是基于包括妇科和大多数病理医生的研究，这些研究显示 EIN 标准在观察者间的可重复性。满足 EIN 标准的病变被认为是"非典型增生"，而低于 EIN 的病变被认为是不伴非典型性的增生。虽然美国妇产科学院最近的一份调查文件支持使用 EIN 分类，但 WHO 术语比 EIN 术语更受欢迎，其有两个关键原因：首先，WHO 分类没有利用"良性"来表示无非典型性的增生，尽管后续患癌风险很低，但这些患者仍需要随访，同时部分病例，还需要进行内分泌治疗。其次，"子宫内膜上皮内瘤变（EIN）"很容易与"子宫内膜上皮内癌（ endometrial intraepithelial carcinoma, EIC）"混淆。在后者，浆液性癌仅限于子宫内膜的腺体内，是一种具有显著不同生物学潜能和临床治疗的病变。随着临床医生和病理医生向新的 WHO 分类方案过渡，应注意的是，该方案在全球范围内的预测价值仍有待充分验证。

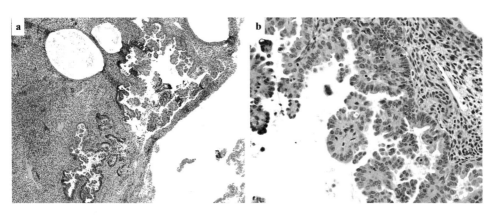

图 15.213　子宫内膜简单型乳头状增生。（a）低倍镜下，乳头状增生仅限于少数腺体；（b）高倍镜观

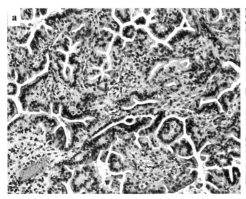
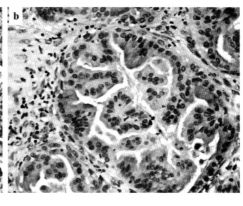

图 15.214　子宫内膜复杂型乳头状增生的低倍镜（a）和高倍镜观（b）

对于不希望保留生育能力的非典型子宫内膜增生患者，子宫切除术可以治愈。对于那些手术并非首选或希望保留生育能力的患者，常常通过宫腔镜扩张和刮宫术，一旦完全除外同时存在癌的可能后，子宫内膜增生可以用孕激素药物或促性腺激素释放激素激动剂进行保守治疗，针对用药剂量、日程或给药途径方面几乎没有标准化。口服醋酸甲羟孕酮用于孕酮治疗时，使用旧的分类系统，据报道有 80%~90% 的消退率，但如果单独考虑非典型增生 /EIN，可能会出现较高的失败率。利用宫内节育器进行局部孕酮给药，可提供更高剂量的激素，同时最大限度地减少副作用，并得到与口服药物类似的消退率。尽管有报道称少数非典型子宫内膜增生的患者在使用 IUD 消退后妊娠，保守治疗需要密切随访，每 3~6 个月进行子宫内膜活检，以监测治疗反应。孕酮可抵消雌激素的有丝分裂效应、诱导分泌改变，在孕酮治疗过程中，子宫内膜组织的反应性表现为腺体与间质比率下降、间质蜕膜样变。子宫内膜腺体发生嗜酸性化生，随着时间的推移，可萎缩成线状。少部分腺体可出现黏液性或鳞状化生。非典型性常常随着细胞核的缩小和核仁缺失而减少，同时核分裂象也较少见（图 15.215）。当治疗超过 6 个月后，细胞学非典型性持续存在，提示发生不消退的风险增加。

子宫内膜样腺癌

近 80% 的子宫内膜癌是子宫内膜样型。在美国，子宫内膜样腺癌主要发生在平均年龄为 60 岁的绝经后妇女，但是高达 15% 的病例可能在绝经前的妇女中被诊断出来，包括超过 5% 的 40 岁以下的妇女。许多子宫内膜样腺癌的发生与雌激素过量等危险因素（包括肥胖 / 代谢综合征、初潮年龄早、无生育、晚发性绝经、使用雌激素替代疗法和服用他莫西芬）相关。然而需记住的是，子宫内膜癌与雌激素过量和 / 或代谢综合征联系并非是子宫内膜样组织类型所特有的，相反，子宫内膜样腺癌也可在没有内分泌失衡的情况下发生，包括通过诸如 Lynch 综合征等遗传学机制。

典型的子宫内膜样腺癌的特征是圆形或椭圆形的子宫内膜型腺体增生，腺体内部轮廓光滑，内衬单层或假复层柱状细胞，细胞轻至中度异型，细胞核极性存在。腺细胞的胞质嗜双色性、嗜碱性或轻度嗜酸性，偶见纤毛、局灶黏液性分化，或罕见肠上皮分化。间质可见泡沫样组织细胞聚集，偶见砂粒体。腺体常常排列拥挤，可成角或出现复杂的分支结构。在评估子宫内膜活检标本时，至少需要以下 1 项特征来鉴别复杂性子宫内膜增生的腺体增生：腺体背对背生长，其间无间质成分，面积至少占据 2 mm×2 mm；广泛的乳头状结构；和 / 或促纤维增生性 / 纤维母细胞间质被不规则腺体浸润（图 15.216）。最后一个标准应谨慎使用，因为刮宫后改变或子宫内膜息肉扭转可能模拟这种特征。子宫内膜样腺癌是根据国际妇产科联合会（FIGO）系统基于结构特征进行分级：1 级，实性生长区 ≤ 5%，非鳞状成分（图 15.217）；2 级，实性生长区占 6%~50%，非鳞状成分（图 15.218）；3 级，实性生长区 > 50%，非鳞状成分（图 15.219）。此外，

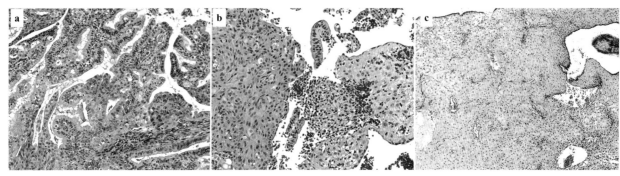

图 15.215 （a）复杂性子宫内膜增生伴非典型，内分泌治疗前；（b）复杂性子宫内膜增生，内分泌治疗早期获得的标本；腺上皮细胞核深染，胞质增多、嗜酸性，呈鳞状特征，核分裂象减少；邻近间质蜕膜样变；（c）复杂性子宫内膜增生，内分泌治疗后期获得的标本；内膜萎缩呈线样，被发育良好的蜕膜样变的子宫内膜间质广泛分隔

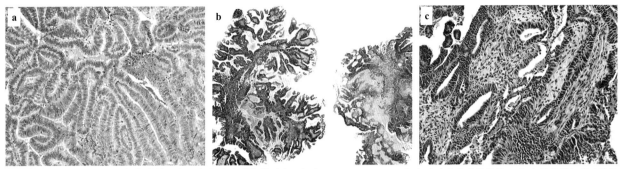

图 15.216 子宫内膜的子宫内膜样腺癌。（a）腺体背靠背增生，超过 2.0 mm×2.0 mm；（b）广泛的乳头状结构；（c）纤维母细胞 / 促纤维增生性间质被不规则腺体浸润

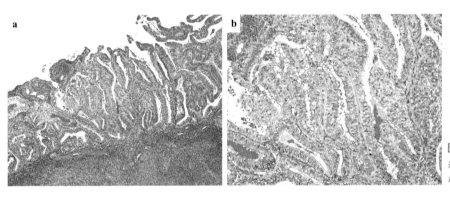

图 15.217 子宫内膜的子宫内膜样腺癌，FIGO 1 级，低倍镜（a）和高倍镜观（b）

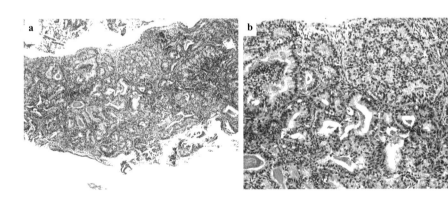

图 15.218 子宫内膜的子宫内膜样腺癌，FIGO 2 级，低倍镜（a）和高倍镜观（b）

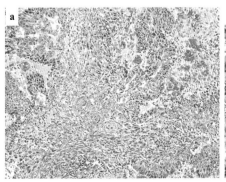
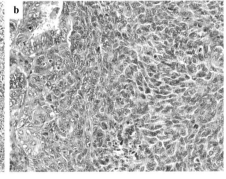

图 15.219 子宫内膜的子宫内膜样腺癌，FIGO 3 级，低倍镜（a）和高倍镜观（b）

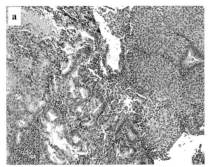
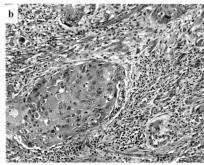
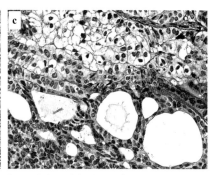

图 15.220　子宫内膜的子宫内膜样腺癌伴鳞状分化。（a）桑葚状化生；（b）鳞状分化类似鳞状细胞癌；（c）胞质透亮的鳞状细胞

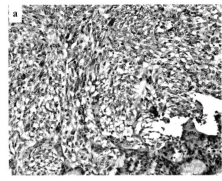
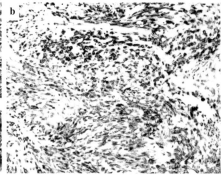

图 15.221　（a）子宫内膜样癌伴梭形模式的鳞状成分；（b）角蛋白的表达凸显上皮性本质

FIGO 分级系统特别考虑了结构上为 FIGO 1 级子宫内膜样癌伴有 3 级核异型性的区域，此类病例应将级别提高 1 级（即 FIGO 2 级），但这种情况非常罕见，当出现时，应排除腺样结构的浆液性癌的诊断。

子宫内膜样腺癌可能表现出不同的结构模式和 / 或细胞改变。识别这些形态变异型是很重要的，因为有些变异型与不同的预后相关，而另一些可能被误认为是高级别肿瘤或更具侵袭性的组织学类型。最后，子宫内膜癌可能表现出不明确的组织学特征，其鉴别诊断包括子宫内膜样腺癌各种亚型及非子宫内膜样腺癌。

子宫内膜样癌伴鳞状分化

在子宫内膜样腺癌中可观察到多种鳞状分化模式，包括桑葚状化生、类似鳞状细胞癌的巢团、胞质透亮的成片的鳞状细胞和仅有局灶鳞状分化证据的成片的梭形细胞，如未成熟的鳞状细胞旋涡（图 15.220）。偶尔，鳞状上皮被覆的乳头常关联黏液化生和中性粒细胞。

桑葚状化生的特征是圆形、边界清晰，腔内细胞巢常由大小一致、胞核温和的卵圆形或梭形细胞组成。

在多达 20% 的情况下，鳞状桑葚体可融入经典的鳞状分化，被一些作者认为是代表不完全或未成熟的鳞状分化。高达 1/4 的子宫内膜样腺癌可表现出鳞状分化，其中的鳞状特征是明确的，包括细胞间桥、角化珠和 / 或明显的细胞膜。成片的鳞状分化内的透明细胞改变需要与透明细胞癌鉴别，识别以下特征有助于鉴别：细胞核大小一致，与低级别子宫内膜样腺癌密切相关以及缺乏透明细胞癌的其他结构特征。免疫组化染色利用与透明细胞癌相关的标记物，如 HNF-1β 和 Napsin A（见透明细胞癌部分），在部分病例可能是有用的，同时通过增加鳞状分化的标记物（如 p63）协助鉴别。在部分鳞状成分呈梭形模式的病例中，具有局灶鳞状分化及温和的细胞学特征，融入子宫内膜样腺体的梭形细胞成分中，并表达角蛋白（图 15.221），这与肉瘤样分化是不同的。当评估子宫内膜样腺癌的肿瘤分级时，鳞状分化灶应被排除在外，仅根据腺体成分进行分级，特别是桑葚状化生可能被误认为是子宫内膜样癌的实性结构，因此识别该结构对于避免肿瘤过高分级至关重要。免疫组化染色有助于鉴别子宫内膜样腺癌中的桑葚状化生和实性结构。

据报道，相对于背景正常的子宫内膜和子宫内膜样腺癌，桑葚状化生 PAX-2 的表达降低。此外，CDX-2 可凸显桑葚状化生的区域。

具有乳头状结构的子宫内膜样癌

具有乳头状结构的子宫内膜样癌包括绒毛腺管样结构的肿瘤、中级别乳头状子宫内膜样癌和具有小的非绒毛状乳头的子宫内膜样癌。多达 30% 的子宫内膜样癌可能呈现绒毛腺管样结构，常与子宫内膜样腺癌的经典型腺性结构混合存在。乳头呈指状，轮廓光滑，被覆柱状细胞，细胞核温和，与上皮基底膜的基底极性保持一致（图 15.222）。有研究发现，在子宫内膜样癌的肌层浸润成分中出现这种结构与淋巴血管间隙侵犯和淋巴结转移率增加相关，预后可能比伴有肌层浸润的普通型子宫内膜样腺癌更差。该结果尚未

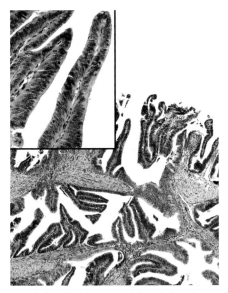

图 15.222　子宫内膜样腺癌伴绒毛腺管状结构，在肌层浸润成分中非常显著；乳头呈指状、轮廓光滑，被覆细胞形态一致，低级别的柱状细胞保持其基底极性（插图）

在其他研究被重复。与绒毛腺状亚型的乳头相比，中级别乳头状癌的乳头通常较短，可有或缺乏纤维血管轴心，可有轻微不规则的外轮廓，被覆细胞具有中等细胞异型性，部分细胞核失去核极性。偶尔，被覆细胞具有嗜酸性细胞质和 / 或化生性改变，如黏液化生（图 15.223）。子宫内膜样癌的这种亚型尚未被普遍接受，但是具有这些特征的癌可能更常出现 MELF 侵犯模式和淋巴血管间隙侵犯。诊断上，该亚型必须与子宫浆液性癌鉴别。

有助于鉴别的是：与子宫浆液性癌相比，乳头状子宫内膜样腺癌的异型程度较轻、核分裂象较少、核 / 质比较低。除了较高级别的细胞学特征外，浆液性癌还缺乏黏液化生，并通常无肌层浸润的 MELF 模式。对鉴别困难的病例，免疫组织化学可提供帮助。子宫浆液性癌通常具有 p53 的异常表达［即 > 75% 的细胞核呈弥漫强表达或完全缺失（零表型）］。最后，部分子宫内膜样癌具有缺乏纤维血管轴心的乳头状结构，这些结构可能凸入到经典型子宫内膜样腺癌的腺腔内或延伸自绒毛腺管样乳头的表面。这些乳头状结构通常由圆形或多边形细胞组成，细胞常轻度异型，胞质嗜酸性，可能与流产型的鳞状分化相关（图 15.224）。具有该特征的肿瘤预后与普通型子宫内膜样腺癌相似。

具有微腺体样结构的子宫内膜样癌

其特征为小至中等大小的腺体，尽管偶尔也有大腺体或囊性腺体出现。腺体由单层或多层、形状各异的细胞组成，细胞从扁平到柱状不等，胞质嗜双色性、嗜酸性或富含黏液（图 15.225）。细胞通常不超

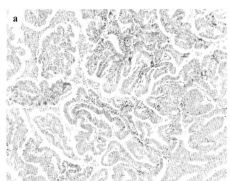
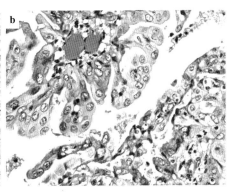

图 15.223　中级别乳头状子宫内膜样癌。（a）低倍镜下，注意较短的乳头；（b）高倍镜下，细胞具有圆形的细胞核、中度细胞异型性、化生性改变及部分细胞核极性丧失

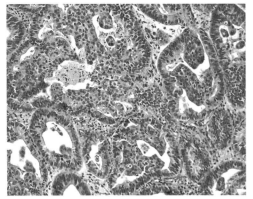

图 15.224　子宫内膜样腺癌伴小的非绒毛性乳头

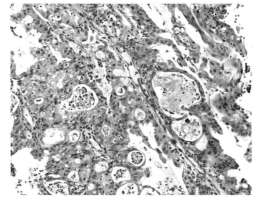

图 15.225　子宫内膜样腺癌伴微腺体增生样结构

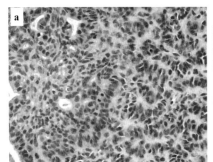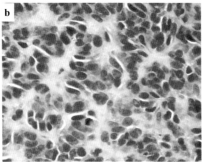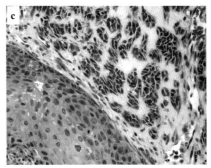

图 15.226　子宫内膜样癌伴性索样结构。（a）低倍镜观；（b）高倍镜观，细胞学特征温和；（c）透明样变的基质分隔肿瘤细胞呈条索或巢状

过轻度的异型性，可具有欺骗性的低核分裂指数。鳞状分化和 / 或实性生长也可能见到。具有管腔内黏液和关联急性炎细胞浸润进一步使其类似宫颈的微腺体增生。淋巴细胞和浆细胞浸润也可见到。

　　微腺体样结构可与经典型子宫内膜样癌混合存在或者为单纯型。当关联经典结构时，常位于肿瘤表面。微腺体结构的发现与源自绝经后妇女或有外源性激素使用史（如醋酸甲羟孕酮、雌二醇或两者联合）的腺癌相关。在子宫内膜活检中，鉴别微腺体增生和类似微腺体增生的腺癌特别具有挑战性，由于两者之间的免疫组织化学存在重叠，因此应慎用。例如，微腺体样结构不同程度表达 CEA、vimentin、Ki-67、p16 和 p63。PAX-2 的缺失表达支持子宫内膜样腺癌，而不是微腺体增生。具有残留的子宫内膜组织（特别是与癌相关的子宫内膜组织），缺失储备细胞以及存在形成不良、分布多样的胞质空泡，是区分类似微腺体增生的癌的组织学特征。在无法做出明确诊断的活检标本中，应提供描述性诊断，如"具有微腺体样结构的

腺体增生"，然后建议再次分段刮宫取材和 / 或结合放射学和临床表现，以明确诊断。

　　具有性索样形态和透明变性的子宫内膜癌

　　这种不常见的子宫内膜样腺癌的特征是相互连接的巢、条索或细胞簇，细胞学特征温和，形态从上皮样到梭形不等。在条索与细胞簇之间，通常有丰富的透明变或黏液样基质，挤压条索及细胞簇，形成性索样外观（图 15.226）。偶尔，透明变性的基质可形成小球或类似类骨质，鳞状分化在这些区域也很常见。由于出现黏液样基质和局灶的类似类骨质，这种模式被误判为癌肉瘤并不少见。HE 切片观察上，癌肉瘤通常有两种不同的高级别成分（肉瘤和癌），两者之间有明显的界限，不会融合。相反，这种子宫内膜样癌亚型的组织学特征是温和的，梭形细胞区域经常与较为经典型的腺体结构融合；核分裂比率也低于癌肉瘤。一般情况下，细胞角蛋白或 EMA 染色无助于区分这两个病变。伴有性索样和梭形细胞形态的肿瘤可不同程度表达这些标记物，范围从无至弥漫着色，可

能在不到 50% 的细胞中见到表达（图 15.227）。但是具有性索样结构的子宫内膜样腺癌常表达 ER 和 / 或 PR，斑驳状表达 p16 和野生型表达 p53，而癌肉瘤则更常见 p53 异常表达、p16 强阳性表达，ER 和 PR 表达降低。区分伴有条索状和透明变结构的子宫内膜样腺癌与癌肉瘤是很重要的，因为前者通常分期低、预后良好，而后者往往预后较差。尽管缺乏 FIGO 1 级或 2 级子宫内膜样腺癌相关的经典型的结构良好的腺体，但这类病例的最大宗研究发现，这种变异结构应被认为是低级别的。

具有 Sertoli 结构的子宫内膜样癌

罕见，低级别子宫内膜样腺癌呈现由小管和 / 或柱状细胞条索组成的结构，柱状细胞顶端偶见透明的细胞质，类似于支持细胞（Sertoli）肿瘤。与经典型的子宫内膜样腺癌一样，这种亚型可表达角蛋白、EMA 和 vimentin，但罕见病例表达 inhibin。这种亚型没有明显的临床意义，其生物学行为类似于经典型的子宫内膜样腺癌。

子宫内膜样癌伴异源性成分

虽然子宫内膜中存在异源性组织可以用产科操作后嵌入的胎儿 / 胚胎组织来解释，但子宫内膜干细胞已显示出发展为间叶型细胞的潜力，表明异源性分化的结果可能是继发于化生。在子宫内膜中骨、软骨和脂肪化生均有报道（图 15.228）。这类在经典型子宫内膜样腺癌中的异源性化生不同于癌肉瘤的异源性分化，因为其形态温和，缺乏增殖活性或过度生长。此外，与其关联的癌的级别往往低于癌肉瘤。

子宫内膜癌伴透明细胞变

子宫内膜样腺癌的透明细胞变可能归因于富含糖原的鳞状成分、分泌性癌、性质未定的（即未特指类型）或人为假象。糖原丰富的鳞状分化细胞通常为圆形或多边形，细胞核相对一致。核上、核下或二者均有定位的胞质糖原空泡（图 15.229）是分泌性癌的一个特征。类似的胞质改变也可见于复杂性非典型子宫内膜增生。

子宫内膜样腺癌的分泌亚型罕见，通常见于绝经后妇女（平均年龄 57 岁），预后良好。该亚型也常与透明细胞癌混淆。组织学上，分泌性癌具有相当一致的透亮细胞群和仅限于圆形或卵圆形腺体的结构模式。相比之下，透明细胞癌通常表现为多种结构的组合（管状、乳头状和 / 或实体状）及细胞的异质性，从立方状、低柱状、多边形至扁平细胞。此外，细胞学异型性通常也更明显。这些特征也将透明细胞癌和富含糖原的鳞状成分区分开来，后者常具有相当一致的细胞形态和组织结构。免疫组化染色有助于鉴别子宫内膜样癌伴透明细胞变和透明细胞癌。子宫内膜样癌通常强而弥漫表达 ER 和 PR，p16 呈斑驳状表达，而透明细胞癌中激素受体的表达减少或阴性，p16 在高达 50% 的病例中可以是强而弥漫的表达。在三种已报道的透明细胞癌标志物中，Napsin A 和 p504s 可能最具有特异性。HNF-1β 可在伴或不伴透明细胞变的子宫内膜样癌中表达。子宫内膜样腺癌可能有局灶性细胞质透亮，其形态特征不符合分泌性癌或糖原性鳞状分化，发生这种非特

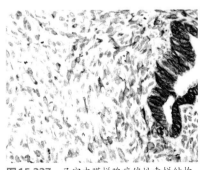

图 15.227　子宫内膜样腺癌伴性索样结构：角蛋白在性索样区域呈不同程度的斑驳状表达

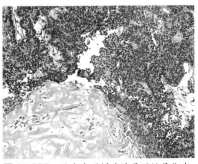

图 15.228　子宫内膜样癌伴异源性骨化生

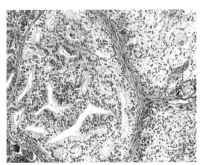

图 15.229　子宫内膜样癌伴透明细胞变：分泌性癌的胞质糖原空泡

异性改变的具体原因尚不清楚，但在某些情况下可能与细胞质内脂质的沉积相关。最后，细胞质透亮可继发于细胞退变或人为假象，这种透亮细胞常见于肿瘤表面或沿着肿瘤切片的边缘（图 15.230）。

子宫内膜样癌伴嗜酸性 / 嗜酸细胞变

子宫内膜样腺癌中偶尔可见细胞质嗜酸性颗粒增多，部分归因于肿瘤细胞富含线粒体。这种改变可能是部分肿瘤中的主要细胞类型（图 15.231）。大多数已报道的病例均为低级别（FIGO 1 级或 2 级）。但是，有些可能表现出更具侵袭性的行为，包括子宫肌层浸润和 / 或子宫外扩散。

目前，子宫肌层浸润深度不足 50% 的 FIGO 1 级或 2 级子宫内膜样腺癌患者，被列为监测对象，通常对罹患高或中度风险肿瘤的子宫疾病患者进行放疗，PORTEC1 研究将此类肿瘤定义为年龄 > 60 岁、子宫肌层浸润深度 > 50% 的 FIGO 1 级或 2 级肿瘤或者任何程度的子宫肌层浸润的 FIGO 3 级肿瘤。根据 GOG-99 标准，高或中度风险肿瘤用子宫病理风险因素进行分层，包括 FIGO 2 级或 3 级肿瘤、淋巴血管间隙侵犯和子宫肌层浸润深度 > 50%；这些患者按年龄进一步亚分类：50~69 岁患者具有 2 项病理因素即被认为是高或中度风险，≥ 70 岁的患者只需 1 项危险因素即被认为是高或中度风险。几项研究表明，辅助性放疗虽然不会影响总生存期，但可以减少局部复发。阴道近距离放疗是一项治疗方法选择，因为它与全盆腔放疗一样，可有效控制局部病变，且不良反应较少。在晚期疾病中，联合化疗和放疗可改善患者的预后，盆腔放疗可降低盆腔复发的风险。在 44 岁以下的患者中诊断出近 10% 的子宫内膜癌，在精心选择的患者（FIGO 1 级、无浸润、合理的妊娠机会）中，外源性孕激素治疗（口服或释放孕激素的宫内节育器）已证明是有效的，总缓解率为 68%，但据不同研究报道有 12%~47% 的患者复发。尽管接近 20% 的患者需要辅助生殖技术，但有些患者已成功妊娠。子宫内膜样腺癌最重要的预后因素是浸润深度以及是否存在宫外受累。其他因素也因其关联晚期疾病的可能性被确认，包括患者年龄、肿瘤大小、淋巴血管间隙侵犯、宫颈间质侵犯和肌层浸润模式，然而，其中一些特征也与肿瘤复发相关。话虽如此，总生存率与 FIGO 分期最为密切，FIGO Ⅰ 期或 Ⅱ 期的疾病总生存率为 74%~91%，而 FIGO Ⅳ 期的疾病总生存率为 20%~26%。淋巴结状态在生存中起着特别重要的作用：淋巴结阴性患者的 5 年无病生存率为 90%，盆腔淋巴结阳性患者为 60%~70%，而转移至主动脉旁淋巴结的患者为 30%~40%。

黏液腺癌

黏液腺癌不足子宫内膜癌的 10%，与具有黏液分化的子宫内膜样腺癌的区别在于 > 50% 的恶性腺体中存在黏液分化。虽然最常发生在绝经后的妇女（中位年龄 63 岁），但多达 1/3 的患者可能在绝经前或围绝经期。绝经后出血是最常见的临床表现。

黏液腺癌的特征是黏液上皮细胞形态温和，核分裂活性低且结构复杂（图 15.232）。可见到以下任何一种生长方式：腺样、绒毛腺管样、绒毛样及

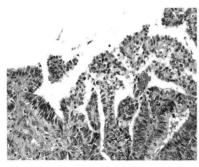

图 15.230 子宫内膜样癌伴透明细胞改变，继发于细胞退变 / 人为现象；该改变见于组织表面

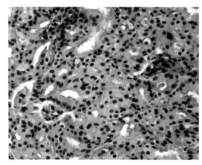

图 15.231 子宫内膜样腺癌伴嗜酸性改变

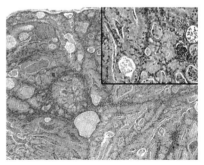

图 15.232 子宫内膜的黏液性癌：黏液性上皮细胞形态温和，核分裂比率低

实性。筛状结构不常见，即使存在，也仅为小灶。罕见情况下，黏液上皮可出现肠上皮分化（如杯状细胞）。印戒细胞分化与黏液性子宫内膜癌无关，但可见于其他经典型的子宫内膜样腺癌。黏液腺癌由小至中等大小、圆形、排列密集的腺体组成，细胞异型性小，核分裂象罕见，据报道有微腺体增生样或宫颈腺体样生长方式。子宫内膜黏液性腺癌的诊断通常取决于结构的复杂性，如果存在，还依赖于肌层浸润，而非使用免疫组化染色。当然，这些染色有助于在鉴别诊断中排除其他类型肿瘤。

在鉴别诊断中，最重要的病变包括宫颈腺体增生、宫颈微偏腺癌和子宫内膜黏液化生。在活检的情况下，这种鉴别诊断是最常遇到并且也是最具有挑战性的，主要是由于有限的组织和结构的扭曲造成。因此，在活检标本中应谨慎诊断黏液腺体增生，尤其是绝经后患者。在这种情况下，通常需要进行分段诊刮并结合临床。尽管经验有限，但偏向黏液腺癌的特征包括：腔内鳞状上皮化生、间质的泡沫细胞和核分裂活跃（＞3/10HPF）。存在核下空泡和罕见核分裂象偏向微腺体增生。免疫组化染色在鉴别微腺体增生和黏液腺癌方面价值有限。表达 Vimentin 及 Ki-67 ≥ 5% 偏向低级别子宫内膜黏液腺癌，但 Vimentin 染色可能仅限于细胞的基底部，表达模式的变化范围在 30%~100%。因此，阴性结果不能区分微腺体增生和低级别子宫内膜样腺癌。CEA 在微腺体增生和黏液性子宫内膜腺癌中均为阴性，ER 均为阳性。同样，黏液性子宫内膜腺癌的免疫表达谱

可能与宫颈微偏腺癌重叠，除了 ER 在前者通常为阳性而在后者为阴性。鉴别子宫内膜复杂型黏液腺体增生与黏液性子宫内膜腺癌的标准缺乏敏感性。无论如何，黏液腺体增生与罹患子宫内膜腺癌的风险之间似乎存在关联。根据 1 个小组对具有筛状结构、分支状绒毛结构和中至重度细胞异型的样本的研究，随着结构复杂性和细胞异型性的增加，相关癌的风险达到 100%；具有简单结构特征的黏液性增生具有少许或无相关癌的风险。关于 KRAS 突变的研究表明，如果存在，KRAS 突变仅限于复杂性黏液性增生，这种病变可能与黏液性子宫内膜腺癌的发病机制相关，因为在后者也发现了 KRAS 突变。

尽管细胞形态温和，但几项研究表明，与相同级别和浸润深度的子宫内膜样腺癌相比，淋巴结转移的风险增加。但总生存率与经典型子宫内膜样腺癌没有区别。

浆液性癌

子宫浆液性癌在 1982 年被认为是一个独立的实体，占所有子宫内膜癌的 5%~10%。子宫浆液性癌患者的平均年龄比子宫内膜样腺癌患者大 10 岁。子宫浆液性癌与子宫内膜增生无关，通常发生在萎缩性子宫内膜背景下。虽然与高雌激素血症通常不相关，但有少部分可能与代谢综合征相关。

浆液性癌常具有中等至显著异型的细胞，核仁明显，排列成乳头状、腺样或实性结构，细胞核极向缺失和核/质比高（图 15.233 和 15.234）。衬覆的细胞可以成簇或假复层排列，腔内可见游离的肿瘤细胞簇。

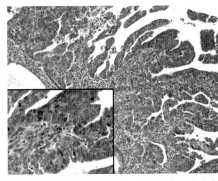

图 15.233　子宫浆液性癌伴乳头状结构：衬覆细胞具有重叠的圆形细胞核，核极性消失，核分裂象多见（插图）

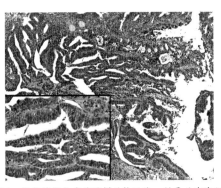

图 15.234　子宫浆液性癌伴腺样结构区域：衬覆具有高级别细胞学特征，核极性丧失（插图）

偶见砂粒体，细胞可呈鞋钉样外观或具有胞质内空泡。核分裂象通常较多。子宫浆液性癌可以与其他类型的癌（如子宫内膜样、透明细胞或神经内分泌癌）混合存在或者是癌肉瘤的组成部分。

　　子宫浆液性癌的鉴别诊断包括低级别和高级别子宫内膜样腺癌、透明细胞癌、子宫内膜的化生性改变和转移性恶性肿瘤。浆液性癌的结构特征与低级别子宫内膜样腺癌及其亚型（即绒毛腺管型和乳头状子宫内膜样腺癌）相重叠，因此后者是重要的鉴别诊断。腺样和／或乳头状结构与衬覆细胞的细胞学之间缺乏不一致性，是将低级别子宫内膜样腺癌与子宫浆液性癌区分开的关键，此外，低级别子宫内膜样腺癌的腺体和乳头衬覆的细胞通常保持细胞核的极向。尽管绒毛腺管型和乳头状子宫内膜样腺癌的乳头状结构可能令人担忧，但常缺乏细胞核的多形性，且乳头轮廓光滑，前者具有细长的乳头，而后者乳头较短、缺乏纤维血管轴心，两者的核／质比均低于子宫浆液性癌。存在黏液性或鳞状分化也有助于将低级别子宫内膜样腺癌与子宫浆液性癌区分开。由于浆液性癌偶尔也会出现实性生长模式，因此需与 FIGO 3 级子宫内膜样腺癌进行鉴别，两者都可能表现出细胞核的多形性，但是高级别子宫内膜样腺癌通常至少局灶具有腺性成分。相对于浆液性癌，注意低级别区域将有助于诊断，因为这些病灶具有光滑的腔缘、较少的细胞核多形性。当组织学特征不能明确时，有作者建议使用一组免疫组化标记物，包括 p53、p16、ER、PR 以及 PTEN。典型的子宫浆液性癌 p53 常呈现细胞核弥漫强阳性着色（图 15.235），也可表现为完全没有着色（零表型）（图 15.236）。相反，子宫内膜样腺癌通常 p53 呈细胞核斑片状、强弱不等着色，与"野生型"表型相对应。有作者建议将 p16 添加在这一组免疫标记物中，用于二者的鉴别，因为浆液性癌通常 p16 呈弥漫的胞核及胞质阳性，而子宫内膜样腺癌呈斑片状阳性。根据我们以及其他作者的经验，p16 在子宫浆液性癌的强阳性表达可能并不可靠。与子宫内膜样腺癌相比，激素受体在浆液性癌的表达可能减少或缺失，以 PR 缺失常见。最后，PTEN 可能在低级别子宫内膜样腺癌中缺失表达，但在浆液性癌中仍保留。有作者报道用 PTEN 抗体染色存在困难，可能会限制其应用。联合形态学特征和免疫组化的结果可鉴别大多数浆液性

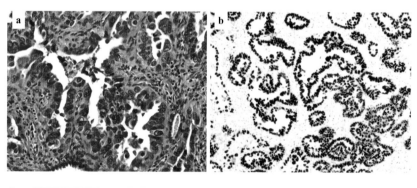

图 15.235　子宫浆液性癌：（a）HE 染色；（b）同一病例，p53 染色示细胞核弥漫、一致强阳性

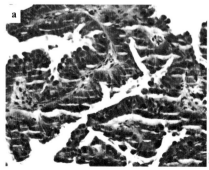
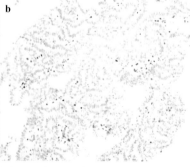
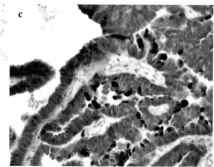

图 15.236　子宫浆液性癌。（a）HE 染色；（b）同一病例 p53 免疫组化染色，显示肿瘤细胞的胞核完全缺失表达（零表型），内对照细胞散在阳性；（c）p16 免疫组化染色显示肿瘤细胞呈弥漫性强阳性着色

癌与子宫内膜样腺癌。这种鉴别是至关重要的，因为一些低分期的浆液性癌也需要辅助治疗。另外，尽管FIGO 3 级子宫内膜样腺癌和浆液性癌在预后方面有重叠，但其扩散方式和治疗方式可能不同，因此需要对两者进行准确区分。

由于多达 1/3 的浆液性癌可能表现出一定程度的胞质透亮和 / 或鞋钉样细胞，因此很难与透明细胞癌鉴别。与浆液性癌类似，透明细胞癌也可呈现乳头状、腺样和实性生长。当乳头状结构存在时，透明细胞癌通常具有玻璃样变的间质轴心。腺体或乳头衬覆的细胞通常为立方形，有丰富的透亮或嗜酸性胞质，几乎不形成复层结构。核分裂象较子宫浆液性癌少见。透明细胞癌 p16 和 p53 的表达模式与子宫内膜样腺癌一致。由于偶尔出现透明细胞癌 p16 和 / 或 p53 表达异常或增加，因此这些标记物的任一项或两项为强阳性，既不能排除透明细胞癌的诊断，也不能证实浆液性癌的诊断。在这些情况下，染色结果必须与形态学特征相结合。与子宫内膜样癌和浆液性癌相比，ER 几乎不表达。在透明细胞癌中预期表达的标记物如 Napsin A、AMACR（p504s）和 HNF-1b 的表达缺失，可进一步排除透明细胞癌的诊断。

子宫内膜还可能被卵巢、输卵管或腹膜的浆液性癌或者宫颈腺癌继发性累及，当病变仅局限于子宫内膜腺体时，可以在组织结构和细胞形态上类似浆液性癌。鉴别浆液性癌是原发于上生殖道继发性累及至子宫内膜，还是原发于子宫内膜播散至附件，有时是困难的。与子宫内膜的肿瘤相比，附件的肿瘤负荷更大，并且有小的、多灶性癌结节以及偶见的游离细胞簇可能是有用的特征。当上生殖道发生的大体积肿瘤、存在广泛的子宫肌层和内膜间质淋巴血管间隙侵犯且子宫内膜无明显的肿瘤时，也提示内膜为继发性累及。针对病变位于子宫内膜且在附件仅为极少量的病例，WT-1 可能是有用的标记物，因为 WT-1 的表达更可能表明子宫外起源，不一致的结果提示为同步原发灶。当宫颈腺癌向上延伸到子宫内膜腺体时，病变会类似局限于子宫内膜腺体的浆液性癌的结构模式。此外，衬覆的上皮可出现假复层以及大量核分裂象。有助于

鉴别的特征包括非萎缩性子宫内膜的背景（特别是分泌型）、具有顶端核分裂象、凋亡小体以及典型的仅具有轻微极性缺失和较低程度多形性的卵圆形核。子宫内膜浆液性癌和宫颈腺癌对 p16 均有弥漫性、胞核和胞质的强阳性染色。但是，宫颈腺癌通常 p53 呈野生型表达模式，并且 ER 为阴性。

化生性改变也可以类似浆液性癌，尤其是在活检标本出现组织变形时。所谓的嗜酸性合体样变（乳头状嗜酸性化生）出现诸如复杂性结构或细胞核浓染、增大等一些令人担忧的特征时，可类似于浆液性癌，罕见可见显著的核仁。嗜酸性合体样变通常被认为是退行性过程，常与子宫内膜崩解或阴道出血相关。当出现胞核深染时，常具有污秽或退变的形态，而异型性即使存在也不是普遍性的。这些变化通常见于子宫内膜表面，缺乏相关的间质支撑。缺乏或极低核分裂活性以及炎细胞浸润也有助于将这种良性改变与子宫浆液性癌区别开。值得注意的是，利用免疫组织化学鉴别浆液性癌和嗜酸性合体样变应谨慎，因为已有报道二者在 p53、p16 和 ER 的染色模式上有重叠。

子宫浆液性癌与既往盆腔放疗以及个人或家族的乳腺癌史相关。尚不清楚是否与乳腺癌的长期他莫西芬治疗相关。迄今为止，仅有个别文献表明 BRCA 突变状态与子宫浆液性癌之间存在相关性，而 1 篇文献未发现二者的相关性，其他文献报道 BRCA 突变可能仅为子宫浆液性癌病例的一小部分。

与更常见的子宫内膜样癌相比，浆液性癌常关联深肌层和 / 或脉管侵犯。此外，肿瘤可能表现出类似卵巢癌的广泛腹膜转移模式。当恶性上皮局限于子宫内膜表面上皮或子宫内膜腺体、缺乏周围间质侵犯时，有作者建议使用"子宫内膜上皮内癌（endo-metrial intraepithelial carcinoma, EIC）"这一术语（图15.237）。此类病变由与浆液性癌相同的上皮组成，可能会部分或完全取代子宫内膜腺体，未被累及的腺体散在分布，且该病变可能为多灶性。由于这种现象通常关联浸润性浆液性癌，因此有人认为其类似于子宫内膜样腺癌的癌前病变，并且已有证据支持这一观点。例如：对 p53 突变杂合性缺失的研究表明，大多

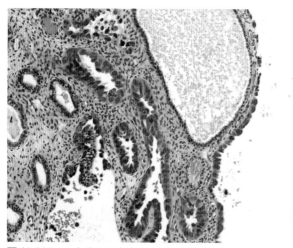

图 15.237　子宫浆液性癌局限于子宫内膜腺体和子宫内膜息肉的表面上皮

数 EIC 存在一个等位基因突变，而子宫浆液性癌存在两个等位基因突变。但是值得注意的是，在高达 40% 的就诊患者中，EIC 和蔓延至子宫内膜间质的浆液性癌均与广泛性腹膜疾病相关。因此，浆液性癌局限于子宫内膜息肉和 / 或非息肉样子宫内膜表面上皮以及子宫内膜腺体时，最好被认为是一种早期子宫浆液性癌。就这一点而言，诸如 EIC 之类的术语无法强调其潜在的侵袭性生物学行为，且局限于子宫内膜腺体的浆液性癌常关联浸润性子宫浆液性癌，因此不建议使用此类术语（尤其在活检标本中）。建议在子宫切除术标本中取材送检全部子宫内膜，以排除浸润性浆液性癌的隐匿性病灶，同时完全取材送检双侧附件组织，以排除浆液性癌的子宫外病灶。

子宫浆液性癌是一种高度侵袭性肿瘤，在发现时可转移至远处淋巴结（包括颈部或腋窝淋巴结）。尽管仅占所有子宫内膜癌的一小部分，但其所引发的癌症死亡和复发即使是早期疾病，也与其发病率不成正比。虽然肌层浸润深度与预后较差相关，但缺乏肌层浸润的患者处于晚期疾病表明：传统用于分类患者给予相应治疗的子宫内膜样腺癌的子宫风险因素，并不完全适用于子宫浆液性癌。患者的预后最好通过手术分期进行评估，局限于子宫内膜腺体和子宫内膜表面的浆液性癌和 Ⅰ A 期子宫浆液性癌的总生存率相似。仅限于子宫内膜而无子宫外其他部位的浆液性癌的肿瘤存活率高达 80%。然而，在那些经历复发的患者，

病变常远离子宫并可能累及多个部位。

尽管综合分期可能无法降低死亡率，但子宫浆液性癌的标准治疗是全子宫切除术和双侧输卵管 - 卵巢切除术，并进行手术分期，以此获得的信息指导辅助治疗。对晚期疾病（FIGO Ⅲ 或 Ⅳ 级）患者，根据患者个体情况，联合紫杉醇和铂类为基础的治疗伴或不伴放疗是最广泛接受的辅助治疗方案。辅助治疗在早期疾病患者中的作用尚不清楚。一些作者报道在FIGO Ⅰ A 期患者中，辅助化疗和阴道断端近距离放疗可改善患者的生存，提示对此类患者利用单纯治疗取代综合手术分期也是一种选择。其他研究表明，疾病仅限于子宫内膜且手术分期阴性的患者，仅随访观察可能效果良好。然而，由于预计 10%~20% 的低分期子宫浆液性癌会复发，因此需要密切的临床随访。其他作者建议仅对子宫切除标本中无残留浆液性癌的患者选择随访观察。

透明细胞癌

透明细胞癌占子宫内膜癌的 1%~5%。就临床特征而言，透明细胞癌较子宫内膜样腺癌更类似于子宫浆液性癌，诊断时年龄较大，倾向关联萎缩性子宫内膜，与子宫内膜增生或高雌激素血症无关。

子宫内膜透明细胞癌与卵巢的同类肿瘤类似。肿瘤细胞具有多种形态学特征，包括多边形或立方形，含有丰富的透亮（富含糖原）或嗜酸性胞质，细胞边界清晰，鞋钉样（即细胞核因细胞质内容物的分泌而凸入腔内）或为扁平形衬覆于囊腔内（图15.238）。细胞核的异型程度可以从明显异型、核偏位（具有粗糙染色质和显著的核仁）到相对一致、看似温和的细胞核不等。细胞可排列成以下一种或多种结构：乳头状、囊状、腺样或实性（图15.239）。与卵巢透明细胞癌相比，囊状结构在原发性子宫内膜透明细胞癌中较少见。间质（无论是在乳头状结构的轴心，还是散布于整个肿瘤）致密、玻璃样变。核分裂活性通常较低；但是部分肿瘤的核分裂指数可能 > 10。此外，在同一个肿瘤内看到不同的核分裂指数并不少见。据观察，核分裂活性的增加可能与实性结构相关。此外，还可出现上皮

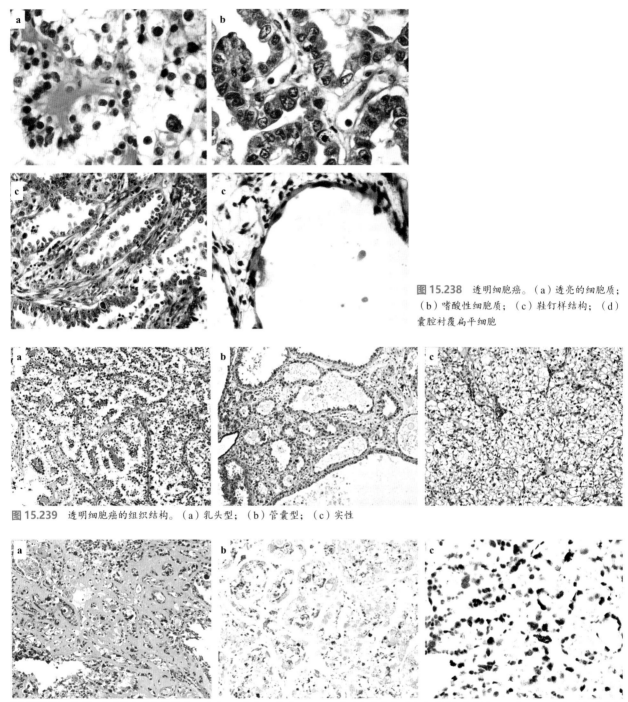

图 15.238　透明细胞癌。（a）透亮的细胞质；（b）嗜酸性细胞质；（c）鞋钉样结构；（d）囊腔衬覆扁平细胞

图 15.239　透明细胞癌的组织结构。（a）乳头型；（b）管囊型；（c）实性

图 15.240　透明细胞癌的免疫组化染色。（a）HE 染色；（b）Napsin A 免疫组化染色显示胞质颗粒状表达；（c）HNF-1β 免疫组化染色显示细胞核弥漫性强阳性表达

细胞透明变性和靶样小体（targetoid bodies）、嗜酸性颗粒样物或均质的腔内分泌物以及砂粒体。

　　任何一种肿瘤都可能表现出多种特征，最容易识别的特征可能不存在。透明细胞癌倾向与其他可能含有透明细胞的病变具有重叠，这些都使诊断具有挑战性。事实上，一组妇科病理医生对透明细胞癌诊断的可重复性也仅为中度。因此，在组织学特征不明确的情况下，可以使用免疫组化标记物。文献已经报道 3 种较其他子宫内膜癌组织学类型而言，对透明细胞癌更具有一定特异性的标记物：AMACR（p504s）、Napsin A 和 HNF-1β（图 15.240）。这些标记物均显示对子宫内膜透明细胞癌染色优于子宫内膜样癌和浆液性癌。在这些标记物中，Napsin A 的细胞质表达似乎具有最高的敏感性和特异性。尽管关于 HNF-1β 用于鉴别卵巢透明细胞癌的报道一直很有希望，但在子宫内膜癌中的特异性似乎并不理想。与 Napsin A 或 AMACR 相比，在非透明细胞癌的细胞核表达比例更高，尽管其表达模式可能不那么强和 / 或弥漫。AMACR 的胞质表达特异性较低，且染色可能是局灶的。选择一组免疫组化标记物（包括 HNF-1β、p504s 和 Napsin A）可能对疑难病例有用，但需要记住的是，任何标志物的表达都不能作为诊断透明细胞癌的决定性证据。但当形态特征不明确时，这 3 种标志物的阴性表达有助于排除透明细胞癌的诊断。增加激素受体、Ki-67 和 p53 有助于区分子宫内膜透明细胞癌与其他高级别亚型（如浆液性癌）。透明细胞癌通常 ER、PR 均为阴性，但有研究发现前者有例外。与浆液性癌一样，透明细胞癌可能具有较高的 Ki-67 增殖指数，但 p53 通常不像浆液性癌那样弥漫或强阳性表达。

透明细胞癌的诊断在子宫内膜尤其具有挑战性，因为并不总是能观察到经典结构，透明细胞癌形态多变，其组织学和细胞学特征常与其他类型的病变或肿瘤重叠。鉴别诊断包括含有透明细胞的癌、具有乳头状结构的癌、具有透明细胞的非上皮性肿瘤以及子宫内膜的良性反应性和化生性改变。

子宫内膜样腺癌的透明细胞改变可能与之前描述的亚型相关，继发于脂质或黏液的聚集、富含糖原的鳞状分化区域或反应性改变。子宫内膜样腺癌伴透明细胞改变与子宫内膜透明细胞癌的鉴别至关重要，因为前者大部分属于低级别子宫内膜样腺癌，预后较好。另外两种较常见的具有透明细胞改变的子宫内膜样腺癌是黏液腺癌和分泌性癌，前者很少与透明细胞癌混淆，因为缺乏透明细胞癌典型的胞质透亮，另外，黏液腺癌的细胞核通常较为温和并位于基底部。分泌性子宫内膜样腺癌的特征是细胞呈柱状，胞质改变类似于分泌早期子宫内膜，即胞质具有核上和核下的糖原空泡，这种排列有序的空泡与透明细胞癌的透亮胞质和不规则排列的细胞核形成对比，级别也较分泌性癌更高。透明细胞癌的细胞形态通常变化较大，从立方

状到低柱状再到偶尔贴覆于囊腔内的扁平细胞。同样地，也可以观察到各种结构模式。子宫内膜样腺癌中富含糖原的鳞状分化区域，细胞呈多边形，细胞核排列不规则，类似于透明细胞癌的实性生长区域。但是在子宫内膜样腺癌中，这种病灶通常小而分散，并常伴有常规形态的鳞状分化。透明细胞改变也可能位于子宫内膜肿瘤的表面，通常认为其本质是反应性改变。注意其位置（仅限于子宫内膜表面）和细胞学特征有助于鉴别诊断。偶尔，子宫内膜样腺癌呈现的透明细胞改变可能与子宫内膜样腺癌的亚型或化生 / 反应性改变没有明确的关联，这种透明细胞改变本质上可能是水肿。非特指类型（NOS）改变具有一系列形态学特征，包括细胞核偏位和明显透亮的胞质，当这些改变形成一个明显融合性聚集体时，就可能引发是否为一种具有透明细胞癌成分的混合性癌的疑问。在这种情况下，可以利用免疫组织化学排除透明细胞癌成分。上述列举的一组标志物可能会有用，包括 HNF-1β、p504s、Napsin A 以及激素受体。但是非特异性的透明细胞改变可能表达于所有 3 种已报道的透明细胞癌标记物，尽管表达模式通常不是很强和 / 或弥漫，也可能抑制激素受体的表达。因此需谨慎解读结果。

浆液性癌可表现为乳头状结构、透明细胞和鞋钉样细胞。此外，在浆液性癌中常见到的砂粒体，在透明细胞癌中同样可以看到。根据形态学特征，浆液性癌的特征是核 / 质比较高，乳头和腺体衬覆假复层 / 复层细胞，核分裂指数通常很高。透明细胞癌的乳头常具有玻璃样变的轴心。与透明细胞癌相比，浆液性癌常表现为 ER 阳性、p53 胞核弥漫强阳性表达或完全缺失（零表型）。尽管之前提过 Napsin A、AMACR 和 HNF-1β 倾向在透明细胞癌中表达，但应注意的是，在浆液性癌中，Napsin A 的表达为 7.7%，AMACR 为 15%，HNF-1β 的表达高达 60%。因此，这些标记物的表达不应排除浆液性癌的诊断，但是如果上述标记均为阴性，再结合 p53 的强阳性表达和 ER 的表达，可以帮助排除透明细胞癌的可能性。

良性细胞的改变，如反应性非典型性以及化生性改变，可能会出现明显的胞质透亮。诸如透明细胞化

生、反应性非典型和鞋钉样化生等通常是局灶性的，并通常与孕激素反应相关。反应性非典型和鞋钉样化生也可能是对炎症、息肉梗死、近期手术或存在宫内节育器的反应。同样，Arias-Stella 反应通常与孕激素的作用相关，尽管可发生在无妊娠或老年患者中，但最典型的是在妊娠期间。Arias-Stella 反应的细胞核深染、增大，常伴染色质粗糙，使人联想到癌（通常是透明细胞癌）的可能。与透明细胞化生和反应性改变一样，了解临床病史，尤其是关于使用孕激素药物或妊娠状态的信息至关重要。其他有助于诊断的特征包括间质蜕膜样变和寡核分裂象。由 ER、Ki-67 和 p53 组成的一组免疫组化标记物，在区分 Arias-Stella 反应和透明细胞癌时可能有一定作用，因为前者较常见 ER 的胞核表达，而后者通常有更高的 Ki-67 增殖指数和更强的 p53 表达。据报道通过对有限数量的子宫内膜良性改变病例进行 HNF-1β、p504s 和 / 或 Napsin A 表达进行检测，分泌性子宫内膜均可表达这 3 种标记物。关于透明细胞化生和 Arias-Stella 反应以及 3 种已报道的透明细胞癌免疫标记物，仅研究了 HNF-1β。在有限数量的病例中，所有病例均出现了不同程度的胞核表达。当鉴别孕酮相关的反应性或化生性改变与透明细胞癌时，使用所谓的透明细胞癌标记物要谨慎。

非上皮病变也可能出现透亮的细胞质。大多数情况下，这些是间叶病变，与子宫内膜无关。因此不常被纳入透明细胞癌的鉴别诊断中。然而，越来越多的作者认为子宫内膜卵黄囊瘤属于一种体细胞模式，可能以单纯型形式或与子宫内膜癌的其他亚型混合存在，并可能像性腺同类型肿瘤一样呈现胞质透亮，具有不规则的核下和核上空泡、浓染不规则"原始外观"且缺乏极性的核以及典型的高核分裂活性，有助于区分卵黄囊瘤和透明细胞癌。虽然卵黄囊瘤也可能显示嗜酸性透明性小体，但它缺乏透明细胞癌的乳头状结构常有的玻璃样变轴心。使用一组免疫组化，包括多能生殖细胞标记物（SALL4）、与卵黄囊瘤相关的标记物（glypican-3、AFP）、与分化型卵黄囊瘤相关的标记物（CK20、CDX-2、villin）和与透明细胞癌相关的标记物（CK7、HNF-1β、Napsin A），有助于二者的鉴别。

子宫内膜透明细胞癌的生物学行为（尤其是复发）介于子宫内膜样腺癌和子宫浆液性癌之间。在综合手术分期之后，许多肿瘤将被归类为 FIGO Ⅰ期。但是在有肌层浸润的病例中，子宫外疾病（包括淋巴结转移）的发病率升高，等同于 3 级子宫内膜样腺癌。肿瘤分期是最重要的预后指标，低分期（FIGO Ⅰ 和 Ⅱ期）的预后远好于晚期，包括相同分期的子宫浆液性癌。

神经内分泌癌

原发性子宫内膜的神经内分泌癌并不常见。据报道发病年龄范围很广（23~87 岁），以绝经后妇女常见。尽管很少见，但通常与其他常见类型的肿瘤难以区分，因为最常见的临床表现均是阴道出血。

发生于女性生殖道的高级别神经内分泌癌与发生于肺或胃肠道的相同，均被分类为小细胞和大细胞神经内分泌癌。在结构上，这两种变异型都可能有细胞弥漫性排列成片或者表现出与神经内分泌癌相关的模式（如器官样巢团或形成条索或小梁）。罕见玫瑰花结样的结构。小细胞和大细胞神经内分泌癌均以大量的核分裂象、凋亡小体和地图样坏死为特征。在细胞学上，小细胞神经内分泌癌的细胞呈圆形、卵圆形、偶尔核呈梭形，有"胡椒盐"样的染色质，核仁不明显，有核铸形，胞质极少（图 15.241）。相比之下，大细胞神经内分泌癌细胞呈多形性，胞质丰富，细胞核大小不一，可呈泡状或深染，常有明显的核仁（图 15.242）。高级别神经内分泌癌常与子宫内膜癌的常见亚型混合存在，而不是以单纯形式。超过半数的报告病例报告了 1 个或多个相关联的组织学类型，包括最常见的子宫内膜样腺癌，但也有浆液性癌和癌肉瘤。

大多数神经内分泌癌会表达上皮性标志物（如全角蛋白），罕见肿瘤全角蛋白阴性，但可表达 CK18。诊断神经内分泌癌最常用的标记物包括 CgA、Syn 和 CD56（图 15.243）。在这些抗体中，Syn 最常见表达。但是没有任何一种标记物可以一致性 100% 确定是神经内分泌癌；因此可以考虑包括所有 3 种标记物在内的一组标记物。罕见的情况下，具有神经内分泌特征的癌可能无法表达其中 1 种抗

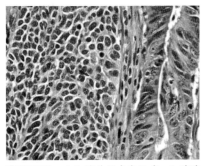

图 15.241 小细胞神经内分泌癌：细胞胞质极少，有核铸型。神经内分泌癌伴有腺癌

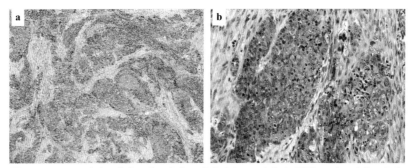

图 15.242 大细胞神经内分泌癌。（a）低倍镜图片显示伴有地图样坏死的细胞岛；（b）高倍镜图片显示大细胞具有嗜酸性胞质，细胞核大小不一，具有泡状染色质和核仁

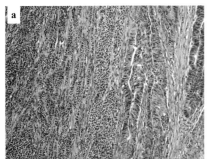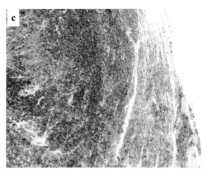

图 15.243 神经内分泌癌免疫组化染色。（a）HE 染色，小细胞癌混合腺癌；（b）CgA 呈斑驳状胞质着色；（c）Syn 染色呈弥漫性胞质着色

体。这时可考虑使用 CD57 或神经元特异性烯醇化酶（neuron-specific enolase, NSE）。值得注意的是，已有报道非神经内分泌癌（包括 FIGO 3 级子宫内膜样腺癌，将在鉴别诊断讨论）也可以表达神经内分泌标志物中的任何 1 种标记物，因此必须始终在形态学背景下解释这些染色结果。

神经内分泌成分常与更常见的普通子宫内膜癌亚型混合存在，导致低估。它可能经常被归类为子宫内膜样腺癌的实性成分，鉴别诊断还包括未分化癌、肉瘤、淋巴瘤和神经外胚层肿瘤。当被准确诊断为神经内分泌癌时，必须排除其他部位的继发性累及，特别是宫颈，因为在宫颈这种肿瘤更常见。形态学特征可将子宫内膜样腺癌的实性成分与神经内分泌癌区分开，前者通常不符合神经内分泌癌的结构特征（如条索、小梁），不具有小细胞癌（染色质模式、核铸型）或大细胞癌（具有显著核仁的多角形细胞）的细胞学特征。尤其是在大细胞神经内分泌癌的病例中，由于前文所述高级别子宫内膜样腺癌具有呈现一定程度的神经内分泌标志物表达的趋势，因此必须具有形态学

特征，以避免对大细胞神经内分泌癌过诊断的问题。在模棱两可的情况下，PAX-8 可能有一定的用处，因为它仅在 1/3 的神经内分泌癌中表达，但在子宫内膜样腺癌中更常见。当观察到的唯一或主要结构模式是弥散成片的细胞时，最困难的鉴别诊断是未分化癌，因为由于多达 40% 的未分化癌在一定程度上表达神经内分泌标志物，将癌归属于神经内分泌的阈值是＞10% 的肿瘤细胞至少表达 1 种神经内分泌标志物。值得注意的是，在神经内分泌癌和未分化癌中，PAX-8 等标记物在超过一半的肿瘤中丢失，而 CK18 等敏感的角蛋白标记物可能在未分化癌中罕见广泛表达。因此结合形态学和免疫组化结果、使用＞10% 的阈值是最普遍接受的用来区分这两个病变的标准。由于小细胞癌的细胞可以具有梭形特征并且细胞质极少，因此可能被错误地分类为子宫癌肉瘤的肉瘤成分。仔细观察染色质模式并联合使用角蛋白与神经内分泌标记物可避免误诊。其他容易与小细胞癌混淆的"小圆细胞"肿瘤包括淋巴瘤和原始神经外胚层肿瘤。与传统类型的子宫内膜腺癌相关通常可以排除淋巴瘤的考

虑。但是，当怀疑存在淋巴瘤时，可在包含角蛋白和神经内分泌标记物的这一组标记物中加入常用的淋巴标记物（如 CD45），即可排除这种诊断。原始神经外胚层肿瘤（Primitive neuroectodermal, PNET）与神经内分泌癌的鉴别更具挑战性，因为二者在组织结构和细胞学特征上有重叠，此外，它可能被视为其他子宫内膜癌亚型的组成部分。虽然 PNET 可能表现为细胞弥漫成片，但经常显示出一些神经胶质分化的特征，包括神经纤维样的背景。与 PNET 相比，玫瑰花环更常见于神经内分泌癌。PNET 通常作为角蛋白阴性、Syn 阳性的小细胞、高级别肿瘤的鉴别诊断。与神经内分泌肿瘤相反，PNET 通常是 CgA 阳性。增加其他上皮标记物也可以鉴别 PNET 和神经内分泌癌。最后是排除神经内分泌癌从更常见的原发部位（如宫颈，神经内分泌癌在宫颈比子宫内膜更常见）继发累及子宫内膜的可能性，这对于刮宫标本尤其重要。大多数宫颈神经内分泌癌均有明显的宫颈肿块，并可能伴有鳞状细胞癌或宫颈腺癌。免疫组化染色用途有限，因为 p16 可能在子宫内膜和宫颈来源的神经内分泌癌中均为强阳性表达。在模棱两可的情况下，对高危型 HPV 进行检测可能会有帮助。

子宫内膜神经内分泌癌是一种侵袭性肿瘤，许多报道的病例在诊断时都有子宫外疾病。与妇科之外起源的神经内分泌癌一样，子宫内膜的原发性神经内分泌癌罕见关联副肿瘤性眼综合征、膜性肾小球疾病和与异位 ACTH 产生相关的库欣综合征。尽管有报道称神经内分泌癌患者可以长期生存，但大多数病例呈现侵袭性行为。对神经内分泌成分的识别可能具有一定

的治疗价值，因为有报道称某些辅助药物在神经内分泌癌的治疗中可能有效，例如依托泊苷，然而，子宫内膜原发性神经内分泌癌的总体经验有限，迄今为止，尚无标准化的治疗方案。

未分化癌

未分化癌的诊断年龄范围很广，据最大宗病例和文献报道，其中位年龄为 50 或 60 多岁，与其他子宫恶性肿瘤一样，阴道出血是最常见的临床表现。根据定义，未分化癌是一种低分化的子宫内膜上皮恶性肿瘤，缺乏明显的分化。尽管未分化癌的可操作性定义尚不明确，但这种肿瘤通常具有特定的组织学特征可以识别。子宫内膜未分化癌的特征是中等大小、单一的、圆形或卵圆形的上皮细胞增生，弥漫成片分布（图 15.244）。肿瘤细胞的形态可能从基底样癌改变到部分区域呈横纹肌样形态不等。可能具有一定程度的小梁或条索形成以及灶状的多形性。坏死很常见（图 15.245）。未分化癌可能与其他更常见的上皮性癌亚型混合，最常见的是低级别子宫内膜样腺癌，也可见

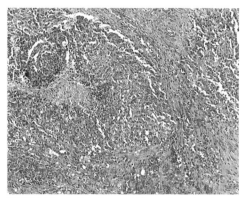

图 15.244　未分化癌：低倍镜显示松散的无黏附性细胞和坏死灶

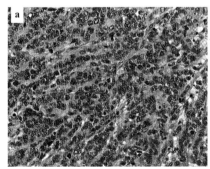 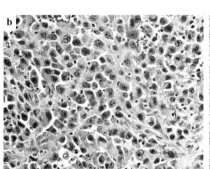 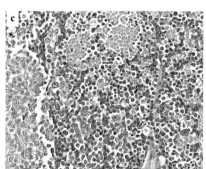

图 15.245　未分化癌。（a）部分病例呈条索状或小梁状结构；（b）高倍镜显示失黏附性的、形态单一的细胞，具有横纹肌样形态；（c）局灶坏死

浆液性癌和透明细胞癌（图 15.246）。在伴有低级别子宫内膜样腺癌（FIGO 1 或 2 级）的病例中，可见到高分化和未分化成分之间的截然移形和免疫组化的差异，该现象引出关于高分化子宫内膜样癌可能发生去分化的假说。最近发表的研究报道在所谓的去分化子宫内膜癌的未分化成分中 SMARCA4 缺失支持这一假说。此外，在混合性低级别子宫内膜样癌和未分化癌的未分化成分中，免疫组化染色显示 fascin 的上调，也支持去分化理论。

鉴于缺乏鉴别特征，通常使用免疫组化染色进一步证实这些肿瘤具有上皮性质，并在鉴别诊断中排除其他肿瘤病变。尽管多达 1/3 的病例可能的弥散强阳性表达角蛋白，未分化癌通常全角蛋白局灶阳性（仅占肿瘤细胞的 5%~10%）（图 15.247）。据报道，EMA 和 CK18 也有类似的结果。上皮标志物的表达在这些肿瘤中可能具有异质性。因此可以考虑检测多个蜡块的上皮标记物表达。在大多数病例中，PAX-8 和激素受体的表达会丢失。神经内分泌标志物（Syn、CgA）在多达 40% 的肿瘤中有一定程度的表达，但若在 > 10% 的细胞中表达，将未分化癌重新分类为神经内分泌癌。

未分化癌倾向于与分化较好的子宫内膜癌混合，并且其特征类似于非上皮性恶性肿瘤，因此容易被误诊。FIGO 1 或 2 级子宫内膜样腺癌与未分化癌的混合，由于未分化成分为实性排列，导致将其误判

为更高级别的子宫内膜样腺癌，最终使肿瘤被分类为高级别子宫内膜样腺癌（即 FIGO 2 或 3 级）。与 FIGO 3 级子宫内膜样腺癌不同，前者实性区域的细胞学特征与腺样分化区域相似或相同，而去分化癌的未分化成分的细胞则明显级别更高。在多数未分化癌中见到灶状横纹肌样细胞，也不是 FIGO 3 级子宫内膜样腺癌的典型特征。鉴别两者很重要，因为未分化癌比 FIGO 3 级子宫内膜样腺癌预后更差。与除了关注细胞学特征外，在大多数情况下，缺乏上皮标志物、PAX-8 和 ER 的弥漫表达，也可以区分未分化癌与高级别子宫内膜样腺癌。混合性低级别子宫内膜样腺癌和未分化癌也可能被错误地分类为混合性子宫内膜样癌和具有实性结构的浆液性癌或者癌肉瘤。就浆液性癌而言，大多数混合上皮性癌至少局灶会有典型的子宫浆液性癌的结构。此外，与 FIGO 3 级子宫内膜样腺癌一样，子宫浆液性癌常强表达 PAX-8 和上皮标记物，同时至少斑片状表达 ER。p53 的使用可能价值有限，因为将近 1/2 的未分化癌病例具有弥漫性强阳性胞核表达。但是大多数病例 p16 仅为斑片状表达。

重叠的组织学和免疫组织化学特征使鉴别未分化癌与高级神经内分泌癌具有挑战性。在小细胞癌中，存在包括染色质模式的形态特征以及诸如小梁或条索的结构特征有助于诊断。大细胞神经内分泌癌中神经内分泌模式可能不太明显，> 10% 的肿瘤

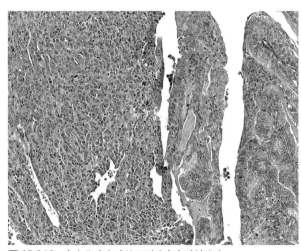

图 15.246 未分化癌合并低级别子宫内膜样腺癌

图 15.247 未分化癌的角蛋白表达

细胞表达 CgA 或 Syn 应将其分类为神经内分泌癌。

最后，还应考虑非上皮性恶性肿瘤，包括高级别肉瘤和淋巴瘤。在大多数未分化癌病例中，第二种上皮成分的存在有助于排除淋巴瘤。遇到困难的病例，缺乏表达淋巴样标志物和至少局灶表达上皮标志物有助于鉴别。对于高级别肉瘤，除了上皮样平滑肌肉瘤以外，很少只由上皮样细胞组成。上皮样平滑肌肉瘤和未分化子宫内膜肉瘤通常都具有弥散、显著的多形性。如果平滑肌肉瘤被列入鉴别诊断，使用 desmin 和其他平滑肌源性标志物（如 caldesmon 和 SmmS-1）将有助于诊断。

未分化癌是一种高度侵袭性肿瘤，具有深肌层侵犯和淋巴管浸润的趋势。即使未分化的成分仅占肿瘤的一小部分并且处于低 FIGO 分期，大多数患者仍死于该疾病。尽管对未分化癌的认识和重视正在提高，但目前除了以铂类为基础的化疗和放疗的标准化多模式治疗外，尚未发现其他有效的治疗方法。

其他罕见的癌

移行细胞癌

迄今为止，子宫内膜移行细胞癌的报告不到 25 例。通常发生于绝经后妇女，很少以单纯型的形式出现，也就是说，常与其他组织类型的上皮性癌混合，最常见的是子宫内膜样癌，其次是鳞状细胞癌，移行细胞癌成分占肿瘤的 5%~95%，合并黏液性癌和浆液性癌以及肉瘤（即作为癌肉瘤的组成部分）也有报道。移行细胞癌组织学特征类似于尿路的移行细胞癌，即紧密排列的具有纤维血管轴心的乳头，被覆复层的多角形细胞，细胞具有中等量的淡染或嗜

酸性胞质，界限清楚，核呈圆形或卵圆形，偶见核沟。不常见鳞状上皮分化区域、分化差的腺泡、次级"微乳头"结构或湿疣性改变。细胞异型性和核分裂活性可以显著（图 15.248）。

子宫内膜移行细胞癌的组织学起源尚不清楚。肿瘤细胞表达 CK7 而非 CK20，倾向苗勒管起源，也可弥漫表达 p16。p63 的染色结果不定，在分化较好的区域，其表达局限于上皮的基底层，在异型性显著的肿瘤，p63 阳性细胞分散于上皮全层。大多数发生在子宫内膜的移行细胞癌缺乏 ER、PR 的表达。罕见肿瘤与 HPV-16 的相关性已被证实，但大多数评估 HPV 的肿瘤未能证实其存在。

鉴别诊断包括高级别子宫内膜样腺癌、乳头状鳞状细胞癌和继发性/转移性移行细胞癌。鉴别是原发性还是转移性最好基于临床背景，但在部分病例中表达 CK20 和血栓调节蛋白（thrombomodulin）可能有助于确定转移。在任何一种或两种成分均存在时，ER、PR 的表达可鉴别是否存在 FIGO 3 级子宫内膜样腺癌。最后，将乳头状鳞状细胞癌和高级别子宫内膜样腺癌与移行细胞癌区分开是困难的，通常是根据与子宫内膜肿瘤、泌尿道典型的移行细胞癌的相似性来进行区分。

在已报道的相对较少和有限的随访病例中，未见对患者结局和治疗反应的明确描述。

鳞状细胞癌

原发性子宫内膜鳞状细胞癌不足所有子宫内膜癌的 1%。在大多数报道的病例中，患者是绝经后妇女，多达 1/3 的患者在诊断时处于 FIGO Ⅲ 或 Ⅳ 期。组织

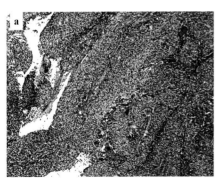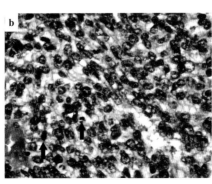

图 15.248　移行细胞癌。（a）低倍镜观显示乳头状结构；（b）高倍镜观显示增加的核分裂活性（箭头）和高级别细胞核特征

学上，这些肿瘤同发生在较典型部位的高、中、低分化的鳞状细胞癌（图 15.249）。已知罕见的子宫内膜鳞状细胞癌为疣状癌，该病例仅限于具有低级别细胞学特征并在子宫肌层具有推挤性边界的肿瘤。较高级别的子宫内膜鳞状细胞癌可能具有肉瘤样特征（即伴有梭形细胞形态的鳞状细胞癌）。

　　子宫内膜鳞状细胞癌的组织学起源尚不确定。在一些报道中，原发性子宫内膜鳞状细胞癌与鳞状化生相关，或者可能源自于子宫内膜广泛鳞状化生的情况（包括宫颈狭窄、慢性子宫积脓、子宫脱垂和盆腔辐射）。然而，尽管近期报道的病例中出现鳞状化生，但在最新报道的 9 例病例中，只有不到 1/4 的病例被确认关联其他情况，在所有被检测 HPV 状态的病例中，大约 10% 的患者 HPV 阳性，这表明 HPV 可能不是此类肿瘤组织学起源的一个重要途径，也未发现与高雌激素或代谢状况相关。

　　鉴别诊断包括子宫内膜样腺癌的广泛鳞状分化、宫颈鳞状细胞癌的继发性播散以及遍布子宫内膜表面广泛的鳞状化生（"子宫鱼鳞病"）。因此，诊断子宫内膜原发性鳞状细胞癌的标准旨在排除前两个病变，包括排除宫颈鳞状上皮的上延、宫颈同步发生的浸润性或浸润前期鳞状细胞癌以及是否并存子宫内膜样腺癌成分。如果宫颈出现高级别鳞状上皮内病变，则不应将其与子宫内膜肿瘤相关联。在活检标本中包含温和的鳞状上皮碎片，是无法在鉴别诊断中对这些病变进行辨别。通常需要行全子宫切除术并进行彻底取材，以排除腺性成分或者与宫颈病变的关系，并评估是否存在浸润（以区分广泛的上皮化生与高分化鳞

状细胞癌）。

　　尽管局限于子宫的肿瘤似乎预后良好，但其生物学行为不可预测。具有子宫外疾病患者预后较差，存活率为 20%。

淋巴上皮样癌

　　淋巴上皮样癌发生于子宫内膜是极罕见的，仅在绝经后妇女中报道。组织学类似鼻咽的淋巴上皮样癌，特征性表现为合体样肿瘤细胞呈片状、巢状或单个细胞排列，具有泡状核和突出的核仁，也曾报道有透明细胞改变。淋巴上皮样癌的特征是由淋巴细胞和浆细胞组成的密集炎细胞浸润，偶尔会掩盖肿瘤的上皮性质。在检测 EB 病毒是否存在的 5 个病例中，只有 1 例证实其存在。可通过细胞角蛋白和 EMA 的免疫组化染色凸显肿瘤细胞；伴随的炎性浸润通常显示 T 淋巴细胞和 B 淋巴细胞的混合。该免疫谱除外鉴别诊断中的主要病种，即淋巴瘤样病变和淋巴瘤。由于该病罕见和报道病例的随访资料有限，因此无法就患者预后得出有效的结论。

肝样癌

　　报道的病例极少，均发生在绝经后妇女，伴有阴道出血和血清甲胎蛋白（alpha-fetoprotein, AFP）水平升高。通常与其他类型子宫内膜癌混合存在，最常见的是子宫内膜样癌。子宫内膜的肝样癌形态上类似肝细胞癌，由排列成小梁状的多角形嗜酸性细胞组成（图 15.250），免疫组织化学通常表达 AFP。由于这些患者的血清 AFP 经常升高，因此血清 AFP 水平可用于监测疾病的复发和 / 或进展。鉴别诊断包括可能由多角形嗜酸性细胞组成的癌，包括子宫内膜样腺癌伴嗜

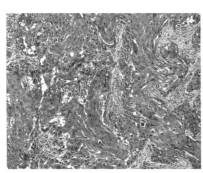

图 15.249　子宫内膜鳞状细胞癌伴有明显的角化

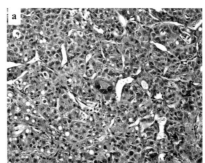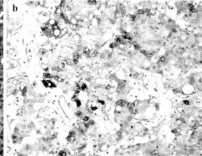

图 15.250　肝样癌。（a）HE 染色示多角形嗜酸性细胞呈小梁状排列；（b）同一病例 AFP 的免疫组化染色

酸性化生和透明细胞癌的嗜酸细胞变异型。AFP 的表达将有助于确诊肝样癌。虽然相关肝样癌的报道很少，限制了对患者预后的说明，但值得注意的是，只有 25% 的肝样癌患者在经子宫切除术和化疗后存活。

巨细胞癌

子宫内膜巨细胞癌的报道不足 15 例。通常发生在绝经后患者，其特征是大量失黏附性的胞质嗜酸性大细胞，具有染色质异常结构的 1 个或多个增大的奇异形核，常见显著的核仁。可出现胞质内空泡及灶状梭形细胞。核分裂象常见，且常为病理性（图 15.251）。通常伴有大量的炎细胞（由不同比例的嗜酸性粒细胞、中性粒细胞、淋巴细胞和浆细胞组成）浸润。巨细胞癌成分常伴随其他子宫内膜癌亚型，最常见的是子宫内膜样癌，但也有与透明细胞癌和浆液性癌伴随的报道。肿瘤细胞通常表达角蛋白和 EMA。

鉴别诊断包括伴有破骨细胞样巨细胞的子宫内膜癌、伴有滋养细胞分化的癌、滋养细胞肿瘤、癌肉瘤以及多形性横纹肌肉瘤。破骨样巨细胞与巨细胞癌的区别在于后者有明显恶性的细胞核，而前者细胞核小而温和、呈卵圆形；此外，破骨细胞样巨细胞通常会表达组织细胞标记物。滋养细胞分化无论是孤立的合体滋养细胞还是绒毛膜癌，均已报道与其他典型的子宫内膜腺癌相关。与巨细胞癌不同，滋养细胞型巨细胞通常免疫组织化学表达 hCG。单纯型滋养细胞肿瘤通常发生在育龄期妇女。中间型滋养细胞肿瘤常由多边形、胞质嗜酸性的单核细胞与散在分布的多核细胞混合而成。缺乏典型巨细胞癌的显著异型性和多形性。绒毛膜癌虽然有明显的多核（合体滋养）细胞，但具有特征性双相模式，可见合体滋养细胞与单核细胞滋养细胞混合存在。与巨细胞癌相比，这两个病变通常都不会伴有非滋养细胞癌。此外，滋养细胞分化的标志物，包括人类胎盘催乳素（hPL）和黑色素瘤细胞黏附分子（Mel-CAM 或 CD146，用于中间型滋养细胞肿瘤）和人类绒毛膜促性腺激素（hCG）和 Mel-CAM（用于绒毛膜癌）可能有助于鉴别疑难病例，因为巨细胞癌对这些免疫标志物呈阴性。癌肉瘤可见恶性巨细胞成分，但是这些肿瘤存在明确的肉瘤分化支持将其分类为癌肉瘤而非巨细胞癌。最后，存在胞质的横纹和免疫组织化学标记物如 desmin、myogenin 和 myoD1 的表达支持多形性横纹肌肉瘤的诊断，而不是巨细胞癌。该肿瘤具有侵袭性，超过浅表浸润的肿瘤患者往往在诊断后 3 年内死于疾病。

伴滋养细胞分化的癌

罕见其他常见类型的子宫内膜癌（最常为子宫内膜样腺癌）呈现滋养细胞分化。该现象通常见于绝经后妇女，并且可能与血清 hCG 水平升高相关，而血清 hCG 水平可用于监测疾病进程。组织学上，滋养细胞分化可能表现为孤立的合体滋养细胞或者由细胞滋养细胞和合体滋养细胞混合组成的绒癌（图 15.252）。免疫组织化学方面，hCG 染色可凸显滋养细胞成分（图 15.253）。鉴别诊断包括绒癌和巨细胞癌。与腺癌混合可排除绒癌的诊断。hCG 的免疫组化染色有助于区分滋养细胞分化与巨细胞癌。在一些报告中，含有少量合体滋养层细胞的肿瘤比绒毛膜癌的预后好。

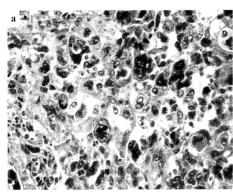
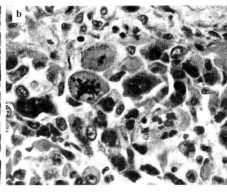

图 15.251　巨细胞癌的中倍镜观（a）和高倍镜观（b）

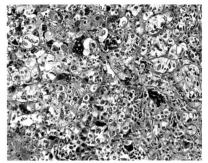

图 15.252 伴滋养细胞分化的癌

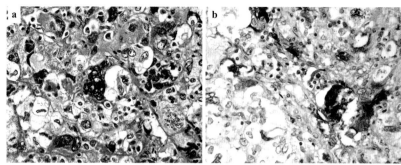

图 15.253 （a）高倍镜 HE 染色显示滋养细胞分化；（b）同一病例 hCG 免疫组化染色

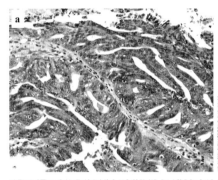

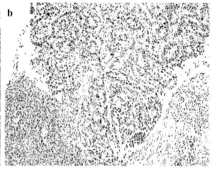

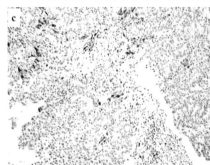

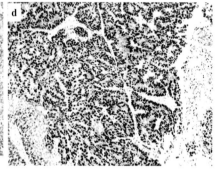

图 15.254 具有不明确组织学特征的子宫内膜癌。（a）HE 图片显示增大的、泡状的、重叠的细胞核，部分失去细胞核极向、核分裂活性增加；（b）p53 免疫组化染色（同一病例）显示强弱不等的斑片状胞核表达（野生型模式）；（c）p16 免疫组化阴性（同一病例）；（d）ER 免疫组化染色显示胞核弥漫强阳性表达

遗传性子宫内膜癌及分子分类

过去的观察已将子宫内膜癌分类为持续的无雌激素拮抗暴露（Ⅰ型）以及与雌激素过多无关（Ⅱ型）。尽管这项工作旨在为理解所有子宫内膜癌的发病机制提供一个框架，但是在某些方面已经成为一种事实上的组织学分类，因为许多子宫内膜样腺癌与Ⅰ型危险因素相关，而许多非内膜样腺癌似乎与雌激素的影响无关。然而，并不是所有的子宫内膜样腺癌都与雌激素危险因素相关，一些非子宫内膜样癌也与"Ⅰ型"因素相关。此外，也不是所有的组织学类型都很容易被归类为Ⅰ型或Ⅱ型（如子宫内膜样腺癌 FIGO 3 级、透明细胞癌），而且也并非所有子宫内膜癌（混合型组织学或者组织学特征模糊）

都可以轻易地归入我们现有的范例中。混合型子宫内膜癌占少数病例，通常由子宫内膜样腺癌和"Ⅱ型"癌（如浆液性癌或透明细胞癌）组成。一些子宫内膜癌具有"不明确"的组织学特征，最有疑问的病例往往是那些具有低级别结构但出现局灶或弥漫的高级别核，或者子宫内膜癌伴透明细胞或伴有实性结构的癌（图 15.254）。有证据表明，病理医生对高级别子宫内膜癌的诊断一致性较低，1 项系列研究发现 30% 的高级别子宫内膜癌未能达成诊断共识。此亚群中的某些病例可能代表缺乏金标准组织学特征（即组织学不明确）的病例。子宫内膜癌的正确分类很重要，因为某些治疗方案是由组织学类型决定的，而无法达成诊断共识可能会导致各机构之间

的治疗建议大相径庭。

作为替代分类，癌症基因组图谱（The Cancer Genome Atlas, TCGA）发表了基于基因组的子宫内膜癌的分子分类。通过对一组子宫内膜样癌和浆液性癌患者的体细胞拷贝改变的检测和外显子组测序，将测试人群分为四组：①伴有聚合酶-ε 核酸外切酶结构域（polymerase-ε, POLE）突变的超突变肿瘤；② MSI 高突变肿瘤，多数为 MLH1 甲基化；③ "低拷贝数" 组，多数为微卫星稳定肿瘤；④ "高拷贝数" 的肿瘤（所有 "浆样" 癌和 25% 的 FIGO 3 级子宫内膜样癌），大多数都带有 TP53 突变。在随后的系列研究中，据报道许多肿瘤组织学类型（低级别和高级别）均具有超突变表型。据估计，多达 10% 的受检肿瘤有 POLE 核酸外切酶结构域突变，尽管确切的百分比可能取决于受检人群的构成，因为高级子宫内膜癌占超突变组的比例更大。该组患者往往较年轻且 BMI 较低，在某些系列中，尽管观察到许多肿瘤为高级别，但仍处于低分期。部分文献显示，具有 POLE 突变的肿瘤较其他分子亚型的存活率显著提高，推测突变的极端数量不仅引起高级别组织学，而且可能限制其生长潜力。然而，由于肿瘤级别较高，许多具有 POLE 突变肿瘤的患者也接受了辅助治疗，这提示增加的存活率可能与治疗反应有关。并非所有基于分子亚分类的研究都能重现在预后方面的统计学显著差异，除了 "高拷贝数" 组的预后相对于其他亚组显著较差，在 "高拷贝数组" 中，许多患者年龄较大，所有的浆液性癌均归为该组。尽管肿瘤分子分类的想法很吸引人，但这些技术并未广泛应用。一个小组提出了一种改良的方法：首先，通过免疫组织化学检测子宫内膜癌的错配修复缺陷（如下文所述，除分子分类外，有临床相关原因评估错配修复缺陷）；然后，对无错配修复的肿瘤进行 POLE 突变分子检测；缺乏 POLE 突变者再进行 p53 免疫组化染色。值得注意的是，少数表现为低级别的子宫内膜样腺癌可能存在 p53 突变，尽管这种突变是否与肿瘤分期一样对预后有重要影响尚未进行充分研究。肿瘤分子分类的普遍实施仍然存在障碍。

首先，这种方法仍然需要对 POLE 突变进行分子分析，这限制了其广泛使用；其次，POLE 突变的肿瘤也可能类似错配修复缺陷的肿瘤，因为 POLE 突变可能会导致 1 个或多个错配修复基因的缺失。最后，重要的是需记住，分子分类的许多论点都是基于组织学缺乏可重复性。然而，这种缺乏可重复性的现象在已经是高级别和缺乏经典组织学特征和 / 或免疫组织化学可识别模式的肿瘤中最为显著。当人们认为近 3/4 的肿瘤是子宫内膜样腺癌（FIGO 1 或 2 级）时，除了组织学模棱两可或出乎预料的病例（例如子宫内膜样癌 FIGO 3 级）外，对分子分类的必要性也提出了疑问。目前，有证据表明某些具有 POLE 突变的高级别肿瘤预后较好，但这类患者是否能从较低的激进性治疗中获益，还需要进一步研究。对 POLE 突变状态的了解有助于直接指导治疗后的监测，从而减少对 POLE 突变肿瘤监测的需要。

虽然在肿瘤的分子分类中使用免疫组织化学检测 mmR 缺陷是一个新兴的概念，但由于 Lynch 综合征的临床意义，mmR 缺陷的普遍检测已被越来越多的人接受。Lynch 综合征是一种常染色体显性遗传癌症综合征，在普通人群中发病率为 1/3000~1/600。DNA 错配修复基因（大多数与临床相关的 MLH1、MSH2、MSH6、PMS2、epCAM）失活的胚系突变使患者倾向罹患多种恶性肿瘤，最常见的是在结直肠和子宫内膜，但也位于胃肠道、妇科生殖道、泌尿道、乳腺和脑等其他部位。超过 50% 的 Lynch 综合征妇女患有原发性妇科恶性肿瘤，通常为子宫内膜癌，同时前哨癌的出现也为妇科医生和病理医生提供了识别高危妇女的机会。微卫星不稳定性（Microsatellite instability, MSI-H）也可能是起因于表观遗传学改变，最常见的是 MLH1 启动子甲基化。在 20%~25% 的 MSI-H 子宫内膜癌中，有 75% 是由偶发的 MLH1 启动子甲基化引起的。因此，微卫星不稳定性不能被用作 Lynch 综合征的同义词。Lynch 综合征约占子宫内膜癌的 5%，在这些患者中，子宫内膜癌的累积风险范围为 21%~71%，MSH6 携带者可能更高。采用阴式超声和 / 或子宫内膜活检进行动态监测，可以

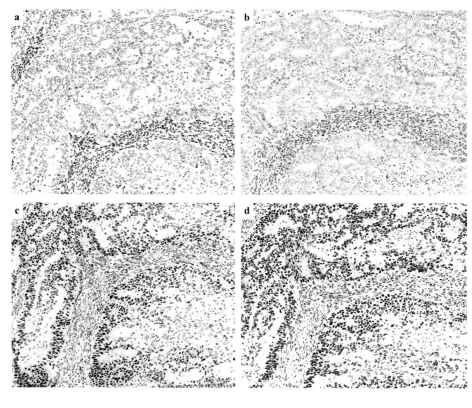

图 15.255 通过免疫组化染色评估错配基因修复缺陷。（a）MSH2 染色示肿瘤细胞核表达缺失，背景间质细胞保留胞核表达（阳性内对照）；（b）MSH6 染色与 MSH2 染色模式相同；（c）MLH1 染色在肿瘤细胞中保留胞核表达；（d）PMS2 染色示肿瘤细胞保留胞核表达。MSH2 和 MSH6 表达缺失高度怀疑 Lynch 综合征；这类患者通常需要接受进一步的遗传学检测

优化因非妇科恶性肿瘤的表现或家族史而被鉴定出的 Lynch 综合征患者的生存曲线。识别潜在的家族性综合征和通过动态监测提高生存率是筛查患者和检测子宫内膜肿瘤错配修复缺陷的令人信服的理由。目前 Lynch 综合征的明确诊断只能通过 mmR 基因的胚系突变分析，这并不是一种实用且经济的方法。因此，以人群为基础的筛查被用于确定那些最有可能患有 Lynch 综合征的患者，但是对罹患妇科癌症的患者，尚无统一的 Lynch 综合征筛查指南。利用各种临床因素来确定是否需要进行肿瘤检查（如年龄、个人史和家族史）的建议将会遗漏高达 30% 的 Lynch 相关性子宫内膜癌。其他方法包括通过免疫组织化学或分子检测对所有子宫内膜癌进行普遍评估，一种结合临床信息、肿瘤病理和普遍的 MSH6 免疫组织化学的混合方法也被提出。使用针对 MLH1、MSH2、MSH6 和 PMS2 抗体的免疫组织化学是检测 MSI-H 肿瘤的一种低成本且灵敏的方法，但应该注意的是，某些 MSH6 突变仍可导致明显的 MSI-L 或 MSI 稳定的肿瘤。在其功能状态下，mmR 基因形成

二聚体（MLH1+PMS2；MSH2+MSH6）。MLH1 和 MSH2 的突变将分别导致其必需伴侣 PMS2 和 MSH6 丢失。通过免疫组织化学，这表现为标记物的胞核染色缺失（图 15.255）。应当注意的是，PMS2 或 MSH6 中可能会出现单独的缺乏，并且在免疫组织化学上不会导致 MLH1 或 MSH2 的表达缺失。由于 MLH1/PMS2 和 MSH2/MSH6 之间存在强制性关系，因此有作者建议使用双抗体组合（PMS2 和 MSH6）可以同样有效地检测 mmR 缺失。

总的来说，免疫组化是简单的，相对便宜，并且可以指导基因测序，特别是在 MSH6 突变的情况下，这种突变可能产生微卫星低或微卫星稳定的肿瘤（即仅通过 MSI 分析可能会漏掉）。但是免疫组织化学不能识别所有的胚系突变，即导致功能丧失但保留表达的突变。免疫组织化学结果也可能受到与固定相关的分析前期因素的影响。这可能表现为缺乏适当的内对照（如背景间质细胞和瘤周淋巴细胞应保留胞核着色）。建议延长抗原暴露时间或选择不同的肿瘤蜡块重复检测。MSI 检测也可以通过 PCR 进行，DNA 从

肿瘤和非肿瘤组织中提取。NCI 推荐检测以下 7 项标记物：BAT25、BAT26、BAT40、D2S123、D5S346、D173250 和 TGF-βR2。≥ 3 个等位基因移位即为 MSI-H 肿瘤。MSI 分析非常昂贵，需要正常的 DNA 并需进入分子实验室。它可能无法检测出具有 MSH6 突变的上皮性癌，如前文所述，MSH6 突变可能是 MSI 低或稳定。最后，免疫组织化学和 PCR 分析都不能区分继发于 MLH1 启动子甲基化的 MSI-H 肿瘤。这就需要针对此靶标进行单独的分析。在缺乏 MLH1 启动子甲基化和存在 1 项或多项筛查试验表明胚系突变可能性很高的情况下，可进行随后的 DNA 错配修复基因突变分析。即使在筛选结果为阳性的患者中，也有大约 50% 的患者没有鉴定出胚系突变，这可能是由于存在尚未鉴定的胚系突变、体细胞嵌合体、mmR 缺陷筛查假阳性或 mmR 基因的双等位体细胞失活。在 Lynch 综合征中，可以看到子宫内膜癌的全部谱系，而 Lynch 综合征相关的肿瘤可能表现出更明显的异质性。非子宫内膜样亚型可能表现为不成比例，在绝经前患者中发现此类肿瘤可能提示 Lynch 综合征。该综合征与起源于子宫下段的肿瘤、同步发生卵巢 / 子宫内膜癌、肿瘤浸润淋巴细胞（≥ 40/10HPF）和 / 或肿瘤周围淋巴细胞浸润相关（图 15.256）均已被报道。

混合上皮及间叶肿瘤

非典型息肉样腺肌瘤

非典型息肉样腺肌瘤是一种罕见的混合性间叶和上皮肿瘤，尽管许多报道的病例累及子宫底，但通常发生在子宫下段。超过 90% 的患者处于绝经前，大部分无法妊娠，其中多达 1/3 患者有不育史。有报道称少数病例与 Turner 综合征相关。大多数患者表现为子宫异常出血。非典型息肉样腺肌瘤是一种息肉样、边界通常清楚的肿瘤，大小从数毫米到 6 cm 不等，其特征是结构紊乱、复杂，腺体周围包绕纤维肌性间质。腺体内衬立方、低柱状或柱状和假复层上皮细胞，仅具有轻至中度的细胞异型性，经常有特征性鳞状桑葚体。周围的间质由编织状或短束状排列的平滑肌或纤维肌性组织构成（图 15.257）。在某些区域，间质可能仅是纤维性的。由于该病变结构复杂，鉴别诊断（尤其在活检标本）包括子宫内膜腺癌伴子宫肌层浸润。肌层内浸润癌的片段通常不是孤立发生的，背景中会出现伴有间质的复杂性子宫内膜增生片段和 / 或非浸润性子宫内膜样腺癌的游离片段。另外，与子宫肌层的平滑肌相比，非典型息肉样腺肌瘤中平滑肌的组织学和结构表现更富于细胞，排列成短而交错的束状。在具有挑战性的病例中，h-caldesmon 可能会有用，1 项小型研究发现，与子宫肌层相比，非典型息肉样腺肌瘤的肌纤维母细胞间质缺乏该标志物的表达。在非典型息肉样腺肌瘤的初始研究中，该肿瘤被认为是良性的，但是近 9% 的病例关联背景内的子宫内膜增生或发生于非典型息肉样腺肌瘤内或邻近的子宫内膜癌，因此该肿瘤最好被认为具有低度恶性潜能。

对这些肿瘤的分子分析表明，部分病例会发生 PTEN 改变或 KRAS 突变，这表明至少部分非典型息肉样腺肌瘤发生子宫内膜增生或子宫内膜样腺癌的风险增加。由于许多患者都很年轻并且希望保留生育能力，因此对符合选择的病例提倡保守治疗。宫腔镜下

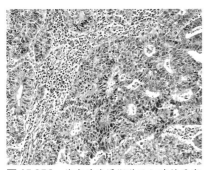

图 15.256　伴有肿瘤浸润淋巴细胞的子宫内膜样腺癌

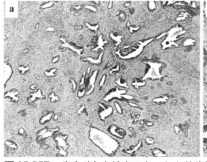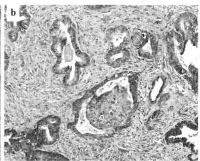

图 15.257　非典型息肉样腺肌瘤。（a）低倍镜显示分布不规则的子宫内膜样腺体；（b）高倍镜下，腺体被纤维肌性间质包绕，可见鳞状桑葚体，细胞呈低级别特征

经宫颈切除术是一种推荐的方法，因为其可以减少肿瘤切除不充分的风险，且对周围子宫内膜的损伤较小，并允许更深、更有针对性地切除瘤蒂。对保守治疗的患者需要进行密切的临床随访，因为据报道有高达54%的患者有复发，而且每次复发后再复发的风险都会增加。

腺肉瘤

腺肉瘤是一种双相型间叶肿瘤，约占子宫肉瘤的5%。报道的年龄范围很广，最常发生于绝经后患者（中位年龄58岁）。常见的症状是晚期出现异常子宫出血，部分患者还会出现盆腔疼痛或腹盆腔肿块。由于腺肉瘤通常起源于子宫内膜，生长呈息肉样，所以在体检时发现一个脱垂的息肉样肿块突出于宫颈口是很常见的。在临床检查过程中，该发现偶尔会与良性宫颈管息肉或子宫内膜息肉混淆。事实上，一些患者有复发性子宫内膜息肉的病史。

大体上，腺肉瘤通常为充填于宫腔的息肉状外生性肿块，可有不同程度的囊性和实性区域。偶尔肿瘤起源于子宫腺肌病。已报道的肿瘤大小1~17 cm，中位大小为5~6 cm。腺肉瘤的特征是良性的腺体伴恶性间质成分。低倍镜下，腺体成分形成典型的叶状结构，由间质乳头状凸起进入腺腔或在肿瘤表面形成，因此类似于乳腺的叶状肿瘤（图15.258）。腺体最常衬覆增生的子宫内膜样上皮，但可有化生性改变（包括黏液化生、鳞状化生和输卵管化生）。罕见腺体成分呈现复杂性子宫内膜增生的结构复杂性。细胞的非典型性不应超过中度。间质成分通常由类似最常见的子宫内膜间质的同源性成分（即子宫内膜间质细胞或平滑肌）组成。偶尔，间质成分具有性索样成分，甚至可能表达性索标记物，如calretinin和/或inhibin，该发现对患者预后无影响。约25%的病例呈现良性和恶性的异源性分化（包括脂肪组织、软骨和骨骼肌）（图15.259）。

诊断腺肉瘤的标准包括：①间质细胞的中度或显著异型性；②腺体周围间质富集（即腺周袖套）；③间质核分裂指数至少2/10HPF（图15.260）。通常至少具有两个特征。有研究表明，当存在特征性的结构和间质特征时，核分裂象≥2/10HPF不是诊断所必需的。在腺肉瘤的子集中，无上皮的肉瘤成分≥25%的肿瘤，被认为是具有肉瘤过生长（图15.261）。典型的肉瘤过生长区域是由级别高于腺体周围的肉瘤组成，可能含有异源性肉瘤，最常见的是横纹肌肉瘤。横纹肌肉瘤样成分在腺肉瘤中的意义是有争议的，一些作者认为，相对于其他伴肉瘤过生长的腺肉瘤，其存在于肉瘤过生长的病灶内并不改变临床行为，而另一些作者则报道更具侵袭性。在一些病例中，局灶的肉瘤过生长由类似于上皮成分周围的低级别肉瘤所组成，该发现不应妨碍报告肉瘤过生长的存在。罕见遇

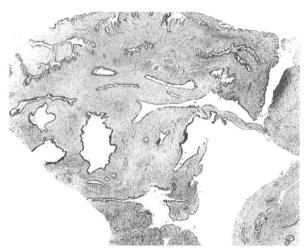

图 15.258　腺肉瘤：低倍镜显示不规则的分支状腺体，类似乳腺叶状肿瘤

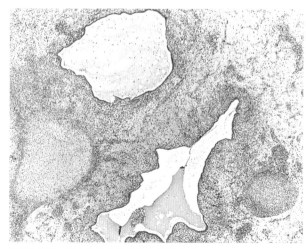

图 15.259　伴异源性软骨样分化的腺肉瘤

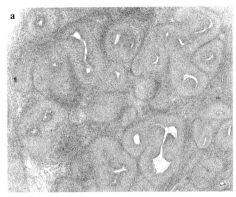
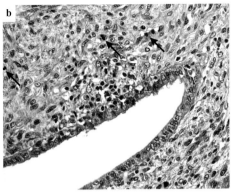

图 15.260 腺肉瘤。（a）低倍镜显示腺体周围间质富集（"袖套"）；（b）高倍镜显示腺体周围间质核分裂活性升高（箭头所指）

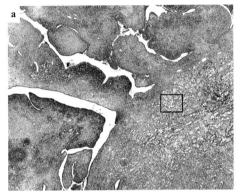
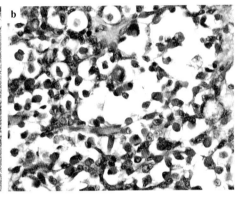

图 15.261 腺肉瘤伴肉瘤过生长。（a）低倍镜显示右下角细胞密度增加，无可识别的腺体；（b）矩形区域的高倍镜显示异源性横纹肌肉瘤

到较小的高级别肉瘤病灶，不符合肉瘤过生长定义的量。业已证明，即使存在较小灶的高级别肉瘤成分，也可能预示着更为侵袭性行为。

腺肉瘤通常是一种 HE 诊断，但在部分病例，还需进行辅助研究。当恶性间质成分为低级别时，可表达 ER、PR、CD10、WT-1，偶尔表达平滑肌标记物。高级别肉瘤的区域通常缺失激素受体和 CD10 的表达。异源性横纹肌肉瘤通过 desmin、myogenin 和 myo D1 凸显出来。鉴别诊断在具有低级别特征的病例中，包括腺纤维瘤、子宫内膜息肉和非典型息肉样腺肌瘤；在高级别或具有异源性分化时，需与未分化子宫肉瘤、多形性横纹肌肉瘤和癌肉瘤中的肉瘤成分进行鉴别。腺纤维瘤和腺肉瘤之间的鉴别特别困难，因为存在重叠的组织学特征。在 2014 版 WHO 分类之前，该区分是基于腺纤维瘤缺乏核分裂象。但是已有研究表明腺肉瘤可能很少或缺乏核分裂活性，并且该鉴别点已从最近的 WHO 出版物中删除。我们必须考虑到腺肉瘤比腺纤维瘤更常见。此外，关于腺纤维瘤的存在也有一些争议，有作者认为腺

纤维瘤实际上是低级别腺肉瘤。腺纤维瘤的诊断应该谨慎，并且只有对整个肿瘤进行检查后方可诊断。非典型息肉样腺肌瘤与腺肉瘤的鉴别在于前者缺乏叶状结构及间质成分围绕腺体呈袖套样生长，非典型息肉样腺肌瘤的上皮结构往往比腺肉瘤更复杂，非典型息肉样腺肌瘤的特征性鳞状桑葚体不是腺肉瘤的典型特征。子宫内膜息肉，特别是与他莫昔芬相关的息肉，可具有腺肉瘤的一些结构特征，如腺腔内间质乳头状凸起和 / 或腺体周围间质细胞密度增加。与腺肉瘤相比，这些特征在息肉中通常只是局灶存在或发育不良的。然而，特别是在活检标本中，不能排除子宫内膜息肉内的早期腺肉瘤的可能，因此，应注意这种息肉具有的不寻常特征，并建议考虑再次活检和临床随访。一项研究表明 Ki-67 可能在判定困难的病例中有用（腺体周围细胞表达增加）。腺肉瘤中腺体周围间质 Ki-67 增殖指数约为 20%，在背景间质中的指数＜ 5%；相反，子宫内膜息肉在腺体周围和背景间质中具有相当一致的低增殖指数（均＜ 5%）。腺肉瘤与癌肉瘤的区别在于后者有明显的

恶性上皮成分。此外，腺肉瘤的恶性间质成分几乎总是高级别的，缺乏腺体周围的富集，而腺肉瘤的肉瘤成分通常具有较低级别的组织学特征。在部分腺肉瘤中，高级肉瘤成分或异源性成分可以使肿瘤"过生长"，掩盖上皮成分，导致诊断为未分化子宫肉瘤或多形性横纹肌肉瘤。在这种情况下，广泛的取材往往会显示出更典型的腺肉瘤病灶。

尽管尚未发现病因，但文献中指出腺肉瘤的进展与他莫昔芬或其他选择雌激素受体调节剂、盆腔照射和长期雌激素暴露之间存在相关性。由于大多数腺肉瘤是在早期因异常出血而被发现，并常具有低级别的组织学特征，因此它们的预后相对较好。与复发和预后不良相关的特征包括肌层浸润和肉瘤过生长，尤其是伴有高级别肉瘤成分。此外，高级别肉瘤次要成分的存在可能预示更差的预后。普通手术切除是这类肿瘤的首选治疗方法。关于辅助化疗和／或放疗的作用尚无共识，对罹患有晚期疾病和／或肉瘤过生长的患者，最佳治疗方案尚待确定。但是，有限的数据表明放疗可以防止局部复发，并且基于肉瘤的化疗方案可能对部分患者有效。

癌肉瘤

癌肉瘤（既往称为恶性混合苗勒肿瘤）是一种侵袭性双相型恶性肿瘤，尽管年轻患者的病例也有报道，但通常发生在绝经后妇女（中位年龄 65 岁）。黑人妇女比白人妇女的发病率更高。总体而言，癌肉瘤并不常见，< 5% 的子宫恶性肿瘤。大多数患者表现为子宫出血，但是就诊时晚期疾病发病率增加，可能引发更多的症状，如盆腔疼痛或肿块。

大体上，肿瘤体积较大、息肉状、肉样，充填宫腔，可能经宫颈口脱出（图 15.262）。通常肌层浸润明显。组织学上，癌肉瘤的特征是癌和肉瘤成分的比例各不相同，这些成分紧密混合，但界限分明。根据定义，两种成分应均为高级别（图 15.263）。上皮成分可以由子宫内膜癌的任意亚型（浆液性、透明细胞、子宫内膜样、未分化、神经内分泌癌）中的一种或多种组成，浆液性癌是最常报道的（图 15.264）。间质成分可以由同源或异源性成分组成。最常见的是肉瘤成分缺乏任何典型的分类特征，被认为是未分化或高级别肉瘤（非特指型）。偶尔同源性成分可类似于纤维肉瘤、平滑肌肉瘤或子宫内膜间质肉瘤。多达 50% 的病例呈现异源性分化，最常见的是横纹肌肉瘤或恶性软骨（图 15.265）。骨肉瘤和脂肪肉瘤较少见。癌肉瘤偶尔会伴有卵黄囊瘤或原始神经外胚层成分。癌肉瘤的诊断是基于 HE 染色切片中癌和肉瘤成分之间的明显界限。免疫组化染色在癌肉瘤的诊断中价值有限，因为上皮和间质成分的标志物表达存在重叠。在一项研究中发现，肉瘤成分多达 1/3 的病例表达 EMA、1/2 的病例表达角蛋白。相反，通常被用作间叶分化的标志物 vimentin，在超过 50% 的检测病例中的上皮成

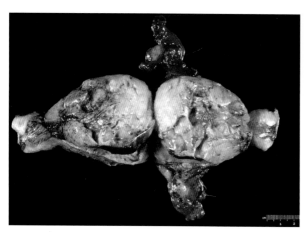

图 15.262　子宫癌肉瘤：肿瘤体积通常较大、呈肉样

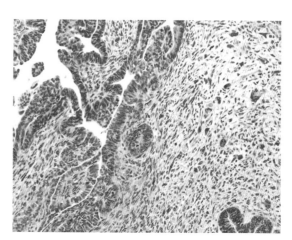

图 15.263　子宫癌肉瘤：癌和肉瘤成分密切混杂但界限清楚

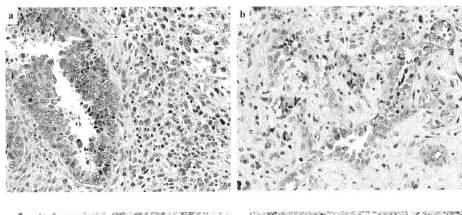

图 15.264　癌肉瘤的癌性成分。（a）浆液性癌；（b）透明细胞癌

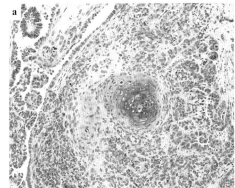

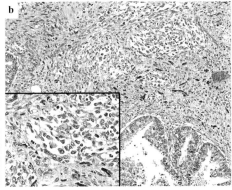

图 15.265　癌肉瘤的异源性分化。（a）软骨样分化；（b）横纹肌肉瘤（插图为高倍镜观）

分呈阳性着色。但是免疫组化染色可用于证实横纹肌肉瘤分化以及不常见的神经外胚层成分或卵黄囊瘤成分。例如，myogenin 和 / 或 myoD1 的胞核表达可以凸显出横纹肌肉瘤；角蛋白阴性、Syn 和 GFAP 阳性可识别原始神经外胚层肿瘤；联合 glypican-3、CK20、villin 和 CDX-2 多种标记物可凸显卵黄囊瘤成分。

　　鉴别诊断包括腺肉瘤、子宫内膜样腺癌各种亚型、子宫内膜样腺癌伴局灶异源性分化、去分化子宫内膜癌和显著多形性的单相性肿瘤。在低倍镜下，部分癌肉瘤具有叶状结构，甚至一些病例出现腺周袖套。但是根据定义，腺肉瘤的上皮成分是良性的，高级别上皮成分的存在可排除腺肉瘤的诊断。伴有透明变性、梭形细胞和 / 或性索样结构的子宫内膜样腺癌可以类似癌肉瘤，特别是当细胞嵌入透明变或黏液样基质中时，这种基质可类似骨或软骨样分化。存在与界限清楚的子宫内膜腺体相邻的梭形细胞可具有双相型外观，此类肿瘤与癌肉瘤的区别在于梭形细胞和上皮样细胞均为低级别组织学特征以及二者之间缺乏清晰的

界限（即融合）。梭形区域的核分裂活性较癌肉瘤的肉瘤成分的预期值低。低级别子宫内膜样癌伴局灶未分化（即去分化）可类似双相型肿瘤。存在低级别、腺管结构的子宫内膜样成分并不是典型的癌肉瘤的上皮成分；未分化成分可能被误认为是肉瘤，但通常呈单形性，缺乏在肉瘤中观察到的梭形、多形性细胞。未分化癌常会出现 SMARCA4 缺失，这在癌肉瘤的肉瘤成分中尚无报道。另外典型的子宫内膜样腺癌可有局灶骨或软骨分化，这些病灶通常较小，缺乏组织过度生长，几乎没有核分裂活性或核多形性。无明显上皮分化的单纯型多形性肿瘤（如未分化肉瘤或多形性横纹肌肉瘤）不应被诊断为癌肉瘤。确切地说，应该进行补充取材以确定有无上皮成分。

　　在过去，癌肉瘤曾被归类并视为肉瘤，但与癌的临床相似性以及对组织起源的了解已将其归类为癌。已经提出几种有关其组织起源的理论。X 染色体失活、杂合性缺失和 p53 突变的研究支持大多数癌肉瘤是单克隆起源，但也有研究显示少部分肿瘤代表独立的肉瘤和癌的碰撞。癌肉瘤是否起源于具

有不同上皮和间叶分化的多潜能干细胞还是代表癌性成分向肉瘤的转化（即化生性癌）尚待确定。少部分肿瘤的上皮和间叶成分中都存在相同的 KRAS 突变支持后者的理论，因为肉瘤中不常发生 KRAS 突变。最近的研究表明与上皮 - 间质转化有关的某些标志物的过表达，提示癌肉瘤可能代表了上皮 - 间质转化的最完整形式。临床上癌肉瘤也比子宫肉瘤具有更多与高级别子宫内膜癌相同的特征。癌肉瘤倾向于转移至淋巴结并呈现腹膜内扩散，这种模式与高级别子宫内膜癌的一致性高于子宫肉瘤。此外，脉管瘤栓和转移性结节更常由癌组成。最后，癌肉瘤和子宫内膜癌具有相同的进展危险因素，包括不孕、肥胖和雌激素暴露。虽然单纯型子宫内膜癌和癌肉瘤都与他莫昔芬的使用和先前的盆腔放疗相关，但与后者的联系可能更密切。鉴于有很多证据表明癌肉瘤实际上代表了高级别子宫内膜癌的一种形式，因此现在其分期和治疗均类似于高级别子宫内膜癌。

尽管癌肉瘤现在被认为是高级别子宫内膜癌的一种形式，但其更具有侵袭性，癌症死亡人数与其发病率不成比例。与 FIGO Ⅰ 期的高级别子宫内膜癌相比，FIGO Ⅰ 期的癌肉瘤的复发时间更短、无病生存率更低、死亡时间更短。多达 30% 的患者在就诊时会出现淋巴结转移或远处转移。尽管对于 Ⅰ 期的疾病而言，5 年总生存率可高达 50%~60%，但总体 5 年生存率约 35%。组织学分级对预后的影响在随后的研究中未被重现，但推测的子宫预后因素包括癌成分的组织学类型、肌层侵犯的深度、宫颈受累和淋巴血管间隙侵犯。总体而言，最重要的预后指标是就诊时的疾病分期，其中包括上述子宫肌层和宫颈间质浸润的子宫因素。据早期的一系列癌肉瘤病例报道，间质分化的类型不影响总生存，但后续研究表明，在早期肿瘤具有异源性分化预示预后较差。

原则上，癌肉瘤是一种外科疾病，大多数患者通过子宫切除术、输卵管 - 卵巢切除术和综合手术分期进行治疗。除提供分期信息外，部分研究还发现淋巴结清扫术可提高生存率。尽管对最佳治疗方案缺乏共识，但越来越多的患者接受了辅助治疗。与其他化疗方案相比，紫杉醇联合卡铂显示有效且副作用较小。即使对于 Ⅰ 期患者，也可能需要辅助化疗和放化疗的联合治疗。

单纯型间叶肿瘤

平滑肌肿瘤

平滑肌肿瘤是子宫中最常见的间叶肿瘤，根据主要的形态学特征可分为普通型、黏液样和上皮样。每一种平滑肌肿瘤的组织学亚型有良性、恶性潜能未定和恶性的分类。本节的重点是平滑肌肉瘤，包括其与侵袭性较弱的肉瘤的区别。值得注意的是，恶性肿瘤的标准包括细胞核异型、凝固性肿瘤细胞坏死和升高的核分裂指数，这最适合普通型平滑肌肉瘤，但是对于上皮样和黏液性亚型，尽管经过了修改，但也同样适用。

普通型平滑肌肿瘤

子宫普通型平滑肌瘤是最常见的子宫肿瘤之一。据估计，20%~50% 的女性在 30 岁时罹患至少一枚子宫平滑肌瘤，高达 80% 的女性在 50 岁时可能罹患子宫平滑肌瘤。尽管存在不同的形态学以及具有某些但不是全部的恶性标准的肿瘤可以导致诊断上的困难，但是通常诊断较为简单。本节的重点是普通型平滑肌肉瘤。具有不同形态学和不确定生物学行为的肿瘤将在鉴别诊断中进行讨论。

平滑肌肉瘤（占子宫恶性肿瘤的 3%~7%）是最常见的子宫肉瘤。发生年龄范围广泛，但较常见于围绝经期和绝经后期患者，中位年龄为 54 岁。平滑肌肉瘤的临床症状与其对应的更常见的良性平滑肌瘤重叠，依次包括异常子宫出血、腹围增大 / 可扪及的子宫包块和盆腔疼痛 / 压迫。在过去，快速增长的子宫肿块被认为是肉瘤的先兆，但是，已表明平滑肌瘤也可表现出相似的生长方式。由于这些重叠的临床特征，可能难以建立肉瘤的术前诊断。然而应注意的是，通过扩宫 / 刮除术或子宫内膜活检可能检测到相当数量的平滑肌肉瘤。也有一些数据表明增强 MRI 或 PET 扫描可能是区分平滑肌肉瘤和非侵袭性平滑肌肿瘤的有用工具。

在子宫，尽管平滑肌肉瘤可能偶然源自于平滑肌瘤，但平滑肌肉瘤更常表现为孤立的肿块。大体上，肉瘤样的平滑肌肿瘤通常质地较软，缺乏良性平滑肌瘤的典型"漩涡状"外观，易见明显的出血和坏死区（图15.266）。为了诊断普通型（梭形细胞）子宫平滑肌肉瘤，需要满足至少以下 3 项标准中的 2 项：①弥漫、显著的细胞核异型；②凝固性肿瘤细胞坏死；③核分裂象 ≥ 10/10HPF。当细胞核的异型性是中度或重度并可在 4× 或 10× 视野被识别时，被认为是显著异型。显著细胞核异型特征性表现为细胞核多形、轮廓不规则、染色质分布不均和核仁明显（图 15.267）。已描述的坏死模式有 3 种：透明性、溃疡性和凝固性（表15.16），这其中，凝固性肿瘤细胞坏死被认为具有临床意义。其特征是从存活细胞截然转变为坏死，其间无透明变性、肉芽组织或寡细胞区（图 15.268）。偶尔在坏死灶内可见鬼影细胞并具有多形性。凝固性肿瘤细胞坏死不常发生于无显著细胞核异型和核分裂活性增加的情况下。坏死类型之间的鉴别具有挑战性，特别是透明型坏死（尤其当其未完全成熟时）可与凝固性肿瘤细胞坏死之间存在重叠。已报道观察者之间关于是否存在凝固性肿瘤细胞坏死的一致性可能仅为中度，因此需要更多地关注细胞核异型的程度和核分裂象计数。当计数核分裂指数时，应首先在中倍镜下浏览肿瘤切片，以确定具有升高的核分裂活性病灶，应在肿瘤的核分裂象最活跃区域评估，仅计数明确的核分裂象（图 15.269）。最多计数 4 组 10 个连续高倍视野，以获取最高的核分裂象数目。可能出现血管侵犯，偶尔可见异源性成分，包括横纹肌肉瘤、脂肪肉瘤或骨肉瘤（图 15.270）。

罕见平滑肌肉瘤起源于平滑肌瘤的报道（图15.271）。平滑肌瘤内的平滑肌肉瘤可能以单灶或多灶出现，与周围平滑肌瘤界限清楚并符合平滑肌肉瘤的诊断标准。该病灶 p53、p16 和 Ki-67 的表达可能增加，这有助于其识别（图 15.272），因为在通常情况下，周围的平滑肌瘤无上述标记物的表达增加（图 15.272），认识到这一现象将避免将此类肿瘤归类为非典型平滑肌瘤或恶性潜能未定的平滑肌肿瘤（smooth muscle tumor of uncertain malignant potential, STUMP）。

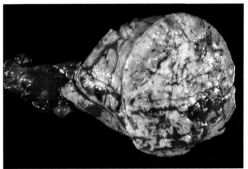

图 15.266　子宫平滑肌肉瘤：大体上，肿瘤呈肉样，常伴出血和坏死区

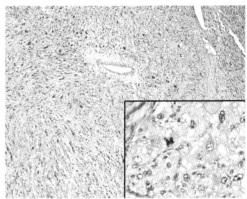

图 15.267　平滑肌肉瘤：弥漫、显著的细胞异型性，核分裂活性增加（插图）

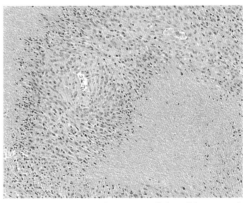

图 15.268　平滑肌肉瘤：凝固性肿瘤细胞坏死，注意存活与坏死肿瘤间缺乏透明变性或寡细胞过渡

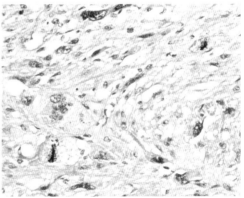

图 15.269　平滑肌肉瘤：1 个高倍视野（40×）有 2 个核分裂象

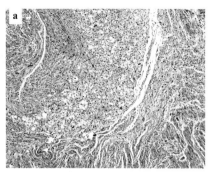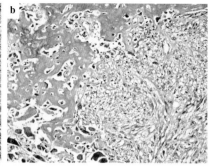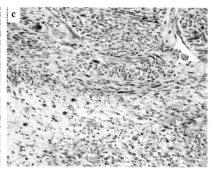

图15.270 平滑肌肉瘤的异源性分化。（a）脂肪肉瘤；（b）骨分化；（c）横纹肌肉瘤

表15.16 坏死类型的组织学特征

坏死类型	坏死周围炎症反应	坏死灶内的血管	出血	坏死灶内的细胞	存活与坏死肿瘤间的过渡
溃疡性	有	可能有血栓形成	有	多为坏死碎片；缺乏多形性	偶尔呈截然性
透明性	无	鬼影	有	木乃伊样轮廓；透明变性	活组织和坏死灶之间常伴有透明变性或肉芽样组织
凝固性肿瘤细胞坏死	无	偶尔保留；保留的血管周围可能见到存活的肿瘤细胞	无	影子细胞，可具有多形性	存活组织突然过渡为坏死灶

　　虽然平滑肌肉瘤的鉴别诊断包括其他高级别肉瘤，但最需鉴别的病变是平滑肌肿瘤，包括具有不常见组织学特征和／或具有某些但不是所有的平滑肌肉瘤诊断标准的良性肿瘤。

子宫平滑肌瘤伴激素改变

　　接受孕激素治疗患者或孕妇的肿瘤生长迅速，以至于临床怀疑为恶性子宫肿瘤。大体上，这些平滑肌瘤，特别是位于孕妇，可能呈暗红色变色。部分平滑肌瘤可能具有囊性变以及肉眼可识别的出血和梗死区域。与内分泌治疗相关的光镜改变包括出血、黏液样变、水肿、部分区域富于细胞（有时是在出血区周围）、轻度细胞核多形、上皮样形态、梗死型坏死、核分裂活性局灶增加（高达8/10HPF，尤其是在坏死灶周围）和凋亡。此外，血管的改变，包括纤维素样坏死、血栓形成、中层肥大、内膜黏液样变和纤维化也均有报道。这些血管改变可出现在平滑肌瘤内或相邻的子宫肌层内。一些肿瘤由于缺乏透明变性或肉芽样组织带的不完全发育梗死或者仅部分发育类似凝固性肿瘤细胞坏死，导致诊断困难。这种情况下，临床病史最有帮助。除了接受孕激素治疗或妊娠的患者外，一些研

究者还发现这些组织学特征与使用促性腺激素释放激素激动剂（如醋酸亮丙瑞林）有关，此类药物可能被用于缩小巨大平滑肌瘤的体积。具有这些特征的平滑肌瘤也被称为"卒中性平滑肌瘤"和"出血性富于细胞型平滑肌瘤"。

核分裂活跃的平滑肌瘤

　　核分裂活跃的平滑肌瘤的核分裂指数范围为（5~19）/10HPF，核分裂活性的升高可能与月经周期的分泌期或使用外源性孕激素相关。大体上，肿瘤可能质软、呈肉样，常位于黏膜下。光镜下，具有核分裂象增多的平滑肌瘤可能具有典型的或细胞密度增加，但细胞核多形不超过轻度，这有助于该病变与平滑肌肉瘤进行区分。局限于肿瘤内的血管侵犯既往已有报道。罕见情况下，可能会遇到没有其他令人担忧的特征但核分裂象 ≥ 20/10HPF 的平滑肌肿瘤，由于其罕见性，对此类肿瘤的经验有限，应划归为"具有核分裂指数增高、经验有限的平滑肌肿瘤"。可能在病理报告中添加评论，以反映其不存在明显的细胞异型性或坏死，但由于具有这些特征的平滑肌肿瘤的不确定生物学行为，建议临床随访。

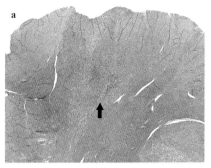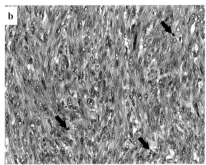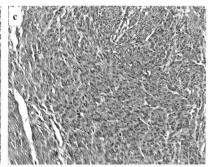

图 15.271　发生于平滑肌瘤内的平滑肌肉瘤。（a）低倍镜下，注意细胞密度增高的区域（箭头）；（b）中倍镜下，细胞密度增高的区域显示弥漫性细胞异型和升高的核分裂活性（箭头）；（c）背景中的平滑肌瘤

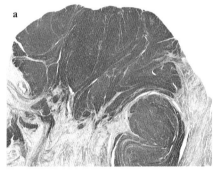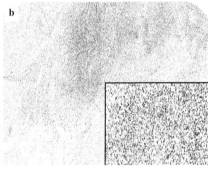

图 15.272　图 15.271 所示病例的免疫组化结果。（a）p16 免疫组化染色呈弥漫性胞质和胞核的强着色，背景中的平滑肌瘤呈斑片状表达；（b）p53 免疫组化染色显示在平滑肌肉瘤区域呈弥漫性胞核的强表达（插图显示高倍镜观）

非典型平滑肌瘤 / 恶性潜能未定的平滑肌肿瘤

　　这些平滑肌肿瘤是一组异质性肿瘤，其组织学特征排除了明确的良性或恶性诊断。Bell 等作者在其经典性文章中将此类肿瘤分为 3 类：①非典型平滑肌瘤伴低复发风险（弥漫性细胞异型，核分裂象 < 10/10HPF 以及无肿瘤细胞坏死，46 例中有 1 例为临床恶性）；②非典型平滑肌瘤，经验有限（局灶中至重度异型，核分裂象 < 20/10HPF，无肿瘤细胞坏死；5 例病例且均为良性）；③恶性潜能未定的平滑肌肿瘤，经验有限（无或轻度异型，核分裂象 < 10/10HPF，伴有凝固性肿瘤细胞坏死；研究的 4 例中有 1 例呈临床恶性）。在前两种分类中，最明显的特征是存在奇异形核（可能是分叶的或多核），细胞核深染，具有不定的污秽染色质，胞质内可见假包涵体。这些细胞核可以是弥漫性（即非典型平滑肌瘤伴低复发风险）（图 15.273）或局灶性（非典型平滑肌瘤，但经验有限）（图 15.274）。在许多病例中，异型性是局灶的位于低核分裂指数的背景中，从而有把握诊断为良性，但是罕见病例可能见到中等升高的核分裂比率（但仍维

持在 < 10/10HPF 阈值）。当评估核分裂活性时，重要的是避免将核固缩、核碎裂或核退变错误地识别为核分裂象。此外，非典型核分裂象可罕见于良性平滑肌瘤。

　　已经有几篇针对 Bell 等作者所定义的非典型平滑肌肿瘤的随访研究，2 篇最大宗系列研究检查了 110 例具有细胞非典型性的平滑肌瘤，发现具有局灶细胞非典型的平滑肌瘤无复发，结合 2 项研究的经验，48 例具有弥漫性细胞异型性但核分裂比率低的平滑肌肿瘤有 1 例复发，再次与 Bell 等作者的发现相似。与这些研究相反，1 项小宗病例研究报道了 2 例相对较小、充分取材的平滑肌瘤出现复发，该肿瘤具有多灶性异型，核分裂指数高达 5/10HPF。由于伴有局灶或弥漫性异型的非典型平滑肌瘤均会出现复发，因此现在放弃"非典型平滑肌瘤"这一术语可能还为时过早。当遇到非典型（平滑肌瘤）时，必须全面取材并与临床医生沟通，以确保进行长期随访。将凝固性肿瘤细胞坏死作为平滑肌肿瘤唯一涉及的组织学特征（图 15.275），该罕见情况很少有研究以此为主题。但是，

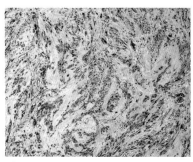
图 15.273 弥漫性细胞异型，但核分裂活性极低（非典型平滑肌瘤伴有低复发风险）

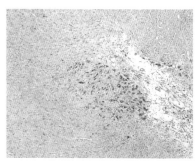
图 15.274 局灶细胞异型（非典型平滑肌瘤，但经验有限）

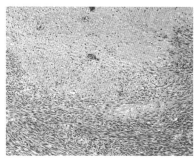
图 15.275 以凝固性肿瘤细胞坏死为唯一忧虑特征的平滑肌肿瘤（STUMP）

除了 Bell 等作者报道的 1 例（4 例中的）复发外，还有 1 项研究发现只有凝固性肿瘤细胞坏死且无其他相关特征的 2 例肿瘤均有复发，但另 1 项不同的研究报道 7 例类似的病例均无复发，这种积累的经验与 Bell 等作者最初报道的经验类似。发现凝固性肿瘤细胞坏死且无其他相关特征，应及时补充取材，同时与临床医生沟通需要密切的临床随访。有趣的是注意到伴有局灶细胞异型的复发性平滑肌肿瘤和仅伴有凝固性肿瘤细胞坏死的肿瘤均可强而弥漫地表达 p16。基于上述这些观察，p16 被认为是区分可能复发的平滑肌肿瘤（即平滑肌肉瘤）与非典型平滑肌瘤 / 恶性潜能未定的平滑肌瘤的潜在标记物。考虑到该研究中并非每例复发的病例具有 p16 强表达且报道的总病例数较少，因此在了解 p16 的真正价值之前，还需要更多的经验。一些作者提出联合 Ki-67、p53 和 PR 作为区分非典型平滑肌瘤与平滑肌肉瘤的一种方法，因为前者多数表达 PR 但具有 p53 野生型表达模式以及 Ki-67 低增殖指数，但使用这些标记物的经验同样有限，已发现这种染色方法在鉴别明确的平滑肌瘤与平滑肌肉瘤时效果很好，而在诊断模棱两可的不同肿瘤组之间的结果也有一定的重叠。

与延胡索酸水化酶（Fumarate Hydratase）缺陷相关的具有不常见特性的平滑肌肿瘤

延胡索酸水化酶基因突变可能发生于胚系或为散发性。延胡索酸缺陷性平滑肌瘤可出现一系列组织学表现，包括血管外皮瘤样（"鹿角"）血管；细胞链条样排列；细胞密度增高区域内穿插分布继发于水肿的细胞稀疏区；存在小的、卵圆形、染色质开放的细胞核；多核形成，具有核周空晕的嗜酸性大核仁和嗜酸性胞质内包涵体（图 15.276）。在延胡索酸缺陷性平滑肌肿瘤中，这些组织学特征可能有大部分、部分或缺乏。鉴于上述组织学特征，数目不成比例的延胡索酸缺陷性平滑肌肿瘤被归为非典型平滑肌肿瘤并不意外。目前，在怀疑有突变的肿瘤中，唯一可用于检测肿瘤中延胡索酸水化酶缺失的商品化抗体是针对延胡索酸水化酶的抗体，该抗体在缺陷性肿瘤中表达缺失。表达缺失无法区分体细胞与胚系突变。延胡索酸水化酶的胚系突变可导致遗传性平滑肌瘤病和肾细胞癌（hereditary leiomyomatosis and renal cell carcinoma, HLRCC）综合征，患者可能罹患皮肤多发性毛发的平滑肌瘤、肾细胞癌和早发型子宫平滑肌瘤。值得注意的是，虽然绝大多数患有 HLRCC 的女性会发展为子宫平滑肌瘤（通常比没有胚系突变的患者早 10 年），但只有 15%~20% 会发展为肾细胞癌。在普通人群中，子宫平滑肌瘤的延胡索酸水化酶胚系突变相对于体细胞突变发生率太低，不足以证明应对所有平滑肌瘤进行普遍筛查。但是在具有典型组织学特征的病例中，利用免疫组织化学方法评估延胡索酸水化酶缺陷，可识别出哪些患者可以从 HLRCC 的附加筛查中获益。

大多数平滑肌肉瘤通常具有一系列高级别的组织学改变，因而诊断是明确的。即使在罕见的没有显著细胞异型但有凝固性肿瘤细胞坏死和高核分裂指数的平滑肌肉瘤病例中，其肿瘤生物学行为也通常表现为高级别肿瘤。虽然对于后续的治疗可能有一些争议，但肿瘤的恶性本质是毋庸置疑的。当诊断为非典型平滑肌瘤 /STUMP 时，其主要目的是提醒临床医生注意

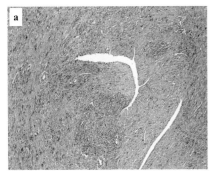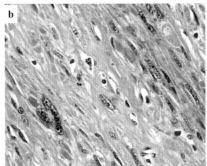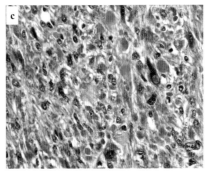

图15.276 与延胡索酸水化酶缺陷相关的具有不常见特性的平滑肌肿瘤。（a）鹿角状血管；（b）嗜酸性大核仁；（c）嗜酸性胞质内包涵体

潜在的复发风险，尽管绝大多数此类肿瘤生物学行为呈良性方式。迄今为止，免疫组化研究在鉴别易复发的非典型平滑肌肿瘤方面价值有限。有作者试图寻找出"低级别"平滑肌肉瘤的潜在子集，但发现某些肿瘤缺乏恶性特征，并且只能在回顾性分析中根据复发情况进行分类。此外，部分最初被归为"低级别平滑肌肉瘤"的复发性肿瘤，要么具有变异型的形态（如黏液样平滑肌肉瘤），要么实际上是不同的病变实体（如子宫内膜间质肉瘤）。目前，没有证据证实这是有一类独特的"低级别"平滑肌肉瘤亚组。也就是说，推荐严格遵从Bell标准、彻底取样并与临床医生进行沟通。

平滑肌肉瘤是一种高度侵袭性肿瘤，具有高复发率（范围45%~73%），5年长期生存率为25%~75%。与预后较差相关的因素包括年龄大、肿瘤大小、高核分裂比率和晚期肿瘤分期。其中，分期可能是最重要的参数，但是较高的复发风险在Ⅰ期疾病中也有报道。完全手术切除（即子宫切除术）是标准的治疗方法。当前数据支持在临床适合时，可省略卵巢切除术。在罹患晚期疾病的患者中，很少有治疗方案可以获得持续的反应。多西他赛（docetaxel）加吉西他滨（gemcitabine）或者多柔比星（doxorubicin）加异磷酰胺（ifosfamide）的方案疗效最好，尽管两者的总有效率都在30%左右。对Ⅰ期患者用吉西他滨-多西他赛方案，生存结果无改变。

上皮样平滑肌肿瘤

上皮样平滑肌肿瘤不常见，其特征是圆形或多边

形细胞＞50%的取材肿瘤。发病年龄范围广泛（27~83岁；平均45岁），症状与更常见的梭形细胞亚型相同：阴道出血、可扪及的盆腔肿块和/或盆腔疼痛。

大体上，与普通平滑肌肿瘤质硬、漩涡状切面相比，肿瘤的切面可能呈棕褐色、质软。细胞可能排列成弥漫片状，但背景间质中也可能看到由不同程度透明变或水肿分隔的细胞条索和小梁。上皮样细胞可能具有嗜酸性、空泡状或透亮的细胞质，细胞核位于中心或旁中心。良性、STUMP和恶性亚型均有报道，但是由于经验有限，并且良性和恶性肿瘤的组织学特征有重叠，因此用于预测生物学行为的标准还未被很好的建立。虽然预测上皮样平滑肌肿瘤行为和亚分类的标准综合了细胞异型性、核分裂活性和凝固性肿瘤细胞坏死，但异型性的可操作性定义和核分裂活性阈值不同于普通型平滑肌肿瘤。由于部分具有侵袭性行为的上皮样平滑肌肿瘤相对于相同行为的普通型平滑肌肉瘤，表现出较低的核分裂指数，因此，肿瘤的光镜检查通常从评估细胞核异型开始。细胞核异型分为3个等级。1级，细胞核小、一致，形态温和，核仁不明显或缺乏；2级，细胞核具有小核仁，中度异型性；3级，细胞核增大、深染，染色质分布不均以及大核仁（图15.277）。在最有代表性系列研究中，2例具有恶性生物学行为的肿瘤细胞核均为3级。总的来说，上皮样平滑肌肿瘤的核分裂活性低于普通型平滑肌肿瘤（最多11/10HPF）。虽然一些上皮样平滑肌肉瘤的核分裂计数在报道的上限范围内，但在临床良性肿瘤中，核分裂象计数也超过

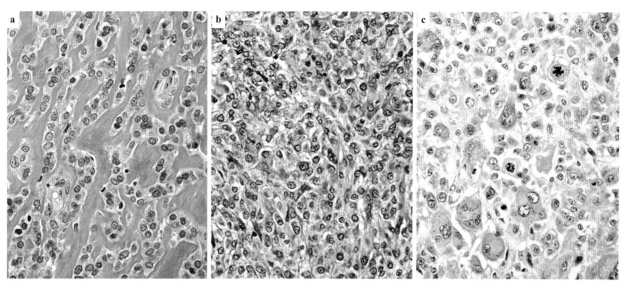

图15.277　上皮样平滑肌肿瘤的核分级。(a)1级：细胞核小、一致，形态温和，核仁不明显或缺乏；(b)2级：细胞核中度异型，可见小核仁；(c)3级：细胞核增大、多形，具有分布不规则的染色质与核仁

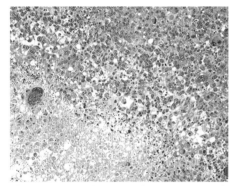

图15.278　上皮样平滑肌肉瘤伴凝固性肿瘤细胞坏死

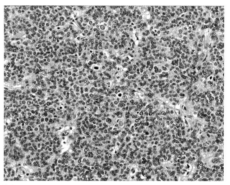

图15.279　上皮样平滑肌肉瘤伴有3级的异型细胞核，核分裂活性增加

5/10HPF。1例报道的上皮样平滑肌肉瘤中出现凝固性肿瘤细胞坏死（图15.278）。上皮样平滑肌肉瘤通常会同时具有>4/10HPF核分裂象和显著的细胞核异型（2级或3级细胞核）（图15.279）。缺乏或最低的异型性、核分裂象<5/10HPF且无凝固性肿瘤细胞坏死的肿瘤为良性；当肿瘤无异型性或坏死、核分裂象≥5/10HPF，被认为是恶性潜能未定。与普通型平滑肌肿瘤相比，上皮样平滑肌肿瘤更常表达角蛋白，而不常表达平滑肌标记物。

上皮样平滑肌肿瘤的鉴别诊断是广泛的，因为大量的其他肿瘤也具有上皮样形态，包括原发性或转移性癌、黑色素瘤、中间型滋养细胞肿瘤、其他具有上皮样特征的肉瘤（如腺泡状软组织肉瘤和PECo-

ma）。无论是原发性还是转移性，癌的组织学特征可能与上皮样平滑肌肉瘤重叠。在活检标本中区分两者尤其困难。大多数癌有局灶腺性或鳞状分化，但其在活检标本中可能无法被检测到。此外，上皮样平滑肌肉瘤可能表达上皮性标志物并不可靠地表达平滑肌分化的标志物。因此，应考虑利用一组标记物，其中包括除角蛋白之外的多种上皮性标志物（如EMA或MOC-31）、多种平滑肌分化标志物（如SMA、desmin、caldesmon和SmmS-1）以及其他苗勒肿瘤标志物（如PAX-8、HNF-1β、Napsin A和激素受体）。黑色素瘤是通过表达黑色素细胞标志物（如S-100、HMB-45、MART-1、MiTF和SOX-10）来加以区分的。值得注意的是，一部分子宫上皮样平滑肌瘤和

PEComa 也表达 HMB-45，因此，免疫组化套餐还应包括平滑肌分化的标记物，因为黑色素瘤缺乏此类标记物的表达。中间型滋养细胞肿瘤是由弥漫或巢状排列的细胞组成，具有不同程度的细胞学异型性和嗜酸性或透亮的细胞质。胎盘部位滋养细胞肿瘤（placental site trophoblastic tumor, PSTT）和上皮样滋养细胞肿瘤（epithelioid trophoblastic tumor, ETT）这两种亚型已被报道。在上皮样平滑肌肿瘤中未发现的有助于识别 PSTT 的组织学特征包括：倾向以单个细胞或小细胞簇分隔单个肌纤维的方式浸润子宫肌层以及血管侵犯取代内皮细胞（伴有纤维素性物质沉积）的独特模式。ETT 的特征是肿瘤细胞呈巢团或岛状伴有透明样基质或坏死，并非所有的肿瘤都具有经典的特征，且这些特征可能不会出现在小标本中。HLA-G 和 Mel-CAM 的弥漫性表达以及 inhibin 的局灶性表达可识别 PSTT，而 p63 着色连同局灶性 HLA-G、Mel-CAM 和 inhibin 的表达可识别 ETT，两种病变均没有平滑肌表达。腺泡状软组织肉瘤很少累及子宫，之所以被纳入鉴别诊断，是因为其结构和组织学特征可以与上皮样平滑肌肿瘤重叠。腺泡状生长、PAS- 阳性淀粉酶耐受颗粒和 / 或晶体以及 TFE-1 胞核表达可诊断腺泡状软组织肉瘤，上皮样平滑肌肿瘤中无上述标记物的表达。由于与上皮样平滑肌肿瘤的组织学和免疫组织化学存在重叠，PEComa 是鉴别诊断中最具挑战性的病变。倾向诊断上皮样平滑肌肿瘤的特征包括缺乏 PEComa 特征性的纤细的血管结构以及无明显颗粒状胞质。由于有报道 HMB-45 可表达于上皮样平滑肌肿瘤以及平滑肌标记物常表达于 PEComa，一组检测的免疫组化套餐应包括多种在 PEComa 中表达的标记物，如 Melan A、MiTF、cathepsin K 和 TFE-3。

由于这些肿瘤的生物学行为不可预测且经验有限，通常建议进行完整的手术切除。迄今为止，在 2 项已发表的最大宗系列研究中，大多数患者接受了子宫切除术，2 例患者仅进行了子宫肌瘤切除术。在这 2 例病例中，肿瘤的核分裂象 ≤ 2/10HPF 并且缺乏显著的细胞核异型。在最后的随访中，2 名患者均存活且无疾病的证据。因此，仔细挑选患者进行临床密切随访，对保留子宫可能会发挥作用。上皮样平滑肌肉瘤的辅助治疗遵循与普通型平滑肌肉瘤相同的指南。

黏液样平滑肌肿瘤

在平滑肌肉瘤亚型中，黏液样型是最不常见的。尽管与普通型平滑肌肉瘤的年龄分布相似，以绝经后患者为主，但其发病年龄范围广泛。临床症状与普通型平滑肌肉瘤难以区别，最常见的症状包括阴道出血和 / 或体检时发现盆腔肿块。

大体上，已报道的肿瘤大小 3~20 cm，中位大小在 1 篇系列研究中为 10.8 cm。通常，黏液样肿瘤的首要迹象是特征性的质软、呈凝胶状黏稠度。真正的子宫黏液样肿瘤与更常见的伴水样变性的平滑肌瘤的区别在于切面的"黏性"质地；与之相反，水样变性具有水状质地，可能伴有部分区域的囊性变。光镜下，黏膜样平滑肌肉瘤的特征是平滑肌细胞位于黏液样基质中。虽然文献对黏液样间质的体积有不同的定义，但最被接受的是 ≥ 50% 的肿瘤体积。黏液样基质可弱嗜酸或嗜碱性，且阿辛蓝染色阳性。在同一肿瘤中，细胞密度从低到高不等（相对于周围的子宫肌层）。肿瘤细胞具有典型平滑肌的组织学特征，可排列呈薄束状、岛状或位于黏液样基质的单个细胞（图 15.280）。黏液样平滑肌肉瘤的肿瘤细胞异型性程度不定，尽管多数至少有局灶性中度或显著的细胞异型，表现为细胞核增大、多形和核深染（图 15.281）。存在丰富的黏液样基质和寡细胞区域对识别平滑肌肉瘤的两项经典的诊断标准提出了挑战：肿瘤细胞坏死和核分裂活性增加（图 15.282）。在黏液样基质丰富的肿瘤中，凝固性肿瘤细胞坏死可能难以识别。

据报道，多达 50% 的病例经常表现为局灶性细胞密度增多。在已报道病例中，核分裂活性的变数较大，许多病例（通常为高度富于细胞区域）报道超过 10/10HPF，但是寡细胞的肿瘤可能在 10 个高倍镜下没有足够数量的细胞核以充分地评估核分裂活性，部分具有 ≤ 2 个核分裂象的病例已经出现复发。因此，作为恶性肿瘤标准之一的核分裂活性阈值被降低到 2/10HPF。在复发的黏液样平滑肌肿瘤中，被报道的

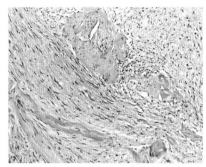

图 15.280　黏液样平滑肌肿瘤：具有细胞漂浮于黏液样基质的寡细胞肿瘤

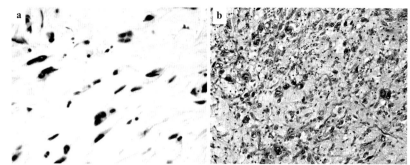

图 15.281　黏液样平滑肌肉瘤伴细胞异型。肿瘤可能为寡细胞（a）或高度富于细胞（b）

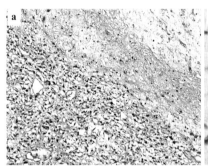
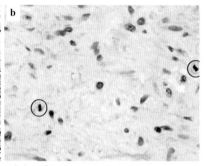

图 15.282　黏液样平滑肌肉瘤。（a）凝固性肿瘤细胞坏死灶；（b）核分裂活性增加的病灶

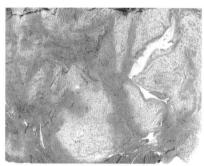

图 15.283　黏液样平滑肌肉瘤：肿瘤不规则地浸润子宫肌层

最一致的特征是存在周围肌层的浸润性边界。浸润的特征可以是球茎状凸起或不规则、锯齿状侵及周围肌层（图 15.283）。由于浸润性肿瘤边界与肿瘤复发之间有密切联系，因此在评估黏液样平滑肌肿瘤时，必须首先从肿瘤/子宫肌层交界处开始，随后（依次）评估细胞核的异型程度、核分裂象计数以及有无凝固性肿瘤细胞坏死。浸润性肿瘤边界和至少 1 项其他恶性肿瘤标准（核分裂象≥ 2/10HPF、中至重度细胞核异型、凝固性肿瘤细胞坏死），符合黏液样平滑肌肉瘤的诊断。大多数报道的病例至少表达 1 种平滑肌分化标记物，包括 desmin、h-caldemon 和 SMA，尽管可能是局灶性表达（图 15.284）。

　　鉴别诊断包括平滑肌瘤伴水样变性、黏液样平滑肌瘤、黏液样 STUMP 和可能具有黏液样基质的子宫间叶肿瘤，包括炎性肌纤维母细胞瘤和具有明显黏液样背景的子宫内膜间质肉瘤。普通型平滑肌瘤内的水样变性可能与黏液样基质混淆，特别是当这种水样变性超出了平滑肌瘤的范围，可被误认为是浸润性生长。水样变性通常更嗜酸性，可有颗粒状外观，通常

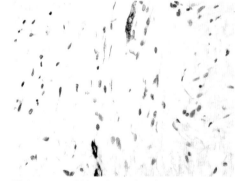

图 15.284　黏液样平滑肌肉瘤：散在细胞表达 desmin

具有厚壁血管伴有温和的平滑肌细胞条索或小梁，缺乏或有最低限度的核分裂活性。水样变性区域可能出现细胞"中途消失"（"dropout"）；与之相反，黏液样平滑肌肿瘤的寡细胞区可见在黏液样基质内自由漂浮的细胞。最后，阿辛蓝染色在水样变区域为阴性，而在黏液样平滑肌肿瘤中为阳性。鉴别黏液样平滑肌肉瘤与黏液样 STUMP 和良性肿瘤主要是基于评估肿瘤与肌层之间的边界。黏液样平滑肌瘤甚至比黏液样平滑肌瘤更为罕见。该诊断只能在广泛取材的肿瘤中确定，组织学显示边界清晰、无细胞异型性并且无或有最低限度的核分裂活性（＜ 2/10HPF）。为此，实

际上黏液样平滑肌瘤的诊断仅限于全子宫切除标本，对该标本可以对肿瘤及其周围子宫肌层的交界处进行彻底取材。对黏液样平滑肌肿瘤出现以下一些令人担忧的特征，但又不足以诊断平滑肌肉瘤的经验有限，例如：肿瘤 / 子宫肌层界限清楚，但细胞呈中至重度细胞核异型和 / 或核分裂象 ≥ 2/10HPF，或者仅具有浸润性边界而无其他令人担忧的特征的肿瘤。由于经验有限，有人提议将此类黏液样平滑肌肿瘤诊断为STUMP。但是值得注意的是，3 例报道的细胞具有异型性且核分裂象 ≥ 2/10HPF，但边界清楚的病例均预后良好，而另外 3 例报道的病例中有 2 例出现复发，病例中浸润性边界是唯一令人担忧的发现。子宫内膜间质肉瘤可能具有显著的纤维黏液样结构或罕见有单一性黏液样基质区域。大多数具有这些特征的子宫内膜间质肉瘤至少局部有普通型子宫内膜间质肿瘤的区域。此外，缺乏束状生长方式，同时通常会保留典型的小血管增生。最后，子宫内膜间质肿瘤通常不表达平滑肌标志物（如 caldesmon 和 SmmS-1）。在鉴别诊断的病变中，炎性肌纤维母细胞瘤与黏液样平滑肌肿瘤形态重叠的可能性最大，二者均可以具有浸润性的肿瘤边界，显著的细胞外黏液样基质和慢性炎细胞浸润。组织培养样的外观、极小的细胞异型性、"神经节样"的细胞以及开放的泡状核是炎性纤维母细胞瘤而非黏液样平滑肌肿瘤的更典型特征。尽管对炎性肌纤维母细胞瘤不完全特异性的，但免疫组织化学显示始终存在 ALK 过表达，而大多数黏液样平滑肌肉瘤对 ALK 缺乏免疫反应。鉴别黏液样平滑肌肉瘤和炎性肌纤维母细胞瘤是至关重要的，因为二者的临床生物学行为和治疗均不相同。炎性肌纤维母细胞瘤局部复发和转移的风险较低，对那些复发的肿瘤，用酪氨酸激酶抑制剂进行靶向治疗是一种有潜力的治疗选择。

黏液样平滑肌肉瘤的生物学行为与普通型平滑肌肉瘤相似，但也有系列报道有复发倾向，部分患者具有长期的病程。大多数复发的肿瘤会在 2 年内再次复发。如果可能，完全手术切除是治疗的选择。辅助治疗选择同前文描述的普通型平滑肌肉瘤。

子宫内膜间质肿瘤

子宫内膜间质肿瘤是一组异质性群体，通过其与子宫内膜间质或子宫腺肌症病灶的形态关系而联系在一起。在过去的十年中，恶性子宫内膜间质肿瘤以二元方式分类为子宫内膜间质肉瘤和未分化子宫内膜肉瘤，被认为代表了本质上起源于子宫内膜间质的独立过程。在近十年包括识别非随机遗传畸变在内的工作，已使人们认识 3 组子宫内膜间质恶性肿瘤，目前被归类在最新版 WHO 中，即低级别子宫内膜间质肉瘤、高级别子宫内膜间质肉瘤和未分化子宫内膜肉瘤。

低级别子宫内膜间质肉瘤

低级别子宫内膜间质肉瘤是第二常见的子宫肉瘤，通常发生在围绝经期的妇女（中位年龄 40~50 岁），但在某些系列研究中，多达 50% 的患者可能是绝经前。与糖尿病、肥胖、雌激素和他莫昔芬相关。异常子宫出血是最常见的症状，但约 25% 的患者可能是无症状的。高达 1/3 的患者可能出现与子宫外疾病相关的症状。大体上，低级别子宫内膜间质肉瘤可能表现为子宫内膜和肌层内的多发、质软、褐色、边界不清的结节，但部分病例也可能表现为具有欺骗性的边界清楚的单个或多个结节。罕见情况下，可引起子宫壁弥漫性增厚。当血管侵犯明显时，肿瘤可能表现为多发的蠕虫样瘤栓。偶见坏死和出血。

根据定义，低级别子宫内膜间质肉瘤类似于增殖期子宫内膜间质，其特征是均匀一致的椭圆形或圆形细胞呈片状增生，胞质稀少。细胞伴随并可能围绕着小动脉呈旋涡状增生，类似增殖期子宫内膜的螺旋小动脉增生（图 15.285）。核分裂指数通常较低（ ≤ 5/10HPF），但也能达到 24/10HPF，无非典型核分裂象。应注意的是，使用核分裂指数来判定肿瘤为低级别和高级别的做法目前已经废弃。在低级别子宫内膜间质肿瘤中可观察到的其他组织学特征包括纤维化、透明变、显著的黏液样基质、泡沫细胞、水肿、透明变的胶原（呈带状、斑片状、结节状或有时呈星爆状结构）、具有嗜酸性胞质的上皮样细胞、腺性分化、性索样分化、少数厚壁大血管、平滑肌分化和骨骼肌（图 15.286）。多达 45% 的子

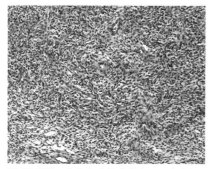

图 15.285 子宫内膜间质肿瘤。细胞类似于增殖期子宫内膜间质并伴有增生的小动脉

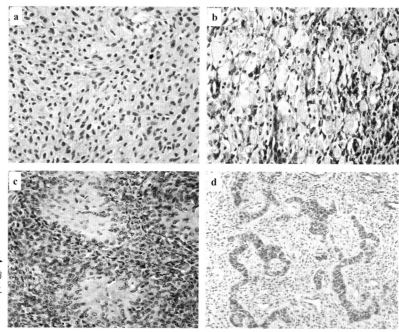

图 15.286 可能被观察到的子宫内膜间质肿瘤的组织学特征。(a)纤维化的背景;(b)泡沫细胞;(c)玻璃样变的胶原呈"星爆状结构";(d)性索分化

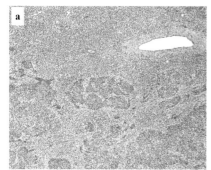
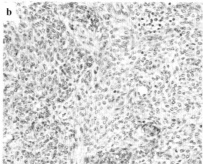
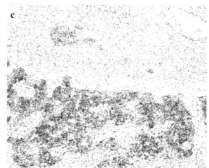

图 15.287 子宫内膜间质肿瘤伴平滑肌分化。(a)低倍镜图片显示位于图片下半部分的平滑肌岛;(b)高倍镜图片显示平滑肌与子宫内膜间质的交界处;(c)desmin 的强表达证实图片下半部分的平滑肌性质

宫内膜间质肿瘤表现出平滑肌分化(图 15.287)。当平滑肌成分>取材组织的 30% 时,有作者提出"间质平滑肌瘤"或混合性子宫内膜 / 平滑肌肿瘤,但是由于这些肿瘤的生物学行为取决于子宫内膜间质成分,使用子宫内膜间质标准和命名法,因此将具有明显平滑肌分化的子宫内膜肿瘤命名为具有平滑肌分化的子宫内膜间质肿瘤更为可取。

低级别子宫内膜间质肉瘤鉴别诊断最常见的病变包括子宫内膜间质结节、高度富于细胞性平滑肌瘤和类似卵巢性索 - 间质肿瘤的子宫肿瘤。子宫内膜肉瘤与子宫内膜间质结节的区别是前者可浸润至周围的子宫肌层(距离主瘤 ≥ 3.0 mm)和 / 或淋巴血管侵犯(图 15.288)。因此,对肿瘤与肌层交界处进行广泛取材

是必不可少的。在子宫内膜活检标本中,由于缺乏这种交界,通常无法区分子宫内膜间质结节和肉瘤。当活检标本怀疑为子宫内膜间质肿瘤时,建议诊断为"子宫内膜间质病变",并应备注说明需要检查额外组织(最好是子宫切除标本)以排除子宫肌层或淋巴血管侵犯的可能。

子宫内膜间质肉瘤与高度富于细胞性平滑肌瘤的鉴别可能是一项挑战,特别是当前者形成一个边界清楚的肿块。与普通类型的平滑肌瘤相比,高度富于细胞性平滑肌瘤更类似于子宫内膜间质肿瘤,切面呈黄色、质软。此外,平滑肌肿瘤束倾向与周围的子宫肌层融合。当这些肿瘤束是高度富于细胞性时,可以类似于低级别子宫内膜间质肉瘤的浸润特征。鉴别这两

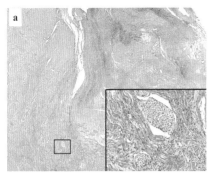
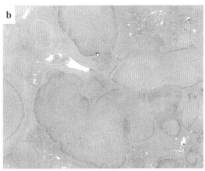

图 15.288　低级别子宫内膜间质肉瘤的诊断性特征。（a）淋巴血管间隙侵犯；（b）肿瘤侵及周围的子宫肌层

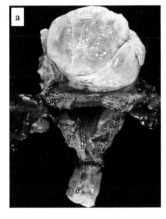
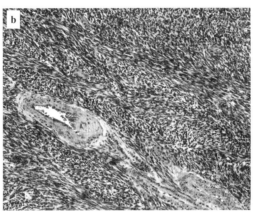

图 15.289　高度富于细胞性平滑肌瘤。（a）大体图片显示肿瘤呈肉样；（b）光镜下，平滑肌瘤具有交错的肌束和厚壁血管，缺乏小动脉

种病变，最好仔细注意组织学的差异：高度富于细胞性平滑肌瘤通常具有大的厚壁血管遍布于肿瘤，并缺乏低级别子宫内膜间质肉瘤特征性的小动脉增生（图15.289）。

当组织学特征仍不明确时，免疫组织化学可提供帮助。低级别子宫内膜间质肉瘤和高度富于细胞性平滑肌瘤均可强而弥漫性表达 ER 和 PR。低级别子宫内膜间质肉瘤 CD10 通常呈弥漫阳性表达，而平滑肌肿瘤通常不表达这一标记物。CD10 的表达并不仅限于子宫内膜间质肿瘤，部分高度富于细胞性平滑肌瘤也可呈弥漫性表达 CD10。因此，建议添加平滑肌标记物。但是高达 50% 的子宫内膜间质肿瘤可能表达 desmin，所以一组更特异性的平滑肌标记物（包括 h-caldesmon、SmmS-1 和 / 或 calponin）应该额外加入免疫组化套餐内。高达约 25% 的子宫内膜间质肿瘤可能含有性索样结构，以致有可能被误判为类似于卵巢性索 - 间质肿瘤的子宫肿瘤（uterinetumor resembling ovarian sex cord-stromal tumor, UTROSCT），这两种病变在大体上也可能呈现出彼此相似的外观。子宫内膜间质肉瘤伴性索分化区域与 UTROSCT 的区别是前者的性索成分 < 50% 的取材样本。在 UTROSCT 中，肿瘤主要或完全由上皮样成分组成（图 15.290）。因此，仔细地取材以发现典型的子宫内膜间质肉瘤区域，对这些肿瘤与另一类肿瘤进行鉴别是非常有用的。免疫标记物有一定的用处，因为与性索分化相关的标记物（如 calretinin、inhibin、CD99 和 melan A）会凸显子宫内膜间质肉瘤中的性索区域（图 15.291）。鉴别二者的临床重要性是因为大多数 UTROSCT 的生物学行为是良性的。

已有报道低级别子宫内膜间质肉瘤具有非随机细胞遗传学异常。在已证实的近 50% 的低级别子宫内膜间质肉瘤中，这些事件最常涉及 7 号染色体上的 JAZF1 基因和 17 号染色体上的 SUZ12 基因（也称为 JJAZ1）的相互易位（t7;17）（p15;Q21），较不常见的其他相关基因（如 PHF1、EPC1、MEAF6）的重排也有报道，这类重排在子宫内膜间质结节中更常见，提示其可能是低级别子宫内膜肉瘤的前驱病变。值得注意的是，上述重排在高级别子宫内膜间质肉瘤或未

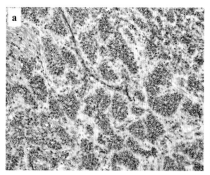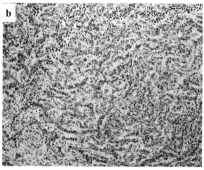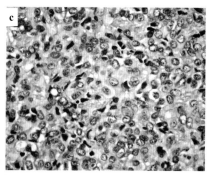

图 15.290　类似卵巢性索间质肿瘤的子宫肿瘤。（a）肿瘤几乎完全由上皮样成分组成；（b）注意性索结构以及缺乏相关的子宫内膜间质成分；（c）细胞学特征不同于子宫内膜间质肉瘤，偶见核沟

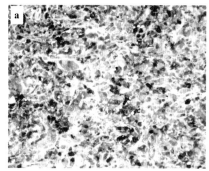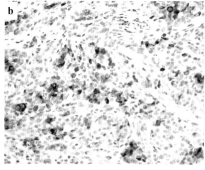

图 15.291　类似卵巢性索间质肿瘤的子宫肿瘤（病例见图 15.290）。（a）calretinin 免疫组化染色；（b）inhibin 免疫组化染色

分化子宫内膜肉瘤中均未被发现，支持这些起源于子宫内膜间质的恶性肿瘤属于不同的病变实体的观点。

低级别子宫内膜间质肉瘤的标准治疗方法是全子宫切除术。由于低级别子宫内膜间质肉瘤具有 ER、PR 强表达，因此被认为是一种激素敏感性肿瘤，如果在术前或术中诊断明确，则推荐切除卵巢。关于卵巢切除术的必要性还存在一些争议，特别是在未知子宫内膜间质肉瘤的情况下，当子宫切除术时卵巢仍在原位，这一点尤其重要，因为许多患者都处于围绝经期。一些作者建议只有如果有 / 当复发时才进行卵巢切除术。对于晚期和复发性疾病，孕激素成分的内分泌治疗是一线治疗选择。部分证据提示芳香化酶抑制剂可发挥作用。传统的化疗通常是在内分泌治疗无效后才使用。由于许多病例是远处复发，辅助放疗的作用有限。患者预后最重要的预测因素是疾病的分期。低级别子宫内膜间质肉瘤患者的预后非常好，低分期患者的 5 年生存率高达 90%。也就是说，低分期并不能保证预后，因为高达 1/3 的 Ⅰ 期患者会复发。晚期复发（偶尔超过 10 年）并不少见。即使存在晚期疾病或复发，低级别子宫内膜间质肉瘤往往表现为一种惰性的方式，患者可经历多次无病间隔的复发。

高级别子宫内膜间质肉瘤

历史上，子宫内膜间质肉瘤根据核分裂指数被分为低级别和高级别。随后的 Chang 和 Evans 的研究认识到，在控制分期和排除高度多形性肿瘤后，这一概念是无效的，但 Chang 的研究组观察到一组具有细胞核异型且缺乏如 Evans 等作者描述的在未分化子宫内膜肉瘤所见的多形性程度的肿瘤亚组。此类肿瘤往往失去典型的低级别子宫内膜间质肉瘤的分支状血管的结构并倾向核分裂象增加及处于临床晚期。在 1 项具有一致性细胞核异型的子宫内膜间质肉瘤的比较研究中，正如 Chang 等作者所描述的，该亚组肿瘤被发现在遗传学和免疫组化方面与低级别和未分化子宫内膜肉瘤的差异。这些肿瘤具有的组织学特征明显介于低分化和未分化子宫内膜肉瘤之间，ER 和 PR 的表达率几乎是低级别肿瘤的 50%。虽然近半数的低级别子宫内膜间质肉瘤具有 JAZF1/SUZ12 基因重排，但这种细胞遗传学异常仅见于 1/3 的伴有细胞核异型的病例。

此外，该组的预后比低级别子宫内膜肉瘤差，更接近于未分化子宫内膜肉瘤。与低级别和未分化子宫内膜肉瘤不同的这种病变实体的概念，通过显示特定的基因重排［t（10;17）（q22;p13）YWHAE-NUTM2AB（既往的FAM22）］获得了进一步的支持，该肿瘤具有中间型组织学特征。YWHAE基因产物介导信号转导、细胞代谢、分化与存活，致癌性融合似乎将这些功能重定向到细胞核。尽管只有不到50例被充分阐述，但遗传学证据令人信服，足以将高级别子宫内膜间质肉瘤引入到WHO最新的子宫内膜间质肿瘤的命名中。然而，由于报道的病例数相对较少，该肿瘤的真实发病率尚不清楚。在临床上，几乎无法区分HGESS与LGESS，但是可能会出现更多的与晚期疾病相关的症状，反映出这些肿瘤更具有侵袭性行为。大体上，这些肿瘤常形成息肉样腔内肿块，肿瘤与子宫肌层分界不清，可见较多出血和坏死区。组织学上，许多肿瘤伴有LGESS的成分，通常呈纤维性或纤维黏液样结构。高级别成分通过相对一致的细胞群体被识别，胞质稀少，圆形或卵圆形，泡状核仁。罕见小

动脉增生（LGESS的特征），经常可观察到广泛的渗透性生长至肌层，但是破坏性肌层侵犯也可能存在。与同一肿瘤内的LGESS或LGESS区域相比，核分裂活性通常更活跃。也可能观察到凝固性肿瘤细胞坏死（图15.292）。除了通过PCR或FISH证实诊断性基因融合，免疫组织化学染色cyclin D1（＞70%的细胞）呈胞核弥漫强着色也可作为替代性标记物。HGESS与LGESS的区别还在于CD10、ER、PR表达的减少或缺失（图15.293）。

高级别子宫内膜间质肉瘤的鉴别诊断包括低级别子宫内膜间质肉瘤、未分化子宫内膜肉瘤、平滑肌肉瘤（上皮样）和未分化癌。在上一段落中已讨论了高级别与低级别子宫内膜间质肉瘤之间的不同，与未分化子宫内膜肉瘤的差异将在下一段落进行讨论。典型的上皮样平滑肌肉瘤比HGESS具有更丰富的嗜酸性胞质和更明显的细胞核多形。此外，核分裂指数可能不那么活跃，免疫组织化学的作用可能有限，因为上皮样平滑肌肉瘤的平滑肌标志物表达率低于梭形细胞平滑肌肉瘤。未分化癌也可能具有相对一致的圆形细

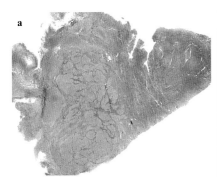
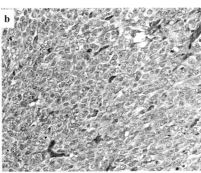
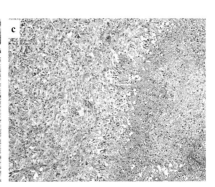

图15.292　高级别子宫内膜间质肉瘤。（a）低倍镜可见肿瘤广泛浸润子宫肌层；（b）一致的卵圆形细胞，具有高级别细胞学特征和升高的核分裂活性；（c）坏死灶

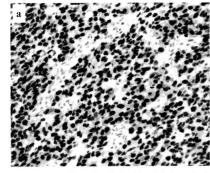
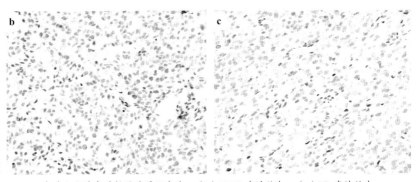

图15.293　高级别子宫内膜间质肉瘤。（a）cyclin D1免疫组化染色胞核呈弥漫强表达；（b）CD10表达缺失；（c）PR表达缺失

胞，核分裂指数高，可能伴有低级别子宫内膜样癌，其单纯型可能很难与高级别子宫内膜间质肉瘤进行鉴别，但是由多种上皮标记物（包括 EMA）、PAX-8 和激素受体组成的宽谱免疫组化套餐，通常能识别出与高级别子宫内膜间质肉瘤无关的标记物表达。cyclin D1 不应被用来区分这两个病变，因为已证实二者均有弥漫阳性。

与低级别子宫内膜间质肉瘤相比，高级别子宫内膜间质肉瘤的患者通常处于较高的疾病分期以及具有缩短的生存期。由于缺乏对这些肿瘤的经验，目前在治疗方面还没有与低级别子宫内膜间质肉瘤不同的推荐，尽管预期的内分泌治疗效果较差。罹患晚期疾病的患者可能更常按照肉瘤进行治疗。

未分化 / 低分化子宫内膜 / 子宫肉瘤

未分化子宫肉瘤是一种罕见的肿瘤，与子宫内膜间质肉瘤相比，倾向发生于绝经后妇女。大体上，未分化子宫肉瘤是一种息肉样、质软、肉样的腔内肿块，似乎起源于子宫内膜，常见出血和坏死。组织学上，未分化子宫肉瘤的特征是显著多形性的细胞伴有明显的核仁，弥漫成片分布，缺乏低级别子宫内膜间质肉瘤独特的血管结构（图 15.294），常见肌层破坏性浸润和淋巴血管间隙侵犯。诊断未分化子宫肉瘤，需排除其他肿瘤的可能性，包括伴有肉瘤样过生长的腺肉瘤、癌肉瘤、未分化癌和平滑肌肉瘤。广泛取材最有助于排除腺肉瘤和癌肉瘤。上皮标记物可能有助于排除未分化癌，而平滑肌标志物，包括 desmin、SmmS1 和 caldesmon 将有助于排除平滑肌肉瘤。ER、PR 的表达通常会减少或缺失，

可能见到 CD10 的强表达。除了缺乏其独特的细胞学特征外，还需要除外高级别子宫内膜间质肉瘤，这一点特别重要，因为未分化子宫肉瘤可能具有与高级别子宫内膜间质肉瘤相似的 cyclin D1 表达模式。值得注意的是，CD10 可以在许多高级别肉瘤中表达，其表达不应被视为子宫内膜间质分化的特异性标记物。罕见情况下，未分化子宫肉瘤可能伴有典型的低级别子宫内膜间质肉瘤，这代表一种可能的去分化现象。未分化肉瘤可能与原发肿瘤内的低级别子宫内膜间质肉瘤相关或者可能仅见于转移或复发。

未分化子宫肉瘤是一种高度侵袭性恶性肿瘤，总生存率低。导致预后不良的原因是诊断时或术后影像学显示具有远处转移，包括肺和网膜。然而，Ⅰ期疾病的患者尽管较晚期疾病的患者预后好，1 项研究报道其中位无进展生存期仍然不到 18 个月。由于未分化子宫肉瘤的罕见性，目前还没有大量的研究来支持普遍的治疗推荐。在 1 项研究中，罹患Ⅰ期以上疾病的患者接受了以阿霉素或多西他赛为基础的方案，总有效率为 62%，同时接受吉西他滨治疗的患者预后稍好，但治疗反应均为短期存活。

杂类间叶肿瘤

血管周上皮样细胞肿瘤

虽然 PEComa（perivascular epithelioid cell neoplasm）是一个不常见的肿瘤，但子宫是最常见的肾外发生部位。据报道的发病年龄范围广泛（9~79 岁，中位数 47.5 岁）。子宫症状如异常出血、盆腔肿块或盆腔疼痛通常发生在大肿瘤，较小的肿瘤通常是偶然发现的。

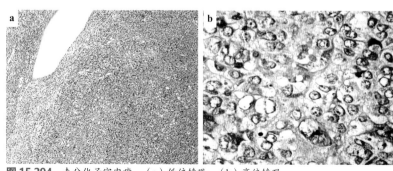

图 15.294　未分化子宫肉瘤。（a）低倍镜观；（b）高倍镜观

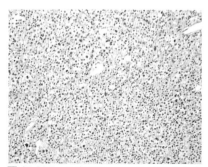

图 15.295　子宫 PEComa：低倍镜显示巢状结构和纤细的血管

已报道的 PEComa 大小范围在 0.2~30 cm，由以不同比例增生的上皮样和梭形细胞组成，通常以上皮样成分为主。细胞透亮或略嗜酸性，胞质颗粒状，可见位于中心的圆形或卵圆形细胞核，有一个小核仁。细胞可排列成巢状、束状或呈弥漫成片生长。无论组织结构如何，PEComa 的特征是具有明显的血管结构，包括类似于肾细胞癌的分枝状、纤细的血管，偶见如血管平滑肌脂肪瘤中的厚壁血管（图 15.295）。在部分病例中，细胞与血管密切相关，并可能排列在这种血管网的周围。肿瘤可能与周围的子宫肌层形成推挤或浸润性边界。肿瘤的细胞密度、核分裂指数和细胞异型性程度因病例而异。大多数肿瘤有低至中等的细胞密度、低至中度的细胞异型性和低的核分裂比率。其他已被描述的特征包括间质玻璃样变性、多核巨细胞、"蜘蛛样"细胞（嗜酸性中央区被外周透亮的巨细胞围绕）、淋巴血管侵犯、非典型核分裂象以及凝固性肿瘤细胞坏死（图 15.296）。在少数病例中，肿瘤内见广泛的玻璃样变可以归类为硬化性 PEComa。

根据定义，PEComa 免疫组化染色显示表达黑色素细胞和平滑肌标记物，显示具有平滑肌黑色素细胞分化（图 15.297）。黑色素细胞标记物（HMB-45、Melan A、MiTF 和 S-100）中，HMB-45 是最敏感的，几乎在所有报道的病例中都有表达，随后是 MiTF 和 Melan A。在一些研究中，desmin 被证明是最敏感的肌源性分化标记物，而另一些研究表明 SMA 和／或 caldesmon 表达更好。这些标记物的表达可能是局灶性的，因此应选用一组包括每种分化的至少 1 种标记物在内的套餐。

最近的研究集中在 TFE-3 上［一种小眼相关转录因子（microphthalmia-associated transcription factor, MiTF）基因家族成员］和 cathepsin K，后者已被确定为 MiTF 家族的转录靶点。几项研究报道与传统的标记相比，cathepsin K 的表达更强、更弥漫。就如在腺泡状软组织肉瘤所看到的，细胞核表达 TFE-3 通常与 TFE-3 基因融合或扩增有关。事实上，这种 TFE-3 的异常已在子宫 PEComa 的一个亚组中被描述，表明在 PEComa 家族中有可能有一个具有不同发病机制的亚组。这种肿瘤通常主要由上皮样细胞组成，细胞质透亮，轻微或无细胞多形性，可能缺乏或只有 MiTF、desmin 和 SMA 的微弱表达。识别该亚组是很重要

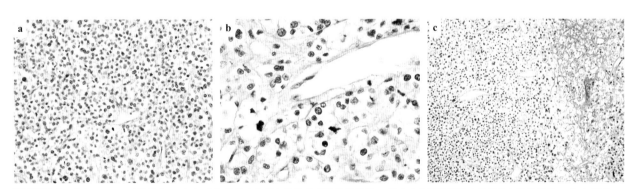

图 15.296　子宫 PEComa（恶性）。（a）高倍镜显示具有细胞核异型的巢状结构；（b）1 个高倍视野中见到 2 个核分裂象；（c）坏死

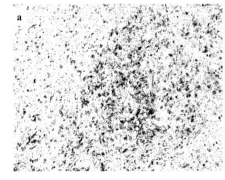
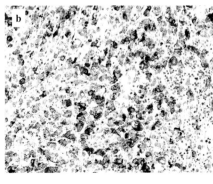

图 15.297　PEComa 免疫组化染色。（a）SMA；（b）HMB-45

的，因为 mTOR 通路的激活可能不会在这些肿瘤的发展中发挥作用。值得注意的是，部分 PEComa 可能对 TFE-3 具有免疫反应，但缺乏基因融合。根据 1 项已报道的研究结果，表达大量平滑肌标记物和 TFE-3 的肿瘤不太可能携带 TFE-3 的基因重排。

PEComa 的鉴别诊断通常是广泛的，但是在子宫中，主要的诊断难点是鉴别 PEComa 与平滑肌肿瘤，因为这二者间具有重叠的临床、组织学和免疫组织化学特征，二者均可表现为具有胞质透亮的上皮样细胞、间质玻璃样变性和多核巨细胞，二者在临床特征方面也有重叠。鉴别 PEComa 与平滑肌肿瘤最明显的组织学特征是前者存在一个纤细的血管网。有作者提出，在适当的细胞学特征的背景下，表达 2 项标记物（如 HMB-45、melan A 或 cathepsin K）加 1 项平滑肌标记物即可满足 PEComa 的诊断标准。由于在平滑肌肿瘤中，平滑肌标记物的染色是预料之中的，因此纳入这些标记物可能价值有限。相反，一些作者提出了一组由 HMB-45、melan A 和 TFE-3 组成的免疫组化套餐，因其能鉴别 PEComa 与平滑肌肿瘤以及 PEComa 的亚型。平滑肌肿瘤可能表达 HMB-45，但不会表达 melanA、微弱或缺乏 TFE-3 的表达。

预后和转归基于组织学特征，最初是由 Folpe 提出的。与潜在的侵袭性行为相关的特征包括肿瘤大小 ≥ 5 cm、浸润性生长、细胞核多形性、高级别核特征、多核巨细胞、细胞密度增加、坏死、血管侵犯以及核分裂象 > 1/50HPF。根据 Folpe 标准，良性肿瘤没有令人担忧的特征（即 < 5 cm、非浸润性生长、无高级别核特征或高细胞密度以及核分裂象 ≤ 1/50HPF）；细胞核多形性 / 多核巨细胞或大小 > 5.0 cm 的 PEComa 被归类为恶性潜能未定；恶性 PEComa 是指具有 ≥ 2 项令人担忧的特征的肿瘤（即肿瘤大小 > 5.0 cm、浸润性生长、高细胞核级和高细胞密度、坏死、血管浸润及核分裂象 > 1/10HPF）。这种分类方法适用于软组织和子宫 PEComa，当该标准应用于子宫 PEComa 时，已被证明一些被归类为恶性的肿瘤具有良性的预后。Schoolmeester 等作者提出了进一步的修改，为恶性肿瘤设定了更高的阈值：具有 ≥ 4 项令人担忧的特

征（包括大小 5 cm、高级别核特征、坏死、血管侵犯和 / 或核分裂象 > 1/10HPF）。良性和恶性潜能未定合并为一组。在两组间标准的比较中，Folpe 具有更高的敏感性，但符合 Schoolmeester 等作者定义的较高恶性阈值的肿瘤倾向早期复发。1 个小组提出基于 Folpe 标准的修改版，该标准提高了恶性肿瘤的阈值，但程度低于 Schoolmeester 标准。在这项推荐中，良性肿瘤允许出现 1 项令人担忧的特征（浸润性肿瘤边界、肿瘤大小 ≥ 5.0 cm 但 < 10.0 cm、核分裂象 2~3/10HPF 或淋巴血管侵犯）；恶性潜能未定被保留并定义为存在 1 项以下令人担忧的特征：孤立的显著异型性、肿瘤大小 ≥ 10.0 cm 或核分裂象 ≥ 4/50HPF；恶性肿瘤或出现坏死，或出现上述 2 项令人担忧的特征。然而，所有这些评估子宫 PEComa 生物学行为的标准仍在研究中。

PEComa 家族中的肿瘤，包括肾血管平滑肌脂肪瘤、透明细胞"糖"瘤、圆韧带 / 镰状韧带肌黑素细胞瘤和一些淋巴管肌瘤病，都与结节性硬化症有关，尽管某些肿瘤（血管平滑肌脂肪瘤）的相关性强于其他肿瘤（如子宫 PEComa）。结节性硬化症是由马铃薯球蛋白（TSC2，16 号染色体）或错构瘤蛋白（TSC1，9 号染色体）突变引起。在正常状态下，TSC1 和 TSC2 的蛋白产物与 TBC1D7 一起充当肿瘤抑制因子，形成 Rheb-GDP 异源二聚体促进结构（Rheb 的非活性形式）。Rheb-GTP 以其活性形式激活 mTOR 复合物 1 的形成，从而促进细胞生长和代谢。散发性 PEComa（占大多数子宫肿瘤）通常与 TSC2 杂合性缺失相关。如上文所述，PEComa 的一个亚组未显示出 TSC2 失活突变，而是表现出 TFE-3 的重排，该发现具有潜在的治疗意义。

在大多数情况下，子宫 PEComa 是在对有症状的子宫肿块进行子宫切除术的患者中意外诊断的。一部分病例是在子宫肌瘤切除标本中被发现的。为了评估组织病理学危险因素（包括与周围子宫肌层的界限），建议进行完整的手术切除。化疗和放疗在恶性 PEComa 中的作用尚不清楚。在携带 TSC2 突变的晚期 PEComa 患者中，已注意到对 mTOR 抑制剂的良好

临床反应。在预后方面，大多数患者罹患组织学良性或恶性潜能未定的肿瘤，具有良好的预后。在 1 篇对报道病例的回顾分析中，尽管有些研究的随访有限，但仍有 70% 的患者无疾病证据。复发时间和疾病行为差异很大。在一篇对具有临床侵袭性的 PEComa 进行的回顾分析中，1/4 的患者就诊时处于晚期疾病，而罹患巨大盆腔疾病的患者预后最差，对治疗的反应最小。部分晚期复发的患者可能具有较长的病程。

横纹肌肉瘤

所有常见的横纹肌肉瘤亚型（胚胎型、腺泡型、多形性）均在女性生殖道中已有报道。一般来说，胚胎性横纹肌肉瘤是女性生殖道最常见的组织学亚型，但通常累及女孩和年轻女性的妇科结构的下段，在子宫底部相对较少见。文献仅报道了 1 例腺泡状横纹肌肉瘤。在子宫底部，无论是以其单纯型的形式，还是常见作为癌肉瘤或腺肉瘤异源性化生的组成部分，多形性横纹肌肉瘤是最常见的组织学亚型。单纯型子宫横纹肌肉瘤是一种罕见的肿瘤，通常见于绝经后妇女，尽管患者倾向表现为罹患胚胎亚型的较年轻者。患者通常出现异常出血，但也可能具有与晚期疾病相关的症状。

大体上，多形性横纹肌瘤通常是大肿瘤，以息肉的形式填充或凸入到宫腔。组织学上，多形性横纹肌肉瘤由多形性梭形细胞组成，排列呈片状、束状或席纹状，与奇异的、圆形多角形的大细胞混合，具有嗜酸性细胞质和偏心的多形性细胞核（图 15.298），偶见横纹（图 15.299）。与此相反，胚胎亚型的特征是上皮下（生发层）具有高度富于细胞的区域（图 15.300），但偶尔形成与寡细胞性梭形细胞增生相交替的聚集群。细胞具有深染的胞核，胞质稀少。在高度富于细胞区很容易发现核分裂象（图 15.301），偶见散在伸长的具有嗜酸性胞质的细胞（横纹肌母细胞），罕见存在少许孤立的软骨灶。圆形或多边形细胞具有偏心的、圆形的大细胞核和少量嗜酸性胞质，排列呈腺泡状或乳头状结构，是子宫腺泡状横纹肌肉瘤的非常罕见病例的特征。

当考虑诊断子宫单纯型横纹肌肉瘤时，重要的是要记住横纹肌肉瘤更多地被发现是腺肉瘤或癌肉瘤中异源性分化的成分。因此，不应在活检标本中诊断单纯型横纹肌肉瘤，而应添加备注，需要考虑额外取材

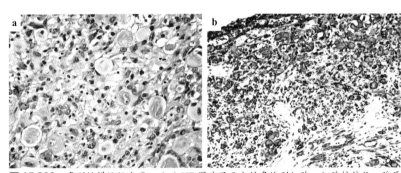

图 15.298　多形性横纹肌肉瘤。（a）HE 图片显示大的多边形细胞，细胞核偏位，胞质嗜酸性；（b）desmin 免疫组化染色

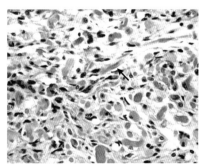

图 15.299　多形性横纹肌肉瘤；偶见横纹

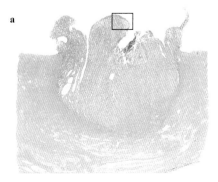

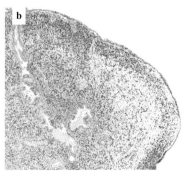

图 15.300　胚胎型横纹肌肉瘤。（a）低倍镜观；（b）高倍镜显示矩形框内高度富于细胞、上皮下的生发层

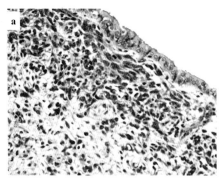
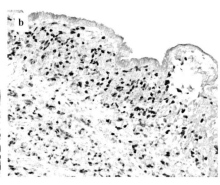

图 15.301　胚胎型横纹肌肉瘤。（a）生发层的高倍镜观，显示升高的核分裂活性；（b）myogenin 弥漫性胞核表达

以排除癌肉瘤或腺肉瘤。在子宫切除标本中，应对肿瘤广泛取材，以确定上皮成分。罕见的子宫胚胎性横纹肌肉瘤病例可包埋腺体，生发层可以类似腺肉瘤的腺周袖套。被包埋的腺体可具有一种非常局灶的叶状生长模式。胚胎性横纹肌肉瘤与腺肉瘤的区别是基于相类似结构的局灶性和间质成分的显著性。当以多形性梭形细胞为主时，主要考虑的诊断可能是普通型平滑肌肉瘤。平滑肌肉瘤和横纹肌肉瘤都有多形性梭形细胞，二者都可能有嗜酸性多角形细胞，尽管在横纹肌肉瘤中更常见。desmin 在鉴别平滑肌肉瘤和横纹肌肉瘤中价值有限，因为二者均可表达。骨骼肌特异性标记物如 myogenin 或 myoD1 的胞核表达是确定可疑为横纹肌肉瘤的必要条件（图 15.301）。罕见普通型平滑肌肉瘤可能具有异源性横纹肌肉瘤成分，其鉴定的意义在于能够识别仅由异源性成分组成的转移灶的肿瘤来源。因此存在具有偏位核的嗜酸性细胞，应引起对横纹肌肉瘤可能性评估。当这类细胞为主要成分时，其他具有这种组织学特征的肿瘤（如上皮样平滑肌肉瘤和恶性肾外肿瘤）也应纳入鉴别诊断，这两种病变都缺乏多形性梭形细胞的背景，并且通过缺乏 myoD1 和 myogenin 表达可以在免疫组化上被鉴别。

与罹患生殖道横纹肌肉瘤的儿童相比，患有原发性子宫横纹肌肉瘤的成年人的存活率较低，肿瘤经常出现在晚期，即使罹患明确的 I 期疾病，肿瘤进展也很迅速，这可能归因于年龄较大、治疗不当和成年人群的高危亚型比例较高等综合因素所致。建议完全手术切除后辅以辅助治疗（放疗、化疗或二者兼用）。由于肿瘤的罕见性，目前尚未建立最佳的治疗方案。

一些文献报道成年横纹肌肉瘤患者用儿科的治疗方案，生存得到了改善，但该结果未得到一致性证实。

炎性肌纤维母细胞瘤

炎性肌纤维母细胞瘤最常见于胸腹区域（如肺、肠系膜、网膜、腹膜后），但也有报道在头颈部、四肢和泌尿生殖系统。在子宫中，这些肿瘤是罕见的，迄今报道的病例少于 40 例。已报道的肿瘤发病年龄范围广泛（6~73 岁），尽管似乎更常见于绝经前妇女。大多数患者出现子宫异常出血，但全身症状（如疲劳、体重减轻、发烧）也有报道。大体上，炎性肌纤维母细胞瘤可能表现为凸入宫腔内息肉样赘生物或子宫肌壁内的弥漫性肿块。当呈现为不连续的肿块时，肿瘤通常 < 10 cm，偶尔最大径也可接近 20 cm。肉眼观，这些肿瘤可类似子宫平滑肌肿瘤的纤维性、漩涡状外观，但也可呈质软、棕褐色或黄色、凝胶状质地。组织学上，炎性肌纤维母细胞瘤由梭形或偶尔上皮样细胞组成，细胞轻微或缺乏多形性，在不同程度的黏液样背景中呈"组织培养样"的形态和明显的淋巴浆细胞浸润（图 15.302）。

在已报道的大多数病例中，核分裂活性通常很低（≤ 5/10HPF）。在首次报道中，这些肿瘤大都被认为是反应性的或"假瘤"，但是随着频繁染色体重排的识别［包括位于 2p23 处的间变性淋巴瘤激酶（anaplastic lymphoma kinase, ALK）受体基因］，现在被认为是一种真正的肿瘤。在文献报道的绝大多数病例中，ALK-1 的免疫组化表现为颗粒状的细胞质表达，表达可为局灶或弥漫，同时黏液样区域通常较主要为束状且较少黏液样区域更强表达。主要的鉴别诊断是

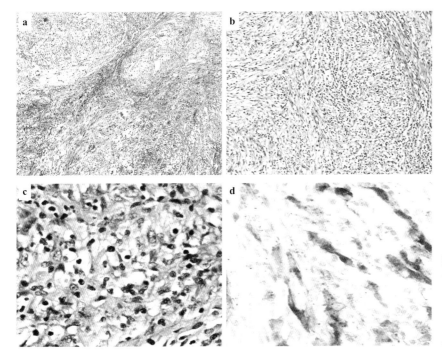

图 15.302　炎性肌纤维母细胞瘤。（a）低倍镜显示一些病灶内黏液样背景和"组织培养"样形态；（b）细胞密度增加的区域伴炎细胞浸润；（c）高倍镜下的炎症，可见淋巴细胞和嗜酸粒细胞；（d）ALK-1 免疫组化染色

具有黏液样间质的其他好发于子宫的肿瘤，即黏液样平滑肌瘤和子宫内膜间质肿瘤。当存在 ALK-1 表达时，可鉴别炎性肌纤维母细胞瘤，因为在这些肿瘤中尚未有 ALK-1 阳性的报道，该表达特别准确，因为炎性肌纤维母细胞瘤可以表达 desmin、SMA 并罕见表达 caldesmon 和 CD10。在困难的病例中，缺乏淋巴浆细胞浸润可能有助于识别黏液样平滑肌肿瘤与炎性肌纤维母细胞瘤，同时缺乏细胞围绕螺旋小动脉的特征性结构排列可区分子宫内膜间质肉瘤。由于其罕见性，炎性肌纤维母细胞瘤可能不被认为是一种较常见的肿瘤实体，但是重要的是不要忽略这一诊断，因为相对于其他子宫肉瘤，子宫炎性肌纤维母细胞瘤的生物学行为通常是惰性的，罕见具有侵袭性行为的病例，基因重排导致潜在的酪氨酸激酶抑制剂靶向疗法。虽然文献报道的绝大多数病例预后良好，但也有一部分病例可能表现为侵袭性。与不良预后相关的特征包括年龄较大，肿瘤体积大，黏液成分为主，肿瘤与肌层的浸润性边界，肿瘤细胞坏死以及核分裂活性增高。

血管肉瘤

子宫血管肉瘤在文献中有详细记载的病例不到 30 例。报道的年龄范围是 17~81 岁，但主要是绝经后妇女的疾病。临床病程通常进展迅速，表现为异常阴道出血和子宫增大。

大体上，子宫血管肉瘤是白色或灰色，有时呈分叶状，伴有出血和坏死区，部分病例可有局灶囊性变。已报道肿瘤体积可达 30.0 cm，大多数类似子宫平滑肌肿瘤，罕见呈息肉样凸入到宫腔。血管肉瘤通常至少有局灶紧密排列的相互吻合的血管腔，管壁内衬异型的梭形或上皮样内皮细胞（图 15.303），内衬细胞可表现出明显的细胞核多形，具有深染的胞核和突出的核仁，核分裂象易见。已有多个病例报道实性生长病灶通常由梭形细胞组成，当以该成分为主时，识别肿瘤为血管源性具有诊断性挑战。细胞质内或细胞间光学透明的空隙可能是有用的鉴别特征。罕见的病例可能有乳头状结构和/或细胞簇。免疫组织化学研究表明，肿瘤细胞可表达血管源性标志物，包括 CD31、CD34、Ⅷ因子以及 FLI-1（图 15.304）。具有上皮样形态的肿瘤可能被观察到角蛋白的灶性表达。

鉴别诊断包括平滑肌肉瘤、癌肉瘤和伴有肉瘤样过生长的腺肉瘤。由于已发现血管肉瘤与平滑肌肿瘤相关，因此平滑肌肉瘤通常是一个考虑的诊断，尤其是在实性、梭形细胞生长为主的病例。与平滑肌瘤相比，即使大体上呈现为不连续的结节，血管肉瘤通常也会弥漫浸润子宫肌层。免疫组织化学方面，平滑肌肉瘤通常会表达平滑肌标志物（包括 desmin、h-caldesmon 和 SmmS-1），而缺乏血管标志物的表达。虽然具有上皮样和梭形细胞的血管肉瘤可以类似癌肉瘤的双相性形态，但缺乏癌肉瘤特征性的上皮与间质成分之间的明显界限。此外，血管肉瘤上皮样区域的

角蛋白通常是局灶存在的。已有报道腺肉瘤伴血管肉瘤样过生长，在这类病例中，为了充满信心做出诊断，良性腺体应遍布整个肿瘤。

疾病进展和不良预后的危险因素以及治疗方案尚未很好地明确，主要是因为经验仅限于病例报道和小样本研究，总体报告病例很少。子宫血管肉瘤的进展与其他部位血管肉瘤的危险因素（如放疗、淋巴水肿）

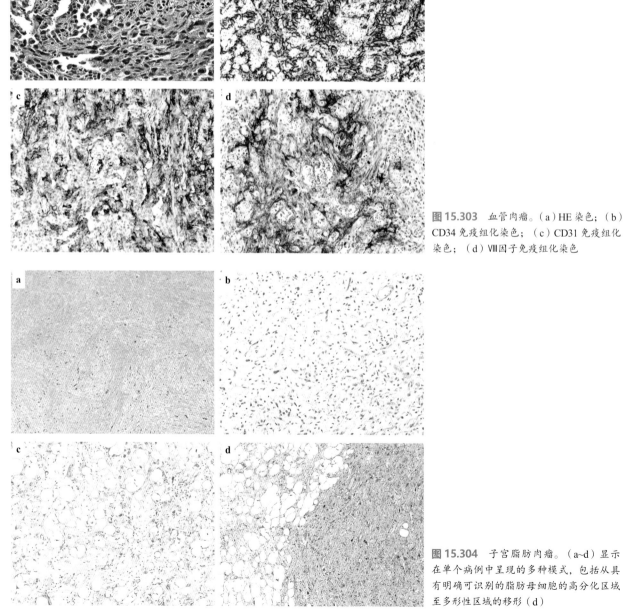

图 15.303   血管肉瘤。（a）HE 染色；（b）CD34 免疫组化染色；（c）CD31 免疫组化染色；（d）Ⅷ因子免疫组化染色

图 15.304   子宫脂肪肉瘤。（a~d）显示在单个病例中呈现的多种模式，包括从具有明确可识别的脂肪母细胞的高分化区域至多形性区域的移形（d）

之间并没有明确的联系。预后较好的唯一因素包括具有有限子宫肌层浸润的息肉样肿瘤以及可能肿瘤大小 ≤ 5 cm。同其他部位的血管肉瘤，完全手术切除是一线治疗，部分证据支持对选定的患者进行辅助放疗，以改善局部控制和总体生存。没有证据支持治疗性手术（伴或不伴放疗）后行辅助化疗。以肉瘤为基础的治疗方案在复发性疾病方面已显示出疗效。在所有报道的病例中，尽管 1 例患者存活 48 个月，但大多数患者在诊断 2~84 个月后死亡。

脂肪肉瘤

脂肪肉瘤是一种非常罕见的肿瘤，据报道发病年龄为 23~78 岁，但大多数发生在围绝经期或绝经后的女性中。异常出血、腹痛和迅速扩大的腹盆腔肿块是最常见的临床表现。

肿瘤的范围为 7~28 cm，其多变的大体外观与组织类型有关：黏液样脂肪肉瘤切面呈凝胶状 / 黏液样，而多形性脂肪肉瘤具有肉样的质地。光镜下，大多数报道的肿瘤有超过 1 种亚型（包括黏液样、多形性、圆形细胞和高分化）的混合，其中黏液样亚型最常见，其次是多形性亚型（图 15.304）。在许多报道中，脂肪肉瘤与平滑肌肿瘤相关，包括 3 例证明起源于脂肪平滑肌瘤，也有报道称其为平滑肌肉瘤的恶性异源性分化（即脂肪平滑肌肉瘤）。当主要为多形性脂肪肉瘤（特别是脂肪母细胞稀少）时，可能首先考虑其他诊断，包括癌肉瘤和平滑肌肉瘤。要诊断癌肉瘤，必须识别腺性成分，此外应该注意的是脂肪肉瘤作为癌肉瘤中的异源性成分是不常见的。由于脂肪肉瘤可与平滑肌肉瘤合并发生，必须对肿瘤进行充分取材以排除平滑肌成分的存在。尽管免疫组化检测平滑肌分化（desmin、caldesmon 和 SmmS-1）是有帮助的，但在平滑肌肉瘤的去分化区域可能不表达，当存在多形性脂肪母细胞和多形性肉瘤之间的连续且后者的成分无法通过免疫组织化学显示分化的证据时，这是最有用的。细胞遗传学改变是软组织脂肪肉瘤的特征，对子宫肿瘤的类似改变进行了有限的检测，包括在这两种肿瘤（多形性和混合性多形性 / 黏液样脂肪肉瘤）中利用免疫组化检测 MDM2 的表达。由于已报道的病例数太少且多为随访资料有限的病例，无法就肿瘤进展、治疗和患者预后的危险因素总结足够的经验。但是，在已报道的病例中，约有 40% 出现复发。

杂类和转移性肿瘤

PNET

原始神经外胚层肿瘤（Primitive neuroectodermal tumor, PNET）是指一组具有侵袭性的小蓝圆细胞肿瘤，其组织学和免疫表型特征与神经外胚层分化相一致，分为中枢型和外周型两类。中枢型 PNET 在组织学上类似于中枢神经系统的神经外胚层肿瘤（如神经母细胞瘤、髓母细胞瘤）。外周型神经外胚层肿瘤属于尤因肉瘤家族，主要通过存在 EWSR1 的重排来识别。这些肿瘤罕见发生于子宫，既可能以单纯型出现，也可能伴随其他组织学类型（如子宫内膜样腺癌）或作为腺肉瘤或癌肉瘤的组成部分（图 15.305）。大多数子宫 PNET 发生在绝经后妇女，可出现异常阴道出血，尽管有些可能出现与晚期疾病相关的症状。

大体上，子宫 PNET 常呈肉样的息肉，偶尔呈带蒂的肿块，大小可高达 20 cm。出血与坏死区通常非常明显。光镜下，中枢型和外周型 PNET 都是由小至中等大小、原始的形态、较为一致的细胞组成，胞质稀少或缺乏，核圆形或卵圆形，核仁不明显。大多数病例的肿瘤细胞呈弥漫片状排列，但也可能表现为模糊巢状结构或小梁。多数 PNET 至少局灶性呈现类似于神经毡的纤丝性背景。包括真性菊形团、Homer-Wright 菊形团和血管周假菊形团在内的菊形团都已有报道。少见病例可能存在成熟性成分，如星形胶质细胞或神经节细胞（图 15.305）。中枢型和外周型 PNETs 免疫表型也有显著的重叠（图 15.306），两者均可表达 Syn、NSE、CD56 和 S-100，但中枢型 PNET 更常表达 Syn，而外周型更常见 S-100 阳性。CD99 的胞膜着色和 FLI-1 的胞核表达在中枢型和外周型 PNET 都均有报道，因此不能依靠其来鉴别两者。然而，已有报道 GFAP 表达于中枢型 PNET，但在外周型 PNET 尚无报道。两者常缺乏 CgA 以及上皮标志物的表达。

鉴别诊断包括子宫内膜样腺癌（FIGO 3 级）、

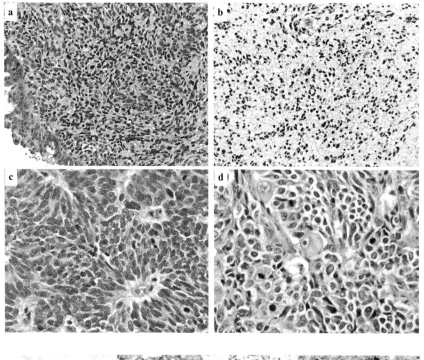

图 15.305   子宫 PNET。（a）邻近浆液性癌的呈片状的原始细胞；（b）纤丝性背景中的原始的小细胞；（c）菊形团；（d）神经节样细胞

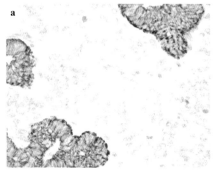
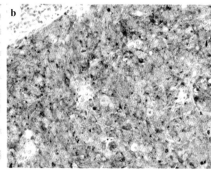

图 15.306   子宫 PNET 的免疫组化染色。（a）原始细胞缺乏角蛋白表达，而子宫内膜样腺体保留着色；（b）Syn 弥漫表达

未分化癌、神经内分泌癌和子宫肉瘤。PNET 表达神经内分泌标志物，可排除子宫肉瘤。子宫内膜样腺癌不仅通常至少有角蛋白的局灶表达，而且表达 EMA，并常见 ER 表达。有时，未分化癌可能只有上皮标志物的微弱或局灶性表达。当考虑到未分化癌时，CK18 可能被证明是上皮分化的一种较有力的标记物。此外根据定义，未分化癌可能在不超过 10% 的细胞中表达神经内分泌标记物；相反，子宫 PNET 通常有 Syn 的表达。由于 PNET 和神经内分泌癌可能只有局灶性上皮标志物的表达并表达神经内分泌标志物，因此鉴别两者可能具有挑战性。应该注意的是，发生在子宫的神经内分泌癌可能只表达一种神经内分泌标志物，因此应选择一组由 Syn、CgA 和 CD56 组成的套餐。当表达 CgA 时，可能倾向于神经内分泌癌，因为子

宫 PNET 很少有 CgA 的表达；S-100 的表达可能倾向 PNET，而不是神经内分泌癌。其他标记（如 GFAP、CD99 和 FLI-1）尽管不特异，但也可能是有用的。一旦诊断为 PNET，应区分中枢型与外周型，因为可能有临床治疗意义。大多数外周型 PNET/ 尤因肉瘤存在 22 号染色体上的 EWSR1 基因重排，但是也可见到一些不常见的突变，如已报道于软组织和骨的尤因肉瘤中 FUS、BCOR、CCNB3、CIC 或 DUX4 的突变。因此，FISH 或 PCR 未检测重排并不一定排除外周型 PNET，结果应在 GFAP 染色的背景下解读，后者常在中枢型 PNET 中表达。值得注意的是，已报道的大多数子宫 PNET 在 22 号染色体上缺乏可检测到的重排，通常被认为是中枢型。

子宫神经外胚层肿瘤的发病机制尚不确定。当

伴有第二种组织学类型或在癌肉瘤或腺肉瘤的背景下发生时，其发病机制可能是逆向分化的结果。罕见子宫畸胎瘤或可能继发于胎儿流产后的神经胶质组织作为子宫 PNET 起源组织的报道。最后，推测源于胎儿发育过程中神经嵴细胞的异位迁移。无论发病机制如何，识别神经外胚层分化是很重要的，因为它是侵袭性疾病的标志，在已报道的具有随访的患者中，有略多于 50% 的病例出现复发或死于疾病。尽管经验有限，在理论上，局限性外周型 PNET 的患者可以获益于 Ewing 型治疗方案，据报道使用这种治疗方案的 5 年生存率为 70%。已有报道以铂为基础的方案加依托泊苷和贝伐珠单抗对中枢型 PNET 具有疗效。

卵黄囊瘤和其他生殖细胞肿瘤

成人的性腺外生殖细胞肿瘤占生殖细胞肿瘤 2%~5%，通常发生在中线部位，其组织学特征同性腺的同类肿瘤。在子宫中，尽管多为个案报道和小系列研究，畸胎瘤和卵黄囊瘤已有报道。已报道的子宫生殖细胞肿瘤发病年龄范围广泛（15~82 岁），但大多数是绝经后妇女。子宫生殖细胞肿瘤没有特异性的症状，尽管有 2 例以非产褥期子宫脱出作为未成熟性畸胎瘤的症状，但可能归因于这些肿瘤带蒂的缘故。在子宫内膜卵黄囊瘤的病例中，有关就诊时甲胎蛋白（alpha-fetoprotein, AFP）水平的资料有限，这可能是由于许多患者发生于绝经后，症状与子宫内膜癌相同，导致临床术前完全缺乏怀疑。在少数报道的病例中，略超过半数的患者在就诊或复发时，血清 AFP 水平升高，这表明血清 AFP 可能有助于临床监测疾病的复发和 / 或进展。

子宫成熟性畸胎瘤和未成熟性畸胎瘤均有报道。大多数起源于子宫内膜，常为带蒂的肿块，可通过宫颈口脱垂。在 1 个病例中，1 个带蒂的实性肿块起源于外肌层并凸出于子宫浆膜面。大体上，畸胎瘤形成囊性和实性肿块，常伴出血。光镜下，可见 3 个胚层的组织，但存在未成熟的神经上皮（如卵巢所见）是诊断未成熟性畸胎瘤所必需的（图 15.307）。子宫畸胎瘤的鉴别诊断应考虑伴有异源性成分的子宫内膜样腺癌、子宫癌肉瘤和子宫 PNET。未成熟性畸胎瘤所具有的未成熟的菊形团样结构可类似子宫内膜样腺癌的腺体结构，与后者的区别在于存在纤丝性背景和相关的神经胶质细胞（可能会被 GFAP 凸显），此外未成熟性畸胎瘤的菊形团样结构可能被呈原始形态的间叶分割。由于子宫畸胎瘤具有腺性和间叶成分，可能被诊断为子宫癌肉瘤。与癌肉瘤相比，上皮成分往往具有异源性形态（如甲状腺组织或呼吸 / 胃肠分化），上皮和间质成分均呈良性的组织学形态，未成熟神经上皮的存在也不是癌肉瘤的特征，除了 1 例罕见的癌肉瘤伴有 PNET。未成熟性畸胎瘤和 PNET 之间的区别可能是最具挑战性的鉴别诊断，因为这两个肿瘤实体可能均具有未成熟的神经上皮结构。PNET 的主要组织学特征通常是单形性小蓝圆细胞的增生，此外 PNET 缺乏未成熟性畸胎瘤中相关的良性及成熟的成分。

近年来，对子宫内膜卵黄囊瘤的认识已有所提高。该肿瘤倾向类似于子宫内膜较常见的体细胞肿瘤，具有卵黄囊瘤不同的组织学结构，使其识别具有挑战性。在结构上，最常观察到的结构是腺样、实性和微囊 / 网状型，少见乳头状和肝样结构，通常可见多种结构模式的混合。网状或微囊状结构的特

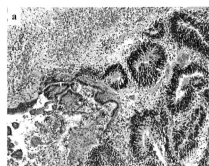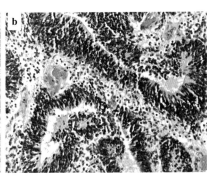

图 15.307 子宫内膜未成熟性畸胎瘤的低倍镜观（a）和高倍镜观（b）

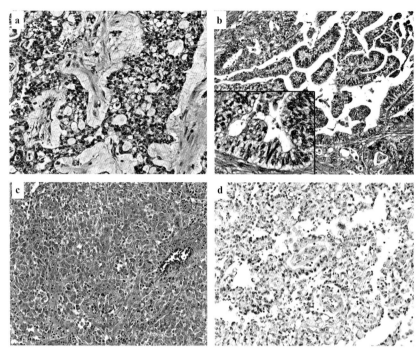

图 15.308　子宫内膜卵黄囊瘤。（a）黏液样基质内呈微囊状网状结构的肿瘤岛；（b）乳头状结构，被覆原始形态的细胞，伴有核上及核下空泡（插图）；（c）实性结构；（d）Schiller-Duval 小体

征是囊内衬覆扁平细胞并常伴有黏液样间质。腺样或实性亚型有原始形态的细胞，其特征是胞核圆形及深染，核膜不规则，染色质均匀以及核仁小或缺乏。细胞通常具有核下和核上空泡的独特模式（图15.308），可能见到嗜酸性、PAS 阳性（耐淀粉酶消化）的细胞内和细胞外透明小体。Schiller-Duval 小体也曾被报道过，但只在少数病例中很明显。虽然子宫内膜卵黄囊瘤已有报道可为单纯型，但通常与一种较常见的子宫内膜癌组织学类型（包括子宫内膜样腺癌、浆液性癌和未分化癌）伴随出现或作为癌肉瘤的一种组成成分。所有这些亚型以及透明细胞癌都被认为是子宫内膜卵黄囊瘤的鉴别诊断。

免疫组织化学可能有助于识别卵黄囊瘤成分并排除其他较常见的肿瘤实体。SALL4 是生殖细胞分化的多能干细胞标记，虽然在卵黄囊瘤中的特异性较低，但可以作为识别生殖细胞成分的标记物。鉴于这一点以及部分体细胞腺癌对 SALL4 有微弱胞核着色的倾向，该标记应该与一组免疫组化染色联合使用，只有当被关注的区域 SALL4 呈现弥漫性胞核强着色时，才应该被判读为阳性的结果，该组标记物应包括卵黄囊特异性的标记物（如 AFP 和 glypican-3）以及

肠上皮分化的标记物（已在卵黄囊瘤中被报道，包括 CK20、CDX-2 和 villin）（图 15.309）。在卵黄囊瘤特异性的标记物中，AFP 最特异，但敏感性不如 glypican-3。然而，glypican-3 缺乏特异性，因为它可能在透明细胞癌中也有表达，而透明细胞癌是鉴别诊断的肿瘤实体之一。基于此，还应包括其他排除性标记物，如 CK7、ER 和 PAX-8。当在诊断中考虑透明细胞癌时，可以添加 Napsin A 和 HNF-1β。

已提出几种子宫生殖细胞肿瘤发病机制的理论，包括胚胎发生过程中多能生殖细胞的异位或停滞迁移以及肿瘤从流产和 / 或相关的子宫手术后残存的胎儿组织中发展而来。这些理论有可能解释子宫畸胎瘤，但是卵黄囊瘤常合并体细胞癌引发了另外的理论，即卵黄囊成分既可能代表分化较好的肿瘤细胞向较原始形式的逆分化，也可能代表卵黄囊成分是体细胞癌的特殊分化。

尽管有个案报道腺体和甲状腺成分出现恶性转化，成熟性畸胎瘤也未出现转移的潜能。未成熟性畸胎瘤和卵黄囊瘤（无论是单纯型还是合并体细胞成分）都呈现侵袭性行为。由于卵黄囊瘤成分罕见出现于体细胞癌中，当后者已经是高级别或肿瘤处于晚期时，

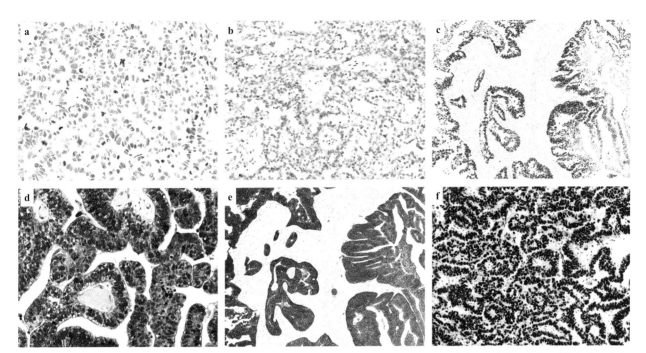

图 15.309　卵黄囊瘤的免疫组化。（a）CK7 染色缺失；（b）CK20 呈斑片状表达；（c）SALL4 免疫组化染色呈弥漫性胞核表达；（d）glypican-3 呈弥漫性胞质表达；（e）villin 呈弥漫表达；（f）CDX-2 呈弥漫核表达

尚不确定卵黄囊瘤成分的存在是否导致体细胞癌预后的恶化。子宫生殖细胞肿瘤的治疗以手术为主，个别病例报道顺铂、依托泊苷和博来霉素成功治疗晚期未成熟性畸胎瘤，虽然有证据表明卵黄囊瘤合并体细胞癌的患者可以获益于相同的治疗方案，但目前尚不足以建立偏离子宫内膜癌标准治疗方案的指南或推荐。

造血系统恶性肿瘤

尽管原发性髓系和淋巴样恶性肿瘤在子宫已有报道，但继发性累及更为常见。原发性女性生殖道淋巴瘤占所有结外淋巴瘤病例的 0.2%~1.1%，子宫原发性髓系肉瘤甚至更少见。已报道的子宫原发性造血系统恶性肿瘤发病年龄广泛，髓系肉瘤的中位年龄为 40 岁，淋巴瘤的中位年龄为 54 岁。患者可能会出现阴道出血、腹胀和 / 或腹痛，不常见系统性 " B " 症状。由于没有临床特征可将原发性子宫造血系统恶性肿瘤与原发性子宫上皮或间叶肿瘤区分开，初始鉴别诊断通常不考虑原发性造血性子宫肿瘤的可能性，必须注意组织学特征才能做出正确诊断。

髓系肉瘤的特征是中等大小的单核样细胞呈弥漫性浸润，通常呈单行或小群渗透组织界面的平滑肌束

间。当累及子宫内膜时，可保留子宫内膜腺体。细胞核的形状不规则、成角，轮廓不规则，染色质细腻。嗜酸性前体细胞可能合并某些白血病亚型，未成熟和分化型均有描述（图 15.310）。用于鉴别浸润细胞为髓系的标志物包括 Napthol AS-D 氯乙酸酯酶染色、MPO、溶菌酶、CD117（c-Kit）、CD43 和 CD68。后三种标记物敏感但不特异。建议纳入淋巴标记物 CD3 和 CD20 以排除淋巴瘤。鉴别诊断包括炎症性疾病、淋巴瘤和未分化癌。未分化癌缺乏造血标记物的表达并通常至少局灶表达＞ 1 种以上的上皮标记物。炎症性疾病由成熟的炎症细胞组成，通常呈现子宫内膜腺体的浸润并可能聚集形成脓肿。最常见误诊是淋巴瘤，在髓系肉瘤中，细胞分割组织界面并具有薄的核膜和未成熟的染色质，当存在嗜酸性前体细胞时，是一项有助于鉴别淋巴瘤的特征，因为后者可能有成熟的嗜酸性粒细胞，但没有前体细胞；此外，淋巴瘤细胞通常具有较厚的核膜、泡状染色质和核仁。

当淋巴瘤累及子宫内膜时，可能表现为模糊的多结节结构或弥漫性累及，导致子宫膨大，子宫内膜腺未被累及（图 15.311）。肿瘤细胞倾向与子宫肌层

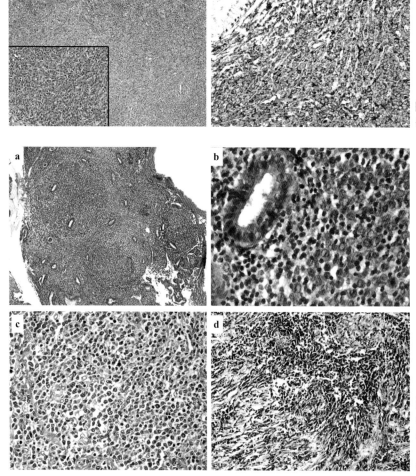

图 **15.310** 粒细胞肉瘤。（a）HE 染色的低倍镜观和高倍镜观（插图）；（b）CD68 染色

图 **15.311** 子宫内膜淋巴瘤。（a）淋巴样细胞聚集，呈模糊的结节状结构；（b）淋巴样细胞包绕子宫内膜腺体，但无淋巴细胞浸润；（c）大细胞弥漫性浸润；（d）浸润细胞 CD20 呈强阳性

分界明显。当侵及子宫肌层时，往往以聚集体的形式在平滑肌束间浸润。肿瘤浸润通常由单形性细胞群组成，几乎没有其他合并的炎细胞类型。诊断可能因人为挤压而复杂化，淋巴瘤细胞特别容易受到影响。无论是原发性还是继发性淋巴瘤，累及子宫的非霍奇金淋巴瘤超过 80% 是 B 细胞淋巴瘤，大多数是弥漫性大 B 细胞淋巴瘤，由中等或大的细胞组成，这些细胞通常是圆形，但偶见具有中等量嗜酸性细胞质的梭形。细胞核具有泡状染色质、轻微的多形性，部分病例有多叶核，核分裂象很多。子宫第二常见的亚型是黏膜相关淋巴组织（mucosal-associated lymphoid tissue, MALT）淋巴瘤和滤泡性淋巴瘤，Burkitt 淋巴瘤很少累及子宫。原发性子宫 MALT 淋巴瘤局限于子宫内膜。只有罕见报道原发性子宫 T 细胞淋巴瘤、NK 淋巴瘤

和霍奇金淋巴瘤。

　　免疫组化研究是明确诊断淋巴瘤的关键步骤。大多数病例利用包括 CD45、CD3 和 CD20 在内的初始免疫组化染色套餐，确定细胞的淋巴样本质并显示反应过程中 T 细胞和 B 细胞的混合。如果浸润以 B 细胞为主，则应考虑淋巴瘤的诊断。免疫组织化学可以帮助淋巴瘤的亚分类，尽管某些病例可能需要额外的分子 / 遗传学检测。亚分类是一个重要的步骤，因为治疗方法随淋巴瘤的不同亚型而异。免疫组化检测被用于可能发生在子宫内的淋巴瘤的亚分类，见表 15.17。子宫淋巴瘤的鉴别诊断包括其他小蓝圆细胞肿瘤（包括神经内分泌癌和神经外胚层肿瘤），二者均可以根据神经内分泌标志物表达以及前者的上皮标志物表达而排除，这两个肿瘤实体均缺乏淋巴标记物的

表达。部分平滑肌瘤可能伴有广泛的淋巴细胞浸润，类似于淋巴瘤。这些病例的淋巴浸润是异质性的，通常含有浆细胞，偶尔具有组织细胞。免疫组化研究将证实混合性淋巴细胞群体，合并的平滑肌细胞形态变圆（图15.312）。重度慢性子宫内膜炎也在鉴别诊断中。由于炎症性疾病更为普遍，因此应注意细胞群体，以不遗漏淋巴瘤。慢性子宫内膜炎和反应性过程的细胞群体缺乏淋巴瘤的单形性特征，同时子宫内膜腺体不像淋巴瘤所见到的不被累及。通过免疫组织化学可证实混合性细胞群体。一旦将淋巴样病变确定为淋巴瘤，必须确定该病变是否为原发，如果是的话，则须确定肿瘤的分期，该评估需要影像学检查、体查以及对血液和骨髓的评估。应采用严格的标准来区分原发性子宫淋巴瘤和继发性累及，因为这种区分对治疗和预后具有潜在的影响。要确诊原发性子宫淋巴瘤，在诊断淋巴瘤时必须局限于子宫，外周血中不应有白血病累及，子宫淋巴瘤的诊断与随后的任何一种淋巴瘤性病变之间应有较长的间隔时间。

鉴于原发性髓系肉瘤和子宫淋巴瘤的经验有限，有关预后和治疗的信息也相对有限。尽管目前尚无在造血系统恶性肿瘤中进行初始外科手术减瘤的方法，但由于这些肿瘤的罕见性和无法根据临床表现或影像学检查进行明确的诊断，大多数患者都是因癌症导向的手术后被诊断为原发性髓系肉瘤或淋巴瘤。许多被诊断罹患子宫原发性髓系肉瘤的患者，随后发展为急性白血病或在其他部位出现髓系肉瘤，但是部分经过恰当化疗的患者已经达到长期缓解。对于淋巴瘤，预后取决于患者的年龄、分期、治疗反应以及组织学亚型。淋巴瘤特异性化疗方案可能进一步改善患者的生存。

黑色素瘤

大约3%~7%的恶性黑色素瘤发生在女性生殖道，大部分发生在外阴和阴道，子宫体或子宫内膜黑色素瘤极为罕见。在少数报道的病例中，妇女在围绝经或绝经后出现阴道出血和/或盆腔肿块。罕见报道在子宫内膜间质中出现非肿瘤性的具有黑色素的细胞，这些通常是偶然发现。子宫内膜和子宫肌层的黑色素细胞性病变的鉴别诊断包括蓝痣和恶性黑色素瘤（图

表15.17　已报道的子宫内膜淋巴瘤的免疫组织化学标记物的典型表达模式

	CD20	CD3	CD4	CD5	CD8	CD10	Bcl-2	Bcl-6	PAX-5	CD15	CD30
弥漫大B细胞淋巴瘤	+	−	−	−/+	−	+/−	+/−	+/−	−	−	+/−
边缘区淋巴瘤	+	−	−	−	−	−	+	−	−		−
滤泡性淋巴瘤	+	−	−	−	−	−	+	+	−		−
Burkitt淋巴瘤	+	−	−	−	−	+/−	−	+	−		−
T细胞淋巴瘤	−	+	+	+	−	−	−	−	−		−
Hodgkin淋巴瘤	+/−	−/+	−	−	−	−	+	+/−	+	+	+

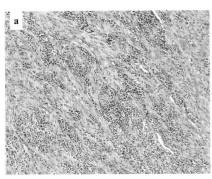
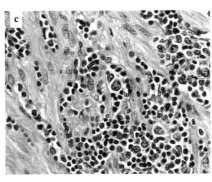

图15.312　淋巴细胞浸润平滑肌瘤的低倍镜观（a）和高倍镜观（b）

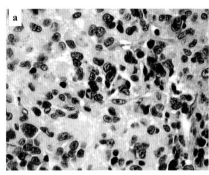
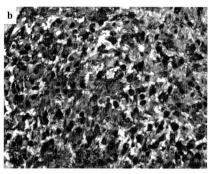

图 15.313　黑色素瘤累及子宫内膜。（a）HE 染色；（b）S-100 免疫组化染色显示胞核与胞质的强阳性表达

15.313）。蓝痣和恶性黑色素瘤均可由上皮样细胞和梭形细胞组成伴或不伴有胞质内黑色素。黑色素瘤因细胞异型性、细胞核多形、常见核分裂象和肿瘤性坏死而备受重视。由于黑色素瘤在形态上的多样性，因此有可能类似更常见的肿瘤实体。由全角蛋白、Syn、CD45 和 S-100 组成的初始套餐可将黑色素瘤与癌和淋巴瘤鉴别开。如果肿瘤仅 S-100 阳性或对所有 3 种标记物均为阴性，则有必要进行进一步检测。可用于诊断黑色素瘤的免疫组化染色包括 HMB-45、MART-1、MiTF、酪氨酸酶（tyrosinase）和 SOX-10。如果确诊为黑色素瘤，则必须排除子宫转移性黑色素瘤的可能，后者更为常见。目前基本没有关于子宫原发性恶性黑色素瘤治疗的资料。在许多部位，为了靶向性辅助治疗，对黑色素瘤进行突变分析，皮肤黑色素瘤经常具有 BRAF 突变，而据报道黏膜黑色素瘤存在 KIT 和 NRAS 突变。需要更多的经验来确定相同的发现是否适用于子宫恶性黑色素瘤。

子宫内膜转移性肿瘤

据报道子宫体转移瘤的发生率为 5.9%。通常是在广泛播散的疾病背景中发现的。子宫转移瘤可能会引起妇科症状（如异常阴道出血或腹痛），类似原发性子宫肿瘤，同时当转移发生在原发性肿瘤的诊断之前或原发性肿瘤病史不明时，可能混淆正确的诊断。大多数子宫转移瘤是癌，与原发性子宫内膜癌可具有重叠的组织学和免疫组织化学特征，进一步增加了诊断的难度，特别是发生在生殖器内的转移。

生殖器内转移至子宫的最常见来源是卵巢和输卵管，通常是浆液性癌。超过半数的卵巢浆液性癌病例会延伸至子宫受累。在大多数此类病例中，肿瘤累及子宫浆膜伴或不伴有子宫肌层受累，有时会有透壁性受累。然而，浆液性癌可累及子宫内膜伴或不伴有子宫肌层受累或者在 18% 的病例中作为位于子宫肌层的孤立性癌结节。进一步增加诊断挑战性的病例是临床隐匿性卵巢或输卵管肿瘤，这些病例表现为异常阴道出血，在巴氏涂片或子宫内膜活检中初诊为交界性肿瘤或癌的孤立性细胞和小细胞簇。存在良性子宫内膜组织的碎片间漂浮着的孤立性肿瘤细胞和小细胞簇或者良性子宫内膜的淋巴管腔内的肿瘤细胞（图 15.314），可提供组织学线索，特别是在活检样本中。细胞学异型从缺乏至重度，取决于肿瘤是交界性或低级别浆液性癌还是高级别浆液性癌。罕见情况下，巴氏涂片或子宫内膜刮除术中的大量砂粒体是低级别浆液性肿瘤的初始表现。在子宫标本中检测到的卵巢或输卵管来源的浆液性肿瘤的鉴别诊断包括间皮细胞和组织细胞聚集体、宫颈内膜腺癌累及子宫内膜、子宫浆液性癌和转移性微乳头型乳腺癌。

鉴于间皮细胞和卵巢低级别肿瘤之间的组织学重叠，采用多种免疫组化染色来进行鉴别。间皮标志物包括 calretinin、CK5/6、D2-40 和 thrombomodulin；妇科起源的上皮细胞的免疫标记可能表达 PAX-8、ER、Ber-EP4 和 MOC-31。由于没有 1 种染色是完全没有重叠的，鼓励使用一组包括多种间皮和上皮源性标记物。应注意的是，WT-1 价值有限，因为其在间皮瘤和许多原发性卵巢肿瘤中都有表达。缺乏 CD68 表达除外组织细胞起源。子宫浆液性癌的鉴别诊断仅针对高级别肿瘤，因为没有相应的低级别子宫内膜肿瘤。

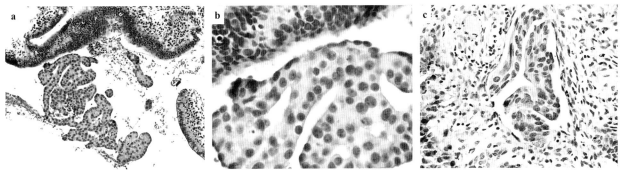

图15.314 卵巢浆液性癌继发性累及子宫内膜。（a）低倍镜下，乳头状细胞簇位于不明显的子宫内膜组织间隙；（b）高倍镜下的浆液性癌细胞；（c）浆液性癌位于子宫内膜间质的淋巴血管间隙内

区分子宫与上生殖系统浆液性癌的最可靠的标记是WT-1，因为不到20%的子宫浆液性癌具有该标记物的胞核表达，当存在时，表达模式通常微弱且呈斑片状。相比之下，76%~97%的上生殖道浆液性癌具有WT-1的弥漫性胞核强阳性表达。宫颈内膜腺癌可能会延伸到子宫内膜，偶尔会出现明显的细胞学异型，使人联想到浆液性癌，存在HPV可以确定宫颈起源，因为大多数宫颈腺癌与HPV相关。应该注意的是，无论肿瘤的起源如何，宫颈腺癌和高级别浆液性癌都可能有p16的弥漫性强阳性表达。最后，微乳头型乳腺癌可以类似浆液性癌，其特征是缺乏纤维血管轴心的小乳头被覆中至高核级的细胞组成。在子宫内膜活检中，乳头可能漂浮在子宫内膜碎片间的空隙中，也可能漂浮在间质的腔隙中，类似于上生殖道的高级别浆液性癌，微乳头型乳腺癌通常易于发生远处淋巴结转移。选择区分这两个肿瘤实体的免疫组化标记物是PAX-8，因为在超过95%的卵巢浆液性癌中可见该标记物的胞核表达。尽管WT-1通常在上生殖道浆液性癌中表达，但也可能在少部分乳腺癌中表达。不鼓励使用CA-125，虽然许多卵巢癌的CA-125呈胞膜着色，但它并不是一种特异性标记物，高达30%的乳腺癌以及部分胆管癌和胰腺癌也均有CA-125的表达。

虽然生殖器外转移更常累及卵巢，但子宫内膜和肌层也可能发生继发性肿瘤。最常见转移到子宫的癌的原发部位是乳腺、结直肠和胃，但也有胰胆管、肝脏、肺和甲状腺转移的报道。提示可能是继发性病变的组织学特征包括出现原发性子宫内膜癌通常不可见

的特征，如印戒细胞、单行细胞排列、明显的污秽坏死、巢状结构或者显著的嗜酸性细胞、透明细胞巢伴有明显的血管结构以及小的或部分破碎的腺体。这些发现通常会促使进行额外的免疫组化检测，以做出明确诊断。下文将讨论较常报道的转移到子宫内膜的癌的常见组织学特征。表15.18总结了可能累及子宫内膜的肿瘤的免疫组化染色表达模式并关联其各自的原发部位。

乳腺

乳腺癌转移到子宫最常见的亚型是小叶癌。当遇到由单形性细胞排列成单行或单个细胞浸润间质、子宫内膜腺体保存完好的癌时，应考虑这种可能性（图15.315），部分病例具有印戒细胞特征。如同在某些转移性乳腺导管癌病例中所注意的那样，部分乳腺癌可能会失去其典型特征。

如前文所述，微乳头型乳腺癌可以类似卵巢或输卵管起源的生殖道内转移以及来自肺或膀胱的肿瘤。可用于确定乳腺起源的免疫组化检测包括巨大囊肿病液体蛋白（gross cystic disease fluid protein-15, GCD-FP-15）、ma mmaglobin 和 GATA-3。尽管 GCDFP-15可能被认为是一种特异性标记物，但其染色通常仅是局灶性的，并且可能仅见于55%的乳腺癌。ma mmaglobin是一种更敏感的标记物，高达88%的以小叶癌为主的乳腺癌中表达，但是与卵巢癌、子宫内膜癌和肺癌中报道的 GCDFP-15 表达相比，该标记物的特异性较低。在适当的临床背景下，GATA-3的胞核染色似乎对乳腺癌具有特异性，超过90%的导管癌

表 15.18　累及子宫内膜的腺癌免疫组化表达谱

原发部位	CK7	CK20	PAX-8	WT-1	GCDFP-15	MGB[c]	GATA-3	TTF-1	Napsin A
卵巢[a]	92%~100%	4%	88%~100%	76%~92%	0	3%~36%	6%	0~37%	6%
子宫内膜[a]	80%~100%	0~12%	93%	0~27%	0	13%~57%	7%	0~19%	0~8%
乳腺	82%~100%	3%	0	0~28%	17%~58%[d]	56%~88%[d]	65%~100%[d]	0	0~3%
结肠	5%	100%	0	0	0~9%	0	1%	0	0~2%
胃	38%~55%	50%~73%	0	0	0~3%	0	5%	0	0
胰腺	92%	62%~74%	8%	0	0~3%	0	37%	0	0~4%
肺	100%	10%	0	0	2.5%~4%	0	8%	64%~82.5%	83%~87.5%
肾脏[b]	11%~24%	0~6%	76%~100%	0~27%	2%	0	2%	0	79%
膀胱	11%~63%	29%~89%	0	0	0	0	84%~100%	0	0
甲状腺	98%	0%	100%	0	0	0	5%	97%~100%	5%~7%

[a] 浆液性和子宫内膜样癌；[b] 乳头状和透明细胞型肾细胞癌；[c] MGB，ma mmaglobin；[d] 小叶癌的着色率高

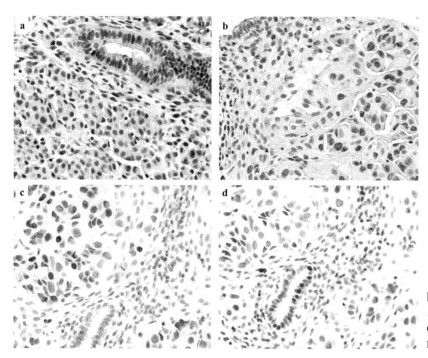

图 15.315　转移性乳腺癌浸润子宫内膜间质。（a）小叶癌；（b）微乳头癌；（c）GATA-3 免疫组化染色显示胞核表达；（d）PAX-8 免疫组化染色为阴性

和小叶乳腺癌表达 GATA-3 也具有相当的敏感性，此外不太常见的乳腺癌亚型（如化生性癌和三阴性肿瘤）也可能表达 GATA-3。但是由于 GATA-3 在膀胱尿路上皮癌以及少数胰胆管癌、卵巢浆液性癌和子宫内膜样癌中也表达，因此鼓励结合临床背景并利用一组包括 GATA-3、另一项乳腺标记物和其他排除性标志物在内的多种标志物套餐。

结肠 / 直肠

　　结直肠腺癌可能通过从原发部位直接蔓延累及子宫，但也可能以血行转移的形式出现。由于与子宫内膜样腺癌具有相似的组织学特征，缺乏相关病史会导致漏诊。可能为转移性结直肠癌的组织学线索包括：癌与缺乏癌前病变（如子宫内膜增生）的正常子宫内膜相混合、具有破碎的腺体、污秽的坏死和低级别腺体结构内存在显著细胞异型性（图 15.316）。肿瘤性腺体表达 CK20 和 CDX-2，缺乏或罕见极少数 CK7 表达，可以证实转移性结直肠癌的诊断，因为子宫内膜癌通常具有相反的免疫组化特征（图 15.317）。对

弥漫性表达 CDX-2 但不伴有弥漫性 CK20 表达的病例应谨慎解读，因为 CDX-2 也可能在子宫内膜样腺癌中表达，具有黏液分化的子宫内膜癌可以表达胃肠道标志物。因此，对具有挑战性的病例，应该添加苗勒源性标记物，如 PAX-8 和 ER，因为原发性结肠癌对这两种标记物均为阴性。

胃

胃腺癌的转移通常在疾病进展时出现症状，有时在诊断原发灶之前，就会出现转移灶相关的症状，可以通过子宫内膜活检确诊。许多转移性胃腺癌分化较低，具有印戒细胞形态（图 15.318）。肿瘤细胞可能出现在子宫内膜间质中或侵及淋巴管腔，不累及正常子宫内膜腺体。鉴别诊断需考虑的病变包括类似印戒

细胞的空泡状蜕膜细胞、其他部位（即下消化道、胰腺、乳腺、膀胱）的转移性印戒细胞癌以及罕见的具有印戒细胞的原发性子宫内膜癌。子宫内膜的非肿瘤性印戒细胞通常是空泡状的间质组织细胞或蜕膜细胞。间质的组织细胞和蜕膜细胞均缺乏角蛋白表达，可将这种人为现象与转移癌区分开来。免疫组化研究可能有用，因为存在 CK20 染色伴或不伴 CK7 的表达可能提示来自下消化道、胰腺或泌尿生殖道。仅表达 CK7 的肿瘤提示其起源于乳腺或上胰胆管或妇科源性的罕见病例。诸如激素受体和 GCDFP-15 之类的其他标记物可以进一步缩小原发部位。鉴于乳腺癌和膀胱癌之间的表达重叠，GATA-3 可能在这种情况下不太有帮助。

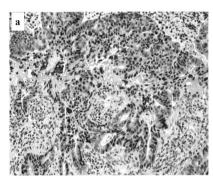

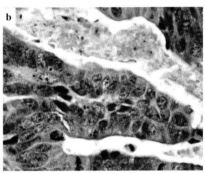

图 15.316 转移性结直肠癌累及子宫内膜的低倍镜观（a）和高倍镜观（b）；注意腺腔内污秽的坏死

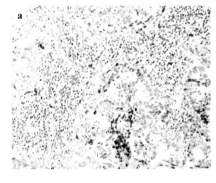

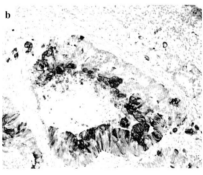

图 15.317 图 314 展示病例的免疫组化结果。（a）CK7 染色阴性；（b）CK20 斑片状表达

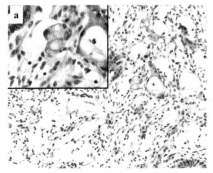

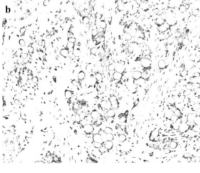

图 15.318 累及子宫内膜的印戒细胞癌。（a）低倍镜下，子宫内膜间质发生改变，但腺体未受影响；高倍镜下，印戒细胞簇清晰可见（插图）；（b）CK7 可凸显印戒细胞

胰胆管

起源于胰腺或胆管的转移性腺癌很少累及子宫，尸体解剖较子宫内膜活检更常见到。原发性胰胆管腺癌通常在临床上无症状，但其首发症状为转移性疾病相关的表现。在极少数病例中，广泛播散性疾病可累及包括子宫在内的多个器官，类似原发性子宫腺癌（图 15.319）。组织学上，小腺体、细胞索或细胞簇可能浸润子宫内膜间质，通常围绕并保留正常的子宫内膜腺体。在免疫组织化学方面，胰胆管腺癌表达 CK7，局灶表达 CK20，偶见 p16 表达。CEA 的表达不定。总体而言，这种免疫表达模式并非完全特异性并且与原发于其他部位（包括子宫内膜）的表型有重叠。PAX-8 表达的缺失可能会排除生殖道内转移或子宫内膜起源。缺乏 GATA-3 表达可能会排除乳腺原发。

肺

原发于肺的转移性腺癌并不常见，但即使有肺腺癌病史，诊断也存在挑战。患者可能出现异常的阴道出血，同时转移癌的组织学特征可能与原发性子宫内膜癌重叠。与原发肿瘤进行比较可能有助于正确诊断（图 15.320）。大多数肺腺癌可表达 CK7 并缺乏 CK20 的表达。大约 70% 的肿瘤具有 TTF-1 的胞核表达，大约 80% 的肿瘤具有 Napsin A 的胞质表达。应注意的是，子宫内膜样腺癌可以罕见表达 TTF-1，因此当诊断不确定或与原发性肺肿瘤无法进行比较时，添加苗勒标记物 PAX-8 将有助于排除妇科原发性肿瘤伴有异常 TTF-1 表达的可能性。

第五节 卵巢

浆液性肿瘤

前言

本章主要讲述伴有浆液分化的卵巢肿瘤，包括良性、交界性和恶性肿瘤以及可能在卵巢浆液性交界性肿瘤中出现的卵巢外病变。

标本处理

卵巢浆液性肿瘤的标本包括囊肿切除术、输卵管-卵巢切除术、腹膜活检、网膜、淋巴结和盆腔冲洗液。囊肿切除术的标本通常比较破碎，取材时应该进行测量和描述，必须特别注意有无乳头状赘生物、囊壁增厚或结节的区域并进行相应测量和描述。理想情况下，输卵管-卵巢切除标本在接收时应该保持完整；然而，

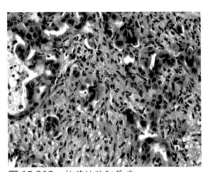

图 15.319   转移性胰胆管癌

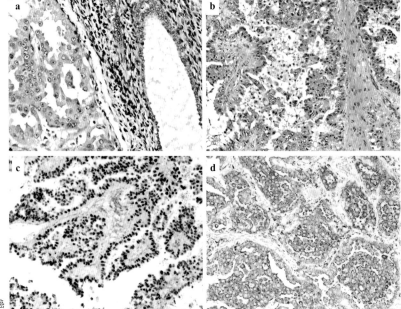

图 15.320   转移性肺癌

情况并非总是如此，接收的卵巢肿物出现表面破裂或者主要呈囊性的病变接收时囊液流失并不少见。

识别输卵管结构是极为必要的，避免将积水导致的输卵管扩张以及与卵巢粘连误认为卵巢浆液性交界性肿瘤，如果识别困难，可以借助探针来完成。测量和描述卵巢，同时注意和测量被膜的任何破裂或卵巢表面存在的病变。涂墨卵巢表面，可有助于识别任何卵巢表面受累。作为一般原则，根据肿瘤的最大直径进行 1 张切片 /1 cm 取材。如果存在，应取材卵巢表面和破裂的被膜。在卵巢浆液性交界性肿瘤伴微乳头 / 筛状结构或者伴有多灶的微浸润（尤其是发现具有大乳头结构）的病例，根据肿瘤的最大直径进行 2 张切片 /1 cm 取材。值得注意的是，关联卵巢外疾病的良性卵巢浆液性肿瘤可能需要取材整个卵巢病变进行镜检。预防性输卵管 - 卵巢切除标本应固定并仔细处理，因为该类型标本中的肿瘤可以很小，卵巢需间隔 2 mm 切片并全部取材，而输卵管应根据 SEE-FIM（Sectioning and Extensively Examining the FIMbriated End）方法取材：简单地说，切断伞端并按平行于输卵管的长轴方向切片，输卵管的其余部分取横截面，所有组织均需全部取材进行镜检。卵巢高级别浆液性癌病例的输卵管也应采用 SEE-FIM 方法进行全部取材。在良性卵巢浆液性肿瘤、卵巢交界性肿瘤和低级别浆液性癌的病例，可对输卵管进行选择性取材。盆腔活检必须全部送检，除非取样的组织很大且肉眼可见肿瘤累及，那么选取有代表性的切片就足够了。网膜应仔细切成薄片，对肉眼能识别的肿瘤进行代表性取材即可。但是，如果网膜大体改变不明显，则需要根据网膜最大直径进行 1 张切片 /2 cm 取材。对于接受新辅助化疗的患者，在网膜表现最异常的区域取 4~6 张，以评估治疗反应。如果淋巴结肉眼可见受累，则选择性取材，必须包括具有转移性肿瘤最大直径以及邻近淋巴结周围组织边缘的区域，以评估是否存在结外扩散。如果淋巴结大体改变不明确，则需间隔 2 mm 切片并全部包埋进行镜检。涂片和细胞块切片从盆腔冲洗液中获得。

冰冻切片处理

术中评估的目的是提供一个可行诊断，以确保该病例的妥善处理，因此需要仔细的大体和镜下检查。分别从肿瘤的不同区域取材 2~3 张具有代表性的切片，以最大限度地识别其关键特征。在围绝经期或绝经后患者的浆液性腺纤维瘤病例，具有腹膜或网膜同时发生浆液性病变的极低风险，因此，一旦作出此类诊断，术中建议外科医生检查腹膜和网膜并取材送检该区域存在的异常组织。对能识别交界性肿瘤特征的病例，冰冻切片诊断为"至少交界性浆液性肿瘤，待石蜡切片检查后明确诊断"，因为其中一些病例可以伴有低级别浆液性癌，特别是发现微乳头状或筛状结构的病例。需要注意的是，冰冻假象可以使交界性浆液性肿瘤的细胞核较常规增大，不应被作为误判为癌的证据，特别是在需要保留生育的年轻患者中。如果可见明确的浸润，即可诊断为浆液性癌，这种诊断将会导致除腹膜活检 / 腹膜肿瘤切除和网膜切除之外的淋巴结取样。

外科病理报告

卵巢交界性肿瘤、癌、癌肉瘤、恶性生殖细胞肿瘤和恶性性索 - 间质肿瘤的外科病理报告方案同原发性输卵管和腹膜肿瘤（间皮瘤、淋巴瘤和肉瘤除外），见表 15.19。

分期

卵巢原发性恶性肿瘤按 FIGO 系统（见表 15.20）及 TNM 系统（见表 15.21）分期。值得注意的是，同样的分期系统也适用于输卵管和腹膜的恶性肿瘤。

包括浆液性囊腺瘤、浆液性腺纤维瘤、浆液性囊腺纤维瘤及表面乳头状瘤。这些良性肿瘤特征性衬覆输卵管型上皮，间质成分可以稀少（囊腺瘤）、显著（囊腺纤维瘤）或为主型（腺纤维瘤）。此外，肿瘤可为外生性并位于卵巢表面（表面乳头状瘤）。尽管这些肿瘤能见于任何年龄的患者，但在 40~60 岁的患者中更为常见。肿瘤通常无症状，常为偶然发现；然而在青少年中，肿瘤可能非常大（高达 29 kg），并与急腹症有关。此外，还可以导致 CA-125 升高。

表 15.19　美国病理学家协会对卵巢、输卵管或腹膜原发肿瘤手术病理报告中应包括的参数（改编自卵巢、输卵管或腹膜肿瘤 CAP 方案）

标本名称：
手术方式：
标本完整性：
原发肿瘤部位
卵巢表面受累情况：
输卵管表面受累情况：
肿瘤大小：最大径（cm）
＋其他径长（cm）
组织学类型：
组织学分级[a]：
种植[b]：
非浸润性种植：
浸润性种植：
其他组织/器官受累情况
右侧卵巢：
右侧输卵管：
左侧卵巢：
左侧输卵管：
子宫：
宫颈：
盆腔腹膜：
腹腔腹膜：
网膜：
其他组织/器官：
最大的盆腔外腹膜病灶（如果有）
镜下可见：
大体可见（≤2 cm）：
大体可见（＞2 cm）：
腹膜/腹水：
＋胸水：
治疗反应[c]：
无术前治疗史
无明确或轻微反应（CRS1）[d]
中度反应（CRS2）[d]
明显反应，无或仅有少量残余癌（CRS3）[d]
区域淋巴结
送检淋巴结总数：
具体部位
转移灶＞10 mm 的淋巴结数目：
转移灶≤10 mm 的淋巴结数目（ITCs 除外）：
具有孤立性肿瘤细胞（ITCs）的淋巴结数目（≤0.2 mm）[e]：
最大转移灶大小
最大转移灶位置
病理分期［pTNM（FIGO）］
原发灶（pT）
区域淋巴结（pN）
远处转移（pM）

＋非诊断必要素，这些可选信息在临床上可能很重要，但还没有被证实或常规用于临床治疗
[a] 适用于浆液性、子宫内膜样、黏液性和浆黏液癌，未成熟性畸胎瘤和 Sertoli-Leydig 细胞肿瘤
[b] 只适用于进展期浆液/浆黏液性交界性肿瘤
[c] 仅适用于高级别浆液性癌，并基于对大网膜残余肿瘤的评估
[d] 化疗反应评分
[e] 只有在缺乏≤0.2 mm 的其他淋巴结中转移时，才需要报告孤立性肿瘤细胞数目

表 15.20　卵巢、输卵管和腹膜癌 FIGO 分期系统

分期	描述
Ⅰ	肿瘤局限于卵巢或输卵管
Ⅰ A	肿瘤局限于单侧卵巢（被膜完整）或输卵管 卵巢或输卵管表面无肿瘤 腹水或腹腔冲洗液无恶性细胞
Ⅰ B	肿瘤局限于双侧卵巢（被膜完整）或输卵管 卵巢或输卵管表面无肿瘤 腹水或腹腔冲洗液无恶性细胞
Ⅰ C	肿瘤仅限于单侧或双侧卵巢或输卵管，伴有以下任何一项： Ⅰ C1：术中溢出 Ⅰ C2：术前破裂或肿瘤位于卵巢或输卵管表面 Ⅰ C3：腹水或腹膜冲洗液具有恶性细胞
Ⅱ	肿瘤累及单侧或双侧卵巢或输卵管伴盆腔蔓延（低于骨盆边缘）或腹膜癌
Ⅱ A	蔓延和/或种植至子宫和/或输卵管和/或卵巢
Ⅱ B	蔓延至其他盆腔腹膜内组织
Ⅲ	肿瘤累及单侧或双侧卵巢或输卵管或原发性腹膜癌，伴细胞学或组织学证实扩散到盆腔外的腹膜和/或转移至腹膜后淋巴结
Ⅲ A	转移至腹膜后淋巴结伴或不伴有超过骨盆的镜下腹膜受累
Ⅲ A1	仅腹膜后淋巴结阳性（细胞学或组织学证实）
Ⅲ A1（ⅰ）	转移灶最大径≤10 mm（注意：这是肿瘤直径，而非淋巴结直径）
Ⅲ A1（ⅱ）	转移灶最大径＞10 mm
Ⅲ A2	镜下可见盆腔外（骨盆边缘以上）腹膜受累伴或不伴有腹膜后淋巴结阳性
Ⅲ B	大体可见腹膜转移超过骨盆边缘，最大径≤2 cm，伴或不伴有腹膜后淋巴结转移
Ⅲ C	大体可见腹膜转移超过骨盆边缘，最大径＞2 cm，伴或不伴有腹膜后淋巴结转移（注1）
Ⅳ	不包括腹膜转移的远处转移
Ⅳ A Ⅳ B	胸腔积液，细胞学阳性 转移到腹腔外器官（包括腹股沟淋巴结和腹腔外淋巴结）（注2）

注：1. 包括肿瘤蔓延至肝脏和脾脏被膜，但没有器官实质受累；
　　2. 实质转移为Ⅳ B 期

大体特征

囊性肿瘤大小的范围为 1~60 cm，值得注意的是，1 cm 界值被用于区分浆液性囊腺瘤（≥1 cm）与上皮包涵囊肿（＜1 cm）。病变可为单房或多房，腺纤维瘤大多为实性，而囊腺纤维瘤呈现明显实性或以实性成分为主（图 15.321）。

镜下特征

如上所述，这些肿瘤的囊腔、腺管及乳头衬覆输

表 15.21　卵巢、输卵管和原发性腹膜癌的 AJCC TNM 分期

原发肿瘤界定（T）	
T 分类	T 标准
TX	原发肿瘤不能评估
T0	无原发肿瘤的证据
T1	肿瘤局限于卵巢（单侧或双侧）或输卵管
T1a	肿瘤局限于单侧卵巢（被膜完整）或输卵管表面；腹水或腹腔冲洗液无恶性细胞 [a]
T1b	肿瘤局限于单侧或双侧卵巢（被膜完整）或输卵管；卵巢或输卵管表面无肿瘤；腹水或腹腔冲洗液无恶性细胞
T1c	肿瘤仅限于单侧或双侧卵巢或输卵管，伴以下任何一项：
T1c1	术中溢出
T1c2	术前破裂或肿物位于卵巢或输卵管表面
T1c3	腹水或腹腔冲洗液具有恶性细胞
T2	肿瘤累及单侧或双侧卵巢或输卵管伴盆腔蔓延低于骨盆边缘或原发性腹膜癌
T2a	蔓延和／或种植至在子宫和／或输卵管和／或卵巢
T2b	蔓延和／或种植到其他盆腔组织
T3	肿瘤累及单侧或双侧卵巢或输卵管或原发性腹膜癌，显微镜下证实腹膜外转移和／或转移至腹膜后（盆腔和／或主动脉旁）淋巴结
T3a	镜下可见盆腔外（骨盆边缘以上）腹膜受累伴或不伴有腹膜后淋巴结阳性
T3b	大体可见腹膜转移超过骨盆边缘，最大径 ≤ 2 cm，伴或不伴有腹膜后淋巴结转移
T3c	大体可见腹膜转移超过骨盆边缘，最大径 > 2 cm，伴或不伴有腹膜后淋巴结转移大体可见腹膜转移（包括肿瘤蔓延至肝脏和脾脏被膜，但没有器官实质受累）
区域淋巴结界定（N）	
N 分类	N 标准
NX	区域淋巴结无法评估
N0	无区域淋巴结转移
N0（i+）	区域淋巴结孤立性肿瘤细胞簇 ≤ 0.2 mm
N1	仅腹膜后淋巴结阳性（组织学证实）
N1a	转移灶最大径 ≤ 10 mm
N1b	转移灶最大径 > 10 mm
远处转移界定（M）	
M 分类	M 标准
M0	无远处转移
M1	远处转移，包括胸腔积液、细胞学阳性；肝脏或脾脏实质转移；转移到腹腔外器官（包括腹股沟淋巴结和腹腔外淋巴结）；肠的透壁性受累
M1a	胸腔积液、细胞学阳性
M1b	肝脏或脾脏实质转移；转移到腹腔外器官（包括腹股沟淋巴结和腹腔外淋巴结）；肠的透壁性受累

[a] 浆液性输卵管上皮内癌（STIC）如果仅累及单侧输卵管应分期为 pT1a，如果累及双侧输卵管则为 pT1b，如果伴有腹膜冲洗液或腹水阳性，分期为 pT1c3。非恶性腹水不能被分类，腹水的存在不影响分期，除非查见恶性细胞

卵管样上皮细胞，细胞温和、缺乏显著的核分裂活性（图 15.322），可以出现局灶上皮簇状增生和细胞游离，只要其不超过肿瘤成分的 10%，且位于囊内，缺乏卵巢表面受累，并且发生于年轻患者而非绝经后或围绝经期患者。在这种情况下，要使用的术语是局灶性上皮增生（WHO 章节）；然而必须注意，当这些改变发生于卵巢表面（图 15.323）或者围绝经期或绝经后患者的囊腺纤维瘤／腺纤维瘤时（图 15.324a,b），

该局灶性的改变可能与腹膜低级别浆液性癌（图 15.323c）或者交界性浆液性肿瘤（图 15.324c,d）有关。因此，在后一种情况下，建议用局灶浆液性交界性肿瘤位于浆液性囊腺瘤或囊腺纤维瘤／腺纤维瘤背景中。

治疗及预后

这些是良性肿瘤，治疗方式通常为输卵管 - 卵巢切除术；然而对需要保留生育能力的病例可以行囊肿切除术。行囊肿切除治疗的患者可能出现复发。

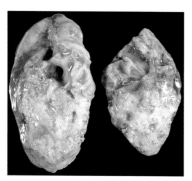

图15.321　浆液性囊腺纤维瘤的实性区和囊性区

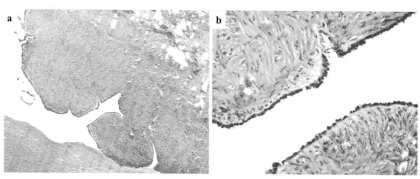

图15.322　浆液性囊腺纤维瘤。（a）纤维瘤的背景，输卵管型上皮；（b）高倍镜观

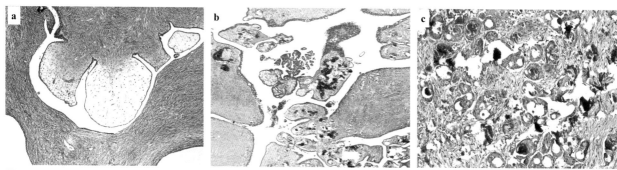

图15.323　浆液性肿瘤。（a）主要是浆液性囊腺纤维瘤；（b）具有非常局限的浆液性交界性成分（值得注意的是，后者不足肿瘤的10%），但位于卵巢表面；（c）阑尾周围软组织内可见相关的低级别浆液性癌

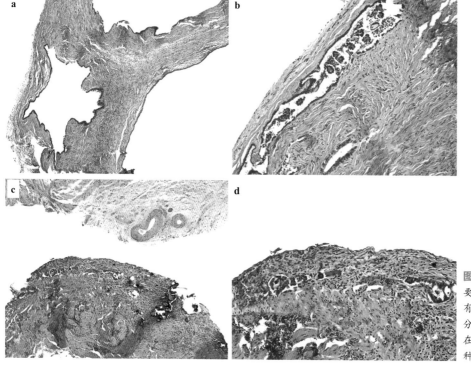

图15.324　浆液性肿瘤。（a）主要为浆液性囊腺纤维瘤；（b）具有非常局限的囊内浆液性交界性成分，但发生在绝经后妇女；（c、d）在输卵管表面可见相关性非浸润性种植（种植根据2014年WHO分类）

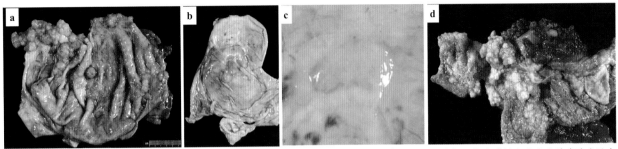

图 15.325 浆液性交界性肿瘤。具有不同大体表现：（a）囊肿伴乳头形成；（b, c）囊肿伴斑块形成；（d）囊性和乳头状肿瘤伴广泛出血和坏死区

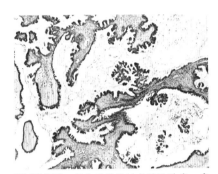

图 15.326 经典型浆液性交界性肿瘤：多级分枝，上皮簇和细胞游离

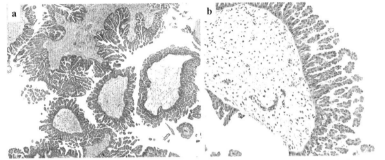

图 15.327 （a）浆液性交界性肿瘤伴微乳头结构，呈"海蛇头"形态；（b）"指状"乳头，其长度至少是宽度的 5 倍

交界性浆液性肿瘤

此类肿瘤特征性表现为衬覆输卵管型上皮的增生性改变，具有上皮细胞簇和细胞游离。尽管采用了 10% 的阈值，但必须强调的是，只有当增生局限在一个囊内时，该阈值才能被安心使用（见上文描述的良性浆液性肿瘤的镜下特征）。此类肿瘤占卵巢浆液性肿瘤的 5%~10%，好发年龄为 40~50 岁，平均患者年龄为 48 岁。临床常见症状是腹痛或腹部肿块，但有些病例是偶然被发现的。个别罕见的病例以孕期出现颈静脉血栓就诊。罕见的病例与 BRCA1 或 2 突变相关（血清 CA-125 可升高）。

大体特征

肿瘤通常为囊性且直径超过 5 cm。大体表现非常多样，但大多数病例为囊性伴有容易被察觉的位于囊壁的乳头或斑块的交界性成分（图 15.325a~c）。部分肿瘤可见出血和坏死（图 15.325d）。

镜下特征

经典结构（类型）

这种结构通常表现为含有纤维轴心的多级分枝的乳头状结构（如大的乳头结构依次连续分支成小乳头），衬覆的上皮呈簇状和细胞游离（图 15.326）。值得注意的是，有些病例可能没有呈现具有纤维轴心的乳头状结构，乳头状结构仅仅源自增生的上皮。缺乏或仅有轻度的细胞异型性，无间质浸润，可见散在分布的核分裂象。

微乳头/筛状结构（类型）

微乳头模式特征性表现为具有微乳头结构的显著上皮增生，这些乳头呈"指状"，缺乏纤维结缔组织轴心，从较大的乳头发出，每个微乳头的长度至少是其宽度的 5 倍，这种显著的上皮增生似"海蛇头（medusa head）"样（图 15.327）。筛状结构为相互连接的纤细乳头状结构，导致该区域呈花边样形态（图 15.328），增生上皮的异型性从无至中度。这两种结构中的任何一种最大线径范围都必须 ≥ 5 mm 才有意义，且二者常常共存。具有微乳头/筛状结构的肿瘤往往与低级别浆液性癌有关；因此必须进行全面取材，以确保准确的诊断（例如根据肿瘤的最大径取材 2 张切片 /cm）。与经典卵巢浆液性交界性肿瘤相比，具

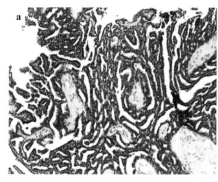
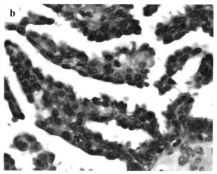

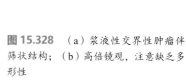

图 15.328　（a）浆液性交界性肿瘤伴筛状结构；（b）高倍镜观，注意缺乏多形性

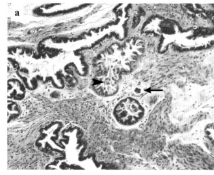
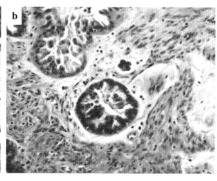

图 15.329　（a）浆液性交界性肿瘤伴微浸润，小乳头状结构漂浮在缺乏上皮衬覆的间隙内，注意缺乏促纤维增生性反应（箭头）和衬覆囊状结构上皮内嗜酸性细胞（箭头前部）；（b）高倍镜观

有微乳头／筛状结构的肿瘤倾向累及双侧卵巢，且具有较高的卵巢表面受累、种植和复发的发生率。

微浸润

既往微浸润是指无上皮衬覆、最大径 ≤ 3 mm 且缺乏促结缔组织增生反应的区域的间隙内，出现肿瘤细胞簇、单个细胞或乳头（图 15.329）。2014 版 WHO 卵巢肿瘤分类已将该阈值从 3 mm 改为 5 mm。在关于微浸润的原始文章中，18% 的 FIGO Ⅰ期病例发现存在微浸润，且在妊娠期病例中更常被发现。在这些早期报道中，微浸润似乎对预后无不良影响。然而，最近的研究表明微浸润可能与较高概率的卵巢外疾病、双侧肿瘤和疾病进展有关。需要注意的是，在妊娠期发现的微浸润对预后无不良的影响。此外，必须注意微浸润区域出现的乳头状结构的类型，因为出现富于间质／寡上皮的乳头（如大乳头）通常提示存在低级别浆液性癌。

妊娠相关的改变

妊娠期浆液性交界性肿瘤的大体和镜下特征包括黏液成分、出血、坏死、水肿、血管增生、上皮增生、嗜酸性上皮细胞、微浸润、蜕膜变和存在细胞异型性（图 15.330 和 15.331）。如果细胞异型使诊断存疑，

利用包括 p53、p16 和 Ki-67 的免疫组织化学有助于正确诊断。这些具有挑战性病例的浆液性上皮表现为野生型 p53 染色模式，p16 免疫染色阴性或局灶阳性，Ki-67 增殖指数很低。值得注意的是，1 篇文献还报道非浸润性种植（根据 2014 版 WHO 分类）的发生率较高。

自体种植（Autoimplant）

自体种植类似于非浸润性促纤维增生性种植，可在卵巢表面、表面外生性肿瘤乳头间和囊内肿瘤乳头间被发现，可以是多灶性，大小范围从 1.0~25.0 mm。由纤维母细胞性间质的结节或斑块组成，内含单个细胞、细胞簇、小腺体和小乳头，间质成分显著超过上皮成分（后者不到自体种植的 50%）（图 15.332）。有时间质富含炎症细胞，部分病例具有邻近肿瘤乳头的梗死。20% 的具有自体种植的浆液性交界性肿瘤表现为微乳头结构。此外，晚期病例易于发现自体种植。与低级别浆液性癌的鉴别是间质显著超过上皮成分。

卵巢外病变：包括淋巴结受累

大多数经典型卵巢浆液性交界性病例局限于卵巢。然而在这些病例中，常见网膜、盆腔组织和淋巴

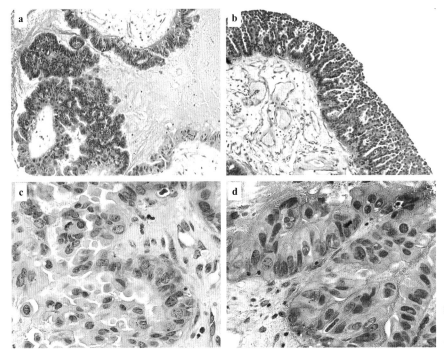

图 15.330　浆液性交界性肿瘤伴妊娠相关改变。（a）上皮增生；（b）a 图高倍镜观；（c,d）上皮异型性

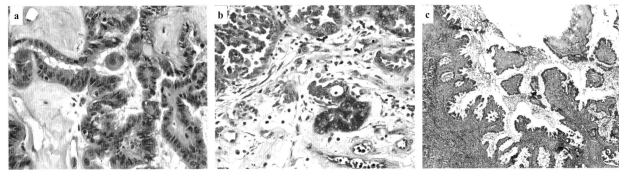

图 15.331　浆液性交界性肿瘤伴妊娠相关改变。（a）腔内嗜酸性细胞；（b）微浸润；（c）丰富的黏液

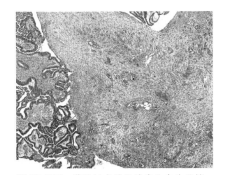

图 15.332　浆液性交界性肿瘤和自体种植，注意间质成分的显著性

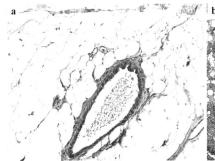

图 15.333　与浆液性交界性肿瘤相关的网膜（a）和淋巴结（b）中的输卵管内膜异位症

结内的输卵管内膜异位，该发现不能提高肿瘤的分期。输卵管内膜异位症由衬覆形态温和的输卵管型上皮的扩张或乳头状结构的腺性成分组成。上皮可局灶增厚，但缺乏细胞游离（图 15.333）。另一方面，在某些卵

巢浆液性交界性肿瘤的病例中，卵巢外增殖性浆液性病变可提高肿瘤的分期。按照标准，在网膜和腹膜中发现的病变被称为种植，在淋巴结内出现则称为受累。需注意，在部分病例，上皮增殖在卵巢外部位是鉴定

低级别浆液性癌的依据。理解这类肿瘤多灶性的概念是处理这些病例的关键。

　　评估卵巢外病变有两种方法：传统方法和新兴方法。传统方法评估卵巢外病变与邻近组织的关系。此外必须除外高级别特征（如明显的多形性关联显著的核分裂象）和上皮成分显著超过间质（即不超过50%的增生组织为上皮），因为前者代表高级别浆液性癌（图15.334），后者代表低级别浆液性癌（图15.335）。根据传统方法，种植分为非浸润性（上皮性与促纤维增生性）和浸润性。非浸润性上皮种植表现为在腹膜或网膜出现小的浆液性交界性肿瘤（即简单的乳头状结构或囊性间隙，内衬簇状增生和游离细胞的输卵管型上皮）（图15.336），而促纤维增生性非浸润性种植由促纤维增生的斑块组成，其中含有少量的上皮成分（不超过斑块的50%），位于网膜或腹膜表面的脂肪组织上（图15.337）。这种斑块不侵犯邻近的结构并很容易地从邻近的组织中切除。浸润性种植呈现有限数量的上皮增生，累及网膜脂肪组织的小叶、盆腔纤维组织或盆腔壁/腹腔器官（即上皮增生不局限于网膜的表面或纤维束，而是侵犯邻近组织）（图15.338）。新兴方法表明在卵巢外浆液性病变中出现周围有裂隙的微乳头/筛状生长结构或实性

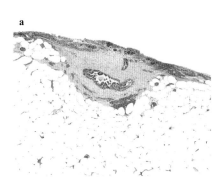
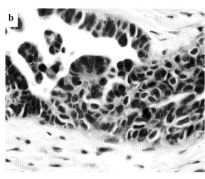

图15.334　（a）网膜内小灶高级别浆液性癌-不是浆液性交界性肿瘤的种植；（b）注意显著的异型性和核分裂象

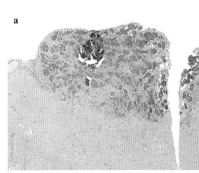
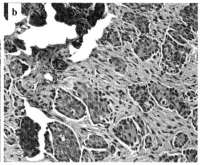
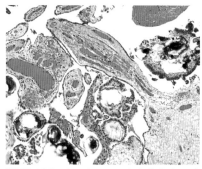

图15.335　盆腔壁内低级别浆液性癌。（a）注意代表大多数取样组织的显著上皮增生；（b）低级别细胞形态

图15.336　上一版WHO分类为上皮性非浸润性种植（2014版WHO分类为种植）

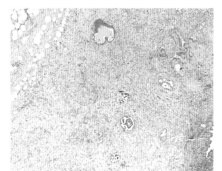
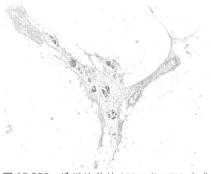

图15.337　上一版WHO分类为促结缔组织增生性非浸润性种植（2014版WHO分类为种植）

图15.338　浸润性种植（2014版WHO分类为低级别浆液性癌）

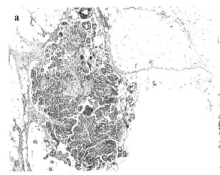
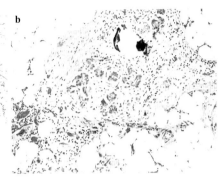

图 15.339　（a）浸润性种植（2014 版 WHO 分类为低级别浆液性癌），卵巢外病变内微乳头结构；（b）无上皮衬覆的腔隙内游离上皮细胞巢

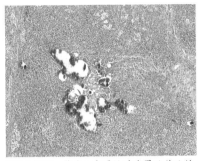

图 15.340　浆液性交界性肿瘤累及淋巴结

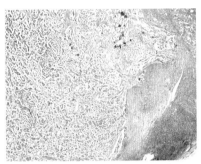

图 15.341　淋巴结内低级别浆液性癌

细胞巢等同于浸润性种植（图 15.339）。除了传统方法评估卵巢外病变的卵巢浆液性交界性肿瘤的这一改变外，2014 版 WHO 分类还提出这些病变的命名变动。原有的非浸润性种植被命名为种植，浸润性种植被归为低级别浆液性癌。值得注意的是，这种术语的改变可能会使临床医生产生困惑，因此，在 2014 版 WHO 术语变动被广泛接受之前，可能需要使用这两种术语。

淋巴结内存在浆液性交界性病变的被认为受累（该部位不使用种植或转移的术语），这一发现可以使 13%~24% 的病例分期升高。浆液性交界性肿瘤的淋巴结受累表现为单个细胞、细胞簇、乳头、腺样裂隙内的细胞簇游离或腺体结构内的筛状结构（图 15.340）。淋巴结受累概率按以下降序排列：盆腔、肠系膜、网膜、主动脉旁和膈上淋巴结。值得注意的是，外观正常的淋巴结可能含有镜下病变。

需要牢记在卵巢外部位，卵巢浆液性交界性肿瘤偶尔可以与低级别浆液性癌相关。该现象符合女性生殖道浆液性肿瘤的多发病灶特性。此外，卵巢浆液性交界性肿瘤可以存在淋巴结低级别浆液性癌。为了做出这种诊断，必须看到上皮生长破坏淋巴结结构（即

在 10× 视野上皮增殖＞ 50%，且常存在促纤维增生反应）（图 15.341）。

治疗和预后

卵巢浆液性交界性肿瘤的治疗包括经腹子宫和双侧输卵管切除术，如果需要的话，进行综合分期和减瘤。对期望保留生育能力的年轻患者，单侧输卵管 - 卵巢切除和综合手术分期即可，这些患者也可进行囊壁切除术，但复发率接近 30%。Ⅰ ～ Ⅲ B 期卵巢浆液性交界性肿瘤患者的 5 年生存率为 88% 至超过 95%。对于 FIGO Ⅰ 期患者，复发或进展为继发性交界性肿瘤的风险为 5%~10%。复发的危险因素包括保守治疗（囊壁切除术）、双侧肿瘤、晚期和不完全分期。浆液性交界性肿瘤累及淋巴结不影响预后。约 6% 的病例进展为低级别浆液性癌。

浆液性癌

该分类中包括两种不同的实体：高级别和低级别浆液性癌。高级别浆液性癌是最常见的卵巢癌类型，大多数患者存在晚期疾病，少见就诊时肿瘤局限于卵巢。低级别浆液性癌不到卵巢癌病例的 5%。虽然两种类型的浆液性癌发病年龄范围广泛，但低级别浆液

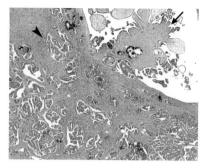

图 15.342　浆液性交界性肿瘤（箭头）及关联的低级别浆液性癌（箭头前部），浸润区域测量值超过 3 mm

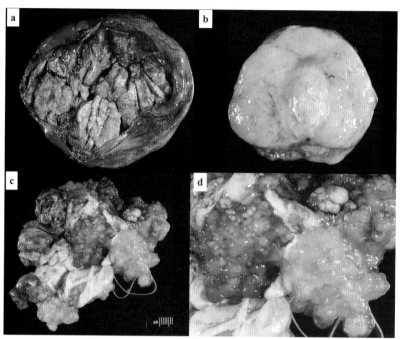

图 15.343　浆液性癌的各种大体形态。（a）实性和囊性；（b）实性；（c）囊性伴乳头状胶冻样区域；（d）c 图高倍镜观

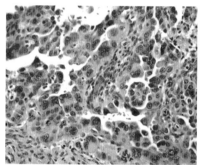

图 15.344　高级别浆液性癌：明显的多形性和显著的核分裂象

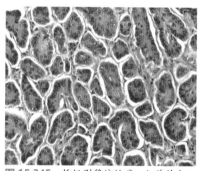

图 15.345　低级别浆液性癌：细胞均匀一致，核分裂象少

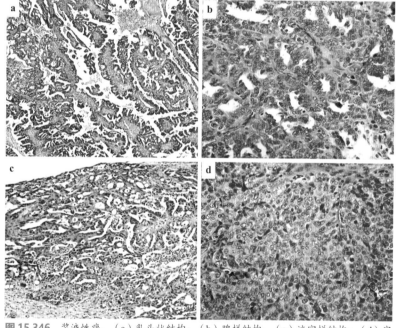

图 15.346　浆液性癌。（a）乳头状结构；（b）腺样结构；（c）迷宫样结构；（d）实体结构

性癌患者往往较高级别浆液性癌患者年轻。根据卵巢肿瘤发生模型，低级别浆液性癌属于 Ⅰ 型肿瘤类型，而高级别浆液性癌是 Ⅱ 型肿瘤类型。前者是一种从浆液性交界性肿瘤中逐步演进的肿瘤，与 Kras 和 Braf 突变有关，值得注意的是，一项 MDACC 研究证实了与 Kras 突变的关联，但发现与 Braf 的关联是非常罕见的。与之不同的是，高级别浆液性癌与 p53 突变有关，且在一部分病例中发现似乎起源于输卵管上皮且通常为 BRCA 突变的背景。超过半数的低级别浆液性癌与浆液性交界性肿瘤的相关。此外，6.8% 的浆

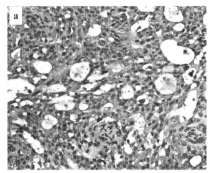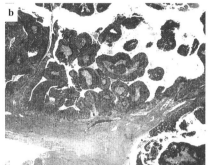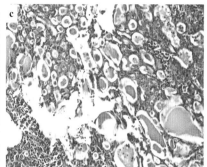

图 15.347　浆液性癌。（a）微囊型；（b）移行细胞样；（c）腔内含有嗜酸性内容物的滤泡型

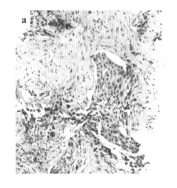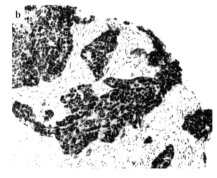

图 15.348　浆液性癌。（a）鳞状区域；（b）WT-1 免疫组化染色阳性

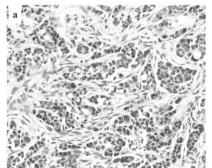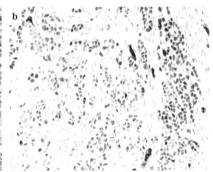

图 15.349　浆液性癌。（a）印戒细胞；（b）WT-1 免疫组化染色阳性

液性交界性肿瘤病例在随访至少 5 年后进展为低级别浆液性癌。有趣的是，浆液性交界性肿瘤的两种类型——经典型和微乳头 / 筛状型都可以进展为低级别浆液性癌（图 15.342）。浆液性交界性肿瘤关联高级别浆液性癌却十分罕见，可见于首诊时或复发的肿瘤。高级别浆液性癌的病例可与 BRCA1/2 突变相关。虽然已有个别报道低级别浆液性癌合并 BRCA1 突变，但经过仔细核对，该病例似乎为高级别浆液性癌。

大体特征

浆液性癌的大小可从小于 1.0 cm 至超过 20 cm 不等，通常是囊实性，尽管有些肿瘤呈完全实性，但部分主要为囊性伴乳头状突起（图 15.343）。

镜下特征

高级别浆液性癌具有明显的核多形性（核大小改变 ≥ 3 : 1 以及核形的改变），核分裂象超过 12/10HPF（图 15.344），而低级别浆液性癌具有均一性形态，轻至中度细胞异型，核分裂象 ≤ 12/10HPF（图 15.345）。卵巢浆液性癌的组织学表现多样：乳头状（乳头可存在或缺乏纤维血管轴心，伴有上皮簇和细胞游离）（图 15.346a）、腺样（图 15.346b）、迷宫样（图 15.346c）、实性（图 15.346d）、微囊性（伴有腔内和胞质内黏液）（图 15.347a）、移行细胞样、滤泡性（腔内含有嗜酸性物质）（图 15.347c）和鳞状（图 15.348）。有时可见印戒细胞（图 15.349a）和明显的鳞状区域，

WT-1 细胞核表达证实这些印戒细胞属于浆液性组织学类型（图 15.349b）。值得注意的是，在 BRCA1 或 BRCA2 突变的病例中，较常见实性、微囊性（又称假内膜样）和移行细胞样（solid, microcystic, and transitional cell-like, SET）结构；然而最近的一项研究提出 BRCA 阳性病例具有相同的 SET 与经典结构的分布，而 BRCA 阴性病例的经典结构占优势，SET 结构少见。另一方面，SET 结构更常见于年轻患者，缺乏 STIC 证据，对化疗和 PARP 抑制剂有更好的反应，而经典结构常见于具有 STIC 的老年患者。

浆液性癌的诊断标准

在具有低级别特征时，必须注明浸润，其提示浸润区域要么 > 3 mm，要么呈显著的促纤维增生反应。在具有高级别特征（即明显细胞核多形性且核分裂象 > 12/10HPF）时，无须浸润即可诊断。

浆液性癌病例的病理要点

不常见结构

某些低级别浆液性癌特征性表现为缺乏上皮增生的纤维性间质富含乳头状结构，这些形成的乳头浸润卵巢实质，浸润性低级别浆液性癌呈现无上皮增生事实上是一种矛盾的情况（图 15.350）。另一方面，一些高级别浆液性癌病例在低倍镜下可表现为交界性浆液肿瘤结构，但是细胞学是高级别浆液性癌（即明显的细胞异型和核分裂象 > 12/10HPF）（图 15.351）。

细胞学特征难以评估的病例

在这种情况下，核分裂指数的评估是相当有帮助的。在有争议的病例，利用免疫组化在多数病例是有帮助的。野生型 p53 表达、局灶性 p16 表达和低 Ki-67 指数（约 20%）符合低级别浆液性癌的诊断。需铭记在心的是有报道高达 18% 的低级别浆液性癌病例的免疫组化显示具有 p53 的过表达，且罕见个别病例具有 p53 突变。此外，一些高级别浆液性癌病例未见弥漫性 p16 表达，罕见个别病例免疫组化染色显示无异常的 p53 表达。

肿瘤异质性

浆液性癌病例偶尔可同时具有低级别和高级别区域，这类病例不足 10%，此类现象应除外在低级别浆液性癌时检测到高核分裂指数（即细胞学和核分裂指数不一致）。当处理数量有限的组织如粗针活检标本时，必须特别注意这类问题。

病理医生不遵循诊断标准

当病理医生评估肿瘤分级时，利用结构模式而非评估细胞学和核分裂象时，就会导致此类问题。

免疫组织化学特征

低级别浆液性癌特征性表现为野生型 p53 表达模式，局灶性 p16 表达，相对较低的 Ki-67 指数（20%），Bcl-2、EGFR 和 c-Kit 表达率低，激素受体和 E-cadherin 高表达。另一方面，相比低级别浆液性癌，高级别浆液性癌通常呈现异常的 p53 表达，可变的 p16 表达、高 Ki-67 指数（> 50%）和较高的 Bcl-2、EGFR 和 c-Kit 表达。

化疗反应评分标准

该评估是在网膜组织切片上进行，显示对新辅助化疗的最少反应。

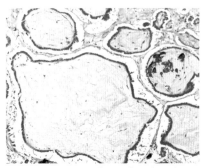

图 15.350 浆液性癌：具有显著间质且无上皮增生的大乳头，注意这些结构位于缺乏上皮衬覆的腔隙内（箭头）

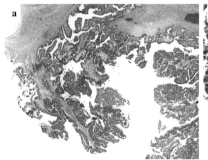

图 15.351 高级别浆液性癌。（a）低倍镜下呈交界性结构；（b）高级别细胞学

标准如下：

CRS1：无或轻微肿瘤反应。

大多数存活的肿瘤缺乏或仅少数病灶具有轻微的退变相关性纤维炎性改变*，此类病例很难界定退变与肿瘤相关的促纤维性增生或炎细胞浸润。

CRS2：存活的肿瘤具有肿瘤反应，容易识别且肿瘤有规则地分布。

退变相关的纤维炎性改变*范围从多灶或弥漫性呈片状、条状或结节状存活肿瘤至容易识别的广泛多灶残余肿瘤。

CRS3：完全或接近完全的反应，没有残存的肿瘤或微小的不规则分散的肿瘤灶，表现为单个细胞、细胞群或最大尺寸 ≤ 2 mm 的结节。

主要为退变相关的纤维炎性改变*或在极少数病例中，无或很小的残余肿瘤完全缺乏任何炎症反应，建议报告为"无残余肿瘤"或"仅镜下可见残存肿瘤"。

*退变相关的纤维炎性改变包括与巨噬细胞相关的纤维化，包括泡沫细胞、混合性炎症细胞和砂粒体，以区分肿瘤相关的炎症或促纤维增生。

治疗和预后

手术是治疗的首选，包括经腹子宫、双侧输卵管-卵巢、网膜、盆腔和主动脉旁淋巴结切除术以及所有大体可见病变的切除，从而获得最佳的减瘤效果（残余病变 ≤ 1 cm），术后辅以化疗。在 FIGO Ⅳ 期或巨大腹部疾病的患者中，进行新辅助化疗后，给予间隔减瘤术。

卵巢低级别浆液性癌患者往往较年轻且对顺铂类药物治疗反应较差。低级别和高级别浆液性癌的 5 年生存率分别为 62.3% 和 43.9%，而低级别和高级别浆液性癌的 10 年生存率分别为 21.2% 和 22.7%。值得注意的是，具有淋巴结病变，但有微小腹膜受累（肉眼观网膜阴性）的患者，中位生存期为 120 个月，但是有巨大腹膜病变（肉眼观网膜阳性）的患者中位生存期为 24 个月。

具有黏液分化的肿瘤

前言

本章是对具有黏液分化的卵巢肿瘤的综述，包括良性、交界性和恶性肿瘤。交界性和恶性类型根据上皮种类分为两组，胃肠型与苗勒氏型（浆黏液性），并分别讨论。

标本的处理

当处理具有黏液分化的卵巢肿瘤时，接收的标本包括囊肿切除和输卵管-卵巢切除。囊肿切除标本通常呈碎片状，这些片段应该被测量和描述。必须特别注意有乳头状赘生物、囊壁增厚或结节的区域，这些区域应加以测量和描述。输卵管-卵巢切除标本接收时应保持完整，但在许多情况下，会出现标本表面被破坏或卵巢囊性病变的内容物流失，应测量和描述卵巢，并记录和测量任何破坏的被膜或卵巢表面存在的病变。涂墨卵巢表面有助于识别卵巢表面是否受累。对卵巢病变仔细切开，描述所见病变的特征并取材进行镜检。具有黏液分化的胃肠型卵巢肿瘤必须充分取材，因为这些肿瘤具有异质性。目前由于缺乏循证的方法，推荐当肿瘤最大径小于 10 cm 时，应根据肿瘤最大径取材 1 张切片 /cm，一旦肿瘤最大径达到 10 cm 或任何大小的肿瘤伴有微浸润、上皮内癌或微小浸润癌时，应根据肿瘤最大径取材 2 张切片 /cm。识别输卵管并进行测量和描述，取材代表性切面。浆黏液性肿瘤的取材通常取材 1 张切片 /cm。

冰冻切片取材

术中评估的目的是指导手术治疗。因此，准确的判读是确保患者适当处理的关键，以下步骤将有助于获得理想的结果：①获得尽可能多的信息，如主诉、既往或伴发的恶性肿瘤、血清标志物水平、影像学检查结果（以明确侧别、肿瘤扩散方式和网膜状态）；②仔细检查肿瘤（即记录大小，检查被膜确定增生或破坏区域）；③关注涂墨外表面；④切开肿瘤并打开所有囊腔；⑤取材代表肿瘤不同区域的 3 张切片，包括乳头状突起、结节或囊壁增厚的区域；⑥注意大体和组织学特征，确保肿瘤为卵巢原发。需要重要了解的是原发性卵巢黏液性肿瘤通常为单侧，局限于卵巢，体积巨大，被膜光滑，镜下具有异质性——良性、交界性和恶性区域在同一肿瘤中均可见到。此外看似良性的成分缺乏细胞核多形性、显著的凋亡、多量核分裂象，缺乏反常的浸润（即在看起来良性的区域附近存在浸润性成分），显著的卵巢假黏液瘤（与畸胎瘤相关的病例除外），伴有污秽坏死的花环样结构以及显著的促纤维增生或印戒细胞形成，因为原发性卵巢的印戒细胞癌是非常罕见的。另一方面，浆黏液性肿瘤可以累及双侧，平均最大径为 9 cm，可存在卵巢表面受累和卵巢外扩散以及与子宫内膜异位症相关。如果肿瘤具有卵巢黏液性交界性肿瘤的特征，术中评估的诊断是"至少为黏液性交界性肿瘤"，如果看到明确的癌证据，则作出癌的诊断。如果肿瘤的代表性切片显示黏液性囊腺瘤的组织学，则在术中评估的诊断是"代表性切片上显示为具有囊腺瘤特征的黏液性肿瘤，最终诊断待石蜡切片。"一旦做出后者诊断，外科医生可以检查腹膜和网膜，并在必要时对这些区域进行取样。阑尾通常被切除；然而，在这些病例中的常规阑尾切除很少发现未知的阑尾原发灶。值得注意的是，卵巢黏液性肿瘤的术中诊断与最终诊断的一致性范围为 66%~84.1%。

外科病理报告

本章的浆液性肿瘤部分已列出具有黏液分化的卵巢交界性肿瘤或癌的外科病理报告中需提供的信息。

分期

卵巢的原发性恶性肿瘤和卵巢交界性肿瘤根据 FIGO 和 TNM 系统分期（见本章浆液性肿瘤部分）。

良性黏液性肿瘤（囊腺瘤、腺纤维瘤）

良性黏液性肿瘤是卵巢最常见的黏液性肿瘤，占病例的 80%。大多数病例为囊腺瘤，因为黏液性腺纤维瘤不常见。黏液性囊腺瘤可以发生在任何年龄，更常见于 30~60 岁。偶见于初经前期的女孩。尽管有些病例可出现下肢深静脉血栓、绝经后妇女血清雌二醇升高、腹腔间隔室综合征、腹水以及因黄素化的间质细胞引发的妊娠期间男性化，但是最常见的症状是腹痛或肿块。罕见个案报道发生于一例特纳综合征患者的条状性腺。黏液性囊腺瘤在妊娠期可显著增大。此外，这些肿瘤还能引起 CEA、CA19.9 和 CA125 升高。

大体特征

肿瘤的特征是体积巨大，平均直径 10.2 cm。文献报道的最大的肿瘤重达 328 磅。通常为单侧和多囊（图 15.352），但是 5% 的病例肿瘤为双侧，偶尔表现为单房囊肿（图 15.353），外表光滑。

镜下特征

此类肿瘤的囊壁内衬覆单层柱状或低柱状细胞，细胞核一致、位于基底部，细胞顶端胞质内富含黏液（图 15.354）。在一些伴有炎症或囊壁破裂的病例，细胞核增大、染色质疏松，可见核仁，这些改变符合反应性异型（图 15.355）。乳头不常见（图 15.356）。杯状细胞和其他胃肠型细胞（包括神经内分泌细胞和潘氏细胞）少见。上皮细胞无凋亡、明显的核分裂象或细胞核多形性。与皮样囊肿（5% 的病例）或 Brenner 肿瘤（18% 的病例）相关联（图 15.357）。囊壁可破裂，

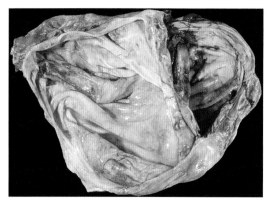

图15.352　黏液性囊腺瘤：巨大的多房囊肿

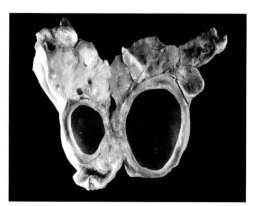

图15.353　黏液性囊腺瘤：单房囊肿

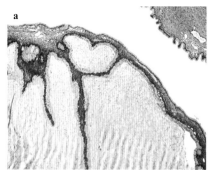
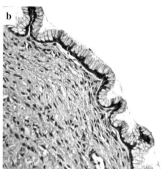
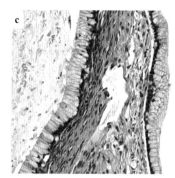

图15.354 黏液性囊腺瘤。（a）多房囊肿内衬具有顶端黏液的柱状细胞；（b,c）细胞核一致，位于基底，缺乏多形性或明显的核分裂象

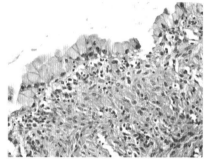

图15.355 黏液性囊腺瘤：细胞核稍增大并具有明显的核仁（反应性异型），周围可见炎症反应

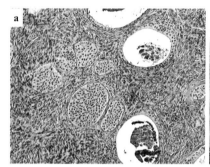

图15.357 黏液性囊腺瘤相关联的肿瘤。（a）Brenner瘤；（b）成熟性囊性畸胎瘤

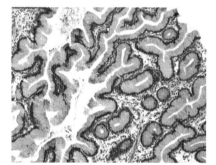

图15.356 黏液性囊腺瘤：乳头形成和腺体成分，细胞核位于基底，无复层结构

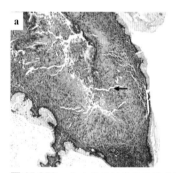

图15.358 （a）黏液性囊腺瘤伴有囊壁破裂（箭头）；（b）a高倍镜观，黏液性肉芽肿

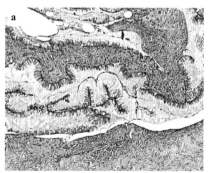
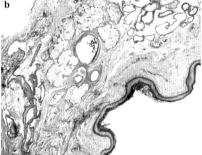

图15.359 （a）黏液囊腺瘤；（b）相关成熟性囊性畸胎瘤；（c）卵巢假黏液瘤

引发组织细胞反应、黏液性肉芽肿（图15.358）。需注意源自于皮样囊肿的黏液性囊腺瘤可以呈现旺炽性胃型上皮分化和黏液池分隔卵巢间质（即卵巢假黏液瘤），很少与腹膜假黏液瘤有关联（图15.359a~c）。卵巢间质可以富于细胞和黄素化（尤其在妊娠期间）。此外，肿瘤还可以出现平滑肌增生（可能与卵巢水肿相关）、肉瘤样结节、间变性癌或肉瘤。罕见的病例与卵巢透明细胞癌伴或不伴有子宫内膜异位症、大细胞神经内分泌癌、子宫内膜样腺癌和卵黄囊瘤以及成年型粒层细胞瘤有关。

免疫组织化学特征

黏液性囊腺瘤CK7和CK20阳性，PAX-8和CDX-2通常阳性。需注意与畸胎瘤相关的病例CK7可阴性。ER在10%的病例中可为阳性。肿瘤SATB2阴性。

治疗和预后

如有生育需求，可以行囊肿切除术。否则，治疗是单侧附件切除。黏液性囊腺瘤是一种良性肿瘤，但在囊肿切除术后或术中破裂和术中内容物溢出的情况下可以复发。

黏液性交界性肿瘤

该肿瘤亦称为黏液性交界性肿瘤，肠型；2014版WHO分类引入了上述小标题中所述命名的变化。交界性肿瘤约占卵巢黏液性肿瘤的15%，其中85%表现为胃肠道分化。患者发病年龄范围9~88岁，但常见于40~50岁。常见症状为腹部包块或腹痛，但是也可见腹水和由于间质黄素化导致的男性化。CA19.9和CA125也可升高。有些患者可以无症状。

大体特征

超过90%的病例为单侧发生，只有6%的病例为双侧。肿瘤通常体积巨大，且呈多房性，平均直径为17 cm（图15.360a）。尽管可出现粘连，但外表光滑（图15.360b）。所有报道的病例都无卵巢外受累的证据；因此，这种肿瘤通常为FIGO I期。在与成熟性囊性畸胎瘤相关的病例中，腹膜表面可见到无细胞成分的黏液。

镜下特征

该肿瘤的特征是增生的胃肠型黏液上皮呈细胞核复层排列，衬覆于囊性和腺样间隙内（图15.361和15.362）。必须至少10%的肿瘤中出现上皮增生，才能诊断为"交界"；如果数量不够，则诊断为具有局灶增殖性改变的黏液性囊腺瘤。子囊肿、腺体的膨出和囊内乳头结构可形成复杂性结构。常见杯状细胞。细胞轻度异性，缺乏重度异型。核分裂象数量不定。一些病例出现囊壁破裂，黏液溢出至间质，引发组织细胞反应，形成黏液性肉芽肿，不能被误认为浸润，因为在肉芽肿反应中可以看到黏液细胞簇。有些病例与成熟性囊性畸胎瘤相关并表现为典型卵巢假黏液瘤，后者改变在非相关的病例中也可局灶见到。罕见病例关联大细胞神经内分泌癌、透明细胞癌和粒层细胞增生。此外，肉瘤样结节以及间变性癌或肉瘤结节可见于这些肿瘤中。

免疫组织化学特征

黏液性交界性肿瘤通常CK7呈弥漫性阳性，CK20和CDX-2阳性表达不定。与成熟性囊性畸胎瘤相关的肿瘤CK7可阴性。超过50%的病例可见PAX-8的阳性染色，但该标记物表达可以局灶和/或弱阳性。ER、PR和WT-1阴性，SATB-2常为阴性。

治疗和预后

所有病例均为FIGO I期，预后良好。如需保留生育，可采用囊肿切除术治疗；否则，进行单侧附件切除。因肿瘤巨大与其他器官粘连，需进行粘连松解，无论是囊肿切除术后或者附件切除，都可复发（甚至多次复发）。少数病例有致死性预后，很可能归因于取材假象（即恶性成分未能被取材制片进行镜检）。

黏液性交界性肿瘤伴微浸润

该类肿瘤被定义为一种黏液性交界性肿瘤，有单个或多个间质侵犯灶，每个病灶最大径小于5 mm。微浸润的细胞成分呈现轻至中度异型性，排列成单个细胞或小簇/巢或腺样结构（图15.363）。该特征可见于9%的黏液性交界性肿瘤中。有限的数据表明，当发现微浸润时，肿瘤复发率为5%，肿瘤相关死亡<5%（但仅限于FIGO分期 I C的病例）。值得注意的是，在黏液性交界性肿瘤中出现多灶微浸润时，需充分取材以排除明确的浸润。

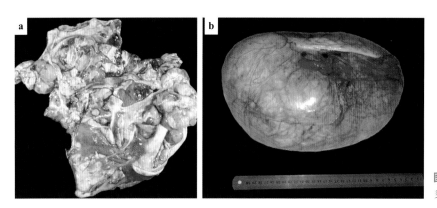

图 15.360　黏液性交界性肿瘤。（a）大的多囊性肿瘤；（b）外表面光滑

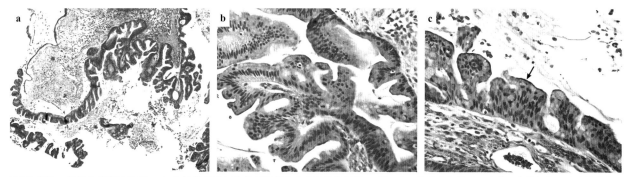

图 15.361　黏液性交界性肿瘤。（a）衬覆复层细胞核的肠型上皮的乳头状结构；（b,c）a 图的高倍镜观，注意 c 中的杯状细胞（箭头）

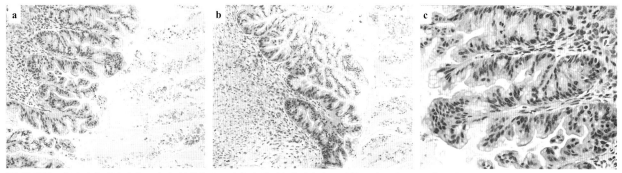

图 15.362　黏液性交界性肿瘤。（a）衬覆复层细胞核的胃型上皮的乳头状结构；（b,c）a 图的高倍镜观

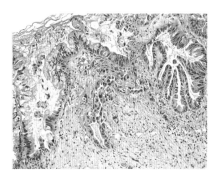

图 15.363　黏液性交界性肿瘤伴微浸润

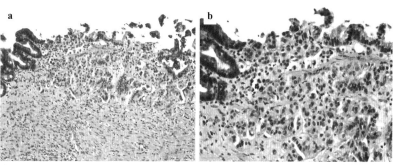

图 15.364　微小浸润性黏液癌（a）及其高倍镜观（b）

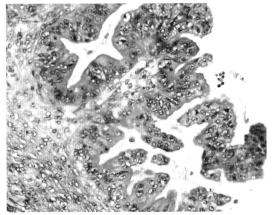

图 15.365　上皮内（非浸润性）黏液性癌

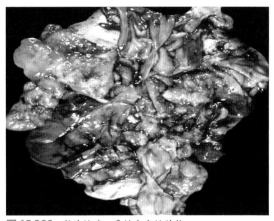

图 15.366　黏液性癌：囊性和实性肿物

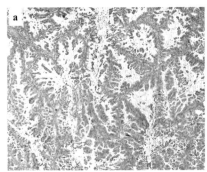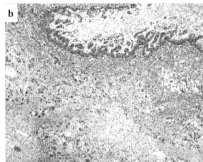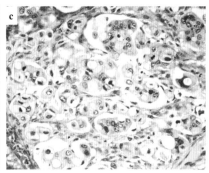

图 15.367　浸润性黏液性癌。（a）膨胀性浸润模式；（b）渗透性浸润模式；（c）b 图高倍镜观

微浸润性黏液性癌

该类肿瘤定义为一种黏液性肿瘤具有最大线径小于 5 mm 的间质浸润灶，但是在浸润成分中有明显的细胞异型性（图 15.364）。罕见病例关联肺型小细胞癌和血管肉瘤。罕见复发和死于疾病。由于对此类肿瘤的经验非常有限，因此目前没有标准的治疗推荐。

黏液性癌

黏液性癌被分为两类：上皮内癌和浸润癌。后者根据侵袭方式进一步分为两种亚型：浸润性黏液性癌伴膨胀性浸润模式和浸润性黏液性癌伴渗透性浸润模式。

上皮内黏液性癌

该肿瘤的特征是存在明显的细胞异型性（即多形性和不规则分布的染色质）和囊内壁及乳头状结构的被覆上皮具有显著的核分裂象（图 15.365）。无浸润或微浸润的证据。FIGO Ⅰ 期病例复发风险为 5.8%。

浸润性黏液性癌

这是一种罕见的肿瘤，占卵巢肿瘤的 3%~4%，患者年龄范围为 14~87 岁，平均年龄 45 岁。典型的临床表现为腹痛或肿块。多达 40% 的病例可见 CA19.9 升高。

大体特征

该肿瘤通常为单侧，体积较大，最大径为 8~40 cm（平均 16~19 cm），只有 5% 的病例为双侧。肿瘤多呈囊性，少数病例呈实性或以实性为主（图 15.366）。尽管可见粘连，外表光滑。

镜下特征

该肿瘤通常具有异质性，除了明显的浸润性成分外，还可见良性和交界性区域。浸润最大线径必须 ≥ 5 mm，可呈膨胀性（图 15.367a）或渗透性（图 15.367b,c）。前者的特征是腺体旺炽增生、拥挤，间质稀少，而后者是由不规则的腺体、细胞簇、小梁状结构或单个细胞组成。膨胀性浸润模式较渗透型更常见。个别罕见的病例可以具有印戒细胞，导致诊断具有挑战性；然而，单侧、肿瘤局限于卵巢、具有囊腺瘤、腺纤维瘤或子宫内膜异位症的背景，以及缺乏结节性生长方式、脉管侵犯和卵巢表面受累，可助于与转移性印戒细胞腺癌鉴别。罕见病例关联大细胞神经内分泌癌和显著的卵泡膜细胞增生和局灶粒层细胞瘤。

免疫组织化学特征

该肿瘤 CK7 阳性，CK20 和 CDX-2 常阳性。与成熟性囊性畸胎瘤相关的肿瘤 CK7 阴性。ER、PAX-8 阳性，5% 的病例可表达 SATB2。

治疗和预后

手术是标准治疗方案，大多数卵巢黏液性癌病例为 FIGO Ⅰ期，由于淋巴结受累风险低，不推荐常规淋巴结清扫术。对于 FIGO Ⅰ期疾病，很少有证据支持术后的附加辅助治疗。尽管对铂类和紫杉醇药物的化疗反应性差，但这些药物目前仍被用于治疗晚期疾病。鉴于卵巢黏液性癌对铂类耐药，这些病例的现行治疗方案是静脉注射奥沙利铂和 5- 氟尿嘧啶或卡培他滨合并或不合并贝伐单抗治疗 FIGO 分期 Ⅰc~Ⅳ期疾病。在晚期或复发性黏液性癌患者中，可能需要进行 Her-2 和 K-ras 检测来制定化疗方案。FIGO Ⅰ期的黏液性癌的 5 年生存率为 91%；晚期病例均死于该疾病。渗透性间质浸润的病例似乎比膨胀性浸润模式的病例更具有侵袭性。但是后一种侵犯模式的病例也可能具有致死性预后。

间变性癌

该肿瘤的特征是在卵巢黏液性肿瘤的囊壁上存在核分裂象多见、明显异型、上皮样和 / 或梭形（有时是为横纹肌样）细胞呈片状分布。背景的黏液上皮可以具有交界性黏液肿瘤、黏液性上皮内癌或浸润性黏液性癌的特征（图 15.368a, b）。在部分病例中，间变性癌在大体上表现为一个明显的结节，但在一些病例中，仅能镜下发现。间变性癌的诊断通常需要角蛋白染色来证实（图 15.368c）。值得注意的是，主要由梭形细胞组成的间变性癌角蛋白仅局灶阳性。间变性癌必须与肉瘤样结节和普通肉瘤相鉴别。肉瘤样结节有如下多样表现：①多形性和龈瘤样结节表现为异型性明显的梭形和圆形单核细胞的增生，其间混杂多核的破骨细胞样巨细胞；②多形性和梭形细胞型结节表现为异型梭形细胞呈束状排列，其间混杂大量炎细胞成分和散在分布的多核巨细胞，此外核分裂象可多达 14/10HPF；③组织细胞型结节多由胞质丰富、泡状核、低核分裂活性的单核细胞组成。在免疫组化方面，肉瘤样结节 CD68 阳性，角蛋白 AE1/AE3 和 Cam5.2 仅局灶阳性。关于与真正的肉瘤的鉴别方面，值得指出的是黏液性肿瘤关联真正的肉瘤是极其罕见的，免疫组化研究可能有助于这种鉴别。在黏液性肿瘤的背景下具有间变性癌的患者预后并非不佳，据迄今为止对该肿瘤实体的最大宗研究中，10 例 FIGO 分期ⅠA 的患者在平均随访 5 年后均无疾病存活。

浆黏液性肿瘤

良性浆黏液性肿瘤（囊腺瘤、腺纤维瘤）

这些良性肿瘤的特征是具有类似宫颈管上皮和其他类型的苗勒氏上皮，至少占衬覆上皮的 10%（WHO

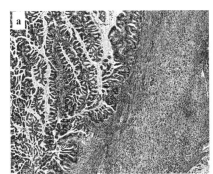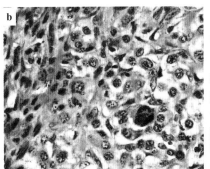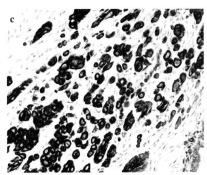

图 15.368　（a）间变性癌（左）位于黏液交界性肿瘤（右）；（b）间变性癌、上皮样细胞和梭形细胞的高倍镜观；（c）角蛋白免疫组化染色阳性

章节，浆黏液性部分）。

大体特征

这种肿瘤通常较小，多为浆黏液性交界性肿瘤的对侧卵巢内仅镜下可见的肿瘤。

镜下特征

上皮由无异型性的单层细胞组成，细胞呈柱状，细胞核位于基底部，顶浆可见黏液，类似于宫颈管上皮细胞。第二种成分通常为形态温和的浆液性上皮，也可见子宫内膜样、移行或鳞状上皮。

治疗

囊肿切除术或输卵管 - 卵巢切除术是治疗该肿瘤的方法。这是一种良性肿瘤。

交界性浆黏液性肿瘤

这种类型的肿瘤代表 15% 的卵巢交界性肿瘤伴黏液分化。发病年龄范围为 15~85 岁，平均年龄为 39 岁。常见临床表现为腹痛或肿块，有些病例为偶然发现。值得注意的是，少数病例可能与子宫内膜增生或子宫内膜癌有关。

大体特征

肿瘤大小不一，2~36 cm（平均大小 9 cm），部分病例仅为镜下发现。大多数病例为单房或寡房，卵巢表面可见乳头状赘生物（图 15.369）。21% 的病例可以为双侧，48% 的病例中与子宫内膜异位症相关。

镜下特征

镜下，该肿瘤通常表现为球根形的乳头状结构伴有间质水肿，类似胎盘绒毛（图 15.370a）。衬覆的上皮类似宫颈管上皮，甚至可见鳞状化生的区域。间质和上皮内可见炎细胞浸润（图 15.370b,c），也可见到前文所述的其他类型的苗勒氏上皮。此外，可见多角形嗜酸性细胞，有时可见鞋钉样细胞。9% 的病例可见微浸润，而在 5.5% 的病例中可以出现上皮内癌。10% 的病例可见卵巢外种植，常为非浸润

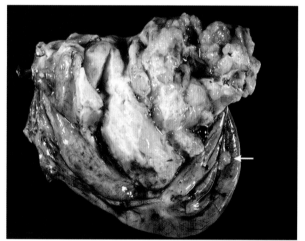

图 15.369 浆黏液性交界性肿瘤：囊性和实性肿物，注意卵巢表面存在肿瘤（箭头）

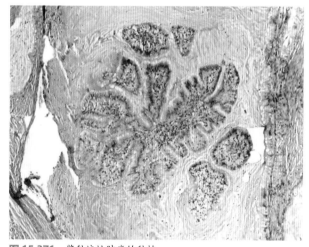

图 15.371 浆黏液性肿瘤的种植

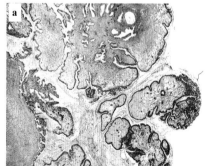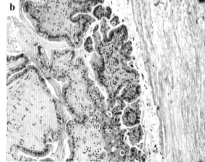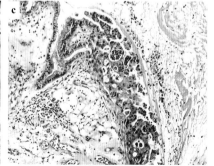

图 15.370 浆黏液性交界性肿瘤。（a）宽大的乳头伴间质水肿；（b）簇状和细胞游离的宫颈管样上皮；（c）鳞状化生和炎症

性（用经典术语）或淋巴结病变（图15.371）。值得注意的是，浆黏液性交界性肿瘤可合并子宫内膜样腺癌伴黏液化生和透明细胞癌，很少合并鳞状细胞癌和浆黏液性癌。

免疫组织化学特征

该肿瘤 CK7、ER、PAX-8、PR 和 Vimentin 阳性，CK20 和 CDX-2 阴性。8%~11% 的病例表达 WT-1。

治疗和预后

如果需要保留生育，可行囊肿切除术，否则患者将接受输卵管 - 卵巢切除术。大多数病例为 FIGO Ⅰ期（90%），FIGO Ⅲ期和Ⅱ期分别为 5.5% 和 3.5%。不到 1% 的报道病例有 FIGO Ⅳ期疾病：1 例胸腔积液阳性，另 1 例在原腹腔镜手术治疗的伤口有腹壁病变。10% 的文献报道病例有复发，且通常为囊肿切除术后的患者。就诊时肿瘤高分期与不良预后无直接相关性。仅有 1 例报道一位交界性浆黏液性肿瘤患者复发后为苗勒氏黏液性癌并死于疾病。

交界性浆黏液性肿瘤相关性癌

虽然浆黏液性癌被纳入 2014 版 WHO 卵巢肿瘤分类，但真正的浆黏液性癌（即混合性浆液性和真正黏液分化的癌）是极为罕见的（图15.372）。大多数浆液性交界性肿瘤中的癌（无论是具有膨胀性或渗透性浸润模式）是子宫内膜样腺癌伴有广泛黏液分化（图15.373）。值得注意的是，这些具有黏液化生的子宫内膜样腺癌在多达 43% 的病例与宫内膜的子宫内膜样腺癌相关。免疫组化染色显示这些癌 CK7、Vimentin、激素受体和 PAX-8 均呈阳性，p53 呈野生型染色模式，CDX-2 阴性。

手术是主要治疗方法。辅助化疗是根据卵巢 / 输卵管 / 腹膜癌治疗指南实施。大多数背景为浆液性交界性肿瘤的子宫内膜样腺癌伴黏液化生为 FIGO Ⅰ 期，预后良好。

子宫内膜样肿瘤

卵巢的子宫内膜样肿瘤的特征是上皮类似于增殖期、增生性或肿瘤性子宫内膜，通常占所有卵巢肿瘤的 3%。与透明细胞肿瘤相似，良性和交界性肿瘤相当罕见；然而，卵巢子宫内膜样腺癌的发病率仅次于浆液性癌，占所有卵巢癌的 15%。这些肿瘤经常与子宫内膜异位症有关，类似于透明细胞肿瘤。子宫内膜样肿瘤包括子宫内膜样腺纤维瘤、子宫内膜样交界性

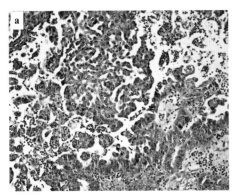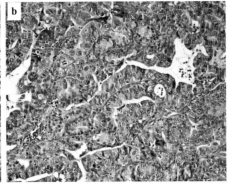

图 15.372　浆黏液性癌的浆液性成分（a）和黏液性成分（b）

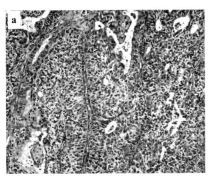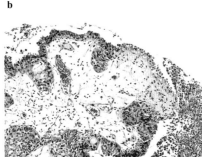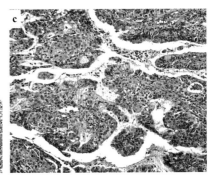

图15.373　（a）子宫内膜样癌伴黏液化生；（b、c）位于浆黏液性交界性肿瘤背景下

肿瘤和子宫内膜样腺癌。

大体特征和标本处理

子宫内膜样肿瘤大小范围 1~20 cm，外表光滑，切面为实性或囊性、囊实性，囊内壁可能存在乳头状赘生物。子宫内膜样腺纤维瘤和交界性肿瘤因间质占主要成分，可能具有实性和纤维性为主的切面。当关联子宫内膜异位症时，囊壁和肿瘤外观呈灰黑色。

冰冻切片取材

在冰冻切片时区分交界性肿瘤和腺癌很困难并与取样有关，癌的成分可以是局灶的。可以取材 2~3 块具有代表性的肿瘤标本做冰冻切片，在没有明确癌的证据的情况下，可以诊断为至少是子宫内膜样交界性肿瘤。当大多数肿瘤为癌时，在鉴别诊断中必须除外转移癌的可能，因为子宫内膜样腺癌可以非常类似转移性结直肠癌，而卵巢肿块可能是初始的临床表现。

分期及外科病理报告

卵巢子宫内膜样腺癌的分期与其他上皮性卵巢癌相似，本章前文对此进行了详细讨论。病理报告必须包括大小、被膜情况（即完整与破裂）以及其他器官受累的程度。

子宫内膜样腺纤维瘤

子宫内膜样腺纤维瘤是非常罕见的肿瘤，只有少数病例文献报道。多见于成年妇女，表现为盆腔肿块或者偶然发现（肿瘤体积很小）。肿瘤大小范围 1~20 cm，外表光滑，切面黄白色，呈纤维样或海绵样。

组织学上，肿瘤由位于纤维性的间质背景内的被广泛分隔的子宫内膜样腺体组成（图 15.374a）。

腺体衬覆类似具有立方状或扁平细胞核的增殖期子宫内膜复层上皮，缺乏细胞异型性，可能存在桑葚样化生（图 15.374b）。核分裂象罕见或不易察觉。因为交界性和癌的成分可能为局灶性，诊断子宫内膜样腺纤维瘤必须经过充分取材。当增生程度介于子宫内膜样腺纤维瘤和交界性肿瘤之间时，一些作者使用了增殖性子宫内膜样肿瘤的术语。然而这一术语不被推荐，肿瘤必须分类为子宫内膜样腺纤维瘤或交界性肿瘤。文献明确报道子宫内膜样腺纤维瘤具有良性的临床过程。治疗这些良性肿瘤是单侧或双侧输卵管 - 卵巢切除。

交界性子宫内膜样肿瘤

子宫内膜样交界性肿瘤的特征是拥挤的子宫内膜型腺体，但缺乏融合生长模式或明显的破坏性间质浸润。这些肿瘤不常见，只占所有卵巢上皮性肿瘤的 0.2%。患者的平均年龄为 50 岁，通常出现与卵巢肿块相关的症状。一些患者可能出现阴道出血，此类患者（据报道多达 39%）关联子宫内膜恶性肿瘤。平均肿瘤大小约为 10.0 cm，切面呈囊实性。肿瘤通常是单侧的。几乎 2/3 的患者关联子宫内膜异位症。组织学上，肿瘤可能有囊内增生或腺纤维瘤样结构。囊内交界性肿瘤具有乳头状或绒毛状腺样增生（图 15.375）。腺纤维瘤样结构是由"背靠背"腺体组成的，常伴有嵌入在纤维间质中的桑葚样化生（图 15.376a），可见筛状复杂性腺体被覆复层的轻或中度异型的肿瘤细胞，类似复杂性子宫内膜增生（图 15.376b）。子宫内膜样交界性肿瘤的微浸润特征性表现为融合性生长

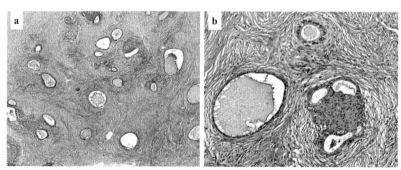

图 15.374 （a）子宫内膜样腺纤维瘤在纤维性间质内广泛被分隔的子宫内膜型腺体；（b）子宫内膜样腺样纤维瘤的腺体表现为子宫内膜样外观并关联桑葚样化生

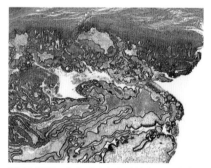

图 15.375 囊内型子宫内膜样交界性肿瘤：表现为局限于囊腔内的乳头状增生，未发现融合性生长模式或侵及囊壁

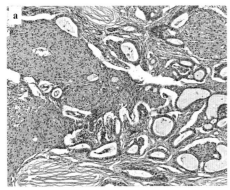

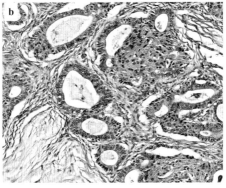

图 15.376 腺纤维瘤样子宫内膜样交界性肿瘤。（a）表现为复杂的腺性结构，类似融合性腺体结构的广泛桑葚样化生；（b）高倍镜显示子宫内膜样腺体具有轻微异型性

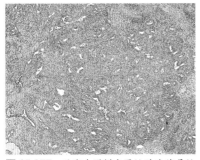

图 15.377 子宫内膜样交界性肿瘤伴局灶融合性腺体结构，范围＜5.0 mm，符合微浸润

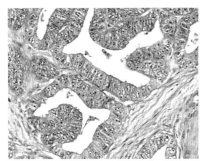

图 15.378 子宫内膜样交界性肿瘤与上皮内癌：具有明显的细胞学异型性和明显的核仁，但缺乏破坏性间质浸润或融合性腺体结构

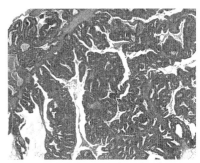

图 15.379 高分化子宫内膜样腺癌，呈融合性生长模式

模式（图 15.377）或浸润灶＜5.0 mm。不伴有融合性生长模式或渗透性侵袭但具有明显的细胞异型性的交界性肿瘤，应被称为上皮内癌（图 15.378）。

尽管在几本教科书中描述了鉴别交界性肿瘤的标准，但在临床实践中，仍然是一个真正的挑战，因为这些肿瘤并不常见。虽然病理医生之间的阈值是不定的，但根据我们的经验，任何明确的融合区域＞5.0 mm，最好归类为子宫内膜样腺癌。"局灶或灶性"子宫内膜样腺癌位于子宫内膜交界性肿瘤背景中这一术语可用于最终诊断，以阐明癌成分的比例。

子宫内膜样交界性肿瘤的治疗是单侧或双侧输卵管 - 卵巢切除。这些肿瘤的行为几乎类似于腺纤维瘤，大多数表现为"良性"临床过程。当然这取决于对肿瘤进行充分的取样，以排除子宫内膜样腺癌的区域。

子宫内膜样腺癌

子宫内膜样腺癌约占所有卵巢癌的 10%~15%。主要发生在平均年龄在 50~55 岁的绝经后妇女。患者出现与卵巢肿块有关的症状，当同步发生子宫内膜腺癌（15%~20% 的病例）时，可见阴道出血。近 50% 的子宫内膜样腺癌局限于卵巢，即代表 I 期疾病。大多数肿瘤是单侧的，然而高达 15% 的肿瘤可以是双侧的。多达 40% 的患者与卵巢或腹腔子宫内膜异位症相关，这些患者往往比非关联子宫内膜异位症的患者年轻 5~10 岁。

肿瘤的平均大小约为 12.0 cm，切面呈实性或囊性。一些肿瘤可以有显著的囊内乳头状赘生物，可能发生出血和坏死。组织学上，肿瘤是由复杂的腺体构成的，具有形成融合性腺体模式的筛状结构，即膨胀性浸润模式（图 15.379）。破坏性的间质侵犯少见，但不必依此标准诊断癌。肿瘤分级根据非鳞状的实性生长模式的比例，即 FIGO 1 级（＜5%）、FIGO 2 级（5%~50%）和 FIGO 3 级（＞50%），类似于子宫内膜同类肿瘤。大约 30%~50% 的病例可以存在不同程度的鳞状分化，并有助于这些肿瘤的组织学分型。核异型通常轻至中度，显著的核异型虽然可以在子宫内膜样肿瘤中见到，但需警惕浆液性癌，可以用 p53 和 WT-1 染色来排除。

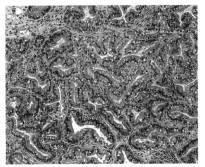

图 15.381　卵巢子宫内膜样腺癌呈分泌改变，表现为核上和核下空泡

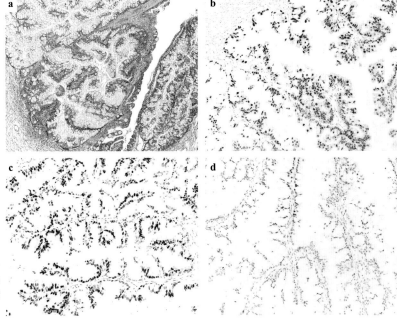

图 15.380　（a）卵巢子宫内膜样腺癌伴广泛黏液分化，类似黏液癌；（b）肿瘤细胞 PAX-8、（c）ER 和（d）CDX-2 弥漫阳性

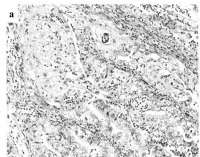
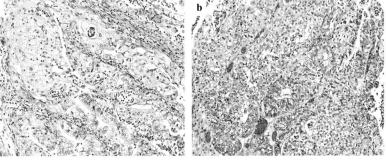

图 15.382　（a）子宫内膜样腺癌内化生性鳞状上皮的非分泌型透明细胞改变；（b）子宫内膜样腺体胞质透亮、缺乏鞋钉样改变

管状和黏液分化可以存在，有时后者可以类似黏液性肿瘤（图 15.380a）。与黏液癌不同的是，具有广泛黏液分化的子宫内膜样腺癌表现为 PAX-8、ER 和 PR 的弥漫性染色，CDX-2 也可阳性（图 15.380b~d）。约 1/3 的病例可以出现类似于子宫内膜肿瘤的分泌改变，不应误诊为透明细胞癌（图 15.381）。在子宫内膜样腺癌中可以看到非分泌性透明细胞改变，可以是化生的鳞状上皮透明细胞变（图 15.382a）或其他缺乏鞋钉样改变的子宫内膜样类型腺体的胞质透明变（图 15.382b）。仔细观察透明细胞变的区域是分泌性还是非分泌性，细胞核的特征都类似于典型子宫内膜样腺癌的腺体。

另一个重要模式是子宫内膜样腺癌类似于性索肿瘤。肿瘤排列成小管和小梁状，类似 Sertoli 细胞肿瘤（图 15.383a,b），或者实性区域中穿插小腺体，类似成年型粒层细胞瘤的微滤泡结构（图 15.383c）。一些肿瘤的间质可以显著黄素化，类似 Leydig 细胞，使病变更具有迷惑性。这些肿瘤已被命名为 Sertoli 样子宫内膜样腺癌，必须与性索 - 间质肿瘤鉴别。子宫内膜样腺癌 EMA 阳性，inhibin 和 calretinin 阴性，而性索 - 间质肿瘤呈现相反的染色模式。这两种肿瘤都可以表达广谱角蛋白，因此无助于鉴别诊断。子宫内膜样腺癌中的黄素化间质细胞可表达 inhibin（图 15.383d）和 calretinin；因此只应评估腺体成分的染色。

子宫内膜样腺癌可以呈显著的梭形生长模式，这可能被误认为是癌肉瘤。梭形子宫内膜样腺癌的细胞核与毗邻腺体成分相似，也可与融入腺体。此外，不同于真正的肉瘤成分，肿瘤广谱角蛋白通常弥漫阳性。

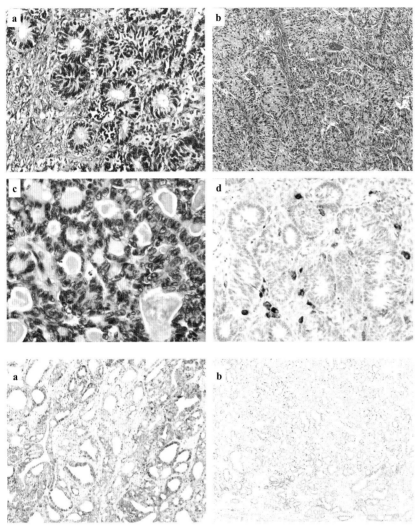

图15.383　子宫内膜样腺癌。（a）形成类似于 Sertoli 细胞肿瘤的小管；（b）小梁状结构；（c）类似成年型粒层细胞瘤的微滤泡结构；（d）inhibin 在黄素化间质细胞为阳性

图15.384　子宫内膜样腺癌。（a）p16 呈斑驳状染色；（b）p53 呈野生型染色

在癌肉瘤中，恶性间质成分与腺体之间常表现为截然过渡并具有明显的细胞异型性。大多数癌肉瘤的上皮成分是高级别的，通常是浆液性癌。虽然上皮成分可以有子宫内膜样结构，但在以低级别子宫内膜样腺癌为主的背景下，梭形结构的存在必须谨慎诊断。梭形子宫内膜样腺癌的另一个挑战是分级，腺体的缺乏使肿瘤呈实性的表现，可被认为是 FIGO 3 级肿瘤，但是这些梭形细胞被认为是不完全的鳞状分化，在评估分级时，不应该被包括在内。因此这些肿瘤的大多数可能被分级为 FIGO 1 级或 2 级。

卵巢子宫内膜样腺癌通常弥漫表达 CK7、PAX-8、ER 和 PR。低级别肿瘤 p16 和 p53（野生型）呈斑片状阳性（图 15.384）。高级别子宫内膜样腺癌 ER 和 PR 阳性不定，少部分可显示异常的 p53 染色。子宫内膜样腺癌 WT-1 通常为阴性，但是在 < 10% 的病例也可以出现局灶或弥漫阳性。

子宫内膜样腺癌的鉴别诊断包括转移性结肠腺癌、转移性子宫内膜样腺癌、高级别浆液性癌、癌肉瘤和性索 - 间质肿瘤；后两种前文已讨论过。

转移性结肠腺癌可以在组织学上类似子宫内膜样腺癌，因为这两种肿瘤都呈现筛状结构、复层细胞核和黏液分化。子宫内膜样腺癌表现为鳞状化生，缺乏广泛的污秽坏死，但是前者在结肠癌也有报道，后者在子宫内膜样腺癌也可看到，因此针对挑战性病例，免疫组织化学染色十分必要。子宫内膜样腺癌 CK7、PAX-8、ER 和 PR 阳性，结肠腺癌 CK20 和 CDX-2 阳性。CDX-2 在鳞状桑葚样区域可以阳性，有时在子宫内膜样腺癌的腺性成分中可呈异常染色。因此，染色必须在形态学和其他标记的背景下进行判读。

鉴别高级别子宫内膜样腺癌和高级别浆液性癌可能具有挑战性，特别是当肿瘤以实性结构为主。在高级别浆液性癌中，WT-1、p53 和 p16 通常呈弥漫性强阳性，但 WT-1 在子宫内膜样腺癌中为阴性，p16 呈斑片状染色，p53 呈野生型染色模式。如前所述，子宫内膜样腺癌对 WT-1 可呈阳性，并表现出 p53 过表达，因此一定要结合形态学。对不明确的病例，最好诊断为高级别卵巢癌，并附备注解释准确组织学分型存在困难。

大约 15%~20% 的卵巢子宫内膜样腺癌患者内膜可同步发生子宫内膜样腺癌。虽然肿瘤往往是同步发生的原发肿瘤，但必须考虑从子宫内膜肿瘤转移到卵巢的可能。罕见卵巢肿瘤转移到子宫内膜。支持同步原发肿瘤的组织学特征包括非浸润性或浅表浸润性子宫内膜癌、具有非典型子宫内膜增生、肿瘤的组织学不同、缺乏脉管侵犯和卵巢表面受累以及具有卵巢子宫内膜异位症或子宫内膜样腺纤维瘤，而具有脉管侵犯的深层浸润性子宫内膜腺癌、双侧卵巢受累、表面受累的多结节卵巢、输卵管黏膜受累和缺乏卵巢子宫内膜异位症偏向子宫内膜原发肿瘤的转移。在一些病例中，尽管使用了上述标准，但也无法明确原发部位，对此，可以倾向是同步发生或转移的肿瘤，并解释妨碍明确界定的困难性。卵巢和子宫内膜原发同步发生的患者多为绝经前、较年轻、未生育及肥胖，但如果两处肿瘤都为子宫内膜样组织学分型，预后较好。

林奇综合征（Lynch syndrome, LS）患者的卵巢癌累积终生风险为 6%~12%，平均年龄 45 岁，较散发性卵巢癌妇女的平均诊断年龄早 15~20 岁，较 BRCA1/2 基因突变患者的平均诊断年龄早 5~10 岁。在 LS 患者中，最常见的卵巢肿瘤组织类型是子宫内膜样腺癌或者透明细胞癌，这与散发性和 BRCA 突变患者不同，后者多为高级别浆液性癌。与散发性肿瘤相比，大多数 LS 相关的卵巢癌为低分期，总生存率较好，这可能归因于肿瘤处于疾病早期，这些患者中最常见的突变是 MLH1 和 MSH2。研究表明当卵巢和子宫内膜肿瘤同时存在时，这两种肿瘤都出现一致性

错配修复蛋白缺失，因此不能被用于同步肿瘤与转移肿瘤的鉴别。

β-catenin（CTNB1）和 PTEN 基因的体细胞突变是卵巢子宫内膜样腺癌中最常见的遗传学变异。CTNB1 突变与低级别肿瘤、鳞状化生和良好的预后相关。与子宫内膜的子宫内膜样腺癌相比，CTNB1 异常的频率相似，但是 PTEN 改变不常见，然而其他研究表明，与子宫内膜的子宫内膜样腺癌相比，卵巢子宫内膜样腺癌 CTNNB1 突变的频率更高。据报道在多达 30% 的卵巢子宫内膜样腺癌中，可见 ARID1A（AT-rich interactive domain 1A gene）的失活突变。早期的研究报道大约 60% 的高级别卵巢子宫内膜样腺癌有 TP53 突变，但鉴于在鉴别高级别浆液性癌与卵巢子宫内膜样腺癌方面具有挑战性，这些肿瘤中有许多可能被错误分类。考虑到 TP53 突变在高级别浆液性癌中的高发生率，此类肿瘤最好按高级别浆液性癌分类。

治疗 I 期卵巢子宫内膜样腺囊肿为单侧或双侧输卵管 - 卵巢切除并进行分期，观察随访。高分期肿瘤采用辅助化疗。据报道 I 期子宫内膜样腺癌的 5 年生存率接近 80%，而 IV 期患者仅为 6%。

透明细胞肿瘤

卵巢透明细胞肿瘤是卵巢上皮性肿瘤的四大类型之一，类似于浆液性、黏液性和子宫内膜样肿瘤，由良性、交界性和恶性肿瘤组成。日本较欧洲和北美相比透明细胞肿瘤更加常见，原因不明。该肿瘤是子宫内膜异位症最常见的相关性肿瘤。当组织学是特征性表现时，可直接诊断透明细胞癌，然而不同的结构模式和透亮的细胞质可类似几种不同的卵巢和非卵巢肿瘤，导致诊断的挑战。尽管透明细胞癌约占卵巢上皮性肿瘤的 10%，但良性和交界性透明细胞肿瘤极其罕见。

大体特征和标本处理

透明细胞肿瘤通常巨大（平均大小 15.0 cm），外表光滑。切面可以实性或囊性为主或具有囊实性区域，偶尔肿瘤具有纤维性为主的切面，类似纤维瘤。囊壁可有乳头状赘生物。如果关联子宫内膜异位症，

囊壁和肿瘤可呈浅黑色外观，类似出血性囊肿内容物。

冰冻切片标本的处理

取材 2~3 张有代表性的肿瘤进行冰冻检查。透明细胞癌的形态谱多变，不仅可以类似其他上皮性肿瘤，而且还可以相仿生殖细胞肿瘤、类固醇细胞肿瘤和具有透明细胞质的转移性肿瘤。完全囊内的乳头状肿瘤可以类似浆液性交界性肿瘤，肿瘤细胞的异型性可能被认为是冰冻切片假象而被忽视。研究表明与子宫内膜样和浆液性癌相比，在鉴别原发与转移性肿瘤以及识别特定的组织类型方面，透明细胞癌更具挑战性。此外胞质透亮可能在冰冻切片上不明显；因此必须谨慎诊断。单纯囊性肿瘤大体上可类似于浆液性或黏液性囊腺瘤，但在组织学检查中，呈现胞质透亮和明显的细胞异型性。因此推荐即使在大体表现良性的肿瘤也需进行冰冻切片。

分期及外科病理报告

透明细胞癌的分期与上皮性卵巢癌相似，本章前文对此进行了详细讨论。病理报告必须包括大小、被膜情况（即完整与破裂）以及其他器官受累的程度。

透明细胞腺纤维瘤

透明细胞腺纤维瘤是非常罕见的肿瘤，仅有少数文献报告。常见于成年妇女，表现为盆腔肿块或偶然发现（小肿瘤）。肿瘤的大小范围 3~16 cm，外表光滑，切面呈纤维性，可见散在囊腔。

组织学上，肿瘤由嵌入在纤维性间质内的简单的、扩张的、广泛间隔的腺体组成（图 15.385a）。腺体内衬透明或嗜酸性细胞，具有立方状或扁平的细胞核，缺乏明显的细胞学异型（图 15.385b），可以看到鞋钉样细胞。核分裂象罕见或典型地不能被识别。必须在对整个肿瘤进行彻底检查后才能明确诊断透明细胞腺纤维瘤，推荐对整个肿瘤完全取材以排除交界性肿瘤或癌的可能。如果肿瘤确实缺乏异型性或增殖区域，那么透明细胞腺纤维瘤呈良性的临床过程。根据患者的年龄，这些肿瘤的治疗是单侧或双侧输卵管 - 卵巢切除术。

透明细胞交界性肿瘤

透明细胞交界性肿瘤又称交界性透明细胞腺纤维瘤，其特征是细胞核的异型性增加，但缺乏明确的浸润。患者通常为绝经后，具有单侧肿物，平均肿瘤大小约 6.0 cm，切面呈囊实性。组织学上，与透明细胞腺纤维瘤相比，腺体更加拥挤，形状和大小更加多变（图 15.386a）。虽然可以看到复层细胞核，但乳

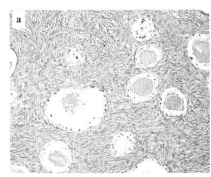
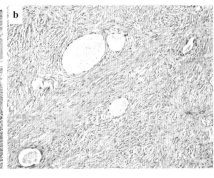

图 15.385　透明细胞腺纤维瘤。（a）纤维样背景内可见散在分布的腺体，内衬具有透亮胞质的形态温和的细胞；（b）衬覆上皮可呈扁平或立方形，胞质透亮或嗜酸性

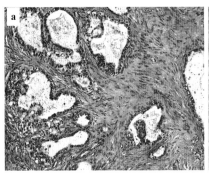
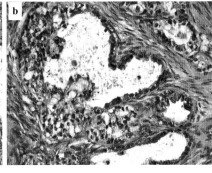

图 15.386　交界性透明细胞肿瘤。（a）囊性结构的增生；（b）散在分布具有异型的透明细胞

头、实性和筛状结构等复杂性结构特征在交界性透明细胞腺纤维瘤典型地不能被发现。细胞核异型通常较透明腺纤维瘤更明显，可以达到中度或局部重度（图15.386b）。常见显著的核仁和鞋钉样细胞。微浸润（图15.387）和上皮内癌均有报道。根据定义，透明细胞交界性肿瘤无明确浸润的区域。但是当缺乏间质浸润的腺体表现出明显的细胞异型性时，与透明细胞癌的鉴别可能相当具有挑战性，有时甚至无法区分。透明细胞交界性肿瘤的上皮内癌没有很好的界定方法，根据我们的经验，诊断交界性透明细胞腺纤维瘤必须极其谨慎，特别是在有明显细胞异型的病例中。文献报道证实透明细胞交界性肿瘤病例具有良性的临床过程。冰冻切片明确诊断透明细胞交界性肿瘤是不可能的，因为需要彻底的取样来排除癌。由于这些肿瘤大多局限于卵巢，治疗方法为单侧或双侧输卵管 - 卵巢切除。是否需要进行分期是有争议的，因为大多数有证据报道的透明细胞交界性肿瘤病例为Ⅰ期病变，但这种诊断不能在冰冻切片上作出。这通常是一个非常规的临床问题，因为这些肿瘤极其罕见。

透明细胞癌

透明细胞癌（Clear cell carcinoma, CCC）在约占卵巢癌的 10%（西方国家）和 20%~25%（日本）。典型地发生于成年女性，平均年龄为 55 岁，但较浆液性癌患者年轻。大多数病例是单侧的，与浆液性癌相比，Ⅰ期或Ⅱ期疾病的患者更多见。透明细胞癌也较常关联血栓栓塞并发症，几乎是其他卵巢癌亚型患者的 2 倍。已报道在高达 50% 的透明细胞癌中存在副肿瘤性高钙血症，是所有卵巢癌（除外高钙型小细胞癌）最常见的组织学类型，在大多数病例中，与肿瘤细胞分泌甲状旁腺激素相关蛋白有关。

在卵巢癌中，几乎 50%~70% 的透明细胞癌病例与子宫内膜异位症密切相关。来自日本的 1 项基于人口的研究报道子宫内膜异位症使卵巢癌的风险增加了 9 倍。研究已表明伴有子宫内膜异位症患者的透明细胞癌较年轻，多为早期疾病（Ⅰ或Ⅱ期）、无腹水、淋巴结转移率较低。与非子宫内膜异位症相关的透明细胞患者相比，子宫内膜异位症相关的透明细胞癌较少复发，且具有较长的 5 年无疾病和总生存期。但是一些研究发现，当分期相同时，这两组之间的生存没

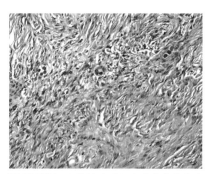

图15.387　交界性透明细胞肿瘤伴局灶浸润细胞范围 < 3.0 mm，符合微浸润

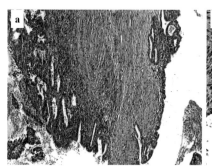

图15.388　非典型子宫内膜异位症。（a）伴有腺体复杂性；（b）核增大、深染，高核 - 质比

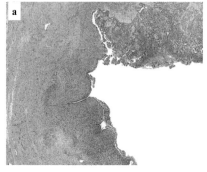

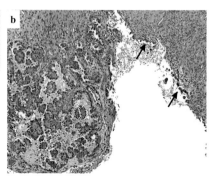

图15.389　（a）透明细胞癌源自子宫内膜异位症背景的低倍镜观；（b）高倍图像显示透明细胞癌邻近非典型子宫内膜异位症

有差异。组织学及分子学研究均表明子宫内膜异位症是透明细胞癌的一种前驱病变。除了典型子宫内膜异位症的组织学特征外，一些区域可能具有增加的细胞异型性或腺体复杂性（图15.388a），已被命名为"非典型子宫内膜异位症"，其特征包括细胞核增大、深染或苍白、高核-质比和显著的核仁（图15.388b）。目前尚不清楚是否这些其中的一些改变是反应性/退行性还是透明细胞癌的直接前驱病变。部分肿瘤可见从非典型子宫内膜异位症到透明细胞癌的组织学移形（图15.389）。ARID1A突变不仅在透明细胞癌中被证实，而且在邻近的子宫内膜异位症中也可见，表明这些病变可能是透明细胞癌的直接前驱病变。

大体外观如前所述，切面可呈实性、囊性或囊实性。镜下，透明细胞癌的异质性很大，最常见的特征是乳头状（图15.390a）、实性（图15.390b）和管囊状（图15.391）结构。肿瘤通常呈混合性结构，而管囊状结构尤其有助于诊断。在该结构中，具有明显扁平上皮的扩张囊腔可能给肿瘤带来"良性"的外观，但高倍镜仔细观察可见显著的细胞异型性。透明细胞癌的乳头通常较短，具有特征性透明变的纤维血管轴心（图15.392a），乳头被覆胞质透明的鞋钉样细胞（具有顶端深染胞核的细胞）（图15.392b）。细胞核具有不同程度的异型性，有一定程度的细胞核多形性，但是不常见高级别浆液性癌中通常可见的奇异形核。

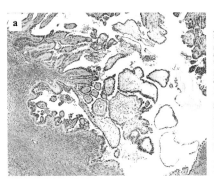
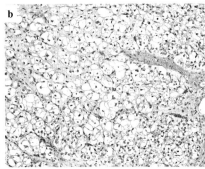

图15.390　透明细胞癌。（a）乳头状；（b）实性结构

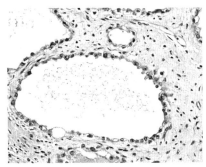

图15.391　透明细胞癌的管囊型结构，其特征是衬覆单层鞋钉样透明细胞的囊腔

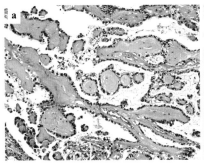

图15.392　透明细胞癌。（a）具有透明变的轴心和间质的乳头状结构；（b）乳头被覆单层的异型肿瘤细胞

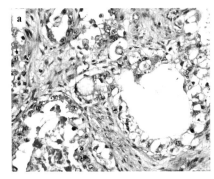
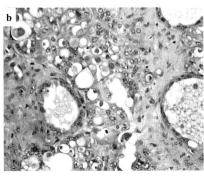

图15.393　透明细胞癌具有胞质内黏液（a）和印戒细胞形态（b）

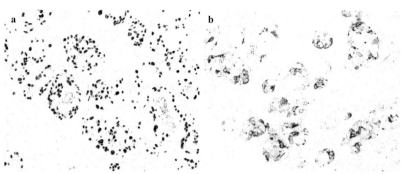

图 15.394　透明细胞癌免疫组化染色显示 PAX-8（a）和 Napsin A（b）阳性

图 15.395　透明细胞癌实性结构，免疫组化染色 HNF-1b 染色阳性

"樱桃红"大核仁也是典型的透明细胞癌改变，但是该这改变并不是很特异。其他特征包括存在细胞质内嗜酸性包涵体、砂粒体、细胞内黏液以及印戒细胞形态（图 15.393），后者被认为是继发于靶环样的黏液凝集，而非真正的印戒细胞。尽管大多数透明细胞癌表现为胞质透亮，但一些肿瘤具有显著的嗜酸性胞质，可类似伴有化生改变的子宫内膜样肿瘤。明显的复层细胞核和活跃的核分裂象不是典型的透明细胞癌改变，应该警惕高级别浆液性癌伴透明细胞变的可能性。透明细胞癌的诊断，不同观察者间的差异性较大，因为子宫内膜样腺癌和高级别浆液性癌都可以具有明显的透明细胞质，特别是在实性和乳头状区域。具有透明胞质的肿瘤但不具有透明细胞癌的特征性结构模式，可能是子宫内膜样腺癌或高级别浆液性癌。在治疗后高级别浆液性癌和子宫内膜样腺癌中，常可见到透明细胞变，因此在诊断透明细胞癌之前，可能需要进行免疫组织化学染色来排除这些肿瘤。

免疫组织化学有助于诊断透明细胞癌。这些肿瘤细胞 PAX-8 阳性（图 15.394a），但 WT-1 阴性。ER 染色通常是阴性的，但少部分肿瘤可局灶和 / 或弥漫性弱阳性。据报道透明细胞癌较特异的标记物包括 Napsin A（图 15.394b）、肝细胞坏死因子 1-β（hepatocyte necrosis factor 1 beta, HNF-1b）（图 15.395）和 AMACR（a-methylacyl-coenzyme A racemase，又称 p504S）（图 15.396a）。虽然 HNF-1b 是一种高度敏感的透明细胞癌标志物，但并不特异，可以在子宫内膜样腺癌和浆液性癌中表达。相反，AMACR 对透明细胞癌更特异，但

不是很敏感，限制了其应用。Napsin A 是透明细胞癌的特异性标志物，具有中度敏感性，因此，使用 2 个或 3 个标记物通常有助于鉴别透明细胞癌，这些肿瘤通常显示 p53 野生型染色，有助于与高级别浆液性癌鉴别（图 15.396b）。

透明细胞癌的鉴别诊断谱系相当广泛，包括上皮性、生殖细胞和性索肿瘤，以及具有透明细胞的转移性肿瘤。子宫内膜样腺癌常可以与透明细胞癌共存，因为二者均是子宫内膜异位症相关的肿瘤，当子宫内膜样腺癌具有广泛的鳞状上皮化生伴透明细胞变时，可以类似透明细胞癌，但缺乏明显的细胞核异型和显著的核仁，再结合显著的细胞间桥有助于诊断，利用 HNF-1b 和 Napsin A 可能有助于诊断。鳞状化生的区域 ER 染色可能减少或缺失，因此不能被用于区分透明细胞癌与子宫内膜样腺癌的化生区域。透明细胞改变的浆液性癌可与透明细胞癌相似，但 WT-1 的弥漫性染色将有助于鉴别这两种肿瘤。另一个重要的鉴别诊断是卵黄囊瘤，它可以具有胞质透亮、乳头状和实性结构，几乎与透明细胞癌难以鉴别。年轻患者、血清甲胎蛋白升高、存在黏液样的区域和 Schiller-Duval 小体应考虑卵黄囊瘤。SALL4 和 AFP 阳性染色和 CK7 阴性或局灶性着色偏向卵黄囊瘤。在透明细胞癌中，glypican-3 可以阳性，但对鉴别二者没有帮助。实性透明细胞癌可以类似类固醇细胞肿瘤以及转移性肾细胞癌，对于前者，inhibin 和 calretinin 的染色结合透明细胞标记物有助于正确诊断；转移性透明性肾细胞癌通常 CK7 阴性、β-catenin 阳性，而透明细胞癌则

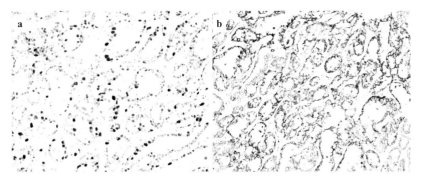

图15.396　透明细胞癌呈现p504S阳性（a）和p53野生型着色（b）

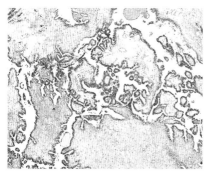

图15.397　透明细胞癌具有类似浆液性交界性肿瘤的乳头状结构

相反。肾细胞癌 PAX-8、Napsin A 和 HNF-1b 可阳性，无助于诊断。最后，具有乳头状结构和缺乏显著的透明胞质的透明细胞癌在低倍镜下可以类似浆液性肿瘤（图 15.397）。

ARID1A 的体细胞失活突变、PIK3CA（phosphatidylinositol-4,5- bisphosphate 3-kinase, catalytic subunit alpha）的激活突变、PTEN 的缺失是卵巢透明细胞癌最常见的分子遗传学改变。这些异常的 PI3K/PTEN 通路在透明细胞癌的进展中起着重要作用。ARID1A 失活突变关联 BAF250a 的表达缺失，BAF250a 是由该基因编码的蛋白质。如前所述，ARID1A 突变不仅存在于近 50% 的卵巢透明细胞癌中，而且还存在于邻近的非典型子宫内膜异位症中。虽然这一发现支持非典型子宫内膜异位症是透明细胞癌的前驱病变，但也表明 ARID1A 突变是这些肿瘤的早期分子事件。

大约 50% 的透明细胞癌存在于 I 期疾病，因此，具有合适分期的手术切除是此类患者的首选治疗方法。在具有 I 期疾病的良好分期患者中，推荐手术切除后密切随访。晚期疾病患者的预后很差。据报道 I A 期患者的 5 年生存率＞ 90%，但 I C 期疾病下降到 60%~67%。IV 期晚期疾病的患者存活率明显较差，下降到 15% 左右。透明细胞癌对一线铂类化疗的反应差，因此，即使对晚期疾病患者，外科减瘤手术可能被认为是以减轻肿瘤负荷的最好机会。此外，对复发性或铂类抵抗耐药的疾病缺乏有效的治疗方案。包括 PI3K、AKT、mTORC1 和 VEGF 抑制剂在内的靶向治疗正在临床试验被评估。

Brenner 肿瘤

卵巢 Brenner 肿瘤是一组类似正常尿路上皮 / 尿路上皮肿瘤。Brenner 肿瘤进一步分为良性、交界性和恶性肿瘤。这些肿瘤中的大多数（＞ 95%）是良性的，交界性和恶性肿瘤总体上只占所有卵巢肿瘤的 1%~2%。Brenner 肿瘤被认为是源自于表面上皮或包涵囊肿的继发性化生性改变或 Walthard 巢。Walthard 巢被认为是起源于输卵管腹膜连接细胞经过移行化生，被植入到输卵管旁的组织或卵巢表面，也就是 Brenner 肿瘤的起源部位。另一方面，移行细胞癌与高级别浆液性癌密切相关，与交界性或恶性 Brenner 肿瘤无关。

大体特征和标本处理

Brenner 肿瘤大小不等，通常范围 2~20.0 cm。外表光滑，切面通常质实，可见囊性变。肿瘤体积较小时，选取代表性切片即可，但对交界性肿瘤需要较为彻底取样以排除浸润区域，证实恶性肿瘤内的良性和交界性 Brenner 肿瘤是必要的。

冰冻切片的标本处理

良性 Brenner 肿瘤通常是直接诊断的。具有增殖特征的肿瘤可以被诊断为"至少为交界性 Brenner 肿瘤"，因为恶性成分可以在石蜡切片中发现。在冰冻切片中，具有移行细胞特征的恶性肿瘤的鉴别诊断包括高级别浆液性癌或具有移行细胞模式的子宫内膜样腺癌、转移性尿路上皮癌（可能性不大）和恶性 Brenner 肿瘤，对于后者的诊断，需要证实交界性或良性 Brenner 区域。

分期及外科病理报告

卵巢 Brenner 细胞肿瘤的分期与其他上皮性卵巢癌相似，本章前面已详细讨论。病理报告必须包括大小、被膜情况（即完整与破裂）以及其他器官受累的程度。

良性 Brenner 肿瘤

良性 Brenner 肿瘤通常是偶然发现的，但肿瘤大小范围从镜下病变到巨大肿物。任何年龄组均可发病，高峰年龄为 50~70 岁，平均年龄为 50 岁。临床表现从偶然发现肿瘤的无症状表现到巨大肿瘤引发的腹痛。已有报道少数高雌激素病例与恶性 Brenner 肿瘤相关。良性 Brenner 肿瘤通常 < 2.0 cm，肿瘤大小 > 10 cm 是不常见的。Brenner 肿瘤通常是单侧的，5%~10% 为双侧。外表通常光滑，切面界清、纤维性、质韧，黄白色（图 15.398）。当出现钙化时，切面粗糙。有些肿瘤可能有囊性成分。大约 20% 的 Brenner 肿瘤可能关联其他肿瘤类型，包括成熟性囊性畸胎瘤和黏液性或浆液性囊腺瘤。

组织学上，Brenner 肿瘤是由纤维间质内的移行上皮巢组成（图 15.399a）。肿瘤巢由胞质丰富的梭形细胞组成，细胞核温和，有核沟，无或罕见核分裂象（图 15.399b）。肿瘤巢可呈实性，或具有中央含有浓集的嗜酸性或黏液性物质的孔状的囊腔（图 15.399c），或囊壁衬覆黏液上皮（图 15.399d）。可能存在间质钙化以及透明变性（图 15.400）。

免疫组化染色 CK7 和尿路上皮标记物如 GATA-3、uroplakin 和血栓调节蛋白（thrombomodulin）均为阳性，而 CK20、PAX-8 和 PAX-2 通常为阴性。

一项研究报道了 3 例伴黏液成分的良性 Brenner 肿瘤具有 KRAS 突变，但是并没有明确指出这些病例中的 Brenner 成分经过显微切割。随后来自同组研究人员在被检测的良性 Brenner 肿瘤中没有发现 KRAS 突变。后续一项对 Brenner 肿瘤关联黏液性囊腺瘤进行二代测序的研究发现，KRAS 突变仅在黏液性囊腺瘤成分中被检测到。

由于 Brenner 肿瘤特征明显，鉴别诊断相当有限。

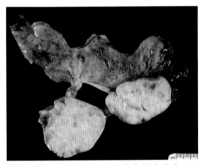

图 15.398 良性 Brenner 肿瘤的大体表现：边界清楚、纤维性和质韧的肿瘤，切面黄白色

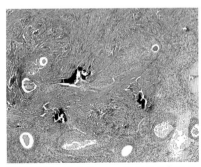

图 15.400 良性 Brenner 肿瘤呈现钙化和间质透明变性

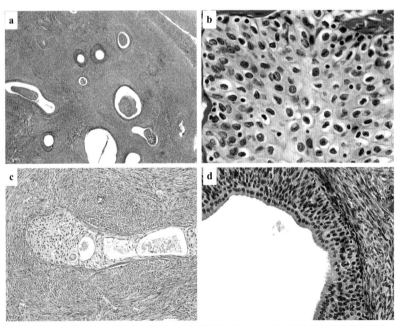

图 15.399 良性 Brenner 肿瘤。（a）表现为局限性肿瘤，肿瘤细胞巢嵌入纤维性间质内，部分巢呈现囊性变；（b）肿瘤细胞，胞质丰富，胞核形态温和，可见核沟，无核分裂象；（c）实性细胞巢内具有孔状囊腔，内含嗜酸性物质；（d）复层移行细胞侵蚀良性黏液上皮

然而，巢状生长和核沟可以类似于成年型粒层细胞瘤，另一个鉴别诊断的肿瘤是岛状类癌，这两种肿瘤仅与 Brenner 肿瘤外观相似，可以分别利用性索标记物或神经内分泌标记物来排除这些肿瘤。Brenner 肿瘤是良性的，治疗采用单侧或双侧输卵管 - 卵巢切除术。

交界性 Brenner 肿瘤

交界性 Brenner 肿瘤是一种类似于正常尿路上皮或低级别尿路上皮肿瘤的肿瘤，但其上皮增殖超过了良性 Brenner 肿瘤允许的程度，重要的是缺乏间质浸润。肿瘤发生于成年女性，平均年龄为 59 岁。多表现为与盆腔肿块相关的症状。肿瘤大小范围为 10~28 cm，平均约 18~20 cm。外表光滑，切面不定，可以具有囊性和实性成分以及囊内乳头状赘生物。实性成分可能代表良性 Brenner 成分；然而，罕见整个肿瘤（包括交界性成分）是实性的。

组织学上，交界性 Brenner 肿瘤特征性表现为凸入囊腔内的巨大乳头状叶片，类似于非浸润性尿路上皮癌（图 15.401a），可以看到紧密排列、缺乏间质浸润的巨大肿瘤巢。细胞学特征通常是低级别的，偶尔可见核分裂象（图 15.401b）。在肿瘤周围总能找到良性 Brenner 肿瘤成分，可发生黏液、鳞状和纤毛化生。极少数病例，肿瘤可以出现明显的细胞异型性，但缺乏浸润，此类肿瘤已被定义为交界性 Brenner 肿瘤伴有上皮内癌（图 15.402）。

免疫组织化学结果同良性 Brenner 肿瘤，交界性 Brenner 肿瘤表达 CK7、p63 及尿路上皮标记物，如 GATA-3、uroplakin 和血栓调节蛋白，但 CK20、PAX-8 和 PAX-2 通常为阴性。

最近的分子研究发现 CDKN2A（一种肿瘤抑制基因）缺失存在于交界性 Brenner 肿瘤，而非良性 Brenner 肿瘤中，这表明该基因在这种肿瘤的进展中起着重要作用。CDKN2A 缺失与 p16 缺失性表达有关，可能被用于良性与交界性 Brenner 肿瘤鉴别困难的具有挑战性的病例。PIK3CA 和 KRAS 突变已被证实存在于少部分交界性 Brenner 肿瘤中，但在良性 Brenner 肿瘤中未见报道，这也提示这些基因在肿瘤的进展中发挥作用。

交界性 Brenner 肿瘤预后良好，几乎所有报告的病例都有一个良性的临床过程，只有罕见复发的交界性肿瘤的报道。治疗方法是手术切除。与其他交界性肿瘤不同，手术分期可能不是所有交界性 Brenner 肿瘤所必需的，并且大多数肿瘤局限于卵巢，呈惰性临床过程。

恶性 Brenner 肿瘤

恶性 Brenner 肿瘤是一种类似于尿路上皮癌的浸润性癌，但必须伴有良性或交界性 Brenner 成分才能做出这种诊断。它们不到所有 Brenner 肿瘤的 5%。肿瘤通常发生于绝经后女性，平均年龄为 60~64 岁，症状与卵巢肿块有关。肿瘤常较大，平均大小为 15.0 cm，大约 5%~10% 是双侧的。大体外观与交界性 Brenner 肿瘤相似，有实性和囊性成分。良性 Brenner 成分可能存在于明显钙化的区域，必须取样以协助诊断。

组织学上，肿瘤由杂乱间质浸润的肿瘤细胞组成

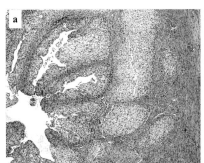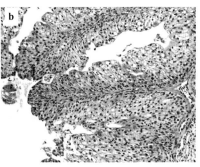

图 15.401　交界性 Brenner 肿瘤。（a）呈现紧密排列的肿瘤巢和具有上皮增生的乳头超出良性 Brenner 肿瘤允许的程度，缺乏间质浸润；（b）高倍镜观显示乳头被覆具有类似低级尿路上皮癌、形态温和的梭形细胞核的复层上皮

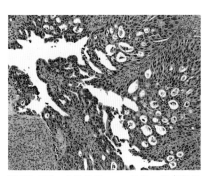

图 15.402　交界性 Brenner 肿瘤：具有明显细胞异型的上皮增生，符合上皮内癌，无间质浸润

（图 15.403），间质可见促纤维增生反应。肿瘤细胞可以呈移行细胞样或以主要为鳞状细胞样外观，可见黏液分化和印戒细胞（图 15.404a）。核异型程度不等，一些病例类似低级别尿路上皮癌（图 15.405a），另一些可能具有高级别细胞异型（图 15.405b），可能存在良性和交界性 Brenner 肿瘤的区域（图 15.406）。在一些病例中，恶性成分可能来自良性 Brenner 肿瘤，不伴有交界性成分。黏液性肿瘤，无论是囊腺瘤、交界性肿瘤，还是癌，都可能与恶性 Brenner 肿瘤成分共存（图 15.407）。

免疫表型同良性和交界性 Brenner 肿瘤，肿瘤细胞表达 CK7（图 15.408a）、p63（图 15.408b）和尿路上皮标记物，如 GATA-3（图 15.408c）、uroplakin 和血栓调节蛋白，但通常不表达 CK20（图 15.408d）、WT-1（图 15.408e）、p16（图 15.408f）、PAX-8 和 PAX-2。

移行细胞癌，以前被归类在 Brenner 肿瘤范畴，现在被认为是高级别浆液性癌的变异亚型。与恶性 Brenner 肿瘤不同，移行细胞癌 WT-1 和 ER 阳性，充分取材经常会发现更典型的高级别浆液性癌的区域。

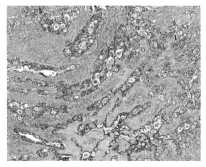

图 15.403　恶性 Brenner 肿瘤显示浸润的肿瘤巢，间质玻璃样变性，但缺乏明确的促结缔组织增生，但浸润方式符合恶性 Brenner 肿瘤

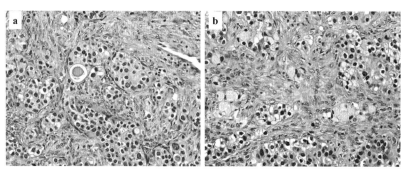

图 15.404　（a）浸润性肿瘤巢伴移行细胞样改变，细胞异型性不等；（b）具有黏液分化和印戒细胞形态的恶性 Brenner 肿瘤

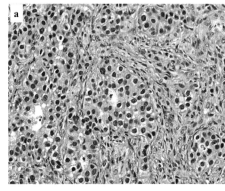

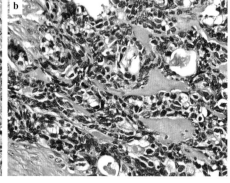

图 15.405　具有低级别细胞学特征的恶性 Brenner 瘤，类似低级别尿路上皮癌（a），具有高级别的细胞学特征的恶性 Brenner 肿瘤，可见中度或显著的核异型（b），两种成分都位于同一肿瘤中

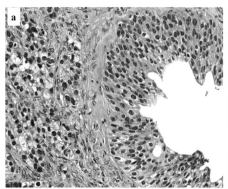

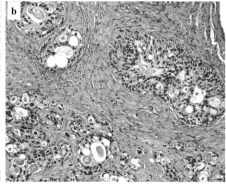

图 15.406　（a）恶性 Brenner 肿瘤的浸润性细胞巢，毗邻良性 Brenner 肿瘤；（b）恶性 Brenner 肿瘤毗邻伴上皮内癌的交界性 Brenner 肿瘤的细胞巢

在缺乏良性或交界性 Brenner 成分的情况下，必须考虑具有移行细胞模式的高级别浆液性癌的可能性。

鉴别诊断也包括转移性尿路上皮癌，鉴别根据临床、影像学和病理评估。缺乏泌尿道肿物和存在良性或交界性 Brenner 成分偏向诊断恶性 Brenner 肿瘤。与尿路上皮癌不同的是，恶性 Brenner 肿瘤 CK20 阴性，但是不能仅凭该免疫标志物进行诊断。TERT（telomerase reverse transcriptase）启动子区的突变在尿路上皮癌中常见（70% 的病例），最近的研究表明，尽管研究的病例数较少，它们在良性和恶性 Brenner 肿瘤中均为阴性。

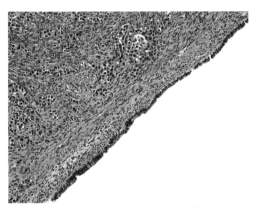

图 15.407 恶性 Brenner 肿瘤位于黏液性囊腺瘤的囊壁

恶性 Brenner 肿瘤的治疗与其他高级别卵巢癌相似，手术切除、手术分期或减瘤术后，辅以铂类为基础的化疗。

局限于卵巢的肿瘤预后良好（5 年生存率为 85%），少数文献报道恶性 Brenner 肿瘤呈侵袭性的临床过程、分期高，类似其他类型的卵巢癌。

生殖细胞肿瘤和混合性生殖细胞 - 性索 - 间质肿瘤

无性细胞瘤

这是卵巢最常见的恶性生殖细胞肿瘤，是继畸胎瘤后该器官中第二常见的生殖细胞肿瘤。无性细胞瘤主要发生于年轻妇女，好发年龄为 20~30 岁，患者的中位年龄为 20 或 22 岁，范围为 4~65 岁。大多数患者出现腹痛或腹部肿块，有些病例可出现闭经或缺乏症状。

血清乳酸脱氢酶（lactic dehydrogenase, LDH），通常是同工酶 1 和 2，几乎在所有情况下都升高。CA125、β-HCG 和胎盘碱性磷酸酶（placental alkaline phosphatase, PLAP）均有快速升高。值得注意的是，β-HCG 可能是血清中唯一升高的标志物或升高最明显的血清标志物（范围 117~193 000 mIU/mL），可能导

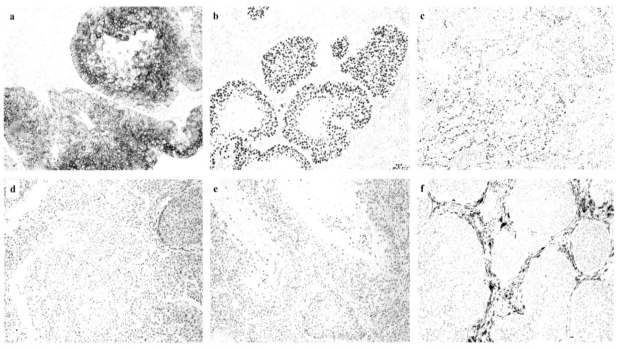

图 15.408 恶性 Brenner 肿瘤。（a）CK7 胞质强阳性着色；（b）p63 弥漫核阳性着色；（c）GATA-3 呈不同程度的阳性；（d）肿瘤细胞 CK20 阴性；（e）WT-1 阴性；（f）显示 p16 表达缺失

致宫内 / 异位妊娠或妊娠滋养细胞疾病的推测性诊断。血清 NSE、AFP、inhibin A 或肿瘤相关胰蛋白酶抑制剂（tumor-associated trypsin inhibitor, TATI）、睾酮、雄烯二酮和皮质醇也可升高。

无性细胞瘤偶尔与发育不良的性腺和性发育不良有关。在特纳综合征（Turner's syndrome）、睾丸女性化、具有核型 46XY,XO 的两性生殖器或嵌合体、Swyer 综合征（即 46,XY 纯性腺发育不良）和 X 三体综合征中均可出现。在性腺发育不良的患者中，无性细胞瘤通常来自源于条状性腺或者不太常见的是腹腔内睾丸的性腺母细胞瘤（图 15.409）。

现已报道病例与剥脱性皮炎和发热、妊娠，伴或不伴有甲状旁腺激素相关蛋白升高（PTH-rP）或伴或不伴有 25- 羟基维生素 D 升高的高钙血症、噬血细胞淋巴组织细胞增多症、假 Meig 综合征、低血糖、同性性早熟、共济失调 - 毛细血管扩张症、子宫内膜 Arias-Stella 反应、因胆汁瘀积引起的黄疸和继发于高尿酸症的癫痫发作有关。个别罕见的病例发生在异位卵巢，该患者患有 WAGR 综合征（即 11p13 缺失综合征，包括 Wilms 肿瘤、无虹膜畸形、泌尿生殖系统异常和智力低下）。

大体特征

肿瘤通常为单侧，实性、鱼肉样，乳白色（图 15.410）。卵巢表面通常是光滑的，但也可见破坏或肿瘤生长。可见囊性变、出血和坏死区。钙化的存在提示有性腺母细胞瘤的可能（图 15.409）。肿瘤大小为 5~23 cm（平均大小 13 cm）。

8%~15% 的病例可见对侧卵巢受累，尽管在大多数病例中，对侧卵巢的病变可以在大体检查中看到，但有时仅为镜下可见。

镜下特征

固定良好的标本显示多角形细胞，胞质透亮或嗜酸性，细胞膜清晰，细胞核大并具有泡状染色质和显著核仁（图 15.411），核膜成角呈"方格形"。核分裂象显著，大多数病例为 11~30/10HPF。细胞排列成片状、巢状、小梁状、索状或单个细胞（图 15.412），不常见假腺样或滤泡样间隙（空腔或含有嗜酸性物质）（图 15.413）。间质形态多变，从纤细

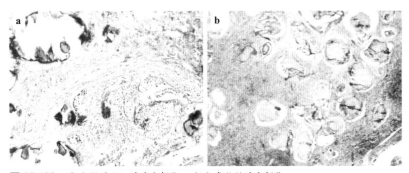

图 15.409 （a）性腺母细胞瘤和钙化；（b）条状性腺和钙化

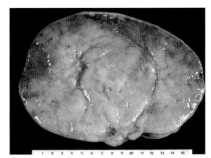

图 15.410 无性细胞瘤：肿瘤体积大，呈肉样和奶油色

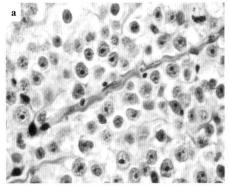

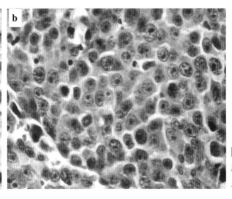

图 15.411 无性细胞瘤。多角形细胞，细胞边界清晰，胞质透亮（a）或嗜酸性（b）

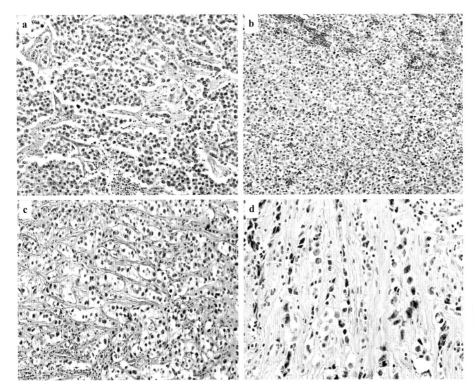

图 15.412　无性细胞瘤。（a）典型改变，肿瘤细胞呈岛状或片状排列，纤维组织带伴少量炎细胞浸润；（b）实性；（c）小梁状；（d）条索状结构

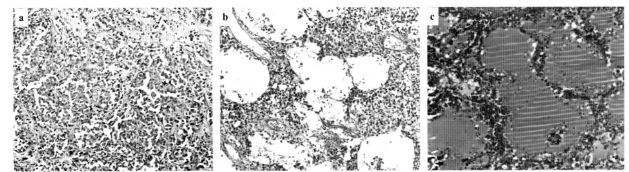

图 15.413　无性细胞瘤。（a）假腺样结构；（b）空的滤泡样腔隙；（c）含有嗜酸性物质的滤泡样腔隙（b、c 由 Francisco Nogales 医生提供）

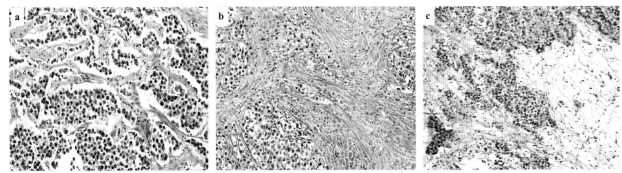

图 15.414　无性细胞瘤。（a）纤细的胶原带；（b）厚的胶原带；（c）明显的水肿

的胶原链到纤维组织形成厚度不等的条带，有时伴有明显的水肿（图15.414）。间质具有淋巴细胞浸润，有时可见淋巴滤泡和浆细胞。在罕见情况下，众多的炎细胞甚至掩盖了无性细胞瘤的存在（图15.415）。在20%的病例中，间质可见肉芽肿反应，通常界限不清，偶尔呈结节病样（图15.416），可能存在Langhans型巨细胞。值得注意的是，淋巴结中的肉芽肿性炎应提示有转移性无性细胞瘤的可能（图15.417）。

合体滋养细胞巨细胞可分散在整个肿瘤或在纤维性小梁周围排列成簇状。此外还可看到黄素化间质细胞，它们可以与激素产生有关。如果固定不佳可导致以下改变：细胞失黏附，细胞膜缺乏界限，横纹肌样细胞（图15.418）和印戒细胞。罕见无性细胞瘤病例关联横纹肌肉瘤和纤维肉瘤，而这两个病例就诊时的转移性病灶完全由肉瘤构成。14岁患者的肿瘤成分中仅有少许横纹肌肉瘤成分，接受化疗后，短期随访（6个月）无疾病存活；而主要由纤维肉瘤和次要成分为无性细胞瘤的肿瘤患者，在诊断后对化疗无反应，18个月后死于疾病。

免疫组织化学结果

免疫组织化学研究表明，无性细胞瘤表达SALLA-4、OCT3/4（胞核阳性）和D2-40（胞膜和胞质阳性）。此外，80%~87%的病例表达CD117（胞膜强阳性）（图15.419）。PLAP胞膜表达不太可靠，尤其在固定不佳的标本中（图15.420）。AFP可局灶阳性。多达1/3病例表达细胞角蛋白，范围从弥漫到局灶（胞质点状或不连续的胞膜阳性）。CAM5.2可局灶阳性（多达半数的病例有不到10%的细胞阳性，而少数病例中可有多达50%的细胞阳性）。AE1/AE3和CK7在25%的无性细胞瘤可局灶阳性（不超过10%的细胞）。无性细胞瘤不表达EMA，因此该标记物可作为排除卵巢癌的选择。在3%的无性细胞瘤中，HCG在合体滋养细胞巨细胞中表达，对这些细胞的识别关联血清β-HCG升高。NSE在无性细胞瘤细胞可呈阳性，该发现与血清中NSE升高有关。93%的无性细胞瘤可见NUT散在核阳性（＜1%~20%的细胞）。

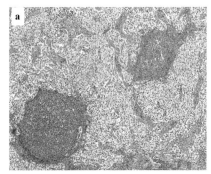
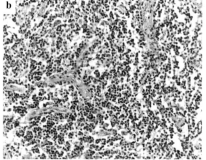
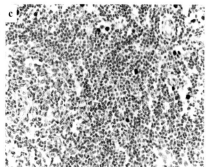

图15.415 无性细胞瘤。（a）显著的淋巴滤泡；（b）大量浆细胞掩盖了无性细胞瘤细胞；（c）OCT4免疫组化染色凸显无性细胞瘤细胞的存在（b、c由Francisco Nogales医生提供）

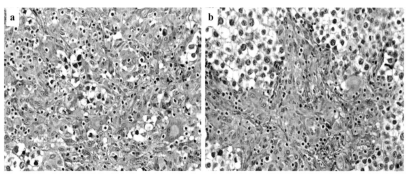

图15.416 无性细胞瘤。（a）显著的组织细胞浸润；（b）肉芽肿

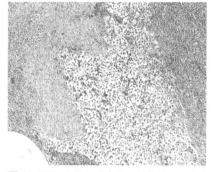

图15.417 无性细胞瘤淋巴结转移，显著的肉芽肿反应

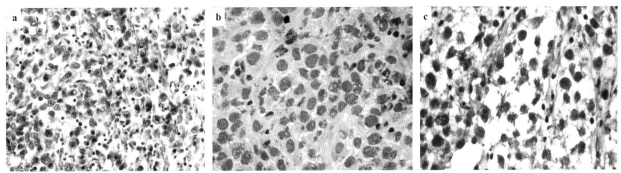

图 15.418 无性细胞瘤。（a）因固定不良显示伴有横纹肌样特征的低黏附细胞；（b）风干的冰冻切片，细胞边界不清，有明显的细胞核多形，导致对无性细胞瘤的识别困难；（c）同一肿瘤的冰冻切片在酒精固定后可容易识别（a 由 Francisco Nogales 医生提供）

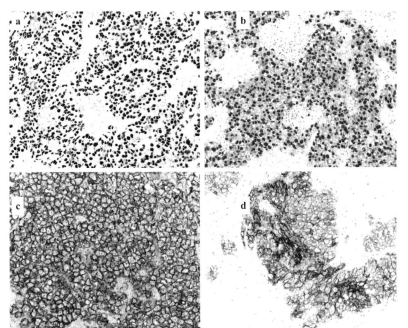

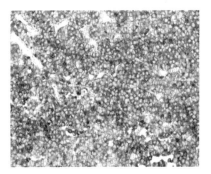

图 15.420 无性细胞瘤 PLAP 细胞膜阳性表达（由 Francisco Nogales 博士提供）

图 15.419 无性细胞瘤免疫组织化学染色：SALL4（a）、OCT3/4（b）、D2-40（c）和 CD117（d）（由 Francisco Nogales 医生提供）

分子遗传学改变

27%~53% 的病例可见 c-Kit 突变，大多数为 17 号外显子，而非 11 号外显子。因此，该分子学结果的治疗意义有待明确。

鉴别诊断

透明细胞癌

约 20% 的透明细胞癌在间质有浆细胞或淋巴和浆细胞浸润。这些病例通常为实性或者实性和腺样结构，透明细胞癌典型的乳头状结构缺乏或者最多仅在局灶可见。此外，间质没有透明变性或黏液样变性。炎细胞多为浆细胞，可伴或不伴有 T 淋巴细胞浸润，这些综合的组织学特征可类似无性细胞瘤的特征，因

此需要进行免疫组织化学染色以明确诊断（无性细胞瘤 SALLA4、OCT4、CD117 和 D2-40 阳性，而透明细胞癌 EMA 和 PAX-8 阳性）。

卵黄囊瘤或胚胎性癌

这两种肿瘤在与无性细胞瘤的鉴别诊断中具有以下特征：①肿瘤具有很少量的炎细胞；②肿瘤具有成片的胞质稠密嗜酸性或嗜双色性细胞；③肿瘤具有增加的细胞核拥挤。无性细胞瘤（OCT4、CD117、D2-40）、卵黄囊瘤（glypican-3 和 AFP）和胚胎癌（CD30 和 SOX2）的免疫标记物有助于正确诊断。

绒毛膜癌

不同大小的合体滋养细胞簇的存在会引发绒毛膜

癌的可能，特别是在出血的情况下，但是绒毛膜癌呈现的独特双相模式（即合体滋养细胞混杂细胞滋养细胞），在无性细胞瘤中不会见到。

高血钙型小细胞癌

当无性细胞瘤具有腔内无内容物的滤泡样间隙，加之前文所述的镜下细胞学特征不典型时，需要与高血钙型小细胞癌鉴别，需利用免疫组化帮助诊断。

淋巴瘤

在伴有重度炎细胞浸润无性细胞瘤掩盖无性细胞瘤细胞的病例中，可使用 SALLA-4 和 OCT4 与淋巴瘤鉴别。

治疗和预后

对恶性生殖细胞肿瘤的年轻患者，一般采用保留生育手术（即单侧输卵管 - 卵巢切除术）和综合分期（即腹膜细胞学、网膜切除术、腹膜活检、双侧盆腔和主动脉旁淋巴结切除术）。若无生育需求，患者将接受完全分期手术〔即获取腹水或腹膜灌洗液、经腹子宫切除术、双侧输卵管 - 卵巢切除术、任何腹膜表面异常的取样（如果没有，则从骨盆、结肠旁沟和膈肌腹侧面进行随机腹膜活检），可对后者刮除物进行巴氏染色，网膜切除术以及主动脉旁和盆腔淋巴结取样〕。

综合分期可能不适用于儿童，在这该人群中，手术可能会按照专家小组的建议进行修改。方法包括：①收集腹水或腹腔冲洗液进行细胞学评估；②大体检查后，活检或切除腹膜表面的任何异常；③ 大体检查后，对任何质硬或增大的腹膜后淋巴结取样；④对在大体检查中包括触诊时发现任何异常的网膜进行取样；⑤检查和触诊对侧卵巢，对任何异常部位进行活检；⑥完整切除受累卵巢，但保留输卵管。如果采用这种方案，患者将接受化疗。Ⅰ期无性细胞瘤患者仅接受手术治疗，然后进行随访观察。Ⅱ～Ⅳ期患者接受化疗（即 BEP 方案，博来霉素、依托泊苷、顺铂或依托泊苷 / 卡铂）。即使在出现卵巢外疾病的病例中，卵巢无性细胞瘤的存活率也很好，总体 5 年生存率超过 90%。Ⅰ A 期疾病的复发率约为 20%。

大多数无性细胞瘤患者在初始诊断后的 5 年内会出现复发，但罕见远期复发（范围始诊断后的 15～33

年），其中一例有锁骨上淋巴结转移，第二例有腹腔疾病，后者对手术治疗和化疗无反应，死于快速进展性疾病；具有锁骨上淋巴结病患者最初对化疗有反应，但无随访资料。值得注意的是，这些远期复发的患者血清肿瘤标志物（包括 α- 甲胎蛋白、β-HCG 和 LDH）正常。此外，一名患者在最初诊断 15 年后，对侧卵巢中出现无性细胞瘤。

卵黄囊瘤

卵黄囊瘤是第二种最常见的生殖细胞肿瘤。大多数患者是年轻人，中位年龄为 19 岁，但年龄范围 7～86 岁。该类肿瘤的单纯型罕见于 50 岁以上妇女。患者通常出现腹部肿块或腹痛，部分患者发生阴道流血。罕见病例有闭经、男性化（由于间质中存在黄素化细胞）或者假 Meigs 综合征。

卵黄囊瘤可发生在妊娠、46,XX 女性患者的卵巢性腺母细胞瘤、结节性硬化症、Mayer-Rokitansky-Kustner-Hauser 综合征、共济失调 - 毛细血管扩张症。

几乎所有患者都能检测到血清 α- 甲胎蛋白升高。卵黄囊肿瘤是一种快速增殖的肿瘤，有证据表明大约 1/3 的患者出现卵巢外扩散。

大体特征

肿瘤通常为单侧、质软，棕褐色、黄色或灰色，伴有出血或坏死，囊实性，表面光滑（图 15.421）。大小范围 7～28 cm（中位值 15 cm）。多囊卵黄囊结构呈现出蜂窝状的外观。罕见双侧卵巢受累。个别罕见病例报道在初始诊断 Ⅰ 期卵黄囊瘤（输卵管 - 卵巢切除术后，部分分期，并进行 3 个疗程的博来霉素、依托泊苷和顺铂治疗）的 9 年后，在对侧卵巢发现第二处原发性卵黄囊瘤。部分患者具有同时或异时发生的同侧或对侧成熟性囊性畸胎瘤。此外，卵黄囊肿瘤可与无性细胞瘤共存。

镜下特征

典型的卵黄囊瘤表现出两种或两种以上结构的组合，最常见的是网状结构，由具有相互连接小腔隙的疏松网状组织组成，腔隙内衬具有透明或轻度嗜酸性细胞质的原始肿瘤细胞，细胞可以呈扁平状。这些肿瘤细胞的胞核内染色质不规则分布，核仁明显，核分裂象显著（5~40/10HPF）。网状结构通常混合有囊性结构，该结构由大小不等的囊腔组成，内衬具有欺骗性看似温和的扁平细胞（图5.422）。其他结构包括乳头状、实性、花彩样（festoon，以具有波浪状的条索状和柱状原始生殖细胞为特征）、多囊卵黄囊［以具有衬覆柱状、立方状或扁平细胞（伴或不伴有显著的胞质空泡或胞质内黏液）的囊腔为特征，间质极少或丰富、寡细胞或富于细胞，囊腔可能呈偏心性收缩，

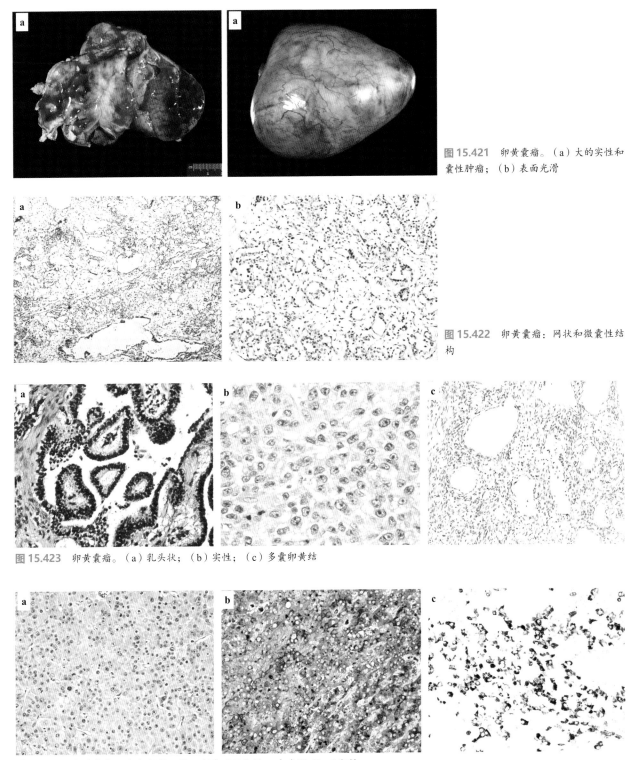

图15.421 卵黄囊瘤。（a）大的实性和囊性肿瘤；（b）表面光滑

图15.422 卵黄囊瘤：网状和微囊性结构

图15.423 卵黄囊瘤。（a）乳头状；（b）实性；（c）多囊卵黄结

图15.424 卵黄囊瘤。（a）肝样亚型；（b）AFP阳性；（c）HepPar-1阳性

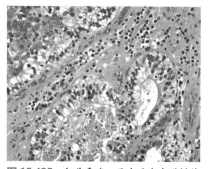

图 15.425　卵黄囊瘤：具有子宫内膜样特征的腺样结构

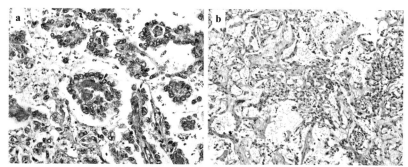

图 15.426　卵黄囊瘤。（a）Schiller-Duval 小体；（b）体壁分化，注意基底膜样物质

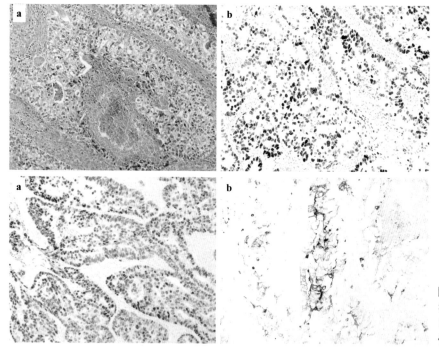

图 15.427　卵黄囊瘤伴体细胞肿瘤。（a）卵黄囊瘤、腺样结构成分；（b）SALL4 阳性；（c）CDX-2 阳性；（d）AFP 阳性

也可能见到管状腺样结构〕（图 15.423）、肝样（特征是具有胞质丰富、嗜酸性的大多角形细胞，被纤细的纤维带分隔呈块状）（图 15.424）、子宫内膜样（特征是腺性或绒毛腺外观，类似子宫内膜样腺癌和具有柱状细胞，可见核下和 / 或核上空泡）（图 15.425）和肠型（特征是腺管结构，衬覆含有黏液的形态温和的柱状细胞、杯状细胞和不常见的潘氏细胞）。一项大型研究报道 75% 的病例可见 Schiller-Duval 小体（图 15.426a），但是在我们和其他医生的经验中，这个比例是不定的。嗜酸性、PAS 阳性、抗淀粉酶的细胞内和细胞外透明小体在绝大多数病例中存在，但特异性不高。体壁分化（Parietal differentiation）是指单个或小簇肿瘤细胞周围围绕丰富的基底膜样物质（图 15.426b）。值得注意的是，罕见病例报道具有腺性结构或体壁分化的卵黄囊瘤与类癌有关。卵黄囊瘤偶尔存在肿瘤细胞出现大的胞质内空泡，导致细胞核移位或明显损耗，有时可见具有星状梭形细胞和薄壁血管的黏液样或胶原化间质。此外，个别罕见的卵黄囊瘤病例可见孤立的合体滋养细胞簇，个别罕见病例可见显著的非干酪样肉芽肿反应。

一部分卵黄囊瘤起源于卵巢体细胞肿瘤的恶性干细胞。虽然这些卵黄囊瘤的组织学与生殖细胞起源的肿瘤相同，但表现为明显的腺性结构。关联卵黄囊瘤的体细胞肿瘤包括子宫内膜样腺癌、高级别浆液性癌

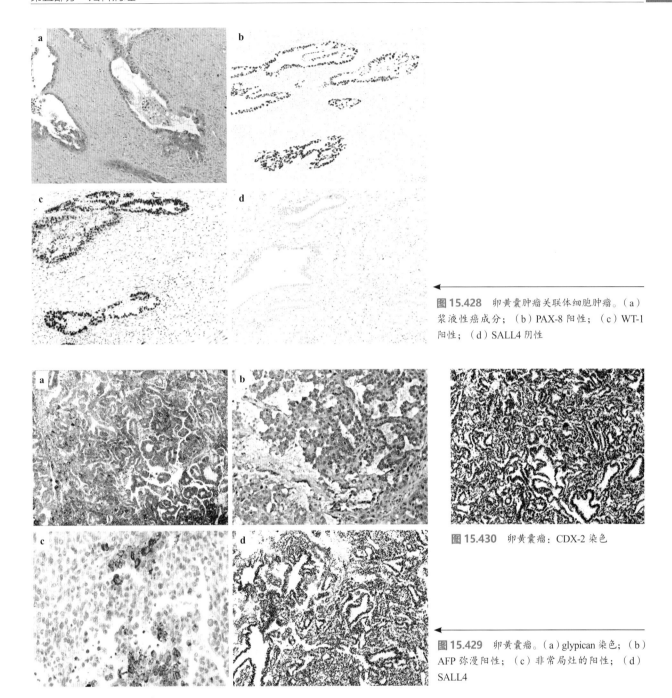

图 **15.428**　卵黄囊肿瘤关联体细胞肿瘤。（a）浆液性癌成分；（b）PAX-8 阳性；（c）WT-1 阳性；（d）SALL4 阴性

图 **15.430**　卵黄囊瘤：CDX-2 染色

图 **15.429**　卵黄囊瘤。（a）glypican 染色；（b）AFP 弥漫阳性；（c）非常局灶的阳性；（d）SALL4

（图 15.427 和 15.428）、透明细胞癌、透明细胞交界性肿瘤、癌肉瘤，包括 1 例罕见的神经上皮和滋养细胞分化、大细胞神经内分泌癌、黏液腺癌、黏液性囊腺瘤／囊腺纤维瘤。其中一些肿瘤具有子宫内膜异位症的背景。体细胞肿瘤相关的卵黄囊瘤患者往往是围绝经期或绝经后，也有少部分病例发病年龄在 30 或 40 岁。

免疫组织化学结果

卵黄囊瘤表达 glypican-3（胞质阳性，分布和强度不等）、α-AFP（胞质阳性）和 SALL4（胞核阳性）（图 15.429）。值得注意的是，透明小体或腔内分泌物 α-AFP 也会阳性，但实性结构卵黄囊肿瘤 α-AFP 通常不着色或仅局灶着色。据报道 α-AFP 对卵巢卵黄囊瘤的整体敏感性低至 60%。最近，ZBTB16 被认为是卵黄囊瘤的一种敏感性和特异性标志物。

在 40% 的腺样卵黄囊瘤中可见 CDX-2 的表达（胞核着色）（图 15.430）。卵黄囊瘤的微囊和腺样结构可以表达 Villin。HepPar-1 在腺样和肝样卵黄囊肿瘤中表达。卵黄囊瘤的原始结构（网状、乳头状和多囊卵黄囊）中可以见到 GATA-3 胞核表达，但在腺样结构为阴性。在 33% 的卵黄囊瘤病例中，NUT 蛋白的胞核阳性仅见于肝样和腺样分化灶。CK7 和 EMA 在网状 / 微囊性结构的卵巢卵黄囊瘤中呈阴性或局灶阳性，但是腺样亚型的肿瘤倾向这两种标记物阳性。此外，PAX-8、Napsin A 和激素受体通常为阴性。

鉴别诊断

注意透明细胞癌和子宫内膜样腺癌的病理特征（如透明细胞癌往往关联子宫内膜异位症，结合乳头状、管囊状和实性的结构模式，缺乏细胞异型性和核分裂象程度的对应性，以及间质的透明变；子宫内膜样腺癌病例往往具有子宫内膜异位症的背景和鳞状化生的区域）。此外，这两种类型的癌 PAX-8 均呈阳性，透明细胞癌 Napsin A 通常阳性，而子宫内膜样腺癌激素受体通常呈阳性。CK7 和 EMA 的表达也有助于证实癌的诊断，然而必须注意的是，这两种标记物都可以在卵黄囊肿瘤相关的体细胞肿瘤中表达。

无性细胞瘤和胚胎性癌参阅前文无性细胞瘤的鉴别诊断。

肝样癌好发于老年女性，平均年龄 63 岁。镜下，肿瘤缺乏在具有肝样分化的卵黄囊肿瘤中所见的多种组织学结构。

治疗和预后

卵黄囊瘤患者接受手术治疗同无性细胞瘤治疗部分所述。此外，不论分期，所有患者应行化疗。卵黄囊瘤 Ⅰ、Ⅱ、Ⅲ、Ⅳ期患者 5 年生存率分别为 96%、75%、30% 和 25%。值得注意的是，最近的 1 篇文献报道卵黄囊瘤的肝样亚型并不比经典型结构更具有侵袭性，而存在显著的多囊卵黄结构似乎关联临床较为惰性的行为。与癌相关的卵黄囊瘤似乎对恶性生殖细胞肿瘤的标准化疗方案反应较差，应利用以铂类药物为基础的化疗。

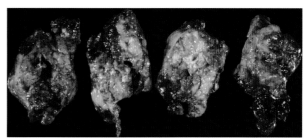

图 15.431 胚胎性癌：实性和囊性肿瘤伴出血和黏液样区域

胚胎性癌

这是一种罕见的卵巢肿瘤，大多数病例为混合性恶性生殖细胞肿瘤的组成成分。单纯型卵巢胚胎癌是极其罕见的肿瘤。患者年龄范围 4~28 岁（中位值 14 岁）。通常表现为腹部肿块或腹痛。异常内分泌表现包括青春期性早熟、闭经、不孕、轻度多毛和不规则阴道出血，可见妊娠试验阳性。血清 AFP 和 hCG 水平可能升高。

大体特征

肿瘤体积较大，范围为 11~25 cm（中位值 17 cm）。通常表面光滑，但是可以破裂。肿瘤外观不一，由灰色、白色或黄色区域组成并伴有出血和坏死。肿瘤质软，大部分为实性，可见含有黏液物质的局灶囊性区域（图 15.431）。

镜下特征

该肿瘤由成片排列的原始多形性大细胞组成，胞质嗜双色性，具有不同程度的空泡化，胞膜界限清楚。细胞核圆形、拥挤，染色质分布不规则，有 1 个或多个显著的核仁（图 15.432）。成片排列的肿瘤细胞内可见乳头状结构和腺样裂隙。核分裂活性高，范围 14~62/10HPF，常见非典型核分裂象。原始肿瘤细胞周围或间质内可见合体滋养细胞。间质可疏松或致密和纤维化。细胞内和细胞外可有嗜酸性透明小体。偶尔在间质中，可以看到衬覆柱状细胞并含有核上和核下空泡的腺体，伴或不伴有杯状细胞和成熟鳞状上皮和软骨灶。个别罕见混合性胚胎性癌 / 无性细胞瘤在对侧卵巢具有仅镜下可见的无性细胞瘤灶。文献报道了一例具有晚期胚胎性癌和 46,XY 纯性腺发育不良（Swyer 综合征）的患者，其对侧卵巢中患有性腺母细胞瘤。

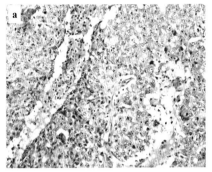
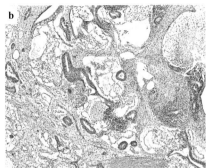
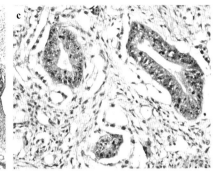

图 15.432 胚胎性癌。（a）原始的大细胞片状排列与卵黄囊瘤（空心箭头）和未成熟性畸胎瘤相混合（箭头）；（b）注意毗邻卵黄囊瘤的腺样结构，衬覆显著异型的细胞（实心箭头）；（c）b 图的高倍镜观

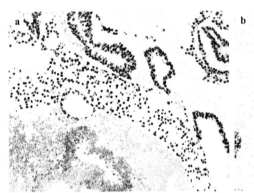
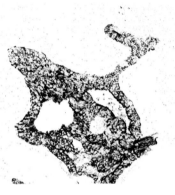

图 15.433 胚胎性癌，图 15.432 所示的混合性生殖细胞瘤的组成部分，SALL4 阳性（a）和 CD30 阳性（b）

免疫组织化学结果

胚胎性癌表达 SALLA4（胞核阳性）、CD30（胞膜阳性）、OCT4（胞核弥漫性强阳性）和 SOX2（胞核阳性）（图 15.433）。CD30 对胚胎癌的敏感性不如 OCT4 高。部分胚胎性癌化疗后 OCT4 和 CD30 表达降低。此外，合体滋养细胞可以表达 hCG，而 AFP 在胚胎性癌细胞和透明小体表达。AE1/AE3 在胚胎性癌中通常阳性，而 EMA 通常阴性，卵黄囊瘤也有类似的结果，但一些研究发现 AE1/AE3 在胚胎性癌中是胞膜表达，在卵黄囊瘤中则是胞质表达。

鉴别诊断

卵黄囊瘤与部分胚胎性癌一样，无内分泌相关症状（包括 hCG 升高）。此外，肿瘤通常表现为网状/微囊状、多囊卵黄囊和花彩样等结构的组合。卵黄囊瘤免疫组化不表达 OCT4 和 SOX2，只有罕见病例表达 CD30。

胚胎性癌的细胞比无性细胞瘤的体积大，细胞核更加多形。间质也是不同的，因为无性细胞瘤常为纤细的纤维间隔，然而有时也可见同胚胎性癌的水肿样间质。无性细胞瘤表达 D2-40 和 CD177，而胚胎性癌则不表达。另一个不同之处是，无性细胞瘤角蛋白的表达范围不应该和胚胎性癌一样弥漫。

绒毛膜癌表现为特征性的合体滋养细胞与细胞滋养细胞混合性的双相丛状结构。此外，绒毛膜癌有显著的出血，这并非胚胎性癌的特征性改变。免疫组织化学结果表明细胞滋养细胞 inhibin 阳性。

未分化癌是化疗后转移性肿瘤一个重要鉴别诊断实体，因为这些肿瘤呈现 CD30 和 OCT4 的缺失表达。因此，对年轻患者，SOX2 和 SALLA4 阳性结果有助于转移性胚胎性癌的诊断。

治疗和预后

胚胎性癌患者的手术治疗同无性细胞瘤治疗部分所述。此外，该病所有患者不论分期如何均需化疗，Ⅰ期患者的 5 年生存率为 50%。

绒毛膜癌

大多数卵巢绒毛膜癌的病例都是源自妊娠（即来自原发于子宫或输卵管的转移性绒毛膜癌，或与卵巢异位妊娠相关的原发性卵巢绒毛膜癌）。单纯型的非妊娠型绒毛膜癌是一种非常罕见的肿瘤，大多数非妊娠型绒毛膜癌都位于恶性混合生殖细胞肿瘤的背景内。两种类型的绒毛膜癌均易早期血源性转移至不同的器官，如肺、肝脏、脑、骨、阴道等。尽管与妊娠型绒毛膜癌相比，非妊娠绒毛膜癌对化疗相对耐药并与预后不良相关，但回顾文献，并没有证实这一观点，因为大多数患者对联合化疗有反应，患者不应以甲氨蝶呤（妊娠型绒毛膜癌的药物选择）作为单一药物治疗。患者的年龄范围 9~55 岁，大多数患者处于 20~30 岁。常见的症状包括腹痛、腹部肿块或阴道出血。同性性早熟可见于多达 50% 的月经期前患者。HCG 升高。罕见病例关联 Silver-Russell 综合征（一种罕见的先天性疾病，其特征是出生前和出生后生长抑制，相对大头畸形，三角脸、大脑半球发育不良和第 5 指先天性指 / 趾侧弯）和 Swyer 综合征（46,XY 性腺发育不良）。

大体特征

肿瘤是实性 / 囊性，鱼肉样或质脆，可见出血和坏死，大小范围 5~24 cm。

镜下特征

肿瘤表现出典型的双相丛状模式，其中合体滋养细胞与细胞滋养细胞相混合（图 15.434），有 1 例病例报道对侧卵巢发现畸胎瘤。值得注意的是，部分卵巢非妊娠型绒毛膜癌的病例源于卵巢上皮性肿瘤的背景，如浆液性癌、黏液性囊腺瘤、混合性高级别癌包括透明细胞癌、子宫内膜样腺癌、小细胞癌和低分化癌。

免疫组织化学和其他辅助检查

免疫组织化学研究表明，合体滋养细胞 hCG 阳性，而细胞滋养细胞 inhibin 阳性。基因分子分型有助于区分非妊娠型（肿瘤与母体组织相匹配并具有等位基因失衡）和妊娠型绒毛膜癌（双亲或雄激素性）。

治疗和预后

非妊娠型绒毛膜癌患者接受手术治疗同前文无性细胞瘤治疗部分所述。另外所有患者不论分期均应辅以化疗。化疗方案多样，包：①依托泊苷、甲氨蝶呤、放线菌素 –D、环磷酰胺和长春新碱；②依托泊苷、甲氨蝶呤和放线菌素 –D；③博来霉素、依托泊苷和顺铂。起源于上皮性肿瘤的背景的肿瘤具有侵袭性，大多数患者在诊断后 24 个月内死于疾病。

成熟性囊性畸胎瘤

这是卵巢最常见的生殖细胞肿瘤，占月经期前女童卵巢肿瘤的 90%，占 20 岁以下妇女卵巢肿瘤的 60%。大多数病例发生在生育期，但可发生于儿童或绝经后。该肿瘤关联腹部肿块或腹痛、阴道出血、泌尿道症状或背部疼痛，但 30%~60% 的病例缺乏症状。此外，肿瘤还可发生扭转，导致梗死、破裂、腹腔积血和自发破裂。CA19-9 升高，通常平均水平为 109.1 U/mL 或 217.6 U/mL，但有时高 1826 U/mL。文献报告了一些家系病例，影响兄弟姐妹、母亲和女儿以及连续三代人。可见卵巢和其他解剖部位（如网膜、道格拉斯窝、输卵管和纵隔）的同步肿瘤。

成熟性囊性畸胎瘤可与以下方面有关：雄激素相关症状，因肿瘤内存在垂体腺瘤导致库欣综合征，因为卵巢肿瘤内存在泌乳素瘤导致高泌乳素血症，高钙血症（在含有鳞状细胞癌的病例），自身免疫性溶血性贫血，红细胞增多，因卵巢肿瘤破裂导致在尿液或粪便查见头发，牙齿或骨碎片，因肿瘤破裂导致的

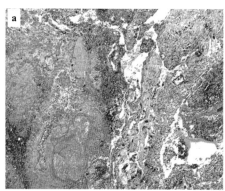
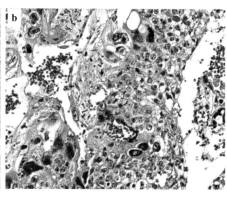

图 15.434 绒毛膜癌。（a）具有双相型结构的肿瘤伴明显出血；（b）混合有合胞滋养细胞和细胞滋养细胞

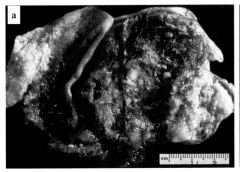
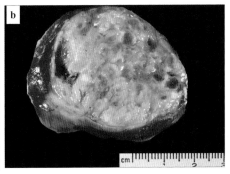

图 15.435　成熟性畸胎瘤。（a）囊性结构含有毛发和皮脂腺物质；（b）主要为实性，伴有小的囊腔

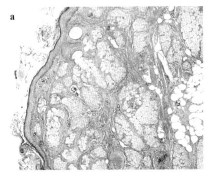
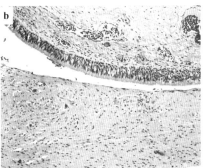
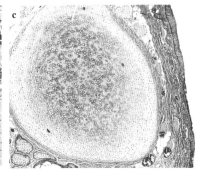

图 15.436　成熟性囊性畸胎瘤。（a）皮肤、皮脂腺和脂肪；（b）神经胶质组织和呼吸道上皮；（c）皮肤、皮脂腺和软骨

旺炽性腹膜脂肪肉芽肿病，以及腹膜黑色素沉着。此外，还有报道因抗 NMDAR（N-methyl-D-aspartate receptor）抗体导致的自身免疫性脑炎继发出现神经精神病综合征、opsoclonus-myoclonus 综合征、幼年性皮肌炎样综合征、血清反应阴性的多关节炎/腱鞘炎以及抗 RI 抗体引起的记忆缺陷。

超声检查的特征包括液 - 液平面、区域性强回声、高回声线和点、Rokitansky 头节以及具有结节和阴影回声密度的囊肿。在成人，发现两个以上的超声特征对诊断成熟性囊性畸胎瘤的敏感性大于 92%。

大体特征

此肿瘤通常是单侧的，尽管 13.2% 的病例是双侧的，肿瘤的大小范围数毫米至＞30 cm。值得注意的是，两个分别为 13 mm 和 25 mm 小肿瘤由于抗 NMDAR 抗体与自身免疫性脑炎有关。典型的病例是囊性的（无论是单房还是多房），虽然个别罕见的病例可以实性为主，但仍然有大小不一的囊腔，囊内通常含有黄色或棕色的皮脂类物质、毛发和息肉状实性结节（Rokitansky 头节）（图 15.435）。很少数情况下，内容物被浓缩形成实性球，漂浮在囊内。大约 1/3 的病例可

见牙齿。此外，大体可见脂肪组织、大脑、甲状腺、骨骼和软骨组织。罕见情况下，可以出现这种肿瘤的一种高度分化类型，类似在一个囊性空间内发育不良的人类胎儿的肿块，即胎儿型畸胎瘤。

镜下特征

这种肿瘤显示来自所有三个胚层的成分：外胚层（如鳞状上皮、皮肤和附件器、大脑、周围神经系统组织、小脑和脉络丛）、中胚层（如脂肪、骨、软骨、牙齿、血管、平滑肌、淋巴组织、骨骼肌）和内胚层（如呼吸和胃肠上皮、甲状腺和唾液腺组织），倾向以外胚层衍生物为主（图 15.436）。不太常见的是胰腺、视网膜、甲状腺、肾上腺、肺、乳腺、肾脏和垂体。有时皮脂腺囊内物质异位到囊壁并引发异物巨细胞反应（即脂肪肉芽肿）（图 15.437）。此外如前所述，可以看到漂浮在囊肿内的由角质、脂肪、皮脂类物质或头发等成分任何组合形成的实性球。

成熟或未成熟性畸胎瘤可见旺炽性的良性血管增生，该现象由不同大小和形状的血管聚集组成，血管腔内衬椭圆形或梭形细胞，细胞核胖圆，染色质泡状，核膜不规则，罕见核分裂象，这种血管增生类似于在

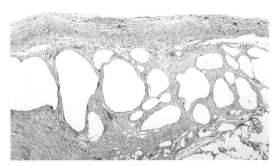

图 15.437　成熟性囊性畸胎瘤：脂肪肉芽肿

高级胶质肿瘤、颅外神经或神经内分泌肿瘤、肾细胞癌和其他与 Von Hippel-Lindau 基因相关的肿瘤中所见，不应误判为血管肿瘤。脑膜皮细胞增生特征性表现为相互吻合的裂隙状通道，内衬扁平到立方状、EMA 阳性的脑膜皮细胞，可能具有散在分布的色素细胞和砂粒体，见于 40% 的成熟性囊性畸胎瘤。前列腺组织的存在是极其罕见的，可能在尿路道黏膜附近被发现。

值得注意的是，一例 13 mm 的成熟性囊性畸胎瘤并伴有明显的坏死，因为产生抗 -NMDAR 的抗体，与自身免疫性脑炎有关，但是由于肿瘤体积小，忽略了对它的诊断。

成熟性囊性畸胎瘤与以下卵巢肿瘤有关：成年型粒层细胞瘤、透明细胞癌、卵泡膜细胞瘤、对侧卵巢的浆液性癌、浆液性癌、黏液性囊腺瘤和浆液性交界性肿瘤。此外，肿瘤可发生在子宫内膜异位症的背景中。

治疗和预后

对儿童和青少年，选择的治疗方法是腹腔镜或剖腹手术，这取决于肿瘤的大小和患者的并发症。对成年人，囊壁切除术或输卵管 - 卵巢切除术是治疗的选择。这种肿瘤会复发。在成人，复发率因手术类型而异，随访 2 年发现腹腔镜手术患者的复发率为 4%，而剖腹手术患者的复发率为 0。在儿童和青少年，据报道囊壁切除后复发率为 10%。

未成熟性畸胎瘤

患者年龄范围小于 1 岁到 58 岁。最常见的表现是腹部肿块或腹痛，也可偶然发现。常见血清 AFP 轻度升高，有时同性假性早熟患者偶尔会出现 hCG 升高，高达 50% 的病例 CA19-9 升高。

该肿瘤与异常分泌抗利尿激素、低钠血症和低血清血管加压素水平的综合征相关，可能归因于肿瘤分泌一种血管加压素样物质所致，综合征包括 Mayer-Rokitansky-Kustner-Hauser 综合征、副肿瘤性视网膜病变和因抗 NMDAR 抗体所致的自身免疫性脑炎。

大体特征

该肿瘤通常是单侧的，但是在对侧卵巢可以发现同步或异步的成熟性囊性畸胎瘤。肿瘤大小范围为 7~35 cm，中位值为 18 cm。通常表面光滑，质软，囊实性，灰色、粉红色或黄色，具有出血和坏死的区域（图 15.438）。少数病例的肿瘤以实性为主伴有小囊腔。

镜下特征

未成熟性畸胎瘤的诊断基于呈菊形团或片状排列并具有明显核分裂活性的未成熟神经上皮（图 15.439）。为确保正确诊断，应按 1 张切片 /cm 取

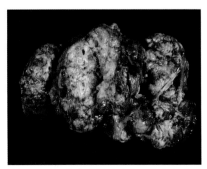

图 15.438　未成熟性畸胎瘤：实性和囊性肿瘤伴出血、坏死

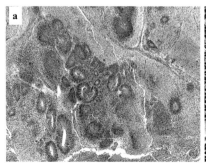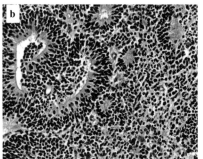

图 15.439　未成熟性畸胎瘤。（a）未成熟神经上皮；（b）a 的高倍镜观

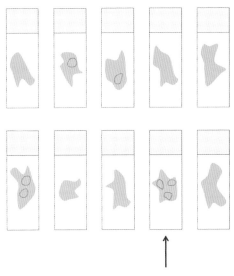

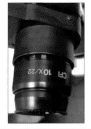

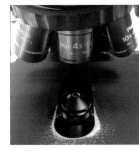

图15.440　未成熟性畸胎瘤的分级：对整个病例进行分析，选择未成熟神经上皮数量最多的切片进行分级

图15.441　未成熟性畸胎瘤分级：用于分级的放大倍数为40倍（目镜放大倍数为10倍，目镜放大倍数为4倍）

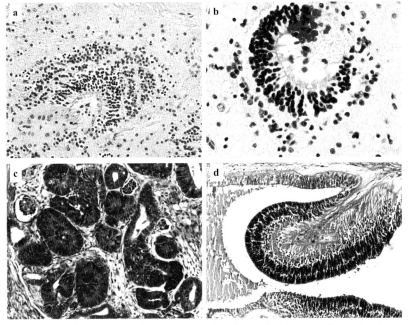

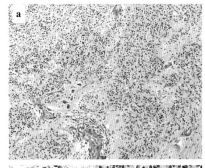

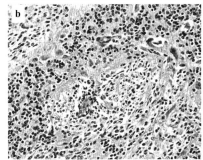

图15.442　（a）具有室管膜小管的成熟性囊性畸胎瘤，不要误认为是未成熟神经上皮细胞；（b）注意缺乏核分裂象。具有纤毛、肾源性小管（c）和视网膜（d）（c, d由Francisco Nogales医生提供）

图15.443　成熟性囊性畸胎瘤的富于细胞的神经胶质组织，不要与未成熟神经上皮相混淆

材进行镜检。对整个病例进行彻底检查，用具有最大数量的未成熟神经上皮的切片来确定等级（图15.440），用于评估的放大倍数为40×（目镜10×、物镜4×）（图15.441）。最初分级分为以下3级：①1级：未成熟神经上皮的数量最多1个低倍镜视野（×40），但不超过1个低倍镜视野；②2级：未成熟神经上皮的数量超过1个低倍镜视野（×40），但不超过3个

低倍镜视野；③3级：未成熟神经上皮的数量超过3个低倍镜视野（×40）。

为了降低不同观察者间的变异性，后续将2级与3级合并，提出两级分级系统。该两级分级系统［即低级别未成熟性畸胎瘤包括最多1个低倍视野（×40）的未成熟神经上皮，而高级别未成熟性畸胎瘤，包括超过1个低倍视野（×40）的未成熟神经上皮］被用

于临床管理的一项指标。

需要注意的是，室管膜小管、视网膜组织、小脑、富于细胞性神经胶质组织、淋巴样组织或胎儿样的间叶组织不应该被误认为是未成熟神经上皮（图 15.442 和 15.443）。另一个重要问题是高级别未成熟性畸胎瘤与原始神经外胚层肿瘤（primitive neuroectodermal tumor, PNET）的鉴别。通常，如果未成熟神经上皮形成一个明显的肿块（即未成熟神经上皮灶出现融合，无须将各个孤立的未成熟神经上皮灶相加，以期提供所谓高级别未成熟畸胎的等级；本质上是未成熟神经上皮过度生长的单形性表现），则诊断为 PNET。卵巢外病变可表现为成熟性畸胎瘤或未成熟性畸胎瘤。

免疫组织化学

未成熟神经上皮表达 SALL4、SOX2 和 glypican-3（斑片状）（图 15.444）。75% 的未成熟性畸胎瘤病例存在 NUT 蛋白的细胞核阳性，但仅限于肝样和腺样 / 肠分化的病灶。

治疗和预后

未成熟畸胎瘤的治疗是外科手术，根据患者的年龄来决定是否保留生育能力，详请参阅前文无性细胞瘤外科治疗的部分。关于辅助治疗的实施，取决于患者的年龄。一方面，对高级别未成熟性畸胎瘤患者，不论分期，利用博来霉素、依托泊苷和顺铂（bleomycin, etoposide, and cisplatin, BEP）辅助化疗，对 Ⅱ～Ⅳ 任何分期的未成熟性畸胎瘤病例，除外具有成熟性畸胎瘤或腹膜胶质瘤病的卵巢外疾病的患者成熟性。另一方面，儿科肿瘤学家认为未成熟性畸胎瘤是一种低级别的恶性肿瘤，在大多数情况下，可以单独手术治疗，

而不考虑分期和分级。5 年生存率早期疾病几乎为 100%，晚期疾病至少为 75%。在儿科人群中，5 年的总生存率为 99%。

未成熟性畸胎瘤中小灶卵黄囊瘤（即最多 3 个病灶，每个病灶最大 3 mm）的存在不影响 1 级未成熟畸胎瘤的预后。

卵巢畸胎瘤的卵巢外病变

下述病变可与卵巢畸胎瘤相关：

腹膜肉芽肿反应：这是由于卵巢肿瘤破裂、内容物泄露所致。

腹膜黑色素沉着症：是指大体可见腹膜内有局灶或弥漫性棕色或黑色的色素沉着。色素通常是黑色素，但也可以是含铁血黄素。该发现见于成熟性囊性畸胎瘤，色素大多位于巨噬细胞内。值得注意的是，个别罕见的转移性黑色素瘤转移到网膜被误判为黑色素沉积。利用 SOX-10 免疫组化染色有助于正确诊断。

腹膜胶质瘤病：该术语是指腹膜表面具有由成熟的神经胶质组织构成的多发性结节（图 15.445），但是该发现也可见于淋巴结（即淋巴结胶质瘤病）。多见于未成熟性畸胎瘤，但也可见于成熟性囊性畸胎瘤和混合性生殖细胞瘤，可以在初始诊断或后续检测中被发现。可与子宫内膜异位症、蜕膜的腹膜化生、神经胶质退变、肉芽肿性和滤泡性炎症改变、血管内皮及外膜增生等相关，可引发腹膜积血。此外，它可以与成熟或未成熟性畸胎瘤卵巢外部位受累相关，罕见与胶质瘤或生长性畸胎瘤综合征的演进相关。免疫表型上，所有胶质瘤病和罕见的在此背景发生的胶质瘤均 SOX-2 阳性，但 OCT4 和 NANOG 阴性。腹膜胶

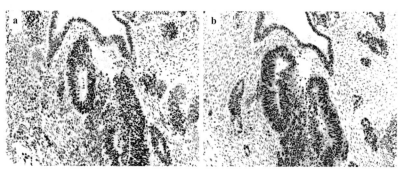

图 15.444　未成熟神经上皮：SALL 4 阳性（a）和 SOX-2 阳性（b）（由 Francisco Nogales 医生提供）

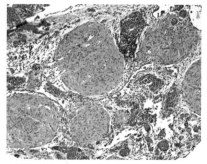

图 15.445　腹膜胶质瘤病

质瘤病预后较好。

生长性畸胎瘤综合征

该情况被定义为在性腺恶性生殖细胞肿瘤（包括未成熟性畸胎瘤）化疗期间或之后，随着先前升高的血清肿瘤标志物（AFP 或 HCG）的正常化，成熟性畸胎瘤的性腺外肿块的增大。生长性畸胎瘤综合征常见于男性，文献报道在年轻男性患者接受睾丸非精原细胞性生殖细胞肿瘤治疗后的发病率为 1.9%~7.6%，女性患者并不常见。该情况通常发生在性腺肿瘤诊断后的 5 年内，但某些病例的间隔时间 > 20 年，最常累及腹膜，但也可见于肺、肝脏、纵隔、锁骨上淋巴结、腹股沟淋巴结、软组织和肠系膜。女性患者在卵巢肿瘤后出现这种综合征的年龄为 4~44 岁，但大多数患者为 20~30 岁。据报道，最多 3% 的病例发生恶性转化，该情况的治疗是外科减瘤术。

源自畸胎瘤的体细胞型肿瘤

0.17%~3.5% 的成熟性囊性畸胎瘤可以发生恶性转化，尽管发病年龄在范围 19~88 岁，但常出现在发生于绝经后患者。伴有恶性转化的成熟性囊性畸胎瘤伴恶性转化的肿瘤体积往往超过大于没有这一特征的肿瘤，前者的平均大小为 15.2 cm，后者的平均大小为 8.8 cm。最常见的肿瘤是鳞状细胞癌，占病例的 80%~90%（图 15.446）。个案报道 1 例罕见的鳞状细胞癌和恶性纤维组织细胞的碰撞瘤，即鳞状细胞癌和恶性纤维组织细胞瘤。源自成熟性的囊性畸胎瘤中

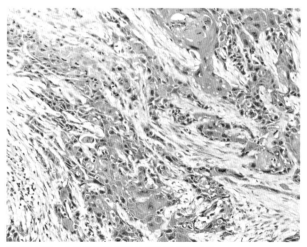

图15.446　成熟性囊性畸胎瘤中的鳞状细胞癌

出现的鳞状细胞癌的病例，患者年龄范围在 19~84 岁，中位年龄在 54~61.5 岁。含具有鳞状细胞癌的成熟性囊性畸胎瘤的平均肿瘤直径为 13.1~9.7 cm。预后取决于分期，未破裂的 I 期肿瘤的 5 年生存率从 75% 到 25%、12% 不等，II、III 和 IV 期则无幸存者。由于这类种肿瘤的罕见性，辅助治疗尚未在前瞻性研究中进行评估。患具有 I A 期疾病的患者可能没有接受辅助化疗，对预后没有影响，但是 I C 期和更高大分期的患者接受了不同的辅助治疗，预后也不尽相同。有研究认为，对 I ~ II 期患者进行全盆腔放疗和同时进行每周以铂类为基础的化疗是有益的。

腺癌通常具有胃肠型分化，呼吸道分化较少，约占 7% 的病例。个别罕见病例报道同时出现乳腺 / 附属器和上消化道分化。除了具有肠道分化的腺癌，成熟性囊性畸胎瘤还可以出现多种黏液性肿瘤，范围从囊腺瘤到交界性肿瘤和上皮内癌。所有这些黏液性肿瘤都可以与卵巢和 / 或腹膜假黏液瘤相关（值得注意的是，尽管腹膜假黏液瘤倾向与卵巢假黏液瘤相关，但是大多数卵巢假黏液瘤与腹膜假黏液瘤无关）。组织学上，黏液性囊腺瘤上皮成分多变，可表现为下消化道、胃小凹或苗勒氏，而交界性肿瘤或癌则表现为较为一致的下消化道外观。免疫组化方面，畸胎瘤背景中出现的黏液性肿瘤与下胃肠道的肿瘤免疫表型重叠，对与卵巢假黏液瘤相关的肿瘤更是如此，因为它们往往是 CK7 阴性、CK20 阳性、CDX-2 阳性和 Villin 阳性。此外，成熟性囊性畸胎瘤中发生的黏液性肿瘤表达 SATB2。

在畸胎中发生的较不常见的肿瘤类型是：

黑色素细胞性病变和黑色素瘤：良性黑色素细胞性病变，例如已报道的复合痣和蓝痣，还可见恶性黑色素瘤，后者发生在年龄范围很广（19~86 岁）。镜下，肿瘤由上皮样细胞和 / 或梭形细胞组成，呈片状和巢状排列，可见色素沉积、雀斑状结构、巨滤泡状、假乳头状结构、坏死、横纹肌样细胞、脂母样细胞、肿瘤巨细胞和印戒样细胞。黑色素瘤 S-100 阳性，HMB-45 和 Melan A 阳性不定，也表达 SOX-10。源自畸胎瘤的黑色素瘤倾向具有侵袭性行为。

皮肤附属器病变和肿瘤：皮脂腺增生、皮脂腺腺瘤（与 Muir-Torre 综合征相关）、皮脂腺癌、微囊性附属器癌、毛发腺瘤、毛母质瘤和 Paget 病在畸胎瘤中可遇到。此外，已报道 1 例大汗腺腺癌，肿瘤转移到锁骨上淋巴结。

尿路上皮癌：该类型的肿瘤在成熟性囊性畸胎瘤中很少有报道。患者年龄范围 45~67 岁，腹部肿块为最常见表现，通常血清标志物 CA125 和 CA1-9 升高，成熟性囊性畸胎瘤的大小范围 8~22 cm，3 例为 FIGO Ⅰ A 期，另 2 例报道为 FIGO Ⅰ C 期。所有患者均行手术治疗，此外，只有 1 例 Ⅰ C 患者接受辅助化疗。在报告的 5 例中，有 4 例具有随访资料，在 5 个月至 5 年多的随访中，这些患者均无疾病生存。

神经内分泌肿瘤：

类癌：罕见类癌发生在 1 例成熟性囊性畸胎瘤的支气管黏膜中，肿瘤大体为 0.9 cm 结节。镜下，肿瘤细胞大小相对一致，呈小梁和巢状排列，核分裂象最多为 6/10HPF，中央坏死（20%）显著，Ki-67 指数为 20%~25%。肿瘤细胞广谱角蛋白、CK7、TTF-1 和 CD56 阳性；EMA、ER、PR 和 Syn 局灶阳性；CK20、CDX-2、SATB2 和 CgA 阴性。未给予辅助治疗，患者随访 3 年 7 个月无疾病证据。

大细胞神经内分泌癌：在成熟性囊性畸胎瘤中发现了少数这种肿瘤。患者年龄 25~69 岁，就诊时均为晚期。与腺癌（通常为黏液性）相关。尽管进行化疗

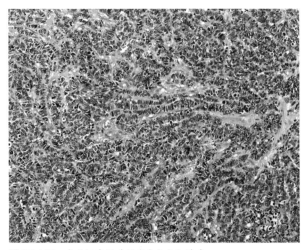

图 15.447　成熟性囊性畸胎瘤中的小细胞癌

作为辅助治疗，但大多数患者死于疾病。

小细胞神经内分泌癌：在成熟性囊性畸胎瘤中发现了少数这种肿瘤（图 15.447）。患者年龄为 22~68 岁，卵巢肿瘤至少 12 cm，但主要由成熟性囊性畸胎瘤组成。值得注意的是，2 例关联其他类型的癌。1 例为 FIGO Ⅲ 期疾病，预后不良，而其他病例在随访 10~84 个月后无疾病证据。

神经系统肿瘤：畸胎瘤内可见星形细胞和少突胶质细胞瘤，包括胶质母细胞瘤和毛细胞型星形细胞瘤、中枢神经细胞瘤、脉络丛乳头瘤、非典型脉络丛乳头瘤、原始神经外胚层肿瘤（包括胚胎性肿瘤，如髓母细胞瘤、促结缔组织增生型髓母细胞瘤和伴多层菊形团的胚胎性肿瘤，后者包括既往诊断实体如髓上皮瘤和室管膜母细胞瘤以及神经母细胞瘤）。虽然最大宗卵巢原发性神经外胚层肿瘤报道已将这些肿瘤归类为分化型（室管膜瘤和星形细胞瘤）、间变型（胶质母细胞瘤）和原始型（包括所有胚胎肿瘤和神经母细胞瘤），但在具体诊断这些肿瘤实体时，这种分类是不可行的。另一个有趣的问题是神经外胚层肿瘤起源于畸胎瘤中时，一些作者认为这些肿瘤是单胚层畸胎瘤，但是这些神经外胚层肿瘤，除了室管膜瘤，几乎总是可以检测到关联的中胚层和内胚层成分，这似乎表明这些肿瘤倾向是畸胎瘤（神经胶质或神经组织）众多组分中的一种成分，而非真正的单胚层畸胎瘤。在畸胎瘤的背景下，这些肿瘤呈现出它们原有的组织学特征，正确识别这些组织学并合理应用免疫组织化学染色有助于正确的诊断。具有星形细胞或少突胶质细胞分化的肿瘤 GFAP 阳性，而原始肿瘤可能 Syn 和 NF 阳性、GFAP 局灶阳性。重要的是应记住的是，上面列出的原始神经外胚层肿瘤没有呈现明显的 CD99 细胞膜表达和 t（11;22）（q24;q12）易位，这是外周原始神经外胚层肿瘤（primitive neuroectodermal tumor，PNET/ 尤因肉瘤）的特征。脉络丛乳头瘤 Syn、NSE、transthyretin 均阳性，广谱角蛋白和 CK7 局灶阳性。值得注意的是，少突胶质细胞瘤和神经细胞瘤可以利用免疫组织化学来鉴别，因为前

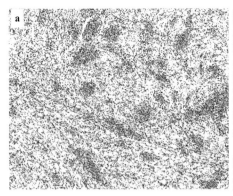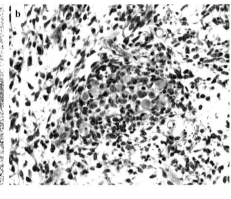

图 15.448　成熟性囊性畸胎瘤中的横纹肌肉瘤。（a）细胞稀疏区和致密区；（b）横纹肌母细胞

者 GFAP 阳性、Syn 阴性，而后者正好相反。此外，尽管组织学相似，卵巢星形细胞瘤无 IDH 突变，而大多数 1 级和 2 级中枢神经系统弥漫性星形细胞瘤常见 IDH 突变。在卵巢畸胎瘤也可见节细胞神经瘤。由于对这些肿瘤的经验有限，没有最佳的治疗方法推荐；然而，局限于卵巢的低级别星形细胞 / 少突胶质细胞瘤似乎适合仅进行保守手术（即输卵管 - 卵巢切除术），而高分期的低级别肿瘤和任何高级别肿瘤则需要接受化疗。预后取决于分化程度和疾病分期。

淋巴瘤：在成熟性囊性畸胎瘤中，已报道有少数弥漫性大 B 细胞淋巴瘤病例。患者年龄 24~68 岁，没有卵巢外受累的证据，虽然其中 1 例可见对侧卵巢受累。4 例中有 3 例接受化疗作为辅助治疗。尽管随访数据仅限于其中 2 例，但整体预后较好。

骨肉瘤：在成熟性囊性畸胎瘤中已报道少数骨肉瘤病例。患者年龄 14~80 岁，肿瘤大小 3.1~22 cm。大多数病例为 FIGO Ⅲ 期疾病，或死于疾病或疾病复发。值得注意的是，辅助化疗还未被普遍用于所有这些病例。

血管肉瘤：在成熟性囊性畸胎瘤中已报道少数这种肿瘤。患者相对年轻，大多在 20 多岁、30 多岁或仅 40 岁。所有患者都具有晚期疾病，无论是 FIGO Ⅱ 期还是Ⅳ期，均有致死性预后。值得注意的是，1 例 59 岁的患者罕见关联透明细胞癌，但是没有提供关于疾病分期和预后的信息。

纤维肉瘤：在成熟性囊性畸胎瘤中，纤维肉瘤的病例非常罕见。1 例利用比较基因组杂交进行的细胞

遗传学分析显示存在 9 和 12 号染色体获得、16 号染色体缺失。

卵巢畸胎瘤中已报道的其他肿瘤或病变：包括前列腺腺癌、癌肉瘤、黏液表皮样癌、血管球瘤、副神经节瘤、脑膜瘤、腺瘤样瘤、平滑肌瘤、平滑肌肉瘤、横纹肌肉瘤（图 15.448）、去分化软骨肉瘤、脊索瘤、视网膜原基瘤（良性和恶性）、血管瘤或以血管瘤组分为主（后者可与其他解剖部位的血管畸形共存）或对侧卵巢出现同样特征的畸胎瘤、上皮样血管内皮瘤和泌乳素瘤。

成熟性囊性畸胎瘤的继发受累，罕见转移癌，包括乳腺小叶癌和宫颈腺癌已被报道。此外，已报道 1 例浆母细胞淋巴瘤伴有卵巢成熟性囊性畸胎瘤继发受累。

单胚层畸胎瘤

卵巢甲状腺肿

这是最常见的单胚层畸胎瘤类型，约占所有卵巢畸胎瘤的 3%。卵巢甲状腺肿是一种成熟性卵巢畸胎瘤，由以甲状腺组织为主（> 50%）或完全由甲状腺组织组成，好发年龄为 50 多岁，也可发生于青春期前的女孩和绝经后的妇女。患者常见症状是盆腔肿块。此外，1/3 的病例出现腹水，假 Meigs 综合征偶尔发生，大约 5% 的病例出现甲状腺功能亢进。甲状腺功能亢进的患者血清促甲状腺激素（thyroid-stimulating hormone, TSH）低，游离甲状腺素（T4）和三碘甲状腺氨酸（T3）升高。甲状腺通常不肿大，但甲状腺球蛋白升高。放射性碘摄取存在于骨盆，但在甲状腺很低或无摄取。极少数病例患者可见卵巢甲状腺肿和甲

状腺功能亢进同时合并甲状腺肿，这归因于与Grave病或毒性结节性甲状腺肿共存。

大体特征

卵巢甲状腺肿通常是单侧的，一般不到10 cm，偏向实性或囊实性，也可见完全囊性变。后者多为多房囊肿，约10%为单房。肿瘤质软或凝胶状，颜色多呈棕色或绿棕色。

镜下特征

卵巢甲状腺肿由外观正常的甲状腺组织组成，大小不等的甲状腺滤泡陷于间质中，间质可为卵巢间质和畸胎瘤样间质、水肿或纤维化（图15.449）。部分病例可以出现局灶或弥漫性的腺瘤样改变（图15.450）、乳头状增生、甲状腺腺瘤形态、增生性改变（即密集的富于细胞的甲状腺组织，呈滤泡状、梁状或实性生长结构）、显著的囊性变（即类似浆液性囊腺瘤或浆液性交界性肿瘤，囊壁衬覆立方或柱状细胞）（图15.451）、与临床功能亢进相关的毒性甲状腺肿的改变、桥本甲状腺炎、微滤泡为主、嗜酸性胞质改变、黄素化间质细胞和淋巴细胞浸润。卵巢甲状腺肿最常见的甲状腺癌是乳头状癌（包括其滤泡亚型），其次是滤泡性癌。此外，卵巢起源的高分化滤泡性癌（highly differentiated follicular carcinoma of ovarian origin, HDFCO）这一术语是指少见的具有卵巢内正常形态的甲状腺组织存在卵巢外病变的病例。值得注意的是，HDFCO的卵巢外病变通常与卵巢病变出现的同时发生的，然而，1例所谓的局限于卵巢的卵巢甲状腺肿，在最初手术时无腹膜或网膜取样，也没有对卵巢病变的切片进行重新审查，在发现卵巢病变26年后进展为腹膜、网膜及主动脉旁淋巴结病变。还有其他几例卵巢甲状腺肿，就诊时肿瘤明显局限于卵巢，在卵巢病变后8个月~41年，进展为肝脏、肺和/或骨转移，最终预后不一。值得注意的是，

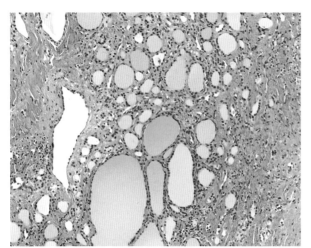

图15.449 卵巢甲状腺肿：甲状腺滤泡大小不一

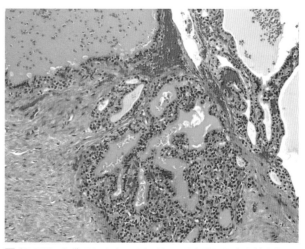

图15.450 卵巢甲状腺肿：甲状腺组织具有局灶性腺瘤样改变

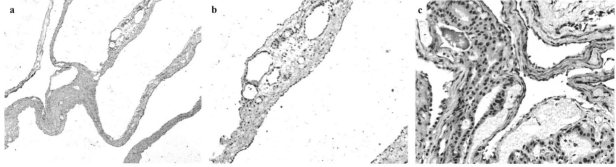

图15.451 卵巢甲状腺肿。（a）显著的囊性变，这一改变可妨碍对该病变的正确识别；（b）有时甲状腺滤泡不含胶质；（c）仔细寻找可以在囊壁内找到甲状腺滤泡

HDFCO 这一术语已取代既往的"腹膜甲状腺肿病"。需强调的重点是，卵巢甲状腺组织或卵巢外部位出现细胞学非典型性或血管侵犯不属于 HDFCO 范畴。此外，很罕见低分化癌（即肿瘤呈实性生长、坏死和 / 或核分裂象 ≥ 5/10HPF）也可见于卵巢甲状腺肿。经典型乳头状癌特征为具有增大、重叠的细胞核，核膜不规则，染色质透亮、核沟、假包涵体和至少局灶性（＞ 1%）乳头状结构（图 15.452），而甲状腺乳头状癌的滤泡亚型表现出相同的细胞核特征，但主要由滤泡结构（至少在 99% 的肿瘤中可见）组成。卵巢甲状腺肿的滤泡性癌的诊断是滤泡性肿瘤具有明确的血管侵犯。

免疫组化显示，甲状腺上皮表达甲状腺球蛋白抗体和甲状腺转录因子 -1（thyroid transcription factor-1, TTF-1）。部分甲状腺乳头状癌可以见到 HMBE-1 弥漫性强阳性。卵巢甲状腺肿的经典型乳头状甲状腺癌可以检测到 BRAF 突变，但在其滤泡亚型未见报道。值得注意的是，BRAF 阳性乳头状甲状腺癌具有更强的侵袭性，据推测在卵巢中出现类似的改变也表明是一种更具侵袭性的疾病。可见同时发生的浆液性囊腺

瘤、黏液性囊腺瘤、Brenner 肿瘤、卵巢纤维瘤 / 卵泡膜瘤或门细胞增生。

鉴别诊断包括：

浆液性囊腺瘤或浆液性交界性肿瘤：在显著囊性的病例中，至少在囊腔周围可见少量正常的甲状腺滤泡。免疫组织化学有助于正确的诊断，因为浆液性肿瘤 WT-1 阳性，TTF-1 通常阴性，但具有囊性变的卵巢甲状腺肿与之相反。

性索 - 间质肿瘤：包括成年型粒层细胞肿瘤、Sertoli 细胞瘤或 Sertoli-Leydig 细胞肿瘤。当存在微滤泡结构、小梁状结构或间质有黄素化细胞时，利用 inhibin、calretininin 或 SF-1 除外性索谱系、TTF-1 来证实甲状腺组织是有帮助的。

子宫内膜样腺癌、肝样癌、转移或原发性黑色素瘤以及嗜酸性 Sertoli 细胞瘤：利用如上所述的免疫组织化学，确认甲状腺组织可以明确诊断。

转移性甲状腺癌：这种情况非常罕见，为了明确该诊断，必须有明确的甲状腺原发癌，卵巢缺乏良性甲状腺组织和畸胎瘤成分。值得注意的是，卵巢中的转移性甲状腺癌可以在初始诊断后多年出现，并且可

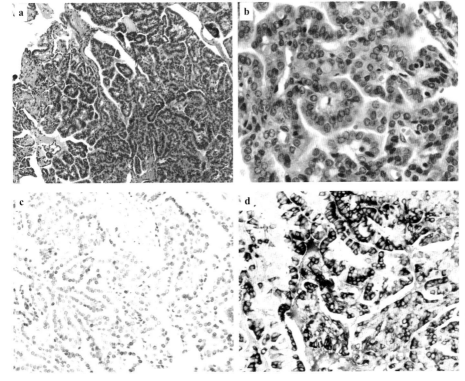

图 15.452　甲状腺乳头状癌。（a）乳头状结构；（b）核重叠、染色质空淡和核沟；（c）TTF-1 阳性；（d）甲状腺球蛋白阳性

能主要为囊性形态，因此诊断具有挑战性。

治疗和预后

卵巢甲状腺肿的治疗通常是单侧卵巢切除。但是由于术前担忧为恶性，一些患者接受了全子宫及单侧或双侧输卵管 - 卵巢切除术。值得注意的是，鉴于罕见发生的 HDFCO，建议在进行卵巢甲状腺肿手术时，对网膜和 / 或腹膜进行取样，以排除该病变的可能性。关于卵巢甲状腺的恶性肿瘤治疗，方法不尽相同，范围从囊肿切除到子宫与双侧输卵管 - 卵巢切除和分期手术。一种治疗卵巢甲状腺肿的恶性肿瘤方案是在诊断后进行甲状腺超声和血清甲状腺球蛋白检测，如果两者均为正常值，患者通常每 6~12 个月接受 1 次甲状腺球蛋白的动态监测，每隔数年进行 1 次颈部超声检查，并对骨盆 / 腹部进行横断面成像检查，如果有甲状腺球蛋白升高或疾病证据，患者接受甲状腺切除术，然后进行放射性碘治疗。另一种方案将患者分为两类，并对其进行相应治疗：①复发风险低、无转移性疾病的患者（即卵巢甲状腺肿的恶性甲状腺肿局限于卵巢）在卵巢切除后通常不需要放射性碘治疗，还可能给予 T4 以抑制 TSH 至下限或略低于正常水平，并每年监测其血清甲状腺球蛋白水平；②已知转移、大体可见肿瘤的卵巢外侵犯、体积大的病变（＞4 cm，相当于甲状腺的 T3 期病变）、存在 BRAF 突变或者同步的原发性甲状腺癌的患者，建议进行甲状腺切除，然后进行放射性碘治疗，这些患者还接受 T4 治疗以使 TSH 维持在与推荐的常规甲状腺癌相同的水平（即 TSH 值在前 5 年内在 0.1~0.5 mU/L 范围内，然后在缺乏疾病证据的患者中保持在正常范围内，而在最初治疗后持续存在疾病的患者则需要维持血清 TSH ＜ 0.1 mU/L）。罹患卵巢恶性甲状腺肿的患者需要长期（至少 10 年）监测血清甲状腺球蛋白，如果发现持续或复发性疾病的生化证据，需获得包括骨盆在内的成像。虽然没有正式的指南支持卵巢甲状腺肿患者需要长期随访，但罕见的病例可能复发并最终归类为 HDFCO（请参阅上文）。卵巢甲状腺肿通常具有良性行为，但是部分病例即使缺乏任何可疑特征也会复发并导致患者的死亡。另一方面，恶性肿瘤的组织学证据并不等于恶性生物学行为。有趣的是，出现粘连、浆膜受累和腹水等特征更倾向于具有恶性行为的肿瘤。

类癌

卵巢类癌是不常见的肿瘤，却是第二种最常见的单胚层畸胎瘤。可以在畸胎瘤中出现，也可以单一性发生。患者年龄不定，范围 14~79 岁，最常见于围绝经期或绝经后早期。患者通常出现腹部肿块或腹痛，典型的类癌综合征（即面部潮红、腹泻、支气管痉挛和由于分泌 5- 羟色胺样物质而引起的水肿）主要见于岛状类癌，较少见于小梁状类癌。值得注意的是，过量的 5- 羟色胺样物质可能导致心脏瓣膜的不可逆纤维化，最初在三尖瓣和肺，随后出现右心衰竭。因产生 YY 多肽而引起的便秘见于甲状腺肿性类癌、小梁状类癌和黏液样类癌。

大体特征

肿瘤是单侧的，大小范围从＜ 1 cm 至＞ 30 cm。如果与成熟性囊性畸胎瘤有关，肿瘤可以是实性或囊性。

镜下特征

岛状类癌是卵巢类癌最常见的类型，可与成熟性囊性畸胎瘤、黏液性肿瘤、Brenner 肿瘤、Serto-li-Leydig 细胞肿瘤相关或独立发生。多角形肿瘤细胞呈小腺泡和巢状排列，具有嗜酸性或嗜双色性胞质，或具有"胡椒盐"样染色质的均匀圆形或椭圆形细胞核（图 15.453）。小梁状类癌的发生率较低，其特征是肿瘤细胞排列成小梁或缎带状，其细胞学特征与岛状类癌相似。甲状腺肿类癌是甲状腺组织至少局灶性与类癌密切混合，通常是岛状或小梁状。黏液性类癌罕见，其特征是存在腺泡结构或小腺体，衬覆的柱状或立方状细胞与杯状细胞混合。黏液性类癌可包括癌性成分，其特征是肿瘤细胞呈岛状、密集的腺体或单个细胞（主要为印戒细胞）。免疫组化显示，卵巢类癌表达 1 个或多个神经内分泌标记物（CgA、Syn 或 CD56），可不同程度地表达广谱角蛋白和 CK7，不表达 EMA、inhibin、calretinin、SF-1 和 TTF-1。岛状类癌和黏液性类癌表达 CDX-2。虽然经验有限，但卵

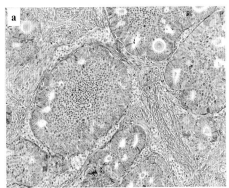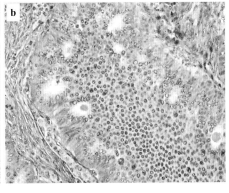

图 15.453 岛状类癌。（a）细胞巢和腺泡；（b）细胞核具有"胡椒盐"样染色质，细胞具有嗜酸性细胞质

巢类癌似乎不表达 PAX-8。必须注意的是，甲状腺肿类癌的甲状腺肿成分 PAX-8 和 TTF-1 阳性。

鉴别诊断

单纯型卵巢类癌的病例很难与卵巢转移性类癌鉴别，其他解剖部位类癌的临床病史、双侧性、多结节生长模式、卵巢外病变以及存在卵巢肿瘤切除后类癌综合征，有利于转移性病变的诊断。黏液性类癌必须与阑尾源性肿瘤区分开来，支持卵巢起源的特征包括关联畸胎瘤或卵巢表面上皮肿瘤、缺乏血管或淋巴管浸润以及单侧卵巢受累。在鉴别诊断中，也需要考虑性索 - 间质肿瘤和子宫内膜样腺癌，前者 inhibin、calretinin 和 SF-1 等性索 - 间质标志物阳性，而后者为 EMA 阳性。

治疗和预后

大多数卵巢癌局限于卵巢，通常仅行手术治疗。对有生育需求的患者可采用单侧输卵管 - 卵巢切除术并密切随访。否则，患者将接受双侧输卵管 - 卵巢切除术、全子宫切除术及可能存在的卵巢外病变减瘤术。对黏液性类癌患者进行网膜和主动脉旁淋巴结切除可能也是必要的，因为肿瘤往往通过淋巴管扩散。

室管膜瘤

肿瘤见于年龄范围 16~49 岁的患者，通常具有盆腔肿块。罕见的病例出现多毛症或由于胸腔积液导致的呼吸短促。

大体特征

通常是单侧、实性、囊性，大小范围 8~18 cm。1 例罕见报道为双侧卵巢室管膜瘤。

镜下特征

肿瘤表现出多种结构的组合：实性、乳头状、大囊、微囊、腺样、小梁状和筛状，通常以其中一种结构为主。血管周假菊形团在所有病例都可见，而真性室管膜菊形团在部分病例也可见到（图 15.454）。肿瘤细胞呈柱状、立方状，胞质透亮或嗜酸性，胞核圆形或卵圆形，染色质细腻，可见纤毛细胞、扁平细胞及印戒细胞。核分裂指数低（＜ 1~3/10HPF），但是也可见到支持间变型室管膜瘤的特征：核分裂指数升高、血管增生、坏死和高级别细胞核（图 15.455）。缺乏畸胎瘤成分与该肿瘤相关的报道，1 例罕见病例关联星形细胞瘤。免疫组化显示卵巢室管膜瘤表达 GFAP（图 15.456）、ER、PR、WT-1、EMA（核周点状模式）、AE1/AE3、CK7、CK18、Cam5.2 和 34βE12（图 15.457）。

鉴别诊断

室管膜瘤必须与浆液性和子宫内膜样肿瘤鉴别，如交界性肿瘤或癌、Sertoli-Leydig 细胞肿瘤（特别是网状亚型）以及可能起源于 Wolffian 的卵巢肿瘤。GFAP 阳性可明确室管膜瘤的诊断。

治疗和预后

病变局限于卵巢的患者仅采用手术治疗。伴有卵巢外病变的患者还需要接受辅助治疗，通常是化疗，有时是放疗。由于该肿瘤表达激素受体，内分泌治疗可能用于复发性疾病。罹患 I 期疾病的患者往往预后良好，罹患晚期疾病的患者可能会复发，或者带病生存或者最终死于疾病。

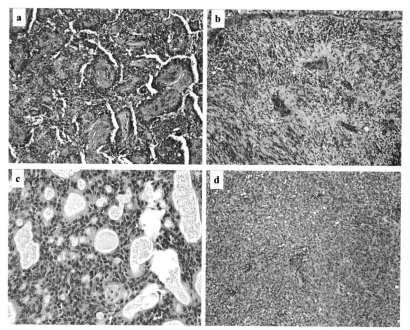

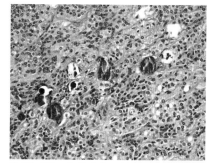

图 15.455 室管膜瘤：间变区域可见细胞核多形性，值得注意的是，可见砂粒体，后者在室管膜中不常见

图 15.454 室管膜瘤。(a) 乳头状结构；(b) 血管周围菊形团；(c) 腺样；(d) 实性结构

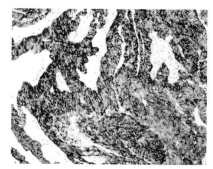

图 15.456 室管膜瘤：GFAP 阳性

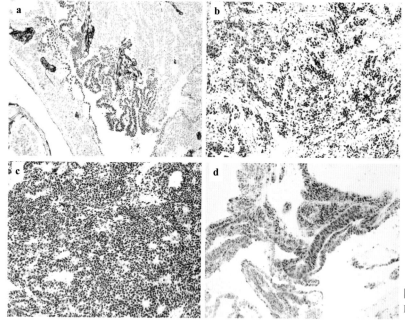

图 15.457 室管膜瘤。(a) WT-1 阳性；(b) ER 阳性；(c) PR 阳性；(d) PAX-8 阳性

混合性生殖细胞肿瘤

大约 8% 的恶性生殖细胞肿瘤是混合性的。患者年龄 5~33 岁，中位年龄为 16 岁。40% 的病例发生在月经期前的女孩，其中 1/3 的女孩表现为同性性早熟。LDH、β-HCG 和 AFP 通常升高。最常见的组合是无性细胞瘤和卵黄囊瘤，占病例的 1/3。在预后方面，超过 1/3 的卵黄囊瘤、胚胎性癌或未成熟性畸胎瘤与不良预后有关，但是随着先进化疗的实施，预后最有可能与疾病分期有关。1 个罕见的病例表现为假 Meig 综合征，而 1 个病例关联卵巢子宫内膜样腺癌。

混合性生殖细胞 - 性索 - 间质肿瘤

生殖细胞和性索衍生的肿瘤呈现这两个细胞谱系的混合。包括两种类型：性腺母细胞瘤和混合性生殖细胞 - 性索 - 间质肿瘤，未分类。

性腺母细胞瘤

经典型性腺母细胞瘤通常发生在儿童和年轻人的发育不良的性腺中。大约 80% 的患者具有女性表型且性腺发育不良和异常核型，但罕见病例为正常女性，可以有成功妊娠、正常卵巢和正常 46,XX 核型。超过 90% 的患者可以发现 1 个 Y 染色体或片段。最常见的易感因素是：① 45,X/46,XY 部分性腺发育不良；② 46,XY 完全性腺发育不良；③ 46,XY 性发育异常。男性化是常见的症状。

大体特征

肿瘤＜ 8 cm，实性，质软 / 鱼肉样，或质实，棕色、黄色或灰色，常见钙化区域。约 40% 的病例为双侧性，有些病例仅在显微镜下检测到。

镜下特征

经典型性腺母细胞瘤是一种非浸润性肿瘤，由圆形生殖细胞巢与嵌入在间质多少不一的未成熟的性索细胞混合组成。性索细胞呈圆形或椭圆形，核分裂不活跃，表达 inhibin 和 / 或 calretinin 或 SF-1，并围绕生殖细胞团、单个生殖细胞或具有嗜酸性基底膜样基质的空隙。生殖细胞可以成熟，类似于精原细胞，表达 TSPY1，也可以不成熟，类似于无性细胞瘤，具有核分裂活性，表达 OCT4（图 15.458），仅少部分生殖细胞共同表达以上两种抗体。间质通常可见黄素化

间质细胞或 Leydig 细胞。常见包括基底膜样物质沉积、透明变性和钙化在内的退化性改变，并可能形成缺乏活的肿瘤细胞的钙化性肿块［即退化或"燃尽"（burn-out）性腺母细胞瘤］。据报道，67% 的具有毗邻性腺的典型型性腺母细胞瘤，可见未分化性腺组织（即具有生殖细胞的性腺组织未被包裹在曲细精管或滤泡中，既可以在富于细胞性的性腺间质内聚集分布，也可以与性索成分排列成条索样）。未分化性腺组织仅发生在具有 1 个或部分 Y 染色体患者的发育不良的性腺中，仅在显微镜下才可能被识别。60% 的经典型性腺母细胞瘤与恶性生殖细胞肿瘤有关，80% 的恶性生殖细胞肿瘤是无性细胞瘤。有时恶性生殖细胞肿瘤是卵黄囊瘤、胚胎性癌或未成熟性畸胎瘤。

"分割型性腺母细胞瘤（Dissecting Gonadoblastoma）"

该术语是用来描述一种呈浸润性或弥漫性结构而非常见的巢状结构的性腺母细胞瘤亚型。已发现在 76% 的性腺母细胞瘤具有"分割型性腺母细胞瘤"的区域，这些病变可以被看作是生殖细胞的大聚集巢，伴有少量的性索细胞，被纤维血管分隔，可以是小的相互吻合巢，也可以是在显著间质内具有生殖细胞的条索状结构且性索细胞成分不明显。可见典型的基底膜样物质沉积，尽管可以数量极少。免疫组化显示，精原细胞瘤样生殖细胞 OCT4 阳性，而性索细胞 SF-1、FOX-L2、inhibin 和 SOX-9 阳性，calretinin 和 WT-1 染色结果不定。虽然该亚型的性腺母细胞瘤常关联恶性生殖细胞瘤，但是在那些无关恶性生殖细胞

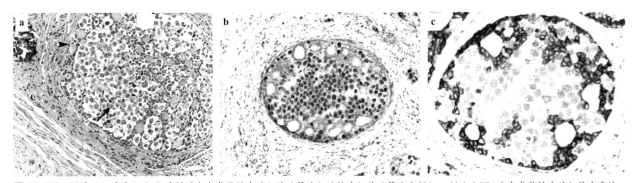

图 15.458　性腺母细胞瘤。（a）其间混合未成熟的生殖细胞（箭头）及性索细胞（箭头头部）；（b）OCT4 在未成熟的生殖细胞中表达；（c）inhibin 在性索成分中表达（由 Francisco Nogales 医生提供）

瘤的病例中，与无性细胞瘤的鉴别非常重要。识别性索细胞（需要利用免疫组织化学染色）、生殖细胞的异质性形态以及基底膜样物质的小体，有助于正确识别该亚型的性腺母细胞瘤。

混合性生殖细胞 - 性索 - 间质肿瘤，未分类

这种非常罕见的肿瘤含有生殖细胞和性索细胞，但缺乏明显的性腺母细胞瘤结构，卵巢肿瘤较睾丸肿瘤更常见。患者多是 10 岁以下的婴儿或女孩，具有正常表型、正常解剖学和性腺发育、正常 46,XX 核型。但是该肿瘤也可见于月经初潮后女孩或育龄妇女。偶尔会出现同性性早熟。大体上，该肿瘤往往体积较大且为单侧的，实性，粉灰色、棕黄色或黄色；罕见病例是双侧的或呈现囊腔。镜下，有数量不等的生殖细胞和性索细胞聚集，排列呈片状、实性小管或条索 / 小梁状（图 15.459）。有时，性索成分可产生囊性或网状结构或环状小管。生殖细胞因为具有丰富透明的或稍颗粒状的嗜酸性细胞质、核仁突出的大细胞核，显著的核分裂象，常类似于无性细胞瘤；个别罕见病例呈现不明显的细胞核和低核分裂活性。性索细胞具有核分裂活性，性腺母细胞瘤罕见透明小体且缺乏钙化。约 10% 的病例关联无性细胞瘤或混合性恶性生殖细胞瘤。免疫组化染色显示生殖细胞表达 SALLA4、OCT4、PLAP 和 c-Kit，而性索 - 间质细胞表达 SF-1 和 inhibin。这种肿瘤通常是良性的，但是罕见病例可出现转移或复发。

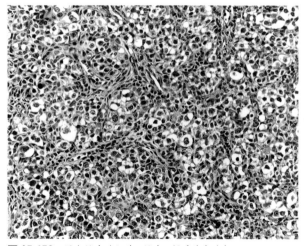

图 15.459　混合性生殖细胞 - 性索 - 间质肿瘤（由 Francisco Nogales 医生提供）

性索 - 间质肿瘤

前言

性索 - 间质肿瘤约占所有卵巢肿瘤的 6%，由性索成分组成，即 Sertoli 和粒层细胞以及间质成分，间质可以是纤维瘤样、卵泡膜样或类固醇细胞分化。这些肿瘤既可以是单纯型，包括粒层细胞瘤、纤维瘤、卵泡膜瘤和类固醇细胞肿瘤，也可以为混合型，包括性索 - 间质肿瘤和性索肿瘤，NOS。在日常工作中遇到的大多数（70%）性索肿瘤是纤维瘤，其次是成人粒层细胞瘤和纤维瘤 / 卵泡膜瘤组，其余类型的非常罕见，不到所有卵巢肿瘤的 1%。性索 - 间质肿瘤的组织学表现多种多样，可以类似上皮细胞性和生殖细胞肿瘤，使其诊断具有挑战性。为正确诊断这些肿瘤，经常利用免疫组织化学染色是必要的，最常普遍使用的标记物是 inhibin 和 calretinin，但特异性不高，可以在许多诸如肾上腺皮质癌、滋养细胞肿瘤、间皮瘤等非性索肿瘤中表达。作为替代，类固醇合成因子 -1（Steroidogenic factor-1, SF-1）被认为是更敏感和特异性的性索分化的标记物，此外，该标记物的细胞核着色模式使其更容易被判读。另一个诊断陷阱是，即使在将肿瘤归入性索 - 间质范畴内之后，这些肿瘤的不同亚型的组织学也有显著的重叠，免疫组织化学染色对亚型区分没有帮助。最后，黄素化间质细胞在包括卵巢上皮性和生殖细胞肿瘤、卵巢转移性肿瘤在内的各种肿瘤均可以相当显著，所以它们的存在不能机械地将肿瘤归类于性索 - 间质类型。类固醇细胞肿瘤常见于年轻女性，具有内分泌症状，临床影像和诸如 inhibin 等标记物的血清学水平有助于辅助诊断。

大体特征和标本处理

性索 - 间质肿瘤的大小不定，从很小到特别大不等。外表几乎总是光滑的，但需仔细检查以排除破裂，因为其可能是辅助治疗的指征。肿瘤的切面取决于肿瘤的间质和脂质含量的多少，可从白色和纤维性至明亮的嫩黄色。肿瘤的适当取材通常是 1 张切片 /cm，且必须包括实性和囊性的区域。

冰冻标本的处理

在冰冻切片时，主要的挑战是将这些肿瘤与卵

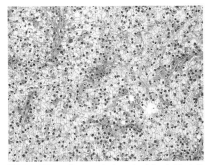

图 15.460　透明细胞癌：冰冻切片呈现实性及不明显巢状结构，胞质透明、泡状，类似类固醇细胞肿瘤

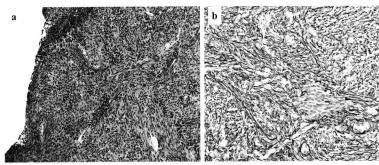

图 15.461　（a）纤维性背景内成年型粒层细胞肿瘤的小细胞巢；（b）网织染色显示粒层细胞瘤巢内单个肿瘤细胞周围无网状纤维

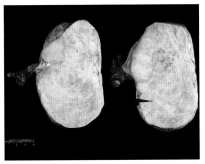

图 15.462　纤维瘤大体照片：切面呈白色纤维性、无出血或坏死

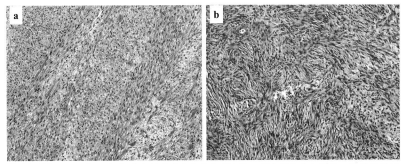

图 15.463　纤维瘤。（a）具有排列成束状的梭形细胞、形态温和的细胞核、胶原化的背景；（b）呈漩涡状结构，胞核形态温和、波浪状

巢的上皮性、生殖细胞或转移性肿瘤区分开来，往往是相当具有挑战性。术中评估时需与外科医生讨论，了解临床表现是十分必要的。在代表性的切片上，性索肿瘤可类似上皮性肿瘤，如透明细胞癌（图 15.460），生殖细胞肿瘤或转移性肿瘤中间质细胞的显著黄素化可能导致对性索肿瘤的错误诊断。因此，冰冻诊断是保守的和描述性诊断是可以接受的，不用急于给出明确诊断，除非组织学特征十分明确。另一个陷阱是粒层细胞瘤的纤维瘤样亚型，在冰冻切片上可以类似富于细胞性纤维瘤。在以纤维瘤为主的肿瘤中存在富于细胞的梭形细胞聚集时，应考虑到粒层细胞瘤的可能（图 15.461a），可以利用网织染色显示单个细胞周围的网状纤维缺失加以证实（图 15.461b），庆幸的是在冰冻切片时，二者的鉴别并非至关重要，因为这两种肿瘤都是采用单侧或双侧输卵管 - 卵巢切除术。可以诊断为性索 - 间质肿瘤，代表性切片倾向纤维瘤，或者不能排除粒层细胞瘤成分，待石蜡最终诊断。

分期及外科病理报告

性索 - 间质肿瘤的分期同上皮性卵巢癌，在该主题进行过讨论。适合的时候，病理报告必须包括被膜的状态（即完整与破裂）、肿瘤大小以及是否存在诸如核异型、核分裂活性和坏死等组织学参数。

单纯型性索 - 间质肿瘤

纤维瘤

纤维瘤是卵巢的良性间质肿瘤，在单纯型间质肿瘤中最常见，约占所有卵巢肿瘤 4%。总表现为发生于中年妇女（平均 48 岁）的单侧肿瘤，< 30 岁的妇女不常见，唯一的例外是发生于痣样基底细胞癌综合征或 Gorlin 综合征患者的纤维瘤，这些患者的肿瘤可以是双侧的，并且常发生于儿童。在 Gorlin 综合征的妇女中，纤维瘤的发生率高达 75%。临床表现多变，可以因其他症状行影像学检查时偶然发现到盆腔疼痛或腹水导致腹围（10% 的患者）增加。约 1% 的患者存在胸腔积液和腹水（即 Meig 综合征），这些症状在肿瘤切除后缓解。

纤维瘤是质地实性、白色肿瘤，大小范围广，

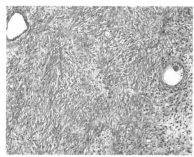

图15.464　透明变性的纤维瘤：细胞稀少

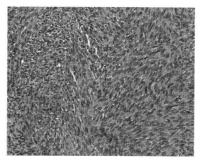

图15.465　富于细胞性纤维瘤：呈鲱鱼骨样排列，细胞密度高，细胞质少，细胞核大小一致，缺乏异型性或核分裂活性。

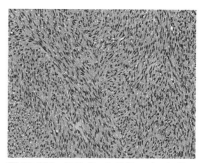

图15.466　纤维瘤：细胞核一致、细长，呈波浪状外观，末端锥形

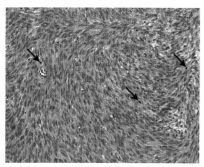

图15.467　核分裂活跃的富于细胞性纤维瘤：间质细胞增多、细胞核温和，在单个高倍视野下有大量核分裂象（箭头）

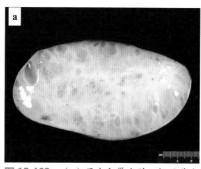

图15.468　（a）巨大卵巢水肿，切面黄白色、囊性变，类似纤维瘤；（b）同一病例的组织学切片显示水肿和寡细胞性纤维瘤的特征。并非所有病例都能见到内陷的卵泡

平均6.0 cm。外表光滑，可为圆形结节。切面白色或棕褐色、纤维样，偶尔出现囊腔（图15.462）。发生于Gorlin综合征患者的纤维瘤可有多发性结节和钙化。在发生扭转的肿瘤中，可见出血和坏死。组织学上，纤维瘤具有数量不等的梭形细胞增生，排列呈大的束状或漩涡状，间质胶原化（图15.463），可以出现透明变性，当透明变性广泛时可形成寡细胞的粉染的肿瘤（图15.464）。肿瘤也可以显著富于细胞，这些肿瘤应被诊断为富于细胞性纤维瘤（图15.465），细胞核细长，波浪状，末端呈锥形，无异型性（图15.466），核分裂象缺乏或罕见。水肿的区域可能类似卵泡膜瘤样分化。可能存在少量的性索成分。核分裂象活跃（≥4/10HPF）但细胞形态温和的病例（图15.467）被称为核分裂活跃的富于细胞性纤维瘤。在迄今报道的最大宗病例中，黏附于盆腔侧壁的肿瘤、被膜破裂的肿瘤或未能完全切除的肿瘤出现复发，但无1例患者死于疾病。

纤维瘤、富于细胞性纤维瘤和纤维卵泡膜瘤是同一肿瘤的不同亚型，无临床意义。纤维瘤可以类似平滑肌瘤，但后者的细胞核多为雪茄状而非波浪状，纤维瘤中没有典型的平滑肌束横截面的胞质透亮区，SMA在二者中都是阳性的，但是弥漫性desmin阳性支持平滑肌瘤，而inhibin阳性则支持纤维瘤。纤维瘤伴有大片水肿可以类似卵巢的巨大水肿的大体（图15.468a）和镜下（图15.468b），但是在后者，正常卵泡不像纤维瘤那样被取代。最后，硬化性间质瘤可与纤维瘤混淆，但其特征是假小叶样结构、空泡（黄素化）细胞和显著的血管模式。

纤维瘤或纤维卵泡膜瘤患者可以出现12号染色体的三倍体和/或四倍体，但特异性不高。有报道在富于细胞性纤维瘤中存在9q22.3（PTCH）和19p13.3（SKT11）的杂合性缺失。

纤维瘤是良性肿瘤，如前所述在特定情况下，具有局部复发的风险较低。大多数患者的治疗方法是单侧输卵管-卵巢切除。

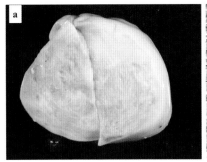
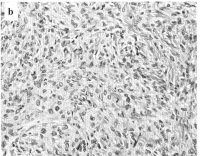
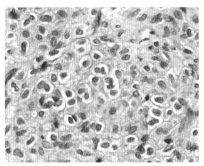

图 15.469　纤维卵泡膜瘤。（a）大体照片，切面呈明显的黄白色和纤维性；（b）镜下可见卵泡膜细胞形态一致，胞质丰富、淡染，片状排列

图 15.470　黄素化卵泡膜瘤：细胞有丰富的苍白或粉红色的胞质，但是该术语是不推荐使用的，因为这种变化是非特异性的

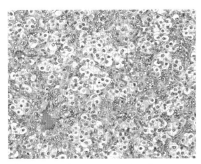
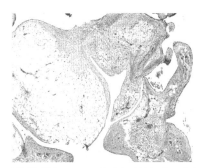

图 15.471　具有硬化性腹膜炎的患者中，黄素化卵泡膜瘤呈现细胞密集区，其间有水肿和微囊形成

图 15.472　高倍镜显示细胞具有温和的圆形细胞核，丰富的苍白至嗜酸性细胞质，呈现黄素化外观

图 15.473　硬化性腹膜炎的特征是网膜弥漫性纤维化和炎症

卵泡膜瘤

卵泡膜瘤是不常见的肿瘤，由于缺乏具体的诊断标准，导致过诊断或低诊断。根据 WHO 标准，肿瘤由"显著"数量的类似卵泡膜细胞的胞质丰富的细胞组成。多见于绝经后妇女，平均年龄为 59 岁，30 岁以下的女性少见。大多数（97%）卵泡膜瘤是单侧发生。患者可以无症状，或者出现与卵巢肿块有关的症状，很少有雌激素相关症状。

大体上，肿瘤范围从小体积到相当巨大（高达 10 cm）。外表光滑，切面质实，呈黄白色（图 15.469a）。偶尔可见囊腔，但出血和坏死少见。组织学上，卵泡膜瘤是由大小一致、胞质丰富淡染的细胞组成（图 15.469b）。与纤维瘤不同，细胞核较圆，形态温和且核分裂活性低，偶尔也可能出现退变的奇异形细胞。在部分病例中，可见透明斑块和钙化。可以发生不同程度的黄素化，细胞具有丰富的苍白或粉染的胞质，类似类固醇型细胞，既往被称为黄素化的卵泡膜瘤（图 15.470），但该术语不被推荐，

因为黄素化细胞不仅可以见于其他性索肿瘤，而且还可见于卵巢的其他几种上皮性、生殖细胞甚至转移性肿瘤中。黄素化卵泡膜瘤一词仅用于特定的伴有硬化性腹膜炎的患者，肿瘤有特征性的组织学表现，将在下文描述。

卵泡膜瘤是良性肿瘤，治疗方法为单侧输卵管 - 卵巢切除术。有文献报道罕见具有核异型和核分裂活性的卵泡膜瘤出现转移，但这些病例极其罕见。

与硬化性腹膜炎相关的黄素化卵泡膜瘤

黄素卵泡膜细胞瘤是一种罕见的肿瘤，特定发生于患有硬化性腹膜炎的年轻妇女。中位年龄为 28 岁，临床表现为腹痛和腹胀，并伴有肠梗阻症状，无内分泌症状。肿瘤几乎总是双侧的，体积可以很小，常常巨大（平均大小 10.0 cm）。

组织学上，肿瘤富于细胞，其间可见水肿区域及微囊形成（图 15.471）。细胞核可以是圆形，形态温和，有丰富的苍白或嗜酸性胞质，呈现黄素化的外观（图 15.472）。非黄素化梭形细胞常表现出活跃的核

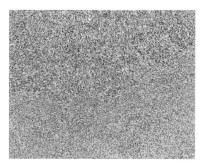

图 15.474　纤维肉瘤由排列呈鱼骨样的异型梭形细胞组成

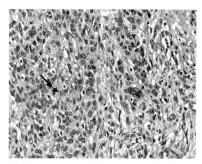

图 15.475　纤维肉瘤的梭形细胞具有中度至显著的细胞异型性，易见非典型的核分裂象（箭头）

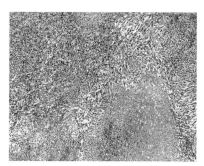

图 15.476　纤维肉瘤呈现凝固性肿瘤细胞坏死

分裂活性。肿瘤主要累及卵巢皮质，不累及髓质，卵泡被增生的梭形细胞包绕。腹腔可见广泛的纤维化和慢性炎症（图 15.473）。上述特征和病变几乎总为双侧性，提示病因学为非肿瘤性，部分作者提出将其命名为卵泡膜细胞增生症。卵巢肿瘤本身不复发，但患者通常会受累于硬化性腹膜炎的并发症。

纤维肉瘤

卵巢纤维肉瘤是一种非常罕见的肿瘤，组织学诊断标准高度不一。肿瘤常发生于绝经后妇女，表现为大的单侧卵巢肿块（平均大小 17.0 cm）。罕见与 Gorlin 综合征和 MaffucciSyn-drome 可能有关。患者发病时可能有卵巢外疾病。肿瘤外表光滑，切面灰白、质实，出血坏死区质软。

组织学上，肿瘤由鱼骨样排列的梭形细胞组成（图 15.474）。梭形细胞表现出中等至明显的细胞异型性和显著的核仁（图 15.475）。核分裂活跃，非典型核分裂象易见，可见凝固性坏死（图 15.476）。核分裂象 > 4/10HPF 但形态温和的梭形细胞既往被诊断为纤维肉瘤，但这类肿瘤目前已被明确诊断为核分裂活跃的细胞纤维瘤（mitotically active cellular fibromas, MACF）。鉴别诊断需要考虑的肿瘤包括成年型粒层细胞瘤、胃肠道间质瘤和子宫内膜间质肉瘤。

粒层细胞瘤在大多数情况下没有明显的细胞异型性，细胞可见核沟，粒层细胞瘤的网状纤维染色模式呈现肿瘤细胞巢周围阳性染色，而纤维肉瘤的网状纤维包绕单个肿瘤细胞。

转移性胃肠道间质瘤可以类似纤维肉瘤。临床

GIST 病史、双侧性和 c-Kit 及 DOG-1 的阳性染色有助于诊断。

最后，子宫内膜间质肉瘤，无论卵巢原发还是子宫内膜转移的病变，都需进行鉴别。该肿瘤的特征是呈短梭形细胞、典型的血管模式和 CD10 阳性。低级别子宫内膜间质肉瘤无明显的核异型，也有助于诊断。

纤维肉瘤是一种高度侵袭性的肿瘤，预后很差，尽管有报道罕见的长期存活患者。主要治疗方法包括肿瘤切除、分期和减瘤术，随后行化疗和 / 或放疗。

硬化性间质瘤

硬化性间质瘤是罕见的，通常发生于年轻妇女（平均年龄 27 岁），表现为单侧卵巢肿块。患者出现与卵巢肿块相关的症状，如腹痛和腹胀，内分泌症状不常见。肿瘤大小不一，但平均约 10.0 cm。外表光滑，切面质实、黄白色，伴有囊腔形成。

在组织学上，肿瘤由水肿或硬化性组织分隔的富于细胞的区域，使其具有特征性的假小叶结构（图 15.477a）。大体可见的囊腔继发于缺乏上皮衬覆的显著水肿。富于细胞的区域由梭形纤维母细胞样与较为圆形、胞质富含空泡的细胞（黄素化细胞）混合组成（图 15.477b），可见散在的印戒样细胞（15.477c），核分裂象少见。总是具有血管外皮瘤样外观的分支状薄壁血管（图 15.477d）。硬化性间质瘤与纤维瘤的鉴别前文已讨论过。当肿瘤具有显著的印戒细胞成分时，可以类似 Krukenberg 肿瘤。后者发生在老年妇女，常为双侧，肿瘤细胞表达细胞角蛋白。一部分硬化性间质瘤的被证明有 12 号染色体三体。这些肿瘤是良性的，

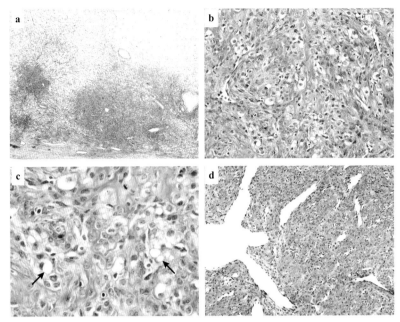

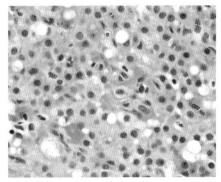

图 15.478 印戒样间质瘤：由具有胞质内空泡导致印戒样形态的肿瘤细胞组成，空泡内容物既不是黏液、脂质，也不是糖原

图 15.477 硬化性间质瘤。（a）富于细胞区被水肿的或硬化性组织分隔，具有特征性的假小叶结构；（b）富于细胞区由纤维母细胞与黄素化细胞混合组成，后者细胞呈圆形，胞质丰富空泡状，核分裂象少见；（c）可见印戒样细胞（箭头），被误认为印戒样间质瘤；（d）常见分支状薄壁血管形成血管外皮细胞瘤样外观

单侧输卵管 - 卵巢切除术是治疗选择。

印戒细胞间质瘤

印戒细胞间质瘤是极其罕见的肿瘤。发病年龄广泛，但主要见于成年人。临床表现与其他卵巢肿瘤相似，内分泌症状不典型。大体上，肿瘤为实性，偶见囊腔形成。这种良性肿瘤由位于纤维瘤样背景下的以印戒细胞为主的成分组成。印戒细胞具有形态温和、偏位的细胞核，胞质含有单个空泡，其内容物既不是黏液、脂质，也不是糖原（图 15.478）。核分裂活性很低。一部分病例可能见到细胞内和细胞外透明小体。肿瘤 vimentin 和 SMA 阳性。与大多数间质瘤不同的是，印戒细胞间质肿瘤不表达 inhibin 或 calretinin。最重要的鉴别诊断是 Krukenberg 瘤。印戒细胞间质瘤广谱角蛋白阳性，但 EMA 和黏液染色阴性，而这些在 Krukenberg 瘤中是阳性的。

微囊性间质瘤

这是另一个极其罕见的良性卵巢间质瘤，顾名思义，其特征是微囊形态。常发生于成年妇女，年龄范围为 26~63 岁，平均 45 岁。症状与前文描述的卵巢肿块有关，内分泌表现很少见。肿瘤多为单侧，平均大小为 9.0 cm，切片囊实性。

组织学上，肿瘤细胞形成富于细胞性小叶，排列成微囊状结构，分隔的胶原纤维组织含有透明斑块（图 15.479a）。微囊大小不一，通常是小的或圆形或椭圆形，可合并形成较大的囊腔（图 15.479b）。微囊衬覆的细胞呈椭圆形或梭形，细胞核温和，染色质均匀，核仁不明显，细胞质含有嗜酸性颗粒，并可见胞质内空泡（图 15.479c）。核分裂象罕见。几乎 2/3 的病例有散在的奇异形细胞，提示为退行性改变（图 15.479d）。肿瘤细胞表达广谱角蛋白、CD10（图 15.480a）、WT-1 和 β-catenin，EMA、inhibin 和 calretinin 阴性（图 15.480b）。

近期的免疫组织化学和分子特征研究显示两个重要的发现。WHO 中推测该肿瘤是间质起源，但最近的研究表明，所有这类肿瘤均表达类固醇生成因子 -1（steroidogenic factor-1, SF-1），支持其为性索 - 间质起源的肿瘤。分子检测表明，近 60% 的微囊性间质瘤可见 CTNB1 突变，导致 β-catenin 异常的细胞核表达。这些发现提示 Wnt/β-catenin 通路参与微囊性间质瘤的肿瘤发生。与其他性索 - 间质肿瘤相似，

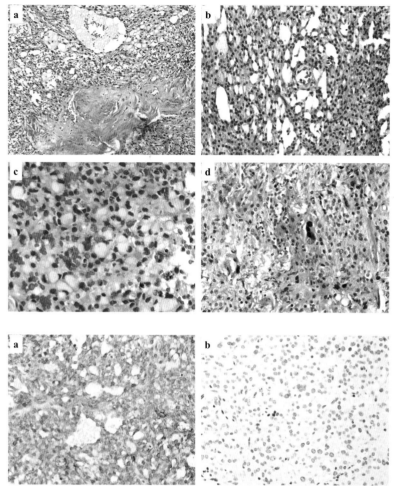

图15.479 微囊型间质瘤。（a）由排成呈典型的微囊结构、被胶原性纤维组织分隔的肿瘤细胞组成。（b）微囊通常小，圆形或椭圆形、大小不一，可合并成较大的囊腔。（c）微囊衬覆的细胞呈卵圆形或梭形，细胞核温和，染色质均匀，核仁不明显。细胞有嗜酸性颗粒状胞质，胞质内空泡类似印戒细胞。（d）多达2/3的病例可以看到奇异型细胞，偏向是一种退行性改变（见图15.477d）

图15.480 微囊型间质瘤。（a）CD10弥漫性着色；（b）calretinin 阴性

微囊性间质瘤也具有FOXL2弥漫性免疫组化表达，但缺乏FOXL2突变，提示其遗传学改变不参与肿瘤的发生。肿瘤的手术切除是主要的治疗方式，通常是单侧输卵管 - 卵巢切除术。迄今尚未见转移和卵巢外播散的报道。

类固醇细胞肿瘤

间质黄体瘤

间质黄体瘤是发生在卵巢实质内的类固醇细胞肿瘤。据推测该肿瘤来源于黄素化的间质细胞，在大多数病例中，通常与未受累的卵巢实质中的间质过度增生有关。肿瘤常发生于绝经后妇女，由于肿瘤为雌激素相关，通常表现为子宫出血、继发性或子宫内膜增生或子宫内膜。与其他类固醇细胞肿瘤相比，男性化很少见，仅见于约10%的患者。间质黄体瘤常为单侧，平均大小为1.3 cm，界限清楚，切面黄色或棕红色。在最大宗的病例研究中，无论大小，只要肉眼可见的病变都被认为是间质黄体瘤，而非结节性卵泡膜细胞增生症。区分间质黄体瘤与Leydig细胞瘤取决于病变在卵巢门部位和后者具有Reinke结晶。在2014版WHO肿瘤分类中，间质黄体瘤不被认为是独立的病变类型。

组织学上，间质黄体瘤由界限清楚但无包膜的黄体化细胞聚集组成，排列成片状或不明显的巢状，是被正常卵巢间质包绕的小肿瘤（图15.481a）。肿瘤细胞具有丰富的粉染的胞质伴脂褐素沉积（图15.481b）。细胞核小、淡染，有1个显著的核仁，核分裂象罕见。根据定义，无Reinke结晶。具有Reinke结晶、类似间质黄体瘤的肿瘤被分类为Leydig细胞瘤，非门型。治疗通常采用单侧或双侧输卵管 - 卵巢切除术，考虑到子宫内膜增生 / 癌的风险，可以进行经腹

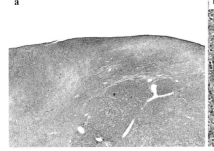

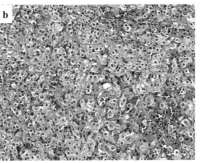

图 15.481　间质黄体瘤。（a）呈现界限清楚、但无包膜的黄素化细胞成片增生，周围是正常的卵巢间质；（b）高倍镜显示肿瘤细胞具有丰富的淡粉色胞质和脂褐素

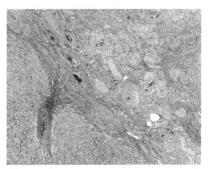

图 15.482　门部型 Leydig 细胞瘤：具有特征性的卵巢门部定位，邻近厚壁血管

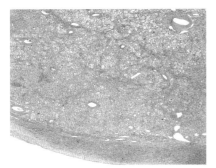

图 15.483　非门部型 Leydig 细胞瘤：卵巢实质内具有肿瘤细胞，诊断取决于肿瘤细胞内的 Reinke 结晶（未显示）

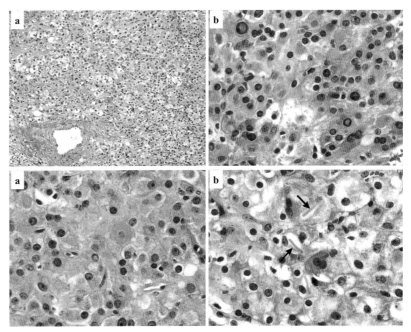

图 15.484　Leydig 细胞瘤。（a）肿瘤细胞呈模糊的巢状增生，具有丰富的粉红色颗粒状细胞质，部分呈空泡状；（b）肿瘤细胞呈圆形，有单个明显的核仁，可见核内假包涵体；（c）细胞核的聚集形成具有无细胞核的嗜酸性胞质区域；（d）Reinke 结晶的特征是细长的棒状结构，必须识别以诊断 Leydig 细胞瘤

子宫切除术。

Leydig 细胞瘤

这组性索 - 间质肿瘤包括除间质黄体瘤和类固醇细胞瘤（NOS）以外的所有类固醇细胞肿瘤。Leydig 细胞瘤约占所有类固醇细胞肿瘤的 20%，多发于绝经后妇女（平均年龄约 60 岁）。患者通常表现出雄激素性症状（如男性化）并具有较高的睾酮水平。部分患者可能会出现库欣（Cushing）综合征，很少出现雌激素症状。大体上常为单侧肿瘤，体积小，边界清楚，切面质实。罕见的病例可能为双侧发生。肿瘤的颜色可能是黄色、棕色甚至是黑色。肿瘤起源于卵巢门部的门细胞，因此也被称为门细胞肿瘤（图 15.482）。但是，"非门部"型可发生在卵巢实质内（图 15.483）。镜下，肿瘤呈不明显的巢状或片状排列，细胞具有丰富、粉染的颗粒状胞质，偶尔可见空泡（图 15.484a）。胞质中常见脂褐素。细胞核小、圆形，位于中央或偏心，具有 1 个显著的核仁（图 15.484b），可能存在核内假包涵体。通常细胞核温和，但是可以看到奇异形的退行性改变。细胞核聚集导致嗜酸性胞质为主的区域缺乏细胞核是该肿瘤的特征（图 15.484c）。即使存在，核分裂象也罕见。1/3 的病例出现供养血管壁的纤维素样坏死，还

可见间质纤维化和透明变性。根据定义，Leydig 细胞瘤必须具有至少 1 个可识别的 Reinke 结晶，在 HE 染色切片上表现为细长的杆状或矩形嗜酸性包涵体（图 15.484d），然而寻找 Reinke 结晶通常十分耗时，因为它们在 Leydig 细胞瘤中总是不易被发现。具有典型的卵巢门部病变定位并具有 Leydig 细胞瘤特征的病例，但未发现 Reinke 结晶，可以被诊断为"类固醇细胞瘤，可能为 Leydig 细胞类型"。有时，区分类固醇细胞瘤是位于门部还是卵巢实质中可能具有挑战性，此类情况可以被签发为 Leydig 细胞瘤，非特指类型（not otherwise specified, NOS）。像大多数类固醇细胞肿瘤一样，肿瘤表达 SF-1、inhibin 和 calretinin。此外，还常表达 Melan A。Leydig 细胞瘤的治疗是手术切除，这也可以缓解雄激素症状。Leydig 细胞瘤有良好的临床预后。

类固醇细胞瘤，NOS

类固醇细胞肿瘤，NOS 仅占所有卵巢肿瘤的 0.1%，但 80% 的所有类固醇细胞肿瘤均属于此类。与其他类固醇细胞肿瘤相比，患者发病年龄略年轻（平均 43 岁）。大多数患者表现出雄激素症状，而一些患者具有雌激素表现或罕见库欣综合征。1/3 的患者具有恶性 / 侵袭性临床过程。肿瘤几乎总是单侧的，并且比其他类固醇细胞肿瘤大（平均 8.0 cm）。外表光滑，切面取决于脂质和脂褐素的含量，从橙黄色到棕色或黑色（图 15.485）。根据定义，类固醇细胞肿瘤很大，不被卵巢间质所包绕，并且没有 Reinke 结晶，否则肿瘤将被分别归类为间质黄体瘤或 Leydig

细胞瘤。组织学上，肿瘤界限清楚，通常具有弥漫性结构，但当被纤维间隔分割时，可以呈模糊的分叶状并形成巢和索（图 15.486a）。当肿瘤细胞富含脂质时，其特征是具有嗜酸性或透明和空泡的胞质（图 15.486b），可以看到两种细胞类型混合在一起的肿瘤。常存在脂褐素。细胞核通常温和，中央有核仁，但奇异形核并不少见。核分裂象从低到高、变化不一。与其他类固醇细胞肿瘤相似，这些肿瘤 inhibin、calretinin、SF-1 和 Melan A 阳性，但 FOXL2 阴性。尽管肿瘤的恶性潜能难以预测，但与侵袭性行为相关的特征包括大小 > 7.0 cm，显著的核异型，坏死，出血以及核分裂象 > 2/10HPF。建议将病例签发为类固醇细胞瘤，NOS，并在备注中注明是否存在与侵袭性行为相关的特征（图 15.487）。

成年型粒层细胞瘤

成年型粒层细胞瘤（Adult granulosa cell tumors, AGCT）占所有卵巢肿瘤的 2%~3%，约占性索 - 间质肿瘤的 10%。肿瘤存在于所有年龄段的患者中，但通常见于绝经后的女性（50~55 岁），年龄较小也并不排除该诊断。患者绝经后出血与子宫内膜增生或子宫内膜样腺癌（一种雌激素表现）有关。在大约 10% 的病例中，患者因肿瘤破裂和腹膜出血发生急腹症。AGCT 几乎总是单侧的，并且在就诊时通常局限于卵巢。AGCT 的肿瘤体积从小到极大，变化很大，平均约为 10.0 cm。切面为黄白色或棕色，完全实性或囊实性，少见呈完全囊性（图 15.488）。囊肿内容物可能为浆液性的或更多的为出血性的。

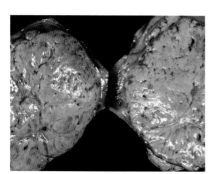

图 15.485　类固醇细胞瘤的大体照片，切面为橙黄色、界限清楚

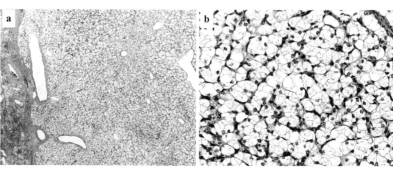

图 15.486　类固醇细胞瘤。（a）镜下可见界限清楚、被纤维间隔分隔成模糊的小叶状外观；（b）高倍镜下显示肿瘤细胞具有透亮的多泡状胞质和偏位的小细胞核。该图中没有明显的异型性或核分裂活性

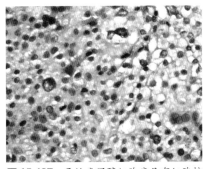

图15.487　恶性类固醇细胞瘤具有细胞核多形性和核分裂活性，肿瘤复发伴肝转移

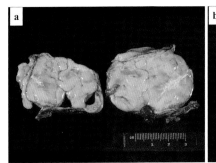

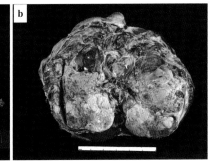

图15.488　成年型粒层细胞瘤的大体观。（a）实性肿瘤，切面呈黄褐色，鱼肉样；（b）含有实性和囊性成分的大肿瘤

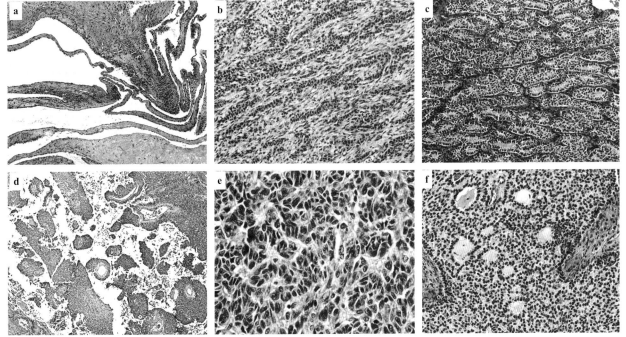

图15.489　成年型粒层细胞瘤。（a）巨滤泡结构，粒层细胞衬覆于大滤泡样腔内；（b）小梁结构；（c）岛状结构；（d）假乳头状结构；（e）波纹状；（f）微滤泡结构伴Call-Exner小体：肿瘤细胞排列于具有嗜酸性分泌物的中央腔隙周围

　　AGCT的组织学特征变化很大，包括微滤泡性、大滤泡性、小梁状、弥漫性、岛状、索状、漩涡状、假乳头状、波纹状和肉瘤样（图15.489a~e）。组织学标志是Call-Exner小体，其特征是肿瘤细胞围绕中央腔隙排列，腔隙内含有嗜酸性分泌物、退变的细胞核或透明的物质，形成微滤泡性结构（图15.489）。大滤泡型呈现由粒层细胞衬覆的大囊腔。假乳头型被认为继发于退行性改变。必须区分AGCT的弥漫性和肉瘤样结构，在弥漫性结构中，肿瘤细胞呈片状生长，但是细胞学具有AGCT常见的核沟（图15.490a）；肉瘤样结构的特征是梭形细胞呈现纤维瘤

样外观，细胞异型性和不明显的核沟使其类似纤维肉瘤（图15.490b）。在黄素化的AGCT中，肿瘤细胞具有丰富的浅粉色或透亮的细胞质、较圆的细胞核以及显著的核仁，类似卵泡膜瘤或类固醇细胞肿瘤（图15.491）。AGCT的间质在弥漫型中可以很少，也可以类似纤维瘤样，因此需要仔细检查以明确有无富于细胞的粒层细胞瘤巢的存在，粒层细胞＜10%的纤维瘤样肿瘤被归类为具有次要性索成分的纤维卵泡膜瘤；粒层细胞＞50%的肿瘤被归类为AGCT；具有10%~50%.的粒层细胞的肿瘤被称为粒层-卵泡膜细胞肿瘤，但目前尚未纳入WHO妇科肿瘤的一个独立

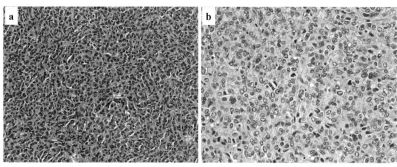

图 15.490　成年型粒层细胞瘤。（a）形态温和的梭形细胞弥漫排列；（b）肉瘤样成年型粒层细胞瘤，由具有纤维瘤样外观的肿瘤细胞组成，细胞异型，核沟不明显，类似纤维肉瘤

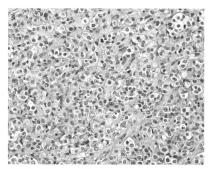

图 15.491　黄素化成年型粒层细胞瘤：肿瘤细胞有丰富的淡粉色或透明的细胞质，较圆形的细胞核，可类似卵泡膜细胞瘤或类固醇细胞瘤

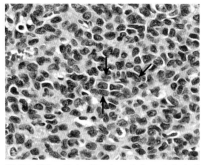

图 15.492　成年型粒层细胞瘤：具有典型的核沟，呈现咖啡豆样细胞核

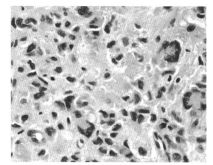

图 15.493　具有奇异核的成年型粒层细胞瘤，这一改变缺乏临床意义

类型。

　　众所周知，AGCT 的细胞学特征是具有核沟，呈咖啡豆的外观（图 15.492）。细胞核通常为椭圆形、形态一致、染色质细腻，核仁不明显。已报道具有奇异形细胞核的 AGCT（图 15.493），但没有任何临床意义。核分裂象不定，大多数病例 < 4/10HPF。由于 AGCT 的组织学结构多样，因此其鉴别诊断非常广泛并且根据其主要结构而不同而异。AGCT 的微滤泡结构类似子宫内膜样腺癌，尤其是当后者具有性索样特征时（图 15.494a,b），子宫内膜样腺癌至少局部具有经典型形态特征，并可能具有黏液分化，出现子宫内膜异位和伴有鳞状化生的腺纤维瘤成分进一步支持该诊断，子宫内膜样腺癌表达 EMA（图 15.494c），inhibin、calretinin 或 SF-1 阴性（图 15.494d），这两种肿瘤的角蛋白均为阳性，因此该标记物无鉴别意义。

　　AGCT 以岛状结构为主时，由于显著的巢状结构，在低倍镜下类似类癌（图 15.495a,b），类癌细胞缺乏

核沟，具有典型的胡椒盐样染色质，表达神经内分泌标志 Syn 和 CgA，inhibin、calretinin 或 SF-1 阴性（图 15.495c,d）。

　　大滤泡 / 囊性粒层细胞瘤与滤泡性囊肿之间的鉴别诊断具有挑战性。有帮助的特征包括体积大（> 10 cm）、具有明显核沟的粒层细胞的明显增生以及缺乏卵泡膜细胞。

　　弥漫性 AGCT 可能被误判为富于细胞性纤维瘤或子宫内膜间质肉瘤。网织染色有助于将 AGCT 与富于细胞性纤维瘤 / 纤维肉瘤区分开来，因为前者单个肿瘤细胞网状纤维缺失，而后者被网状纤维包绕。子宫内膜间质肉瘤的鉴别基于其特征性的血管模式，缺乏核沟，CD10 阳性和 inhibin、calretinin 或 SF-1 阴性。

　　如前文所述，黄素化的 AGCT 可以类似卵泡膜细胞瘤和类固醇细胞肿瘤。经典的粒层细胞瘤形态、核沟和网状纤维染色模式（前文所述）有助于正确的诊断。免疫组织化学染色在二者的鉴别中意义不大。

大部分（90%~95%）AGCT 具有 FOXL2（Forkhead box L2）基因的错义突变 c.402C-G（p.C134W）。FOXL2 属于 forkhead/winged-helix 转录因子大家族，在人类，FOXL2 表达于胎儿和成人卵巢的粒层细胞和发育中的眼睑，但在其他组织部位未被检测到。在成年的卵巢中，FOXL2 在卵泡形成中发挥重要作用。FOXL2 突变已被证明是 AGCT 的相当敏感和特异性标志物，并且在大多数其他类型的性索 - 间质肿瘤以及上皮性肿瘤中缺乏。据报道，罕见卵泡膜瘤和幼年型粒层细胞瘤具有这种突变。目前尚无证据支持对所有 AGCT 病例进行突变测测。在较为复杂的纤维性 AGCT 诊断中，可以检测该突变以明确 AGCT 的诊断。最近研究表明，约有 50% 的粒层细胞 - 卵泡膜瘤为 FOXL2 突变阳性。尽管 FOXL2 突变对 AGCT 具有相

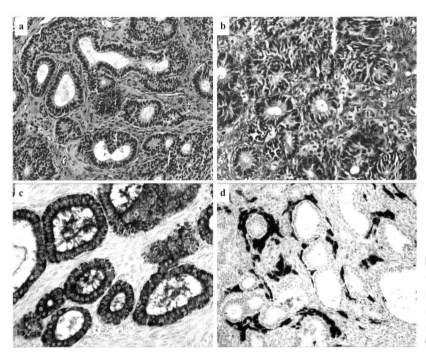

图 15.494 （a）类似子宫内膜样腺癌的成年型粒层细胞瘤；（b）类似成年型粒层细胞瘤的子宫内膜样腺癌：细胞核更为异型、复层、无核沟；（c）子宫内膜样腺癌上皮膜抗原（epithelial membrane antigen，EMA）阳性；（d）calretinin 凸显黄素化间质细胞，但腺体阴性

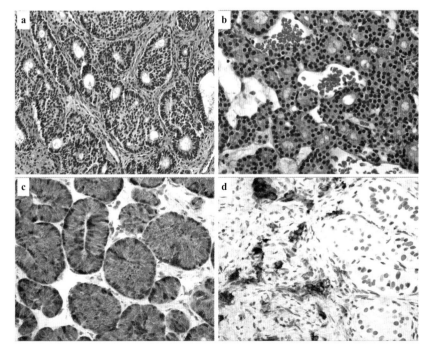

图 15.495 （a）成年型粒层细胞瘤的岛状结构与类癌相似；（b）类癌，其组织学类似成年型粒层细胞瘤，但细胞核更圆、深染、无核沟；（c）类癌 Syn 弥漫性阳性；（d）calretinin 凸显黄素化间质细胞，但肿瘤细胞阴性

当的特异性，但 FOXL2 免疫组化染色在大多数性索 - 间质肿瘤（包括幼年性粒层细胞瘤、卵泡膜瘤、纤维瘤、纤维肉瘤，Sertoli-Leydig 细胞瘤、硬化性间质瘤以及具有环状小管的性索肿瘤）中均为阳性。因此，后者可以用作鉴别性索 - 间质肿瘤与其他组织学相似病变的辅助标记物，而无助于鉴别这些肿瘤的亚型。

大多数 AGCTs 的预后良好，但 1/3 的患者复发，尤其是在诊断后数年或数十年。ⅠA 期肿瘤的复发率 10%~15%，复发部位倾向腹部和盆腔，淋巴结转移很少见，很少会转移到远处（如肝和肺）。Ⅰ期疾病患者的 10 年生存率为 90%，而较高分期的患者约为 60%。不良的预后指征包括高分期、双侧性、大小 > 15.0 cm 和肿瘤破裂。有研究表明，核分裂象 > 4/10HPF，尤其 > 10/10HPF 的病例与早期复发和死亡相关。但是有作者提出卵巢被膜破裂与复发相关的唯一因素，分期是总生存的唯一预测因素。根据患者年龄的不同，AGCT 的初始治疗包括单侧或双侧输卵管 - 卵巢切除术和经腹子宫切除术。

幼年型粒层细胞瘤

这种罕见的肿瘤仅占所有粒层细胞瘤的 5%，主要发生于儿童和年轻人（平均年龄 13 岁）。罹患 Ollier 病（内生性软骨瘤病）或 Maffucci 综合征（内生性软骨瘤和皮下血管瘤）的患者可发生幼年型粒层细

胞瘤（Juvenile granulosa cell tumor, JGCT）。年轻女孩经常表现出同性假性性早熟，而大龄儿童和年轻成年女性表现出各种症状，包括腹痛和腹胀，月经过多或闭经，也可能发生继发于扭转和破裂的急腹症。血清 inhibin（转化生长因子 β 家族成员的生长因子）的水平经常升高，既可用作诊断的筛查检测，也可用于监测疾病的进展和复发。肿瘤总是单侧的，> 95% 的患者患有Ⅰ期疾病。平均大小约为 13 cm，与 AGCT 相似，肿瘤的切面为实性、囊实性或单纯囊性。

JGCT 的组织学相当具有特征性，增生的肿瘤细胞被纤维间隔分隔成结节状（图 15.496a）。肿瘤巢总能见到充满嗜碱性或嗜酸性物质的大小不一的滤泡样腔隙，这也是诊断 JGCT 的关键组织学特征（图 15.496b）。黄素化肿瘤细胞通常具有丰富的淡粉染或透明的细胞质（图 15.496c）。细胞核小、圆形或椭圆形，核沟罕见或缺乏。大约 15% 的 JGCT 有奇异形核（图 15.497），但似乎并不影响总预后。常见活跃的核分裂活性，可能会出现出血和坏死。JGCT 的区域可能与 AGCT 混合存在，这些病例根据主要的组织学类型来分类。

JGCT 的 inhibin、calretinin、CD56 和 SF-1 等经典性索标志物阳性。如前文所述，少部分亚型可能 FOXL2 免疫染色阳性，但其应用对常规诊断有限。

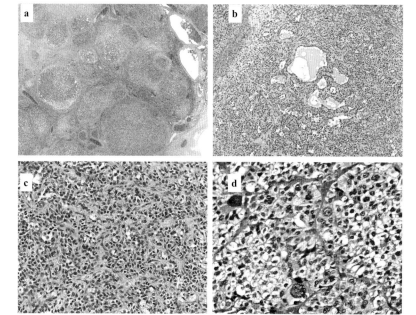

图 15.496　（a）幼年型粒层细胞瘤由纤维间隔分隔呈结节状排列的肿瘤细胞组成；（b）典型的滤泡状腔隙，内含嗜酸性分泌物；（c）肿瘤细胞黄素化，胞质淡粉或透明，细胞核小、圆形或椭圆形，无核沟；（d）可见奇异形细胞核，但似乎不影响总体预后

肿瘤细胞的角蛋白阳性，当 EMA 阳性时，仅为局灶性且强度较弱。

JGCT 的鉴别诊断包括 AGCT、高钙血症型小细胞癌、黑色素瘤、卵泡膜瘤和妊娠黄体瘤。

JGCT 与 AGCT 的鉴别诊断是一项挑战，尤其当后者显著黄素化时。发患者群年轻、滤泡样腔隙、缺乏核沟和高核分裂活性偏向 JGCT。如前文所述，二者可以共存于同一肿瘤中。

高钙血症型小细胞癌（Small cell carcinoma, hypercalcemic type, SCCOHT）是另一种具有滤泡样腔隙的肿瘤，与 JGCT 非常相似（图 15.497）。前者的特征是具有极少胞质的小细胞以及横纹肌样形态（大细胞变异型），就诊时为晚期疾病，血钙水平升高，inhibin 阴性。最近的研究表明，大多数 SCCOHT 具有 SMARCA4 基因的胚系或体细胞突变，缺乏 SMARCA4（BRG1）免疫组织化学表达，这非常有助于诊断。

转移性黑色素瘤罕见累及卵巢，若一旦转移，则与 SCCOHT 相似，因为该肿瘤是一种高度恶性的肿瘤，可以呈现滤泡样腔隙（图 15.498）。黑色素瘤病史、老年人、双侧发生、黑色素的存在、黑色素瘤标志物（如 Melan A、S-100 和 MiTF）的表达，inhibin 和 calretinin 表达缺失，支持转移性黑色素瘤的诊断。

当 JGCT 缺乏明显的滤泡样腔隙时，可能类似于卵泡膜瘤。但是充分取材很可能发现至少局灶性的滤泡样腔隙。卵泡膜瘤通常见于老年妇女，网织染色可以凸显卵泡膜瘤内网状纤维包绕单个细胞，但在 JGCT 包绕肿瘤细胞团。

最后，当妊娠黄体瘤具有滤泡样腔隙时，与 JGCT 相似。前者通常为双侧并形成多发性结节，但没有 JGCT 常见的核分裂活性和异型性，并且只发生在妊娠期。

12 号染色体三体是已知最常见的细胞遗传学异常，迄今为止存在于大多数病例。如前文所述，FOXL2 突变仅存在于少部分 JGCT 中，这证明它不同于成年型粒层细胞瘤。

考虑到患者年龄尚小，Ⅰ期 JGCT 的治疗是单侧输卵管 - 卵巢切除术并进行分期和腹水细胞学评估。性索 - 间质肿瘤的淋巴结转移率很低，不推荐对这些患者进行常规淋巴结清扫术。多数（＞ 90%）ⅠA 期患者可以长期生存。罹患ⅠC 期疾病和腹水细胞学阳性的患者有更高的复发风险。高分期的患者早期复发和死亡率较高，但由于此类肿瘤的罕见性，精心设计的随机研究难以确定辅助治疗的价值，因此对肿瘤的治疗方法不一。辅助治疗是否针对所有ⅠC 至Ⅳ期疾病患者，或者仅针对术后有残余病变的患者，或仅针对复发的患者，不同机构的策略和方法也不尽相同。

Sertoli 细胞瘤

Sertoli 细胞瘤（Sertoli cell tumors, SCT）极为罕见，

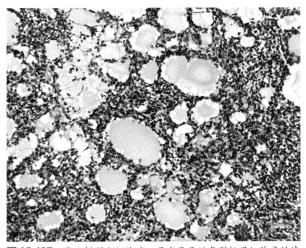

图 15.497　高血钙型小细胞癌：具有见于幼年型粒层细胞瘤的滤泡样腔隙，SF-1/inhibin 或 calretinin 阴性染色支持这一诊断

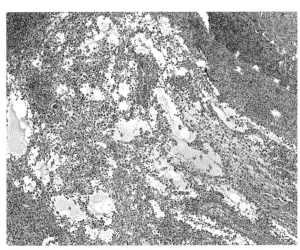

图 15.498　卵巢转移性黑色素瘤：呈现滤泡样腔隙，诊断需要利用黑色素瘤和性索 - 间质标记物

仅约占所有性索 - 间质肿瘤的 4%。常见于年轻女性（平均年龄 30 岁），症状与腹部肿块相关，大多数肿瘤是无功能的，少部分是雌激素的。据报道 Sertoli 细胞瘤可以发生于 Peutz-Jeghers 综合征患者。Sertoli 细胞瘤为单侧肿瘤，平均大小为 9.0 cm。切面呈分叶状、黄白色，质实。组织学上，由紧密排列的实心或空心小管组成，至少在肿瘤的局灶区域可见该特征（图 15.499a）。其他组织学特征包括条索样、小梁状和弥漫性结构。对弥漫性结构需进行额外取材以识别特征性小管状结构。小管和小梁衬覆立方或柱状细胞，胞质呈中等浅粉染至深嗜酸性（嗜酸亚型），也可见空泡样的细胞（富含脂质亚型）。细胞核呈圆形或椭圆形，形态温和，核仁不明显（图 15.499b），可能会出现核沟及退变的奇异形核。间质变化多样，从肿瘤细胞周围纤细的纤维至显著致密透明样变。

鉴别诊断包括高分化 Sertoli-Leydig 细胞瘤（Sertoli-Leydig cell tumor, SLCT）、成年型粒层细胞瘤、Sertoli 样子宫内膜样腺癌、类癌、类固醇细胞瘤和 Krukenberg 瘤。

在 Sertoli 细胞瘤中罕见或可见"极少的"Leydig 细胞。但是在 1 例男性化患者中具有数个 Leydig 细胞灶，提示为高分化 SLCT 细胞瘤。其他支持 SLCT 的特征包括网状结构和异源性成分，尤其是后者不是 SCT 的典型特征。

AGCT 可能具有 Sertoli 细胞瘤的所有结构特征，但是存在分化良好的小管区域应增加 SCT 的可能性。Call-Exner 小体和容易识别的核沟更倾向于 AGCT。

最重要的鉴别诊断是 Sertoli 样子宫内膜样腺癌，其非常类似于 SCT 的小管状结构。在这些病例中，存在经典的子宫内膜样腺癌、鳞状化生区域以及腺纤维瘤和子宫内膜异位的背景有助于 Sertoli 样子宫内膜样腺癌的诊断。在面对挑战性的病例时，可以进行 EMA、inhibin 和 calretinin 的染色，以区分这两种肿瘤。

类癌可能具有类似于 SCT 的巢状、小管状、条索状和小梁状结构。存在神经内分泌颗粒、胡椒盐样染色质以及畸胎瘤背景（如果存在）更支持类癌。类癌表达 Syn 和 CgA，SCT 表达 inhibin、calretinin 和 SF-1。

当出现小管密集排列时，SCT 的富含脂质的亚型与类固醇细胞肿瘤相似。然而，后者缺乏小管形成，并且总是具有脂褐素，这在 SCT 中是看不到的。

Krukenberg 瘤的腺体可以呈小管状，与 SCT 相似。但是双侧发生、存在明显的细胞核异型以及细胞内黏液提示转移性印戒细胞癌的诊断。EMA 和性索分化标志物的免疫染色有助于鉴别诊断。

大多数 SCT 具有良性的临床经过。与侵袭行为相关的特征包括体积＞ 5.0 cm、非退变型的细胞核异型、活跃的核分裂活性（＞ 5/10HPF）、出血和坏死。

伴环状小管的性索肿瘤

伴环状小管的性索肿瘤（Sex cord tumors with annular tubules, SCTAT）是少见的肿瘤，具有独特的组织学特征和临床表现。这些肿瘤大致分为散发性和源自 Peutz-Jeghers 综合征的患者（约 1/3）。Peutz-Jeghers 综合征（Peutz-Jeghers syndrome, PJS）是一种罕见的常染色体显性疾病，其特征是沉积在皮肤、黏膜的黑色素斑以及胃肠道错构瘤样息肉。在 PJS 患

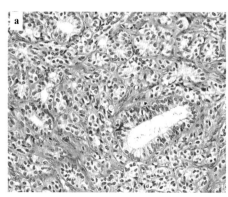
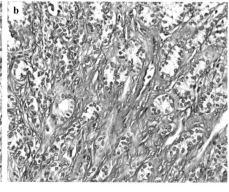

图 15.499　Sertoli 细胞瘤。（a）具有密集排列的实心或空心的小管；（b）条索状和小梁状结构

者中存在 19p13.3 染色体上的 STK11/LKB1 基因的胚系突变，这些患者罹患胃肠道和非胃肠道肿瘤的风险性增加，包括女性生殖道微偏腺癌和性索 - 间质肿瘤。发病年龄范围广，但主要见于年轻女性（平均 27 岁），并且具有与雌激素过多相关的症状。

在散发病例中，肿瘤的范围从镜下可见至相当巨大（高达 20.0 cm）。相反，在 PJS 患者中，肿瘤通常是偶然发现、体积小、钙化的和双侧发生。在一项大宗研究中，仅在 27.5% 的病例的大体检查中发现这些肿瘤。肿瘤切面呈黄白色，通常为实性，但也可能具有囊性成分。显著的组织学特征是简单或复杂的"环状小管"，前者是指单个小管围绕中央透明的基底膜样物质，由双层核环绕，一层在中心，另一层在外周，被淡染或透明的胞质分隔（图 15.500a）；复杂的小管为互相连通的小管网组成的大的岛状结构（图 15.500b），上皮岛之间的基质可以透明样变。钙化可能存在于与 PJS 相关的 SCTAT 中，并且存在于中央透明的物质中。细胞核无明显异型性，即使有核分裂象，也很罕见。在散发病例中，可能混有 Sertoli 细胞或粒层细胞瘤的病灶。与其他性索 - 间质肿瘤相似，这些肿瘤 inhibin 和 calretinin 阳性。

SCTAT 的鉴别诊断包括性腺母细胞瘤、Sertoli 细胞瘤和粒层细胞瘤。由于巢状结构、透明变性和钙化，一些性腺母细胞瘤病例类似于 SCTAT，但是这些肿瘤具有包括生殖细胞和性索肿瘤细胞在内的两种细胞群体，并且前者可以高表达 OCT4。此外，性腺母细胞瘤几乎仅发生于性腺发育不全的病例。Sertoli 细胞瘤形成的单个小管不是 SCTAT 的特征，它们缺乏典型

的环状小管特征。AGCT 中的 Call-Exner 小体可能被误认为是环状小管，但后者的核心有较多的透明变性的基底膜，AGCT 看不到环管状结构。

SCTAT 的治疗采取单侧输卵管 - 卵巢切除术，因为这些肿瘤发生在年轻妇女中，保持生育能力是很重要的。在与 PJS 非相关的 SCTAT 中，由于约 20% 的病例具有潜在恶性风险，可能进行手术分期。与其他性索 - 间质肿瘤相比，较常见淋巴结转移。这些患者可能发生晚期转移，因此建议长期随访。除罕见数例外，伴有 PJS 的 SCTAT 患者具有良性临床过程。

Sertoli-Leydig 细胞瘤

Sertoli-Leydig 细胞瘤（Sertoli-Leydig cell tumors, SLCT）是一种相对不常见的性索 - 间质肿瘤（<所有卵巢肿瘤的 0.5%），主要发生在 30 岁以下的年轻女性（75%）。近 50% 的患者出现男性化症状，即雄激素表现，包括闭经、多毛、声音嘶哑、乳房萎缩和阴蒂肥大。其他症状与卵巢肿块相关。肿瘤体积大（范围 2~35 cm；平均 13.0 cm），单侧，几乎总是局限于卵巢。不到 5% 的肿瘤就诊时有卵巢外疾病。与其他性索 - 间质肿瘤相似，切面为黄白色，实性、囊实性，或罕见完全囊性（图 15.501），可出现出血、坏死。

组织学上，根据小管状和梭形成分的多少，肿瘤可分为高分化、中分化或低分化。所有肿瘤均由数量不等的 Sertoli 细胞和 Leydig 细胞组成。高分化肿瘤由密集排列的实性或中空小管组成，有纤维性间质分隔，其中可见 Leydig 细胞群或簇（图 15.502）。在高分化 SLCT 中，衬覆在小管的细胞核形态温和，几乎极少或没有核分裂象，Leydig 细胞有丰富、粉染的细

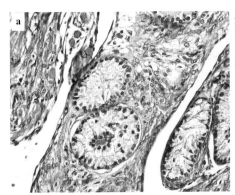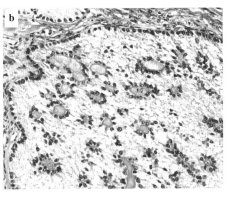

图 19.500 具有环状小管的性索肿瘤：（a）简单的环状小管，其特征是单个小管包围中央透明变的基底膜样物质，由两个细胞核环组成，1 个位于中央，另 1 个在外围，间隔苍白或透亮的细胞质；（b）复杂的环状小管具有由互相连通的小管组成的大岛

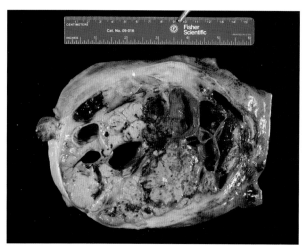

图 15.501　Sertoli-Leydig 细胞肿瘤的大体观：切面黄白色，具有囊实性成分，可见出血

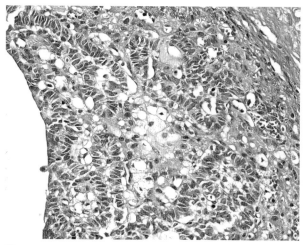

图 15.502　高分化 Sertoli-Leydig 细胞瘤：由纤维间质分离的小管组成，其间存在聚集或簇状的 Leydig 细胞

胞质和 1 个形态温和的细胞核，高分化 SLCT 没有网状结构和异源性成分。

中分化肿瘤低倍镜下呈现特征性的疏密相间的结构，稀疏区继发于水肿（图 15.503a），细胞密集区域由胞质稀少的梭形细胞组成（图 15.503b）。Sertoli 细胞也可以呈巢状或腺泡状结构，与衬覆 Sertoli 细胞的实性或中空小管相混杂，也可能见到条索状和小梁状结构（图 15.503c）。Leydig 细胞通常成簇状位于富于细胞性结节的周围，但也可以散布在梭形细胞内（图 15.503d），Leydig 细胞缺乏细胞学异型性或核分裂活性，罕见具有 Reinke 结晶。小管状和梭形成分的 Sertoli 细胞均呈现轻至中度异型，通常核分裂象增加，可以看到奇异形 Sertoli 细胞，但缺乏任何临床意义。

低分化 SLCT 类似于高级别肉瘤（NOS），很难诊断。肿瘤细胞由异型的梭形细胞形成大范围的束状结构，核分裂活性通常非常活跃（图 15.504）。

对可识别的具有典型的疏密相间细胞区域混合 Leydig 细胞的 Sertoli-Leydig 细胞瘤时不易识别时，需要对肿瘤进行额外取材以明确诊断。具有男性化症状的年轻女性的梭形细胞肿瘤，应怀疑低分化 SLCT，因此，必须更彻底地寻找具有典型 SLCT 的组织学特征的区域。

网状 SLCT 是临床上和组织学上与其他 SLCT 略

有不同的亚型。这些肿瘤发生于较年轻的年龄组（平均 15 岁），较少可能出现男性化。大体上，肿瘤至少局部具有囊性成分。网状结构仅存在于中分化和低分化 SLCT 中。从组织学上看，这些肿瘤细胞排列成相互吻合、分枝的、裂隙状的腔隙，类似于正常的睾丸网（图 15.505）。腔内乳头和多囊性结构有时衬覆扁平上皮，形成筛网状外观。肿瘤细胞为立方状或柱状，具有轻至中度异型性。腔内乳头具有透明变的纤维血管轴心，细胞脱落和成簇，类似透明细胞癌或低级别浆液性癌（图 15.506）。

大约 20% 的网状、中分化或低分化 SLCT 可能混有异源性成分。异源性成分的性质可以是上皮性或间叶性，后者相对少见。上皮型较为常见，由肠型黏液上皮组成，可能是良性、交界性或恶性（图 15.507）。黏液性腺体可能是囊性扩张的，通常具有显示肠分化的杯状细胞，部分病例可见胃幽门型上皮细胞，混合神经内分泌细胞和 Paneth 细胞少见。类癌在 SLCT 中也被描述为异源性成分。间叶型最常见的异源性成分类型是未成熟的骨骼肌（横纹肌肉瘤）（图 15.508）和未成熟的胎儿型软骨。在少部分 SLC 中，可能存在类似 Leydig 细胞的肝细胞的异源性成分，这些患者的甲胎蛋白（alpha-fetoprotein, AFP）水平可能升高，该类型的异源性成分似乎与网状 SLCT 相关。组织学上，可能很难分辨 Leydig 细胞和肝细胞的异源

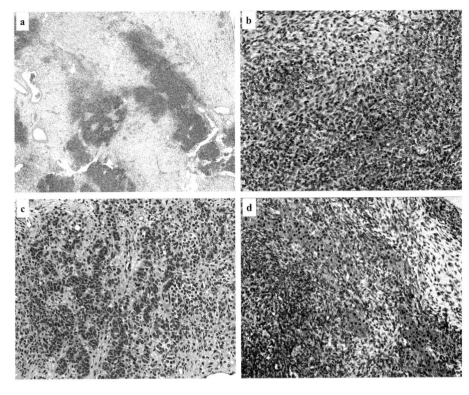

图 15.503　中分化 Sertoli-Leydig 细胞瘤。（a）低倍镜下呈现典型的疏密相间特征；（b）高倍镜检可见梭形细胞弥漫增生、胞质稀少；（c）Sertoli 细胞排列成梭形或小梁状结构；（d）肿瘤周围的可见 Leydig 细胞簇

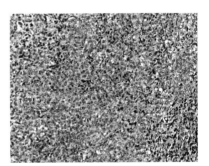

图 15.504　低分化 Sertoli-Leydig 细胞瘤：呈现异型的梭形细胞，类似于高级肉瘤

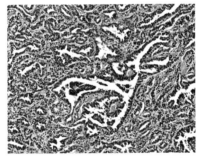

图 15.505　网状 Sertoli-Leydig 细胞瘤：肿瘤细胞呈分枝状、互相吻合的裂隙，类似正常的睾丸网

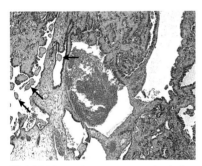

图 15.506　网状 Sertoli-Leydig 细胞瘤：可见具有透明变性的纤维血管轴心的乳头状区域，类似透明细胞癌等上皮性肿瘤

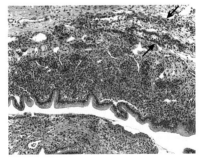

图 15.507　Sertoli-Leydig 细胞瘤伴有异源性上皮成分，表现为位于肿瘤组织内的良性黏液腺体。注意周围 Sertoli 细胞呈条索样排列（箭头）

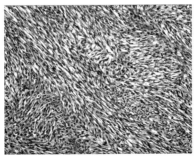

图 15.508　Sertoli-Leydig 细胞瘤伴有异源性间叶成分，即横纹肌肉瘤，表现为梭形细胞束，具有呈横纹状形态和丰富的嗜酸性胞质

性成分，但是 EMA、HepPar-1（hepatocyte paraffin 1）、inhibin 和 calretinin 的免疫染色将有助于鉴别诊断。

SLCT 的免疫组织化学染色与其他性索 - 间质肿瘤相似，对 inhibin、calretinin 和 SF-1 阳性不一。Sertoli 细胞的其他阳性标记包括 WT-1、CD56、CD99 和 FOXL2；Leydig 细胞 Melan A 阳性，但 CD99、WT-1 或 FOXL2 通常染色较弱或无着色。

SLCT 的鉴别诊断取决于这些肿瘤的分化程度。高分化 SLCT 和 Sertoli 细胞瘤间的鉴别是基于前文讨论的 Leydig 细胞的存在。鉴别 Sertoli 细胞瘤和 Sertoli 型子宫内膜样腺癌（在 Sertoli 细胞瘤中讨论）的标准也适用于高分化 SLCT。由于存在小管状、条索状和小梁状结构，类癌类似高分化 SLCT，鉴别类癌与 SLCT 根据是典型的存在点彩状染色质、胞质内神经分泌颗粒以及神经内分泌标志物 Syn 和 CgA 阳性。累及卵巢的类癌可以是转移的（此类病例是双侧发生的，与单侧的 SLCT 不同）或者与畸胎瘤相关，在畸胎瘤中，通常存在黏液性上皮以外的其他成熟的成分，而高分化 SLCT 缺乏异源性成分，而这通常是 SLCT 与类癌的鉴别点。可能 Wolffian 起源的女性附件肿瘤可具有 Sertoli 样小管，因此类似于高分化 SLCT，但是这些肿瘤具有典型的筛网样结构，缺乏 Leydig 细胞。

中分化 SLCT 类似具有显著的条索状和小梁装结构的弥漫型 AGCT，而黄素化的间质细胞类似 SLCT。在临床上，AGCT 发生于老年妇女，具有雌激素而非雄激素表现。组织学上，AGCT 具有显著的核沟，这在 SLCT 中是看不到的。异源性成分和网状结构在 SLCT 中更为常见。

Wolffian 起源的女性附件肿瘤与 SLCT 可有一些重叠的特征，但是它们缺乏 sertoli 型小管和 Leydig 细胞，患者缺乏雄激素症状。

SLCT 现在被归类为 DICER1 综合征（也被称为胸膜肺母细胞瘤家族性肿瘤和发育异常综合征）的组成部分，因为这些患者具有 DICER1 胚系突变。DICER1 基因编码一种细胞质 RNA Ⅲ 内切核糖核酸酶，该酶参与产生功能性激活的 microRNA，后者在转录后水平上调控多种基因的表达。与 DICER1 综合征相关的其他疾病或肿瘤包括多结节性甲状腺肿、囊性肾瘤、鼻软骨间叶性错构瘤、分化型甲状腺癌、睫状体和大脑的髓上皮瘤、幼年性错构瘤样肠息肉、Wilms 瘤、幼年型粒层细胞瘤、两性母细胞瘤、宫颈胚胎性横纹肌肉瘤。此外，SLCT 也具有 DICER1 的体细胞突变。最近的研究表明，在中分化 / 中分化和低分化 SLCT 中，通常检测到 DICER1 突变，但高分化 SLCT 却缺乏该基因突变，这表明高分化 SLCT 可能与 DICER1 不相关。但是检测的病例数较少，无法确定该结果。与 DICER1 综合征相关的性索 - 间质肿瘤通常发生于 20 多岁，并伴有雄激素表现，肿瘤通常局限于卵巢，偶尔是双侧的；除经典型 SLCT 外，还有报道不确定或无法分类的混合性 Sertoli 型和幼年型粒层细胞样的性索肿瘤，这提示罹患 DICER1 综合征患者的肿瘤可能具有异质性，异源性成分可能更常见，偶尔病例也可能出现网状结构。部分文献报道提示具有 DICER1 体细胞突变的 SLCT 的复发率可能高于无突变的肿瘤，但是被检测的病例数很少。研究表明，与 SLCT 合并多结节性甲状腺肿或高分化甲状腺癌高度提示 DICER1 综合征。据报道，具有 DICER1 胚系突变的患者有可能复发。但是尚不能根据现有的数据确定这些患者的转移和复发风险比散发性 SLCT 更高，需要研究更多的患者，以明确具有 DICER1 突变患者的性索肿瘤预后。

高分化 SLCT 有良性的临床经过，单侧输卵管 - 卵巢切除术是年轻患者的首选治疗方法。中分化 SLCT 预后良好，但是约 10% 的患者可能会出现侵袭性临床过程，出现转移 / 复发，复发通常在确诊的前 2 或 3 年，通常位于腹腔；与不良预后相关的特征包括肿瘤破裂、间叶异源性成分和较高的分期；单侧输卵管 - 卵巢切除术是年轻患者的治疗选择，辅助治疗适合具有肿瘤破裂或晚期疾病的患者。低分化 SLCT 可能发生晚期疾病，这些患者需要化疗，对 Ⅰ A 期低分化 Sertoli-Leydig 细胞肿瘤的患者，可以选择密切观察或化疗。低分化的组织学被认为是 Ⅰ A 期 SLCT 的高风险因素，但是考虑到辅助治疗效果的证据不足，临床医生的治疗方法也不尽相同。

两性母细胞瘤

两性母细胞瘤是具有 Sertoli 细胞和粒层细胞成分的肿瘤，两种成分均分化良好，次要成分必须至少占肿瘤的 10%。粒层成分通常是成年型，但也可以为 JGCT 成分。这些肿瘤发生于雌激素过多或雄激素过多的年轻女性。肿瘤总是单侧发生，切面质实。组织学上，肿瘤是 Sertoli 小管与成年型粒层细胞的混合体（图 15.509），这两种成分可以分开或相互融合。已报道的两性胚细胞瘤病例是良性的病程，单侧输卵管-卵巢切除术被认为是适当的治疗方法。

性索-间质性肿瘤，NOS

约 5%~10% 的性索-间质肿瘤无法准确地归类于已定义诊断类型中的任何一种，被称为未分类。此类肿瘤具有介于 Sertoli 细胞和粒层细胞之间的特征，或缺乏分化以至于不易归类于特定的亚型。罹患 PJS 或 DICER1 综合征的患者或妊娠患者的肿瘤更有可能被归类为性索-间质肿瘤，NOS。具有此类肿瘤的患者预后与 Sertoli-Leydig 细胞瘤或 AGCT 相似，其 5 年生存率约为 90%。

高血钙型小细胞癌

高血钙型卵巢小细胞癌（Small cell carcinoma of the ovary of hypercalcemic type, SCCOHT）是一种不常见的卵巢肿瘤，其组织发生也不明确。因此不适合归类于任何卵巢肿瘤的组织学类型，而属于一种杂类肿瘤。虽然报道的年龄范围很广（1~71 岁），但大多数患者的诊断年龄范围 18~30 岁。大多数患者会出现腹痛和 / 或腹胀。高钙血症可见于多达 2/3 的患者，其中少数患者会出现与血清钙升高有关的症状。

大多数 SCCOHT 是单侧的，而且体积较大（高达 30 cm）。大体上，肿瘤通常为实性，切面灰白、质软，似肉样，可以发生囊性变，罕见 SCCOHT 以囊性为主。肿瘤经典地呈弥漫、密集富于细胞的片状分布，肿瘤细胞小、圆形，胞核深染，核仁不明显，胞质稀少，肿瘤细胞大小和形状的变化很小（图 15.510）。偶尔细胞会排列成巢状或条索状，或不常见的单个细胞。间质常为纤维性，但通常不显著（图 15.511）。核分裂活性通常很活跃。高达 80% 的 SCCOHT 具有大小不一的圆形或卵圆形滤泡样腔隙，衬覆肿瘤细胞，腔内含有嗜酸性液体，有些可能是空的或含有嗜碱性液体（图 15.512）。部分肿瘤具有数量不等的大细胞，泡状、偏心性的细胞核，核仁明显，胞质丰富、嗜酸性，呈现出横纹样外观（图 15.513），这类细胞可能是经典型 SCCOHT 的一种次要成分，也可能是唯一的细胞类型。25%~50% 的病例可见这种大细胞，当大细胞成分超过取样肿瘤的 50% 时，肿瘤被归类为 SCCOHT，大细胞亚型。不太常见的组织学特征包括梭形区域、多核细胞、透明的

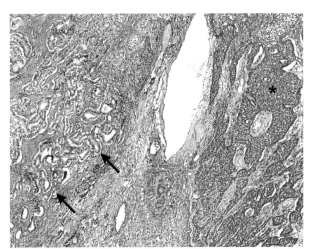

图 15.509　两性母细胞瘤：右侧为成年型粒层细胞癌，左侧为 Sertoli 小管（箭头）

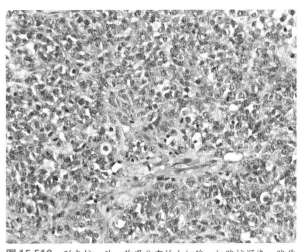

图 15.510　形态较一致、弥漫分布的小细胞，细胞核深染，胞质稀少，显著的核分裂活性

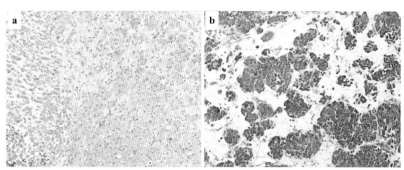

图 15.511　（a）纤维性间质内细胞排列成条索样或单个细胞；（b）巢状结构

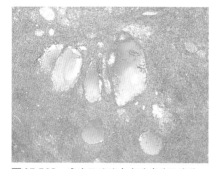

图 15.512　滤泡状腔隙内充满嗜酸性液体，这是大多数高血钙型小细胞癌的特征

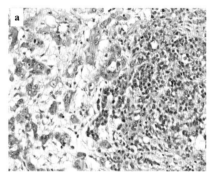
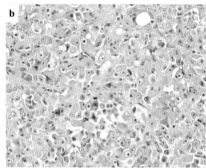
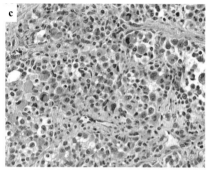

图 15.513　高钙型小细胞癌。（a）由典型的小细胞（图片右侧）和相邻的大细胞成分组成；（b）大细胞成分具有泡状核、显著的核仁、丰富的嗜酸性胞质；（c）部分细胞有横纹肌样形态

胞质和黏液性成分（范围从形态温和的宫颈型上皮、非典型的黏液上皮到印戒细胞）。

尽管组织学相当有特征性，但 SCCOHT 很少见，也可能不易被识别，可以利用一组免疫组化标记物进行诊断。大多数 SCCOHT 表达上皮标记物，如广谱角蛋白或 EMA，着色方式不定，范围为局灶性或弥漫性。WT-1 的细胞核表达可见于大多数肿瘤。许多 SCCOHT 仅局灶表达 calretinin。少数表达神经内分泌标记物，最常见的是 CgA，但也有报道表达 Syn 和 CD56。几乎所有研究均显示在 SCCOHT 中，S-100、desmin、CD99 和 inhibin 阴性。最近开发了一种针对 SMARCA4 的蛋白产物（BRG1，见下文），在超过 90% 的 SCCOHT 呈完全缺失性表达（图 15.514）。

HE 染色缺乏鉴别细胞的性质，尤其是在完全由经典型小细胞组成的 SCCOHT 中，存在大量鉴别诊断和误诊的可能。在 1 篇系列研究中，近 1/3 的回顾性 SCCOHT 病例在第二次回顾性病理分析后修改了诊断，错误诊断包括在鉴别诊断中考虑到的几种病变。

SCCOHT 与鉴别诊断的病变间可能存在免疫组织化学谱的重叠，这进一步增加了诊断的难度。需考虑的 SCCOHT 鉴别诊断最常见病变包括粒层细胞瘤（成年型和幼年型）、小细胞神经内分泌癌、淋巴瘤、黑色素瘤、生殖细胞肿瘤、原始神经外胚层肿瘤和促结缔组织增生性小圆细胞肿瘤。成年型粒层细胞瘤的特征是细胞核小而一致，可能具有微滤泡和 / 或大滤泡，与 SCCOHT 深染的细胞核不同，成年型粒层细胞瘤的细胞核呈泡状，常有核沟，核分裂象不常见。与幼年型粒层细胞瘤的鉴别更具挑战性，前者常见较多的核分裂象，具有类似 SCCOHT 大细胞亚型的大细胞，并且包含类似 SCCOHT 的中等大小滤泡。从组织学的角度来看，幼年型粒层细胞瘤的大细胞没有横纹肌样形态，与 SCCOHT 相比，其细胞核多形性更明显。临床上，粒层细胞瘤与雌激素症状相关，SCCOHT 与之不相关，相反，高钙血症不是粒层细胞瘤的特征。对诊断困难的病例，可以利用免疫组化染色，EMA 着色不支持粒层细胞瘤；尽管 SCCOHT 和粒层细胞

图 15.514 （a）广谱角蛋白斑片状表达；（b）WT-1 弥漫性胞核表达；（c）Syn 局灶表达；（d）SMARCA4（BRG1）缺失

瘤都表达 calretinin，但在 SCCOHT 中，inhibin 染色尚未见报道；BRG1 缺失性表达见于大多数 SCCOHT，但在成年或幼年型性粒层细胞瘤中尚未见报道。小细胞神经内分泌癌（小细胞癌，肺型）也会被纳入鉴别诊断，因为该肿瘤与 SCCOHT 一样，具有小而一致的细胞，胞质稀少。少数 SCCOHT 可能表达 1 个或多个神经内分泌标志物，进一步混淆了诊断。临床上，小细胞神经内分泌癌常发生于老年人，通常合并其他类型的卵巢癌，如子宫内膜样腺癌；低倍镜下，滤泡样腔隙可见于大多数 SCCOHT，但在神经内分泌癌中是缺乏的，此外地图状坏死可能比较明显；高倍镜下，小细胞神经内分泌癌呈现核铸型、染色质细腻和大量凋亡小体；免疫组化方面，神经内分泌癌通常典型地表达 EMA，不会发生 BRG1 的缺失。虽然促纤维增生性小圆细胞肿瘤（desmoplastic small round cell tumor，DSRCT）更常见于男性，但也可以累及卵巢，胞质稀少的单形性、胞核深染的细胞可能类似 SCCOHT，然而在结构上，该肿瘤特征性具有被大量促纤维增生性间质分隔的细胞巢，这二者都不是 SCCOHT 的特征。免疫组化方面，DSRCT 的特征是角蛋白、desmin 和

WT-1（针对 C 端的抗体）的表达，相反，SCCOHT 缺乏 desmin 表达，而表达 WT-1 针对 N 端的抗体。当肿瘤完全由胞质稀少的小细胞组成时，中枢和周围原始神经外胚层肿瘤都可以类似 SCCOHT，神经外胚层肿瘤典型地具有一些神经分化的证据（即菊形团、纤丝性背景），缺乏 SCCOHT 的滤泡样腔隙特征；外周原始神经外胚层肿瘤（即尤因家族肉瘤）具有 EWSR1 重排。其他需要考虑到与 SCCOHT 鉴别的病变包括淋巴瘤、黑色素瘤和生殖细胞肿瘤。SCCOHT 组织学特征是最有帮助的，但免疫组化染色往往可以在挑战性病例中给予正确的诊断。

关于 SCCOHT 细胞起源的具体分类仍有待确定，但是最近研究揭示了绝大多数 SCCOHT 进展的可能致病机制。多项研究发现，超过 90% 的 SCCOHT 具有 SMARCA4 的失活性突变，可以通过针对 SMARCA4 的蛋白产物 BRG1 抗体的细胞核缺失表达在免疫组化中反映出来。SMARCA4 基因产物与其他蛋白一起，作为 SWI/SNF（switch/sucrose non-fermenting）复合物的催化亚基，参与基因转录的染色质重塑。由于大多数 SCCOHT 具有 SMARCA4 突变

和其他的低突变负荷，因此 SMARCA4 基因的失活很可能驱动 SCCOHT 的进展。在 SMARCA4 功能缺失的情况下，存在肿瘤侵袭性生长提示该基因产物起着抑癌作用。在 43%~62.5% 的病例中，SMARCA4 突变可能是胚系的。目前认为，野生型基因的杂合性缺失导致 SCCOHT 的进展。这种突变的实际外显率尚不清楚，有几个家系病例已经报道，但总的来说，与观察到的胚系突变数量相比，这些病例是非常罕见的，这可能是由于 SCCOHT 在分娩前发生以及该疾病的总体预后差。尽管 SMARCA4 突变是 SCCOHT 的主要潜在原因，但有 1 例与胚系杂合子 TP53 突变（Li-Fraumeni 综合征）有关。虽然 SMARCA4 突变的外显率尚不清楚，但由于胚系突变的高发率，应考虑进行遗传学检测。如果发现胚系突变，应检测其他家系成员。在 1 项研究中，部分患者从未受影响的父亲那里遗传了他们的突变，对突变状态的了解可能对未受影响的兄弟姐妹有益。SCCOHT 是一种侵袭性肿瘤，大多数患者表现为晚期肿瘤。SCCOHT 的初始治疗策略是手术切除卵巢肿瘤和减瘤术。当对侧卵巢大体无明显改变时，可以原位保留，但有胚系突变的患者则应切除。尽管在最佳方案方面没有共识，大多数患者都会接受辅助化疗，但效果通常欠佳或不持久。最常见的化疗方案包括铂类为基础的药剂 / 依托泊苷 / 长春碱或顺铂 / 环磷酰胺 / 博来霉素 / 阿霉素 / 依托泊苷（VPCBAE），对后者方案的治疗反应已有报道。利用高剂量化疗 / 干细胞治疗也有治疗成功的案例。虽然部分报道通过放疗提高了生存率，但其在 SCCOHT 治疗中的作用仍不确定。

尽管有报道部分患者预后尚好，但 SCCOHT 仍然是一类总体预后不良的疾病，总生存率低至 10%。虽然诊断时的分期是最有意义的生存决定因素之一（FIGO Ⅰ期疾病的 5 年生存率为 55%），许多患者的复发与分期关系无关。其他与预后较好相关的因素包括年龄 > 30 岁、术前钙水平正常以及缺乏大细胞成分。

神经内分泌癌

卵巢原发性神经内分泌癌罕见，可能由小细胞或大细胞组成。虽然文献中有单独报告小细胞癌和大细胞癌的趋势，但它们的临床和免疫组织化学特征具有显著的重叠。因此，在本节中仍将它们归类为一类病变。神经内分泌癌的年龄范围很广（18~85 岁），大多数病例发生于围绝经期或绝经后。由于卵巢肿瘤可达 30 cm，因此大多数患者存在与盆腔肿块相有关的症状和 / 或腹痛。罕见患者可以出现副肿瘤综合征，如 Cushing 病或异常的 ADH 分泌综合征或远处转移。

单纯型神经内分泌癌累及卵巢非常罕见。大多数报告病例，无论是小细胞还是大细胞类型，都与表面上皮性肿瘤或畸胎瘤有关（图 15.515）。最常见的与神经内分泌癌相关的表面上皮性成分是黏液性肿瘤（腺瘤或浸润性癌）和子宫内膜样腺癌；但是神经内分泌癌也与 Brenner 肿瘤和浆液性癌相关。组织学上，小细胞和大细胞神经内分泌癌类似它们在肺部相对应的肿瘤。小细胞癌由小至中等、圆形或卵圆形的细胞组成，胞质稀少，排列呈片状和 / 或密集的巢状，由稀少的纤维间质分隔。有些肿瘤可能有小梁状结构。细胞核深染，染色质分布均匀，核仁不明显。凋亡小体和核分裂象多见，大多数肿瘤存在地图状坏死（图 15.516）。相反，大细胞神经内分泌癌的特征是中至大的圆形细胞，具有中等数量的嗜双色细胞、偶尔为颗粒样的细胞质，细胞核圆形、泡状，染色质粗糙，典型地具有明显的核仁。与小细胞神经内分泌癌相似，大细胞神经内分泌癌的细胞排列也为片状和

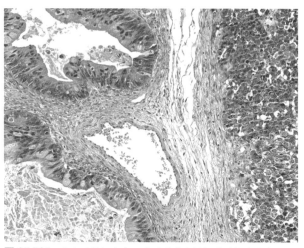

图 15.515　大细胞神经内分泌癌（图片右侧）关联黏液性癌

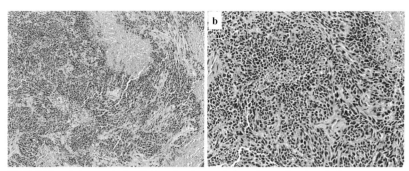

图 15.516 （a）小细胞神经内分泌癌，由小而密集排列的细胞组成，胞质不明显，可见灶性地图状坏死；（b）高倍镜下，细胞核具有均匀分布的染色质、不明显的核仁

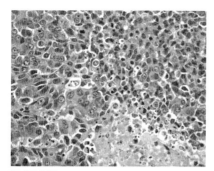

图 15.517 大细胞神经内分泌癌：具有中等或丰富的胞质、泡状核和明显的核仁，有大量凋亡小体，显著的核分裂活性

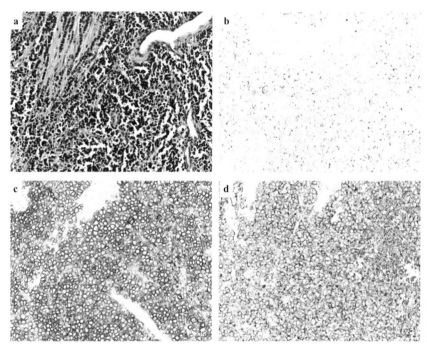

图 15.518 （a）小细胞癌；（b）广谱角蛋白染色呈现"点状"阳性；（c）CgA；（d）Syn

巢状，偶尔呈小梁状和条索状结构，大量的核分裂象和地图状坏死是大细胞神经内分泌癌的普遍特征（图15.517）。小细胞和大细胞神经内分泌癌均有上皮标志物的表达，表现为点状模式，CK7 在一些大细胞神经内分泌癌中的表达是不相同的，一些病例中可见局灶性 CK20 表达。卵巢神经内分泌癌可表达 CgA、Syn 和 CD56（图 15.518），尽管表达呈局灶性或仅有 1 个标志物阳性。因此，当怀疑神经内分泌癌的诊断时，最好对 3 个标记物进行染色。

当神经内分泌癌（小细胞或大细胞）呈单纯型累及卵巢时，最重要的鉴别诊断是常见部位的转移性神经内分泌癌。排除诊断必须基于临床，免疫组化的价

值有限，虽然 TTF-1 通常用于鉴别原发于肺的肿瘤，但也可能表达于卵巢神经内分泌癌。被用于证实苗勒氏肿瘤起源的 PAX-8，在卵巢神经内分泌癌中，可能是阴性的，存在相关的畸胎瘤或表面上皮性肿瘤（子宫内膜样或黏液）支持其卵巢起源。第二个可能与小细胞神经内分泌癌混淆的病变是高血钙型小细胞癌，大多数混淆是源于命名的重叠，但两者在组织学上很少有相似之处。高血钙型小细胞癌典型地具有粗糙的染色质、核仁和滤泡样腔隙。发病年龄可能更年轻，并且多达 2/3 的患者可能有高钙血症。总的来说，对神经内分泌癌的正确识别受限于其罕见性和 / 或其关联病变，有时是次要成分，伴有其他更常见的组织类

型。在 1 项研究中，超过 2/3 的神经内分泌癌要么被认为是更常见的表面上皮性肿瘤的一种成分（被解释为未分化癌），要么最初被诊断为更常见的卵巢肿瘤（生殖细胞或性索肿瘤）。注意在表面上皮性卵巢肿瘤中存在神经内分泌成分的可能性和高度的怀疑指征（特别是在有凋亡小体和地图状坏死时），再结合一组免疫标记物，将有助于正确识别大多数病例。

对卵巢神经内分泌癌的发病机制有几个理论被提出。神经内分泌癌可能源自原始内胚层细胞，这些细胞具有多向分化的能力，而另一些观点提出源自非内分泌细胞的进展，基因激活导致神经内分泌分化。已知神经内分泌细胞是妇科非肿瘤上皮的正常成分，也已被证实位于子宫内膜样癌和畸胎瘤中，表面上皮性成分的存在（通常作为主要成分）或者与神经内分泌癌相关的畸胎瘤均支持这一理论。目前已观察到在混合性表面上皮性 / 神经内分泌癌中，不同成分之间存在染色体异常的重叠，但是神经内分泌成分有额外的异常，提示神经内分泌成分可以代表一种的去分化形式。

近半数的卵巢神经内分泌癌患者处晚期疾病。大多数患者行子宫切除术、双侧输卵管 - 卵巢切除术和分期，然后进行化疗。在已报道的辅助治疗患者中，一些使用了标准的卡铂 / 紫杉醇方案，而另一些选择了一种在肺部神经内分泌癌中显示有效的方案。肺部神经内分泌癌的总体经验有限，以至于无法制定明确的治疗方案。神经内分泌癌是一种侵袭性疾病，尽管有一部分长期存活者，但大多数患者（即使是那些处于低分期的患者）也会经历疾病的复发和 / 或死亡。

造血系统恶性肿瘤

作为系统性进程的组成部分，淋巴和髓系的恶性造血系统肿瘤常累及卵巢。多达 30% 的患者有卵巢的继发性淋巴瘤累及，多达 36% 的死于髓系白血病的妇女在尸检中发现卵巢受累。在女性生殖道中，卵巢是原发性淋巴瘤最常累及的部位，约占所有结外非霍奇金淋巴瘤的 0.5%。主要累及卵巢的髓系肿瘤（即粒细胞肉瘤）是非常罕见的，尽管患者罕见有卵巢肿块作为疾病的首发症状，但大多数患者在确诊时已发现骨髓受累。原发性卵巢造血系统恶性肿瘤患者的年龄范围广泛（1~94 岁），同骨髓和淋巴结恶性肿瘤具有类似的任何年龄趋势，尽管从文献回顾中报道的原发性卵巢造血系统肿瘤的平均年龄在淋巴恶性肿瘤范围为 41~54 岁、粒细胞肉瘤为 31 岁。最常见的症状为与盆腔肿块相关的腹痛和腹胀。虽然一些患者有诸如发烧、盗汗和体重减轻的"B"症状，但总的来说，这些症状在原发性卵巢淋巴瘤患者中相对不常见。

大体上，卵巢造血系统肿瘤常为质实、棕褐色至灰色、质地均匀的肿块，偶尔有肉质的外观，罕见的髓系肿瘤为绿色。虽然许多报道的病例肿瘤最大径小于 10.0 cm，但也可见到 ≥ 20.0 cm 的肿瘤报道。已知的原发性卵巢肿瘤有 B 细胞淋巴瘤（包括弥漫性大B 细胞、滤泡性、Burkitt）、T/NK 细胞淋巴瘤、间变性大细胞淋巴瘤和霍奇金淋巴瘤的各种亚型。绝大多数原发性卵巢淋巴瘤为 B 细胞型，多为弥漫性大 B 细胞淋巴瘤，其次为滤泡细胞和 Burkitt 淋巴瘤。组织学特征与发生于淋巴结内的同类病变类型一致。单从组织学上看，怀疑可能为造血系统恶性肿瘤的指征是卵巢弥漫性受累和皮质被松散或无黏附性的形态单一的细胞破坏。正常结构也可能存在。细胞的造血系统源性可以通过免疫组化来证实，各种造血系统标记物（CD45、CD20、CD3、CD10、Bcl-2、Bcl-6、MPO、CD68）不仅可以证实肿瘤的造血系统源性，而且可以明确肿瘤的亚型（图 15.519~15.521）。

卵巢造血系统恶性肿瘤的鉴别诊断包括其他小蓝圆细胞肿瘤或具有弥漫性生长模式的细胞，包括小细胞神经内分泌癌、高钙血症型小细胞癌、成年型粒层细胞瘤和未分化癌。利用一组包括广谱角蛋白、Syn、S-100 和 CD45 在内的免疫标记物可鉴别许多上述病变，但是应该注意上皮标志物，因为间变性大细胞淋巴瘤可能有 EMA 的表达。由于对治疗和预后都有影响，最重要的鉴别诊断是区分原发性卵巢造血系统恶性肿瘤与继发性受累。对于髓系恶性肿瘤，骨髓和外周血的评估通常可以完成这项任务；对于淋巴组织恶性肿瘤，已建立了包括以下内容的标准：①肿瘤仅局限于卵巢和卵巢的区域淋巴结；②外周血或骨髓中无异常淋巴样细胞；③任何卵巢外疾病必须在确诊卵巢淋巴瘤后至少几个月后发生。

虽然原发性卵巢淋巴瘤的存在一个被认可的实体，但其发病机制仍不明确。在1项研究中，卵巢内发现了有限的正常淋巴组织，有人推测淋巴瘤来自B或T淋巴细胞，这些淋巴细胞可存在于皮质的肉芽肿和卵巢间质中，来自卵巢门部血管周围的淋巴细胞或位于卵巢卵泡或黄体内。已证实许多B细胞淋巴瘤（占卵巢淋巴瘤的绝大多数病例）具有生发中心表型。

目前没有区分原发性卵巢造血系统肿瘤与原发性卵巢肿瘤常见类型的临床特征，因此，尽管手术通常不被用于治疗造血系统恶性肿瘤，但绝大多数患者因为未确诊的盆腔包块，接受了癌症导向的手术。一旦确诊淋巴瘤或粒细胞肉瘤，治疗标准是针对肿瘤亚型的化疗。卵巢淋巴瘤的总生存率近75%，肿瘤组织学、年龄和低疾病分期与较好的生存有关。粒细胞肉瘤的有限经验提示这些患者的预后很差。

间叶肿瘤

恶性间叶肿瘤，包括子宫内膜样间质肉瘤、腺肉瘤和平滑肌肉瘤，虽然更常见于子宫，但作为原发性卵巢肿瘤，都均有报道。这类肿瘤年龄范围广，就诊时中位年龄60多岁，大多数具有与附件肿块相关的

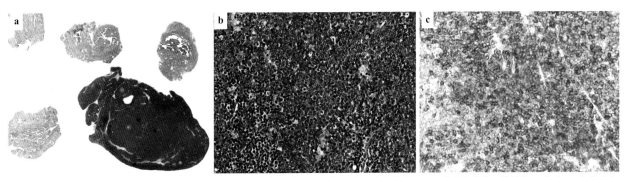

图15.519　（a）低倍镜显示卵巢的正常结构消失；（b）高倍镜下可见单纯型细胞弥漫浸润，取代了卵巢的正常结构；（c）MPO染色证实为髓系类型

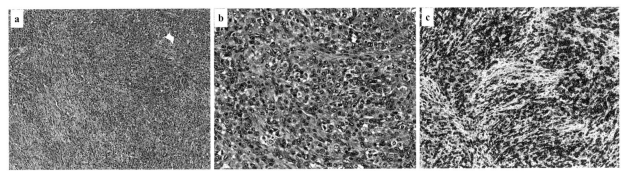

图15.520　间变大细胞淋巴瘤。（a）低倍镜观；（b）高倍镜观；（c）CD30强阳性表达

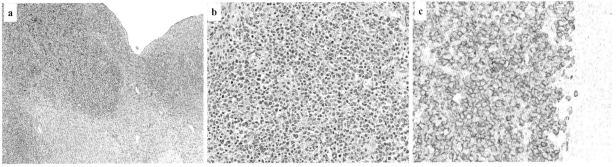

图15.521　弥漫性大B细胞淋巴瘤。（a）累及卵巢；（b）高倍镜观；（c）CD20

症状，包括腹胀和 / 或腹痛。

卵巢子宫内膜样间质肉瘤

卵巢子宫内膜样间质肉瘤（endometrioid stromal sarcoma, ESS）的典型大体表现为棕黄色或黄白色，实性或囊实性，通常为单侧肿块，最大径可达20 cm。与子宫一样，低级别和高级别的肿瘤与原发性子宫肿瘤具有相同的组织学特征，但是绝大多数病例都是低级别的，其特征是密集的、一致的、圆形或卵圆形的细胞，胞质稀少，弥漫性生长。肿瘤内可见小的厚壁血管增生，类似增殖期子宫内膜螺旋小动脉（图 15.522）。部分病例的肿瘤细胞与呈漩涡状生长模式的血管增生密切相关，原发性卵巢 ESS 可见子宫内的组织学变异型特征，包括透明斑块、致密胶原带、纤维性区域、次要的子宫内膜样腺体灶、性索样成分和平滑肌化生。同样类似子宫肿瘤，二者都可见到不规则舌状浸润周围组织，特别是在卵巢门部和血管内生长。卵巢 ESS 的免疫特征包括 CD10、ER 和 PR 的表达，平滑肌标记物的表达相对减少或缺乏，与子宫内膜间质肉瘤相同。

卵巢 ESS 的鉴别诊断范围广泛，包括转移性子宫或子宫外子宫内膜间质肉瘤的可能性以及许多具有一致梭形细胞的肿瘤，包括性索 - 间质肿瘤、平滑肌肿瘤，胃肠道间质瘤、腺肉瘤和子宫内膜异位症。由于伴有卵巢转移的原发性子宫内膜间质肉瘤较原发性卵巢 ESS 更常见，因此必须通过对同时接受子宫切除术的标本彻底取材，或对先前切除的子宫进行复查，来彻底排除子宫原发的可能。此外，要确定卵巢作为原发部位，最大的病灶应该在卵巢，疾病的症状应该关联卵巢肿瘤。卵巢 ESS 可能具有性索样结构，既可以表达性索标志物，也可以偶见核沟，其整体类似具有纤维性背景的成年型粒层细胞瘤。值得注意的是，经典的卵巢 ESS 区域保留的特征性血管增生不是性索 - 间质肿瘤的典型特征。此外，典型 ESS 背景内的肿瘤细胞 CD10 呈强表达，极少甚至不表达诸如calretinin、inhibin 和 / 或 CD56 的性索 - 间质标记物。卵巢 ESS 可能具有平滑肌分化，导致被误诊为原发性卵巢平滑肌肿瘤。与 ESS 相比，平滑肌肿瘤的细胞核通常更拉长，平滑肌细胞的胞质也更明显，小动脉增生不是平滑肌肿瘤的特征；与子宫肿瘤一样，包括 desmin、caldesmon 和 SmmS-1 在内的一组平滑肌标记物的弥漫性表达有助于鉴别平滑肌肿瘤与 ESS。转移性胃肠道间质瘤（gastrointestinal stromal tumor, GIST）可能类似卵巢 ESS。与 ESS 相反，GIST 由增生的梭形和 / 或上皮样细胞组成，细胞核呈栅栏样，呈片状或束状分布，可能存在嗜酸性团丝样纤维，通过证实 CD117 和 DOG-1 的表达可以明确 GIST 的诊断。由于部分卵巢 ESS 中存在相关的子宫内膜样腺体或子宫内膜异位症，因此在鉴别诊断中也要考虑腺肉瘤和子宫内膜异位症。在卵巢 ESS 背景内相关的子宫内膜样型腺体通常小且分散；缺乏腺肉瘤的经典结构特征（下文描述）。子宫内膜异位症因其表现为肿块且成分中几乎没有相关的腺体，与卵巢 ESS 有类似特征，鉴别诊断可能更困难，但是上述表现是很不常见的，大多数子宫内膜异位症的病灶相对较小，

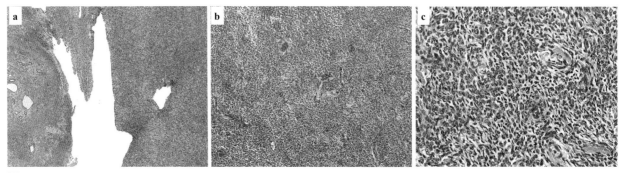

图 15.522 （a）子宫内膜间质肉瘤关联子宫内膜异位症；（b）低倍镜下，肿瘤由弥漫片状的形态一致的细胞组成，细胞核圆形或卵圆形，胞质稀少，可见小的肌性小动脉的增生；（c）高倍镜下，注意在宫体的子宫内膜肉瘤中被描述的胶原带

与腺体混合，缺乏融合性生长的子宫内膜间质细胞浸润周围组织和血管内生长。卵巢 ESS 的发病机制尚不清楚，但是子宫外（包括卵巢）ESS 常发于被子宫内膜异位症累及的部位，在近半数的报道病例中，卵巢 ESS 与子宫内膜异位症相关；另一种理论是卵巢间质肿瘤性化生（neometaplasia）。已报道超过半数的卵巢 ESS 有卵巢外病灶，但卵巢 ESS 似乎比其他卵巢肉瘤预后更好，类似于子宫内膜间质肉瘤，其疾病过程可能在长时间后多次复发。肿瘤大小、出现血管侵犯或核分裂计数似乎与更坏的预后无关；总的来说，预后与低级别子宫的内膜间质肉瘤相似。虽然只有少数报道的高级别卵巢 ESS 病例，但其预后类似于子宫内肿瘤，不容乐观。由于卵巢 ESS 罕见，在其治疗方面的经验非常，大多数患者进行了手术切除和转移瘤的减瘤术。孕激素的内分泌治疗可能对特定患者有益。

腺肉瘤

　　子宫外腺肉瘤是非常罕见，目前的经验仅限于个案和少数系列病例报道。在这些报道的病例中，卵巢是最常见的原发部位。卵巢腺肉瘤通常表现为单侧、实性或囊性、实性的棕黄色或黄白色肿块，范围 5.5~50 cm。组织学形态与子宫腺肉瘤相同，其特征是苗勒氏型腺体，最常见的是子宫内膜样表型，具有分支结构和 / 或与富于细胞性间质凸向与间质关系密切的腺腔内（即腺体周围袖套）。间质成分细胞学往往超过轻度细胞异型性，核分裂象通常 ≥ 2/10HPF（图 15.523）。在最大宗卵巢腺肉瘤研究中，研究者发现

临床呈恶性肿瘤的核分裂象 < 2/10HPF 和 / 或腺周围间质成分减少。间质成分可能类似子宫内膜间质，但也可能呈纤维瘤样形态。此外，间质成分可能具有性索样结构或异源性成分，包括胚胎性横纹肌肉瘤（最常见）、软骨、脂肪瘤样成分、骨样和罕见神经外胚层肿瘤。与子宫腺肉瘤一样，卵巢腺肉瘤可能有肉瘤过生长，其标准为纯肉瘤病灶至少占肿瘤面积的 25%。异源性成分和高级别细胞异型可能更常见于肉瘤过生长的区域。有证据表明，肉瘤过生长的现象可能更常见于卵巢腺肉瘤。

　　腺肉瘤的诊断具有挑战性，因为它与良性病变的组织学有类似之处，包括腺纤维瘤、囊腺纤维瘤和子宫内膜异位症。经典的结构特征是识别腺肉瘤的关键。这些病变没有腺体周围的间质袖套。高倍镜下，子宫内膜异位症或腺纤维瘤的间质缺乏异型性。当存在性索样成分时，可能会考虑性索 - 间质肿瘤的可能，但是除了罕见的病例外，苗勒氏型腺体不是性索 - 间质肿瘤的组成部分，腺肉瘤的间质不应该表达 inhibin。伴有（横纹肌肉瘤）或不伴有异源性成分的肉瘤过生长，可以分别类似胚胎性横纹肌肉瘤或子宫内膜样间质肉瘤，尤其是后者关联子宫内膜异位症。彻底取样通常会发现具有典型结构特征的腺肉瘤区域。最后，当腺体超过轻度异型性是，可能会考虑癌肉瘤，这是一种罕见的现象。应该注意的是，腺肉瘤的腺体没有侵袭性和异型性，若有，也非常局灶，此外肉瘤成分通常是低级别的，同时存在混合性高级别肉瘤和组织学上恶性的苗勒氏型腺体，更符合癌肉瘤而非腺肉瘤

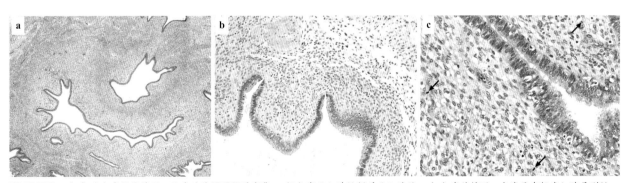

图15.523　（a）腺肉瘤低倍镜观，注意腺体周围间质密集；（b）富于细胞性间质凸入腺腔；（c）高倍镜下，肉瘤具有轻度细胞异型性、增加的核分裂活性（箭头）

的诊断。与卵巢 ESS 一样，本质上也需要排除转移性子宫腺肉瘤的可能。由于子宫外腺肉瘤常发生于被子宫内膜异位症累及的部位，有作者认为这类肿瘤的发病机制与子宫内膜异位症相关，但是子宫内膜异位症仅与相对少数的卵巢腺肉瘤有关，作为替代选择，卵巢腺肉瘤也可能起源于卵巢间质。还有作者认为，这些肿瘤可能与雌激素过多症或既往辐射史有关。在最大宗卵巢腺肉瘤病例研究中，超过 1/3 的病例发生卵巢外播散，虽然这项研究和其他综述提示卵巢腺肉瘤的预后更差，但 1 项研究显示原发肿瘤的部位与预后之间没有相关性。对这些肿瘤相关诊治的经验太有限，尚不能确定卵巢肿瘤相比子宫肿瘤而言是否存在晚期疾病的倾向，如果存在，这是否可以解释任何的预后差异。对于 I 期卵巢腺肉瘤，已证明绝经前年龄、肿瘤破裂和高肿瘤分级与复发风险增加有关。卵巢腺肉瘤的主要治疗方法是外科手术，完全手术切除与改善生存相关。尽管更多的卵巢腺肉瘤患者接受了辅助化疗，但尚未有足够的证据确定其是否有益。

平滑肌肉瘤

平滑肌肿瘤不足卵巢肿瘤的 1%，其中绝大多数为平滑肌瘤。原发性普通型、黏液样和上皮样平滑肌肉瘤均已在卵巢报道。大体上，普通型肿瘤和上皮样肿瘤为灰色或褐色，肉样、质软、实性或以实性为主的肿块，常伴有出血和 / 或坏死。黏液样平滑肌肉瘤大体呈胶冻样，可能具有囊性变。不论亚型，镜下特征同子宫平滑肌肉瘤（图 15.524）。由于卵巢平滑肌肉瘤罕见，没有明确的恶性标准。大多数报道的病例符合子宫恶性平滑肌肿瘤（所有亚型）的标准。但是在卵巢平滑肌肉瘤的最大宗研究中，3/5 的肿瘤具有

普通型组织学和显著的细胞异型性，核分裂象小于 10/10HPF，无凝固性肿瘤细胞坏死，呈现恶性生物学行为。基于这一发现，作者推荐当存在显著的细胞异型性时，核分裂象应降低阈值到 5/10HPF 作为恶性的标准。卵巢平滑肌肉瘤的鉴别诊断根据组织类型而异，除了转移性子宫平滑肌肉瘤应该首先被排除。对于普通型平滑肌肉瘤，鉴别诊断最常见为纤维肉瘤，后者往往有较多的胶原性背景和波浪状细胞核。大多数平滑肌肉瘤有 1 个或多个平滑肌标记物（desmin、caldesmon、SmmS-1）的弥漫性表达。对于黏液样平滑肌肉瘤，鉴别诊断包括卵巢巨大水肿，该现象以松散的间质增生为特征，与正常的卵巢结构一致，并可见弱嗜碱性的无定形物质。上皮样平滑肌肿瘤的鉴别诊断是广泛的，包含任何具有上皮样特征的肿瘤，包括癌和黑色素瘤。由于卵巢平滑肌肉瘤的诊治经验非常有限，对预后或治疗知之甚少。预后似乎与肿瘤分期有关，唯一没有复发和 / 或死于疾病的患者，在诊断时为 I 期肿瘤，但该系列研究中，I 期肿瘤病例不足 50%，大多数患者的复发部位是腹部或盆腔，其次是肺、骨和肝脏。

继发性卵巢肿瘤

卵巢是妇科肿瘤最常见的转移部位之一，通常通过淋巴管、血道或不常见的腹腔内扩散。据估计，5%~30% 的恶性卵巢肿瘤为转移性，大多数来自胃肠道、子宫内膜或乳腺，出现卵巢受累典型地具有既往癌症病史。继发性卵巢肿瘤相关的症状同原发性卵巢恶性肿瘤，包括 CA-125 升高，此外，一些原发性和继发性卵巢肿瘤的组织学也是相似的。因此当卵巢外的恶性肿瘤初始表现为卵巢肿块或者临床既往史不详

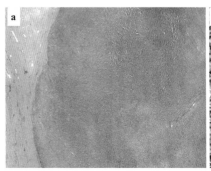
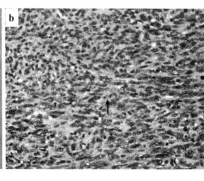

图 15.524 平滑肌肉瘤。（a）密集的富于细胞的肿瘤累及卵巢；（b）高倍镜下有中等细胞异型性和增高的核分裂活性

时，会增大误诊风险。虽然继发性卵巢肿瘤没有明确的特征，但以下因素（特别是在黏液性卵巢肿瘤的背景下）提高了对卵巢转移性肿瘤的可疑指数：双侧卵巢受累、肿瘤较小、卵巢受累的结节状模式、间质浸润性模式、卵巢表面存在镜下肿瘤聚集、淋巴血管浸润（尤其在卵巢门部）、单个细胞浸润、印戒细胞形态、漂浮在黏液池中的细胞和存在卵巢外肿瘤（图15.525和15.526）。由于卵巢转移的存在代表晚期疾病，继发性卵巢肿瘤患者的预后通常很差。但是对于生殖器内转移和惰性/低级别恶性肿瘤（如阑尾低级别黏液性肿瘤），有较好的预后并存在一定程度的变数。具有胰腺和小肠腺癌转移至卵巢的患者预后最差。此外，就诊时已有卵巢外恶性肿瘤的卵巢转移患者比已知癌症病史的患者预后更差。继发性卵巢肿瘤是一组异质

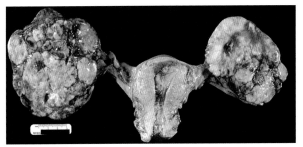

图15.525 转移性结肠腺癌累及卵巢，切面可见出血和坏死

性肿瘤，因此没有标准的治疗指南。相反，治疗是个体化的，需考虑疾病的整体范围（单个还是多个转移部位）和肿瘤组织学。以下章节重点介绍累及卵巢的一些常见肿瘤的特征。

生殖器内转移

转移性子宫内膜癌累及卵巢还是同步发生的原发性卵巢和子宫内膜肿瘤

同步发生的子宫内膜和卵巢肿瘤的患者并不少见。通常为子宫内膜样组织类型，但偶尔也可见到浆液性癌。据估计，10%的卵巢子宫内膜样癌妇女会患有子宫内膜肿瘤，大约5%的原发性宫内膜的子宫内膜样腺癌也会有卵巢原发性肿瘤。区分生殖器内转移到卵巢与独立发生的卵巢和子宫内膜的原发肿瘤，对辅助治疗的选择和预后都有潜在影响。FIGO Ⅰ期、低级别同步发生的原发性卵巢子宫内膜样腺癌患者可能不需要额外治疗，但卵巢转移性子宫内膜样癌患者恰好相反。此外，已证实同时罹患低级别卵巢和宫内膜的子宫内膜样腺癌的患者有良好的预后。继发性卵巢受累的特征包括：两种肿瘤间的组织学相似性、卵巢肿瘤较小而宫内膜的肿瘤很大、具有与疾病晚期相关的子宫参数（深层子宫

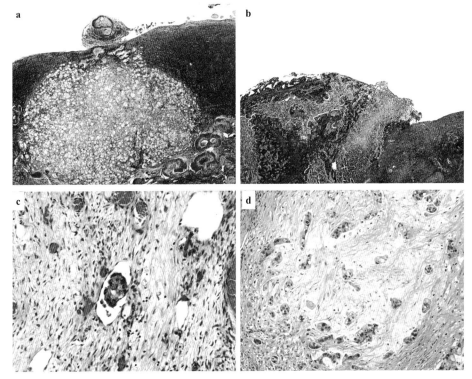

图15.526　（a）转移性胰腺癌，低倍镜观呈现结节状生长模式；（b）转移性结肠癌，卵巢表面有镜下可见的肿瘤灶；（c）淋巴血管间隙侵犯；（d）转移性胆囊癌，肿瘤呈小细胞簇和单个细胞浸润

肌壁侵犯、宫颈间质受累、淋巴血管间隙侵犯），存在子宫内膜癌经典结构的转移性肿瘤，双侧卵巢肿瘤，卵巢门部具有癌、淋巴血管间隙侵犯和／或卵巢表面有小肿瘤，缺乏相关联的子宫内膜异位症和／或卵巢交界性肿瘤（通常被用于子宫内膜样或透明细胞癌的标准）以及两种肿瘤间类似的分子改变。应该注意，普遍认为对于浆液性癌，即使是明显局限于子宫内膜腺体或息肉的小肿瘤也会有子宫外病变，WT-1 染色可能对疑难病例有帮助：子宫起源的肿瘤通常缺乏或仅有局灶弱阳性的 WT-1 表达，而大多数起源于卵巢、输卵管或腹膜的肿瘤通常具有弥漫强阳性的 WT-1 胞核表达。子宫和子宫外肿瘤间一致性的表达模式可以指向正确的起源，而不一致的表达模式可能提示多发性（即同步发生）的疾病。

宫颈癌累及卵巢

所有宫颈癌类型包括鳞状细胞癌、神经内分泌癌和腺癌均有报道转移至卵巢，但是腺癌最有可能与原发性卵巢黏液性和／或子宫内膜样腺癌重叠，对诊断造成困难。虽然许多患者在卵巢肿瘤出现前会有已知的宫颈管肿瘤病史，但罕见有卵巢肿块会发生在宫颈腺癌之前。对宫颈腺癌浸润模式以及对某些临床隐匿性或微浸润肿瘤潜在侵袭性行为的认知困难，使诊断更具难度。与其他转移性卵巢肿瘤不同，转移性宫颈腺癌有表现为单侧肿块的倾向，≥10 cm，外表光滑。组织学上，转移性宫颈腺癌与原发性卵巢肿瘤具有共同的特征，可以类似交界性外观，并表现出典型的与黏液性或子宫内膜样卵巢癌相关的生长模式，包括融合性生长和乳头状、筛状和／或绒毛腺结构。有几项特征提示为转移性肿瘤，包括细胞异型性（形态温和）与核分裂象不符，存在胞质顶部的核分裂象，易见凋亡小体以及存在交界样形态但具有明显且弥漫的细胞异型性（图 15.527）。辅助检查包括 HPV 原位杂交（图 15.528）、免疫组化 p16 胞核和胞质的弥漫强阳性表达，可提示转移性 HPV 相关性宫颈癌的诊断。当鉴别诊断高分化的卵巢肿瘤时，检测 p16 的表达非常有用，因为高级别子宫内膜样和黏液腺癌可能存在增加的 p16 表达水平。卵巢转移性宫颈腺癌，即使为非 HPV 相关型，也可能缺乏或仅有局灶性 ER 和／或 PR 表达，这有助于将其与卵巢子宫内膜样腺癌区分开来。

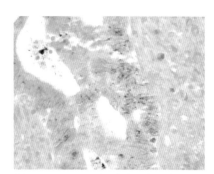

图 15.528 HPV 原位杂交研究，肿瘤细胞核内蓝色的点状信号

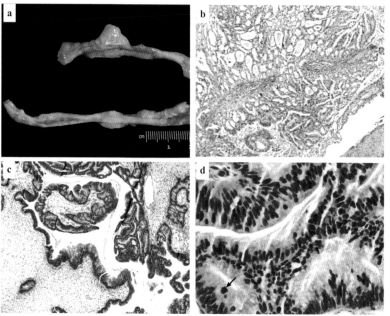

图 15.527 转移性宫颈腺癌。（a）大体观：单房、内壁光滑的 10 cm 囊性肿物；（b）筛状结构类似浆液性肿瘤；（c）交界性模式；（d）高倍镜显示位于细胞质顶部增加的核分裂象（箭头）

胃肠道源性肿瘤生殖道外转移

胃肠道肿瘤是累及卵巢的最常见继发性肿瘤，可能很难正确分类，特别是在具有黏液样组织学病例。目前认为转移到卵巢的黏液腺癌比原发性黏液腺癌更多。当术中诊断黏液性肿瘤时（至少为交界性），病理医生通常被要求区分原发性肿瘤还是继发性肿瘤，因为前者会确定分期的程序，已达到优化最佳手术方案的目的。基于大体特征可以协助这一鉴别诊断：转移性肿瘤经常是双侧、≤10 cm，常存在卵巢外肿瘤；相反，原发性卵巢黏液性肿瘤通常明显超过10 cm、单侧，病变仅限于卵巢。后续研究表明，若有例外病例时，将该标准的大小准则提高到13 cm可以帮助正确区分原发性腺癌和转移性腺癌。因此，这种标准只应作为指导，不能完全取代仔细的组织学检查和免疫组织化学染色。还应该注意的是，胃肠道起源的癌，特别是结直肠癌不仅可能类似子宫内膜样腺癌，也可能类似生殖器内部位（子宫内膜、宫颈）的转移。

结直肠癌累及卵巢

具有结直肠癌女性仅有3%以上具有卵巢累及，在其疾病过程的某个阶段，罕见地作为结肠癌的首发症状。结肠腺癌可能有黏液和/或非黏液性组织学表现。在组织学上，大多数结肠转移癌至少呈现局灶腺性结构，主要由大腺体组成，其特征类似子宫内膜样

腺癌。污秽的坏死和花环样结构是关联结直肠转移癌的常见表现（图15.529），乳头状结构也经常出现。在转移性结肠癌中，黏液样组织学较少见，在这些病例中，细胞外黏液池较细胞内黏液更常见，可能存在类似卵巢黏液性交界性肿瘤的病灶。存在鳞状化生、子宫内膜异位症或腺纤维瘤可以将真正的卵巢子宫内膜样腺癌与具有子宫内膜样组织学的结肠腺癌区分开。如前文所述，原发性和转移性黏液性癌间的鉴别非常困难。原发性卵巢黏液性腺癌通常具有良性和交界性成分，并呈膨胀性浸润，而渗透性浸润更常见于转移灶；免疫组织化学最容易区分类似子宫内膜样腺癌的转移性结肠癌与和卵巢子宫内膜样腺癌（图15.530），卵巢子宫内膜样腺癌几乎普遍表达CK7，大多数病例缺乏CK20和CDX-2的表达，卵巢子宫内膜样腺癌还通常具有ER和PAX-8的胞核强阳性表达，而转移性结肠腺癌通常呈现相反的免疫特征。免疫组化在鉴别原发性和转移性黏液性腺癌方面可能没有多大用处，因为二者的CK20和CDX-2表达有很多的重叠，但是与卵巢转移癌相比，CK7的表达在原发性卵巢黏液性腺癌中通常较强且较弥漫。卵巢黏液性癌可能不存在ER表达或仅弱阳性表达，这使得它在区分原发性和转移性黏液癌中意义有限。同样，PAX-8也很少在卵巢黏液腺癌中表达，当表达阳性时，通常很

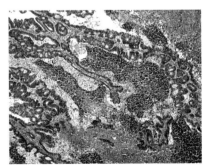

图15.529 卵巢转移性结直肠癌：呈伴有花环样结构、污秽坏死的大腺体

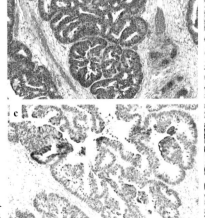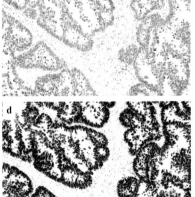

图15.530 转移性结直肠癌免疫组织化学。（a）HE染色；（b）CK7阴性；（c）斑片状CK20；（d）CDX-2呈示弥漫胞核强阳性表达

微弱和局灶；而原发性结肠腺癌罕有 PAX-8 表达。最近，已报道 SATB2 的胞核表达可以将下消化道起源的黏液性癌与原发性黏液性卵巢癌区分开来。

阑尾癌累及卵巢

低级别阑尾黏液性肿瘤（Low-grade appendiceal mucinous neoplasms, LAMN）在继发性累及卵巢时，因为黏液上皮的形态常较温和，具有类似卵巢原发性黏液性交界性肿瘤的倾向，诊断会具有挑战。阑尾可能质实或增厚而非具有肉芽可见的肿块，进一步增加了诊断难度。因此建议将整个阑尾彻底取材，有利于排除在该部位出现原发性黏液性肿瘤的可能。大体上，卵巢肿瘤可以巨大、多发，通常是双侧的。当只有单侧卵巢受累，通常为右侧。区分源自 LAMN 的继发性卵巢受累与卵巢黏液性交界性肿瘤的组织学线索：前者常包括上皮下裂隙，扇贝状腺体、高柱状且富含黏液的细胞，细胞学形态常很温和（图 15.531）。此外，继发于 LAMN 的卵巢受累常可见到细胞外黏液池分割卵巢间质（卵巢假黏液瘤），该黏液池通常不关联炎症反应。黏液也可存在于卵巢表面以及腹部和腹腔内（腹膜假黏液瘤，pseudomyxoma peritonei, PMP）。

组织学方面，PMP 现象归因于黏液性卵巢肿瘤的破裂，但大多数 PMP 病例是阑尾起源的，与之相关的黏液性卵巢肿瘤是继发的。通过免疫组织化学，完全缺乏 CK7 表达，具有 CK20、CDX-2 和 CEA 弥漫性表达的"肠的"表型可以指向阑尾（或下消化道）起源，因为卵巢黏液性肿瘤（除畸胎瘤发生的肿瘤外）都有 CK7 弥漫强阳性表达和不同程度的 CK20 表达。但是应该注意的是，与结直肠癌相比，多达 1/3 的 LAMN 可能有 CK7 的局灶表达，其表达程度低于原发性卵巢黏液性肿瘤。SATB2 已被证明在几乎所有转移性黏液性阑尾肿瘤中表达，但在宫颈或胰胆管源性黏液性肿瘤不表达（图 15.532）。SATB2 不能区分 LAMN 和源自卵巢畸胎瘤的黏液性肿瘤。如前文所述，ER 和 PAX-8 的价值有限，因为其表达不恒定，通常只在卵巢黏液性肿瘤中弱阳性表达。当 PMP 存在时，患者可能会出现不同的肠梗阻。尽管由于存在卵巢肿瘤而处于晚期，但是当阑尾和阑尾外肿瘤具有低级细胞学特征时，许多患者会经历一个惰性的临床过程。

胃癌累及卵巢

转移性胃腺癌可能具有肠道或印戒细胞形态，后者更为常见并关联经典的"Krukenberg 瘤"，其特征是与富于细胞的间质具有印戒细胞（图 15.533）。大

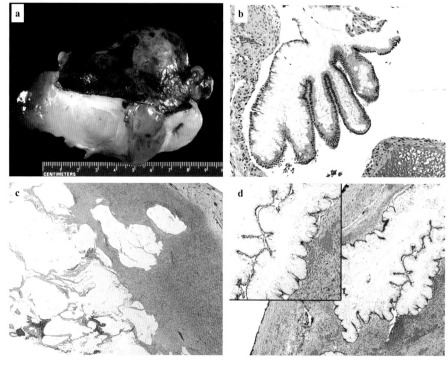

图 15.531 累及卵巢的低级别黏液性阑尾肿瘤。（a）阑尾肿瘤；（b）黏液性上皮被其下的间质分隔，即"上皮下裂隙"；（c）卵巢假黏液瘤：卵巢间质内的黏液池，缺乏相关的间质反应；（d）黏液腺体呈扇贝样边缘，衬覆高细胞，胞质苍白、均质、黏液样（框内所示）

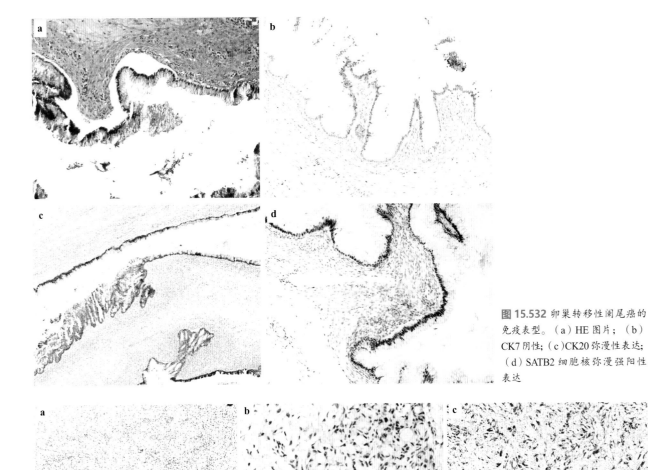

图 15.532 卵巢转移性阑尾癌的免疫表型。（a）HE 图片；（b）CK7 阴性；（c）CK20 弥漫性表达；（d）SATB2 细胞核弥漫强阳性表达

图 15.533 转移性胃腺癌。（a）低倍镜下，卵巢具有水肿、纤维性外观；（b）高倍镜下，单个和小群空泡样细胞（"印戒细胞"）具有偏心的细胞核，间质水肿；（c）CK7 凸显细胞浸润

体上，受累的卵巢通常是实性，可能呈水肿或胶冻样。镜下，如果富于细胞的间质明显多于印戒细胞，低倍镜下最初印象可能为纤维瘤。低倍镜下因细胞组成不同会导致整体的结节外观。经典情况下，富含黏液的印戒细胞孤立或呈团状浸润于富于细胞性间质。印戒细胞也可能形成小管和腺样结构，当腺体衬覆扁平的细胞时，后者可能表现为微囊。肿瘤细胞浸润在正常卵巢结构（卵巢白体）周围和内部，常见淋巴血管浸润。值得注意的是，Krukenberg 瘤的形态学特征不仅限于转移性胃癌，还可见于来自其他部位的转移性癌，包括结肠／直肠、胰胆管、阑尾和乳腺。鉴别诊断除

了这些考虑，还必须包括可能含有印戒细胞的卵巢性索－间质肿瘤，包括印戒细胞间质瘤和硬化性间质瘤。存在小管和腺样结构更倾向转移性质而非性索－间质肿瘤，也可以利用免疫组化，因为转移性腺癌不表达性索标记物（如 calretinin 和 inhibin）。大多数胃源性癌有 CK7 和 CK20 的表达，由于 CK7 很少表达于下消化道腺癌，因此该标记物染色可以提示该部位肿瘤起源的可能性较小。

胰胆管癌累及卵巢（图 15.534）

胰胆管源性的转移癌由于以下特征而难以与原发性卵巢黏液性肿瘤鉴别：①卵巢肿瘤可能出现在胰胆

管肿瘤之前；②胰胆管肿瘤倾向成像明显的交界性和囊腺瘤样生长模式,在20%的病例可能是的唯一表现；③当也存在癌时,该结构模式可被解释为存在卵巢黏液性肿瘤前驱病变的证据；④在卵巢和胰腺源性肿瘤中,CK7和CK20染色结果相互重叠。双侧、表面种植、结节状生长模式和广泛淋巴血管间隙侵犯,为转移性肿瘤的诊断提供线索。在转移性胰腺癌累及卵巢时,虽然CK7和20等标准标志物作用有限,但Dpc4的表达可能在高达60%的病例中缺失。

乳腺肿瘤累及卵巢（图15.535）

乳腺癌累及卵巢的可能性为3%~30%。虽然导管癌是最常见的乳腺癌类型,但小叶癌在转移卵巢肿瘤中占更大比例。然而导管癌的诊断难度更大,因为它们可能形成小管状腺体,偶尔形成复杂的结构（筛状、乳头状、巢状、小梁状结构）,类似原发性卵巢子宫内膜样癌或浆液性癌,尤其是微乳头乳腺癌可以类似卵巢的高级别浆液性癌。当转移性乳腺癌呈弥漫性排列时,鉴别诊断应考虑成年型粒层细胞瘤,存在细胞的单列和/或岛状排列以及胞质内腔隙有利于导管癌的鉴别诊断。对困难的病例,免疫组化染色具有帮助。由于部位之间的免疫表型可能表达重叠,例如：WT-1的表达通常在浆液性癌中被观察到,但可能在少数乳腺癌中表达,乳腺源性的标志物GCDFP-15和mammaglobin已在少数卵巢癌中被报道,通常建议用一组标志物进行区分。鉴别乳腺癌与卵巢癌间的标志物最可靠的是PAX-8和GATA-3（图15.536）,与WT-1相比,PAX-8在卵巢癌中的表达率较高（无论组织类型如何）,而GATA-3在乳腺癌中的表达率高

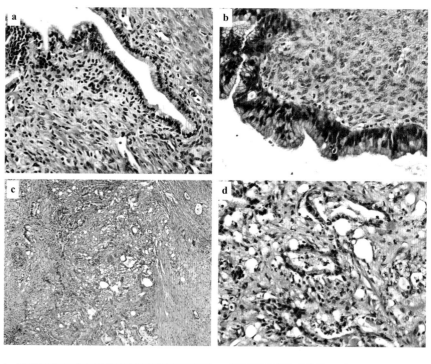

图15.534 转移性胰腺癌。(a)腺性结构,衬覆单层上皮；(b)高倍镜下,局灶细胞异型远远超过该结构允许的异型性；(c)对同一肿瘤进行彻底取材,发现不规则腺体和单个细胞渗透性浸润；(d)c图的高倍镜观

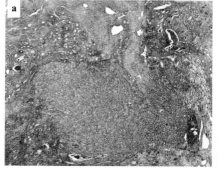
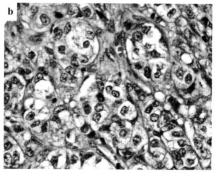

图15.535 转移性乳腺癌。(a)低倍镜图片显示转移性癌结节；(b)高倍镜可见肿瘤细胞呈单列或小群状浸润

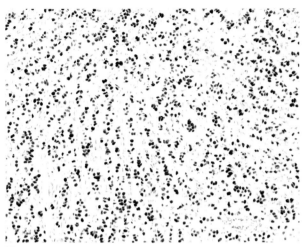

图 15.536　转移性乳腺癌 GATA-3 胞核弥漫阳性

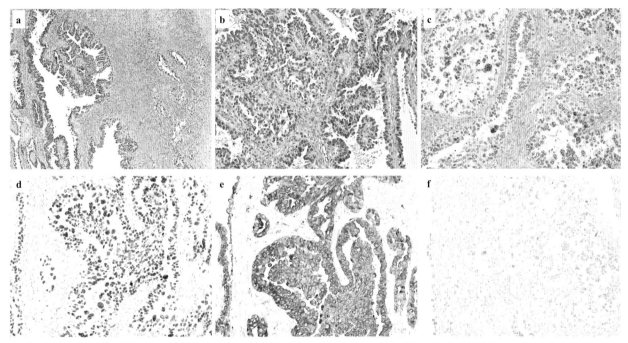

图 15.537　卵巢转移性肺癌。（a）低倍镜观；（b）中倍镜观；（c）高倍镜观；（d）TTF-1 胞核弥漫强阳性；（e）Napsin A 胞质弥漫颗粒状阳性（Napsin A 也是透明细胞癌的标志，TTF-1 的表达已在一些苗勒氏癌中报道，因此这些标记物应与 PAX-8 联合使用，PAX-8 是卵巢表面上皮性肿瘤的标记物）；（f）PAX-8 染色阴性

于 GCDFP-15，几乎所有的乳腺癌都缺乏 PAX-8 的表达，而 GATA-3 只在 4% 卵巢癌中表达。

　　卵巢的肺癌继发性累及（图 15.537）

　　转移性肺癌累及卵巢并不常见。在发现卵巢肿块时，通常已知肺癌的病史。大部分转移性肺癌具有神经内分泌性质，但超过 1/3 的病例是腺癌。与其他部位的转移癌一样，肺肿瘤累及卵巢具有多结节性生长、广泛坏死和淋巴血管浸润等特征，会提高诊断转移的可能性。组织学上，肺腺癌可能类似表面上皮性-间质肿瘤，但在大多数病例，细胞学细节可以透露其与典型的子宫内膜样、浆液性、透明细胞或卵巢黏液性肿瘤与众不同的特征。TTF-1 在大多数肺癌中表达，但并不是完全特异的，因为少部分妇科癌也已被证实表达这一标志物。因此，TTF-1 不应被单独使用，而应与其他鉴别苗勒氏肿瘤标志物（包括 PAX-8、WT-1 和 ER）联合运用。

第六节   输卵管

前言

卵巢癌每年发患者数近 25 000 名女性，每 5 例中就有 3 例死亡，主要是因为肿瘤总是在扩散到盆腔表面后才被发现。虽然许多卵巢癌起始于卵巢，但最近的证据表明，很大比例的肿瘤（特别是浆液性癌）起源于输卵管远端。

在 1980 年初，人们认识到高级别浆液性癌（high-grade serous carcinoma, HGSC）可以是多灶性的，并与输卵管上皮内瘤变共存。但在 20 世纪 90 年代末，针对 BRCA1 和 BRCA2 遗传学突变赋予的"卵巢癌"遗传学风险开展的预防性手术，为 HGSC 起源的认知提供了一个新的窗口。

在过去的 20 年里，许多研究提供了关于卵巢 / 盆腔 HGSC 起源和潜在的前驱病变的各类见解。研究证实在具有乳腺癌和 / 或卵巢癌家族史或 BRCA1 和 BRCA2 胚系突变、接受预防性输卵管 - 卵巢切除术的女性，在其输卵管伞端发现了隐匿性、非浸润性和早期浸润性癌，随后对卵巢 HGSC 散发性病例的输卵管的详细分析，识别和界定一种浸润性卵巢 / 盆腔 HGSC 的前驱病变，称为浆液性输卵管上皮内癌（serous tubal intraepithelial carcinoma, STIC）。

大体特征和标本处理

首先，输卵管应该进行三维测量。描述浆膜面的外观（光滑、粗糙、具有肿瘤、不规则或粘连）。任何病变应做如下描述：大小、大体改变、输卵管累及的部位和受累程度（管腔内、累及管壁或到达浆膜层）。如果存在肉眼可见的病变，取材代表性切片即可（根据肿瘤最大径取材 1 张切片 /cm，输卵管近端部分取材 1 张切片）。此外，伞端应平行于长轴取材并全部送检。粘连和破裂必须取材并在切片中标识。在降低风险的输卵管 - 卵巢切除术（risk-reducing salpingo-oophorectomy, RRSO）中，对于有 BRCA 突变或怀疑有遗传性乳腺癌 / 卵巢癌、子宫浆液性癌或子宫内膜样

癌风险增加的患者，整个输卵管必须遵照 SEE-FIM（Sectioning and Extensively Examining the FIMbriated End，切片和广泛检查伞端）准则取材并进行镜检，具体如下：①固定标本数小时；②切除远端 2 cm 的漏斗部和伞端，并与输卵管轴线平行进行切片；③其余标本、峡部和壶腹间隔 2~3 mm 横截面取材；④卵巢垂直于其长轴间隔 2~3 mm 截面取材（图 15.538）。评估 1 张 HE 切片 / 蜡块。免疫组织化学染色（如 p53 和 Ki-67）需要包括伞端的蜡块进行。如果盆腔冲洗液含有恶性细胞，但输卵管和卵巢的 HE 染色切片只有良性发现，应检查其他的层面，部分研究者提倡在 RRSO 中普遍使用深切的切片，具体如下：如果初始 HE 染色切片为阴性，则以 100 μm 深切该蜡块，获取 1 张 HE 染色切片和两个未染色的切片，用于后续免疫组织化学染色，并以 100 μm 再次深切蜡块，获得另外的 1 张 HE 染色切片。根据这些研究，利用单一的 1 张 HE 染色切片只检测到 75% 的浆液性输卵管上皮内癌。因任何其他原因接收的输卵管标本，输卵管的伞端必须按照 SEE-FIM 标准进行取材，输卵管其他部位取代表性横截面。

冰冻切片处理

输卵管交界性或恶性肿瘤罕见，但是术中进行输

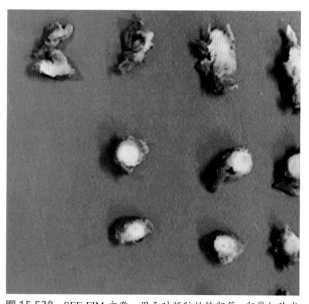

图 15.538   SEE-FIM 方案，用于对预防性输卵管 - 卵巢切除术和家族性及散发性高级别浆液性癌患者大体正常的输卵管进行详细的检查

卵管评估并不少见。必须注意输卵管的囊性扩张，这可以类似肿瘤病变，包括输卵管水肿（可能被误认为是浆液性交界性肿瘤）、继发于输卵管 - 卵巢粘连的假性囊肿以及输卵管 - 卵巢脓肿，可能引发一种旺炽性间皮反应，不应与肿瘤混淆。如果发现肿块，取代表性部分进行冷冻切片，输卵管癌具有良性过程的临床表现并不少见——在 1 项研究中，大约 50% 的输卵管癌是在临床因输卵管积液、输卵管积血或输卵管积脓而切除中发现的（图 15.539）。在 RRSO 中，最好根据 SEE-FIM 标准检查组织，除非发现至少 5.0 mm 的实性结节，需即刻手术分期。在这种情况下，对此结节取薄片进行冰冻切片，保存大部分病变和整个输卵管，以便在固定后处理。

手术病理报告

手术病理报告（surgical pathology report, SPR）应包括美国病理学家协会提供的报告概要（发布日期：2017 年 6 月）。报告的概要位于 SPR 的诊断部分、报告的末尾或单独的部分，表 15.22。

分期

最常见的上皮性卵巢癌（HGSC），罕见可能表现为原发性输卵管癌或原发性腹膜癌，但是在临床上针对这三种癌症的治疗相似，国际妇科和产科联合会（FIGO）最近提出了一项单独的分期体系。高级别浆液性输卵管上皮内癌（STIC）可以转移，因此不能被认为是原位癌。卵巢、输卵管和腹膜在 AJCC 癌症分期手册第 8 版中的分期参照了 FIGO 的分期原则（表 15.23）。

良性病变 / 肿瘤

黏液化生

黏液化生常为偶然发现，但它可能与可见的管腔内黏液相关。由于它与女性生殖道（宫颈和卵巢）的黏液性肿瘤和具有 Peutz-Jegher 综合征（图 15.540）相关，因此明确其诊断具有重要意义。

上皮增生

上皮增生可能在没有任何已知诱因下发生，具有复层、乳头状或筛状模式，可能有核分裂活性。

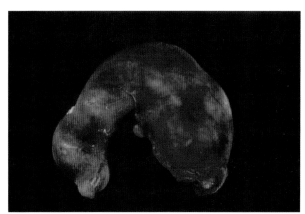

图 15.539　输卵管癌：输卵管弥漫增大，伞端闭锁，呈现输卵管积水或积血的外观

表 15.22　卵巢或输卵管或原发性腹膜：综合报告

Ⅰ. 过程
Ⅱ. 子宫切除类型
Ⅲ. 标本完整性
Ⅳ. 肿瘤大小
Ⅴ. 卵巢表面受累（仅在适用时需要）
Ⅵ. 输卵管表面受累（仅在适用时需要）
Ⅶ. 肿瘤大小
Ⅷ. 组织学类型
Ⅸ. 组织学分级（WHO 分级系统）
两级分级系统（仅适用于未成熟畸胎瘤和浆液性癌）
Ⅹ. 植入（仅适用于晚期浆液性/浆液性黏液性交界性肿瘤）
Ⅺ. 其他组织/器官受累
Ⅻ. 最大的骨盆外腹膜病灶（仅在适用时才需要）
ⅩⅢ. 腹膜/腹水
ⅩⅣ. 胸水
ⅩⅤ. 治疗效果（仅高级别浆液性癌需要）
ⅩⅥ. 区域淋巴结
ⅩⅦ. 病理分期分类（pTNM，AJCC 第 8 版）
ⅩⅧ. 其他病理发现
ⅩⅨ. 辅助研究
ⅩⅩ. 临床病史

表 15.23　FIGO 分期

分期	描述
Ⅰ	肿瘤局限于卵巢（单侧或两侧）或输卵管
Ⅰ A	肿瘤局限于单侧卵巢（被膜完整）或输卵管表面；腹水或腹腔冲洗液无恶性细胞
Ⅰ B	肿瘤仅限于单侧或双侧卵巢（被膜完整）或输卵管；卵巢或输卵管表面无肿瘤；腹水或腹腔冲洗液无恶性细胞
Ⅰ C	肿瘤局限于单侧或双侧卵巢或输卵管，伴有以下任何一项
Ⅰ C1	手术溢出
Ⅰ C2	术前破裂或肿瘤位于卵巢或输卵管表面、腹水或腹腔冲洗液无恶性细胞
Ⅰ C3	腹水或腹腔冲洗中的恶性细胞
Ⅱ	肿瘤累及单侧或双侧卵巢或输卵管伴盆腔蔓延低于骨盆边缘或原发性腹膜癌
Ⅱ A	蔓延和/或种植至子宫和/或输卵管和/或卵巢
Ⅱ B	蔓延至其他盆腔腹膜内组织
Ⅲ	肿瘤累及单侧或双侧卵巢或输卵管或原发性腹膜癌，伴镜下证实扩散到骨盆外的腹膜转移和/或转移至腹膜后（盆腔和/或主动脉旁淋巴结）
Ⅲ A2	镜下可见盆腔外（骨盆边缘以上）腹膜受累，伴或不伴有腹膜后淋巴结转移
Ⅲ B	大体可见腹膜转移超过骨盆边缘且最大径 ≤ 2 cm，伴或不伴有腹膜后淋巴结转移
Ⅲ C	大体可见腹膜转移超过骨盆边缘且最大径 > 2 cm，伴或不伴有腹膜后淋巴结转移（包括肿瘤蔓延至肝脏和脾脏被膜且不伴有器官的实质受累）

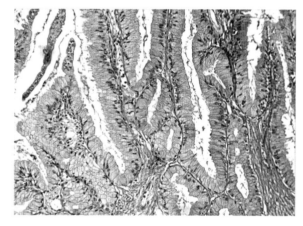

图 15.540 Peutz-Jeghers 综合征患者的黏液化生：输卵管上皮细胞已被充满黏液的柱状细胞取代

假癌性增生

　　假癌性增生是一种罕见的针对潜在炎症过程的反应性增生，与腺癌的临床和病理特征类似。输卵管上皮增生与雌激素药物治疗、雌激素性卵巢病变、结核性输卵管炎和非结核性输卵管炎有关（图 15.541）。这种类型的病例偶尔会导致重大诊断失误和不必要的根治性手术。在结核性输卵管炎中，输卵管皱襞的融合可导致多发性腺体样间隙的形成，可能呈现一种筛状结构。在非结核性慢性输卵管炎中，除了上述描述的改变外，还可能存在腺体样结构对肌层的假侵袭。

透明细胞增生

　　透明细胞增生与妊娠（宫内和异位）有关，这种病变在子宫内膜中也被描述，通常被认为是 Arias-Stella 反应的组成部分，尽管镜下表现不同。

腺瘤样瘤

　　腺瘤样瘤在男性和女性患者的生殖道部位都有特

征性描述。最初被 Masson 等人于 1942 年命名为"生殖道良性间皮瘤"，"腺瘤样瘤"一词是由 Golden 和 Ash 在 1945 年提出，用来表示这些良性的、通常是偶然发现的、境界清楚的间皮源性肿瘤。输卵管腺瘤样瘤大小可高达 1~2 cm，位于输卵管浆膜下，是最常见的输卵管良性肿瘤。

已被识别的组织学结构包括腺样、血管瘤样、囊性、腺性、嗜酸性、实性和小管状（图 15.542）。虽然可以看到器官外延伸，但在已报道的病例中都没有明显的细胞异型性、肿瘤细胞坏死或核分裂象。在所有生殖器官的腺瘤样瘤中，都可见穿插在小管状裂隙内独特的细丝样连接桥，免疫组织化学方面，这些肿瘤的间皮标志物（如 calretinin 和 D2-40）阳性，证实其间皮来源。

化生性乳头状肿瘤

化生性乳头状肿瘤（metaplastic papillary tumor, MPT）是一种罕见的病变，发生于产后期的输卵管腔内。大多数 MPT 是镜下偶然发现。病变与卵巢浆液性交界性肿瘤相似，由宽大的乳头被覆复层和簇状的上皮组成，细胞呈现丰富的嗜酸性胞质和黏液化生。

1 例输卵管 MPT 被进行分子检测，同时与 4 例浆液性卵巢交界性肿瘤和 2 例低级别卵巢癌进行比较，MPT 和其中 1 例卵巢交界性肿瘤在被研究的染色体区域均无改变，表明该病变可能与少部分具有轻微改变的浆液性卵巢交界性肿瘤具有形态学和分子学的相似性。

输卵管浆液性交界性肿瘤

与卵巢肿瘤比较，输卵管浆液性交界性肿瘤少见。通常发生在育龄期妇女，因其他妇科疾病手术时偶然发现。通常位于伞端，常表现为实性和囊性息肉样肿物。

镜下，浆液性交界性肿瘤呈乳头状，被覆复层立方或柱状上皮（图 15.543）。肿瘤的总体预后较好，但相关预后的文献有限。

前驱病变

浆液性输卵管上皮内癌（serous tubal intraepithelial carcinoma, STIC）是输卵管高级别浆液性癌的最早期形态，被认为是输卵管浸润性癌的直接前驱病变。

在组织学上，STIC 的特征是复层上皮（细胞极性的丧失和存在核铸型）、多形性、不规则的腔面、上皮内断裂线、纤毛缺失、核增大、核变圆、核质比增加、染色质分布不均匀、显著的核仁、核分裂象和凋亡小体（图 15.544~15.546）。

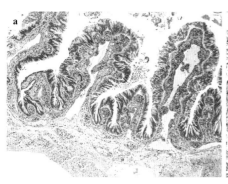

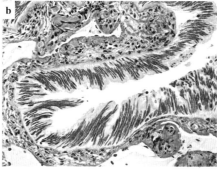

图 15.541　输卵管上皮增生。（a）输卵管上皮增生（腺瘤样增生），细胞核形态温和；（b）增生伴有热烧灼现象

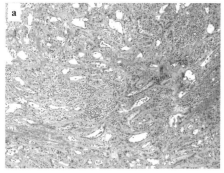

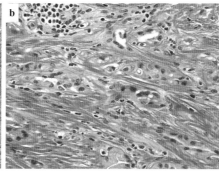

图 15.542　腺瘤样瘤。（a）低倍镜观，腺样结构；（b）高倍镜观，小管样结构衬覆扁平或立方状间皮细胞

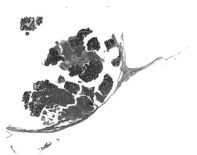

图 15.343　输卵管浆液性交界性肿瘤。囊内壁可见不同大小的息肉样和乳头状赘生物

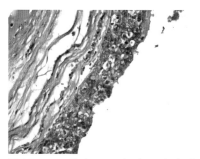

图 15.544　浆液性输卵管上皮内癌（STIC）。由于存在复层上皮导致 STIC 具有增厚的形态

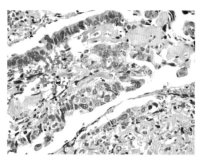

图 15.545　浆液性输卵管上皮内癌。细胞增大，轮廓不规则，注意极向丧失

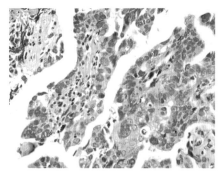

图 15.546　浆液性输卵管上皮内癌关联早期浆液性癌

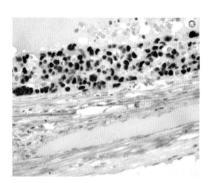

图 15.547　浆液性输卵管上皮内癌：p53 弥漫阳性

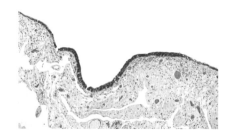

a

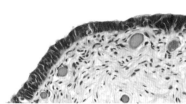

b

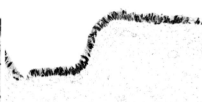

c

图 15.548　p53 印记。（a，b）失去输卵管上皮的正常外观；（c）p53 的免疫染色突显出形态上难以与周围上皮鉴别的不连续的病变上皮

　　输卵管的所有浆液性癌均呈 p53 强阳性，可能是 p53 抑癌基因突变导致蛋白产物降解的结果（图15.547）。由于 p53 免疫染色可发生在非肿瘤性上皮，因此在可疑上皮异型的情况下，需要用第 2 个标记物来支持浆液性癌的诊断。在此情况下，MIB-1 的免疫染色是有帮助的，因为在同一个具有细胞异型与诊断浆液性肿瘤密切相关的上皮灶中，利用 MIB-1 和 p53 可以识别增生的细胞。由于病理医生目前经常包埋所有外科送检的输卵管组织并利用免疫组化进行评估，各种其他病变，范围从那些具有过表达 p53 的外观正常的输卵管上皮（"p53" 印记）至呈现细胞异型但达不到 STIC 的病变均被识别，后者被称为"浆液性输卵管上皮内病变"（serous tubal intraepithelial lesion, STIL）。

p53 印记

　　p53 印记的特征是一段外观正常的输卵管上皮，至少长度上有 12 个细胞呈 p53 胞核强阳性（图15.548），其中一些病变已被报道具有 p53 突变。病变不能在形态学上被发现，由于胞核 p53 强阳性且 Ki-67 增殖指数小于 10%，只有免疫组织化学才能对其进行诊断。

浆液性上皮内癌的临床特征、预后和治疗

年龄是 BRCA 突变患者恶性肿瘤发展的危险因素，因此指南推荐具有 BRCA1 和 BRCA2 突变患者在生育后 35~40 岁进行降低风险的输卵管 - 卵巢切除术。在年龄偏长的接受降低风险手术的患者，在最终病理中出现输卵管浆液性上皮内癌的发生率较高。

在 BRCA1 基因突变携带者中，盆腔高级别浆液性癌的终生风险可达 40%~60%；在 BRCA2 基因突变携带者中，这一风险较低，达到 10%~36%。

在已发表的研究中，孤立性 STIC 的发生率在 BRCA 阳性患者范围 0.6%~7%。在另 1 项研究中，STIC 的发病率在预防性输卵管切除术后 BRCA 突变携带者（或高危妇女）样本中为 2%~7%，在没有 BRCA 突变的妇女中，STIC 发生率尚不清楚。

在文献报道的减少风险的输卵管卵巢切除术的孤立性 STIC 的病例中，手术分期较低，短期临床预后良好。腹腔灌洗也是疾病播散最常见的部位。阳性灌洗液提示腹腔内存在流动的恶性细胞，促使一些机构进行辅助化疗。但是，在没有浸润性疾病的情况下，如果分期不高，随访观察仍然是一个合理的选择，可避免化疗引起的潜在不良影响。合理的随访方案应包括每 6 个月进行一次检查，包括妇科检查、血清 CA-125 和 / 或 HE4 样品的水平和盆腔超声检查。

类似输卵管浆液性上皮内癌的输卵管转移性病变

来自子宫浆液性癌

输卵管受累在子宫浆液性癌中相对常见。Kommos 等人发现在子宫浆液癌患者中，32/161（20%）的输卵管受累，这与 Tolcher 等人过去的研究类似，他们在 11/38 例（29%）子宫浆液癌患中发现输卵管转移（图 15.549）。

已知具有很微小的微浸润性子宫浆液性癌，甚至浆液性子宫内膜上皮癌，可能被发现位于输卵管管腔、卵巢、腹膜或网膜的子宫外肿瘤。可以想象，这种脱落的肿瘤组织碎片可以种植到输卵管黏膜，导致 STIC 样病变，呈现为转移性子宫浆液性癌（图 15.550）。

来自非妇科原发部位

输卵管黏膜可能有来自其他部位的癌转移，因此在没有首先考虑转移的可能性的情况下，病理医生在诊断浆液性输卵管上皮内癌时必须谨慎（图 15.551）。Rabean 等人描述了 100 例转移至输卵管的非妇科癌症的特征。近 90% 是腺癌，最常见的是结肠、上消化道 / 胰胆或乳腺，其中几个病例具有类似 STIC 或高级别浆液性癌的特征，包括定位于伞端、单侧性、高级别形态和 p53 过表达（图 15.552）。

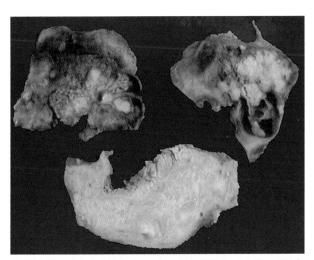

图 15.549 子宫浆液性癌（USC）：微小浸润的 USC 伴双侧输卵管受累

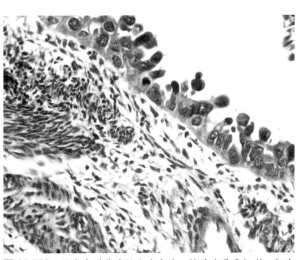

图 15.550 子宫内膜浆液性上皮内癌：该肿瘤是平坦型，仅为 1~2 个细胞厚度

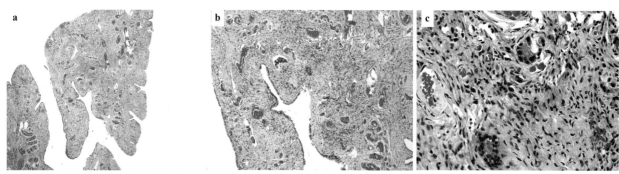

图15.551　输卵管转移性胃癌：固有层可见腺体浸润，两个血管腔内可见肿瘤细胞

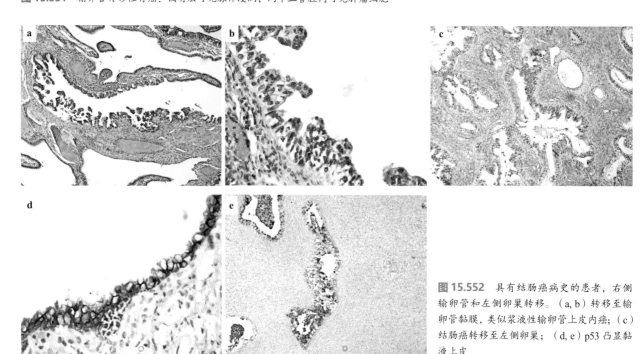

图15.552　具有结肠癌病史的患者，右侧输卵管和左侧卵巢转移。（a，b）转移至输卵管黏膜，类似浆液性输卵管上皮内癌；（c）结肠癌转移至左侧卵巢；（d，e）p53凸显黏液上皮

浸润性输卵管癌

流行病学

输卵管癌被认为是一种罕见的妇科癌症，从1998—2003年，每10万名妇女的发病率为0.41。但是由于对子宫外肿瘤起源的误解，其真正的发病率被低估。

白种人的妇女（包括西班牙裔）原发性输卵管癌的发病率比非裔美国妇女高14%。来自芬兰的1项研究表明，在1953~1957年，随着年龄相关发病率为1.2/每百万人增加到1993~1997年的5.4/每百万人。该肿瘤与BRCA1/2突变、慢性输卵管炎、不孕症、结核性输卵管炎和输卵管子宫内膜异位症有关。

临床特征

原发性输卵管癌最常见于40~60岁，发病中位年龄为55岁。最常见的主诉是阴道异常出血或分泌物（38%）、腹部肿块（24%）、腹痛（20%）。

"外溢性输卵管积水"，即间歇性绞痛被大量水性的富含胆固醇的阴道分泌物的突然排出而减轻，并伴有腹部肿块的缩小，与输卵管腺癌密切相关，但只在不到10%的病例中发生。

Bao等作者对101例原发性输卵管癌的1项研究显示，患者的平均年龄为57岁，14例患者诊断为"外溢性输卵管积水"，63例患者CA-125（≥35 U/mL）升高。

在多达33%的病例中，宫颈阴道涂片呈阳性，临床表现为淋巴结内的"偶然"发现、明显的浆液性癌表现为"来源不明的肿瘤"时，应把输卵管作为一个合理的原发部位。不常见的表现包括脐带转移（Mary Joseph 修女结节）。

预后与预测因素

FIGO 分期是与生存相关的最明确的预后因素。其他因素包括输卵管的管壁是否浸润、浸润深度（如果存在）以及肿瘤的部位。

大体特征

输卵管癌的大体外观不一，通常引起输卵管的增大，管腔内充填肿瘤。由于伞端闭塞、液体或血液在管腔内的积累，输卵管呈现类似于水肿或血肿的外观。打开输卵管后，通常可见一个局灶或弥漫的、质软的、灰色或粉红色、易碎的黏膜肿瘤（图 15.553）。罕见情况下，输卵管的大小和形状正常。据报道，在大约 20% 的病例中，肿瘤是双侧的，但在另外 2 项大宗研究中，不到 5% 的肿瘤是双侧的。

组织病理学

浸润性输卵管癌的组织学类型和表现与卵巢同类肿瘤相似。浆液性癌是输卵管癌最常见的类型，约占所有病例的 50%。在 1 项大宗报道中，肿瘤细胞类型如下：浆液性 55%、子宫内膜样 22%、移行细胞 9%、透明细胞 6%、黏液性 2%、杂类 6%。

浆液性腺癌

输卵管状浆液性癌类似于卵巢同类肿瘤，具有乳头状、细胞出芽、裂缝状腺体间隙和实性片状结构（图 15.554）。相比卵巢癌，浆液性输卵管癌更常见散在大量的肿瘤巨细胞（图 15.555）。肿瘤通常为高级别。

子宫内膜样腺癌

大多数子宫内膜样癌为 2 级或 3 级，可能类似于传统的宫内膜的子宫内膜样癌（图 15.556 和 15.557）。偶尔可见的特征包括实性或以实性为主的结构，细胞可以呈梭形或漩涡状排列。几乎 1/2 的病例的改变类似 Wolffian 起源的女性附件肿瘤（female adnexal tumor of Wolffian origin），即 FATWO 样型（图 15.558）。肿瘤无浸润或仅有浅表浸润可能与子宫内膜异位症有关（图 15.559）。

黏液腺癌

黏液腺癌极其罕见，但由于与女性生殖道的其他黏液性病变和具有 Peutz-Jeghers 综合征相关，因此引起了关注。在 2 项大宗输卵管癌研究中，黏液型分别占 2% 和 5%（图 15.558）。最近，Wheal 等作者报道

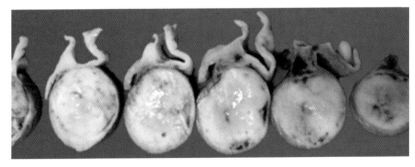

图 15.553　输卵管癌。开放的管腔被实性肿瘤撑涨

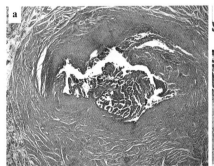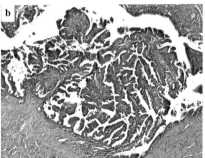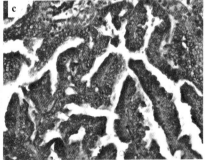

图 15.554　输卵管乳头状高级别浆液性癌。（a）低倍镜观；（b）具有明显复层结构的高级别浆液性癌；（c）细胞核高级别、多形性

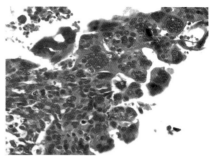

图 15.555 输卵管高级别浆液性癌伴有明显的多形性瘤巨细胞

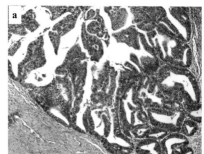

图 15.556 输卵管子宫内膜样腺癌。（a,b）肿瘤类似子宫内膜的经典型子宫内膜样腺癌

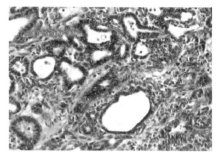

图 15.557 子宫内膜样腺癌类似 Wolffian 附件肿瘤：小腺体被梭形细胞分隔

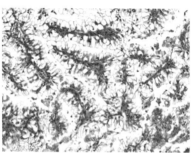

图 15.558 输卵管黏液腺癌：密集排列的腺体融合生长、无间质介入

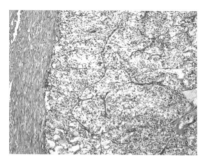

图 15.559 输卵管透明细胞癌：显著的腺样结构

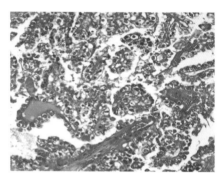

图 15.560 输卵管透明细胞癌：乳头状结构，乳头被覆无分层的上皮

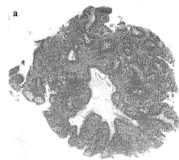 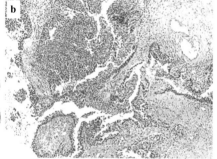

图 15.561 输卵管移行细胞癌镜下观。（a）叶片状；（b）乳头状形态

了输卵管原发性黏液性癌关联黏液化生的详细特征，表达 CK7、claudin18 和 MUC-6，但不表达 CK20、CDX-2、CEA、幽门腺黏蛋白（HIK1083）、ER 或 Vimentin。p53 的免疫标记模式为野生型，p16 的表达呈非团块状。化生性黏液性输卵管上皮也标记为 CK7、CK20、CDX-2 和 CEA，但突变型 p53 标记为完全阴性，低 Ki-67 指数，HIK1083、MUC-6 和 claudin18 阳性，证实为胃型。

透明细胞癌

输卵管透明细胞癌很少见，约占输卵管癌的 2%。

一些报告的病例与妊娠或子宫内膜异位症有关。肿瘤的外观与子宫和卵巢相同，通常是高级别的，可能表现为显著鞋钉样特征和透明细胞（图 15.559 和 15.560）。

移行细胞癌

移行细胞癌是输卵管癌中第三常见的组织学类型。大部分是由排列成巢状的细胞和表面乳头状病灶的宽带状组成。日本研究人员发现，21 条输卵管癌中有 9 条（43%）具有明显的移行细胞形态。上皮的移行细胞化生被认为是同一细胞类型输卵管癌的可能来

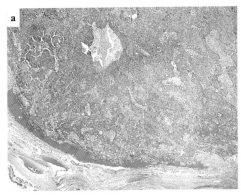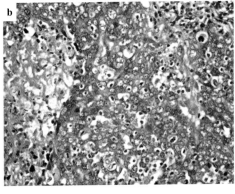

图 15.562　输卵管癌。（a,b）非小细胞型未分化癌的镜下特征

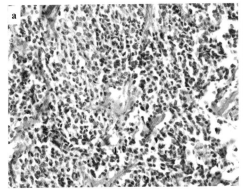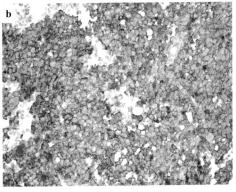

图 15.563　小细胞型高级别神经内分泌癌。（a）小细胞具有卵圆形或成角的细胞核，胞质稀少；（b）免疫组织化学 Syn 阳性

源（图 15.561）。

鳞状细胞癌

输卵管原发性鳞状细胞癌已有报道，但少见。大多数病例被认为是上皮内瘤变从宫颈通过子宫内膜扩散。

未分化癌

大约 3% 的输卵管癌是未分化的癌，没有小细胞类型，呈弥漫性生长形态（图 15.562）。

神经内分泌肿瘤

神经内分泌肿瘤起源于弥散神经内分泌系统的内分泌细胞，主要发生在胃肠道、肺和胰腺。很少见于女性生殖系统，最常见于卵巢和宫颈。

偶尔有报告高级别的输卵管神经内分泌癌和一个关于类癌伴随成熟性囊性畸胎瘤的病例（图 15.563）。最近，Grondin 等人报告了一小系列累及输卵管的原发性神经内分泌肿瘤，包括第一例与畸胎瘤无关的类癌。

输卵管低级别神经内分泌肿瘤的组织发生尚不清楚。可能包括来自畸胎瘤的起源或作为另一种肿瘤类型的神经内分泌成分。另一种可能是源于输卵管中分散的神经内分泌细胞。由于肿瘤的罕见，治疗方法尚未明确。

杂类上皮性肿瘤

其他罕见的组织学类型包括肝样、毛玻璃细胞和产生激素的癌。

恶性混合性苗勒氏肿瘤

作为一个分类，恶性混合性苗勒氏肿瘤（mmMT）的发病率很低，最常发生在女性生殖道。输卵管的原发性 mmMT 是女性生殖器系统中最不常见的部位，文献报道约 55 例。这些肿瘤经常发生在绝经后妇女，临床症状不一且非特异，但最常见的包括腹痛和腹胀，异常阴道出血，或排液。

恶性混合性苗勒氏肿瘤（mmMT）表现为息肉样生长，常充满管腔，并伴有出血或坏死。显微镜下，mmMT 由各种苗勒氏型和肉瘤样组织的癌组成（图 15.564），可能是同源或异源的（含有异源组织，如软骨、骨骼肌和骨样）（图 15.565）。

术后辅助治疗以减少复发和恶化，以及手术切除

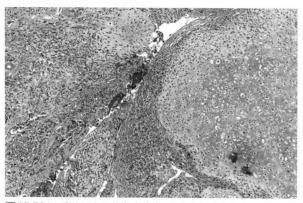

图15.564　恶性混合性苗勒氏肿瘤：上皮和间质成分（软骨肉瘤）间的过渡不明显

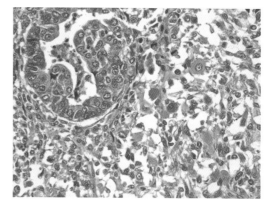

图15.565　癌肉瘤呈现上皮和间质成分（横纹肌肉瘤）间的强烈对比

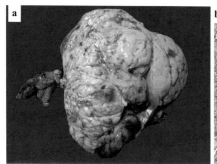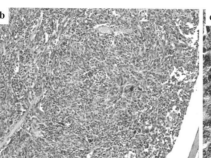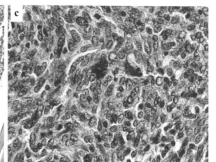

图15.566　输卵管原发性平滑肌肉瘤（LMS）。（a）切面鱼肉样伴有不规则坏死区；（b）LMS镜下改变包括高度富于细胞和核异型；（c）多形性肿瘤细胞

肿瘤病灶，被认为是子宫mmMT（癌肉瘤）的主要治疗方法。当手术后选择化疗时，建议使用异环磷酰胺、铂类药物和紫杉醇联合治疗。预后差。

间叶肿瘤

输卵管的纯肉瘤是罕见的，只在小系列和孤立病例报告中可见。输卵管其他罕见的良性间叶肿瘤包括平滑肌瘤、神经纤维瘤、孤立性纤维瘤和骨骼外软骨瘤。

原发性输卵管平滑肌肉瘤

输卵管原发性平滑肌肉瘤是一种非常罕见的女性生殖道恶性肿瘤。但其是该部位最常见的恶性间质肿瘤。输卵管平滑肌肉瘤发生在成年后，中位年龄为47岁。症状不具体（盆腔疼痛，腹部扩大），通常是在剖腹手术探查盆腔肿块时偶然诊断的。

大体上，肿瘤较大，切面通常较硬或鱼肉样。组织学上，肿瘤细胞束状、条索状交织排列，细胞拉伸，胞质嗜酸，梭形到长条形的深染核较为常见（图15.566）。

由于局部复发和远处转移比例较高，预后很差。Foster等人报告了一例输卵管平滑肌肉瘤，随后在分子评估中被重新归类为胃肠外间质瘤（eGIST）。

在妇科手术中，尤其是当涉及卵巢、输卵管或子宫浆膜时，对具有梭形细胞形态的肿瘤进行诊断时，应考虑eGIST的可能性。

输卵管原发性横纹肌肉瘤

据报道，横纹肌肉瘤发生在输卵管中主要是作为恶性混合性苗勒氏肿瘤的一个组成部分，或作为苗勒氏腺肉瘤或未成熟畸胎瘤的异源成分。

横纹肌肉瘤（RMS）是成人泌尿生殖道和儿科常见肉瘤，但输卵管原发的单纯RMS极其罕见，文献报道仅有5例。

鉴别诊断包括小细胞癌、低分化癌、淋巴瘤、癌肉瘤，以及年轻女性常见的肉瘤。目前已有报告的大多数病例预后均不乐观。

输卵管原发性恶性淋巴瘤

女性生殖器官可能出现恶性淋巴瘤。这些器官可能是淋巴增生性恶性肿瘤的原发部位。然而，在女性生殖道器官中出现的恶性淋巴瘤是非常不寻常的。结外淋巴瘤，如女性生殖道的淋巴瘤，提出了一些额外问题与考虑。区分原发性结外淋巴瘤，和起源于淋巴器官的恶性淋巴瘤继发于结外部位，并不容易。目前关于原发性输卵管恶性淋巴瘤的报道比较罕见。其表现为输卵管扩张和扭曲，类似慢性输卵管炎。如果不考虑疾病的原发和继发性质，弥漫性大 B 细胞淋巴瘤是发生在这一位置最常见的类型（图 15.567）。女性生殖道黏膜丰富，免疫组化分析证实输卵管黏膜相关淋巴组织（MALT 淋巴瘤）边缘区淋巴瘤的存在。此外，文献只有少数输卵管原发滤泡性淋巴瘤和外周 T 细胞淋巴瘤的病例。恶性淋巴瘤的临床诊断是困难的，特别是当出现在不典型部位。对于患者有输卵管肿块或附件肿块与恶性淋巴瘤的病史，均应考虑恶性淋巴瘤的鉴别诊断。活检标本获取是必须的，因为除了形态学检查，免疫组化对于明确诊断和治疗是必不可少的。

生殖细胞瘤

畸胎瘤

输卵管畸胎瘤很少见。大多数畸胎瘤是皮样囊肿，只有少数未成熟畸胎瘤的报道。通常由蒂附着在输卵管黏膜上，也可能在肌壁内或附着在输卵管浆膜上，直径为 0.7~20 cm。在组织学上，类似于卵巢和其他地方的畸胎瘤。1 例实性成熟性畸胎瘤具有岛状类癌成分，此外，2 例完全由甲状腺组织组成的畸胎瘤已被报道。

阔韧带

Wolffian 起源的女性附件肿瘤

1973 年，Kariminejad 和 Scully 描述了 9 例明显的卵巢外肿瘤，命名为"可能 Wolffian（中肾管）起源的女性附件肿瘤"（FATPWO）。这类肿瘤发生于阔韧带或沿自其的韧带或输卵管残余，大部分病例见于阔韧带，也有病例发生于卵巢网，腹膜后和阴道旁的组织。

确诊年龄为 18~81 岁（平均 50 岁），肿瘤常呈单侧，直径为 0.5~18 cm。几乎所有的表面都是光滑的。切面呈灰白色至棕褐色，橡胶状至实性。有些是粗糙的，伴随局部钙化区域，钙化广泛时可以在盆腔 X 线上看到。

在低倍镜检查中，这些肿瘤往往表现出紧密和不同的实性、管状和囊性混合生长方式。继发于明显囊性成分的筛状形态，可类似腺瘤样肿瘤。小管紧密相连，但没有真正的腔缘（图 15.568）。通常间质稀少，但也可以是显著的和透明的（产生结节外观）。

肿瘤细胞核呈圆形或椭圆形，淡染，染色质均匀。大多数肿瘤的核分裂象少见，calretinin、CK 和 vimentin 染色应为阳性，EMA 和 CEA 为阴性。与其他中肾肿瘤一样，FATPWOs 被认为是低级别的恶性肿瘤，并在切除后进行密切观察。

乳头状囊腺瘤

乳头状囊腺瘤是一种上皮性肿瘤，被认为是中肾起源，很少在女性生殖道中发现。大多数病例发生在输卵管间或阔韧带。这些肿瘤见于约 17% 的 von-Hip-

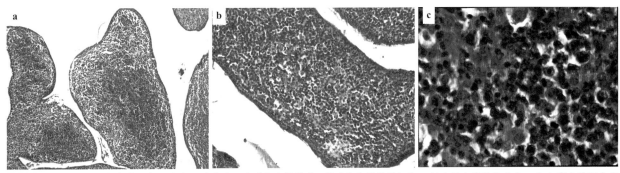

图 15.567　原发性输卵管淋巴瘤。（a）低倍镜呈现弥漫性生长模式，导致输卵管皱襞扭曲；（b）输卵管的淋巴瘤；（c）高倍镜下表现为中等～大细胞的单一性细胞群

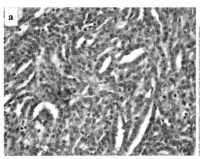
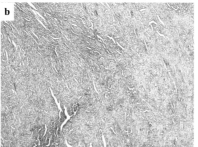

图 15.568　女性附件肿瘤可能起源于中肾管。（a）开放的小管；（b）肿瘤几乎完全由实性梭形细胞成分和裂隙样间隙组成

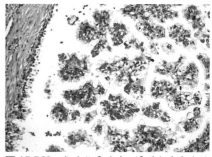

图 15.569　乳头状囊腺瘤：囊肿包含复杂的乳头状增生；乳头上皮由细胞质透明的非纤毛细胞组成

pel-Lindau（HL）疾病患者。

　　患者年龄为 20~56 岁，肿瘤可以是单侧或双侧的，通常比较小，显微镜下约 0.5 cm，由包含复杂乳头增生的囊肿组成。乳头通常衬覆单层低立方形、非纤毛细胞排列，具有嗜酸性或透亮的细胞质（图 15.569）。虽然乳头状囊腺瘤是良性的，但可能是 VHL 疾病的首要表现。乳头状囊腺瘤通常表达 CK7、广谱 CK 和低分子量 CK（Cam5.2）。CD10、EMA 和 vimentin 通常是阳性的，但也可能是阴性的。这些发现多在中肾，而不是穆勒氏起源。乳头状囊腺瘤的鉴别诊断主要包括转移性透明细胞肾细胞癌、囊腺纤维瘤和浆液性交界性肿瘤。

第七节　女性腹膜

前言

　　本节回顾了对可能源自或累及女性腹膜的肿瘤。讨论了不同的肿瘤类型，如间皮性、上皮性、间叶和淋巴造血性。此外，还将讨论瘤样病变、继发性肿瘤和一种来源不明的肿瘤——促结缔组织增生性小圆细胞肿瘤。

标本的处理

　　必须对标本进行描述、测量和适当取材。网膜组织每隔 3 mm 切成薄片，以便发现极小的病变，这在处理浆液性交界性肿瘤时尤其重要。对大体无明显病灶的网膜组织，建议进行大量取材（即根据大体无明显病灶组织的最大径，取材 1 张代表性切片 /2 cm。因此，若标本最大径为 30 cm，则需要提交 15 张大体无明显病灶的网膜组织切片）。提交镜检的切片应包括病变和其下组织和 / 或邻近区域。一般情况下，肿瘤应提交 1 张切片 /1 cm。如果外科医生标记或指出标本需要被重点关注的区域，应连同邻近的涂墨缘（如果有的话）一起送检。

冰冻标本的处理

　　腹膜病变的术中评估可能受限于小样本的体积和缺乏临床病史和 / 或相关的影像学资料。对于间皮的病变，尤其是那些外观良善的病变，最重要的是评估病变与邻近组织的关系。当评估上皮样病变时，要注意继发于冰冻假象的细胞核增大。另外，也要注意不明原因的脂肪坏死区域可能隐藏有转移癌，尤其是印戒细胞癌，因为有时只有散在的肿瘤细胞，在冰冻切片中很难识别。如果病变组织学特征在术中无法明确，可推迟最终诊断等待石蜡切片，但要注意，在某些病例中，可能需要额外取材来进行确诊。

外科病理报告

　　腹膜上皮性肿瘤的最新 CAP 方案与输卵管和卵巢肿瘤的方案相同（请参阅输卵管 / 卵巢部分）。值得注意的是，此方案不能用于腹膜间皮瘤，后者最近的 CAP 协议（2015 年发布）已经过时，并且 2017 年用于恶性胸膜间皮瘤的 CAP 方案明确指出不能用于腹膜间皮瘤。2017 年国际癌症报告协作组（International Collaboration on Cancer Reporting, ICCR）提出了腹膜间皮瘤报告的最新指南，具体如下：

临床病史

- 未提供
- 射线暴露
- 既往癌症史
- 其他（详细说明）

新辅助治疗

- 未提供资料
- 未实施
- 已实施（详细说明）

步骤

送检的标本

- 腹膜
- 网膜
- 右侧卵巢
- 左侧卵巢
- 右侧输卵管
- 左侧输卵管
- 子宫
- 其他腹腔内器官（详细说明）

- 其他送检的标本：
  - 淋巴结（具体部位）
  - 其他（详细说明）

大体肿瘤部位

- 腹膜
- 网膜
- 右侧卵巢
- 左侧卵巢
- 右侧输卵管
- 左侧输卵管
- 子宫
- 其他腹腔内器官（详细说明）

- 其他：
  - 淋巴结（注明部位）
  - 其他（详细说明）

肿瘤组织学类型

- 上皮样
- 肉瘤样
- 双相性
- NOS

镜下累及

- 具体器官

肿瘤大小

- 主瘤或最大结节的直径

切片号（蜡块识别码）

核分裂计数

对新辅助治疗的反应

- 不适用
- 无法确定
- 大于 50% 的残余肿瘤
- 小于 50% 的残余肿瘤
- 无残余的肿瘤

共存的病理学

- 缺乏或者
- 具体

辅助检查

- 未执行
- 已执行
- 免疫组织化学（列出染色项目）
- 其他（详细说明）

分期

癌按照输卵管、卵巢和腹膜癌的最新 FIGO 分级和 TNM 系统进行分期（见输卵管 / 卵巢部分）。恶性腹膜间皮瘤没有更新的分期被纳入最新的 TNM 分级。

间皮性肿瘤

腺瘤样瘤

这是一种间皮起源的良性肿瘤，好发于生殖道。在女性，肿瘤发生的依次顺序为子宫、输卵管和卵巢门部。但是，可以少见发生于卵巢冠组织、肠系膜、腹膜和网膜。患者年龄范围 28~79 岁。有些病例见于具有自身免疫性疾病或免疫抑制史的患者。除外肿瘤较大并产生症状的病例，该肿瘤通常为偶然发现。近来发现，生殖道腺瘤样瘤在遗传学上有 TRAF7 突变。

大体特征

肿瘤大小范围为 0.1~15 cm。大体为实性，灰褐色、灰黄色或灰白色，呈结节状，但无包膜。多数病例表现为单发病灶，但偶尔也可为多发。值得注意的是，小肿瘤为实性，而大肿瘤为囊性。囊性病变可呈葡萄样外观。

镜下特征

肿瘤可界限清楚或呈浸润性生长。组织结构多样，如小管状、囊状、血管瘤样（微囊状）、微囊状 / 小梁状（腺样）、裂隙状和实性。瘤细胞胞质嗜酸性，呈立方状或扁平状，部分细胞顶端呈"毛刷状"或鞋钉样外观（图 15.570）。印戒细胞、具有丰富嗜酸性颗粒状胞质（嗜酸细胞性形态）的上皮样细胞以及空泡状脂母细胞样细胞均可见到，不要误认为是恶性肿瘤。可见平滑肌束（有时很显著）和透明样变。在生殖道腺瘤样瘤中，管腔和囊腔内的细丝样连接桥很常见。器官外播散、显著的细胞异型性、肿瘤坏死或核分裂活性通常缺乏。但极少数病例可有轻至中度异型性和低核分裂活性。部分病例可发现淋巴细胞聚集。有趣的是，乳头状区域在小的腺瘤样瘤中不存在，但囊性肿瘤在迷宫样间隙内可见短而粗的乳头状突起。

免疫组化特征

该肿瘤广谱角蛋白、calretinin、D2-40 和 WT-1 阳性，CK5/6 可阳性，caldesmon 罕见阳性。PAX-8、ER、CD31 和 CD34 阴性，PR 可弱阳性表达。另外 GATA-3 在女性生殖道腺瘤样瘤中为阴性。Ber-EP4 和 thrombomodulin 呈很少的灶性表达。近期有报道称，L1CAM 在腺瘤样瘤中呈细胞膜阳性，而该标志物在多房性腹膜包涵囊肿或恶性间皮瘤中均不表达。

鉴别诊断

腺瘤样瘤必须与以下肿瘤进行鉴别：腺癌（腺瘤样瘤无明显异型性或显著的核分裂活性，且 calretinin 表达阳性）、平滑肌瘤（calretinin 免疫染色有助于正确诊断富含平滑肌成分的腺瘤样瘤）、淋巴管瘤或血管瘤（calretinin 体现腺瘤样瘤的间皮特性，此外该肿瘤的血管标志物是阴性的）。

治疗和预后

这是一种良性病变，可通过手术切除。

高分化乳头状间皮瘤

这是一种少见的间皮病变，发病年龄范围较广（18~75 岁），但大多数患者在 30~40 岁。该病变罕见发生在男性，在其他解剖部位如胸膜、心包、睾丸鞘膜、附睾等也不常见。罕见病例与石棉接触有关或在兄弟姐妹中发生。通常在因子宫内膜异位症、肿瘤或不孕症而进行手术的患者中偶然发现。然而，也有些病例因出血、扭转或腹 / 盆腔钝痛而出现急腹症。虽然有报道可出现腹水，但后者的出现会提升恶性间皮瘤的可能。

大体特征

病变可以是单发或多发，大小不一，根据不同的研究，大小可从数毫米到 2 cm 或 5 cm 不等。

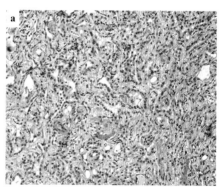
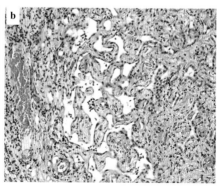

图 15.570　腺瘤样瘤。（a）大小不等、相互吻合的腺样结构，内衬扁平的间皮细胞；（b）a 图的高倍镜观

镜下特征

病变由乳头状结构组成，被覆立方状、低柱状或扁平的间皮细胞，乳头轴心为纤维结缔组织（图15.571）。轴心内可见小管、细胞簇或单个细胞。乳头状结构无融合或具有复杂的外观。细胞缺乏或轻度异型，核分裂象罕见（≤ 1/10HPF），可见到散在的砂粒体。

免疫组织化学特征

该病变 calretinin、CK5/6 和血栓调节蛋白（thrombomodulin）阳性表达，Ber-EP4 和 MOC-31 通常阴性，然而后者可在不到 10% 的病例中局灶表达。PAX-8 的表达情况不一，根据不同的研究，从 7%~100% 不等。值得注意的是，最近的研究报道，61%~100% 的高分化间皮瘤表达 PAX-8，在 1 项研究中，所有病例都呈弥漫性表达。少数病例评估了 BAP-1 的免疫组化细胞核表达情况，结果显示该标志物没有缺失。

鉴别诊断

间皮增生：其特点是乳头状突起通常仅由间皮细胞构成或仅有一个纤细的纤维结缔组织轴心，邻近可出现炎症 / 反应性改变。

恶性间皮瘤：高分化乳头状间皮瘤可能与高分化恶性间皮瘤混淆。因此，适当的临床 - 病理结合，能确保对有疑问的病变进行正确取材是极为重要的。此外，使用 BAP 免疫组化是有帮助的，因为该标记物在高达 63% 的腹膜恶性间皮瘤中缺失。

交界性浆液性肿瘤：该肿瘤细胞多为柱状，偶尔为立方形，高分化乳头状间皮瘤则正好相反。利用免疫组化研究，如 MOC- 31、Ber-EP4 或 ER 等，证实细胞为浆液性，同时利用 calretinin 和 CK5/6，排除间皮来源，最终得到正确诊断。值得注意的是，PAX-8 在高分化间皮瘤中的表达可高达 61%~100%。

治疗和预后

治疗采用切除病灶。该肿瘤通常是良性的，尽管可以少见复发。在 1 项研究中，1 例患者在确诊后 4 年仍存活。目前，谨慎地做法是将该肿瘤视为一种需要随访的恶性潜能未定的肿瘤。

恶性腹膜间皮瘤

腹膜间皮瘤是一种罕见的肿瘤，在美国每年确诊的约 2500 例恶性间皮瘤病例中占 10%~15%。恶性腹膜间皮瘤 44% 的病例发生在女性。患病年龄范围广泛，根据不同的研究，从 17 岁到 92 岁（平均年龄 47 岁），或从 3 岁到 85 岁（中位年龄 49 岁）。儿童患病极为罕见；然而，也有报道发生在 2~15 岁的病例。与女性恶性腹膜间皮瘤有关的病因包括石棉接触（+/-）、毛沸石接触（一种在土耳其发现的矿物纤维）、放疗、猿猴病毒 40（SV 40）感染和慢性腹膜刺激。有些病例与 BAP-1 基因突变有关，另有个案病例报道发生于 Li-Fraumeni 综合征。一部分发生在青壮年的病例携带 EWSR1-ATF1 和 FUS-ATF1 基因融合。临床表现包括腹痛或腹部不适、腹胀、恶心、厌食、体重减轻、腹部或盆腔肿块、肠梗阻和 CA-125 升高。不常见的症状包括发热、淋巴结病、阴道出血和背 / 颈部疼痛。本病也可被偶然发现。罕见病例表现为宫颈细胞涂片异常。

大体特征

病变可多发或单发，可表现为质地坚硬 / 柔软 /

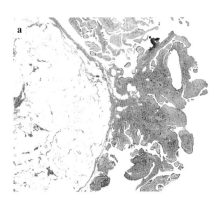
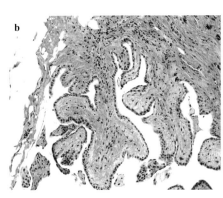

图 15.571 高分化乳头状间皮瘤。（a）乳头状生长物覆盖网膜组织；（b）乳头状结构被覆形态温和的间皮细胞

易碎，灰色、粉色、棕色、棕褐色或白色，呈结节、斑块、囊肿、颗粒、"粘连"或沿腹膜表面呈乳头状突起（图15.572）。罕见病例可伴有黏液性腹水。肿瘤通常累及多个部位，但也有少数病例仅累及一个部位。

镜下特征

组织结构是多变的，包括乳头状（图15.573）、囊状（图15.574a, b）、小管状（图15.574c）、管乳头状、条索状、小梁状（图15.574d）或实性（图15.575a），实性区细胞胞质丰富/蜕膜样（图15.575b），单个细胞可呈印戒细胞外观（图15.575c,

d）。恶性腹膜间皮瘤多数为上皮样细胞型，其次为双相型（上皮样和梭形）（图15.576），较少为梭形细胞型（图15.577）。上皮样细胞可有丰富的嗜酸或略嗜碱性胞质（蜕膜样外观）。细胞核异型从轻度~重度（图15.578）。大多数病例具有轻度或中度的细胞异型性，重度异型性不常见。核分裂象多少不定，范围0~27/10HPF（图15.579）；大多数病例核分裂象≤5/10HPF。间质可有泡沫状组织细胞、纤维化、炎细胞浸润或黏液样变。部分病例可见异源性成分，如软骨肉瘤、骨肉瘤或横纹肌肉瘤。可见黏液样基质，并且细胞的胞质内也可含有黏液。大多数上皮样间皮瘤病例的胞质内不含黏液，偶有病例可出现，特殊染色也证实了这一观察结果。因此，间皮瘤的黏液卡红通常为阴性，但极少数病例可为阳性。PAS通常为阳性，而PAS-D通常为阴性，这提示胞质内存在糖原，但也有罕见病例PAS-D可为阳性。此外，间皮瘤的阿辛蓝染色呈阳性，后者对透明质酸酶较为敏感（图15.575d），这表明存在透明质酸（酸性黏蛋白）成分。相反，腺癌含有中性黏液，PAS-D和黏液卡红染色呈阳性。

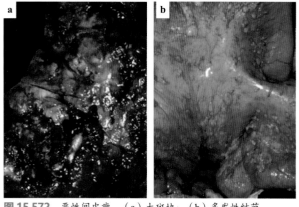

图15.572 恶性间皮瘤。（a）大斑块；（b）多发性结节

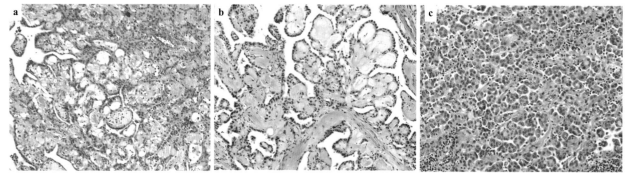

图15.573 上皮样型恶性间皮瘤。（a）相互连接的乳头状结构；（b）具有纤维结缔组织轴心的乳头状结构衬覆单层肿瘤性间皮细胞；（c）乳头状结构仅由间皮细胞构成

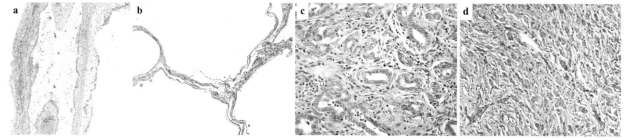

图15.574 上皮样型恶性间皮瘤的囊状结构（a, b）、管状结构（c）、小梁状结构（d）

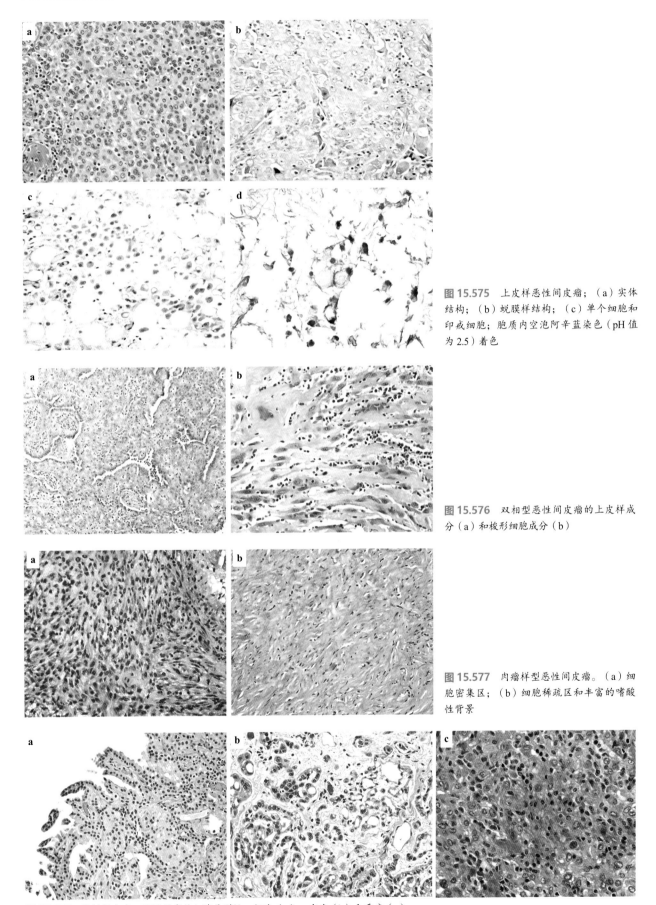

图 15.575　上皮样恶性间皮瘤；（a）实体结构；（b）蜕膜样结构；（c）单个细胞和印戒细胞；胞质内空泡阿辛蓝染色（pH 值为 2.5）着色

图 15.576　双相型恶性间皮瘤的上皮样成分（a）和梭形细胞成分（b）

图 15.577　肉瘤样型恶性间皮瘤。（a）细胞密集区；（b）细胞稀疏区和丰富的嗜酸性背景

图 15.578　恶性间皮瘤：不同程度的细胞异型性，轻度（a）、中度（b）和重度（c）

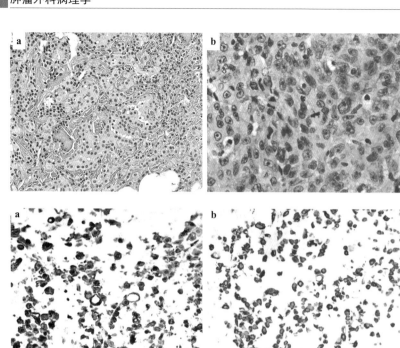

图15.579 恶性间皮瘤。(a)核分裂象数量不等;(b)无明显的核分裂象

图15.580 恶性间皮瘤。(a)免疫组化染色calretinin 阳性;(b)CK5/6 阳性;(c)MOC-31 阴性;(d)Ber-EP4 阴性

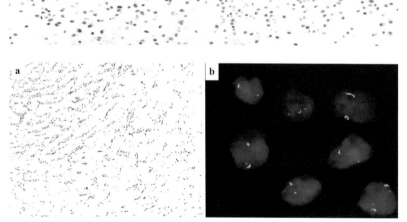

图15.581 恶性间皮瘤。(a)BAP-1 免疫组化检测细胞核染色丢失;(b)FISH 检测 p16 缺失

免疫组化特征

间皮瘤细胞对 calretinin、CK5/6、血栓调节蛋白(thrombomodulin)和间皮素(mesothelin)通常呈阳性,对 MOC-31、Ber-EP4、CEA、CD-15、PAX-8 和ER 通常呈阴性。区分间皮瘤和癌,尤其是苗勒氏起源的癌时,最好有两个间皮瘤的标志物阳性和两个癌的标志物阴性(图 15.580)。1 项研究认为,虽然PAX-8 和 Claudin 4 被认为是浆液性分化的最可靠标志物,但 Claudin 4 在免疫组化研究中并不常规地用于排除浆液性癌。需注意的是,9%~18% 的腹膜恶性间皮瘤可表达 PAX-8,极少数病例可表达 ER。BAP-1在 63% 的腹膜恶性间皮瘤中丢失(图 15.581)。据报道 14%~51% 的腹膜间皮瘤 FISH 检测到 p16 的杂合性缺失(图 15.581b)。尽管所有的辅助检查均可利用,但存在疑难病例,可能需要进行电镜研究以显示间皮瘤特有的长微绒毛。

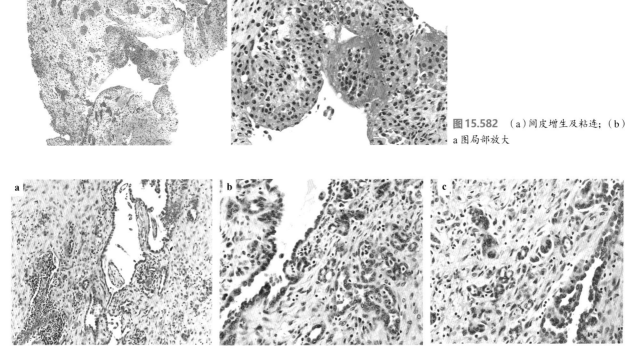

图15.582 （a）间皮增生及粘连；（b）a图局部放大

图15.583 间皮增生。（a）乳头状和腺管样结构；（b、c）a图的高倍镜观，注意间质内的细胞簇

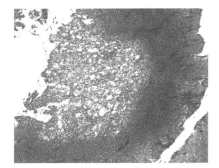

图15.584 恶性间皮瘤：肿块大小9cm，无须在邻近组织内寻找浸润

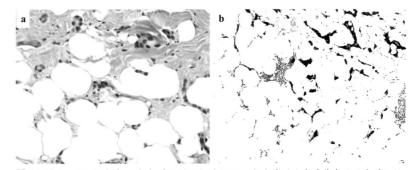

图15.585 恶性间皮瘤。（a）局灶侵及邻近组织；（b）角蛋白免疫染色凸显出浸润灶

鉴别诊断

间皮增生

间皮细胞增生与炎症、积液、既往手术史、子宫内膜异位症或腹腔内肿瘤有关。尽管较为常见，但有时诊断也具有挑战性。大体上，可能难以发现，或在腹膜表面和网膜上见到一些小结节。偶尔，可覆盖网膜。镜下，增生的间皮细胞呈片状、巢状、乳头状或管状、索状、簇状或单个细胞生长。通常混有炎症细胞或纤维蛋白，可能呈现浸润性外观（图15.582和15.583）。间皮增生的细胞学改变包括细胞核增大、多核、显著的核仁和散在的核分裂象。值得注意的是，旺炽性间皮增生可能与腹腔淋巴结被膜下窦和滤泡间髓窦内存在间皮细胞有关。为了区分旺炽性间皮增生与间皮瘤，以下特征和/或辅助检查可能是有用的：①大体描述，这是至关重要的，因为若存在较大的肿块，将不支持间皮增生的诊断（图15.584）；②仔细组织取材和镜检，可以发现恶性间皮瘤在脂肪组织、纤维结缔组织或纤维肌肉组织内的微小浸润灶——利用角蛋白的免疫组化染色有时可以更好地显示这些区域（图15.585）；③既往几项免疫组化研究曾用于鉴

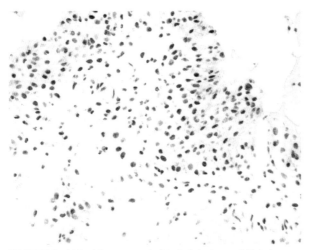

图 15.586 间皮增生：BAP-1 免疫组化染色显示细胞核表达

别间皮增生与恶性间皮瘤，但由于二者结果重叠以及例外情况发生，其准确性有限；因此，间皮增生倾向 desmin 阳性，EMA、p53（该染色可能被错误地解读）、GLUT-1 和 IMP3 阴性，而间皮瘤倾向 desmin 阴性，EMA、（原文重复）GLUT-1 和 p53 阳性。目前，通过免疫组化检测 BAP-1 的丢失或通过 FISH 检测 p16 杂合性缺失，对间皮瘤的特异性为 100%。然而，未发现 p16 缺失或 BAP1 丢失并不表明间皮增生是良性的（图 15.586）。

高分化乳头状间皮瘤

该病变无深部组织的浸润，也无复杂的乳头状结构或细胞异型性。核分裂象缺乏或罕见（最多 1/10HPF）。需要注意的是，一些恶性间皮瘤可以有类似于高分化乳头状间皮瘤的区域。因此，结合临床特征至关重要，以确保送检组织真正具有代表性。虽然 BAP 免疫组化染色和 p16 的 FISH 检测可能有一定的作用，但目前对这两种辅助检查在鉴别诊断中还没有足够的经验。

浆液性癌

该肿瘤常表现为由肿瘤细胞组成的乳头状结构，这在间皮瘤中是不常见的。此外，该肿瘤倾向 MOC-31、Ber-EP4、ER 和 PAX-8 阳性，以及 calretinin 和 CK5/6 阴性。某些浆液性癌也会不同程度表达 calretinin 和 CK5/6。

透明细胞癌

罕见的间皮瘤病例呈现胞质透亮，可被误认为透明细胞癌。Napsin A、HNF-1b、glypican-3 和 PAX-8 的表达以及缺乏 calretinin 的染色，支持透明细胞癌的诊断。

组织细胞反应 / 聚集

一些恶性间皮瘤可富含组织细胞，从而被误认为是组织细胞聚集；反之，后者也可含有一些间皮细胞。注意临床病理特征（组织细胞聚集通常为镜下偶然发现）、病变的组织结构（即间皮瘤通常表现为多种结构模式的组合，而组织细胞聚集则为实性结构）、细胞学特征（间皮瘤呈现一定程度的细胞异型性，而大多数组织细胞聚集的病例未见细胞异型性）以及使用 calretinin 和 KP1（CD68），将有助于做出正确的诊断。值得注意的是，通常组织细胞聚集可含有少量形态温和的间皮细胞，可通过 CALRETININ 染色显示出来。

转移性腺癌

间皮瘤可含有印戒细胞，利用上述间皮瘤标志物可以正确诊断。

癌肉瘤

有些间皮瘤或为双相性或有异源性成分，可被误认为是癌肉瘤。使用上述间皮瘤标志物可正确诊断。

异位蜕膜

该病变 ER 和 PR 阳性，间皮瘤标志物阴性。

性索 - 间质肿瘤（成年粒层细胞瘤或 Sertoli-Leydig 细胞瘤）

注意组织学特征且 inhibin 阳性，即可正确诊断。

治疗和预后

目前对于腹膜恶性间质瘤尚无标准化治疗方法。如果是单灶病变，可采用手术切除，否则采用细胞减灭术加腹腔热灌注化疗（hyperthermic intraperitoneal chemotherapy, HIPEC）伴或不伴有术后化疗。后者治疗的 3 年生存率达 60%，中位生存期接近 5 年。大部分肿瘤具有高度侵袭性。然而，也有些肿瘤的病程相对惰性。

上皮性肿瘤

浆液性交界性肿瘤

发生于腹膜的浆液性交界性肿瘤很少见。患者年龄范围 16~67 岁，大多数小于 35 岁。多数病例是偶然发现，除此之外，腹痛是最常见的症状。个案报道 1 例患者在宫颈阴道巴氏涂片检查中存在肿瘤碎片。

大体特征

该肿瘤表现为多发性粘连、颗粒状或囊性病变、肿块、囊肿或斑块。大小为数毫米至 3 cm 不等。可为单灶或多灶。

镜下特征

镜下，病变表浅，外观类似卵巢浆液性交界性肿瘤的非浸润性种植（2014 版 WHO 分类为浆液性种植）。本质上，病变由乳头状结构组成，被覆温和的输卵管型上皮，细胞成簇或细胞脱落（图 15.587a,b）。邻近常见输卵管子宫内膜异位。

治疗和预后

本病采用手术治疗。尽管有些病例可发展为低级别浆液性癌，但患者总体预后很好。

浆液性癌

发生在腹膜的浆液性癌是一种不常见的疾病，多数病例为高级别浆液性癌，少数为低级别浆液性癌。腹膜高级别浆液性癌患者平均年龄为 62 岁，而低级别浆液性癌患者平均年龄为 58 岁。腹胀和腹痛是常见的临床表现，但 6%~21% 的患者无症状。罕见病例表现为远处淋巴结（腹股沟、腋窝或锁骨上淋巴结）转移。其他不常见的临床表现包括亚急性感觉神经病变，表现为手脚麻木和感觉异常和抗利尿激素分泌异常综合征。与其他肿瘤同时或异时发生的报道如下：乳腺癌和腹膜浆液性癌（通常发生在 BRCA1 或 BRCA2 突变的患者中）、输卵管原发性鳞状细胞癌和网膜高级别浆液性癌、双侧卵巢浆液性囊腺纤维瘤伴腹膜低级别浆液性癌、子宫内膜浆液性癌和腹膜低级别浆液性癌、FIGO 2 级子宫内膜样癌与腹膜高级别或低级别浆液性癌、结节性硬化症合并肾血管平滑肌脂肪瘤、淋巴管瘤病及腹膜浆液性癌以及低级别阑尾黏液性肿瘤和低级别原发性浆液性癌。腹膜浆液性癌常伴有淋巴结转移，尤其是主动脉旁淋巴结。

大体特征

肿瘤大小不一，常累及多个部位。

镜下特征

腹膜高级别和低级别浆液性癌的组织学特征同卵巢的同种类型肿瘤（图 15.588）。在诊断原发性腹膜癌时，仍然采用传统的标准（如下所示），尽管最近有推荐在光镜下检查整个输卵管（包括非伞端部分），以排除浆液性输卵管上皮内癌（serous tubal intraepithe-lial carcinoma, STIC）或小灶高级别浆液性癌的可能性。腹膜浆液性癌的常规诊断标准如下：①双侧卵巢必须大小正常或因良性病变而增大；②卵巢外累及部位的病变必须大于任何一个累及卵巢表面的病变；③肿瘤未累及卵巢间质（即肿瘤仅局限于卵巢表面而无间质侵犯）或累及卵巢间质，但小于 5×5 mm。

治疗和预后

手术减瘤是治疗的基础，也可给予以铂类为基础的新辅助或辅助性化疗。低级别浆液性癌对常规化疗相对耐药。因此，人们寻找了更多的治疗方法，包括

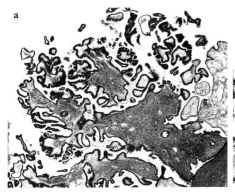
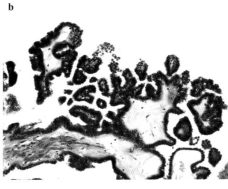

图15.587 浆液性交界性肿瘤。（a）复杂分支的乳头状结构，被覆输卵管型上皮；（b）细胞成簇或脱落，细胞形态温和

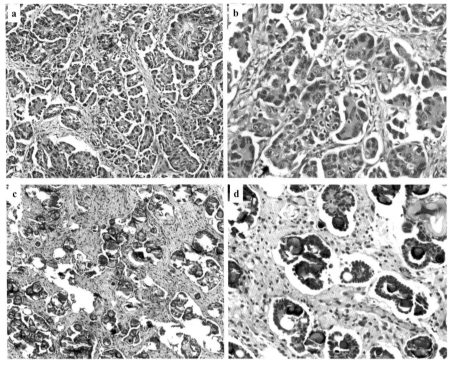

图15.588　浆液性癌。(a,b)高级别;
(c,d)低级别

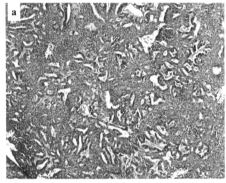

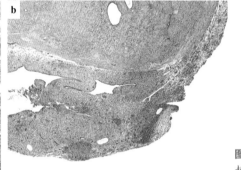

图15.589　(a)子宫内膜样癌;(b)
起源于子宫内膜异位症

在常规的铂类和紫杉醇化疗完成后，使用内分泌维持治疗。初步数据显示，与未接受这种额外治疗的女性相比，接受过这种治疗方式的患者无进展生存期明显延长。最近的一项研究表明，60%的腹膜高级别浆液性癌患者在确诊后1年内，尽管进行了治疗，但仍会出现复发。

有趣的是，出现孤立性远处淋巴结转移的患者的预后取决于腹膜疾病的体积。因此，患有微小腹膜病变和腹腔外淋巴结转移的患者比患有大量腹膜疾病的患者生存时间长。

子宫内膜样交界性肿瘤

虽然在子宫内膜异位症的腹膜中可能会出现此类肿瘤，但罕见在罹患Proteus综合征的儿童发生的子宫内膜样交界性肿瘤，出现在阔韧带或卵巢冠组织，而且没有子宫内膜异位症的证据。

子宫内膜样癌

性腺外子宫内膜样癌，无论是原发还是由子宫内膜异位症引起都是罕见的。另一方面，在子宫内膜异位症的女性中，可以看到高达1%的恶性转化，其中约20%发生在性腺外部位，病例报道发生在腹膜、肠系膜、肠壁、直肠阴道隔、道格拉斯窝和盆壁。部分患者有未对抗性雌激素暴露史，而1个罕见的病例有BRCA-1突变。患者通常处于围绝经期或绝经后，很少有年轻患者罹患此肿瘤。

大体特征

肿瘤可以是单发或多发，偏向体积巨大，最大径至少 6 cm。

镜下特征和免疫组化特征

性腺外子宫内膜样癌与子宫内膜或卵巢中的同类型癌有相同的如前文所述的特征（图 15.589）。

治疗和预后

手术是主要的治疗方法，部分病例也采用辅助治疗。起源于子宫内膜异位症的子宫内膜样癌多为低级别，且局限于其原发部位。播散性病例预后差。

透明细胞癌

发生在腹膜的透明细胞癌非常罕见。患者的年龄范围 37~67 岁，但多数为 50 多岁。最常见的表现是腹胀或腹痛，罕见病例是偶然发现。46% 的病例有子宫内膜异位症的病史或并发子宫内膜异位症。有 1 例报道与子宫内膜息肉中的透明细胞癌有关，3 例与子宫内膜增生或子宫内膜样腺癌有关。据报道，CA125 的范围为 28~467 IU/L。

大体特征

肿瘤可为单发或多发，通常为囊实性，大小范围 0.5~25 cm。肿瘤可发生于盆腔、肠系膜、腹膜、网膜、右上腹部、胃大弯、脾脏、上腹部、腹壁和回肠系膜并伴有回肠累及。

镜下特征和免疫组化特征

腹膜的透明细胞癌与子宫内膜或卵巢的同类型癌具有相同的组织学和免疫组织化学特征（图 15.590）。

治疗和预后

肿瘤减灭术和辅助治疗（常为化疗，放疗较少采用）是治疗的基础。本病的治疗效果不理想，54% 的病例死于疾病或复发。声称患者预后较好的报道，随访时间相对较短。

黏液性肿瘤

发生于肠系膜的黏液性囊腺瘤有罕见的病例报道。免疫组化方面，这类肿瘤 CK7 和 CK20 表达阳性。罕见报道 1 例发生于 30 岁患者的交界性浆液性黏液性肿瘤（交界性黏液性肿瘤，宫颈管型），肿瘤大小为 5 cm，位于阔韧带，手术切除后随访 11 个月未见复发。

Brenner 肿瘤

罕见的性腺外良性 Brenner 肿瘤也有报道，患者年龄为 50~64 岁。表现为盆腔疼痛或肿块。肿瘤的大小为 0.8~16 cm，均起源于阔韧带。治疗采用手术切除。

癌肉瘤

发生于腹膜、道格拉斯窝、网膜或肠系膜的癌肉瘤（恶性混合性苗勒氏肿瘤）罕见。患者发病年龄广泛（40~85 岁），常见于 60 多岁。部分患者同时或异时性罹患诸如子宫内膜样腺癌、结肠腺癌或宫颈腺癌等恶性肿瘤，部分患者既往有放疗史。值得注意的是，有些报道为原发性生殖器外癌肉瘤的病例是在患有输卵管或卵巢高级别浆液性癌的情况下发生的，因此应考虑为原有肿瘤的复发或转移，而不是一个独立的原发肿瘤。

大体特征

肿瘤体积较大，可局灶或多灶性受累。

镜下特征

上皮成分通常含有高级别浆液性癌成分，而肉瘤

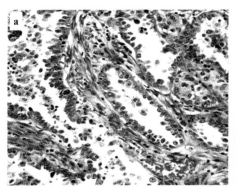
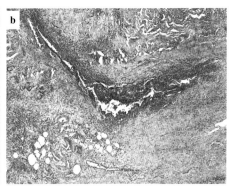

图 15.590　（a）透明细胞癌；（b）起源于子宫内膜异位症

成分倾向呈异源性分化（图 15.591），但也有报道上皮成分仅呈子宫内膜样癌或透明细胞癌的病例。也有小细胞神经内分泌癌的个案报道。

治疗和预后

手术是主要的治疗方式。辅助治疗的推荐仅见于个别病例。这是一种侵袭性肿瘤，大多数患者在 1 年内死于疾病。1 例罕见病例术后接受放化疗，随访 48 个月无复发迹象。

间叶肿瘤

平滑肌肿瘤

ER 阳性（苗勒）平滑肌瘤

这种类型的平滑肌瘤在盆腔和子宫旁组织中并不少见，也可发生在腹膜后、网膜、腹膜、肠壁、腹壁和腹股沟区域。肿瘤大小不一，从小结节到非常大的结节。光镜下，肿瘤呈现与子宫同类型肿瘤的组织学模式（包括脂肪平滑肌瘤）。缺乏细胞核异型性，核分裂象非常低，通常 < 5/50HPF。免疫组化检测表明，肿瘤细胞 SMA、desmin、caldesmon 和 ER 阳性，通常 PR 和 WT-1（胞核表达）也呈阳性。治疗方法是手术切除。肿瘤通常表现为良性过程。

腹膜播散性平滑肌瘤病

这是一种不常见的病症，通常影响育龄期妇女，但绝经后患者的病例也罕见发生。据报道本病与以下因素有关：妊娠、口服避孕药、激素替代治疗、使用他莫昔芬、子宫平滑肌瘤、子宫组织分碎术、产生雌激素肿瘤（即成年型粒层细胞和纤维瘤）和子宫内膜异位症（图 15.592a）。患者通常无症状，但可出现腹盆腔疼痛或可触及的肿块、痛经、月经过多、肠梗阻或急腹症。

大体特征

结节大小为 1~10 cm，其切面与典型的子宫平滑肌瘤相似。

镜下特征和免疫组化特征

通常表现出与完全或不完全平滑肌分化的病变相一致的形态学和免疫组化特征，细胞无异型性，核分裂指数低（< 1~3/10HPF）（图 15.592b）。静脉内生长或延伸和伴发明显的静脉内肌瘤病也有报道。ER、PR 或两者在绝经前患者中均有一致性表达。

治疗和预后

标准的治疗方法是药物治疗。腹膜的平滑肌瘤病是一种良性疾病，常在分娩后或去除内分泌刺激后发生退变。保守性手术治疗适用于病灶较大或有明显症状的病例，有复发的报道。促性腺激素释放激素拮抗剂和芳香化酶抑制剂也可用于治疗该疾病。少数病例发生恶性转化，从同步诊断到初始诊断后最高长达 9 年均有报道，尽管采用了多种联合疗法，恶性转化的病例仍具有侵袭性行为。

子宫内膜间质肿瘤

低级别子宫内膜间质肉瘤可起源于网膜、腹膜、肠系膜、阔韧带和盆腔，患者年龄范围广（27~81 岁）。腹痛或肿块是最常见的临床表现。通常累及多个部位，但少数病例可表现为单个肿块。肿瘤大小不一，倾向有浸润性边界。常与子宫内膜异位症相关。光镜下，该肿瘤显示出与子宫同类型肿瘤的典型特征（图 15.593）；然而，几乎半数的病例中可见纤维瘤样区域。其他特征包括明显的透明斑块、灶性水肿、局

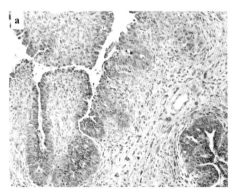
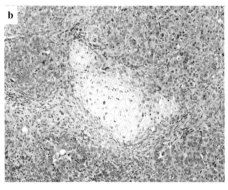

图 15.591　（a）癌肉瘤；（b）异源性（恶性软骨）分化

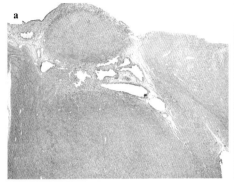
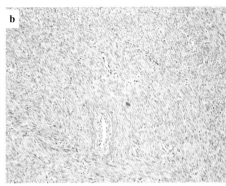

图 15.592　（a）与子宫内膜异位症相关的腹膜平滑肌瘤病；（b）形态温和的平滑肌细胞

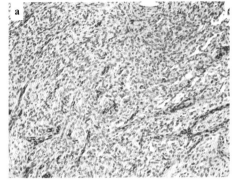
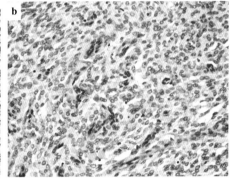

图 15.593　低级别子宫内膜样间质肉瘤。（a）温和的细胞形态以及典型的血管模式；（b）a 图高倍镜观

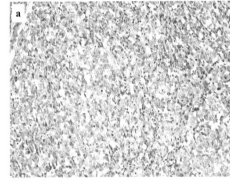
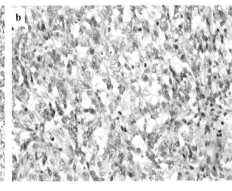

图 15.594　高级别子宫内膜样间质肉瘤。（a）细胞多形，高核分裂活性，缺乏典型的血管模式；（b）高倍镜观

灶的性索成分、腺样或平滑肌分化、玻璃样变型坏死、泡沫细胞、明显黏液样变、星爆状胶原沉积、假乳头结构、假血管瘤样结构、钙化、上皮样特征和胞质透亮。可去分化为高级别肉瘤。免疫组化检测表明，肿瘤常 CD10 阳性（常呈弥漫性表达）。平滑肌标志物如 desmin、SMA 和 caldesmon 可呈阳性。PR 和 ER 在大多数病例中呈阳性，也可局灶表达 AE1/AE3。肿瘤的治疗主要是减瘤手术，并可能使用不同类型的辅助治疗（内分泌治疗、化疗和 / 或放疗）。该肿瘤有复发倾向，但只有少数患者死于疾病。高

级别成分的存在（即去分化）是一项不良的预后因素。此外，罕见的高级别子宫内膜间质肉瘤也可遇到（图 15.594）。

盆腔纤维瘤病

这是一种局部侵袭性肿瘤，起源于纤维母细胞 / 肌纤维母细胞，主要发生于年轻女性（范围 17~62 岁，平均 30 岁）。最常见的症状是疼痛。大体上，表现为边界相对清楚的肿块，大小 5~14 cm。光镜下，由被不等量胶原纤维分隔的单纯型增生的梭形细胞组成。细胞形态温和，呈束状排列（图 15.595）。核分

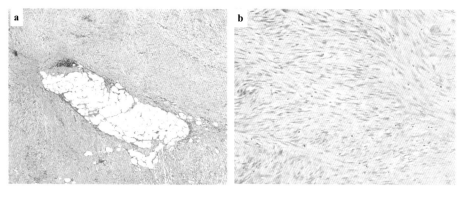

图 15.595　纤维瘤病。（a）温和的梭形细胞增生，侵及附件周围软组织；（b）a 图的高倍镜观

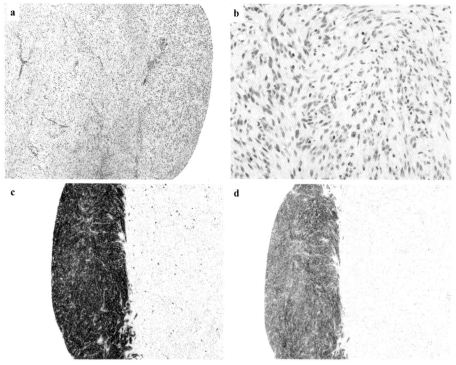

图 15.596　胃肠道外间质瘤。（a）累及子宫浆膜；（b）温和的梭形细胞，a 图的高倍镜观；（c）c-Kit 阳性；（d）DOG-1 阳性

裂象不定，免疫组化上，MSA 和 SMA 阳性。约 90% 的病例可见 β-catenin 的细胞核表达。desmin 和 caldesmon 通常为阴性。如果不完全切除，肿瘤会复发。但不会转移。

胃肠道外间质肿瘤

这是一种不常见的间叶肿瘤，其形态学、免疫组化和分子特征与胃肠道间质瘤相似（图 15.596）。女性比男性更常见，可发生在网膜、腹膜后、盆腔、肠系膜、直肠阴道隔和腹壁。常见症状是腹痛或肿块，但有些病例为偶然发现。肿瘤可以是单发或多发的，体积巨大（＞ 10 cm）。通常比胃肠道的同类型肿瘤体积更大，核分裂指数更高和侵袭能力更强。完整手术切除是标准的治疗方法。此外，出现不良预后因素时可使用伊马替尼。由于复发率高，需密切随访。

孤立性纤维性肿瘤

这种不常见的间叶肿瘤可发生在腹腔侧壁或内脏腹膜、肠系膜和网膜。患者的年龄变化很大，但大多数患者在 40~90 岁。腹痛及肿块是最常见的症状。据报道约 5% 的病例出现低血糖，多发生在盆腔或腹膜后。肿瘤体积较大，直径至少 9 cm，实性、质硬、白色，界限清楚。光镜下，根据细胞和纤维间质的比例，肿瘤具有异质性的外观。富于细胞的肿瘤具有经典的血管外皮瘤的组织学形态，而玻璃样变肿瘤具有经典的孤立性纤维瘤的特征。免疫组化上，肿瘤通常 CD34

阳性（80%~90%）。治疗采用手术切除。有作者提出了一种风险分层模型来计算转移和死亡的风险。

炎性肌纤维母细胞肿瘤

这种纤维母细胞 / 肌纤维母细胞来源的间叶肿瘤可出现在任何年龄的患者中。最常见于肠系膜、网膜、腹膜后和腹腔。镜下检查显示三种基本模式：黏液 / 血管型、致密的梭形细胞型和寡细胞纤维型。免疫组化上，肿瘤细胞 ALK-1 阳性，SMA、MSA 和 desmin 不同程度阳性。约 25% 的病例可复发，但只有不到 5% 的病例会转移。

钙化性纤维瘤

这是一种罕见肿瘤，发生于胃、小肠、肠周或肠系膜。患者年龄范围 17~71 岁，平均年龄 44 岁，通常表现为腹痛。女性偏多（男女比例为 1∶1.27）。多数肿瘤为单发，但也可见多灶性病变。有 1 例家族性病例（两姐妹）的报道。肿瘤呈明显的结节状外观，大小 0.2~5 cm。光镜下，肿瘤由含有砂粒体样钙化的胶原纤维组织构成，可见多少不等的淋巴细胞、浆细胞浸润，以及少量温和的梭形细胞，无核分裂象。免疫组化上，梭形细胞不同程度表达 MSA、SMA、desmin 和 CD34，不表达 ALK-1。此外，部分病例浆

细胞可见 IgG4 免疫染色阳性，该发现提示这种肿瘤至少在某些病例中，可能是 IgG4- 硬化性疾病谱系的一部分。治疗采用病灶切除。肿瘤通常为良性，但也可出现复发。超过 88% 的患者通过局部切除肿瘤而治愈，没有因本病死亡的报道。

其他肉瘤

以下肿瘤也已报道：阔韧带和肠系膜的恶性纤维组织细胞瘤、卵巢癌放疗后的腹膜骨肉瘤、腹膜或网膜的骨外尤因氏肉瘤 / 外周原始神经外胚层肿瘤（peripheral primitive neuroectodermal tumor, pPNET）、网膜的平滑肌肉瘤以及腹膜、肠系膜和网膜的血管肉瘤（部分发生在放疗后，与淋巴水肿有关，或发生于儿童）。

腺肉瘤

这种双相性肿瘤很少发生于腹膜、道格拉斯窝、盆腔和肠系膜。患者多在 50~70 岁，通常表现为腹痛。可与子宫内膜异位症相关。诊断和确定肉瘤过生长的标准同子宫同类型肿瘤（图 15.597）。子宫外腺肉瘤有复发和肉瘤过生长的倾向。

促结缔组织增生性小圆细胞肿瘤

这种相对不常见的肿瘤通常累及年轻人的腹膜，

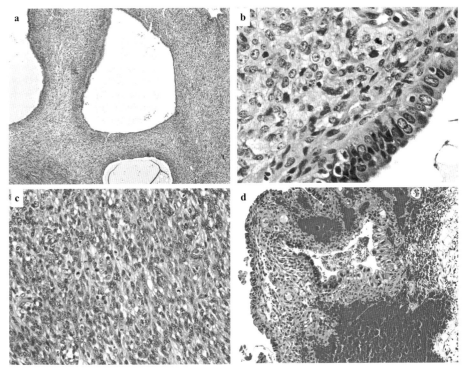

图 15.597　腺肉瘤。（a）间质在扩张的腺体周围聚集；（b）核分裂象至少 2/10HPF；（c）伴有肉瘤过生长；（d）起源于子宫内膜异位症

尽管患者年龄范围较广（1~80 岁）。大多数患者为男性（男女比例为 4：1）。患者通常表现为腹痛或腹胀。

大体特征

肿瘤大小不一，多为实性、白色或灰白色，有时出现囊性变或坏死。

镜下特征

这种肿瘤通常表现为边界清晰、由小的圆形或椭圆形细胞组成的细胞巢，周围有促纤维增生性或纤维化的间质。肿瘤细胞是未分化的，核染色质深（图 15.598a,b），常大小较一致，偶见多形性细胞。部分病例中，细胞有较丰富的胞质，可以是透亮或空泡状（甚至类似印戒细胞）或者细胞呈横纹肌样外观。核分裂象多见。其他特征如小梁状、条索状、微囊状及乳头状结构，瘤巢内坏死，黏液样间质，梭形细胞，Homer-Wright 菊形团等均可见到。

免疫组织化学、细胞遗传学和分子特征

该肿瘤的特征是具有多表型的免疫谱，细胞角蛋白和 EMA（高达 86% 和 93% 的病例）、Cam5.2 和 desmin（高达 90% 的病例，并具有典型的核周点状或球状阳性模式）、NSE 和 CD57（分别为 82% 和 49%）呈阳性表达（图 15.598c,d）。此外，常表达 MOC-31 和 Ber-EP4，WT-1（胞核表达，使用识别羧基端的抗体）表达是该肿瘤的一致性特征。值得注意的是，有些肿瘤的上皮标记可呈阴性，而多达 1/3 的病例 CD99 可呈阳性。Myogenin 和 myo-D1 阴性。该肿瘤具有独特的细胞遗传学异常 t（11；22）（p13；q12），导致 EWS-WT-1 融合蛋白，可通过逆转录酶聚合酶链反应（transcriptase polymerase chain reaction, RT-PCR）或 FISH 检测。

鉴别诊断

促结缔组织增生性小圆细胞肿瘤必须与其他由小圆细胞肿瘤，如横纹肌肉瘤、尤因氏肉瘤 / 原始神经外胚层肿瘤、神经母细胞瘤、淋巴瘤、小细胞性间皮瘤、低分化癌、Merkel 细胞癌等相鉴别。利用免疫组化染色并在不确定的病例中用 RT-PCR 或 FISH 可做出正确诊断。

治疗和预后

治疗的基础是减瘤手术并行辅助化疗。在部分病例中，放疗可能改善患者预后。最近，使用腹腔热灌注化疗（hyperthermic intraperitoneal chemotherapy, HIPEC）和腹膜内抗体灌注已被用于提高生存率。肿瘤具有侵袭性，尽管接受治疗，大多数患者仍死

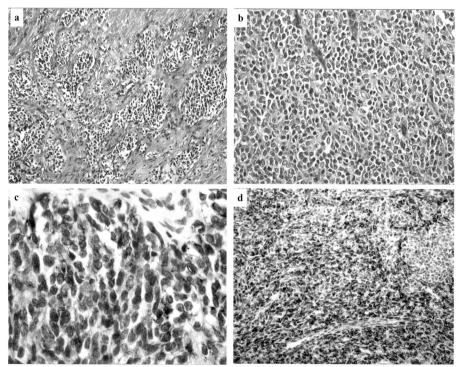

图 15.598 促结缔组织增生性小圆细胞肿瘤。（a）小蓝肿瘤细胞巢嵌在纤维瘤样背景中；（b）瘤细胞胞质稀少。肿瘤细胞表达低分子量角蛋白（c）和 desmin（d）

于疾病。

性索－间质病变和肿瘤

卵巢外性索增生的镜下特征

光镜下偶见性索-间质细胞聚集，类似于成年型粒层细胞瘤或伴环状小管性索-间质肿瘤（sex cord-stromal tumors with annular tubules, SCTAT），已有报道该病变发生在输卵管、卵巢冠的纤维结缔组织、盆腔侧壁和阑尾浆膜。患者的年龄为 20~70 岁。性索增生的巢可以是单发或多发，体积小，从小于 1 mm 至 3.75 mm。虽然迄今为止还没有不良预后的报道，但此类病变的经验有限，因此建议进行随访。

成年型粒层细胞瘤

这种肿瘤的罕见病例已被报道在阔韧带、肠系膜、腹膜后并延伸至道格拉斯窝或累及肠系膜、邻近膀胱的盆腔软组织、子宫直肠陷凹和盆腔壁，但不累及卵巢。患者通常在 60~70 岁左右，少数年龄为 22~45 岁的年轻患者。肿瘤体积较大，大小为 8~16 cm，表现为卵巢粒层细胞瘤典型的囊实性、出血性外观。肿瘤 inhibin、calretinin 等性索-间质标志物阳性，而 EMA 阴性。在确诊卵巢外之前，必须排除远处或未被发现的成年型卵巢粒层细胞瘤的可能。根据保留患者生育能力的需要，治疗包括手术切除伴或不伴有经腹全子宫切除术。

伴环状小管性索间质肿瘤（sex cord tumor with annular tubules, SCTAT）

该肿瘤目前仅有 2 例报道。1 例是在 1 位 66 岁患者的脐疝囊中偶然发现的，第 2 例是在 1 位 32 岁患者的输卵管中段浆膜下发现的。第 1 位患者在其切除的疝囊内可见明显的 2 cm 灰褐色增厚区，随后的剖腹手术（包括经腹全子宫切除术、双侧输卵管-卵巢切除术、网膜切除术、腹膜冲洗术和盆腔淋巴结清扫术）取材后发现网膜散在镜下可见的 SCTAT 病灶，患者接受了辅助化疗；然而在第二次剖腹手术中，活检显示肠系膜、网膜、膈肌系膜和前腹壁腹膜均有镜下肿瘤残余；随后对全腹和盆腔进行体外放疗，随访 6 个月未发现任何肿瘤。在输卵管中段发现的肿瘤与子宫内膜异位症有关，大小为 1 cm，该患者曾因黏液

性囊腺瘤接受过卵巢切除术，确诊输卵管 SCTAT 的标本包括经腹全子宫切除术、左侧输卵管-卵巢切除术和因宫颈原位鳞状细胞癌的阑尾切除术，输卵管是唯一受累的部位。此例无随访资料。

纤维卵泡膜细胞瘤/卵泡膜细胞瘤/纤维瘤伴少量性索成分

罕见的纤维卵泡膜细胞瘤病例被报道发生于子宫直肠陷凹或阔韧带。患者的年龄不定，常表现为盆腔巨大肿块。发生在阔韧带的卵泡膜细胞瘤罕见，其中 1 例伴有蒂扭转。此外，1 例纤维瘤伴少量性索成分的病例也有报道，患者为 66 岁女性，肿瘤位于阔韧带，大小为 15 cm，还有 1 例子宫浆膜的富于细胞性纤维瘤的报道，7 年后复发为类固醇细胞瘤，NOS。

硬化性间质瘤

2 例性腺外硬化性间质瘤被报道。其中 1 例发生在 45 岁女性，肿瘤位于膀胱和子宫之间的盆腔软组织内，大小为 5 cm，另 1 例为 32 岁孕妇，位于横结肠系膜，表现为 10 cm 大的上腹部肿块。两位患者的肿瘤均行手术切除。

纤维肉瘤（卵巢外性索-间质纤维肉瘤）

发生在阔韧带的性索-间质来源的纤维肉瘤仅有 1 例报道。患者为 48 岁女性，临床表现为闭经、腹胀及腹部不适，肿瘤体积 18 cm，多结节状，伴有出血和黏液样变。光镜下，瘤细胞呈梭形，中度至局灶重度多形性，呈片状和交错束状排列。核分裂指数明显升高（24/10HPF）。免疫组织化学显示，肿瘤细胞 inhibin、WT-1、CD10、SMA、desmin、CD99、CD117 表达阳性，MNF116 仅在黄素化区域表达阳性。患者接受了经腹子宫切除术、双侧输卵管-卵巢切除术、网膜切除术和分期活检。2 年后，发展为转移性疾病，其组织学特征与原发肿瘤相似，而且在 1 个转移部位发现了 Sertoli-Leydig 细胞肿瘤。

Sertoli-Leydig 细胞肿瘤

1 例罕见的源自回肠系膜的中分化 Sertoli-Leydig 细胞肿瘤被报道。患者是 1 位 78 岁的女性，因 11 cm 的肿瘤而出现肠梗阻，肿瘤未累及回肠壁。该肿瘤 inhibin 阳性，calretinin、EMA、Syn、CgA 和 CD177

阴性。手术切除了具有肿瘤的肠系膜连同相邻的回肠段。患者既往因卵巢黏液性囊腺瘤和阴道脱垂行经腹全子宫切除术和双侧输卵管 - 卵巢切除术。患者随访5年无复发。

生殖细胞肿瘤

卵黄囊肿瘤很少发生在网膜、盆腔、直肠子宫陷凹和腹膜。患者年龄为1~46岁。最常见的症状是腹痛或腹胀。AFP通常升高，CA125也可轻度升高。肿瘤可以长得很大。光镜下，可见性腺的卵黄囊瘤特征（包括体细胞亚型的特征）。报道的病例中有3例与未成熟性畸胎瘤有关。患者经手术和BEP（博来霉素、依托泊苷和顺铂）化疗治疗成功。成熟性囊性畸胎瘤发生在网膜、子宫骶韧带和道格拉斯窝也有报道。在后一个部位中，部分病例在本质上属于寄生。患者的年龄为23~83岁。最常见的症状是腹痛，尽管部分病例出现阴道排液或无症状。肿瘤通常是单发的，尽管曾有文献报道过1例网膜上出现3处明显肿块的病例。肿瘤大小为1~11.5 cm。此外，个别病例含有腺癌、鳞状细胞癌或交界性黏液性肿瘤伴腹膜假黏液瘤。成熟性囊性畸胎瘤采用手术切除治疗。曾有文献报道1例罕见的无性细胞瘤，患者为17岁女性。肿瘤大小为10 cm，位于盆腔。该患者经手术和常规的生殖细胞肿瘤化疗方案治疗成功。发生于网膜的妊娠期和非妊娠期绒毛膜癌的罕见报道。也曾报道过发生在阔韧带、盆腔和道格拉斯陷凹的上皮样滋养细胞肿瘤。此外，1例罕见的发生在道格拉斯陷凹的种植部位滋养细胞肿瘤也被报道，该肿瘤与石胎有关。

造血系统肿瘤

淋巴瘤罕见发生于腹膜或网膜淋巴瘤病和腹水。但是，已经发现弥漫性大B细胞淋巴瘤（图15.599）、滤泡性B细胞淋巴瘤、硬化性间变性淋巴瘤、高级别淋巴细胞性伯基特样B细胞淋巴瘤和T细胞淋巴瘤的病例。另外，原发性渗出性淋巴瘤可发生在腹膜腔内，这是一种罕见的非霍奇金淋巴瘤亚型，其特征是在体腔（胸膜、腹膜和心包膜）中出现孤立的淋巴瘤性积液，没有肿瘤形成的迹象，该病变通常出现在艾滋病阳性或患有CD4细胞计数低的HIV阳性个体中，但也可以在因器官移植而导致免疫缺陷的患者中或在具有免疫能力的个体中看到。粒细胞肉瘤或髓系肉瘤很少累及腹膜。原发性网膜的髓外浆细胞瘤伴腹膜累及也有报道。

瘤样病变

多房性腹膜包涵囊肿

这种不常见的病变多见于20~30岁女性（年龄范围为15~92岁）。其起源仍有争议（即反应性还是肿瘤性）。病变在激素的影响下生长（即在怀孕期间快速生长），罕见病例报道与石棉接触有关。此外还包括以下相关因素：既往腹部 / 盆腔手术、盆腔炎症性疾病和子宫内膜异位症。罕见有家族性病例。临床症状包括腹部 / 盆腔疼痛、腹部或盆腔肿块、腹股沟或切口疝以及非特异性症状，如排尿困难、便秘和子宫出血。10%的病例为偶然发现。这种病变通常不伴有腹水。可累及的解剖部位包括子宫表面、输卵管、卵巢、直肠子宫陷凹、膀胱、直肠、盆腔壁、小肠和大肠表面、网膜、前腹壁、胃、肝脏、胰腺、脾脏、心包和胸膜。

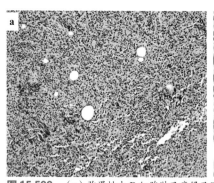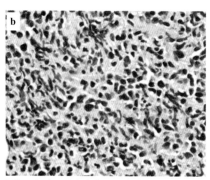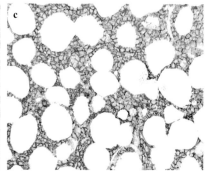

图15.599 （a）弥漫性大B细胞淋巴瘤侵及网膜；（b）a图高倍镜观；（c）CD20阳性

大体特征

该病变的特征是存在 1 个或多个囊肿（图 15.600a），大小从数毫米到超过 20 cm 不等，不侵犯邻近组织。囊腔内充满透亮/黄色浆液性或血色液体，少见胶状物质。曾报道 1 例罕见的游离漂浮的盆腔囊肿。

镜下特征

病变界限清楚，不侵犯邻近组织（图 15.600b）。囊内衬覆形态温和的扁平或立方状间皮细胞（图 15.600c）。也可见化生性改变，主要是鳞状上皮化生、具有细胞核增大的反应性改变、鞋钉细胞和腺瘤样区。

免疫组化特征

间皮细胞 calretinin（图 15.600d）、CK5/6 和 WT-1 阳性，MOC-31 和 Ber-EP4 阴性。PAX-8 可在多房性包涵囊肿中表达。此外，ER、PR 均可表达。

鉴别诊断

恶性间皮瘤：该病变部分区域可类似多房性腹膜包涵囊肿。因此，评估病变与邻近组织之间的关系对排除恶性间皮瘤至关重要。值得注意的是，原位杂交显示 p16 缺失或免疫组化证实 BAP-1 丢失符合间皮瘤的诊断。

腹部多囊性淋巴管瘤：该病变多见于 < 5 岁男性，但是也可见于成人。通常局限于网膜、肠系膜、腹膜后和肠系膜，罕见病例发生于卵巢。镜下，这种病变的特征是囊壁周围有大量平滑肌束和淋巴组织聚集。免疫组化染色显示，囊壁内衬细胞 CD31、CD34、D2-40 和Ⅷ因子阳性。

囊性输卵管子宫内膜异位：囊壁衬覆输卵管型上皮，可有钝性乳头和砂粒体。免疫组化染色显示，输卵管子宫内膜异位的细胞 WT-1、PAX-8 和 ER 阳性，calretinin 和 CK5/6 阴性。

子宫内膜异位症伴间质改变和化生改变：后者的特征可干扰子宫内膜异位症的识别，但免疫组织化学染色有助于正确的诊断，衬覆的细胞 calretinin 和 CK5/6 阴性。

透明细胞癌：该肿瘤可具有看似温和的区域，但仔细观察可识别局灶异型性和活跃的核分裂活性。免疫组化检查显示，肿瘤细胞表达 HNF-1β、Leu-M1、Ber-EP4 和 MOC-31，不表达 calretinin 和 CK5/6。

间皮源性单房囊肿：该病变由单个囊肿组成，可在儿童或成人中发现，源自于胚胎发育。囊肿可位于结肠系膜、小肠系膜、网膜或腹膜后。

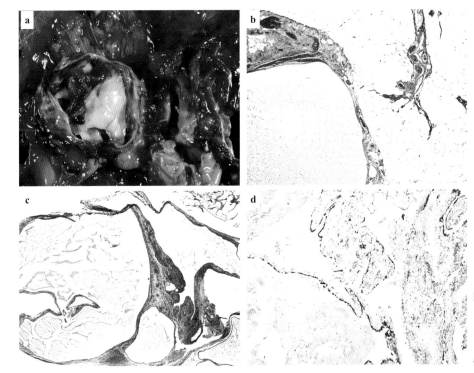

图 **15.600** 多房性腹膜包涵囊肿。（a）大体所见；（b）邻近脂肪组织显著分隔的多囊空隙；（c）囊内乳头形成；（d）内衬间皮细胞 calretinin 阳性

治疗和预后

无症状的患者可行保守治疗，包括连续的影像学随访观察或内分泌治疗，口服避孕药或促性腺激素释放激动剂（leuprolide）。对有症状的患者进行甲地孕酮或他莫西芬清除病变伴或不伴有内分泌治疗。病变呈良性过程，但如果不进行治疗，患者可能会因为局部进展而死于疾病。高达 30%~50% 的患者手术后会复发。罕见的恶性转化病例报道提出，对此类型的病变确保适当取材的问题——包括与邻近组织的交界部分（即真正的转化还是取材不足的恶性间皮瘤）。

输卵管子宫内膜异位症

这种非肿瘤性病变的特征地表现为良性腺体（有时呈囊性扩张）内衬输卵管型上皮（图 15.601）。可出现在腹膜、卵巢、网膜、子宫、宫旁组织、输卵管系膜、膀胱、输尿管、肠、纵隔、脐部、脊柱、胆总管和盆腔、主动脉旁、膈上淋巴结（包括腋窝和内乳淋巴结）。可与子宫内膜异位症、卵巢浆液性肿瘤和平滑肌瘤病伴随发生。通常为镜下发现，偶尔可呈旺炽性生长和囊性，形成肿瘤样包块，并伴有肠梗阻、盆腹疼痛等症状。可为单发或多发，大小从数毫米至 7.5 cm 不等。诊断输卵管子宫内膜异位症可利用免疫组化确诊，输卵管型上皮表达 WT-1、ER、PR 和 PAX-8，但不表达 GATA-3、ma mmaglobin、calretinin 和 CK5/6。这是一种良性病变，如果呈旺炽性生长并出现症状，则需要手术切除。罕见病例发展为浆液性肿瘤。

子宫内膜异位症

这种疾病的诊断通常简单，基于识别子宫内膜样腺体和 / 或子宫内膜样间质（图 15.602a），但是大量的改变使其成为诊断上的一个挑战，这些改变包括间质成分的改变、腺体成分的改变、不常见的炎症和反应性变化以及瘤样特征。间质成分的改变包括泡沫细胞和色素性组织细胞、纤维化、弹力纤维变性、平滑肌化生、水肿及黏液变性（图 15.602b）以及可呈现印戒细胞形态的蜕膜样变（图 15.602c）。腺体成分的改变可表现为绝经后和治疗相关的改变、妊娠相关的改变、化生性改变、细胞异型、增生及缺乏腺体。也具有不常见的炎症反应和反应性改变特征，如感染性子宫内膜样囊肿、旺炽性间皮增生、Liesegang 环等。瘤样特征包括假黄瘤性结节、明显的息肉形成（息肉样子宫内膜异位症）（图 15.602d）、血管侵犯和神经周围侵犯。在所有这些变化中，息肉样子宫内膜异位症是一个真正的诊断难题。该类病变可见于单个或多个部位（高达 30% 的病例），体积可以很大，高达 14 cm。息肉样子宫内膜异位症在扩张的子宫内膜腺体内可见局灶间质性乳头以及局灶间质富于细胞，但缺乏腺肉瘤的诊断特征（即以下 3 项特征中至少具备 2 项：核分裂象为 2/10HPF、间质异型，腺体周围间质富集）。此外，子宫内膜异位症还可伴有腹膜胶质瘤病、多发性腹膜包涵囊肿和平滑肌瘤病。

移行细胞化生

移行细胞化生常发生在输卵管 - 腹膜交界处或者常以 Walthard 巢的形式出现在输卵管伞端或周围及邻近的腹膜上。其表现为温和的移行上皮（图 15.603）。

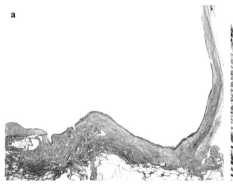
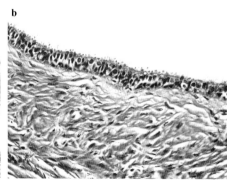

图 15.601 输卵管子宫内膜异位症。（a）囊性区域；（b）衬覆输卵管型上皮

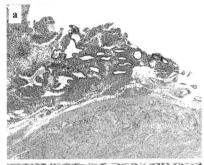
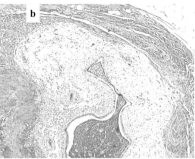
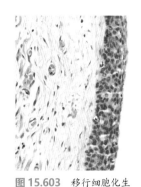
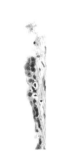
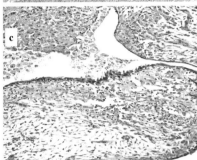
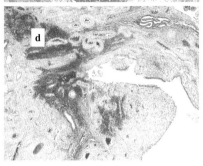

图15.603　移行细胞化生

图15.602　子宫内膜异位症：（a）子宫内膜腺体、间质伴出血区域；（b）间质显著水肿和黏液变性；（c）间质蜕膜样变；（d）息肉形成

宫颈内膜异位症

腺体内衬形态温和的黏液性上皮，类似宫颈管上皮，罕见位于子宫浆膜后面、阑尾浆液或直肠子宫陷凹的腹膜。这种现象是偶然发现的。

鳞状上皮化生

腹膜中罕见，可以两种形式出现：①弥漫型，伴有带状浆膜下纤维化，见于腹膜透析患者；②微结节型，与炎症有关，通常在腹部手术后。腹膜鳞状上皮化生多为一种偶然的镜下发现，但是罕见病例在大体检查时可见数个2~3 mm的结节。鳞状上皮化生在弥漫型中是成熟的，而在微结节型中是不成熟的。成熟的鳞状上皮化生可见基底细胞、副基底细胞、中间细胞和表层细胞，并可见明显的颗粒层和角化现象。鳞状上皮形态温和，无异型性、核分裂活性和浸润性生长。免疫组化显示，鳞状上皮化生CK5/6和p63呈阳性表达。

软骨性化生

成熟透明软骨作为腹膜上皮化生的一种形式是非常罕见的。据报道，可呈0.2~2 cm的多发性小结节，覆盖在小肠、肠系膜或道格拉斯窝的浆膜表面，或者为大小高达2 cm的单个肿块，位于回肠系膜、子宫浆膜面或盆腔（直肠阴道区域）。既往有炎症或手术史是常见的。软骨性化生结节S-100阳性。有趣的是，分子研究表明，软骨性化生很可能来自多潜能中胚层干细胞。

异位蜕膜

该病变定义为存在大体可见的子宫外蜕膜组织。可发生在网膜、阑尾、腹膜、盆腔和主动脉旁淋巴结、卵巢、输卵管、膈肌、肝脏、脾脏、肺、肾盂、阴道和宫颈。本病通常发生在正常妊娠的背景下，尽管部分病例与滋养细胞疾病、外源性孕激素和盆腔照射有关或者无明显原因的绝经前或绝经后的妇女中发生。大约10%的接受剖宫产手术的孕妇被检测出患有此病，与之相反，100%的妊娠妇女的网膜内可存在镜下所见的蜕膜细胞。异位蜕膜一般是偶然发现的，但偶尔也会出现阴道出血、腹痛、大量腹腔积血（有时是致命的）、机械性肠梗阻、肠穿孔、肾积水、血尿、气胸和分娩障碍。异位蜕膜通常表现为小的赘生物或白色结节，体积小于1 cm（0.2~2 cm），可以是孤立的、多发性的（有报道1例患者超过30个病灶）、融合的、易碎的或血管化的。部分病例的病灶可较大，高达6 cm。镜下检查显示为多角形细胞，可见局灶胞质嗜酸性的梭形细胞，胞核规则，染色质细腻，核仁不明显（图 15.604a）。也可见坏死、低核分裂活性、印戒细胞、局灶细胞核多形和染色质浓集。细胞表达 vimentin、ER 和 PR（图 15.604b,c），偶尔局灶表达 desmin 和 MSA。不表达 calretinin。需要注意的是，高达 30% 的蜕膜组织 CK 呈阳性。病变在产后 4~6 周内会自行消失，因此不需要任何治疗干预。如果出现严重或危及生命的症状，手术切除肿块即可。

氧化再生纤维相关的组织细胞反应

这种反应性病变可见于盆腔腹膜使用氧化再生纤维（市售的 Interceed® 或 Surgicel®）后。这种局部止血剂应用于控制手术出血和减少浆膜面术后粘连的发生率和范围，例如在子宫内膜异位症手术中。病变的特征是在间皮表面下组织细胞聚集，细胞具有丰富的颗粒状嗜碱性胞质和小而温和的细胞核。细胞质内容物被黏液卡红染成鲜红色，且 PAS-D 和阿辛蓝染色阳性。相反，在女性生殖道内和生殖道外（包括网膜和淋巴结）可见的黏蛋白性组织细胞增生症（mucicarminophilic histiocytosis），其特征是组织细胞中含有聚乙烯吡咯烷酮（polyvinylpyrrolidone, PVP）（一种被用作血液替代品的物质），其黏液卡红染色阳性，PAS 阴性。通过对 KP1（CD68）和 CD163 的阳性免疫染色以及对细胞角蛋白、CD10 和 S-100 蛋白的阴性染色，可以确认该病变的组织细胞性质。

组织细胞聚集

这种病变是在炎症背景中发现的，可能与既往手术史、疝囊、子宫内膜异位症和肿瘤性疾病有关，也可能是在对不孕症患者进行检查时偶然发现的。通常为镜下发现，偶尔也可肉眼见到"薄膜状粘连"或粉红色/淡黄色小结节，大小为 2~6 mm。镜下显示多角形或圆形细胞（组织细胞）聚集呈模糊的结节状，胞质轻度嗜酸性或嗜碱性，细胞核轻至中度多形。这种聚集可见于腹膜表面、网膜的脂肪组织或疝囊内，或是盆腔冲洗液的细胞蜡块见到的片状游离细胞（图 15.605a）。细胞核呈卵圆形、圆形或肾形，核仁不明显，核分裂象很容易被识别，但没有非典型核分裂象（图 15.605b）。可有核沟或印戒细胞的外观。背景中可见条带状、小乳头形成和腺样结构，由立方形嗜酸性细胞和炎细胞（主要是淋巴细胞，有时也有嗜酸性粒细胞）以及纤维蛋白组成。免疫组化方面，组织细胞表达 CD68（KP1）（图 15.605c）、CD163 和溶菌酶，不表达 S-100、CD1a 和 langerin，而间皮成分表达角蛋白、CK5/6、calretinin、WT-1 和 mesothelin。CD34 也阳性。淋巴细胞成分以 T 淋巴细胞为代表，其 CD3 阳性，CD4 倾向也可阳性。此病变不表达 inhibin、CD56、Syn 和 CgA，增殖指数很低（MIB-1 < 1%）。需要注意的是，在部分病例，恶性上皮细胞可隐藏在这些组织细胞集群中；因此，需要注意病变的细胞学特征，并利用免疫组织化学检测，以做出正确的诊断。鉴别诊断包括转移癌、成年型粒层细胞瘤、朗格汉斯细胞组织细胞增生症、间皮病变和神经内分泌肿瘤。如上文所述，注意组织学特征和免疫组化结果可做出正确的判读。

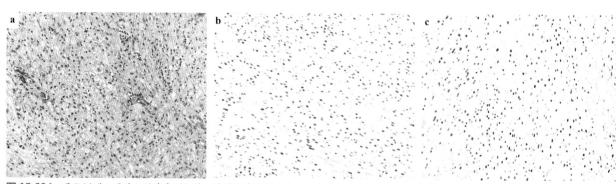

图 15.604　异位蜕膜。呈片状的多角形细胞，胞质淡嗜酸性（a），阳性表达 PR（b）和 ER（c）

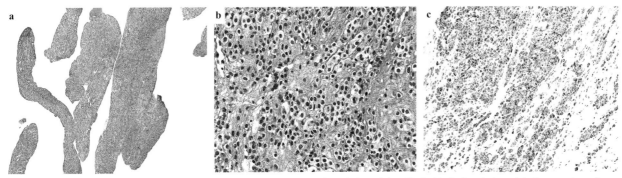

图15.605　组织细胞结节：（a）胞质透亮、形态温和的细胞呈片状分布；（b）细胞核呈椭圆形和肾形；（c）细胞表达CD68（KP1）

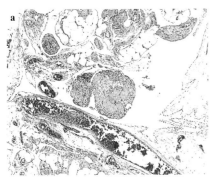
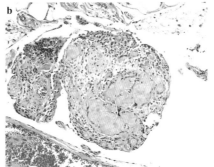

图15.606　角蛋白肉芽肿。（a）角化物、组织细胞和炎细胞的聚集；（b）a图的高倍镜观

脾组织植入

这种良性疾病是指在腹部或盆腔任何部位出现异位的功能性脾组织。大多数病例是由于外伤性脾损伤所致。除极少数情况下可引起疼痛或肠梗阻外，一般无症状。大体上，表现为多发性红紫色病灶，大小从数毫米到数厘米不等。是否需要治疗尚有争议，仅对有症状的病例推荐治疗。

角蛋白肉芽肿

角蛋白肉芽肿是由层状角质物或鳞状影子细胞组成，细胞核固缩，位于中央或偏心，周围可见异物巨细胞、泡沫状组织细胞、淋巴细胞、浆细胞和中性粒细胞（图15.606）。角蛋白肉芽肿可与伴鳞状分化的宫内膜子宫内膜样腺癌、伴鳞状分化的卵巢子宫内膜样腺癌、非典型息肉样腺肌瘤、宫颈鳞状细胞癌和破裂的卵巢表皮样囊肿有关。大体上表现为斑点、颗粒或小结节，大小为0.3~1.0 cm，颜色从黄色、灰黄色、棕色到乳白色不等。按发生频率由高到低依次为：①卵巢表面，伴或不伴有邻近间质的累及；②输卵管浆膜，伴或不伴输卵管腔内的角质团块；③子宫浆膜；④网膜和腹膜侧壁；⑤阑尾浆膜；

⑥乙状结肠、小肠和直肠子宫陷凹的浆膜。该病变可引起旺炽性间皮增生，呈现为腺样结构。对恶性肿瘤的病例，需要对角蛋白肉芽肿彻底检查，以排除转移性疾病的存在。角蛋白肉芽肿无预后意义。

腹膜胶质瘤病

这种病变表现为腹膜中存在成熟的神经胶质组织（图15.607和15.608）。本病罕见，通常与卵巢畸胎瘤（多为未成熟性，很少是成熟性）或脑室腹腔分流术相关。可在确诊卵巢畸胎瘤时或随后（长达54年内）见到。腹膜病变通常较小，大小为数毫米；但也有描述过大小为数厘米（高达9 cm）的病变。有些病例与子宫内膜异位症有关，罕见病例可发展为胶质瘤。

转移癌

腹膜或网膜组织中可发现不同来源的癌。大多数病例为女性生殖系统（图15.609）或胃肠道起源（图15.610）；然而，各种起源的肿瘤均可在腹膜或网膜转移灶中出现。转移灶可以非常小（图15.611）或隐藏于脂肪坏死中，因此，需要严谨的镜下检查以确保正确的诊断。

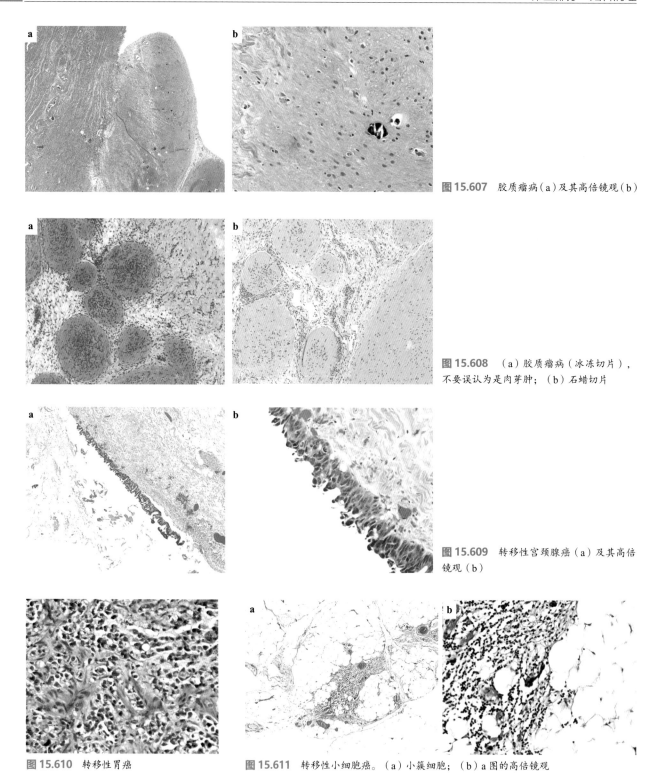

图15.607　胶质瘤病（a）及其高倍镜观（b）

图15.608　（a）胶质瘤病（冰冻切片），不要误认为是肉芽肿；（b）石蜡切片

图15.609　转移性宫颈腺癌（a）及其高倍镜观（b）

图15.610　转移性胃癌

图15.611　转移性小细胞癌。（a）小簇细胞；（b）a图的高倍镜观

第八节　妊娠滋养细胞肿瘤和疾病

前言

本节将讨论各种来源于妊娠滋养细胞的病变，包括肿瘤性和非肿瘤性病变。为了更好地了解妊娠滋养细胞病变的发病机制，认识正常胎盘着床的过程和演变至关重要。细胞滋养细胞是产生绒毛和绒毛外滋养细胞的干细胞。最初发现于绒毛表面，单核细胞滋养细胞分化为多核合体滋养细胞，后者为终末分化。在此过程中，细胞失去增殖活性。合体滋养细胞直接与母体血液接触，负责胎儿和母体之间的氧气、营养物质和代谢产物的交换。合体滋养细胞也可作为一个内分泌器官，分泌妊娠相关激素：hPL、SP-1 和 hCG。细胞滋养细胞接触胎盘床后，分化为绒毛中间型滋养细胞，形成"锚定绒毛"。锚定绒毛由滋养细胞柱组成，其内细胞滋养细胞逐渐过渡为中间型滋养细胞和合体滋养细胞。

绒毛中间型滋养细胞从滋养细胞柱进一步分化为种植部位滋养细胞。这种滋养细胞侵入子宫内膜，取代螺旋小动脉的内皮细胞，建立母体 / 胎儿血液循环。在此分化过程中，中间型滋养细胞获得细胞黏附标记物 Mel-CAM（CD146）的表达，该标记物也表达于内皮细胞。细胞滋养细胞和合胞滋养细胞对 Mel-CAM 呈阴性。

在妊娠早期，底板处种植部位中间型滋养细胞侵入子宫肌壁全层的 1/3；然而，到了妊娠晚期，这种侵入减少到小于 10% 的子宫肌壁。调控种植部位中间型滋养细胞侵入，阻止其像肿瘤一样生长的确切机制尚不清楚。然而也有一些已知的促成因素，如有证据表明中间型滋养细胞在脱离锚定绒毛生长后增殖活性降低，在正常种植部位，Ki-67 免疫组化染色几乎为阴性。

位于种植部位以外的中间型滋养细胞构成绒毛膜中间型滋养细胞，与壁蜕膜融合形成平滑绒毛膜。随着胎膜表面积的增加，这种中间滋养细胞在整个妊娠过程中持续增殖。表 15.24 和 15.25 总结了不同类型

表 15.24　正常滋养细胞的组织学特征和免疫组化染色

细胞	组织学特征	hCG	hPL	Mel-CAM
细胞滋养细胞	单核细胞 体积小于中间型滋养细胞	-	-	-
中间型滋养细胞	单核上皮样或梭形细胞 体积大于中间型滋养细胞	+/-	+	++
合体滋养细胞	多核细胞（合体样）	++	+/-	-

表 15.25　滋养细胞病变的免疫组化染色

	绒毛膜癌	PSTT	ETT	EPS	PSN
GATA-3	+	+	+	+	+
CK18	+	+	+	+	+
hPL	+（ST）	+	+ 局灶	+	+/- 非常局灶
hCG	+（ST）	+/- 局灶	+/- 非常局灶	+ 非常局灶	+/- 非常局灶
Mel-CAM	+/-（M）		+ 局灶		+/- 非常局灶
Inhibin	+	+ 局灶	+	+	+
p63	+/-（M）	-	+	+	+
Ki-67	> 50%	> 10%	10%~25%	接近 0	< 10%

ST，合体滋养细胞；M，单核细胞；PSTT，胎盘部位滋养细胞肿瘤；ETT，上皮样滋养细胞肿瘤；EPS，胎盘部位超常反应；PSN，胎盘部位结节

滋养细胞的主要组织学特征和免疫组化染色。

妊娠滋养细胞疾病

妊娠滋养细胞疾病（Gestational trophoblastic disease, GTD）具有各种来源于孕囊衍生的滋养细胞病变，包括完全性水泡状胎块（complete hydatidiform mole, CHM）和部分性水泡状胎块（partial hydatidiform mole, PHM）。在北美、澳大利亚、新西兰和欧洲，水泡状胎块的发病率为（0.57~1.1）/1000 次妊娠。在东南亚和日本，发病率为 2/1000 次妊娠。

完全性水泡状胎块（Complete Hydatidiform Mole, CHM）

完全性水泡状胎块是一种妊娠滋养细胞疾病，由 1 个精子与 1 个空卵子受精后复制其染色体（46,XX 雄性二倍体）所引发。约 10% 的完全性水泡状胎块妊娠是由 2 个精子（46,XX 或 46,XY）与 1 个空卵子受精所形成。

孕妇的年龄过小或过大（< 21 岁、> 35 岁）罹患 CHM 的风险为两倍，如果患者年龄超过 40 岁，风险增加到 7.5 倍。对于先前有水泡状胎块妊娠史的患者，风险增加至 10~20 倍，而先前有自然流产史的患者风险增加 2~3 倍。CHM 常表现为妊娠早期出血和 / 或妊娠剧烈呕吐。在检查时，子宫较预期孕龄的子宫增大。超声检查结果被描述为"葡萄串"或"暴风雪"，没有胎儿。也可见卵巢增大，多继发于卵泡黄体囊肿。血清 β-hCG 水平高于预期孕龄，当高于 80 000 mIU/mL 可考虑水泡状胎块妊娠的诊断。

与超声检查结果一致，CHMs 肉眼所见的主要特征是葡萄样透明小泡，直径 1~2 cm，无胎儿成分或孕囊。在例外情况下，完全性水泡状胎块中可能会出现胎儿成分，比如双胞胎妊娠，其中之一为水泡状胎块。

组织学上，CHM 表现为广泛的水样变性伴中央池形成，即绒毛中央充满寡细胞的液体。有广泛的外围滋养细胞增生伴有异型并缺乏绒毛血管（图 15.612 和 15.613）。另一个常见的表现是胎盘部位超常反应（exaggerated placental site, EPS）伴有显著的异型性。在这种情况中，Ki-67 免疫标记显示 EPS 的增殖指数为 5.2% ± 4.0%，而与水泡状胎块妊娠无关的 EPS 中染色几乎为阴性。

早期完全性水泡状胎块的大体和组织学可能不明显。提示为早期完全性水泡状胎块的特征包括无明显

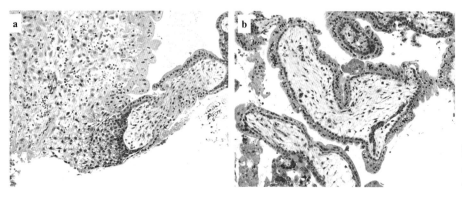

图15.612 正常绒毛显示滋养细胞具有极向（a），注意绒毛血管内存在胎儿有核红细胞（b）

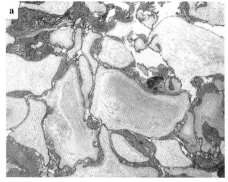
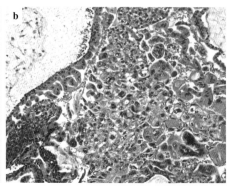

图15.613 完全性水泡状胎块。（a）注意弥漫的水样变性伴中央池的形成以及外围的滋养细胞增生；（b）滋养细胞增生伴细胞异型性

中央池形成的小绒毛、多量的球茎形"棒状"终末绒毛以及具有核碎片的富于细胞的黏液样绒毛间质。非常早期 CHM 可有形态良好的绒毛血管或线状未成熟血管，相互连接呈迷宫样外观，位于深部和浅部绒毛间质中（图 15.614）。这些血管在后期会退化、消失。早期完全性水泡状胎块中，滋养细胞增生可以是局灶性的，仅有相对非典型性（绒毛和种植部位都有）。

随访和预后

水泡状胎块妊娠清宫后，必须至少随访血清 hCG 水平 /2 周，直到无法检测到为止，然后采集至少 2 次标本 / 周，如果 hCG 水平仍无法检测，建议每月随访，持续 6 个月，然后每 2 个月随访，再持续 6 个月。如果在随访期间 hCG 水平升高或平稳，则诊断为妊娠滋养细胞肿瘤（gestational trophoblastic neoplasia, GTN）。大约 9%~20% 的完全性水泡状胎块患者会发展为 GTN，2%~5% 的患者发展为绒毛膜癌。

部分性水泡状胎块（Partial Hydatidiform Mole, PHM）

部分性水泡状胎块是一种妊娠滋养细胞疾病，由 1 个卵子和 2 个精子受精后形成三倍体（70% 为 69,XXY；27% 为 69,XXX；或 3% 为 69,XYY）而引起的。这类受精结果即已知的双雄三倍体。与 CHM 相比较，临床表现通常无症状。子宫增大和 hCG 水平可能正常或高于预期胎龄，但与完全水泡状胎块相比，程度较轻。患者经常出现妊娠早期阴道出血、不全流产或稽留流产。超声检查结果不特异，可能具有胚胎。

大体标本可见大的囊泡与正常形态的胎盘组织和胚胎混合存在，通常具有畸形的特征。镜下检查的特征是存在两种绒毛群体，包括正常的或具有间质纤维化的小绒毛和水肿的大绒毛混合存在。可见中央池形成。大绒毛边缘呈不规则扇贝状，间质的滋养细胞假包涵体和轻度外围的滋养细胞增生，呈"花边"或"虫蛀"状。胚胎发育的证据可以通过胎儿组织、绒毛膜板、羊膜、脐带或绒毛血管内有核红细胞的存在来确定（图 15.615）。

与早期 CHM 一样，早期部分性水泡状胎块的组织学诊断特征并未发展完善。提示早期部分水泡状胎块的特征包括不规则呈扇形轮廓的纤维性绒毛（图 15.616a）、呈假血管瘤外观的扩张的绒毛血管、呈斑

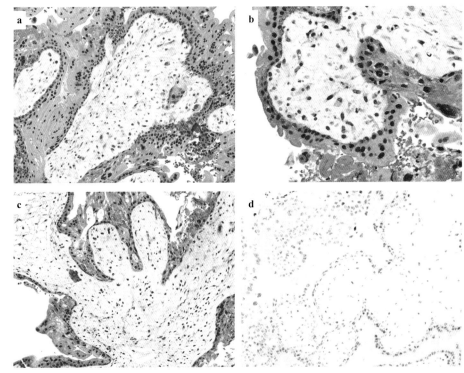

图 15.614　早期完全性水泡状胎块。注意外围的滋养细胞增生和滋养细胞包涵体。（a）缺乏绒毛血管、富于细胞的间质和核碎片；（b）高倍镜显示核碎片；（c）终末绒毛呈球茎状，具有黏液样间质和相互连接的未成熟线状血管；（d）p57 免疫组化染色在绒毛间质细胞和细胞滋养细胞均为阴性

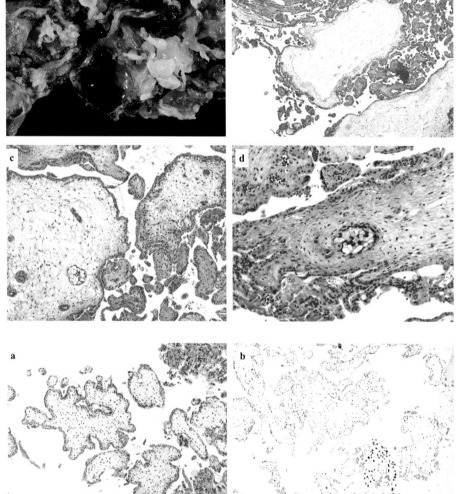

图15.615　部分性水泡状胎块。（a）大体图像显示水肿的大绒毛与正常胎盘混合存在；（b）光镜下，可见具有滋养细胞间质包涵体和血管内有核红细胞的两种绒毛群体；（c）具有寡细胞的液体填充的水肿的绒毛称为中央池；（d）高倍镜观察伴有滋养细胞增生的大绒毛

图15.616　早期部分性水泡状胎块。（a）注意不规则的纤维性绒毛具有扇贝形轮廓，轻微滋养细胞增生；倍体研究显示为 69,XXY 三倍体核型；（b）p57 染色在绒毛间质细胞和细胞滋养细胞中呈阳性

片状异常分布的滋养细胞，局灶轻度绒毛水肿伴形成不良的中央池也可以见到。

随访与预后

PHM 的随访类似于 CHM，监测血清 hCG 水平如上文所述。PHM 罕见发展为恶性 GTN，仅有少数病例报告。

妊娠滋养细胞疾病的辅助技术

所有辅助技术必须结合形态学分析加以使用和解读。

免疫组织化学染色

p57 免疫组化染色有助于 CHM 与 PHM 及非水泡状胎块妊娠的鉴别。p57 是父系印记产物，母系表达基因 CDKN1C 的产物，由于 CHM 是父系的，在绒毛间质细胞和细胞滋养细胞中缺乏 p57 表达支持 CHM 的诊断，蜕膜和绒毛间纤维母细胞作为阳性的内对照（图 15.614d 和 15.616b）。p57 对于区分 PHM 和非水泡状胎块妊娠没有帮助。Ki-67 可用于区分水肿流产与 CHM 和 PHM，有研究表明，CHM 和 PHM 中 Ki-67 免疫染色的增殖指数高于妊娠水肿非水泡状胎块产物。

分子生物学技术

大多数技术，包括细胞遗传学分析（核型分析）、流式细胞术测定倍体和荧光原位杂交（Fluorescent in situ hybridization, FISH）等，都不能区分样本中母系和父系源性的染色体。早期 CHM 和非水泡状胎块妊娠用这些技术不能进行鉴别，因为两者都呈现为二倍体。同样，三倍体非水泡状胎块妊娠和 PHM 也会呈现非特异性的三倍体结果，但是这些技术可用于极早期 CHM 和非水泡状胎块组织与 PHM 的鉴别。对结果的解读必须与组织形态学和临床表现相结合。

利用聚合酶链反应（polymerase chain reaction, PCR）扩增短串联重复序列（short tandem repeat, STR）位点的分子基因分型，可以特异性地鉴定多态等位基因的亲本来源及其比值。该分析方法可鉴别双雄二倍体、双雄三倍体和双亲二倍体。因此，本研究有助于区分 PHM 和非水泡状胎块三倍体。这种方法对于接受生育治疗的患者特别重要，对这些患者来说，长期的临床随访表明水泡状胎块怀孕是不理想的。

由于分子学检测增加成本和复杂性，分析组织学特征可疑水泡状胎块妊娠受孕产物的一种明智的方法是用 p57 进行最初的免疫组织化学染色，以排除完全性水泡状胎块妊娠。如果 p57 在细胞滋养细胞和绒毛的间质细胞中呈阳性，则应进一步行分子学检测，以排除部分性水泡状胎块。

妊娠滋养细胞疾病的鉴别诊断

必须利用组织形态学特征结合辅助检查（包括 p57 免疫组化染色和上述的倍体检测）鉴别 CHM 和 PHM。

水肿性自然流产通常缺乏滋养细胞增生（图 15.617a）。伴有滋养细胞增生的早期妊娠产物显示滋养细胞具有极向，间质核碎片和 / 或凋亡极少，6 周后的间质血管更加成熟，有明显的腔隙（图 15.612a,b）。

妊娠的非水泡状胎块可能出现畸形绒毛，其特征包括不同程度的绒毛增大、水肿、不规则轮廓和滋养细胞包涵体。这些标本通常缺乏明显的滋养细胞增生，绒毛的间质细胞和细胞滋养细胞显示 p57 免疫标记阳性。倍体检测发现可能正常或非整倍体。与畸形绒毛相关的常见倍体异常包括 18 号染色体三体、13 号染色体三体、21 号染色体三体和 X 染色体单体（图 15.617b, c）。

胎盘间质发育不良可能具有 PHM 的某些特征，包括明显的水肿和累及干绒毛的局灶性中央池样结构形成（图 15.618），但胎盘间质发育不良缺乏滋养细

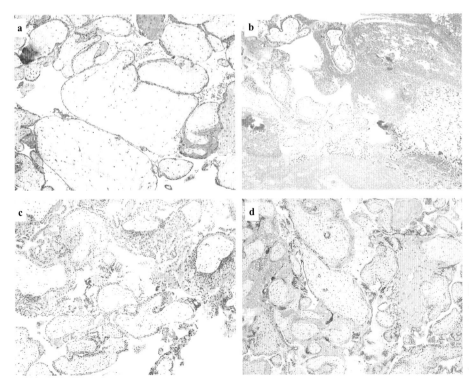

图 15.617　非水泡状胎块妊娠的水肿绒毛。注意退行性改变和缺乏滋养细胞增生（a），畸形的绒毛和滋养细胞增生可能与其他倍体异常有关。X 染色体单体（b）、7 号染色体三体（c）、22 号染色体三体（d）

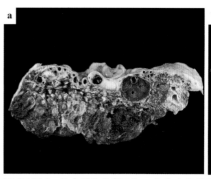
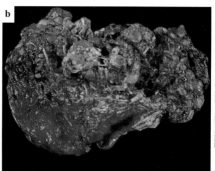
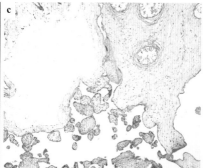

图15.618 胎盘间质发育不良。（a）大体图片，绒毛膜板胎儿面有多个扩张的血管；（b）扩张的囊泡与正常胎盘混合存在（a, b 由 Paolo Di Castro Stringher 医生提供）；（c）镜下，可见中央池及厚壁的纤维肌性血管，没有滋养细胞增生

胞增生和滋养细胞假包涵体，且核型正常。胎儿可能正常或具有 Beckwith-Wiedemann 综合征的特征（巨大儿、巨舌、脐膨出、肾上腺皮质增生、肾脏和胰腺增生）。

双亲性 CHM 是一种罕见的滋养细胞疾病，具有 CHM 的形态学特征，缺乏 p57 的表达，但它是一种双亲二倍体。识别该病变是很重要的，因为它具有家族性的和复发性特性。确诊需要基因分子分型。

对诊断不明确和 / 或无法进行辅助技术的病例，建议进行描述性诊断，并随访 hCG 水平。

妊娠滋养细胞肿瘤

妊娠滋养细胞瘤包括侵袭性水泡状胎块、转移性水泡状胎块和绒毛膜癌。诊断可以基于滋养细胞肿瘤的生化证据，即持续或升高的 hCG 水平，病理确认不是必要的。胎盘部位滋养细胞肿瘤和上皮样滋养细胞肿瘤也属于妊娠滋养细胞肿瘤的类型；然而，由于其独特的临床特征，将单独讨论。

侵袭性水泡状胎块

侵袭性水泡状胎块是一种良性肿瘤，由水泡状胎块的直接肌层侵犯或血管侵犯引起，最常见的表现为水泡状胎块清宫后不规则出血。患者可能有不规则的子宫增大和持续的卵巢增大。在子宫切除标本中，子宫肌层内出血和 / 或见到囊泡，偶尔穿透子宫肌壁，可诊断为侵袭性水泡状胎块。其组织形态学特征更常类似于 CHM，但也可类似于 PHM。组织学上，水泡状胎块与肌层直接接触，没有间隔的蜕膜组织或肌层血管腔内见到水泡状胎块（图15.619）。

绒毛膜癌

绒毛膜癌是一种恶性肿瘤，其特征是滋养细胞异常增生并具有间变性，常伴有出血和坏死。绒毛膜癌可以与妊娠无关，如发生于卵巢或睾丸的绒毛膜癌。当与妊娠事件相关时，被认为是妊娠滋养细胞肿瘤。既往妊娠可以是水泡状胎块（50% 的病例）或正常妊娠（25% 与先前流产或异位妊娠有关，25% 与足月或早产有关）。临床表现不特异，取决于肿瘤的部位。局部表现为盆腔肿块或转移性肿瘤，最常见的转移部位是肺和脑。胎盘内绒毛膜癌可能在妊娠期间引起母体和 / 或胎儿转移。

大体上，绒毛膜癌表现为侵袭性出血性肿块，坏死程度不一。也可能表现为一个鱼肉样、灰褐色肿块。胎盘内绒毛膜癌通常表现为一个边界不清、质硬的苍白色病变，经常被误认为胎盘梗死。

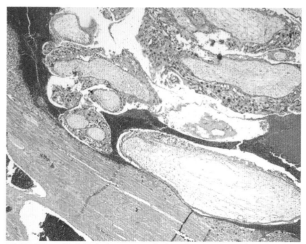

图15.619 侵袭性水泡状胎块：水肿性绒毛，周围滋养细胞增生，直接侵及子宫肌层

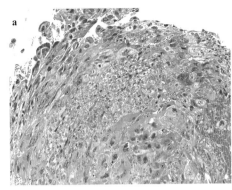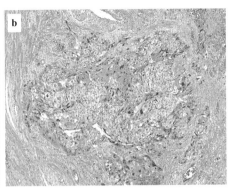

图 15.620　绒毛膜癌。（a）高度不典型的两种细胞群体，即单核的细胞滋养细胞及围绕其周围的胞质嗜酸性多核的合体滋养细胞；（b）肿瘤沿着原有的血管生长，并侵入周围组织形成血湖

组织学上，肿瘤表现出破坏性、侵袭性生长，由具有明显细胞学异型的两种细胞群体组成（图 15.620）。单核多角形细胞滋养细胞成片分布，胞质透亮，周围为多核的合体滋养细胞，胞质嗜酸性。可能存在少量中间型滋养细胞成分。绒毛膜癌细胞重现正常滋养细胞的生物行为，侵入预先存在的血管腔内，之后离开管腔进入周围组织，形成血湖。由于存在广泛出血和坏死，可能需要多张切片来寻找具有绒毛膜癌诊断特征的存活组织，存活组织在肿瘤的边缘更常被发现。除了与 1/3 的妊娠晚期胎盘关联的绒毛膜癌外，特征性表现为缺乏绒毛。

免疫组织化学染色显示，肿瘤细胞广谱角蛋白弥漫阳性，hPL 局灶阳性。合胞滋养细胞 hCG 呈阳性表达。Mel-CAM（CD146）和 p63 可不同程度阳性。妊娠期和非妊娠期绒毛膜癌 GATA-3 均为阳性，虽然其染色范围和强度低于中间型滋养细胞肿瘤。Ki-67 免疫组织化学染色的平均增殖指数在中间型滋养细胞中为 69%（±20%），在细胞滋养细胞中约为 95%。合体滋养细胞呈现低增殖指数。

针对妊娠滋养细胞肿瘤的治疗，每个患者都是个体化的，可能包括化疗、放疗和外科干预。根据肿瘤分期（见表 15.26）和 FIGO 系统的风险分级确定治疗方案（见表 15.27）。风险评分 ≤ 6 分的 FIGO Ⅰ～Ⅲ期患者被归类为"低危组"，可采用单药化疗（甲氨蝶呤或放线菌素 -D），避免了多药治疗的毒性。低风险患者如果确定有宫腔残留或化疗耐药疾病，可能需要子宫切除。对无生育要求的低风险患者，也可以建议行子宫切除术。

FIGO Ⅳ期或风险评分 ≥ 7 分的患者被归类为"高危组"。对这些患者而言，建议采用多药化疗方案，可进行或不进行辅助手术或放疗。推荐的多药化疗方案可以是依托泊苷、甲氨蝶呤、放线菌素 -D、环磷酰胺和长春新碱（etoposide，methotrexate, actinomycin-D, cyclophosphamide, vincristine, EMA-CO）或甲氨蝶呤、放线菌素 -D 和环磷酰胺（methotrexate, actinomycin-D, cyclophosphamide, MAC）的组合。虽然 MAC 方案比 EMA-CO 方案毒性高，但有些治疗中心偏向 MAC 方案，因为接受 EMA-CO 方案超过 6 个疗程的患者有罹患白血病的风险。转移到中枢神经系统的患者，根据肿瘤的大小，提供全脑照射或手术切除与定向照射。肝转移患者可采用肝动脉输注治疗或肝区放疗。

通过 hCG 水平评估疾病进展和治疗反应。如果 hCG 水平在两周内平稳或升高，则肿瘤被确定为化疗耐药。约 30% 的高危患者可能无法进行一线治疗就出现复发。对于这些患者，建议采用铂类药物进行挽救性化疗和 / 或手术切除残留肿瘤（包括转移肿瘤切除术）。在 hCG 达到正常水平后继续化疗 3 个疗程。一旦病情缓解，患者每月随访血清 hCG 水平，持续 1 年，并建议避免在此期间再次怀孕。妊娠相关性绒毛膜癌即使存在广泛的转移，其治愈率也超过 90%。

中间型滋养细胞病变

如前文所述，中间型滋养细胞是种植部位的主要细胞类型，通常可见到该细胞浸润子宫内膜并取代螺旋动脉的内皮细胞，建立母体 - 胎儿血液循环。中间型滋养细胞为单核细胞，可为上皮样（蜕膜样）或梭形，对 hCG 和 hPL 呈阳性。细胞滋养细胞也是单核

表 15.26　妊娠滋养细胞肿瘤的 AJCC 和 FIGO 分期

T 分类	FIGO 分期		标准
TX			原发肿瘤无法评估
T0			没有原发肿瘤的证据
T1	I		肿瘤局限于子宫
T2	II		肿瘤转移或直接侵犯其他生殖器官（卵巢、输卵管、阴道、阔韧带）
M 分类			
M0			无远处转移
M1	M1a	III	肺转移
	M1b	IV	其他远处转移

源自 2017 版 AJCC 癌症分期手册（第 8 版 ,Springer）

AJCC，美国癌症联合会；FIGO，国际妇产科学协会

表 15.27　妊娠滋养细胞肿瘤的 FIGO 评分系统

预后因素	风险得分 [a]			
	0	1	2	4
年龄	< 40	≥ 40	—	—
末次妊娠	水泡状	流产	足月产	—
妊娠事件 ~ 治疗的间隔（月）	< 4	4~6	7~12	> 12
治疗前 hCG mIU/mL	< 103	103~104	104~105	> 105
肿瘤最大径（包块子宫）（cm）	< 3	3~4	≥ 5	—
转移的部位	—	脾脏、肾脏	消化道	脑、肝脏
转移瘤的数目	—	1~4	5~8	> 8
既往失败的化疗	—	—	单药一种药	≥ 2 种药物

[a] 患者的总得分是通过将每个因素的单项得分相加得到的。低危 ≤ 6；高危 ≥ 7

细胞，但体积较小，hCG 和 hPL 呈阴性。起源于中间型滋养细胞的病变包括胎盘部位超常反应（exaggerated placental site, EPS）、胎盘部位结节（placental site nodule, PSN）、胎盘部位滋养细胞肿瘤（placental site trophoblastic tumor, PSTT）和上皮样滋养细胞肿瘤（epithelioid trophoblastic tumor, ETT）。

胎盘部位滋养细胞肿瘤（placental site trophoblastic tumor, PSTT）

胎盘部位滋养细胞肿瘤是一种起源于胎盘着床部位中间型滋养细胞的罕见疾病。大多数患者为育龄期，可出现异常阴道出血或闭经。PSTT 通常发生在非水泡状胎块妊娠（可能较肿瘤早许多年）之后，有趣的

是，更常见于女婴出生后，提示可能与父系的 X 染色体有关。

血清 β-hCG 水平升高是 PSTT 的可靠指标，但 hCG 水平不能预测肿瘤负荷。另一方面，人类胎盘催乳素（human placental lactogen, hPL）在血清中很难被检测到。闭经、子宫增大和 hCG 水平升高可能会误诊为妊娠。约 10% 的患者可能因免疫球蛋白和纤维蛋白在肾小球基底膜沉积而继发肾病综合征或血尿。当肿瘤切除后，该症状消失。

PSTT 通常边界清楚，但也可能界限不清，大小不等，从数厘米到导致子宫变形的大肿瘤。肿瘤可局限于子宫肌层或凸入宫腔。大的肿瘤可能穿透子宫浆

膜，并延伸到阔韧带或附件。切面棕褐色，质软，可有出血和坏死。

组织学上，肿瘤由单核的中间型滋养细胞组成，类似于胎盘着床部位的细胞，呈条索状或片状浸润肌层，特征地表现为在肿瘤外围分隔平滑肌束和单个纤维（图15.621）。中间型滋养细胞像正常胎盘一样，侵入血管，取代内皮细胞，同时保留血管结构并见纤维蛋白样物质沉积。丰富的细胞外纤维蛋白样物质的存在也是该肿瘤的特征。偶见双核或多核细胞，通常缺乏绒毛。核分裂指数通常很低（< 5/10HPF），偶尔也可以活跃。

免疫组织化学显示肿瘤细胞对细胞角蛋白AE1/AE3和CK18、人类胎盘催乳素（hPL）和Mel-CAM（CD146）均呈弥漫阳性，对GATA-3和inhibin也呈阳性，局部表达β-hCG。Ki-67的平均增殖指数为14%（±6.9%）。p63染色阴性。分子学检测更常为二倍体而不非整倍体。

大多数PSTT，即使侵犯深部肌层，也具有自限性。PSTT的治疗方法是子宫切除和淋巴结清扫术。

虽然大多数肿瘤耐药，但对部分转移性疾病或有不良预后因素的患者（自末次妊娠以来> 2年、深部肌层浸润、肿瘤坏死、核分裂象> 6/10HPF）进行以铂类为基础的化疗。最常用的化疗方案是依托泊苷、甲氨蝶呤、放线菌素、D-依托泊苷和顺铂（EMA-EP）或紫杉醇、依托泊苷/紫杉醇、顺铂（TE/TP）。非转移性疾病的存活率为100%，转移性疾病的存活率为50%~60%。尽管血清hCG水平较低，但测定游离血清β-hCG可用于监测疾病。

鉴别诊断

胎盘部位超常反应（EPS）：不形成融合性肿块；无核分裂象，通常混合绒毛和蜕膜。多核细胞在EPS中比在PSTT中更常见。

绒毛膜癌：具有两种滋养细胞群体，hPL仅局部阳性，Ki-67增殖指数较高（> 50%）。

上皮样平滑肌肿瘤：缺乏PSTT的血管侵犯模式和纤维蛋白样物质沉积，平滑肌标记物阳性，hPL、inhibin -α和CK18阴性。

低分化癌和黑色素瘤：缺乏PSTT的血管浸润模式和纤维蛋白样物质沉积。hPL、inhibin-α和HMB-45

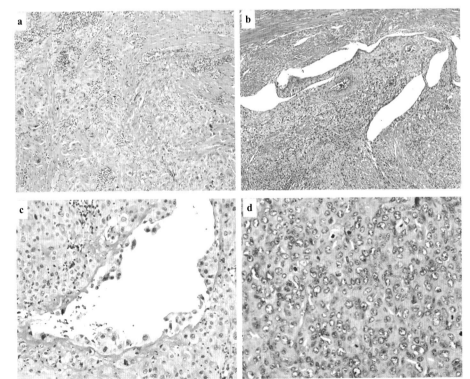

图15.621　胎盘部位滋养细胞瘤。（a）单核的中间型滋养细胞浸润肌层，在肿瘤外围分隔平滑肌束；（b）类似正常胎盘，中间型滋养细胞侵入血管，取代内皮细胞；（c）注意纤维蛋白样物质的沉积；（d）高倍镜观显示非典型的单核细胞和散在的多核细胞（a, c由Saul Suster医生提供）

免疫组化染色可提供帮助。

活检标本中，上皮样滋养细胞肿瘤（ETT）很难与 PSTT 区分开来，因为区分二者的特征，如肿瘤的边界和血管侵犯的模式在子宫切除标本中能更好识别。ETTs 对 p63 呈阳性，对 hPL 和 Mel-CAM 仅局部阳性。

上皮样滋养细胞肿瘤（epithelioid trophoblastic tumor, ETT）

上皮样滋养细胞肿瘤是一种罕见的中间型滋养细胞肿瘤，其特征类似于癌，通常影响育龄期患者，最常见的表现为异常阴道出血。ETT 更常发生于足月分娩后，但在水泡状胎块和自然流产后出现也有报道。相关的妊娠事件可能先于肿瘤发生多年。β-hCG 水平通常升高，但低于绒毛膜癌。

大体上 ETT 形成一个孤立的实性棕褐色结节，最大径可达 5 cm。肿瘤可局限于子宫壁或凸入宫腔。切面可见囊性变和不同程度的出血及坏死（图15.622）。

组织学上，这些肿瘤通常边界清楚，外周可呈浸润性生长。瘤细胞为单核的绒毛膜型中间滋养细胞，胞质嗜酸或透亮，核膜清晰，排列成巢状、条索状，与嗜酸性、纤维透明样物质和坏死碎片混合存在（图15.623）。此外，可见典型的"地图"样坏死，肿瘤细胞岛中央有小血管，外周被广泛的坏死所包围（图15.623a,b）。瘤细胞较种植部位中间滋养细胞小，细胞核染色质细腻，偶见明显的核仁。核分裂象为0~9/10HPF（图15.623d）。可见局灶性钙化。当累及宫颈时，ETTs 可取代宫颈表面上皮，该特征连同肿瘤的癌样外观可误诊为宫颈癌。偶尔，ETT 的局灶区域类似于 PSN、PSTT 或绒毛膜癌。

免疫组织化学染色显示肿瘤细胞 CK18、p63、GATA-3 和 inhibin-α 阳性。人类胎盘催乳素（hPL）和 Mel-CAM（CD146）局灶阳性，而 β-hCG 仅在单个细胞或小簇细胞中为阳性。Ki-67 的增殖指数通常＞10%，但＜25%。

随访和预后

考虑到这些肿瘤的淋巴转移倾向及其相对的化疗耐药，与 PSTT 一样，首选的治疗方法是子宫切除

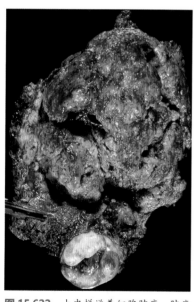

图15.622 上皮样滋养细胞肿瘤：肿瘤累及整个子宫，从宫底到宫颈，整个肌层增厚，少量宫旁组织附着于宫颈和阴道壁

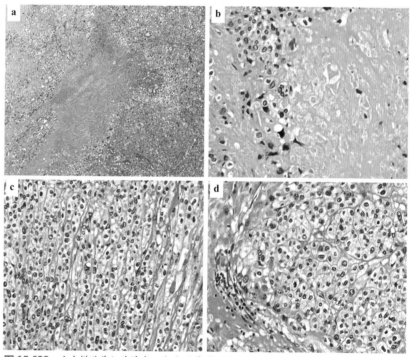

图15.623 上皮样滋养细胞肿瘤。（a）显著的地图状坏死；（b）嗜酸性透明样物质；（c）肿瘤细胞排列成巢状和条索状，细胞边界清晰，胞质透亮，细胞核多形，可见散在的多核细胞；（d）核分裂象如箭头所指

和淋巴结清扫术。对于转移性疾病患者和具有相关不良预后因素（自上次妊娠＞2年、深部肌层浸润、肿瘤坏死、核分裂＞6/10HPF）的患者，建议采用以铂为基础的化疗。非转移性肿瘤的患者存活率约为100%。转移率和死亡率分别为25%和10%。

鉴别诊断

胎盘部位滋养细胞肿瘤（PSTT）：细胞体积较大，在平滑肌束与纤维间浸润性生长，具有与正常种植部位相似的血管侵犯生长模式（图15.624）。PSTTs对p63呈阴性，而对hPL和Mel-CAM呈弥漫性阳性表达。

胎盘部位结节（PSN）：是一种镜下可见的寡细胞病变，Ki-67增殖指数低（＜10%），无坏死。

绒毛膜癌（图15.620）：有血湖和两种滋养细胞群，由细胞滋养细胞和β-hCG阳性的合体滋养细胞组成。绒毛膜癌也可能含有中间型滋养细胞。

上皮样平滑肌肿瘤：平滑肌标记物如desmin和SMA阳性。

角化型鳞状细胞癌：GATA-3、inhibin-α和CK18阴性，而Ki-67增殖指数通常很高（＞50%）。

胎盘部位结节（placental site nodule, PSN）

PSN是一种良性的非肿瘤性病变，通常在子宫内膜或宫颈活检及子宫切除标本被发现，偶见于输卵管结扎的标本。大多数患者为育龄期。虽然PSN被解释为胎盘种植部位未能消失的一部分，但组成细胞更类似于绒毛膜型中间型滋养细胞，而不是真正的种植部位细胞。大体上，病变在子宫内膜或宫颈表面形成棕黄色斑块或结节，平均大小为2.1 mm。

组织学上，表现为不规则绒毛膜型中间型滋养细胞被丰富的纤维蛋白样物或透明的细胞外基质所分隔，形成边界清楚的结节。滋养细胞可成单个、条索状、小簇状分布，或由多形性细胞弥漫片状分布。大多数细胞体积小，胞质透亮，也可见一些大而不规则的深染细胞，胞质丰富、嗜酸性及嗜双色性，可见多核细胞；核分裂象罕见或缺乏。结节边缘可见薄层慢性炎细胞带，偶见蜕膜细胞（图15.625）。

介于PSN和PSTT/ETT之间的病变称为非典型胎盘部位结节（atypical placental site nodule, APSN），该诊断没有明确的客观标准，但通常被认为非典型的特征包括体积较大（＞5 mm），细胞密度增加伴有小

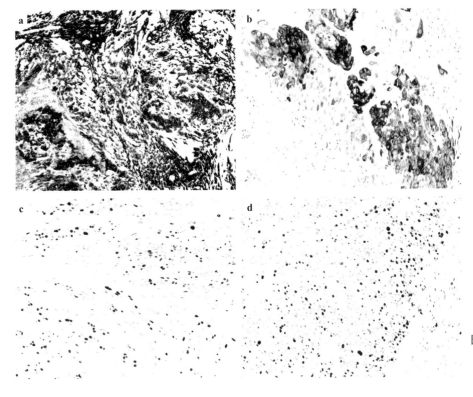

图15.624　上皮样滋养细胞肿瘤。（a）HLA 阳性；（b）CD10 阳性；（c）GATA-3 阳性；（d）p63 阳性

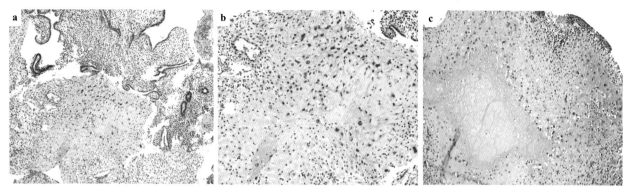

图15.625 （a）胎盘部位结节通常是子宫内膜或宫颈管活检时偶然发现；（b）中间型滋养细胞与丰富的纤维样细胞外基质混合，周围包绕薄层慢性炎症细胞带；（c）中央透明变，外周有中间型滋养细胞带

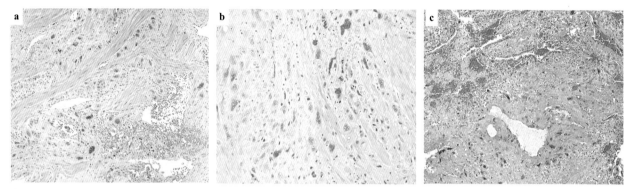

图15.626 胎盘部位超常反应。（a）显示种植部位多核滋养细胞大量增生；（b）核分裂象缺失；（c）发生于完全性水泡状胎块的胎盘部位超常反应显示细胞有异型性

的黏附性巢或条索，细胞非典型性，存在坏死，核分裂象和升高的 Ki-67 增殖指数（但仍 < 10%）。这些病变缺乏 PSTT/ETT 的诊断特征，包括存在浸润。

免疫组织化学显示，细胞对 EMA、CK18、inhibin-α、p63、胎盘碱性磷酸酶和 GATA-3 呈阳性。Mel-CAM（CD146）和 hPL 可局灶阳性或阴性。Ki-67 增殖指数 < 10%。

随访和预后

典型的 PSN 是一个良性的偶然发现的病变，不需要进一步的治疗或随访。大多数 APSN 也遵循良性的临床病程，但是有报道提出，10%~15% 的 APSN 病例与妊娠滋养细胞疾病（PSTT 或 ETT）并发或继发。

鉴别诊断

胎盘部位滋养细胞肿瘤：呈浸润性生长，弥漫阳性表达 Mel-CAM（CD146）和 hPL，胎盘碱性磷酸酶为散在弱阳性。

上皮样滋养细胞肿瘤：增殖指数 > 10%，伴有坏死。

鳞状细胞癌：GATA-3、inhibin-α 和 CK18 均为阴性，Ki-67 增殖指数较高。

胎盘部位超常反应（exaggerated placental site, EPS）

胎盘部位超常反应是种植部位中间型滋养细胞发生的一种良性非肿瘤性增殖，与 w 正常妊娠或流产有关。完全性水泡状胎块与胎盘部位超常反应有关，但并非所有。刮宫后 EPS 可自行消退。

大体上，病变类似于正常胎盘种植部位。组织学上，显示中间型滋养细胞侵及子宫肌层，可以是单个细胞、小细胞簇，偶尔融合成小片状。细胞核深染、不规则，胞质丰富、嗜酸性，可见到多核的种植部位中间型滋养细胞（图15.626），典型病变核分裂活性。

该病变的细胞免疫表型与其起源细胞一致，CK18 和 GATA-3 阳性，Mel-CAM（CD146）和 hPL 弥漫阳性。局部表达 hCG 和 PLAP，而 EMA 和 p63 细胞阴性。Ki-67 增殖指数接近于 0。

鉴别诊断

正常着床部位，二者在形态和免疫表型上是相同的。胎盘部位超常反应是生理过程的极端结果，两者的鉴别尚不明确。

PSTT：形成结节或肿块，细胞通常融合成片，偶见多核细胞。可能有显著的核分裂活性，Ki-67 增殖指数 > 10%。

合体细胞性平滑肌瘤：细胞角蛋白、GATA-3 和 hPL 阴性，平滑肌源性标记物阳性。

6

第六部分
泌尿生殖系统病理学（包括肾上腺）

Genitourinary Pathology（Including Adrenal Gland）

第十六章 泌尿生殖系统病理学（包括肾上腺）

Genitourinary Pathology(Including Adrenal Gland)

原著 Priya Rao Carmen M. Perrino Debra L. Zynger Merce Jorda Pheroze Tamboli Diego Fernando Sanchez Antonio L. Cubilla Kenneth Iczkowski Miao Zhang Kanishka Sircar

译者 姜青明 陈新玉

审校 赵文明 殷 玲

第一节 男性生殖道肿瘤

前列腺：前列腺癌前驱病变

前列腺上皮内瘤变

形态学

大量证据支持前列腺上皮内瘤变（prostatic intraepithelial neoplasia, PIN）是浸润性腺癌的主要前驱病变。PIN 由中等到较大的前列腺腺泡组成，细胞具有异型性，包括核大和核仁明显，但没有浸润性癌的特征性结构改变，即缺少基底细胞层，小到微小的腺泡且常有成角的腺泡轮廓。簇状、乳头状和筛状的 PIN 胞核呈复层排列，但需除外罕见的平坦型 PIN。虽然 PIN 基底细胞层可能减少，但至少局灶存在基底细胞。

诊断

低级别（图 16.1）和高级别（图 16.2 和 16.3）PIN 都有描述，但只有高级别 PIN（HGPIN）的诊断与进展为癌相关，因为：①在当前或重复活检中，高级别 PIN 对癌症有预测价值，而低级别 PIN 没有预测价值；②观察者间对低级别 PIN 诊断的可重复性较差；③在根治性前列腺切除术标本中，75% 的高级别 PIN 与癌毗邻。

鉴别诊断

多层上皮细胞包含六个方面的鉴别诊断，这常常让病理学家和病理医师感到困惑（图 16.4）。首先需要通过判断非典型细胞是否分泌来排除高级别 PIN(图 16.4a)。如果它们不是分泌性的，基底细胞增生是最容易出现形态学变异—而被认为是 HGPIN。在低级别 PIN 时，核的深染程度总是比 HGPIN 小。基底细

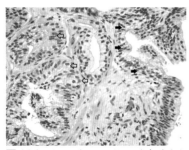

图 16.1 低级别 PIN。低级别前列腺上皮内瘤变（PIN）存在但由于其对前列腺癌无预测价值，不推荐诊断。一些分泌细胞核有些增大和伸长，偶尔可见核仁（空心箭头）。它们与右侧良性上皮的细胞核不同（实线箭头）

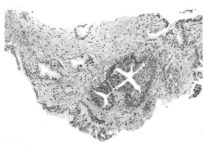

图 16.2 低倍镜下的高级别 PIN。通常，当腺泡被定性为高级别前列腺上皮内瘤变（HGPIN）时，它会因为染色过深而在低倍镜下显得"突出"，如本图所示

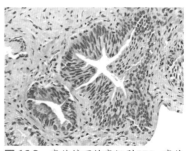

图 16.3 高倍镜下的高级别 PIN。高倍镜下，HGPIN 显示弥漫性、至少两倍的核增大、拥挤、伸长、分层和明显的核仁

胞的核染色质是浅蓝色的，而分泌细胞呈深紫色。与 HGPIN 不同的是，空泡状的细胞核常见。最重要的是，基底细胞排列在腺泡的周围，与间质密切相关，与管腔无关。

可以对良性增生上皮进行分层。筛状或复层上皮在前列腺中央区正常（位于移行区的后部和上部），不应被过度诊断为 HGPIN 或前列腺癌。中央区域特征性的致密间质和无异型性有助于避免误诊。中央区在前列腺切除术标本可以见到，但活检标本中较少。尿路上皮和精囊腺上皮也具层状结构。

临床预测值

1995 年，孤立性 HGPIN（"孤立性"是指活检样本中其他部位无癌）的发现对重复活检样本中前列腺癌检测的预测价值为 35%。10 年后，相同的预测值在不同的报道为 21%~48%。随着一次活检部位取样数量的增加，前列腺癌的预测价值已经下降。也就是说，在 20 世纪 90 年代之后，前列腺的取样从一次仅穿刺几针上升到目前的 6 个位点（六针法）、12 个位点和 14 个或更多部位的活检取样。同时，HGPIN 对前列腺癌的平均预测值从 20 世纪 90 年代的 36% 下降到 2000 年后进行病例随访研究报道的 21%。这种变化可能反映了在第一轮活检取样中，伴有前列腺癌及 HGPIN 的患者检测到前列腺癌的比例更高。因此，活检中独立的 HGPIN 不太可能伴有的前列腺癌样本，更可能属于整体上无侵袭性前列腺癌的腺体。最近的研究显示，在孤立的 HGPIN 诊断后，前列腺癌的预测价值为 26.7%。这略高于初始良性活检后的 22.3%。对于初始良性或 HGPIN 活检，随后检测到的前列腺癌往往具有较好的病理学结果。在诊断为孤立性 HGPIN 后进行重复活检的紧迫性已经减轻，但实际工作中常常会继续进行活检。此外，以前诊断为花瓣样 HGPIN 的一些病变现在被称为导管内癌（见导管内癌一节）。

非典型腺瘤样增生

与良性结节增生同时发生，主要发生在移行区，在较大结节周围可发现非典型腺瘤样增生（AAH）。

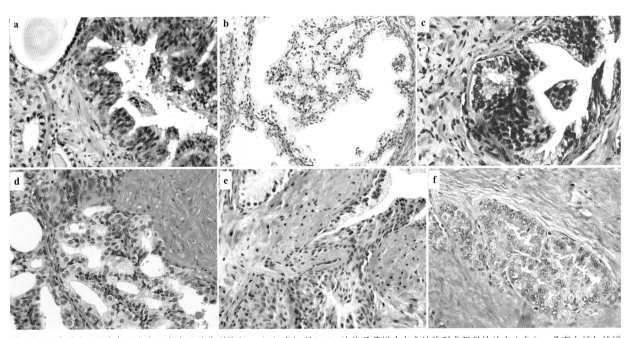

图 16.4 前列腺活检中复层上皮六个方面的鉴别诊断。（a）高级别 PIN。腺体显著增生与良性腺形成强烈的对比（左）。具有大核仁的增生性分泌细胞的细胞质紧邻腺腔内。（b）腺体增生。无异型性的堆积细胞层。（c）基底细胞增生。分层的细胞有些深染。与高级别 PIN 不同，其细胞质与间质接触，而不是与管腔接触。细胞核染色较浅，轮廓呈凿状 / 成角；可能发生核空泡化。（d）具有正常筛状上皮的中央区。多层上皮的吻合小梁无异型性。致密间质（右）提示接近膀胱颈逼尿肌。可见淀粉样小体（右下）。（e）尿路上皮导管的尿路上皮（底部）延伸到前列腺腺泡（顶部）。尿路上皮细胞边界不清楚，缺乏明显的、淡染的顶端细胞质，这与前列腺上皮细胞不同。尿路上皮最常见于移行带标本。（f）前列腺内精囊 / 射精管上皮可有多形性核和大核仁，但其棕黄色脂褐素和泡状核可将其与高级别 PIN 区分开来。前列腺底部的标本最有可能见到此类型上皮

AAH 由局限性腺泡簇组成，腺泡小而结构拥挤，形态似前列腺癌，但无细胞异型性（图 16.5）。AAH，也称为腺病，很少在前列腺活检取样中见到。对前列腺癌中常见的五个微卫星不稳定性标记，AAH- 等位基因不稳定性的发生率为 47%，提示部分 AAH 可能是癌前病变。

一种罕见的 AAH 变体称为硬化性腺病，酷似前列腺腺癌。腺泡轮廓发育不良（图 16.6），组织形态甚至可以类似于高级别腺癌。但腺泡局限似增生结节。它们被透明的保护层围绕，而不是"裸露的"，并陷于致密的纤维化间质中，这些特征在前列腺癌中没有发现。同时，腺泡结构缺乏明显的异型性，偶见基底细胞。

炎症后萎缩

自 1999 年以来，伴随慢性炎症的萎缩和 Ki-67 染色显示增殖指数升高的萎缩被称为炎症后萎缩（PIA），并被认为是癌症的前兆。然而，一项形态学研究显示，充其量炎症性萎缩与癌症之间存在极其微弱的相关性。此外，最近的数据显示 PIA 实际上与重复活检时前列腺癌的可能性降低相关。阴性活检中 PIA 的发现与有持续性怀疑癌症的男性前列腺癌检出率的相关性为 18%，而无 PIA 的男性为 33%，$P < 0.01$。

前列腺腺泡腺癌

大体外观

在前列腺的冠状切面上，癌灶质硬，呈灰黄色，可能有砂砾感，分界不清（图 16.7）。与肉眼观相比，触感更容易发现病灶。然而，对于存在弥漫性镜下病灶者，肉眼观通常不能发现病灶。

最低诊断标准：定性

侵袭性前列腺癌腺泡应称为假腺泡更为恰当，因为它们不是功能性腺泡。与非肿瘤性腺泡相比，前列腺癌中的腺泡会丧失分泌功能，表现为每个细胞的免疫组织化学标记显示前列腺特异性抗原（PSA）分泌减少。前列腺癌导致血清 PSA 升高的主要原因是 PSA 从假腺泡渗入间质，而不是分泌到管腔内。为方便起见，故自此以后使用"腺泡腺癌"的术语。

1953 年，Arthur Purdy Stout 等定义了诊断前列腺癌的三个标准：①腺泡（通常较小）的浸润性（非成簇）模式；②核异型性，包括核增大，细胞核内染色质位于核膜下（标记），几乎在每个细胞中均可见大核仁；③基底细胞层的缺失，使腺泡在整个过程中仅拥有单细胞层。从不同的放大倍率开始观察，任何比相邻腺泡颜色更深或更苍白的腺泡都应提示进行更仔细的检查。需要中高倍镜来评估细胞学特征和基底细胞的存在。有丝分裂象在前列腺癌中是罕见的，甚至是高级别癌，其诊断的重要性低于大多数其它类型的癌。

最低诊断标准：定量

微小前列腺癌，定义为一个或多个标本部分累及不到 5% 的活检组织（相对于标本是否包括 2、6、12 或更多点的穿刺活检部位），提示病理专家需要

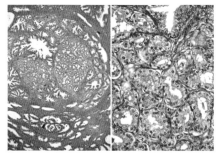

图 16.5　非典型腺瘤样增生是良性前列腺增生的一种变异，由经尿道电切除标本的腺泡形成局限性结节（左图）。高倍镜下（右），腺泡较小，但无细胞异型性。注意腔内淀粉小体（箭头）

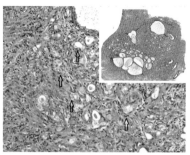

图 16.6　经尿道切除标本中的前列腺硬化性腺病。拥挤的腺泡可酷似高级别腺癌。然而，腺泡仍然是局限的，就像增生的结节（插图）。它们被透明鞘包绕，并陷入致密的纤维化基质中，腺癌中缺乏这些特征。此外，腺泡结构缺乏显著的异型性，偶尔可见保留的基底细胞（箭头）

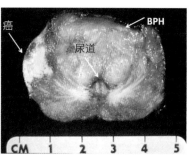

图 16.7　前列腺癌并不总是像外周带前角的黄色区域那样边界清楚

再次确认。提出至少有 3 个足够不典型的腺泡才能明确微小前列腺癌诊断。将一组 100 例穿刺活检确诊为微小前列腺癌的患者与 56 例仅能作出"可疑"诊断的患者的诊断标准进行比较。鉴于在两组中，基底细胞似乎不存在（或与间质中扁平的成纤维细胞难以区分），细胞核增大三联征，大多数细胞中存在核仁（图 16.8），并且证明了浸润模式是最重要的鉴别特征。浸润性的特征是腺泡的大小、形状和间距各不相同。其中的一个病例显示了腺泡的最低定性和定量标准，可以诊断前列腺癌的穿刺活检（图 16.9）。值得注意的是，少数前列腺癌可能不会出现明显的核增大或核仁（图 16.10），需要使用"三联"抗体混合（"鸡尾酒"）免疫染色进行鉴别（见下文）。

前列腺癌的辅助诊断标准

另外两个标准是前列腺癌的特异性标准，因此是前列腺癌的绝对诊断标准：胶原微结节和神经侵犯。胶原微结节是紧邻腺泡的无细胞至少细胞嗜酸性纤维物质的结节状聚集物（图 16.11）。在超微结构上，它们是胶原碎片和基底膜物质的混合物。它们存在于 2%~13% 的前列腺癌中，在 PIN 或良性腺泡中未被发现。

神经侵犯（PNI）只有当前列腺癌腺泡包绕在神经束周围间隙时，才能诊断（前列腺外周带有大量神经分支）。在某些情况下，可能需要用 S-100 蛋白进行免疫染色，以确认包裹结构是神经。重要的是，伴有 PNI 的腺泡决不能计入 Gleason 分级，因为腺泡会因其出现在神经周围空间而被扭曲，使得 3 级癌症看起来像 4 级（图 16.12）。在神经纤维之间出现腺泡往往提示为前列腺腺癌（神经内侵犯）（图 16.13）或显示神经节周围侵犯（图 16.14）。活检中 PNI 的预后重要性在于其与后续根治性前列腺切除术标本中前列腺癌分期升高和手术切缘阳性相关。PNI 在 Gleason 3+4 的前列腺癌中特别有用，可以预测前列腺切除标本中的不良病理结果。然而，关于 PNI 的作用，文献并不一致。值得注意的是，良性腺泡可显示神经周围聚集，而不是以癌的方式缠绕在神经分支上。

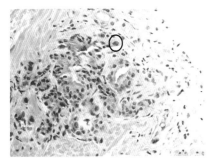

图 16.8　大核仁。该癌灶表现出浸润模式、缺乏基底细胞、明显的核仁和双核仁（圈出）的主要诊断特征

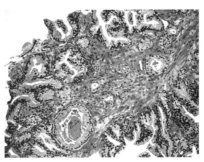

图 16.9　微小癌，20× 物镜。从数量上看，约 10 个癌性腺泡的病灶具有细胞和结构异型性，达到了诊断前列腺癌的最低标准的病灶大小和程度。左下腺腔类晶体有助于诊断

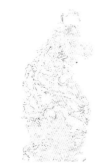
a

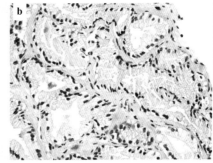
b

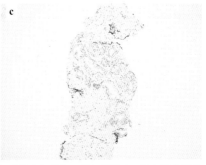
c

图 16.10　无明显细胞核仁的前列腺癌。（a）低倍镜下，腺泡大小不一，轮廓不一。（b）细胞核小但深染。核仁不可见；核仁增大但被染色过深遮蔽，或核仁增大不明显。（c）三联免疫组化染色显示中央癌灶基底细胞缺失，P504S 呈中度反应性（粉红色）

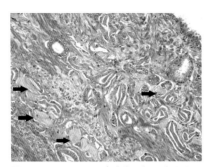

图 16.11　胶原微结节（箭头）是癌腺泡附近的间质中的嗜酸性纤维样物质聚集，它们对前列腺癌的诊断具有特异性的提示意义

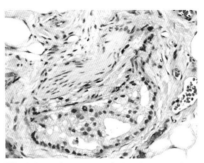

图 16.12　神经侵犯的前列腺癌分级更高，应将显示神经侵犯的腺泡腺癌从 Gleason 分级中去除。围绕在神经分支周围产生假象，似腺泡融合

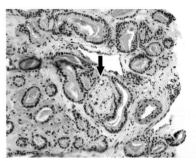

图 16.13　神经内侵犯。有时肿瘤细胞显示神经内侵犯（箭头）

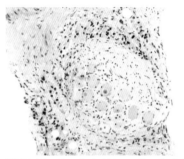

图 16.14　神经节周围侵犯。神经节周围浸润也是可报告的结果

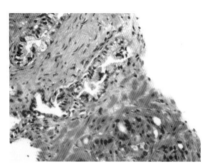

图 16.15　假性神经周围侵犯。不应将良性、非典型腺泡侵犯神经周围误认为神经周围侵犯

包裹腺泡的良性性质可以用"三联"免疫染色来显示（图 16.15）。

如果该结果以及前列腺外侵犯存在于前列腺活检标本的局部，则应将其加入前列腺癌的诊断列表中。如果前列腺活检组织中存在肿瘤，但局部不存在神经周围浸润或前列腺外侵犯，则应在诊断列表后使用单独的"备注"记录这些事实（例如，A~F 部分）。

支持前列腺癌的其他几个次要标准（表 16.1）。

免疫组化染色诊断

染色类型

前列腺癌鉴别的主要手段是检测高分子量细胞角蛋白 1、5、10 和 14 的克隆号 34βE12。在蛋白酶消化修复中加入 EDTA 缓冲液高压蒸汽加热，可将基底细胞染色百分比从 55% 提高至 73%，强度从约 2+ 提高至 3+（在 3+ 量表上）。其他具有同等效用的基底细胞标记物是细胞角蛋白 5/6 和细胞核表达 p63 及其亚型 p40。

表 16.1　前列腺腺癌诊断的次要标准

标准结果	在微小癌中的频率
管腔蓝色黏蛋白	33%
胶原微结节（与蓝色黏蛋白相关的成纤维细胞生长）	5%
腔内（含硫）晶体	19%
管腔粉红色蛋白分泌物	73%
与良性腺泡有丝分裂象的皱褶边缘相对的硬化管腔细胞质边缘	10%
混合性HGPIN	57%
混合性萎缩，至少中度	35%

在 21 世纪初，基于依靠染色缺失来诊断前列腺癌的需要，促使寻找一种阳性染色的前列腺癌标志物。P504S［α- 甲基酰基辅酶消旋酶（AMACR），简称：消旋酶］被验证为 HGPIN 和前列腺癌标志物，对前列腺癌的灵敏度和特异性分别为 97% 和 92%。目前常用于"鸡尾酒"式的三联免疫组化（商业上称为 PIN3 或 PIN4）的成分之一，通常通过粉红色 / 红色显色剂检测，结合两种基底细胞标记物（核 p63 和细胞质高分子量细胞角蛋白），通过棕色色原检测。联合使用这种三联染色在高比例的病例中促进了诊断的确定性，使得在 P504S 之前不存在的确定性程度。大多数实验室保留标本的第二和第四个（共 5 个）未染色水平，用于可能的免疫组化染色。这些干预水平最大限度地提高了处理小的可疑病灶的潜在可能性。

P504S 的另一种被称为膜相关鸟苷酸激酶 WW 和含 PDZ 结构域蛋白 2（MAGI-2），MAGI-2 具有基因重排导致其在 HGPIN 和前列腺癌中过表达。使用组织学评分临界值，MAGI-2 区分良恶性腺泡的准确性为 95%，而 AMACR 为 88%。在这一点上，MAGI-2 比 AMACR 更敏感，但特异性较低，当 AMACR 不具有区分性时，MAGI-2 可作为一种有用的辅助诊断手段。

最后，一些实验室使用包含 c-myc 核蛋白的四标染色混合物和三联染色。由于 c-myc 在癌中显示核阳性，它可以减少三联染色引起的一些不确定的情况。

ERG 是一种转录因子和致癌基因，当 ERG 基因与雄激素调节的跨膜丝氨酸蛋白酶 2（TMPRSS2）或 NDRG1 融合时出现过表达。基因融合仅存在于 40%~50% 的前列腺癌中。虽然这种免疫组化染色对前列腺癌具有相当高的特异性，但由于其仅检测到 40% 的前列腺癌，因此其灵敏度受到限制。但其敏感性随级别增高而上升。图 16.16 显示了 ERG 诊断应用的一个例子，肋骨转移灶的核反应性为前酸性磷酸酶阴性，PSA 弱阳性（图 16.16）。

决定何时进行免疫组化染色

决定进行免疫染色必须经过深思熟虑，并仅限于那些有可能改变治疗的活检组织条或其中的一部分。

滥用三联免疫组化染色，甚至在每条前列腺活检标本全部常规使用，据说这在一些实际工作中被采用，其实这是一种资源浪费。可以理解的是，非亚专科病理学医生比泌尿病理学医生更常采用对穿刺活检组织标本进行免疫组化染色，在最近的一项研究中，二者平均每例进行 2.2 vs. 1.3 次检测（$P = 0.004$）。

一旦在穿刺活检标本的一条组织（或针块）中确定了前列腺癌，问题在于是否应在其他疑似前列腺癌的穿刺组织条（或针块）上进行三联染色。根据 ISUP 的共识，答案取决于 Gleason 评分和病变部位。如果在活检组织中至少一个部位上确定了 Gleason 评分至少为 7 分的前列腺癌，则不建议对疑似 Gleason 3+3=6 癌症的其他部分进行免疫组化检测。但是，如果其他部分至少怀疑 Gleason 7 分的前列腺癌，则建议进行重点检查以排除 Gleason ≥ 7 分的前列腺癌，因为高级别前列腺癌的病变程度可能影响临床治疗。如果一部分存在 Gleason 评分为 6 分的前列腺癌，活检标本中其他疑似 Gleason 评分为 6 分的前列腺癌部分的检查通常是合理的，因为前列腺癌病变程度和双侧性影响治疗决策 - 主动监测对比手术或放疗 - 除非病理学家知道这不会影响治疗。

免疫组化染色陷阱

基底细胞标记和 P504S 都存在一些缺点。在 5%~23% 的病例中，在明显良性的腺体中可观察到散

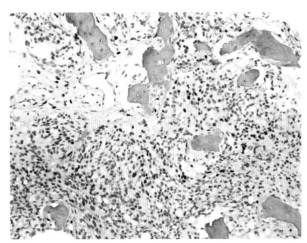

图 16.16　未知原发癌肋骨转移灶中 ERG 蛋白的核反应性，这证实了前列腺来源。前列腺特异性抗原阴性，这种现象可发生在转移灶

在的基底细胞标记染色缺失。类似于前列腺癌的良性增生可能表现出较弱或罕见的无反应性染色。其中包括高达23%的腺体萎缩、高达50%的非典型腺瘤样增生（AAH; adenosis）和23%的萎缩后增生。肾源性腺瘤是一种类似于远端肾单位的微小小管反应性增生，形态学可与癌相似，在44%~75%的病例中基底细胞标记染色呈完全阴性。

P504S并不是一个完美的免疫组化标记；技术优化很棘手。首先，一些明显的前列腺癌具有微弱的粉红色信号，这是许多实验室的常见问题——即使在对照前列腺癌组织中有很强的信号。5%~25%的典型前列腺癌甚至可能不存在对P504S的免疫反应性。P504S在30%的假萎缩性癌、32%~38%的泡沫状腺癌和23%~30%的假增生性变异型前列腺癌病例中呈阴性（描述如下）。

相反，一些良性疾病P504S染色呈阳性。根据许多实验室的经验，使用三联染色法，良性腺泡对P504S可表现出极轻微至中度的红色反应性。为了避免对前列腺癌过度诊断，必须将可疑区域的红色反应信号的染色强度与良性内对照进行比较（图16.17）。因此，区分是否为前列腺癌的是具有强（更强）免疫反应性（图16.18和16.19）。

在我们的研究中，13%的非典型腺瘤性增生（AAH）P504S阳性。然而，在共存癌症的病例中该百分比更高：在超过50%的病变细胞中，几乎仅在共存前列腺癌的AAH病灶中观察到强烈的弥漫性P504S阳性（$P=0.002$）。肾源性腺瘤P504S恒定阳性。

肾源性腺瘤的上皮膜抗原（EMA）呈阳性，而前列腺癌的EMA呈阴性，因此EMA可用于解决这一矛盾。最后，我们最近报道了P504S强的免疫反应性可发生在伴有潘氏细胞化生的良性腺泡中，其中细胞胞浆增加伴核上颗粒。

前列腺癌的鉴别诊断

一个假阳性的前列腺癌诊断可以由至少十几个良性的类似于癌的腺泡导致。其中大多数由小腺泡增生组成，具有一定程度的异型性，所有这些均已如前所述。

萎缩

萎缩是迄今为止最常见的与前列腺癌类似的形态学改变。萎缩可能导致大的囊性腺泡或小的成簇性腺泡；后者常常酷似前列腺癌。在萎缩中，局灶性基底细胞的存在通常通过三联免疫染色证实。萎缩后增生是小腺泡萎缩的一种类型，小的萎缩性腺泡聚集在扩张的腺体间隙周围，有时可有间质硬化（图16.20）。

相反，前列腺癌可类似于萎缩，表现为前列腺癌的假萎缩和微囊模式（图16.21）。在这种情况下，前列腺癌腺泡通常为中等大或较大，管腔开放，在低倍镜下开放的管腔被一层看似平坦的上皮细胞所衬覆。高倍镜观察了解核异型性是必要条件。

精囊腺

精囊腺或其前列腺内部射精管可在穿刺活检取材中发现。精囊腺的异型性（图16.4和16.22）是另一种良性的类似于前列腺癌的组织结构，通常具有明显

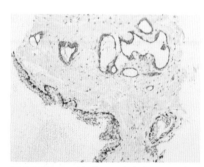

图16.17　三联免疫组化染色有助于明确的前列腺癌的诊断（上图）。基底细胞丢失与更强的P504S染色共同提示前列腺癌

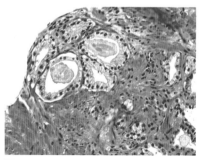

图16.18　腺泡可通过免疫染色检测明确前列腺癌，尽管细胞核有轻微的异型性，且存在淀粉样小体（在癌症中很少见到）

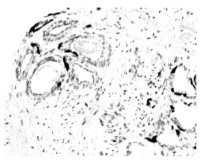

图16.19　尽管存在一些（粉色）P504S信号，但图16.18中保留的至少局灶性基底细胞提示良性腺泡

的细胞核增大——比通常的前列腺癌更明显——和明显的核仁。良性的线索包括存在棕黄色脂褐素颗粒和腺体间隙呈开放的分支状形态。

非典型腺瘤样增生

非典型腺瘤样增生（AAH）是良性前列腺增生的一种变异，其腺泡特别小且拥挤，酷似前列腺癌（图16.6）。其存在结构异型性（浸润模式伴大多数基底细胞缺失），无细胞异型性——与具有细胞异型性但无结构异型性的高级别 PIN 相反。特征包括小的 AAH 腺泡与明显的良性腺泡融合，以及腺泡呈局限性、非浸润性特点。由于只有在前列腺切除或经尿道切除标本上才能观察到局限性改变，而不是穿刺活检标本，因此在活检标本上诊断 AAH 是不可取的。现展示1例 AAH 被误认为前列腺癌的会诊病例（图16.23）。

精阜黏膜腺体增生

精阜是前列腺内输精管与尿道相连的部位。黏膜腺体增生（VMGH）最大径小于 1 mm，仅限于精阜、前列腺腺泡囊和射精管（图16.24）。VMGH 多与非典型性腺瘤样增生并存。可在 14% 的前列腺切除标本中观察到，很少见于穿刺活检组织样本。这是一种小腺泡增生，内衬 PSA 阳性的立方状分泌细胞，细胞核形态显示良性，存在基底细胞层，基底细胞角蛋白阳性，S-100 蛋白阴性。管腔结晶是常见的特征。

反应性上皮

对炎症反应的反应性改变。急性炎症和慢性炎症均可导致轻度至中度上皮核异型性。在某些情况下，这种异型性可能酷似前列腺癌（图16.25）。特别是在重度炎症的情况下，可能需要使用三联免疫染色来解决诊断遇到的困惑。

肾源性腺瘤

肾源性腺瘤是一种尿路上皮来源的微小管状结构的反应性增生，可发生在沿尿路上皮的任何部位。在前列腺中，最常见于靠近尿道的移行区，经尿道电切取材标本。扁平至立方细胞可能有明显的核仁，容易

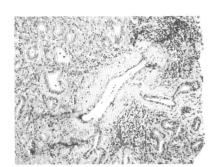

图16.20　萎缩后增生的特点是小叶腺泡伴局灶性多层上皮，聚集在中央扩张的导管间隙周围。通常存在慢性炎症（右上）

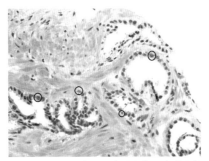

图16.21　假性萎缩性前列腺癌。前列腺癌可能呈假性萎缩模式，酷似良性萎缩腺泡。细胞质少，如萎缩。一些大核仁（圆圈）的存在是提示前列腺癌的关键线索

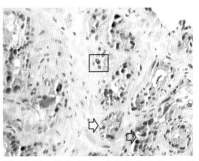

图16.22　精囊腺。正常精囊腺可显示不同程度的细胞核空泡化（方形）和浅金黄色脂褐素（箭头），这些特征不会出现在前列腺癌中

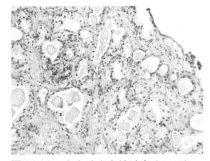

图16.23　非典型腺瘤样增生（AAH）。会诊后活检组织中的病灶被病理医生误认为前列腺腺癌。尽管腺泡较小，但缺乏核异型性和存在淀粉样物质足以排除前列腺癌

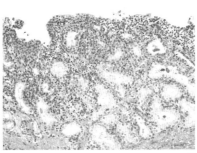

图16.24　精阜黏膜腺体增生。这种小的棘状增生发生在靠近尿道处（顶部）。注意细胞核浅淡和管腔内结晶，可以是粉红色、绿色或灰色

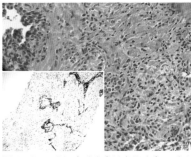

图16.25　酷似前列腺癌的炎性改变。明显的慢性炎性浸润掩盖了腺泡，使得难以确定是否存在基底细胞层。基底细胞免疫组化染色证实存在基底细胞

误认为是前列腺癌。小管内可见到致密的胶样分泌物，有利于良性诊断（图 16.26）。免疫组化：肾源性腺瘤可能为前列腺特异性抗原阳性，显示该染色对鉴别诊断没有价值。PAX8 和 EMA 是最具鉴别价值的染色标记，在肾源性腺瘤中呈阳性，在前列腺癌中呈阴性。

基底细胞腺瘤

发生在增生结节的周边，基底细胞腺瘤的小腺泡与前列腺癌相似，但细胞多层排列，病灶较局限（图16.27）。

其他类似于前列腺癌的良性病变

酷似前列腺癌的良性增生性病变包括：①最常见：如萎缩和萎缩后增生、非典型腺瘤样增生（腺病）、反应性良性腺泡；②不常见：密集的良性腺泡、肾源性腺瘤（也类似于尿路上皮癌，如直肠腺瘤、硬化性腺病）、精囊腺（如精阜黏膜腺体增生）、黄色瘤样前列腺炎（酷似高级别癌）、类似于高级别前列腺上皮内瘤变的病变；③更少见的酷似前列腺癌的组织形态：基底细胞增生、中央区透明细胞筛状结构。已有文献进行全面阐述。还必须要考虑与前列腺癌相似的恶性病变。

尿路上皮癌

经尿道切除标本，以及较为罕见的前列腺空芯针活检远端，有时采集尿道周围（移行区）组织样本。因此，当这两类标本中的任何一个出现恶性细胞几乎呈实体增生时，必须考虑大导管（筛状、实体、导管内或导管）前列腺癌和尿路上皮癌之间的鉴别诊断。不必要的膀胱前列腺切除术可导致将前列腺腺癌误诊为尿路上皮癌；其形态上常常重叠加剧了这种误诊。当细胞呈柱状，核仁局灶明显，形成腺腔时，倾向于导管或筛状前列腺腺癌。当生长为实性，无管腔间隙时（图 16.28），尽管在显示的切除标本中覆盖的尿路上皮正常，仅从形态学上倾向于尿路上皮癌的诊断。对于临床上位于膀胱颈或尿道周围的肿瘤（均与经尿道切除标本相同），病理医生应坚持采用较少种类的免疫组化染色。前列腺癌最有用的是前列腺特异性抗

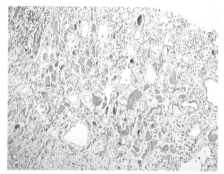

图16.26 肾源性腺瘤是微小小管的反应性尿路上皮增生，可出现致密胶体样分泌物

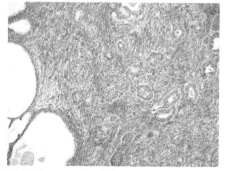

图16.27 低倍镜下基底细胞腺瘤与前列腺癌相似。然而，小腺泡巢呈局限性，上皮呈多层排列，在高倍镜下，可观察到基底细胞的特征，如核空泡化

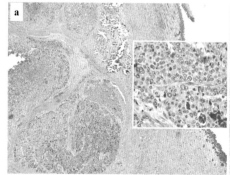

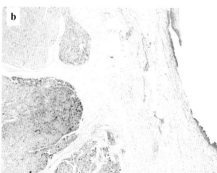

图16.28 酷似尿路上皮癌的前列腺癌。（a）上尿路上皮结节状实性生长，（插图）无明显腺体间隙或空泡，形态似乎倾向于高级别尿路上皮癌，而不是前列腺癌腺泡或导管腺癌。尽管尿路上皮（右）是非肿瘤性的。（b）该肿瘤的 PSA 免疫染色可局灶性阳性（良性尿路上皮可认为是"边缘"效应而判定为阴性）。同时，尿路上皮特异蛋白 II（uroplakin II）免疫组化染色阴性

原（图 16.29）；可增加前列腺酸性磷酸酶和 P501S 作为二线和三线标记物。

尿路上皮癌也可能通过前列腺导管扩散累及前列腺，在 15%~48% 的膀胱前列腺切除术标本中观察到这种现象，可能需要进一步进行验证性免疫组化染色。在经尿道切除标本中，特别是来自膀胱颈的切除标本，诊断上有很多陷阱。当细胞边界不清晰、核仁相对不太明显、不形成腺腔时，更可能会考虑尿路上皮癌（图 16.28）。

Uroplakin II 和 Uroplakin III 常是尿路上皮癌的首选标记物。Uroplakin II 是两者中敏感性较高的一种。GATA-3 并非在所有实验室均可用，是尿路上皮癌的敏感但特异性较低的标记物；它也可以标记乳腺癌和其他几种恶性肿瘤。其他在尿路上皮癌中呈阳性并区别于前列腺癌的现成标记物有 p63、p40、血栓调节蛋白、细胞角蛋白 5/6 和高子量细胞角蛋白克隆号 34βE12。罕见情况下，尿路上皮癌和前列腺癌可同时存在（图 16.30 和 16.31）。

直肠腺癌

直肠腺癌浸润前列腺可能类似于大导管原发前列腺癌。在一些报道的病例中，前列腺活检之前，原发性结直肠肿瘤病史未知。腺体壁的不对称变薄、黏液和"脏"腺腔等特点有利于判断直肠来源。绒毛蛋白（villin）、CDX2 和细胞角蛋白 20（CK20）呈阳性染色，PSA 和 NKX3.1 呈阴性反应，可判定直肠来源。

疑似前列腺癌的非典型（小）腺泡：ASAP

意义

由于上述前列腺非典型性的鉴别诊断问题，约 2%~5% 的前列腺活检（以及罕见的经尿道切除标本）需要一个诊断类别，其中含有非典型腺泡，其细胞结构特征不符合前列腺癌的最低诊断标准。我们和其他学者于 1997 年首次探讨了这一类别，将其命名为非典型小腺泡增生（ASAP），适用于但不用于前列腺癌的诊断。然而，可疑的腺泡并不总是"小"的。ASAP 作为一个诊断术语和一个研究领域得到了广泛的应用。我们强调，当做出 ASAP 诊断时，不应仅诊断为"非典型小腺泡增生"（正如我在会诊病例报告中经常看到的），而不附加短语"疑似但不能诊断前列腺癌"，然后传递这一发现的全部临床影响。

不同的是，ASAP 表示我们无法对前列腺癌做出无可争议的诊断。ASAP 和前列腺癌的比较分析确定区分微小癌和 ASAP 的四个主要发现是浸润性生长、基底细胞损失、核增大和明显的核仁（图 16.32）。

ASAP 的关键点总是少于 20 个腺泡——小于一个针头的大小范围——并且常常腺泡 ≤ 5 个。罕见情况下，ASAP 可能不包括小而中等大小的腺泡，其鉴别诊断为囊性萎缩与萎缩性前列腺癌。我们的初步研究确定，ASAP 对后续活检中癌症的预测价值为 42%~45%。我们 2014 年对 ASAP 的综述揭示，自 20 世纪 90 年代末的研究或我们 2005 年的综述，其对重复活检前列腺癌的预测价值未发生变化，在大多数（＞ 37 项）研究中仍然约为 40%~50%。值得

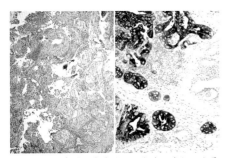

图 16.29　前列腺导管尿路上皮癌。左侧：大导管增生，细胞边界不清晰，无明显核仁。无明显腺体间隙形成。右侧：uroplakin II 染色阳性

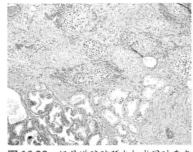

图 16.30　经尿道膀胱颈电切术同时存在尿路上皮癌（上）和前列腺癌（下）

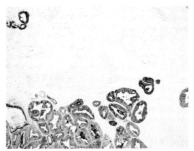

图 16.31　一定要对膀胱颈或经尿道切除标本中的高级别癌进行免疫组化染色。图 16.30 的前列腺特异性抗原染色显示了前列腺癌的免疫反应性，而不是尿路上皮癌

注意的是，当在一组空芯针活检初步诊断为 ASAP，而后诊断为前列腺癌时，根治性前列腺切除术标本的临床病理学结果与初始活检诊断的前列腺癌无显著差异。ASAP 伴随癌的存在不会恶化适合主动监测的患者前列腺切除标本的升级和升级率。

ASAP 诊断的任务

对于病理学家，在诊断小病变中的微小癌之前需要回答三个问题：①"如果随后进行阴性根治性前列腺切除术，您是否对该活检诊断保持绝对信心？"②"如果您的工作得到了另一位病理学家的复核，您是否确定会有诊断一致性？"③"这一个核心中的发现是否能单独支持对该病例的总体的可靠诊断？"如果这些问题不能肯定地回答，那么使用更谨慎的 ASAP 诊断是必要的。在这种情况下，"ASAP"是一种持久有效的诊断类别，只要明智地使用，并从可用组织中提取最大信息。

ASAP 由两个主要条件导致。小尺寸的非典型腺泡病灶是 70% 病例的主要特点。"太小"通常被定义为位于针芯边缘或尖端的三个或更少的腺泡。腺泡数量不足以诊断为前列腺癌（图 16.33），即使有相当令人信服的免疫组化染色支持（图 16.34）。特别是在检查的前列腺核心的一些水平上，非典型腺泡的消失（在大多数实验室中，每份样本 3 张切片）证明了 ASAP 诊断的合理性。此类病灶的默认诊断应为 ASAP。仅仅单个腺泡不典型并不罕见，因此即使有前列腺癌样免疫染色结果，最好认为是 ASAP（图 16.35）。Van der Kwast 等人已经注意到，对于 < 6 个非典型腺泡的病灶，泌尿外科病理学家和普通外科病理学家之间的一致性较差。因此，最好从经过培训的专家处获得此类病例的复核意见，可能是一个更好和更经济的策略，而不是增加更多的免疫组化染色——即使得到病理复核意见也会产生费用。

ASAP 的观察者间可重复性可以通过教学阅片和多头显微镜会诊来提高。细胞核和细胞学特征的模糊

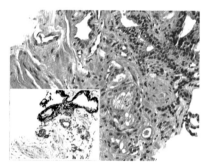

图 16.32　符合腺癌的最低标准：三个以上腺泡、核增大、核仁和浸润型。三联免疫组化染色（插图）证实基底细胞丢失以及获得 P504S 消旋酶（红色）的强表达

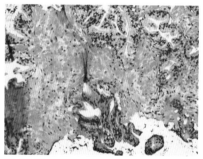

图 16.33　活检组织芯边缘至少有一个腺泡，有异型性和胞浆嗜碱性，怀疑为癌，ASAP

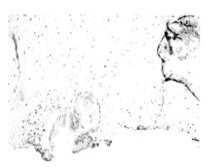

图 16.34　图 16.33 的三联免疫组化染色显示缺乏基底细胞，由于病灶较小，仍然诊断为 ASAP

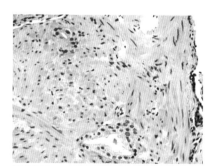

图 16.35　顶部的微小腺泡在某种程度上缺失基底细胞诊断为 ASAP

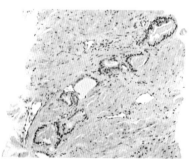

图 16.36　6 个腺泡的细胞核类似于良性萎缩的腺泡

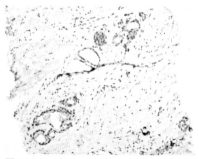

图 16.37　三联免疫组化染色，P504S 微弱的反应性和缺乏明确的基底细胞提示前列腺癌，但最好保守诊断为 ASAP，以确认组织学和染色模式与良性腺体重叠

性是支持 ASAP 诊断的第二个条件，尽管可疑腺泡的数量足以诊断癌。ASAP 常将上述定量和定性结合在一起，有 6 个或更少的微小腺泡，其形态与不能排除的反应性改变或萎缩性癌重叠（图 16.36 和 16.37）。

在某些情况下，小的非典型腺体间隙与高级别 PIN 病灶密切相关。将中等大小存在 HGPIN 与较小的分散的癌性腺泡分离可能是不可避免的（图 16.38 和 16.39）。在这种情况下，我们更喜欢采用术语 ASAP+HGPIN，指的是两种病变共存——疑似前列腺癌的非典型小腺泡增生——和 HGPIN 出现在相同的高倍镜视野中。这避免了将 HGPIN 过度诊断为前列腺癌。

在诊断上，ASAP 由于其对前列腺癌检测的更强预测价值而被放在第一位。一个常见的低估是只诊断 HGPIN，忽略更重要的 ASAP。ASAP+HGPIN 可以在进行免疫染色后诊断（图 16.16 和 16.17）或者如果非典型腺泡在重复切片后丢失，没有从免疫组化染色中获益（图 16.18）。值得注意的是，在活检标本中，ASAP 出现在相邻 HGPIN 的同一张切片中的频率（23%）不到 HGPIN 出现微小癌（57%）的一半。在一项使用根治性前列腺切除标本的研究中，75% 的 HGPIN 邻近前列腺癌。在高达 16% 的所有活检组织的一个核心区域中发现的 ASAP+HGPIN，对癌症的预测价值范围为 33%~60%，与单独的 ASAP 相似。截至 2005 年，该结果对癌症的总体预测值为 33%，与单独使用 ASAP 无显著差异。

免疫染色解决 ASAP 的诊断问题

免疫组化结果不应单独解释，而应结合苏木精 - 伊红染色。

要求病理学家在原始 HE 切片的关注病灶处作好标记，并在免疫组化染色切片上找到 HE 标注的相同病灶部位，以确保观察的是同一个病灶。避免单纯根据免疫染色结果诊断前列腺癌的常见错误。如果不能获得两个独立的、强有力的前列腺癌"诊断意见"——一个来自 HE 染色切片（检查所有切片或病变区域后），一个来自免疫染色——默认为 ASAP。

在某些情况下，三联免疫组化染色可以区分 ASAP 病灶（图 16.40 和 16.41）。加染 P504S 可以解决 50% 的病例，这些病例仅根据基底细胞标记物仍为 ASAP。在其他情况下，并不能解决诊断困惑，就像在一个病例中一样（图 16.42）在进行三联免疫组化染色后，反应性良性腺泡、高级别 PIN 和前列腺癌均要考虑。ASAP 是最好的诊断选择。

当在一个关注的焦点中进行的明确诊断的三联免疫组化染色揭示了一个重要的关键点，"掂量"后诊断为 ASAP 时，一些 ASAP 被无意中发现（图 16.43）。三联免疫组化染色中未检测到基底细胞（图 16.44 和 16.45），使 ASAP 成为最合适的诊断。即使是前列腺癌诊断，在 HE 染色中未被重视的异常染色灶（图 16.46）。当可疑的腺泡出现（或数量增加）在免疫染色水平上，但在 HE 水平上被忽视时，会发生这种情况。

前列腺癌分级

分级系统的起源

Donald F.Gleason 博士在 1966 年发表了他的前列腺癌分级方案，该方案是基于对来自明尼阿波利斯退

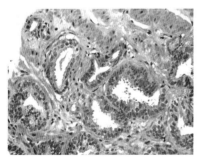
图 16.38　并发 ASAP 和高级别 PIN。大部分腺泡有与高级别 PIN 一致的多层异型细胞核，少量腺泡构成并发的 ASAP

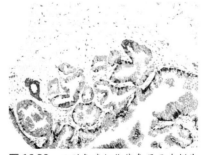
图 16.39　三联免疫组化染色显示左侧为亮粉红色小腺泡，无基底细胞层。结论：仍诊断为 ASAP 伴高级别 PIN

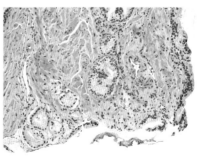
图 16.40　疑似前列腺癌的非典型小腺泡增生（ASAP）

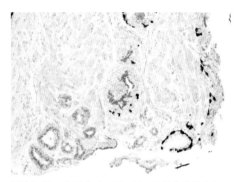

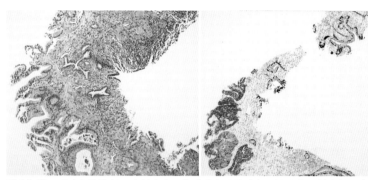

图 16.41　前列腺癌。图 16.40 的困境通过进行三联免疫组化染色来解决，三重免疫染色显示基底细胞缺失和 P504S 强表达

图 16.42　不确定的诊断。左侧腺泡可能是反应性的（由于慢性炎性刺激）、高级别 PIN（因为它们随着核分层而变大）或前列腺癌。三联免疫组化染色（插图）显示基底细胞缺失，但未解决诊断困惑

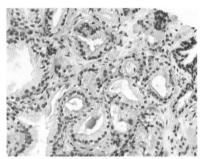

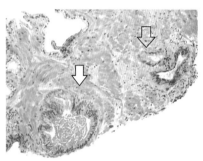

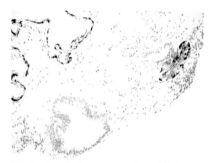

图 16.43　ASAP。如图 16.42 所示，同一活检组的不同组织的腺泡病灶在 HE 染色中消失。异型性较轻，但腺泡并非绝对良性

图 16.44　ASAP+ 高级别 PIN。存在高级别 PIN（白色箭头），而另一个小腺泡具有细胞异型性

图 16.45　应用于图 16.44 的三联免疫组化染色显示了缺乏基底细胞的较大和较小的腺泡，这证实了与高级别 PIN 相关的 ASAP

伍军人管理局医院的 270 例患者的研究。1974 年，格里森和退伍军人行政合作泌尿外科研究小组将研究扩大到 1032 名男性。这些研究构成了国际泌尿病理学会、世界卫生组织、解剖和手术病理学主任协会和美国病理学家协会认可的系统的基础：Gleason 系统。该方案规定 1~5 个主要等级来描述最普遍的结构模式，无论是在单个活检组织条、经尿道切除标本或前列腺切除标本中。1 至 5 级的第二级是第二常见的结构模式，这两个等级的总和形成了 Gleason 评分。

任何大到足以称为癌的非典型腺泡病灶被指定为一级和二级。如果仅存在一种模式，则 Gleason 分级加倍，形成 Gleason 评分。诊断为"前列腺腺癌，无指定分级"不是一个选项（可能除外放疗后出现的前列腺癌，以及一些未分级的罕见前列腺癌变异）。

当前 Gleason 分级

Gleason 2 级以前由大小相对一致、间隔小于腺体宽度的腺泡组成（图 16.47）。然而，在 ISUP 2014 共识会议（见下文）后，停止使用 2 级，由于预后意义与 Gleason 3 相同，因此将此类腺泡分级为 Gleason 3。

Gleason 3 级前列腺癌由分离的单个腺泡组成，通常范围从小到小，但有时为中或大。如果较大，3 级腺泡可能具有乳头状内折，与下文描述的假增生变异一致，但不能具有筛状特征或与筛状区域融合。虽然腺泡可能拥挤，但每个之间至少有少量间质分隔（图 16.48），不包括 4 级。分支状细长的腺泡也被评为 3 级（图 16.49），根据 ISUP 共识，这并不构成融合。纯 Gleason 3 级癌症基本上从未转移。使用 SEER 数据库对根治性前列腺切除术和淋巴结切除术标本进行的一项研究显示，Gleason 3+3=6 癌症在 < 0.5% 的病例中转移至淋巴结（基于主要由非泌尿科病理学家进行的分级）。只有 7% 的 Gleason 评分为 6 的前列腺癌具有与转移行为高度相关的分子特征，13% 为中等评分，80% 为低分。

Gleason 评分为 6 分的前列腺癌名称变更为上皮

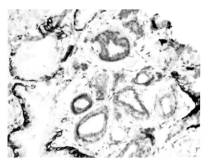

图 16.46　三联免疫组化染色检查显示在核的顶端有局灶性强反应性。这一偶然发现提示了前列腺癌的诊断，尽管 HE 染色未提供支持前列腺癌的复核病理诊断意见

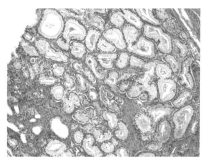

图 16.47　Gleason 2 级前列腺癌。间距和大小更均匀的癌性腺泡以前符合 Gleason 2 级，现在应评定为 3 级

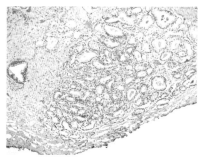

图 16.48　Gleason 3 级前列腺癌。拥挤的腺泡仍具有最小的纤维间质。没有 4 级融合的有力证据，国际泌尿病理学会共识默认为较低分级

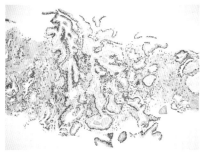

图 16.49　分支状腺泡横跨组织条宽度。它们至少有一些中间纤维间质。没有融合，因此，Gleason 分级为 3 级

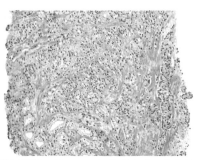

图 16.50　Gleason 4 级前列腺癌。融合的小腺泡形成聚集结构，边缘欠光滑，无中间间质

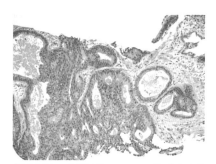

图 16.51　穿刺活检 Gleason 4 前列腺癌的筛状结构模式。腺泡缺乏明显的基底细胞

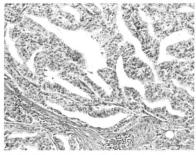

图 16.52　具有纤维间质轴心的 Gleason 4 乳头状生长模式

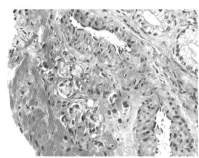

图 16.53　管腔形成不良或不存在的腺泡被认为是 Gleason 4 前列腺癌

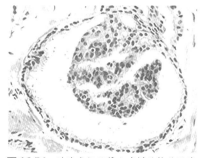

图 16.54　腺泡类似于肾小球样结构被认为是 Gleason 4 癌

来源的惰性病变（IDLE）已被一些人接受，但我们对名称变更进行了论证，上述分子数据支持这一观点。

　　Gleason 4 级前列腺癌包括融合、筛状和形成不良的结构模式。4 级最典型的由融合或融合成线状排列的假的间隙小腺泡组成，无中间间质（图 16.50）。Gleason 4 级前列腺癌也可能包括大于正常良性腺泡的假腺泡间隙。这些可能呈筛状或筛孔状排列（图 16.51）。乳头状模式，如果它们是复杂的，细胞跨越腺体空间桥接或与筛状融合，也是 Gleason 4（图 16.52）。较大的腺泡具有简单的乳头状或波浪状管腔，仍然是 Gleason 3。形成不良的腺泡，一种与融合类型有些重叠的环状结构，由几乎不形成管腔的腺泡组成（图 16.53）。最罕见的 Gleason 4 型为肾小球样，类似肾小球簇（图 16.54）。

　　Gleason 3 与 4 的区分主要取决于所有相邻癌腺泡之间是否存在间质。形成不良的腺泡对区分 Gleason 3 和 4 提出了特殊的挑战。一项观察者间变异性研究得出结论，大多数泌尿外科病理学家接受与形成良好的

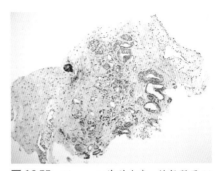

图 16.55 Gleason 3 前列腺癌。该视野用 20 倍物镜显示整个病变区域。腺泡间隙成角，但被间质彼此分开。仅观察到罕见的形成不良的腺泡，不足以分级为 Gleason 3+4=7

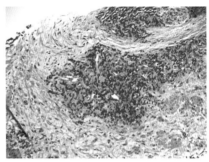

图 16.56 酷似淋巴细胞的前列腺癌。需要谨慎，因为 5 级单细胞前列腺癌模式可以疑似淋巴细胞

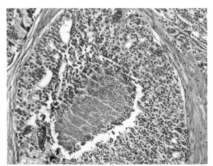

图 16.57 中央型坏死 Gleason 5 级。中央型坏死的存在使 Gleason 5 级成为必要。坏死在导管腺癌中比腺泡腺癌更常见

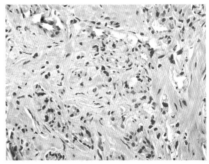

图 16.58 外院病理报告漏诊的前列腺癌 5 级成分，Gleason 4+4=8，存在单细胞

腺泡不紧邻的＞ 10 个形成不良的较大病灶为 Gleason 4。当不符合这些标准时，应选择 3 级而不是 4 级，因为明显形成不良的腺泡可能代表的 Gleason 3 级前列腺切片边缘部分（图 16.55）。

当单个癌细胞，或无腺泡腔的成片细胞在间质中可识别时，诊断为 Gleason 5 级前列腺癌。一个至关重要的比较是，单细胞几乎总是比淋巴细胞大（图 16.56）。单个、实性嵌套和实性圆柱体样排列也被认定为 Gleason 5，因为不存在腺腔形成。仅在一个癌腺泡中出现管腔粉刺坏死，就足以诊断 Gleason 5 级（图 16.57）。然而，病理学家往往忽略了单个细胞的（局灶性）存在或癌细胞的片状生长，构成了 5 级的模式（图 16.58）。在两项复核诊断研究中，49%~58% 的病例由外院病理学家漏诊 Gleason 5 级前列腺癌。另一方面，泌尿科病理学家在诊断 Gleason 5 癌方面的观察者间变异性一般，粉刺癌的一致性最好，其次是单细胞 / 条索和巢。

分级修订

在该系统成立的 50 年里，前列腺癌诊断和管理的新认识被引入，最显著的是血清前列腺特异性抗原筛查(约 1990 年)、经直肠超声检查、18 号针活检取样、免疫组化作为诊断辅助手段，根治性前列腺切除术和放射治疗作为主要治疗方式，使用冷冻疗法或热疗法进行保守治疗。因此，报告的需求发生了变化，现在包括报告穿刺活检中多个小标本的前列腺癌，描述前列腺切除标本中的多个结节、三级模式和关注前列腺癌的变异（综述）。

因此，Gleason 系统的应用在当代外科病理学实践中发生了改变。Gleason 系统的使用已经发展到足以使国际泌尿病理学会（ISUP）认为适合对其进行两次修订，第一次在 2005 年，第二次在 2014 年；后一种分级规则出现在 WHO 蓝皮书（44WHO）中。2005 年共识的重点是分级分配的方式（表 16.2），关注一些频率较低的前列腺癌变体（表 16.3）。2014 年共识还设定或完善了所有 5 个 Gleason 分级的使用标准——或废用标准（表 16.4）。

Gleason 1 级和 2 级不再是可行的分级类型，这一问题在两次共识会议上都得到了解决。Gleason 1 级癌被认为代表了一个边界非常紧密的均匀形状腺泡的结节，但 Gleason 最初收集的 1 级癌中的大多数现在被认为是非典型腺瘤性增生（AAH）。与 3 级癌症相比，Gleason 2 级癌症缺乏观察者间可重复性。其生物学潜能不低于 3 级，因为当通过穿刺活检确诊时，前列腺切除术中总是存在 3 级癌症。另一个问题是人类的解释：罕见的非典型腺泡被误解为"初发癌症"。因此，截至 1998 年，当病理学家指定为 1 级和 2 级时，他们大多"滥用"这些分级以涵盖 ASAP 或少量采样的 3 级前列腺癌。

表 16.2 前列腺癌分级评估方式（2005 共识）

活检：使用第一个最多+分化最差（例如，如果比例从高到低依次为4、3和5→4+5）
前列腺切除术：在患病率中使用第一种和第二种（相同示例，4+3），并对第三种模式5进行评论

最差情况是任何数量（无最小值——可低至0.5%）。过去为最低5%

前列腺切除术：应分别对具有不同Gleason分级（例如，4+4和3+3）的两个显性结节进行分级，而不是组合（4+3）

所有标本：鼓励报告Gleason 4%和Gleason 5%，并得到后续研究的支持。此外：如果"住"在2个等级之间，默认为较低级

表 16.3 特殊前列腺癌结构模式的治疗

组织学类型	2005年共识	2014年共识
筛状（根据Gleason的方案，大部分为3，有时为4）	但如果腺泡不比良性大很多，具有"松散"细胞，并且腺泡轮廓是圆形，4则可以是3	总是4
肾小球样变异	未达成共识，3：4	总是4
黏液变异	未达成共识；有人说4+4=8	取决于生长模式，无论是否存在黏蛋白；可以是3、4或5
小细胞（纯）	不分级	—
导管内（当"孤立"时：无侵袭性 CA）—IDC	—	不分级
导管	4+4=8	—
腺样囊性/基底细胞癌	不分级	

表 16.4 每个 Gleason 分级的标准变化

改良等级	标准使用范围
1	2005：从不使用
2	2005：使用"罕见"（如有）；2014：从不使用
3	2014：包括分支腺泡
4	2014：包括融合、筛状和"形成不良"腺泡。模式应在10×下评估
5	2014：包括实体生长和任何腺泡伴粉刺坏死（通常为筛状/导管内）

分级偏移

最近的研究表明，从 1998 年到 2005 年，前列腺癌等级有所增加，2005 年以后的增长率加快；推测2005 年对 Gleason 系统的修订是推动力。该修订提高了穿刺活检和前列腺切除标本之间的一致性。然而，分级过低已经让位给了分级过高，因为非泌尿科病理学家评估的分级趋势显著高于泌尿科病理学家评估的分级。这种差异似乎主要是由于过度称拥挤但分离的腺泡或不太完整的腺泡为继发性 Gleason 模式 4 而不是 3。可能导致惰性前列腺癌的过度治疗。

前列腺采样中使用的放射学方法也可能引入分级偏移。在 21 世纪初至 21 世纪中期引入磁共振成像／超声（MRI/US）融合引导的前列腺活检能够靶向前列腺中最可疑的部分。在同时使用两种方法进行采样的患者中，与标准 12 针采样相比，MRI/US 靶向活检技术使得 Gleason 3 级组（4+3=7）的检出率显著更高，癌的发生率更高。尽管使用 MRI/US 获得的穿刺组织较少。MRI/US 在检测高级别癌症方面的优势明显推

动了活检分级的更多上移。

预后分级分组

开始应用新的分级分组系统的两个主要原因来自 Gleason 1 级和 2 级的停用，加上基于多项研究的观察结果，并非所有的 Gleason 7 分肿瘤都是相同的。也就是说，Gleason 4+3 的结局显著差于 3+4。此外，分解 Gleason 4 组分的百分比有助于对结果预测进行分层，并且在 ±10% 区间内具有良好的观察者间重复性。然而，Gleason 4 级前列腺癌的"不良形成"模式的观察者间重复性低于其他 Gleason 4 模式。与大多数泌尿科病理学家一样，我们报告了 Gleason 4 或 Gleason 5 与 Gleason 3 以任何比例混合时的百分比，这是 WHO 鼓励的诊断模式。

在 2014 年的会议上，ISUP 采用了一种简化的以患者为中心的分级系统，包括 2013 年基于 Johns Hopkins 的数据提出的 5 个预后分级分组，随后通过对 5 个大型学术中心病例的生物化学复发风险对比进行了验证。分组系统现在出现在 WHO 蓝皮书中。将 1~5 级组分别指定为 Gleason 评分（GS）3+3=6、GS 3+4=7、GS 4+3=7、GS 8 和 GS 9-10。GS 3+4=7 和 GS 4+3=7 以及 GS 8 和 GS 9–10 的划分，通常被在一起用于预后和研究，显示显著不同的结果。

根据根治性前列腺切除术的结果，预后分级为 2、3、4 和 5 级的组相对于 Gleason 评分 6 的生化复发风险比为 1.9、5.1、8.0 和 11.7。

按分级分组仍未解决的问题是包括 Gleason 5 癌（导致 Gleason 总和为 3+5=8 或 5+3=8）的 GS 8 与 Gleason 4+4=8 癌的结局是否存在差异。在最近的一项研究中，泌尿科病理学家证实了活检标本中的 Gleason 评分，随访 36 个月，3+5 的前列腺癌病例的特异性生存率为 97.8%，4+4 个病例为 92.6%。这与 Gleason 5 癌症存在导致结局较差的预期相反。差异不显著（$P = 0.089$）。筛状生长模式（见下文 8）4+4=8 的病例为 63%，但 3+5 或 5+3=8 的病例中仅 26%。GS=8 组中筛状癌的存在证明足以将无癌生存期二分至 36 个月（$P = 0.018$）。同样，存在筛状癌可对 Gleason 3+4=7 癌症进行分层。

分级对治疗的影响

国家综合癌症网络使用有利风险前列腺癌的定义：Gleason 评分 6，血清 PSA < 10 ng/mL，PSA 密度 < 0.15 ng/mL，少于 3 个癌穿刺活检标本，以及任何穿刺活检标本的癌 ≤ 50%（穿刺活检标本通常与标本的子部分同义）。属于有利风险类别的前列腺癌患者是主动监测的候选者，可避免手术或放疗的副作用。

大体标本取材

根治性前列腺切除术

大多数前列腺癌发生于 C 形外周带（前列腺的后部和外侧部分）；前列腺癌主要发生于移行带（前列腺的前内侧部分），但更常见的是外周带肿瘤扩展的结果。与图 1 的清晰可见病变不同。然而，切面通常显示无明显病变。因此，只有 63% 的病例可大体识别前列腺癌；将大体病变指定为前列腺癌的假阳性率为 19%。采集用于冷冻切片确认研究的前列腺癌组织可能需要两次或三次采样尝试。用于组织采集的切片通常最终厚度为 5 mm，而不是用于处理的最佳厚度 3 mm。补救措施是将切片固定数小时或过夜，然后切得更薄。

根据 2009 年国际泌尿病理学会共识，前列腺应在分离精囊后称重。对前列腺的所有三个维度进行测量，即顶端至基底（垂直）、从左到右（矢状）和前后（横向）。前列腺需要涂墨，通常左侧为蓝色（两个单词都有四个字母），右侧为黑色（五个字母）（一些实验室使用的颜色超过两种，但不需要，因为基质中骨骼肌的存在可识别前部，并且大体描述应列出切片来源的象限）。然后将前列腺尖部和基底部截断，矢状切成条状，以便垂直于边缘包埋。如时间允许可固定前列腺或新鲜切取。应在约 3~4 mm 处切割切片，并描述肉眼可见的异常。只要规定了取材方法，则完整或部分提交（例如，第 1、3、5 和 7 层）均被视为可接受。切片可切成两半或象限，或作为全切片包埋，并在双宽载玻片上处理。整体安装提供了肿瘤最大维度和原始状态的视图，并提供研究应用。然而，标准包埋盒和载玻片更适合大多数病理科的工作流程，并避免了切片机上的适配器装置以固定更大的组织块。

在约 0.7%~2.1% 的根治性前列腺切除术标本中，未发现癌症。通常仅在完成样本提交后才能得出该结论（如果首次提交是部分提交）。此外，"翻转"组织块和对侧组织表面进行切片，可能获得更深的切片，对可疑病灶进行免疫组化染色，并咨询具有泌尿科病理学专业知识的同事，都是有用的操作。可考虑进行 DNA 分析以鉴别组织来源。值得注意的是，与发现肿瘤的患者相比，活检前列腺癌阳性但根治性前列腺切除术标本中无癌的患者的肿瘤复发或进展风险无差异。有人提出，活检中有明确癌但前列腺切除标本中无癌的患者被描述为 pT2（−）期，添加（−）符号以传达这种差异。

经尿道切除术

Humphrey 等人解剖和手术病理学主任协会建议对 60 岁以下的患者进行完整取材。对于 60 岁以上的患者，8 或 10 个区组的随机取材是足够的，因为未检测到癌的后果较少。如果在部分提交的标本中检测到高级别 PIN 或癌，则需要完整提交，尽管已证明在前 6 个试剂卡中检测到癌后完整提交不会改变分级或估计的肿瘤体积。

分期、肿瘤体积和切缘状态

根治性前列腺切除术

分期

基于 ISUP 的早期共识会议，显示了前列腺癌的现行 AJCC/WHO 分期标准（表 16.5）。

临床上将 pT2 期前列腺癌分为 2a、2b 和 2c，但相应的病理（pT）分期已压缩为 pT2。该变化是对多变量分析显示 pT2 亚群不是无生化复发生存期的显著预测因子这一证据的响应。在多变量模型中，肿瘤百分比 > 25% 可预测结局。因此，提出肿瘤亚分期为 < 25% 与 > 25%，但不是当前分期的一部分。

pT3a 期前列腺癌与 pT2 期的区别在于发现癌的前列腺外扩展（EPE）或镜下侵犯膀胱颈。前列腺外侵犯而不是膀胱颈被定义为癌细胞与前列腺外脂肪接触。位于前列腺外组织界面的癌周围促纤维增生反应可能使分期变得复杂。分期不是基于前列腺"胶囊"的概念，原因有两个。首先，前列腺没有真正的包膜，而是在顶点、前表面（与骨骼肌交错的地方）和膀胱底部不连续的假包膜。这些事实的含义是，前列腺前部骨骼肌纤维内的腺泡癌不应被视为前列腺外延伸。

其次，前列腺癌是"进入囊内"还是"通过囊"的概念观察者间重复性较差，而与脂肪接触的癌具有

表16.5　前列腺癌AJCC分期

分期	临床标准	病理学标准（需要根治性前列腺切除术）
T1a	在 ≤5% 的组织中，经尿道切除术中检测到的肿瘤在影像中既不可触及也不可见	不适用于前列腺切除术
T1b	与 1a 相同，但癌累及 >5% 的组织或为 2~5 级组，无论组织百分比如何	
T2a	可触及的单侧癌，一侧的一半或更少	pT2：肿瘤局限于前列腺
T2b	累及一半以上一侧而非双侧的可触及单侧癌	
T2c	可触及的双侧癌	
T3a	前列腺外侵犯或镜下侵犯膀胱颈	前列腺外侵犯或镜下侵犯膀胱颈
T3b	精囊侵犯	肿瘤侵犯精囊肌层，与前列腺外侵犯无关
T4	癌固定或侵犯膀胱、外括约肌、直肠、提上睑肌或盆壁	固定或侵犯膀胱、外括约肌、直肠、提上睑肌或盆壁
N0	无阳性区域淋巴结	—
N1	区域淋巴结转移	—
M0	无远处转移	—
M1	远处转移：1a，非局部淋巴结；1b，骨骼；1c，其他部位，伴或不伴骨转移癌	—

极好的重复性。建议谨慎一些，因为偶尔，前列腺内脂肪可以是正常的发现（图 16.59）。在这种情况下，脂肪细胞被丰富的基质包围，在脂肪水平存在癌细胞并不能将分期提高到 pT3a（图 16.60）。相反，不与脂肪接触但凸出超过前列腺轮廓并被促纤维增生间质包围的肿瘤结节仍被确定为 pT3a 期。

较少见的是发生膀胱颈侵犯。值得注意的是，在最近的共识会议中，显微镜下膀胱颈浸润被接受为 pT3a 期；这之前被分级为 pT4 期。

pT3b 期前列腺癌的标准是癌侵犯精囊肌层或上皮。ISUP 以协商一致方式确认了这些标准。病理学家识别肌层很重要（图 16.61）。精囊侵袭通过以下方式发生：①沿射精管复合体直接扩散；②扩散至前列腺外，然后进入精囊；③精囊中癌症孤立沉积，前列腺中无连续的主要癌症。

M1a 期包括所有淋巴结转移，无论大小或数量。当淋巴结呈癌阳性时，应报告转移灶的大小（单位：mm）。此外，还应报告是否发生肿瘤结外延伸（ENE）至结周脂肪组织。ENE 的荟萃分析强调了其相关性：ENE 存在具有较高的生化复发风险（相对风险，1.15；95%CI，1.03~1.28；危害比 1.40；95%CI，1.12~1.74）。

肿瘤体积

前列腺癌累及前列腺的估计百分比是结局的独立预测因素，标准前列腺切除术报告应每隔 5% 报告。长期以来，显性癌结节的最大尺寸被认为是肿瘤体积的极好代表，也应在病理学报告中列出。

切缘状态

据报道，8.8%~42% 的前列腺切除术病例存在手术切缘阳性，生化复发的可能性为 2 倍或 3 倍。它是一个独立的生化复发预测因素，前列腺基底阳性与不良预后显著相关。在前列腺切除术报告中，至少应以局灶性（包括两个独立切片上的一个高倍视野）或非局灶性报告切缘阳性。我们遵循 ISUP 的建议，应该列出以毫米为单位的线性范围和位置（如左后方）以及相关水平的数量。根据肿瘤的范围和分布，切缘阳性对重复活检的肿瘤具有重要的预测价值（综述）。

当肿瘤接近但不与涂墨边连续时，是否应报告该结果？病理学家的通常做法是不报告接近的边缘，尽管一些证据赋予了边缘 1 mm 内肿瘤复发的预测价值。最近的一项研究对前列腺后缘及其前缘进行了区分。后缘光滑，边界清楚，邻近坚韧的 Denonvilliers 筋膜，紧贴假包膜，使直肠前侵犯罕见。由于前缘与尿生殖膈的骨骼肌交错，前缘粗糙。肿瘤与后缘的距离不能预测复发，而肿瘤与前缘的距离 < 1 mm 则可以预测复发。建议报告距前缘 < 1 mm 的肿瘤。

切缘阳性和肿瘤体积都与肿瘤前病变的存在相关。Kryvenko 等人的研究表明，显著性前列腺癌患者（58%）比非显著性前列腺癌患者（21%）更常见前显性癌；这可能反映了在发展的后期发现癌前病变，因为粗针活检和触诊的可及性降低。综合以上所有内容，给出了我们建议的诊断规范（表 16.6）。某些规范项目可能作为概要模板的一部分。

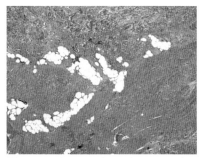

图 16.59 有时发现前列腺内脂肪，如前列腺切除术。癌与脂肪交错并不构成前列腺外侵犯

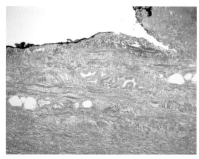

图 16.60 肿瘤水平的极少量脂肪细胞并不能证明前列腺外侵犯诊断的合理性

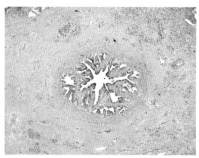

图 16.61 精囊肌层。精囊侵犯的标准是精囊肌层或上皮的肿瘤，此时，符合该标准；阶段为 pT3b

表16.6　根治性前列腺切除术规范诊断建议用语

前列腺和精囊、根治性前列腺切除术和膀胱切除术：

前列腺腺癌，Gleason 3+4（评分=7，2级组；40%为模式4；10%为Gleason 5的三级组分），双侧多灶性，腺体10%以内

肿瘤在右后外周带（顶点和水平1~4）形成显性癌结节，测量值高达19 mm（水平1）

前列腺外侵犯阳性（pT3a期），右后2节段，线性范围=4 mm

肿瘤切缘局灶阳性，右后水平2，线性范围=2 mm

精囊和输精管肿瘤阴性

神经周围浸润存在；淋巴血管浸润不存在

非肿瘤性前列腺伴结节性腺体和间质增生

注：即使增加了美国病理学家协会概要模板，该内容也建议作规范诊断

活检

有关一组穿刺活检标本前列腺外侵犯的分期问题的报道（图16.62）。许多前列腺穿刺活检组织含有前列腺外脂肪组织，任何与脂肪交错的肿瘤（如果脂肪是相同的）均应在相关前列腺穿刺活检组织中报告。这一发现容易被病理医生忽视。前列腺穿刺活检组织的顶端是发现前列腺外肿瘤最常见的地方，但并不总是如此（图16.63）。它与根治性前列腺切除标本的前列腺外侵犯相关，最重要的是，转移性癌症的发生率增加（约14倍）。在复核病理诊断实践中，我们通常看到前列腺外扩展被外院诊断所忽视。尽管疑似前列腺外侵犯在活检标本中并不常见，但在一组65例的病例中，约有一半的外院病理医生几乎未报告包含该病变的内容（11例中的5例）。

为了证明已在任何前列腺癌阳性的穿刺活检组中评估了该结果，我们在所有诊断报告（例如，部分A~F）后添加了一个单独的"评论"部分，指出"肿瘤未显示神经周围浸润或前列腺外侵犯"，如果事实确实如此。如果肿瘤显示了上述任一特征，则在穿刺活检标本的诊断中应该提及。或者，一些病理医生使用微小范本诊断每例前列腺癌，以报告是否存在这两种结果。

如果Gleason评分≥3+4或肿瘤长度≥3 mm（在癌症旁用墨水测量）或两者兼有，则活检标本中的肿瘤被定义为具有临床"显著性"。活检标本组中的肿瘤单侧和单灶性是前列腺切除标本中很好的预测因素，尤其是12针穿刺活检或更多活检标本时。

活检标本中的肿瘤体积是Gleason 3+3=6前列腺癌患者进入主动监测的关键选择因素。一些主要研究机构使用的指南存在一些差异，但最常用的标准是PSA低于10 ng/mL、单侧癌（临床分期cT2a）和最多3个阳性区域，每个区域癌累及小于50%。一些主动监测方案可能接受Gleason 3+4=7前列腺癌患者，特别是如果模式4的百分比较低，但这仍然存在争议。

筛状/大腺型腺癌

近5年来，我们对前列腺筛状癌的认识发生了改变。

浸润性大腺癌（包括筛状和乳头状）

1999年，Egevad等人指出，40%的筛状型前列腺癌是非二倍体，而Gleason 3级前列腺癌只有12%，首次表明侵袭性筛状癌具有较高的生物学行为。直到2011年的一项研究才进一步认识到这种现象。76名接受前列腺切除术但随后PSA反弹的男性与77名无PSA反弹的男性进行配对研究，并在扫描切片上对9种不结构模式的癌进行数字标注。61%（46/76）的PSA反弹的病例中存在筛状结构，16%（12/77）的PSA未反弹的病例中存在筛状结构（$P < 0.0001$）。筛状前列腺癌的存在使PSA反弹的优势比增加了6倍。筛状结构前列腺癌与单个细胞模式有很强的相关性（5级）（图16.64）。此外，小的或松散的"可折叠"

筛状结构的存在（图 16.65）对预后的影响与更常见的大型筛状结构相同。自 2011 年以来，共有 14 项基于活检和前列腺切除标本的研究支持在所有 Gleason 4 模式中筛状前列腺癌的特殊价值。特别是，进行前列腺癌死亡相关的研究表明，筛状生长对前列腺癌的转移和死亡具有很高的预测值。此外，在粗针穿刺活检组中，存在筛状生长被证明比最高 Gleason 分级是 3+5=8 还是 4+4=8 更能预测生化复发。因此，许多泌尿病理学家当前发表评论称筛状生长的前列腺癌的存在（没有必要报告缺失）作为 Gleason 4 级前列腺癌的一个组成部分，并补充这是一个不良预后因素。

导管内癌

1972 年首次使用前列腺导管内癌（IDC）这一诊断术语，尽管该术语以及导管内异型增生在很大程度上被高级别前列腺上皮内瘤变所涵盖。IDC 作为一个独立的实体直到最近几年才得到更多的关注。IDC 几乎总是与浸润性腺泡癌相关，仅 2% 的活检组中出现 IDC 作为一个孤立的发现，对诊断和治疗都构成挑战。

分子证据表明浸润性肿瘤对导管间隙的逆行化是 IDC 的来源。

IDC 是肿瘤细胞在原有导管内的跨管腔增生，呈致密的筛状或部分实性生长方式。核异型性超过高级别 PIN。原有的导管间隙通常扩张到至少为正常导管直径的 2 倍，并保留至少局灶性基底细胞（图 16.66）。扩张导管间隙的分支对诊断有帮助（图 16.67）。一些病理学家采用一种"临界"诊断，称为"非典型筛状增生"，用于 HGPIN 和 IDC 之间的诊断（图 16.68）。

我们最近调查了 39 名泌尿外科病理学家，以评估 IDC 诊断的观察者间分歧。我们提供了 38 张高级别 PIN 与 IDC 与浸润性癌的图像。在 19 例为 IDC 候选者的病例中，只有 5 例（26%）实现了至少 2/3 的 IDC 诊断 共识（如图 16.69），而另外 9 例（47%）病例对更广泛的临界病例或 IDC 类别达成了共识。不同诊断类别的结果不同，包括跨管腔肿瘤细胞（$P < 0.001$）、2× 良性导管直径（$P < 0.001$）、导管间

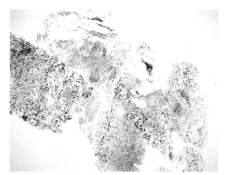

图 16.62　前列腺外延伸检查的位置通常在针芯或碎片的顶端。此处神经周围侵犯也明显

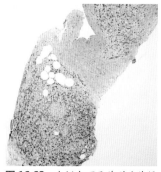

图 16.63　本例中可见前列腺外侵犯，而非穿刺活检组织顶端

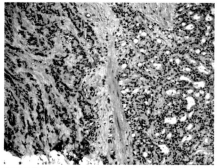

图 16.64　前列腺癌单个细胞模式（左）和筛状生长（右）密切相关

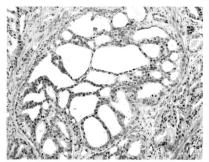

图 16.65　细胞结构较低级且桥接较薄的"可折叠"筛状前列腺癌示例。Gleason 分级仍为 4

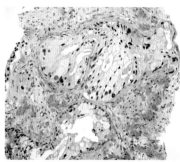

图 16.66　应注意导管内癌的核异型性

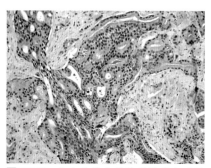

图 16.67　分支状筛状结构是导管内癌的特征

隙轮廓（圆形、不规则和分支）（$P < 0.001$）、乳头状生长（$P = 0.048$）、致密筛状或实性生长（两者 $P = 0.023$）和粉刺状坏死（$P = 0.015$）。缺乏 IDC 诊断共识最常见的原因是图像主要为疏松（"可折叠"）筛状生长、中央核成熟或中央粉刺坏死。因此，IDC 诊断标准的应用仍存在主观性。

总之，识别 IDC 至关重要，因为 IDC 和非典型筛状增生最近均被证实可预测生化复发，即使在控制了分级、分期和切缘状态后仍然如此。

导管腺癌

最初被称为"子宫内膜样癌"，这种大腺体生长模式发生在于 3% 的前列腺癌中，最常见于移行区。除 0.2%~0.4% 的病例外，所有病例均有混合性腺泡癌。肿块通常外生性生长突入尿道。因此，常见的症状是血尿和膀胱出口梗阻。对于进行尿道镜检查的泌尿科医生，导管腺癌可能酷似前列腺或膜部尿道的尿路上皮癌。由于肿瘤细胞将其 PSA 分泌到尿道而不是血液中，血清 PSA 可能不会升高；升高的 PSA 最

有可能因混合的腺泡腺癌成分导致。

组织学上，柱状复层细胞，常呈乳头状至筛状，排列在一个大的腺体间隙内（图 16.70 和 16.71）。在一项不同观察者间的研究中，76% 的泌尿科病理学家达成了 2/3 的共识，支持或反对导管腺癌的诊断，鉴别诊断包括导管内癌和高级别 PIN。在超过 80% 的病例中，乳头状结构和细胞核复层是两种最基本的诊断特征，在超过 50% 的病例中，可以见到高柱状上皮和细长细胞核。如果导管腺癌的定义扩大到任何 5 mm 范围的乳头状 / 筛状增生，无论是否存在具有复层细胞核的柱状细胞或尿道周围位置，发生率可能最高为 5%。

根据 ISUP 共识，导管腺癌应分级为 Gleason 4；任何粉刺坏死的存在将分级提高至 Gleason 5（表 16.4）。由于其恒定的、较高的 Gleason 分级，导管腺癌通常比腺泡腺癌具有更高的分期、肿瘤负荷和更强的侵袭性。导管腺癌与腺泡腺癌具有相似的转移途径。

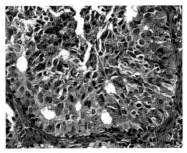

图 16.68　导管内癌。主要表现：导管间隙增大，致密的筛状至实性细胞巢，核增大 6 倍

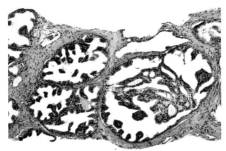

图 16.69　非典型筛状增生。本例导管内癌不明确。疏松的筛状结构形成。鉴别诊断包括高级别 PIN

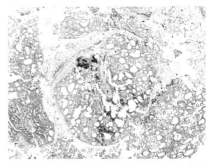

图 16.70　低倍镜显示膀胱底部肿块的前列腺导管腺癌

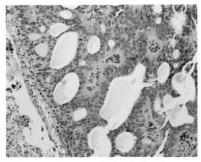

图 16.71　高倍镜下前列腺导管腺癌显示细长拥挤的细胞核衬覆形成筛状结构

前列腺癌的异常变异

假增生性前列腺癌

在 11% 的根治性前列腺切除标本和 2% 的穿刺活检标本中观察到假增生性前列腺癌。这种诊断陷阱与良性结节性增生相似。假增生性前列腺癌包括大的或扩张的腺泡，内有乳头状内折、波浪状管腔和分支状结构。应将其分级为大腺泡型 Gleason 3 级。常见的表现是核增大，核仁明显，（在放射状前列腺切除标本中）向普通型小腺泡癌转变。

腺样囊性 / 基底细胞癌（ACBCC）

这种组织学变异的特征是类似于涎腺癌的腺样囊性癌结构模式。生长主要为腺样囊性或基底样（图 16.72）癌细胞。两项研究报告了 48 例这种特殊类型的前列腺癌，34 例有临床资料。患者年龄范围为 42~89 岁，除 1 例外，所有患者均表现为尿路梗阻，并通过经尿道切除标本确诊，提示好发于移行区。4 例并发腺泡腺癌。部分病例侵犯膀胱颈横纹肌。免疫组化：ACBCC 的肿瘤细胞 p63、细胞角蛋白 7 和 34βE12 呈阳性，而细胞角蛋白 20 阴性。这种基底样表型与尿路上皮癌重叠。有趣的是，与腺泡腺癌不同，肿瘤对 Her2/Neu 呈阳性，主要位于内部细胞巢。在接受前列腺切除术的 12 例患者中 10 例观察到前列腺外扩散。在 2 项研究随访的 34 例患者中，报告了 8 例转移和 2 例死亡。因此，ACBCC 是一种需要彻底治疗的潜在侵袭性肿瘤。

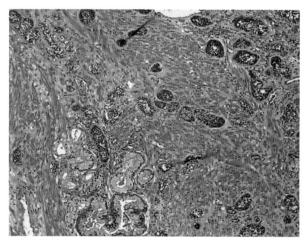

图 16.72 腺样囊性 / 基底细胞癌。基底样增生癌细胞巢充满大部分区域，左下可见经典的腺泡腺癌

已报告了一例侵袭性 ABCC 病例，明显位于前列腺远端，累及膜部尿道和阴茎以及前列腺。前列腺同时存在高级别腺泡腺癌。ACBCC 对细胞角蛋白 7 和 p63 具有免疫阳性反应。然而，靠近前列腺以及同时存在前列腺腺泡腺癌提示前列腺原发肿瘤存在连续扩散。

神经内分泌肿瘤

据报道，散在的神经内分泌细胞见于不同比例的前列腺癌——可高达 50%——通常为腺泡前列腺腺癌。然而，大多数研究未能显示此类变化的任何临床病理学意义。单纯小细胞神经内分泌癌的发生率与肺相似，< 1%。在一半病例中以纯形式发生，另一半病例有前期或混合性腺泡腺癌，几乎总是高级别。按照共识，纯小细胞癌不应分级。预后较差，60% 的患者在就诊时有转移性病灶，中位生存期为 19 个月，如果发生于腺泡腺癌后，则生存期较短。放射治疗可能有效。

免疫组化显示，前列腺小细胞癌不表达 PSA 或 PAP。约 90% 的病例 CgA、Syn 和 CD56 等神经内分泌标记阳性。半数以上 TTF1 阳性。

较罕见的神经内分泌分化形式包括潘氏细胞样分化、分化良好的神经内分泌（类癌）肿瘤和大细胞神经内分泌癌。真正的类癌只有在不与腺泡癌混合时才应诊断，应是 PSA 阴性。其他肿瘤呈类癌样但保留 PSA 阳性。高分化神经内分泌肿瘤可能为局部晚期，但预后良好。另一方面，大细胞神经内分泌癌坏死和核分裂活跃，扩散迅速，生存率低。

鳞状细胞癌

文献报告了 76 例前列腺鳞状细胞癌病例，约 50% 的病例发生在内分泌治疗或放疗后的前列腺癌患者中。起源尚不清楚；推测包括纯前列腺起源（包括前列腺腺泡的基底细胞）和前列腺尿道原发肿瘤的鳞状上皮化生。组织发生理论包括腺癌的转移瘤转化，从转移灶发展而来的含鳞状细胞成分的碰撞型肿瘤，具有多向分化的多能干细胞衍生，继发于治疗后腺泡腺癌的克隆性演变。

鉴别诊断包括鳞状上皮化生，可能在激素治疗后发生相关。预后较差，大多数患者在诊断时患有转移性癌，综合治疗后中位生存期较短。

腺鳞癌更为罕见，文献报告了 27 例病例，血清 PSA 升高。穿刺活检标本鳞状细胞癌和腺癌各呈单独病灶，无融合证据。鳞癌细胞具有粘附性，其特征是角化和含丰富的嗜酸性玻璃样胞浆（图 16.73）。与腺癌成分相比，细胞核更大，多形性明显。在一病例中，既往未诊断为鳞状细胞癌或腺癌，无内分泌治疗或放疗史。鳞状细胞癌局限于左侧，累及 20%~90%。鳞状细胞癌 S-100 蛋白、CDX-2 和 uroplakin II 染色阴性。此外，在右侧的一个核心区域观察到局灶性 Gleason 4+4（评分 =8）腺癌。给予顺铂 /5-FU 及放疗，诊断后 11 个月无转移证据。

治疗对前列腺癌的影响

通常在男性中观察到辐射或雄激素剥夺的影响，随后在主动监测和前列腺切除标本中进行连续前列腺活检。这两种治疗的组织学效应有些重叠，但在某些方面存在差异，尤其是对于腺泡腺癌（表 16.7）。

放射治疗

近距离放射治疗（放射性粒子）和体外放射治疗均产生相同的组织学变化。放疗 12 个月后，Crook 等表明 21% 的患者穿刺活检仍有前列腺癌，但 28 个月后仍有不到 10% 的患者有癌。因此，基于这些研究，建议在放疗开始后至少 1 年进行重复活检采样。治疗后出现的癌可能显示 DNA 非整倍体。31% 的治疗前二倍体肿瘤在治疗后为非整倍体。

放疗后良性前列腺显示出明显的核增大和染色过深，超过几乎所有癌症中发现的程度，染色质被污染（图 16.74）。在这种情况下，活检样本可能需要三联免疫染色，以确定是否存在基底细胞。1995 年，由于腺泡变形，建议不对放疗后持续存在的前列腺癌进行分级，目前该建议仍然适用。

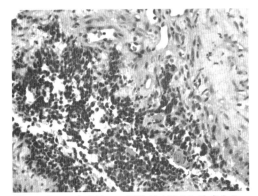

图 16.73　67 岁男性，一侧前列腺鳞状细胞癌为主，对侧 Gleason 4+4=8 癌量极少

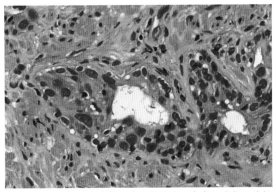

图 16.74　放射治疗对良性腺泡的影响：基底细胞复层伴核增大和染色质污浊

表 16.7　治疗效果比较：放疗和雄激素去势

大体观/病变	细胞结构	放疗	雄激素剥夺
大体观	—	肌纤维增生，间质纤维化	间质优势
良性前列腺	腺泡	数量和尺寸减少，轮廓扭曲	数量和尺寸减少，轮廓扭曲
	分泌细胞质	降低	未改变
	分泌细胞核	增大或固缩	可能降低
	分泌细胞核仁	不明显	不明显
	基底细胞	可能增生	可能增生
前列腺癌	腺泡	未变或萎缩或混合	萎缩，可能是单细胞
	分泌细胞质	早期巨细胞增大；后期空泡化	透明细胞
	分泌细胞核	大小不规则，核增大	固缩、深染
	分泌细胞核仁	早期持续存在；后期缩小	通常消失（"乏核仁"）

雄激素剥夺

雄激素剥夺可通过合成的抗雄激素药物醋酸环丙孕酮、非那雄胺（抑制 5-α- 还原酶的 2 型和 3 型同工酶，该酶可将睾酮转化为双氢睾酮，刺激良性和恶性前列腺的生长）或度他雄胺来实现。度他雄胺抑制 1、2 和 3 型同工酶（1 型在去势抵抗性前列腺癌中的表达增加）。根治性前列腺切除术前的安慰剂对照研究显示，度他雄胺治疗组良性和癌上皮萎缩，治疗组肿瘤体积较小。与雄激素去除相比，变化不太显著。

雄激素阻断后，良性前列腺的变化与放疗后相似（表 16.8）。腺泡萎缩，管腔扩张，上皮扁平（图 16.75）。

前列腺癌抗雄激素治疗后的变化与放疗后的变化不同。细胞核固缩，不增大，而细胞质变透明；这种独特的外观被称为"缺乏核仁的透明细胞癌"。前列腺癌后续抗雄激素治疗（图 16.76）如图所示显示了这些变化，尽管左侧的腺泡腺癌仍然保留核仁。此外，癌细胞的上皮高度降低。在这种情况下，三联免疫染色特别有助于确认前列腺癌。值得注意的是，雄激素阻断治疗降低了高级别 PIN 的发生率和程度，证明了其预防潜力。

间叶性肿瘤

前列腺特有病变

仅累及前列腺的单纯间质肿瘤分为恶性潜能未定的间质瘤（STUMP）、间质肉瘤和癌肉瘤。

STUMP 在 1998 年之前被称为非典型间质增生，有 4 种类型，包括：①具有散在变性异型性的细胞及丰富的间质，特征为细胞核空泡化和染色质污浊（50% 的病例）；②具有温和梭形间质细胞的细胞，间质丰富；③良性叶状肿瘤样（与乳腺相似，良性前列腺上皮表面有细胞减少的纤维性间质）；④黏液样间质，细胞浅染，稀少，缺乏良性增生中所见的结节。退化 / 污浊染色质实际上是所有四种模式的病理标准化名称（图 16.77）。STUMP 发生的年龄范围较广，中位年龄为 58 岁，通常表现为尿路梗阻，其次为血尿、血精和直肠胀满。虽然许多 STUMP 是偶然发现，表现惰性，但少数在手术后复发或转移。据报告，高达 46% 的患者在未进行确定性手术的情况下复发。

显微镜下，STUMP 应具有罕见或无有丝分裂活性且无坏死。肿瘤细胞浸润在良性腺泡之间。STUMP 细胞角蛋白阴性，排除肉瘤样癌。除此之外，免疫染色对 STUMP 没有特别的鉴别意义。CD34 和波形蛋白最常呈阳性，平滑肌肌动蛋白和结蛋白染色不一。CD34 阳性有助于排除平滑肌增生。STUMP 来自特殊的、激素反应性前列腺基质细胞，因此，孕激素受体和雄激素受体免疫染色有助于诊断，应为阳性。

间质肉瘤可呈星形、上皮样或纤维肉瘤样，也可呈恶性叶状。通常而言，间质肉瘤比前列腺腺癌或 STUMP 影响更年轻的人群，一半的患者年龄在 50 岁以下。肉瘤根据多形性程度和核分裂数可分为低度恶

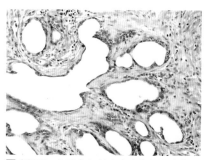

图 16.75　雄激素阻断治疗后的良性腺泡明显萎缩

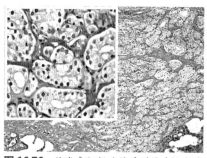

图 16.76　雄激素阻断后的前列腺癌保留其浸润模式。高倍镜下（插图）可见特征性的透明细胞、核仁缺乏的肿瘤细胞。左侧部分癌腺泡仍保留核仁

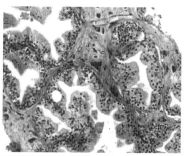

图 16.77　恶性潜能未定的间质瘤（STUMP），退行性变伴异型。在这四种 STUMP 模式中最常见的是，丰富的间质细胞具有污浊、深染的染色质（由巴西圣保罗 Campinas 的 Athanase Billis 博士提供）

表16.8　目前前列腺癌的分子检测

检测	样本	用途	公司
前列腺特异性抗原	血液	自20世纪80年代末以来，前列腺癌的标准筛查试验；它是非特异性的，因为2/3的PSA升高男性没有癌症。PSA>4提示癌；有些使用>2.5更敏感	Various
前列腺素	尿液	筛选：肌氨酸和其他代谢物检测	Metabolon
前列腺健康指数（PHI）	血液	筛选：检查PSA的3种变异	Beckman Coulter
4k分数	血液	筛查：与PHI相似，但增加了第4种标志物-hK2，加上年龄、直肠检查和既往活检状态	OPKO Diagnostics
Mi-Prostate评分（MiPS）	血液和尿液	筛选：血清PSA、尿TMPRSS2：EFG和尿PCA3	Univ. of Michigan Mlabs
前体PCA3	尿液	筛选：检测PCA3表达与PSA的比值	Gen-Probe（Hologic）
确认MDx	组织	活检阴性后，当仍然怀疑前列腺癌时，检测表观遗传与前列腺癌密切相关的3个基因甲基化的影响	MDxHealth
前列腺	组织	活检后，检测一组基因的活性	Myriad Genetics
前列腺原位杂交	组织	在低中度癌症活检后，检测PTEN缺失和ERG，以预测进展	Bostwick Laboratories
前列腺基因组评分（GPS）	组织	活检后，检测一组基因的活性	Genomic Health

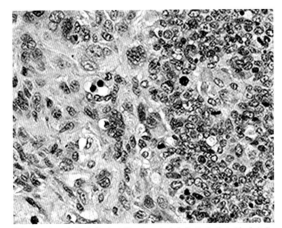

图16.78　癌肉瘤由恶性梭形细胞（左）和上皮细胞（右）组成，也可有软骨肉瘤和骨肉瘤成分（未显示）

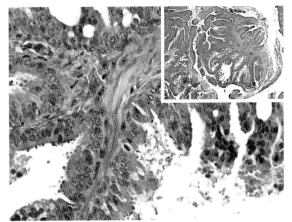

图16.79　叶状肿瘤伴恶性上皮成分。伸长的腺泡有核异型性，可见核分裂象。插图（右）显示了梭形细胞间质呈叶状生长

性和高度恶性。

　　癌肉瘤可见混合癌成分和肉瘤成分。癌肉瘤占前列腺癌的0.1%。血清PSA通常不升高。预后较差，无论组织学类型如何，观察到的这些肿瘤的生物学行为均具有极强的侵袭性。一些学者推测，越来越多地使用体外放射治疗和近距离放射治疗前列腺癌可能会增加癌肉瘤的发生率。最近，据报道，癌肉瘤出现在前列腺癌近距离放射治疗7年后出现（图16.78）。我们还遇到一例在叶状肿瘤的间质中含有良性间质增生，伴有恶性上皮成分的病例（图16.79）。

　　其他部位也发现病变

　　前列腺最常见的肉瘤是平滑肌肉瘤，但报道的病例不到200例。表现为成人或儿童的梗阻性症状。肿瘤常复发，预后相对较差。可观察到具有核分裂和坏死的梭形细胞增生。免疫组化标记CD44、SMA和Calponin阳性，Demin不确定，CD34呈阴性。细胞遗传学可能揭示染色体2、3、9、11和19克隆性重排。

　　在儿童和婴儿中，胚胎性横纹肌肉瘤是最常见的前列腺恶性肿瘤。前列腺变硬，呈均匀增大。淋巴结转移比头颈部肿瘤少见。显微镜下，细胞结构多见于血管周围，其间有黏液样和水肿区。肿瘤细胞呈原始的圆形至梭形细胞，后者为梭形细胞变异。细胞中横纹不确定。肿瘤常常扩散至前列腺外。仅在成人中报告了3例病例。儿童和成人预后均较差，可采用化疗、

放疗和手术治疗。

其他间叶肿瘤包括滑膜肉瘤、假瘤（炎性肌纤维母细胞瘤）、孤立性纤维性肿瘤、骨肉瘤、血管肉瘤和胃肠道间质瘤（GIST）。GIST 在临床上可能表现为影像学检查中的原发性前列腺肿瘤表现，但可以证实由直肠或直肠周围间隙长出，在压迫前列腺的同时，通常不会侵犯。CD117 和 CD34 是 GIST 最有用的标志物。CD34 在滑膜肉瘤中也呈阳性，但后者以其鹿角状脉管和"无结构模式"来区分。

血液系统肿瘤

1998 年，报告了 60 例非霍奇金淋巴瘤和 2 例累及前列腺的霍奇金淋巴瘤。患者平均年龄为 62 岁（范围：5~89 岁）。大多数患者有膀胱出口梗阻和前列腺增大，尽管没有像癌一样坚硬。22 例患者（35%）表现为前列腺结外淋巴瘤。即就诊时患者无肝脾肿大、腹股沟淋巴结肿大或全血细胞计数异常。组织亚型从弥漫性大 B 细胞（12 例患者）到小淋巴细胞（4 例患者）；滤泡中心细胞，融合不一，小细胞（2 例患者）；滤泡性淋巴瘤，1 级（根据修订的欧美分类，小核裂）（1 例患者）；2 级（滤泡和弥漫混合）（1 例患者）；Burkitt 样高级别 B 细胞淋巴瘤（2 例患者）。

其他 30 例（48%）有其他部位淋巴瘤病史的患者发生了前列腺受累，这些继发性前列腺淋巴瘤表现出各种亚型，包括小淋巴细胞性（8 例，均伴有白血病）、滤泡性淋巴瘤、弥漫性小细胞性（2 例）、滤泡性淋巴瘤，1 级（小细胞）（1 例患者）；滤泡性淋巴瘤，2 级（1 例患者）；弥漫性大 B 细胞（11 例患者）；外周 T 细胞淋巴瘤（2 例患者）；高级别 B 细胞淋巴瘤，Burkitt 样（1 例患者）；Burkitt 淋巴瘤（1 例患者）；霍奇金淋巴瘤（结节性硬化型 1 例和混合细胞性 1 例）；以及未知类型（1 例患者）。10 例不能归类为原发性或继发性淋巴瘤。淋巴瘤特异性生存率在 1 年时为 64%（95%CI，51%~80%），2 年时为 50%（95%CI，36%~68%），5 年时为 33%，10 年时为 33%，15 年时为 16%。

在其他文献报道中，发生了相似的淋巴瘤类型分类，但比例不同。小淋巴细胞淋巴瘤（相当于 CLL）和套细胞淋巴瘤明显更可能继发累及前列腺，而不是表现为原发于前列腺。

白血病很少累及前列腺，髓系肉瘤（绿色瘤）是最常报告的肿瘤，或作为白血病的初始表现，或作为复发部位。

前列腺癌的分子生物学

预后组织标记物

CpG 岛高甲基化谱：GSTP1 甲基化

GSTP1 可能是前列腺腺癌中研究最多的表观遗传标记。该基因编码谷胱甘肽 - 酮 S- 转移酶 π1 蛋白，其功能是作为肿瘤抑制解毒剂，防止致癌物对基因组的损伤。1994 年 GSTP1 甲基化首次被报道为前列腺癌的特异性生物标志物。从此，超过 30 项独立的研究报道了对惰性前列腺癌的高灵敏度和高特异性检测。基因高甲基化分析通常用于临床高度怀疑为前列腺癌，但初始前列腺活检阴性的病例。与其尝试重新活检，对组织学上的非癌组织评估是否存在与前列腺癌相关的高甲基化基因。这些基因改变可以在组织学上与未取样的癌组织相邻的非恶性组织中看到，这被称为"场效应"。2012 年的一项 meta 分析表明，回顾性和活检验证 GSTP1 甲基化检测的联合敏感性和特异性分别为 82% 和 95%。

在一项关键性研究 MATLOC 研究中，APC 和 RASSF1 的超甲基化与 GSTP1 联合使用。对结果进行解读，使得至少一条穿刺活检组织中的至少一个基因产生阳性检测结果，并且相对于 ACTB 参考基因确定所有三个基因的甲基化比率。该研究表明，初始阴性活检的甲基化分析可作为存在未采样前列腺腺癌的显著独立预测因素。其他因素，包括受试者年龄或人种，或存在异型性或 HGPIN，与存在未采样的恶性肿瘤无显著相关性。联合甲基化分析的总体阴性预测值为 90%，显示与其他研究中记录的 NPV 有很好的一致性。

HOXD3 甲基化

同源盒 D3 或 HOXD3 是一个基因，其甲基化沉默被证明与肿瘤分级相关。通过甲基化特异性 PCR，在单变量分析中与生化复发相关（$P = 0.043$），并在

Cox 回归分析中显示与病理分期相互作用的证据可以作为预测变量（$P = 0.028$）。

血清和尿液标志物

血清 PSA 是前列腺癌的替代标志物，是前列腺癌的敏感检测，但缺乏特异性：三分之二基于血清 PSA 升高而接受前列腺活检的男性组织学上可能为良性。2012 年，美国预防服务工作组（US Preventive Services Task Force）建议，无论年龄大小，健康的男性都不要接受 PSA 检测，因为这是一种损益平衡的做法。这是极具争议的，此后出现的许多新检测可能有更好的特异性（表 16.8）。

PCA3 检测是一种基于尿液的核酸扩增检测方法，可检测 PCA3，一种非编码 mRNA，其在前列腺癌细胞中选择性过表达，与 PSAmRNA 的表达（PSA mRNA 作为前体细胞的标志物）成比例。检测评分 ≥ 35 认为需要重新活检。在最大宗的研究中，PCA3 检测的灵敏度相对较低，为 49%（在其他研究中为 58%~74%），但其巨大优势是其特异性，在该研究中为 78%。本试验多用于血清 PSA 检测的补充。其于 2006 年 11 月在欧洲获批使用，目前已在许多实验室上市销售。在美国，该检测以 uPM3 上市，并于 2006 年 5 月上市。2011 年获得 FDA 批准，上市名称为 Progensa PCA3（Hologic Gen-Probe, Inc）。

为了进行检查，泌尿科医生在仔细的直肠指检后收集前 20~30 mL 排出的尿液。将 2 mL 尿液转移至含有裂解缓冲液的运输管中，随后使用冷冻凝胶包将过夜尿液标本送至检测中心。平均 PCA3 评分范围为 30~50，显示与前列腺体积无相关性。Whitman 等发现 PCA3 可预测前列腺癌分期和体积。在前列腺外扩散的男性中显著性较高（49 vs. 19），显示与癌体积呈正相关（r=0.38），通过多变量分析是 EPE 和癌体积的独立预测因素。PCA3+ 活检 Gleason 评分 +PSA=0.90 为受试者（对于 EPE）。因此，PCA3 可以在活检阴性后使用，以确定哪些男性需要立即重复活检，哪些是主动监测的候选者。

密歇根大学的 MLabs 开发了 Mi-Prostate Score 检测，这是一种多重分析，结合了尿 PCA3 检测与 TM-

PRSS2-ERG 融合（下文讨论）和血清 PSA，用于预测前列腺癌的最高特异性和前列腺癌是否为高级别。

另一种新的相关检测是来自 Beckman Coulter 的前列腺健康指数或 PHI。PHI 是一种帮助临床决策的新公式，结合了三种 kalli-kreins（总 PSA、游离 PSA 和 p2PSA）。p2PSA 代表 [-2] proPSA，游离 PSA（PSA 的良性形式）的一种亚型。据估计，p2PSA 检测患者前列腺癌的特异性是 PSA 筛查的 2.5 倍。2012 年 6 月获得美国食品药品监督管理局（FDA）批准，此后上市。PHI 为 p2PSA/ 游离 PSA× √ 总 PSA。

Rhodes 等人指出，"……[-2]proPSA 的年变化百分比随增加十岁而增加，发生前列腺增大或前列腺癌的男性的增加速率显然更大"。

4KScore 测量了 4 种血清激肽释放酶、患者年龄、直肠指检和既往活检状态。最近对 162 例男性前列腺癌筛查的研究表明，假定常规血清 PSA 临界值为 4.0 ng/mL，与单独使用 PSA 和直肠检查相比，38.5% 的患者可避免使用 4KScore 进行活检。

肌氨酸在转移性前列腺癌中显著升高，在原发性前列腺癌的尿液中中度升高，其生物合成酶在前列腺癌组织中升高。同时，肌氨酸在体内前列腺癌模型中诱导前列腺癌细胞的侵袭和向内浸润。Metabolon 和 Bostwick Laboratories 于 2013 年引入了一种称为 Prostarix 的无创尿液检测，涉及使用定量液相色谱 - 质谱 - 拷贝方法进行代谢评估，以准确测量四种氨基酸的尿液浓度。该检测被认为是决定是否对血清 PSA 轻度升高和直肠指检阴性的男性——换句话说，风险不明确的男性——进行一组前列腺活检的替代方法。

预后组织标记物

ERG 和 PTEN

一些美国实验室测试选择病例进行前列腺病理学中两个最不利的预后标志物：ERG 表达和 PTEN 缺失。ERG 是一种雄激素应答基因。许多可重复研究表明，约 50% 的前列腺癌获得 ERG 的反应性，反映了 TMPRSS2-ERG 重排。约 16% 的高级别前列腺上皮内瘤变（HGPIN）ERG 阳性，其是浸润性癌的非浸润性前驱病变，良性前列腺阴性。Tomlins 等研究表明，最常见的重排是 TMPRSS2：ERG（21q22.2），其次是 TMPRSS2：ETV1（7p21.2），而 TMPRSS2（21q22）：ETV4（17q21）罕见（占病例的 2%）。Klezovich 等确定了 ERG 过度表达在致癌作用中的因果作用。前列腺细胞系中 ERG 的过表达增加了细胞侵袭。转基因小鼠体内管腔前列腺上皮细胞中的靶向表达导致发生局灶性前列腺癌前病变（PIN）。多灶性前列腺癌可表现出 ERG 表达的异质性。根据无生化复发生存率的测量结果，单独 ERG 表达对结局仅有轻微或无影响。

PTEN（phosphatase and tensin homolog deleted on chro-mosome 10）是前列腺癌的关键抑癌基因。平均三分之一的前列腺癌会发生 PTEN 表达缺失。

在一项研究中，20.2%（458/2266）的前列腺癌存在 PTEN 缺失（8.1% 杂合子和 12.1% 纯合子）。PTEN 缺失与晚期、高 Gleason 评分、淋巴结转移、激素抵抗疾病、存在 ERG 基因融合有关（均 $P < 0.0001$）。在单变量（$P < 0.0001$）和多变量（$P = 0.0158$）分析中，PTEN 缺失均与生化复发相关。鉴于这些发现，我已经注意到，许多私人诊所的泌尿科医生选择对他们新诊断的 Gleason 评分为 3+3=6 或 3+4=7 的癌症进行 PTEN 缺失研究，以便对这些分级组的其他异质性结果进行分层。

Lotan 等通过免疫组化研究 PTEN 蛋白丢失，评估其与 FISH 比较。通过与单核苷酸多态性比较，PTEN 免疫染色（IHC）检测到高达 86% 的 PTEN 基因组丢失病例。IHC 对 PTEN 杂合性缺失的敏感性为 87%，对纯合性缺失的敏感性为 86%。在无明显基因组丢失的情况下，IHC 有时也能发现。也就是说，在 37% 的 SNP 未显示 PTEN 缺失的病例和 45% 的 FISH 未显示 PTEN 缺失的病例中，通过免疫染色发现。其他研究者报告了 IHC 与 FISH 比较的相似结果。综上所述，这些数据表明 PTEN 失活可以通过基因组缺失以外的方式发生，包括插入和表观遗传学改变；通过 IHC 检测 PTEN 可能比 FISH 具有一定的优势。然而，主要的缺点是 IHC 不能区分杂合子和纯合子丢失。

而单独 ERG 表达并不重要，只有当合并 PTEN 缺失时才成为显著的预后因素。Kaplan-Meier 分析显示，这两种标志物的状态可将前列腺癌患者分为 4 个显著不同的组。ERG 和 PTEN 联合，通过预后定义 3 组患者：预后良好，ERG-/PTEN 无丢失（29% 的病例）；预后中等，ERG +/PTEN 无丢失或 ERG-/PTEN 丢失（43%）；预后不良，ERG +/PTEN 丢失（28%）。无论 ERG 状态如何，PTEN 缺失在预后上都很重要。ERG 组在 409 例患者的研究中发现，PTEN 缺失预示着需再次治疗，缩短了前列腺癌生存期，并将 7 例患者的 Gleason 评分分层进入预后分组。ERG 阴性前列腺癌雄激素受体表达提示更差的不良预后。

导管内癌（IDC）具有独特的分子生物学特征。IDC 的 ERG 融合率和 PTEN 缺失率至少与侵袭性癌相当，并超过 HGPIN 的相应比例。Fine 等发现伴或不伴 IDC 的男性前列腺癌患者 ERG 易位 / 缺失或拷贝数增加无差异。在 35%~75% 的 IDC 中报告了反映 TMPRSS2-ERG 基因融合的 ERG 蛋白免疫反应性，但在不符合 IDC 标准的"非典型筛状病变"中很少或从未报告。在使用接近侵袭性癌区分 IDC 的分布图研究中，这为区分二者提供了分子依据。Schneider 和 Osunkoya 发现 IDC 中 ERG 反应性的存在与否始终与腺泡腺癌相匹配，但与 IDC 相关的浸润性癌的 35% 表达率小于与 IDC 分离的表达率，提示当 IDC 存在时，伴随的侵袭性前列腺癌组往往具有独特的表型。ERG 免疫染色可用于特定病例的诊断。细胞质 PTEN 缺失被认为是区分 IDC 和 HGPIN 的标志物，在 84% 的 IDC 和 100% 的病变中观察到，介于 IDC 和 HGPIN 之间，但在 HGPIN 中从未观察到。PTEN 的核反应性可能保留在 IDC 中。IDC 的 PTEN 缺失率超过了腺泡腺癌报道的 35%~45%，但与 Gleason 4~5 级前列腺癌中 PTEN 缺失显著增高相似，支持 IDC 具有侵袭性。

Oncotype Dx

Genomic Health 公司生产 Oncotype Dx，这是一种前列腺癌组织的特有检测方法，用于一系列与驱动前列腺癌的四种途径相关的基因组改变。提供了前列腺基因组评分（GPS），据说不管术后选择何种治疗，可以预测手术后的结果。最初的研究观察了 185 名术后生化复发的前列腺癌患者。

睾丸肿瘤

标本的大体特征和处理

睾丸肿瘤标本活检或冷冻切片评估的大体特征和处理很少使用，因为腹股沟睾丸切除术是临床疑似睾丸肿块的主要手术，也是用于诊断和治疗目的的手术。尽管如此，对于小的、无症状的、不可触及的睾丸肿块，有文献提示冰冻切片可以指导保留睾丸的肿瘤切除。

睾丸切除标本应在从手术室收到后不久进行对剖切开处理并固定于福尔马林中。充分的组织固定在不同生殖细胞成分的组织学评价（例如，精原细胞瘤与实体型胚胎癌的区别）、病理分期（例如，准确测定淋巴血管浸润）和免疫组织化学研究中抗原最佳表达定位中至关重要。精索切缘应在睾丸实质切片前先取材（图 16.80）。取材应包括远离肿瘤的非肿瘤性睾丸和肿瘤切片，包括其与睾丸网、睾丸门、附睾和睾丸被膜的界面。切片的精确数量可根据具体情况调整；然而，考虑到生殖细胞肿瘤的异质性和识别不同成分的临床重要性，我们建议尽可能对肿瘤组织全取材。在未见明显肿瘤但观察到瘢痕的情况下，我们建议将瘢痕全部取材。对于较大的肿瘤（例如，直径＞ 10 cm），完全取材肿瘤是不切实际的，我们建议对大体不同的区域进行取材，每厘米肿瘤至少取一张切片。

手术切除标本病理学报告和分期

手术切除标本病理报告应包括病理分期的要素以及肿瘤的局灶性、每种组织学成分的类型和比例、手术（精索）切缘状态、是否存在原位生殖细胞肿瘤，

以及任何非肿瘤性睾丸相关病变，如睾丸瘢痕或小管内钙化。睾丸生殖细胞肿瘤的病理分期考虑了疾病的解剖范围以及血清肿瘤标志物的水平。肿瘤标志物 LDH、AFP 和 βhCG 血清升高和程度属于"S"类别。睾丸切除术后采集的血清标志物用于病理 S 分期的评估。美国癌症联合委员会对 TNM 分期的最新修订如下。值得注意的是，该分期系统主要适用于青春期后生殖细胞肿瘤。其他睾丸肿瘤，包括青春期前生殖细胞肿瘤、精母细胞瘤、非恶性性索间质肿瘤和睾丸旁肿瘤，均未进行分期。睾丸淋巴造血肿瘤以其他淋巴增殖性肿瘤的方式进行分期。

对于局限于睾丸的肿瘤，原发肿瘤的大小已被证明影响纯精原细胞瘤复发的因素。因此，在 AJCC 分期手册的最近的更新中，pT1 纯精原细胞瘤分为以下几个亚类。如果肿瘤是多灶性的，则应记录最大的分散的肉眼可见肿瘤病灶的大小，以指定 pT 分期。由于关于该参数临床价值的文献尚未确立，因此未将睾丸侵袭纳入分期中。其他显著的变化和补充包括将门部软组织和 / 或附睾的侵袭归类为 pT2，区分精索间质侵袭与睾丸原发（pT3）连续或通过不连续血管侵袭（pM1）。血管浸润 - 在精索内但未延伸至精索间质是 pT2，与一般的淋巴血管浸润一样（表 16.9 和图 16.10、16.81）。

病理 N 分期适用于局部淋巴结。右侧睾丸肿瘤主要通过主动脉腔静脉间淋巴结转移，而左侧睾丸肿瘤通过腹主动脉旁淋巴结播散。在没有可能改变淋巴引流的阴囊或腹股沟手术的情况下，睾丸的区域淋巴结包括主动脉腔静脉间、主动脉旁、腔静脉旁、主动脉前、

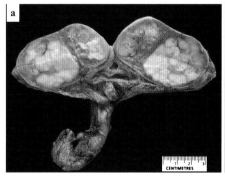
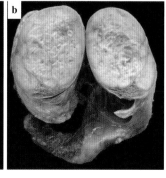

图 16.80　睾丸切除标本的剖面。（a）睾丸应在睾丸门处双瓣，先取精索切片。（b）充分的固定对于正确的病理评估是必要的

表 16.9　睾丸肿瘤 AJCC/TNM 分期系统（2016 年第 8 版）

原发肿瘤（T）分期	标准
pTX	原发肿瘤无法评估
pT0	无原发性肿瘤证据
pTis	原位生殖细胞肿瘤（GCNIS）
pT1	肿瘤局限于睾丸（包括睾丸网），无淋巴管浸润
pT1a [a]	肿瘤直径小于 3 cm
pT1b [a]	肿瘤直径≥3 cm
pT2	肿瘤限于睾丸（包括睾丸网）伴淋巴管浸润 OR 肿瘤侵犯门部软组织或附睾或穿透内脏间皮层覆盖白膜外表面伴或不伴淋巴血管浸润
pT3	肿瘤侵犯精索伴或不伴淋巴血管侵犯
pT4	肿瘤侵犯阴囊伴或不伴淋巴血管侵犯

[a] p：T1 的亚类仅适用于纯精原细胞瘤

表 16.10　局部淋巴结（N）

分期类型	分期	标准
局部淋巴 （N）	pNX	局部淋巴结无法评估
	pN0	无局部淋巴结转移
	pN1	转移伴淋巴结病灶最大径≤2 cm 和≤5个淋巴结阳性，无淋巴结最大径>2 cm
	pN2	转移伴淋巴结病灶最大径>2 cm 但不>5 cm；或>5个淋巴结阳性，最大径均不>5 cm；或肿瘤结外扩散证据
	pN3	转移伴最大径>5 cm 的淋巴结病灶
远处转移 （M）	M0	无远处转移
	M1	远处转移
	M1a	非腹膜后淋巴结或肺转移
	M1b	非肺内脏转移
血清标志物 （S）	SX	标志物研究不可用或未进行
	S0	标志物研究水平在正常范围内
	S1	LDH<1.5 × N[a]和hCG（mIU/mL）<5000和AFP（ng/mL）<1000
	S2	LDH<1.5~10×10 N[a]或hCG（mIU/mL）<5000~50 000或AFP（ng/mL）1000~10 000
	S3	LDH>10 × N[a]或hCG（mIU/mL）>50 000或AFP（ng/mL）>10,000

[a] N 表示 LDH 试验的正常上限

腔静脉前、主动脉后和腔静脉后淋巴结。大小标准是基于病理学检查确定的肿瘤累及阳性淋巴结的总体大小，而不是淋巴结内转移灶的大小（表 16.10）。

原位生殖细胞肿瘤

临床特征

几项研究证据表明，原位生殖细胞肿瘤（GCNIS）是侵袭性生殖细胞肿瘤的前驱病变。临床上，对不育和对侧生殖细胞肿瘤患者的睾丸活检显示，GCNIS 患者经常发生侵袭性生殖细胞肿瘤，而在缺乏 GCNIS 的患者中未发现侵袭性生殖细胞肿瘤病例。从流行病学的角度来看，GCNIS 在有生殖细胞肿瘤风险的患者中被过度表达，包括睾丸未降、性腺发育不全、既往生殖细胞肿瘤和不育的男性。原位生殖细胞肿瘤与绝大多数睾丸生殖细胞肿瘤和睾丸外肿瘤相关，尤其是腹膜后生殖细胞肿瘤。在组织学和免疫组织化学上，肿瘤性 GCNIS 细胞最接近精原细胞瘤。孤立性

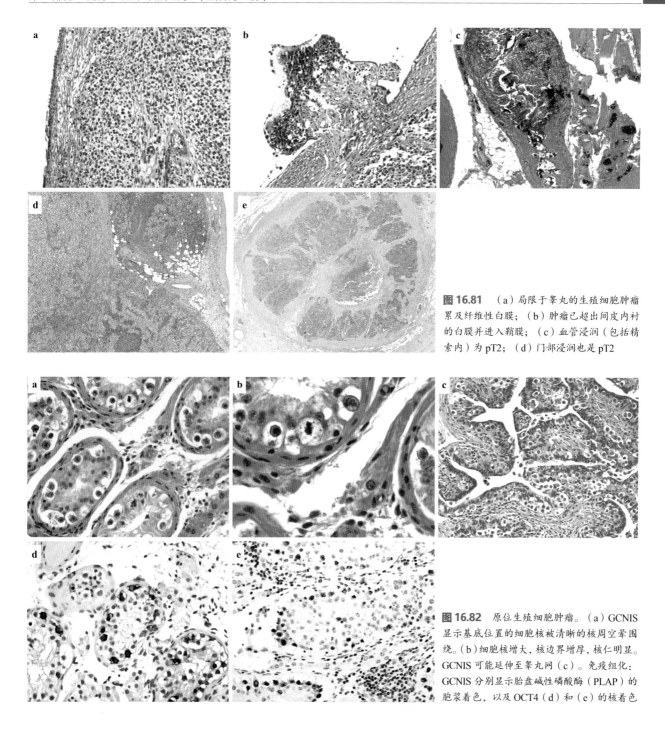

图 16.81　（a）局限于睾丸的生殖细胞肿瘤累及纤维性白膜；（b）肿瘤已超出间皮内衬的白膜并进入鞘膜；（c）血管浸润（包括精索内）为 pT2；（d）门部浸润也是 pT2

图 16.82　原位生殖细胞肿瘤。（a）GCNIS 显示基底位置的细胞核被清晰的核周空晕围绕。（b）细胞核增大，核边界增厚，核仁明显。GCNIS 可能延伸至睾丸网（c）。免疫组化：GCNIS 分别显示胎盘碱性磷酸酶（PLAP）的胞浆着色，以及 OCT4（d）和（e）的核着色

GCNIS 通常无症状，出现在显示超声异常的正常至轻微萎缩睾丸的背景下。通过活检检测 GCNIS 是可靠的工作流程。

病理学特征和辅助研究

原位生殖细胞肿瘤是一种小管内肿瘤性增生，可能涉及不同比例的生精小管（图 16.82）。曲细精管通常显示基底膜增厚和精子发生减少甚至缺失。

GCNIS 可见于曲细精管内的任何部位，但最常见于基底部，病变细胞具有透明的、富含糖原的胞浆和增厚、增大的细胞核，并有明显的核仁。GCNIS 可发生派杰样扩散，并扩展至睾丸网和附睾。特殊形式的GCNIS 较少见，包括小管内精原细胞瘤和小管内胚胎癌。这些病变表现出精原细胞瘤和胚胎癌细胞的典型形态和免疫表型，只是它们使先前存在的生精小管扩

张。大量的免疫组化染色标记 GCNIS；然而，临床实践中只需要 PLAP 和 OCT 3/4，因为它们选择性地标记 GCNIS 并将其与成熟精原细胞（其主要形态类似病变）区分开来。GCNIS 本身通常不会显示 12p 扩增，尽管在侵袭性生殖细胞肿瘤相关的 GCNIS 亚群中已有报告。

侵袭性生殖细胞肿瘤

侵袭性生殖细胞肿瘤目前分为来源于 GCNIS 的肿瘤和与 GCNIS 无关的肿瘤，如下所示（表 16.11）。在来源于 GCNIS 的侵袭性生殖细胞肿瘤中最具特征性的、反复发生的细胞遗传学畸变是 12 号染色体短臂上获得染色体物质，常为额外拷贝或等臂染色体 12p（i12p）（图 16.83）。i（12p）的测定可用于阐明肿瘤的生殖细胞起源，从而指导适当的治疗。

精原细胞瘤

临床特征

精原细胞瘤是生殖细胞肿瘤中最常见的类型，常以纯的形式发生，无其他混合的生殖细胞肿瘤组织学证据。其发病率通常在 40 岁左右达到峰值，第二个峰值出现在 60 岁。与 GCNIS 一样，精原细胞瘤的风险因素相似，在免疫抑制患者和睾丸未降患者中精原细胞瘤的比例较高。多数患者表现为单侧、无痛性睾丸肿块，超声呈低回声。转移前症状罕见，与常见的生殖细胞肿瘤定位部位（尤其是腹膜后）相关的症状有关。血清肿瘤标志物在检测精原细胞瘤方面无效：AFP 无升高，hCG、PLAP 和 LDH 升高既无特异性，也无临床价值。

精原细胞瘤对放疗和化疗高度敏感，主要根据各种临床和病理因素进行治疗。约 15%~20% 的临床 I 期患者复发。这些复发通常发生在睾丸切除术后 18 个月内，绝大多数累及腹膜后淋巴结（~95%）。考虑到辅助治疗的长期并发症，并假定患者具有依从性，近年来的护理标准已转向采用监测方案，并对临床复发进行密切随访和治疗。其他选择包括对临床 I 期肿瘤进行辅助治疗，将复发率降低至 < 5%，可以采用低剂量的内膜后放疗或单剂量卡铂为主的化疗。对于临床上转移到腹膜后的体积不大的肿瘤，可以选着放疗或化疗，而转移到腹膜后的体积大的转移瘤或转移到腹膜后内脏器官的转移则需要采用预先化疗。

病理学特征和辅助研究

精原细胞瘤绝大多数局限于睾丸，呈局灶性、分叶状，切面呈棕褐色，偶见纤维化和坏死灶（图

表16.11　根据 WHO 2016年的生殖细胞肿瘤分类

来源于原位生殖细胞瘤		与原位生殖细胞瘤无关
精原细胞瘤	非精原细胞瘤	
精原细胞瘤；精原细胞瘤伴合体滋养细胞	胚胎癌卵黄囊瘤，青春期后型；滋养细胞肿瘤（绒毛膜癌、胎盘部位滋养细胞肿瘤、上皮样滋养细胞肿瘤、囊性滋养细胞瘤）；畸胎瘤，青春期后型；畸胎瘤伴体细胞型恶性肿瘤；超过1种以上组织学类型的混合性非精原细胞性生殖细胞肿瘤	精母细胞瘤；畸胎瘤，青春前型（表皮样囊肿、皮样囊肿、高分化神经内分泌瘤）；卵黄囊瘤，青春前期型；混合性畸胎瘤和卵黄囊瘤青春前期型

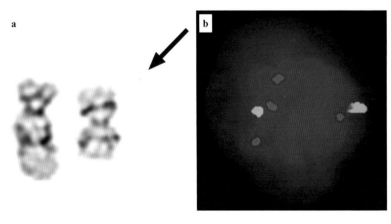

图16.83 （a）细胞遗传学 G 显带显示正常的 12 号染色体和 12p 等位染色体（箭头）。（b）组织 FISH 显示间期细胞核，光谱红色标记的 12p13.3 探针相对于绿色标记的 12 着丝粒探针增加，表明 12p 扩增，i（12p）

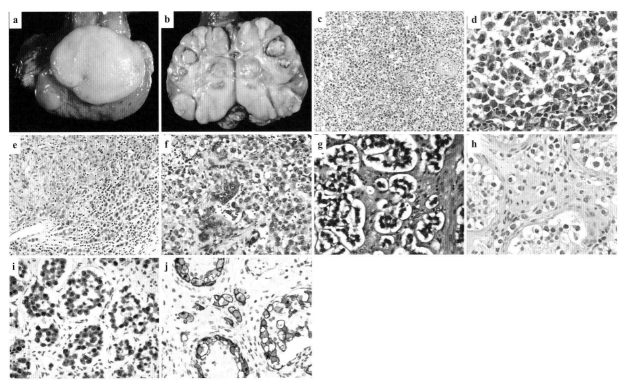

图16.84　（a,b）切面呈分叶状棕褐色的精原细胞瘤。（c,d）肿瘤显示伴淋巴浆细胞炎性浸润，肿瘤细胞具有透明胞浆、非重叠细胞核、厚核膜和显著核仁。（e,f）精原细胞瘤可能表现出显著的肉芽肿反应以及合体滋养细胞。变异形态，包括小管精原细胞瘤（g）和间质精原细胞瘤（h），分别具有OCT4（i）和CD117（j）的免疫表达

16.84）。镜下肿瘤细胞排列成巢，由纤维间质分隔。肿瘤细胞胞质透明，核不重叠增厚，核仁明显，核分裂活跃。伴随的淋巴浆细胞浸润，在低和高倍镜下明显，是诊断上有价值的特征。精原细胞瘤常表现为肉芽肿性炎症，通常为局灶性，但偶尔可广泛分布，掩盖肿瘤成分。HE在约10%的病例中观察到合体滋养细胞与精原细胞瘤相关。此类肿瘤显示B-HCG轻度升高，但无预后意义。然而，重要的是，分离的合体滋养细胞不会被误诊为绒毛膜癌。精原细胞瘤偶尔可显示组织学变异，尽管这是罕见的唯一形态，因为这些病灶通常混合有更典型的结构模式。显著的变异组织学包括以管状结构排列的肿瘤细胞，类似于支持细胞肿瘤或精原细胞瘤细胞浸润在生精小管之间，导致所谓的管间生长，通常不明显。精原细胞瘤不分级，基于有丝分裂指数的分层未被证明是预后因素。精原细胞瘤内局灶可见明显的细胞异型性，可能代表早期转化为胚胎癌；然而，这不是公认的或特定的病理类型。

精原细胞瘤显示多种标记物的免疫组织化学染色，包括SALL4、OCT 3/4、PLAP、CD117、podoplanin、MAGEA4、NANOG和SOX17。在常规临床实践中，转录因子OCT 3/4和受体酪氨酸激酶CD117（KIT）的标记通常足以确立精原细胞瘤的诊断，结合组织学形态选用免疫组化标记取决于所涉及的鉴别诊断。细胞角蛋白如CAM 5.2，虽然在精原细胞瘤中一般为阴性，但可显示散在阳性——这一特征本身并不表明为非精原细胞瘤成分。

与其他侵袭性生殖细胞肿瘤相似，精原细胞瘤表现为12p的扩增，常伴i（12p）。另外，癌基因或肿瘤抑制基因的复发性基因组变化罕见，除了c-Kit基因在文献报道的一例患者亚组中显示激活突变或扩增。

可能产生影响的病理学特征包括肿瘤大小，以及在较小程度上存在睾丸网浸润，其与I期肿瘤复发相关，并可能为治疗医生管理患者提供相关信息。睾丸网侵犯应与GCNIS向睾丸网内扩展区别。

非精原细胞肿瘤

非精原细胞肿瘤在临床上有别于精原细胞瘤。它们对化疗敏感且具有抗辐射能力，经常表现出混合的组织学成分，其发病高峰年龄在 30 岁左右。考虑到 GCNIS 的共同起源，与 GCNIS 相关的风险因素相似。大多数患者表现为局限于睾丸，尽管转移比精原细胞瘤更常见，并且因组织类型而异（例如，胚胎性癌的转移率约为 10%，纯绒毛膜癌的转移率＞ 50%）。血清肿瘤标志物在大多数非精原细胞肿瘤的诊断和治疗中很重要。事实上，精原细胞瘤组织学伴血清 AFP 升高表明存在非精原细胞肿瘤成分，因此，认为肿瘤为混合性非精原细胞肿瘤并进行相应治疗。

用于治疗非精原细胞肿瘤的临床方案包括监测、手术和化疗，取决于患者和疾病相关因素。临床 I 期肿瘤患者约 25%~30% 的病例复发，大部分在 12 个月内，主要（50%~80%）转移至腹膜后。监测适用于 I 期肿瘤低风险、依从性好的患者。辅助治疗方案包括以博来霉素 / 依托泊苷 / 顺铂为基础的单周期化疗或采用右侧或左侧标准淋巴结清扫的原发腹膜后淋巴结清扫（RPLND）。增加 I 期非精原细胞肿瘤复发率的病理因素，并因此影响是否进行辅助治疗，包括淋巴血管浸润和胚胎癌组织学比例增加。临床上转移至腹膜后的非精原细胞肿瘤可采用双侧 RPLND 或化疗进行治疗，而转移超出腹膜后至内脏器官的则采用化疗。

病理学特征和辅助研究

胚胎癌

胚胎性癌多作为混合生殖细胞肿瘤的一部分发生，很少为单纯形式。因此，它通常与反映其他组织学成分的血清 AFP 和 hCG 升高相关。大体上，胚胎性癌边界欠清，质地软，多彩状切面，伴有不同程度的出血、坏死和纤维化（图 16.85）。镜下，肿瘤细胞可表现出不同的结构模式，包括实性、腺样和乳头状特征。肿瘤细胞通常呈合胞体排列，肿瘤细胞聚集成团，显示重叠和高度多形性细胞核。背景中常见合体滋养细胞，胚胎性癌通常显示淋巴血管浸润。考虑到胚胎癌的侵袭性，估计其比例以及淋巴血管浸润可能有助于患者管理。根据 HE 染色，诊断通常很简单。但在固定不良的标本中偶可误认为精原细胞瘤，卵黄囊瘤也需要鉴别。

许多免疫组织化学标记在胚胎癌中呈阳性，包括 SALL4、OCT 3/4、细胞角蛋白 AE1/AE3 和 CAM5.2、NANOG 和 PLAP。CD30 和 SOX-2 是最具特异性的标记，结合 SALL4、OCT 3/4 和细胞角蛋白通常足以确诊睾丸胚胎性癌，但必须与其他生殖细胞肿瘤（如精原细胞瘤、卵黄囊瘤）或转移部位的胚胎性癌进行鉴别，还需与体细胞、非生殖细胞肿瘤（癌、

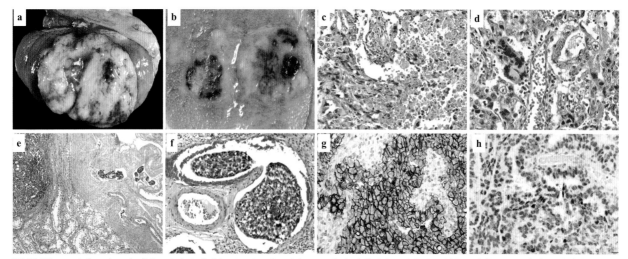

图 16.85　胚胎癌。（a，b）质软、突出和多彩切面，显示出血和坏死。（c）肿瘤呈实性和乳头状模式，伴有坏死。（d）细胞学高级别细胞核伴孤立的合体滋养细胞。（e，f）肿瘤细胞显示 CD30 膜表达和 SOX2 核表达。（g）胚胎癌的淋巴管浸润，通常是血管浸润成分，理想情况下应在远离肿瘤主体（肿瘤细胞附着在血管壁上）的情况下进行评价。（h）符合血管形状并瘤栓形成

淋巴瘤）区分。在临床或病理学结果不明确的情况下，i（12p）测定可能有助于确定胚胎癌的生殖细胞来源。

卵黄囊瘤

卵黄囊瘤向胚外卵黄囊、尿囊和间叶成分分化。它发生在儿童和青春期后的年龄组，表现为两种不同的肿瘤。青春期前卵黄囊瘤在 1~2 岁达到高峰，通常不与其他生殖细胞组织类型混合，不表现出种族倾向，与 GCNIS 或 i（12p）无关，很少表现出侵袭性。值得注意的是，转移瘤可通过淋巴和血行途径扩散，并可通过化疗得到成功的治疗。

成人青春期后卵黄囊瘤通常发生在 20~40 岁，几乎总是与 GCNIS 和其他生殖细胞肿瘤成分相关，在不到 1% 的病例中以纯型发生。白种人发病率较高，与 i（12p）有关，被视为非精原细胞性生殖细胞肿瘤。当出现在睾丸内时，卵黄囊肿瘤组织学提示相对良好的预后；然而，考虑到其化疗耐药性，其在转移部位预后变差。卵黄囊瘤表现出多种结构模式，包括网状、微囊状、内胚窦样（血管周围、雀斑状）、多泡卵黄、大囊状、乳头状、腺泡状、实性、肝样、透明细胞、壁细胞和肉瘤样特征。细胞外间质常显示嗜酸性基底膜样物质和透明小球，而肿瘤细胞相对温和，与胚胎性癌相比，多形性要小得多。Schiller-Duval 小体值得注意，因为其由乳头状核心组成，含有中央小血管，并由恶性立方形和柱状细胞环绕。Schiller-Du-val 小体仅见于少数卵黄囊瘤，诊断不是必需的（图 16.86）。

卵黄囊肿瘤阳性标记有 SALL4、细胞角蛋白 AE1/AE3 和 CAM5.2、glypican 3、AFP、α-1 抗胰蛋白酶、CD117 和 PLAP。SALL4 和 glypican 3 是最有用的阳性标记物，而 OCT 3/4 是常规工作中最有用的阴性标记物，其中卵黄囊瘤必须与睾丸内或转移部位的其他生殖细胞肿瘤（例如胚胎癌、畸胎瘤、精原细胞瘤）相鉴别，还必须与体细胞、非生殖细胞的癌相鉴别。在后一种情况下，i（12p）的测定可能有助于确认生殖细胞谱系。血清甲胎蛋白水平随卵黄囊肿瘤组织显著升高，可用于监测卵黄囊瘤。

畸胎瘤

畸胎瘤向体细胞结构分化，包括外胚层、内胚层和中胚层谱系（图 16.87）。根据一系列临床、病理和遗传学参数将其分为青春期前型和青春期后型。青春期前畸胎瘤通常出现在儿科年龄组，可能与先天性异常（唐氏综合征或克氏综合征）相关，无任何种族倾向，与 GCNIS、睾丸瘢痕、钙化或 i（12p）无关。其通常显示成熟的组织学，无细胞异型性或伴随非畸胎瘤成分，具有二倍体 DNA 含量。青春期前畸胎瘤也可见于青春期后年龄组，如表皮样囊肿和皮样囊肿以及分化良好的神经内分泌肿瘤/类癌，目前归入青春期前畸胎瘤类型。不考虑年龄，青春期前型畸胎瘤

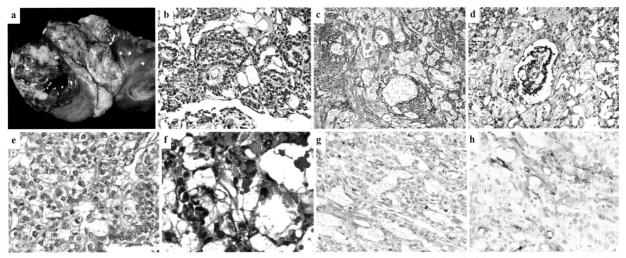

图 16.86 卵黄囊瘤。（a）切面呈囊实性黏液样。（b~d）肿瘤细胞呈乳头状、微囊状和网状。（d）具有特征性的 Schiller Duval 小体。（e）肿瘤细胞核相对温和。（f）高倍镜下可见嗜酸性透明小球。（g, h）卵黄囊瘤显示甲胎蛋白和 Glypican 3 胞浆着色

遵循惰性临床病程。

青春期后型畸胎瘤发生于成人，与成人非精原细胞肿瘤相似：它们与 GCNIS 相关，在白种人中占主导地位，并表现出 i（12p）畸变。青春期后型畸胎瘤可以表现为囊性占位病变，表现为成熟和不成熟成分，以及细胞异型性，经常与非畸胎瘤生殖细胞肿瘤混合。在混合生殖细胞肿瘤中，畸胎瘤和非畸胎瘤成分中也发现了相似的等位基因丢失，与这些组织学的相关性一致。青春期后型畸胎瘤具有恶性潜能，无论组织学成熟或不成熟度如何，均有转移能力。

畸胎瘤的免疫组织化学标记通常反映了畸胎瘤分化的谱系。因此，外胚层和内胚层成分将标记上皮标记物，而中胚层病灶将标记间叶标记物。与大多数体细胞、淋巴和间叶组织肿瘤相比，SALL-4 等生殖细胞系标记物也可标记畸胎瘤。然而，需要注意的是 SALL-4 标记畸胎瘤等分化程度较高的生殖细胞肿瘤弱于其他生殖细胞肿瘤组织类型。

滋养细胞肿瘤

根据最近的 WHO 2016 共识，向滋养细胞谱系分化的睾丸肿瘤分为绒毛膜癌和非绒毛膜癌滋养细胞肿瘤。绒毛膜癌通常发生于 30~40 岁，几乎总是作为混合生殖细胞肿瘤的一部分发生，很少单独存在（图 16.88），是一种侵袭性表型，可能转移，也可能在睾丸内消退的肿瘤。值得注意的是，其转移途径通常为血源性途径，而非淋巴道转移，与其他生殖细胞肿瘤类型相同，在内脏器官如肺、肝、胃肠道和脑中发生转移。组织学上，低倍镜下细胞滋养层和合体滋养层混合形成 β- 绒毛膜促性腺激素，可见出血灶。血清 β-HCG 水平普遍显著升高。考虑到 β-HCG 与 LH 和 TSH 的同源性，可能分别导致男性乳腺发育和甲状腺功能亢进的临床表现。对肿瘤性滋养细胞进行 β-HCG、人胎盘泌乳素（HPL）和 GATA-3 的免疫组织化学标记，可以作为结合临床和组织学形态的辅助检测。

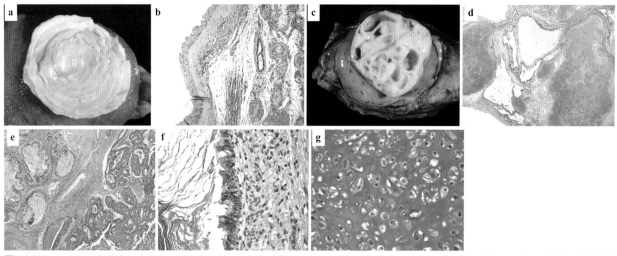

图 16.87 （a,b）青春期前型畸胎瘤，具有累及睾丸的表皮样囊肿的大体和显微镜下特征，缺乏原位生殖细胞肿瘤。（c）青春期后型畸胎瘤通常为囊实性。（d,e）外胚层、内胚层和中胚层成分混合。腺体内胚层（f）和软骨中胚层（g）成分的细胞学异型性提示为恶性

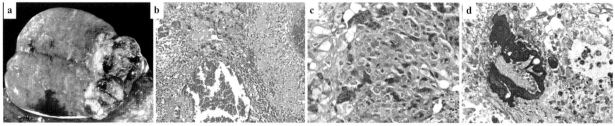

图 16.88 （a）典型的绒毛膜癌表现为结节状的红色切面。（b,c）其周围为新生的细胞滋养层细胞和合体滋养层细胞混合形成的出血区后者标记 β-HCG（d,e）

较罕见的非绒毛膜癌性滋养细胞肿瘤包括胎盘部位滋养细胞肿瘤、上皮样滋养细胞肿瘤和囊性滋养细胞肿瘤。这些主要表现为接受生殖细胞肿瘤化疗方案治疗的患者的转移性病灶，但也可能发生在睾丸内的初治环境中。这些肿瘤对化疗相对耐药；然而，与化疗后畸胎瘤相似，它们的恶性潜能有限，手术切除病灶是首选方法。囊性滋养细胞肿瘤通常与畸胎瘤相关，血清 β-HCG 无显著升高，代表该家族中最常见的组织学类型：表现为囊性间隙，内含纤维蛋白物质，内衬肿瘤性滋养细胞，胞浆空泡化。鉴于胎盘部位滋养细胞肿瘤和上皮样滋养细胞肿瘤在睾丸中的罕见性，有关女性生殖道类似肿瘤的详细形态学和免疫组织化学特征，读者可参阅专著的妇科病理学部分。

转移性生殖细胞肿瘤

临床特征

转移扩散的模式受生殖细胞肿瘤类型和肿瘤位置的影响，睾丸和转移部位之间可能存在组织学差异，尤其是化疗后。此外，较大的转移性肿瘤负荷可能与微小的睾丸病变有关，因为生殖细胞肿瘤倾向于在睾丸内消退，在临床和放射学检查中很少或没有其来源

的痕迹。这种消退现象可能只在睾丸实质中留下组织学瘢痕，这一特征在历史上被称为"燃尽"的生殖细胞瘤（图 16.89）。然而，并不是所有的睾丸瘢痕都代表退化的生殖细胞瘤，被认为对退化更特异的特征包括 GCNIS 和相关瘢痕，如精子发生减少和出现体积较大的小管内钙化。由于对"燃退"现象的进一步认识，目前认为，无明显原发灶来源的腹膜后生殖细胞肿瘤均来自于"燃尽"的睾丸原发性生殖细胞肿瘤转移。

要求外科病理学家在初治和治疗后评价转移性生殖细胞肿瘤。考虑到晚期生殖细胞肿瘤治疗的有效性，在转移性肿瘤初治患者中，确定生殖细胞来源至关重要。首先考虑临床情况，但对于无明显睾丸肿块或血清肿瘤标志物未升高或其非特异性升高的患者，可能无法得出结论。活检标本的组织学也可能不明确，特别是考虑到生殖细胞肿瘤与非生殖细胞肿瘤组织学的重叠特征。

接受化疗方案治疗的转移性生殖细胞肿瘤患者可能影像学检测到腹膜后肿块，无血清肿瘤标志物升高或所谓的残留肿块。根据原肿瘤是精原细胞瘤或非精

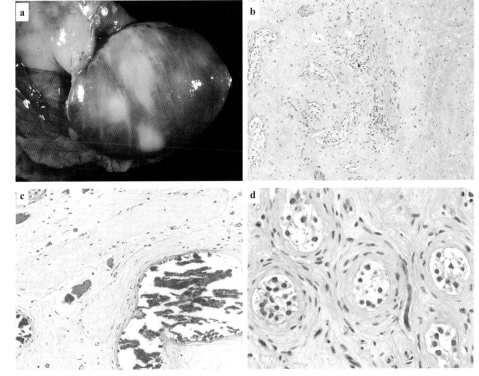

图 16.89 *退化的生殖细胞肿瘤显示肉眼（a）和镜下（b）瘢痕，伴小管内钙化（c）和精子发生减少（d）*

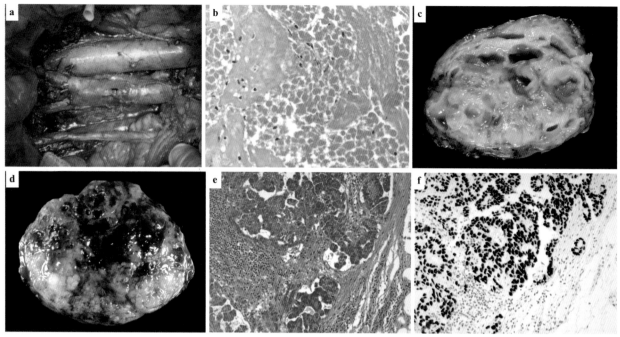

图 16.90　腹膜后淋巴结清扫术后残留肿块（a）的病理学特征包括：坏死（b）、畸胎瘤（c）或活的生殖细胞肿瘤（d），如转移性卵黄囊瘤（e）显示 SALL4 的免疫组织化学标记（f）

原细胞瘤，残余肿块的临床处理方法不同。观察治疗精原细胞瘤产生的残留肿块，除非较大（＞3 cm），在这种情况下，通过 PET 扫描进行评价。PET 扫描显示有代谢活性肿块可以治疗，通常采用二线化疗。然而，假定肿块直径＞1 cm，来自治疗后的非精原细胞瘤的残留肿块几乎得到治疗是一致的。应用的治疗方案即所谓的化疗后 RPLND，这是一种相对苛刻的外科手术，其中泌尿科医生应尽可能多地切除化疗后粘连形成的残余肿块。

病理学特征和辅助研究

手术切除残余肿块的病理特征大致可分为三类（图 16.90）。第一类是化疗后肿瘤细胞无活性伴炎症、纤维化或凝固性坏死。这些患者的复发风险较低（＜10%），不需要进一步治疗。第二类包括显示畸胎瘤型组织学的残留肿块。青春期后型畸胎瘤从一开始即为恶性，在治疗后可能表现出更大的细胞异型性。然而，它们通常表现出相对惰性的临床病程，复发风险为 10%~15%。鉴于其复发风险较低，并且通常复发为畸胎瘤，因此个体化治疗是完全手术切除。第三类包括显示存活的非畸胎瘤。

组织学的残留肿块，如卵黄囊瘤或胚胎癌。由于化疗后形态的变化（尤其是卵黄囊瘤）和畸胎瘤伴异型性的鉴别诊断，这些可能导致诊断困难。此外，用于区分生殖细胞肿瘤的传统免疫组织化学标志物（例如，CD30、OCT 3/4）在化疗后环境中的灵敏度较低。尽管有之前的提示，非畸胎瘤性生殖细胞肿瘤的诊断是至关重要的，因为它预示着侵袭性生物学行为和必须追加化疗，包括大剂量干细胞抢救方案。

幸运的是，一组新的基于肿瘤组织的标记物累积的经验对确定生殖细胞肿瘤来源和区分不同类别生殖细胞肿瘤有所帮助。SALL4 是一种在胚胎发育中起重要作用的锌指转录因子，在生殖细胞肿瘤中表现出广泛的免疫反应性。虽然对任何生殖细胞肿瘤亚型都没有特异性，但它显示出很高的敏感性：例如，据报道 SALL4 在检测卵黄囊肿瘤方面比 AFP 和 glypican 3 更敏感。因此，SALL4 是筛选生殖细胞肿瘤谱系合适的标记物，因为与体细胞癌、淋巴和间叶组织肿瘤以及睾丸非生殖细胞肿瘤的免疫阴性相比，有助于标记生殖细胞肿瘤。它不是绝对特异或敏感的，然而，由于一小部分体细胞癌显示出 SALL4 反应性，而且，

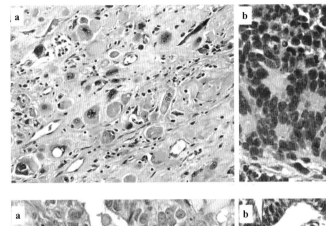

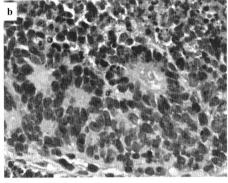

图16.91　生殖细胞肿瘤伴体细胞转化，体细胞转化成分显示横纹肌肉瘤(a)和原始神经外胚层肿瘤(b)类型组织学特征

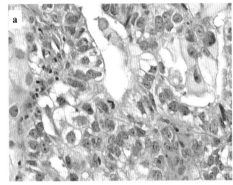

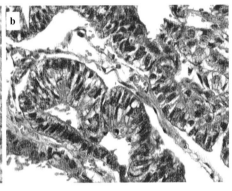

图16.92　生殖细胞肿瘤晚期复发显示为卵黄囊瘤，有透明细胞(a)和肠腺样（b）形态

SALL-4 倾向于在低分化的生殖细胞肿瘤如精原细胞瘤、胚胎癌、分化较好的畸胎瘤和精母细胞瘤中的绒毛膜癌和较弱的染色。OCT 3/4 是另一种转录因子，比 SALL4 具有更大的特异性。OCT 3/4 作用于 SALL4 下游，调节胚胎干细胞功能，其表达仅限于生殖细胞肿瘤的一个亚群，即胚胎癌、精原细胞瘤和 GCNIS。SOX2 是调节胚胎干细胞功能的转录因子中特异性最高的一种，它在胚胎癌中表达。

偶尔，肿瘤会表现出生殖细胞和体细胞（非生殖细胞）肿瘤成分。当体细胞成分以纯形式存在并跨越至少一个低倍 5 mm 的显微镜视野时，认为它已经过度生长了生殖细胞成分，从而代表了所谓的体细胞转化（图 16.91）。这种现象通常（尽管不完全）见于化疗后残留肿块，提示预后极差。生殖细胞成分实际上总是畸胎瘤，尽管卵黄囊瘤和精母细胞瘤也有报道。体细胞成分更可能表现为肉瘤（如横纹肌肉瘤）或原始神经外胚层肿瘤（PNET）组织学特征，而不是癌或淋巴造血组织学特征，细胞遗传学畸变通常反映了转化成分。然而，体细胞转化成分来源于生殖细胞可

通过临床病理学资料以及 i（12p）的鉴定来确定。

生殖细胞肿瘤的晚期复发

临床特征

大多数睾丸生殖细胞肿瘤很快复发，通常在 24 个月内。少数（＜ 5%）稍后复发，非精原细胞肿瘤的发生率略高。如果在完全缓解且无对侧肿瘤治疗后 2 年复发，则定义为生殖细胞肿瘤晚期复发。根据 MSKCC 的大型系列研究，晚期复发的中位时间为 6.9 年（范围 2.1~37.7 年），腹膜后是最常见的复发解剖部位（~75%），其次是肺和内脏器官。临床后果通常较差，与既往化疗史密切相关，化疗初治患者的 5 年生存率为 93%，而化疗患者的 5 年生存率为 49%。手术切除是首选的治疗方法，非手术病例也可考虑各种化疗方案。

病理学特征和辅助研究

来自北美和欧洲研究队列分析累积的病理学数据显示，畸胎瘤和卵黄囊瘤是睾丸生殖细胞肿瘤晚期复发的最常见组织学类型。卵黄囊瘤表现出包括腺体型、顶壁型、透明细胞变异型在内的多种形态模式，并可能与其他生殖细胞肿瘤类型混合存在（图 16.92）。

与伴有躯体恶性肿瘤或非畸胎瘤生殖细胞肿瘤的畸胎瘤相比，单纯畸胎瘤的预后明显更好。

精母细胞瘤

临床特征

WHO 2016 已将历史称谓和误称"精母细胞性精原细胞瘤"替换为"精母细胞瘤"。这种替换是恰当的，因为精母细胞瘤与精原细胞瘤没有特别的关系：它常见于 60 岁，没有肿瘤标记物升高或好发于白种人，仅见于下降的睾丸，与 GCNIS 或其他生殖细胞肿瘤无关，它缺乏 i（12p）畸变。此外，精母细胞瘤几乎总是遵循惰性的临床过程，只有罕见的侵袭性生物学行为的例子。但是，如果与肉瘤转化相关，则常见转移扩散和肿瘤性死亡。

病理学特征和辅助研究

精母细胞瘤呈小叶状，切面棕褐色。也可观察到肿瘤相关囊肿和坏死灶。显微镜下，精母细胞瘤的结构为实性至结节状，间质浸润罕见，无明显的炎细胞浸润。肿瘤细胞群的特征表现为三种肿瘤细胞类型：小直径细胞，染色质聚集；中等直径细胞，胞质较丰富，染色质较开放，所谓的"尖峰"染色质，核仁明显；巨细胞，胞质体积增大，偶见多分叶核。精母细胞瘤很少去分化为肉瘤，通常为横纹肌肉瘤。

精母细胞肿瘤的免疫组化谱概括了精原细胞 / 精母细胞阶段（图 16.93）。因此，肿瘤细胞对 SALL4、CD117 和 MAGE4 呈阳性，但对干细胞标志物 OCT 3/4 和 GCNIS 相关标志物 PLAP 呈阴性。最具特征性的复发性基因组异常是 9p21.3 扩增，导致涉及 DMRT1 基因的拷贝数增加和 DMRT1 蛋白的过度表达。

睾丸性索间质肿瘤

睾丸间质细胞肿瘤

临床特征

睾丸间质细胞瘤占睾丸肿瘤的 1%~3%，是各年龄段最常见的性索间质肿瘤，青春期前男孩和青年最常见。尽管患者可能出现可触及的无痛性肿块，但大多数肿瘤是偶然发现。患有雄激素生成肿瘤的青春期前男孩可出现性早熟。而患有激素生成肿瘤的年轻成人无症状。手术切除是首选的主要治疗方法。临床预后极佳，因为仅约 10% 的病例为恶性。对于恶性肿瘤病例，可以采用 BEP 为基础的化疗。

病理学特征和辅助研究

睾丸间质细胞瘤通常为边界清楚的肿块，切面黄色至棕褐色，大小范围 1~10 cm，平均为 3 cm（图 16.94a）。10% 的病例报告扩散至睾丸旁软组织，但不一定提示恶性肿瘤。然而，坏死和出血并不常见，可能是侵袭性肿瘤的特征。镜下肿瘤由多边形细胞组成，胞质丰富嗜酸性（图 16.94b, c）。可见睾丸间质细胞增生与肿瘤有关。细胞核小至中等大小，中央有核仁。瘤细胞胞浆内可见 Reinke 结晶和脂褐素。包括几种不同的生长模式：实性、条索状、梭形、假腺样、脂肪样和微囊性。恶性病例可见肉瘤样转化。提示恶性肿瘤的特征包括体积较大（> 5 cm）、细胞学异型性、核分裂增加、坏死、淋巴血管浸润和包膜浸润；然而，转移是恶性肿瘤的唯一明确标准。免疫组化：肿瘤细胞 inhibin、calretinin 和 melan-A 弥漫阳性（图 16.94d,e）且细胞角蛋白为阴性。

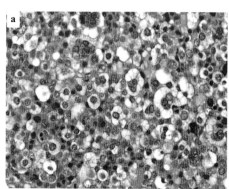
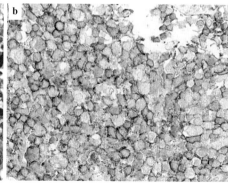

图 16.93　具有特征性三种表现（a）和 CD117 免疫组化标记（b）的精母细胞瘤

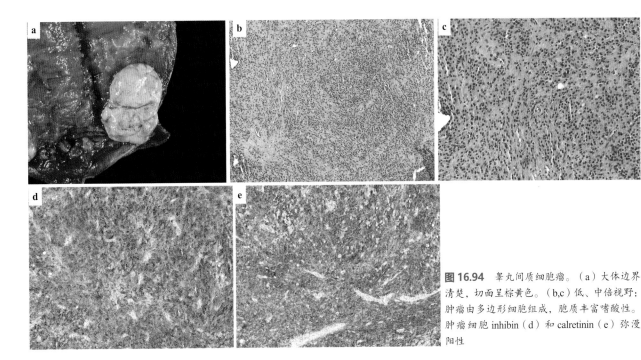

图16.94 睾丸间质细胞瘤。（a）大体边界清楚，切面呈棕黄色。（b,c）低、中倍视野：肿瘤由多边形细胞组成，胞质丰富嗜酸性。肿瘤细胞 inhibin（d）和 calretinin（e）弥漫阳性

鉴别诊断包括睾丸间质细胞增生，其体积小（0.5 cm），且为多灶性，其间有生精小管。肾上腺-生殖综合征的睾丸肿瘤通常是多结节和双侧性。肿瘤细胞呈色素沉着，多形性，间质胶原化明显，包绕生精小管。肾上腺残余部分通常形成显微镜下可见的病灶，由小而圆的细胞组成，胞浆透明至嗜酸性；转移性癌如高级别前列腺腺癌和转移到睾丸的黑色素瘤也可能与睾丸间质细胞瘤相似。转移性肿瘤通常是双侧的，具有高级别特征，细胞学和临床上的检查对明确诊断至关重要。

支持细胞瘤

临床特征

睾丸支持细胞瘤占睾丸肿瘤的 1% 以下。它们主要见于成人，约 10% 发生在儿童中。多数患者表现为无痛性睾丸肿块。少数情况下，患者可表现为男性乳腺发育。一些病例与雄激素不敏感综合征、Carney综合征和 Peutz-Jeghers 综合征相关。除非发生转移，否则临床结果极佳（图16.95e,f）。手术切除是首选的治疗方法。

病理学特征和辅助研究

肿瘤一般较小，边界清楚，颜色为黄色至灰白色，切面呈分叶状。坏死罕见。镜下肿瘤呈实性、管状、条索状生长，核圆形至卵圆形或梭形，胞质嗜酸性或透明，核仁居中（图16.95a, b）。核分裂计数低，很少见到细胞学异型性。间质成分可能从少量到玻璃样变、硬化到水肿不等。Charcot-Bottcher 细丝（细丝的核周排列）被认为是支持细胞分化的病理学特征。肿瘤体积大（>5 cm）、核分裂增多、坏死、邻近结构浸润、淋巴血管浸润与侵袭性生物学行为相关。免疫组化：CK、EMA、inhibin、和 vimentin 阳性；CD30和 OCT3/4 可呈局灶阳性（图16.95c, d）。

主要鉴别诊断为睾丸间质细胞瘤，通常呈实性生长，细胞内含丰富的嗜酸性胞浆，缺乏管状生长方式。间质细胞瘤细胞角蛋白阴性。管状精原细胞瘤也需要鉴别。经典的精原细胞瘤由大细胞组成，胞质透明，核仁明显，淋巴细胞浸润。精原细胞瘤CD117、PLAP 阳性，抑制素、细胞角蛋白阴性。腺瘤样瘤可偶然发现，结节小，边界清楚。但多位于睾丸旁组织，肿瘤细胞抑制素阴性。支持细胞结节较小（<5 mm），通常有分隔支持细胞的基膜物质的增厚带。

大细胞钙化性支持细胞瘤

临床特征

支持细胞肿瘤的变异形式，具有大的多边形支持

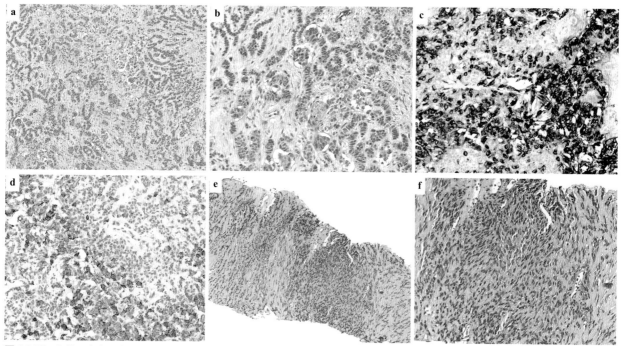

图 16.95　支持细胞瘤。（a,b）低、中倍视野：肿瘤呈条索状生长，核圆形至卵圆形或梭形，胞质嗜酸性或透明。肿瘤细胞突触素（c）和嗜铬粒蛋白（d）阳性。（e,f）腹膜后转移性支持细胞瘤

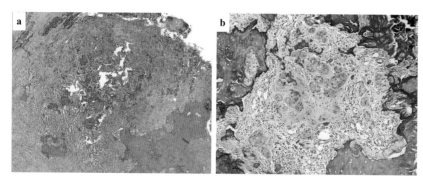

图 16.96　大细胞钙化性支持细胞瘤。（a,b）低、中倍视野：肿瘤呈巢状、条索状、小梁状或实性生长方式，由黏液样至玻璃样纤维间质分隔。大的、层状钙化是该肿瘤的标志

细胞和明显的钙化，这是一种极为罕见的类型，仅报告了约 60 例病例。年龄 2~50 岁（平均年龄：21 岁），患者表现为缓慢增大的、无痛性睾丸肿块。其他症状包括肢端肥大症、皮质醇增多症、男性乳腺发育症和儿童性早熟；罕见情况下，与心脏黏液瘤和猝死有关。超过 50% 的病例表现为双侧或多灶性。约 60% 为散发性，三分之一的病例与 Carney 或 Peutz-Jeghers 综合征相关。根治性睾丸切除术是首选的治疗方法。约 20% 病例可有恶性行为。恶性病例通常发生于老年患者（平均 39 岁），与良性肿瘤相比，更常为单侧和孤立性。

病理学特征和辅助研究

肿瘤通常较小（＜4 cm，平均 2 cm），边界清楚，表面呈浅棕褐色或黄色，伴有钙化或骨化。肿瘤呈巢状、条索状、小梁状或实性生长方式，瘤细胞大多角形或圆形，胞质丰富嗜酸性或颗粒状。偶见肿瘤细胞呈立方形或柱状。肿瘤细胞有泡状核和明显的核仁。良性病变很少见到核分裂象。肿瘤细胞由黏液样至玻璃样变的纤维间质和中性粒细胞分隔。大的、层状钙化是该肿瘤的标志（图 16.96）。可见小砂粒体及骨化。一些特征与恶性肿瘤相关：体积大（＞4 cm）、核异型性明显和有丝分裂增加（＞3/10HPF）、坏死、淋巴血管浸润和侵入邻近结构。具有两个以上特征的肿

瘤可诊断为恶性肿瘤。肿瘤细胞 inhibin、vimentin、EMA、Melan-A、NSE、S100 和 desmin 阳性。肿瘤细胞 CK、AFP、HCG、Oct3/4 均阴性。

鉴别诊断有间质细胞瘤。间质细胞瘤生长方式较实性，无纤维间质和标志性钙化。睾丸间质细胞瘤很少见到双侧肿瘤。支持细胞肿瘤缺乏大细胞、钙化和间质中嗜酸性粒细胞浸润。也很少为双侧性，见于 50% 的大细胞钙化支持细胞瘤。肾上腺 - 生殖器综合征的一种罕见的肿瘤也有区别，表现为较多的实性生长，无钙化。

硬化性支持细胞瘤

临床特征

一种罕见的支持细胞瘤变异，伴有明显的硬化。患者的年龄范围为 18~80 岁（平均 35 岁），表现为无痛性睾丸结节或肿块。手术切除是首选的治疗方法。大多数患者在睾丸切除术后治愈。

病理学特征及辅助研究

肿瘤通常小（平均 1.5 cm），单侧，边界清楚，切面为白色至黄褐色实心肿块。可见明显致密硬化的间质（超过肿瘤的 50%），内有支持细胞的索条、小梁、小巢或局灶性小管。肿瘤细胞核小、圆形、卵圆形至多边形，胞质淡嗜酸性，核分裂罕见。报告的恶性病例体积较大（3.8 cm），伴淋巴血管浸润，缺乏边界。肿瘤细胞染色为支持细胞，抑制素、细胞角蛋白和波形蛋白阳性。最近的一项研究表明，肿瘤细胞对 β-catenin 呈阳性。

睾丸类癌不常见，属于鉴别诊断。类癌呈岛状和小梁状生长，无致密硬化间质。免疫组化：癌肿瘤细胞嗜铬粒蛋白和突触素阳性，抑制素阴性。

颗粒细胞瘤

临床特征

颗粒细胞瘤是一种性索间质瘤，发生于成人睾丸，类似于卵巢；是一种极为罕见的肿瘤，文献报道不足 50 例。年龄 14~87 岁（平均 40 岁）。患者表现为无痛性睾丸肿块，或伴男性乳房发育。根治性睾丸切除术是首选的治疗方法，大多数病例术后治愈。在高达 20% 的病例中报告了转移，需要对所有患者进行长期

随访。总体而言，化疗和放疗的作用尚不清楚。

病理学特征及辅助研究

肿瘤边界清楚，有时有包膜。肿瘤大小 0.5~6.0 cm（平均 2.8 cm）。切面呈棕黄色，均质。坏死不常见。与卵巢肿瘤一样，肿瘤呈弥漫性生长，生长模式各不相同，包括小滤泡、岛状、纺锤形、小梁状、大滤泡状、脑回状和实性。可见囊性结构形成。肿瘤细胞呈圆形或卵圆形，扫描可见细胞质，细胞边界不清。细胞核细长或成角，有纵向核沟和核仁分布在周围。大多数肿瘤含有少量胶原纤维间质。良性病例罕见有丝分裂、坏死和核多形性。Call-Exner 小体（嗜酸性物质被栅栏状颗粒细胞包围）对该肿瘤的诊断具有特异性。与恶性行为相关的特征包括体积较大（＞ 4 cm）、有丝分裂增加（＞ 5/10HPF）、坏死、出血、浸润性生长和淋巴血管浸润。肿瘤细胞对 inhibin、vimentin、calretinin、Melan-A 和 CD99 呈阳性。CK 局灶阳性。EMA、Sall4、Oct3/4、HCG 均阴性。

鉴别诊断包括胞浆稀少、细胞核相对一致的肿瘤，如淋巴瘤、小细胞癌和癌样肿瘤。淋巴瘤是一种全身性疾病，经常累及其他器官或对侧睾丸。淋巴瘤细胞呈盘状，淋巴瘤标志物（CD45）阳性，细胞角蛋白阴性。睾丸小细胞癌非常罕见，肿瘤细胞显示较高的核分裂计数、凋亡、成形的细胞和椒盐样染色质。小细胞癌 Syn 和 CgA 阳性，inhibin 阴性。类癌通常表现为巢状、岛状或小梁状生长模式，伴有神经内分泌标志物（突触素、嗜铬素）阳性的单层细胞。其他性索间质肿瘤也需要鉴别。间质细胞瘤呈实性生长，细胞圆形至多角形，胞质丰富嗜酸性，核圆形位于中央，核仁明显；细胞可含有 Reinke 的结晶，但成人颗粒细胞瘤中未见。支持细胞瘤呈管状、巢状生长，胞质透明至淡嗜酸性，核大呈泡状，核仁位于中央，缺乏成人颗粒细胞瘤的微滤泡模式；肿瘤细胞呈细胞角蛋白阳性。

幼年型颗粒细胞瘤

临床特征

幼年型颗粒细胞瘤是一种少见的良性睾丸性索间质肿瘤。患者通常小于 4 岁，超过 60% 的病例发生在 6 个月前；然而，已报告青少年和成人患者的

罕见病例。这是 6 个月以下新生儿睾丸肿大最常见的原因。其他如前所述包括睾丸肿块和罕见的男性乳腺发育。约 20%~30% 的病例与性腺未降或发育异常相关。手术切除包括根治性睾丸切除和剜除 / 楔形切除是首选的治疗方法。临床结局非常好，文献未报告复发或转移。

病理学特征和辅助研究

肿瘤通常边界清楚，呈囊性（约 2/3）至完全实性，切面呈黄褐色，大小范围为 0.8~5 cm（平均 1.7 cm）。肿瘤呈小叶状生长，囊腔内衬多层细胞，酷似滤泡分化。肿瘤细胞小至中等大小，核圆形至卵圆形，核仁不明显，胞质多少不等浅嗜酸性。很少见到核沟。可见 Call-Exner 小体。间质纤维化或疏松的黏液样；可见出血和富含含铁血黄素的巨噬细胞。囊肿内容物为无定形蛋白质，可以是黏液。在非囊变区，肿瘤细胞呈弥漫性或条索状生长方式。有文献报告肾小管内肿瘤生长模式。在约 40%~50% 的病例中观察到核分裂和细胞凋亡。肿瘤细胞对 inhibin、calretinin、WT-1、SF-1、Vimentin、CK 和 SOX-9 呈阳性。对 Sall-4 和 glypican 3 呈阴性。

主要鉴别诊断为卵黄囊瘤。幼年型颗粒细胞瘤患者多小于 6 个月，而卵黄囊瘤患者年龄较大（高峰年龄 16~17 个月）。青春期前卵黄囊瘤缺乏囊性外观，见于 50% 以上的幼年型颗粒细胞瘤。镜下卵黄囊瘤呈微囊状、大囊状或网状生长方式，缺乏幼年型颗粒细胞瘤的滤泡样生长方式。卵黄囊瘤中的 Schiller-Duval 小体在幼年型颗粒细胞瘤中未见。在疑难病例中，免疫组织化学有帮助。幼年颗粒细胞瘤抑制素、钙网膜蛋白和 SF-1 阳性而 Sall4、glypican-3 阴性，卵黄囊瘤反之亦然。在幼年型颗粒细胞瘤罕见情况下 AFP 可呈阳性。

纤维卵泡膜瘤

临床特征

纤维卵泡膜细胞瘤是一种极为罕见的睾丸性索间质肿瘤。患者表现为睾丸肿块或阴囊沉重，无激素改变。诊断时的平均年龄为 44 岁（16~69 岁）。手术包括根治性睾丸切除术，睾丸部分切除 / 剜除术是首选的治疗方法。尽管存在一些令人担忧的组织学特征，但纤维卵泡膜细胞瘤似乎均为良性。

病理学特征和辅助研究

肿瘤通常为边界清楚的肿块，切面为黄 - 浅黄至白色，大小范围为 0.5~7.6 cm（中位 2 cm）。未观察到坏死和出血。肿瘤呈星形和（或）短束状及细胞增多。肿瘤细胞胞质少，卵圆形或梭形核，核仁不明显。核分裂为 0~10 个 /HPF。未见病理性分裂。胶原蛋白沉积在带状或成簇的单细胞中，范围从无到广泛，间质中可见小血管。肿瘤细胞对抑制素呈阳性，对钙视网膜蛋白、广谱细胞角蛋白、BCL-2、S100、结蛋白和 Melan-A 呈不同程度的阳性。

鉴别诊断包括其他更常见的性索间质肿瘤包括支持细胞瘤。支持细胞瘤呈多变生长方式，如实性、管状、条索状等。在支持细胞肿瘤中观察到的管状结构在纤维卵泡膜细胞瘤中未观察到。支持细胞瘤中的肿瘤细胞呈卵圆形，很少呈梭形；相反，纤维卵泡膜瘤常表现为梭形和卵圆形细胞的混合。其他鉴别诊断为颗粒细胞瘤，发生于睾丸者罕见。颗粒细胞瘤的典型生长方式为微滤泡、脑回状岛状和小梁状，细胞呈圆形，胞质嗜酸性，核卵圆形，有特征性的核沟。

性腺母细胞瘤

临床特征

性腺母细胞瘤是由类似支持或颗粒细胞瘤的精原细胞瘤样大生殖细胞和小性索瘤细胞混合组成的肿瘤。是睾丸中一种非常罕见的肿瘤。肿瘤通常发生在有性别综合征的异常遗传患者中，80% 表型为女性，20% 为男性。可见 XY 性腺发育不全或 45X、46XY 嵌合体。患者年龄通常小于 20 岁，患有隐睾、尿道下裂或其他不明确的生殖器和男性乳房发育。一些病例与特纳氏综合征相关。双侧性腺切除术是首选治疗方法，常可治愈。即使存在恶性成分。精原细胞瘤和非精原细胞性生殖细胞肿瘤均可起源于性腺母细胞瘤。

病理学特征及辅助研究

大体检查，肿瘤显示圆形或不规则形的肿瘤结节，表面为灰色至棕色，切面质软或坚硬，大小可达 8 cm。肿瘤典型表现为巢状生长方式，有两种细胞混合：胞质淡染、核居中、核仁明显的精原细胞瘤样大肿瘤细胞和嗜酸性、胞浆深染、有透明物质的性索样小细胞，位于瘤巢周边。可见 Call-Exner 小体和钙化。相邻的精原细胞瘤显示原位生殖细胞瘤。生殖细胞肿瘤成分可能过度生长并消除性索样成分。合并的生殖细胞肿瘤 Sall4、oct3/4、CD117 和 PLAP 呈阳性。性索样成分抑制素、钙网膜蛋白、波形蛋白和 Melan-A 呈阳性。最近的研究表明 SOX9 和 FoxL2 在性索成分中表达。

鉴别诊断包括经典精原细胞瘤。临床上，患者年龄较大（35~45 岁），与性腺发育不全无关。显微镜下，肿瘤缺乏次级条索状成分。未分类的性索间质肿瘤也需要鉴别，镜下缺乏生殖细胞成分。伴环状小管的性索间质瘤是睾丸中极为罕见的肿瘤。它缺乏生殖细胞成分，常与黑斑息肉综合征有关。

睾丸间质肿瘤：未分类

临床特征

未分类的睾丸间质肿瘤代表未显示特定组织分化的病例。发病率相当低且多变，多见于儿童（1 岁以内占 30%）无痛性、单侧睾丸肿块。约 15% 的病例表现出激素相关症状，如男性乳腺发育。手术切除是首选治疗方法，通常可以治愈。肿瘤在青春期前儿童中几乎都是良性的，在成年患者中有 20% 可能是恶性。在恶性病例中，建议进行根治性睾丸切除术和腹膜后淋巴结清扫。

病理学特征及辅助研究

肿瘤通常边界清楚，呈分叶状，切面白色至黄色。可见囊性改变；但出血和坏死不常见。这种肿瘤由未分化和无法分类的上皮样和梭形细胞成分组成。上皮样成分呈管状或实性生长方式，细胞圆形至卵圆形，胞质嗜酸性、嗜双色性或空泡化，核仁明显，偶见核沟。可看到 Call-Exner 小体。排列在小管中的细胞类似于支持细胞。梭形细胞成分通常细胞多，具有核沟的细胞呈束状；间质可玻璃样变。恶性肿瘤特征包括细胞学异型性、核多形性、核分裂活跃、淋巴血管浸润和坏死。肿瘤细胞染色像性索间质细胞，对抑制素、波

形蛋白和 S100 免疫标记阳性。Sall4、PLAP 和 Oct¾ 为阴性。

鉴别诊断包括其他性索间质肿瘤如成人型颗粒细胞瘤。成人型颗粒细胞瘤较均质，Call-Exner 小体形成良好，核沟明显。另一个鉴别诊断是支持细胞瘤，表现出更显著的管状生长模式，缺乏梭形细胞成分。肉瘤也需要鉴别。然而，肉瘤表现出更高程度的多形性和核分裂活性，并涉及比实质内更多的睾丸旁组织。免疫组化显示肉瘤抑制素呈阴性。其他鉴别诊断包括生殖细胞肿瘤与未成熟畸胎瘤成分混合。混合性生殖细胞肿瘤常显示其他成分，Sall4 和其他生殖细胞标志物呈阳性。

卵巢上皮型睾丸肿瘤

临床特征

卵巢上皮型睾丸肿瘤是一组睾丸中罕见的类似卵巢表面上皮性肿瘤的肿瘤。患者表现为无痛性睾丸肿块或肿胀，年龄范围较广（14~68 岁）。手术切除是首选的治疗方法。腺瘤和交界性肿瘤的预后良好；然而，癌可以转移，导致预后不良。

病理学特征和辅助研究

肿瘤通常为囊性，镜下特征与其对应的卵巢肿瘤相同，通常为浆液性癌、子宫内膜样癌、黏液性囊腺瘤和交界性肿瘤。还报告了囊腺癌、透明细胞癌和 Brenner 肿瘤的罕见病例。肿瘤细胞与卵巢细胞染色相似。主要鉴别诊断为乳头状间皮瘤。间皮瘤 cal-retinin、WT-1、D2-40、CK5/6 阳性，Ber-Ep4、B72.3 阴性。鉴别诊断还包括转移性腺癌。此时，临床病史至关重要。

阴茎和阴囊的肿瘤和肿瘤样病变：阴茎

解剖结构

胚胎学

男性外生殖器的发育是由来自胎儿睾丸的雄激素刺激所驱动。阴茎起自生殖结节，随着尿生殖窦前、颅中胚层的扩张而增大。该窦由两段组成，近端内胚层区域称为尿道板，远端剩余的泄殖腔膜（外胚层）发育为龟板。前者起源于阴茎近端尿道，后者仍为龟头板。沿尿生殖窦表面形成尿道沟。在这条沟的每一

侧都有两个被外胚层覆盖肿胀的中胚层，称为泌尿生殖褶。所有这些组织都会形成阴茎。最后，在褶皱的两侧出现阴唇肿胀融合形成阴囊。因此，生殖器结节是龟头和海绵体的起源；泌尿生殖板和褶皱产生阴茎尿道和腹侧结构；阴囊褶皱起源于阴囊组织。

阴茎解剖结构

阴茎可分为两个主要区域：由龟头、冠状沟和包皮组成的远端阴茎和由阴茎干组成的近端阴茎（图16.97）。大部分上皮性肿瘤位于远端。

龟头是与尿道海绵体远端扩张相对应的锥形结构。被鳞状上皮覆盖，内含尿道、冠状沟和系带。尿道口构成尿道的远端部分。系带起自尿道顶端，向腹侧延伸至中线至包皮。龟头冠状沟是龟头较宽的区域，将其与位于龟头与包皮之间的冠状沟或包皮龟头沟分开。在切面上可观察到4个组织学区域或层：①由多达10个细胞层组成的黏膜鳞状上皮；②固有层，其下的厚度约为2 mm的疏松结缔组织；③尿道海绵体，龟头的较大成分；④阴茎海绵体，可伸展至龟头，周围有白膜。包皮环切男性的龟头上皮可能发生角化，或未发生角化。

包皮覆盖龟头和冠状沟。包皮的游离缘称为包皮环，可重建其两个解剖表面之间的连续性。其呈现直接覆盖龟头的内部苍白光滑（黏膜）表面和与轴干皮肤连续的外部黑色皱褶（皮肤）表面。切割表面显示三个解剖层：黏膜表面及其下固有层，疏松结缔组织附着的筋膜肌纤维和由鳞状上皮和真皮组成的皮肤表面。

可见三种类型的包皮：

（1）长型，用包皮完全覆盖龟头。

（2）中间型，部分覆盖龟头。包皮环位于尿道口与龟头冠之间。

（3）短型；龟头未被覆盖。包皮环位于龟头冠状沟水平或下方。

包皮过长更容易发生阴茎癌。

阴茎干是阴茎的远端部分。从外层组织到内层组织，可在横向切口处看到以下各层：①皮肤及其附属器延续包皮的皮肤表面，其下有富含神经和血管以及筋膜肌束的疏松结缔组织（阴茎或Buck筋膜）；②尿道海绵体，位于阴茎尿道腹侧和周围；③阴茎海绵体，勃起组织分布在两个背柱中，包绕在致密结缔组织白膜中。

标本处理/大体检查（根据cap方案略作修改）

包皮环切术（图16.98）测量整个样本。识别异常并描述肿瘤的大体特征。用不同颜色的墨汁涂抹黏膜和皮肤边缘。大多数鳞状细胞癌（SCC）起源于包皮黏膜表面。因此，冠状沟（黏膜）边缘尤其重要。

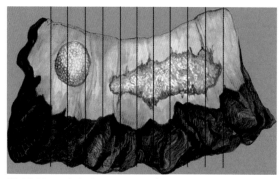

图16.98 环切标本从1至12垂直顺时针方向切取

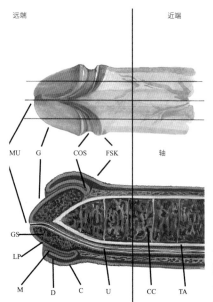

图16.97 阴茎解剖、腹侧视图和矢状面切割。FSK前皮肤、COS冠状沟、G龟头、MU尿道口、CS尿道海绵体、LP固有层、M黏膜表面、D筋膜、C皮肤表面、U尿道、CC阴茎海绵体、TA白膜

然而，浅表扩散的肿瘤可能沿着包皮的皮肤部分生长。轻轻拉伸并将样品固定在纸板上。在 10% 福尔马林缓冲液中固定数小时。从 1 到 12，顺时针垂直切割整个标本。

阴茎切除术标本的类型（阴茎部分切除术或全切除术），并识别和描述肿瘤。大多数阴茎 SCC 起源于器官远端部分（龟头、冠状沟和包皮黏膜表面）的上皮。肿瘤可能涉及一个或多个这些解剖部位。如果存在，将包皮分为短、中、长和 / 或包茎。将包皮从阴茎中分离出来，如图所示。在新鲜状态下，包括切缘。它们是带有下方肉膜和阴茎筋膜的阴茎干皮肤，带有白膜的海绵体皮肤，以及尿道和尿道周组织（固有层、海绵体、白膜和阴茎筋膜）。隔夜固定其余的标本。如果肿瘤较大且累及大部分龟头，可以尿道和近端尿道为参考点，向中央纵切（图 16.99）。不要探查尿道。把标本分成左右两半，然后每半切两到六个连续的部分。如果肿瘤很小，且不对称地位于背侧或腹侧，则可以用肿瘤的中央部分作为切面轴。如果肿瘤大，累及多个部位（龟头、沟和包皮），重要的是不要切除包皮，留下整个标本完整地进行切片。

龟头表面重建标本（图 16.100）

是一个相当复杂的标本，是一种用于治疗小而浅表龟头病变的新外科技术的结果。外科医生将龟头从外侧区切向四个象限的沟。组织薄是因为该手术的目的是尽可能多地保存海绵体。标本在对真正的外侧 / 冠状和深部切除边缘进行标识墨汁后进行解剖。但没

有必要标记龟头节段的外侧边缘，因为这些不是真正的边缘。整个标本可切成 10/20 块。

阴茎癌的病理学报告

阴茎癌的完整病理报告应包含以下信息：①肿瘤大小；②肿瘤部位（龟头、冠状沟、包皮或一个以上部位、干）；③生长方式；④组织学类型和亚型；⑤组织学分级，从 1 到 3；⑥解剖层次；⑦浸润深度（单位 mm）；⑧血管侵犯；⑨神经周围浸润；⑩切缘；⑪相关病变；⑫预后指数和 TNM 是可选择性报告，但对有价值的信息，并可纳入报告中。

应描述报告的腹股沟淋巴结、部位、淋巴结总数和大小。应包括所有淋巴结进行显微镜检查。应报告转移性肿瘤以及转移淋巴结的数量和部位（例如，腹股沟与盆腔），以及是否存在包膜外侵犯。

阴茎和阴囊上皮性肿瘤

阴茎上皮内瘤变（PeIN）

阴茎上皮内瘤变（PeIN）（表 16.12）是阴茎鳞状细胞癌的原位前驱病变。根据 WHO 分类，其独特的分子途径，将该病变分为两个主要组：非 HPV 相关和 HPV 相关。

非 HPV 相关 PeIN 以分化型 PeIN 为代表。主要见于老年患者的包皮，且常合并硬化性苔藓。大体上，白色 - 棕褐色、轻微隆起的斑块可能是唯一可见的特征。组织学（图 16.101）低度恶性、角化性病变，其特征为结构紊乱，有时仅累及上皮的下三分之一。棘层肥厚伴过度角化和角化不全很常见。细胞异型性在

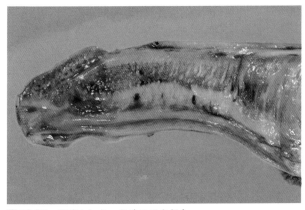

图 16.99   阴茎全切术。阴茎纵行半部分

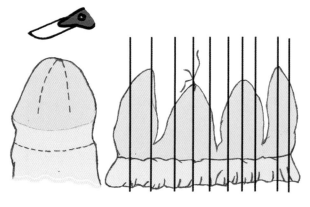

图 16.100   龟头修复的技术。垂直线表示纵切面（由 Catherine Corbishley 博士提供）

表16.12　根据 WHO 2016年的 PeIN和鳞状细胞癌分类

病变	非HPV相关	HPV相关	其他
阴茎上皮内瘤变	分化型	类基底细胞、疣、疣状基底样	多形性、梭形细胞、透明细胞、叶状
浸润性鳞状细胞癌	普通型、疣状、隧道型、乳头状NOS、假腺样、假增生性、腺鳞癌、肉瘤样	类基底细胞、乳头状基底样、疣状、疣状基底样、透明细胞、淋巴上皮瘤样、髓样	混合、未分类

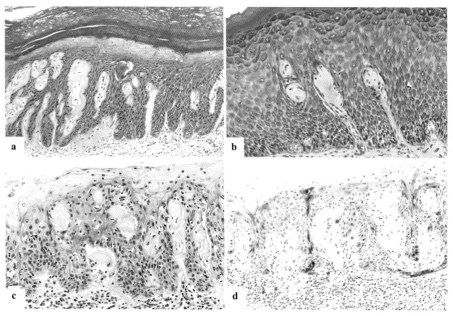

图 16.101　（a~c）分化的 PeIN 伴硬化性苔藓；（d）阴性 p16

基底层和下层最明显，尽管在高倍镜下仔细检查上皮表明全层受损。可见上皮内角化珠。非典型变化可能是细微的，导致临床和组织学诊断不足。

HPV 相关的 PeIN 又分为基底样 PeIN、疣样 PeIN 和疣状基底样 PeIN。有时描述被描述为奎拉特或鲍温病，似发育不全的软骨，这些病变多发生在龟头。

各亚型间大体识别困难，但在基底样 PeIN 皮损表面光滑，在疣状 PeIN 呈绒毛状。但损害可能是非常不均匀的，从扁平到轻微隆起、天鹅绒样、红斑、深棕色或黑色斑疹、丘疹或斑块。显微镜下，HPV 相关病变的组织学分级较高，并显示突出的组织形态学变化。每个亚型都有一定的特征：

基底样 PeIN（图 16.102a,b）由单一小蓝色（基底样）细胞组成，破坏上皮厚度的完整性。核／浆比例高，可见大量核分裂象和凋亡。表面可发现角化不全和分离的空泡状细胞。p16 免疫染色呈"斑块状"弥漫强阳性。

疣状 PeIN（图 16.102c,d）表现为成熟鳞状上皮、非典型空泡增多和角化不全，其特征为微乳头状。核分裂象不如基底样 PeIN 明显。p16 免疫染色在非角化细胞中呈强阳性。

疣状 - 基底样 PeIN（图 16.102e,f）显示之前描述的两种病变的重叠特征，上皮下半部分基底样细胞占优势，表面为疣状特征。p16 在非空泡细胞是阳性，主要在上皮的下半部分。在未分类亚型的 PeIN 中偶可发现多形性、梭形和透明细胞以及具有叶状特征的细胞。多中心、同质（同一亚型）或异质性（不同亚型）的 PeIN 与浸润性癌相关或不相关。

阴茎浸润性鳞状细胞癌（SCC）

超过一半的阴茎浸润性鳞癌具有与其他部位普通型或经典型鳞状细胞癌（SCC）的特征相似，尤其是外阴和头颈部。然而，报告临床病理类型的多样性，

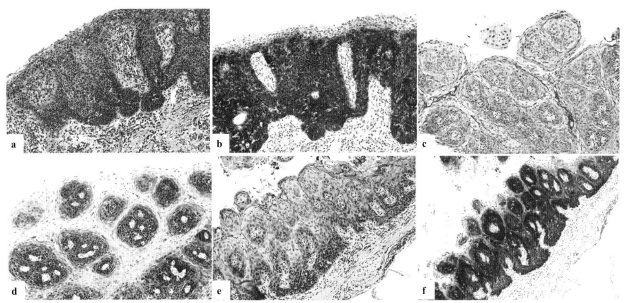

图 16.102　（a,b）基底样 PeIN 和 p16 阳性；（c,d）疣状 PeIN 和 p16 阳性；（e,f）疣状 - 基底样 PeIN 和 p16 阳性

一些类型却相当罕见。

　　阴茎肿瘤癌变的两种假说，首先由 Kurman 在外阴癌中提出，并通过研究扩展到阴茎，已经积累了大量的证据。WHO 提出的新的阴茎鳞状细胞癌亚分类是基于这一前提，将阴茎癌分为 HPV 相关和非 HPV 相关（表 16.12）。

非 HPV 相关 SCC

鳞状细胞癌：普通型

　　这一类型为角化性癌，分化程度从高到低不等，角化珠容易识别，细胞可由角化不良的大或小多形性细胞组成，呈实性、条索状、小梁状排列或显示间变性特征。

　　临床特征　普通型 SCC 是阴茎癌最常见的亚型，占 50%~65%。通常发生于 60 多岁男性龟头。常与包皮过长、包茎和硬化性苔藓有关。

　　大体特征　这种肿瘤显示结节状，外生性或扁平溃疡型。发病率高的国家的肿瘤大小（平均 4.5 cm）大于发病率低的国家（平均 2 cm）。切面白色、灰色至褐色，伴或不伴坏死。肿瘤前部与正常组织的界面不规则，呈锯齿状。在表面侵袭性癌中，肿瘤非常微小，难以观察，在某些情况下，上皮白色增厚是唯一的病变。局限于固有层的肿瘤不常见；大多数累及

筋膜或尿道海绵体，在高达三分之一的病例中侵及腔静脉 - 阴茎海绵体。

　　镜下特征　根据定义角化必须存在，直接据此进行分类。分级与高分化新生物不能等同，与正常上皮稍有偏差（1 级）（图 16.103a, b）至低分化（3 级）（图 16.103e, f），难以发现角化和核异型性以及存在少量核分裂象。中分化（2 级）（图 16.103c, d）SCC 是最常见的表现形式，通常由大量成片或巢状的癌细胞组成，伴有细胞内外角化，有时形成角化珠以不规则的方式浸润底层伴间质反应。浸润性癌边界周围有炎性细胞的间质反应较为常见。p16 免疫染色和高危型 HPV 通常为阴性。最后，普通型 SCC 是一种排除性诊断，在排除所有其他已知亚型后才能诊断。肿瘤附件常见鳞状上皮增生、分化型 PeIN 和硬化性苔藓。

　　鉴别诊断　在良性疾病中，假上皮瘤样增生在诊断分化良好的浅表浸润型普通型 SCC 时需要特别注意。前者细胞巢排列有序，无异型性、周边栅栏状或有间质反应。假增生性 SCC 对诊断具有挑战性。不规则的肿瘤细胞巢、无周边栅栏状排列和存在间质反应是该肿瘤的特征，形态类似于增生。此外，老年患者、包皮位置和频繁的多中心性发生等临床特点支持假性增生性 SCC 的诊断。

另一方面，具有实体和小梁状模式的低分化普通型 SCC 需要与尿路上皮癌、基底样癌和最近描述的髓样癌相鉴别。远端尿道的尿路上皮癌通常位于腹侧面，但并非总是缺乏分化。疑难病例可能需要免疫组化染色。尿路上皮癌 CK20、uroplakin 和 GATA3 呈阳性。典型的基底样癌，具有一致性小细胞特征，实性生长或癌巢中央见坏死，与普通型 SCC 易于区分。然而，有一种未被认识的基底样癌具有更多变的组织学特征，如梭形、多形性或大细胞。与基底样癌一样，有巢状结构，细胞呈嗜碱性或深染，p16 强阳性。髓样癌，无角化或极少角化，呈实性或合胞体样，间质可见较多密集的肿瘤相关炎性细胞，普通型 SCC 此特征不明显。在疑难病例中，p16 和 HPV 在髓样癌中阳性而在普通型 SCC 中阴性可能有助于鉴别。

预后　普通型 SCC 预后中等，死亡率为 20%~40%。约 30% 的病例在手术部位或腹股沟复发。腹股沟淋巴结转移 1/4~1/3 不等。

疣状鳞状细胞癌

最初由 Lauren Ackerman 博士在口腔黏膜中描述，这种外生型、极低度恶性角化性 SCC 变异是一种累及老年男性的罕见肿瘤。常合并硬化性苔藓。可为纯疣状或较常见的与普通型 SCC 混合称为混合型疣状 SCC。

大体特征　肿瘤表现为外生性，白色至灰色，疣状生长，累及包皮或龟头。切面显示肿瘤基底宽，与下面的间质明显分离，通常呈海绵状，其带血管的表面与典型的波浪状肿瘤基底形成对比（图 16.104a）。

镜下特征　可重新定义三种主要变异，经典型疣状癌（图 16.104b~e）显示乳头状瘤病伴明显的角化过度。乳头棘层肥厚，无纤维血管轴心，除了在罕见的情况下可见纤细得纤维血管轴心。上皮内充满角蛋白的囊性区域并不少见。肿瘤与间质的界面特征为清晰勾画。疣状癌的定义是基底宽，“非侵入性”，尽管它们可能穿透到具有球状肿瘤前沿的下层组织。细胞分化极好，类似正常的鳞状细胞。微侵袭性疣状癌（图 16.105a,b）为典型的疣状癌，脱落的癌巢侵及固有层浅层。第三种变异是混合型疣状癌（图 16.105），其中典型疣状癌与高级别普通型或肉瘤样 SCC 区域混合。HPV 和 p16（图 16.104f）为阴性。

鉴别诊断　包括疣状鳞状上皮增生、巨大湿疣、非侵袭性疣状癌和乳头状瘤，NOS。疣状癌的大小和整体结构是与增生的唯一区别，因为两者都含有与正常鳞状上皮，细胞差异小。在小活检中几乎不可能区分这两种类型。巨大湿疣和疣状癌是 HPV 相关的新生物，其乳头中均有空泡细胞和湿疣特征。低或高危型 HPV 基因型的存在有助于湿疣或疣状癌

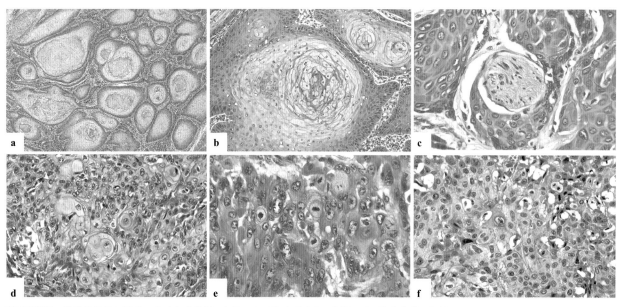

图 16.103　普通型鳞状细胞癌。（a,b）分化好，1 级；（c,d）中度分化，2 级；（e,f）分化差，3 级

的诊断。乳头状 SCC,NOS，其侵袭前缘不规则，细胞较不典型。

预后　经典（纯）和微侵袭性癌预后极佳。此类病例中未报告癌相关死亡。无转移潜能，复发可通过简单切除治疗，因为通常复发且组织形态温和，但可发现更高分级和肉瘤样改变。在高达 1/4 的病例中，混合型疣状癌与转移相关。

隧道型鳞状细胞癌

隧道型鳞癌是一种在组织学和细胞学上与疣状癌非常相似的高度分化的鳞状细胞癌，但具有类似于隧道样特征性的丛生生长模式。

临床特征　这种肿瘤通常发生于老年男性和多个阴茎解剖部位，最常见于龟头。

大体特征　肿瘤为白色至灰色，外生性或内生性生长，累及龟头并延伸至其他阴茎解剖部位。隧道型鳞癌是最大的阴茎肿瘤之一。大体描述（图 16.106a）对这些肿瘤非常重要，因此，通过切面检查作出诊断，其中深部内陷形成不规则、狭窄和细长的肿瘤性窦道，连接表面和体部。还可见到一些瘘管。

镜下特征（图 16.106b~e）　最显著的特征是结构，

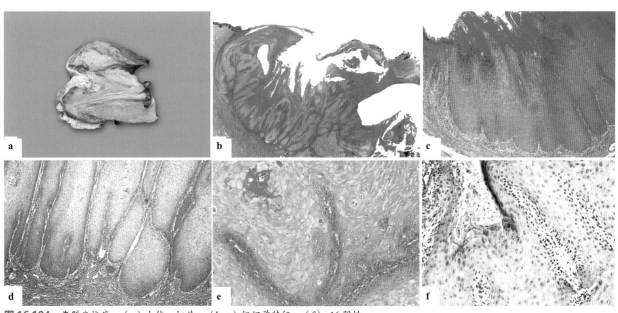

图 16.104　典型疣状癌。（a）大体，切片；（b~e）组织学特征；（f）p16 阴性

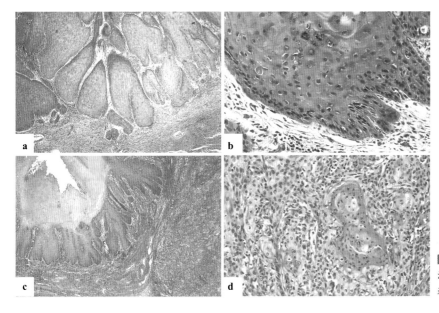

图 16.105　疣状癌。（a,b）微浸润；（c）混合或混合的疣状癌，两种成分；（d）普通型 SCC 成分

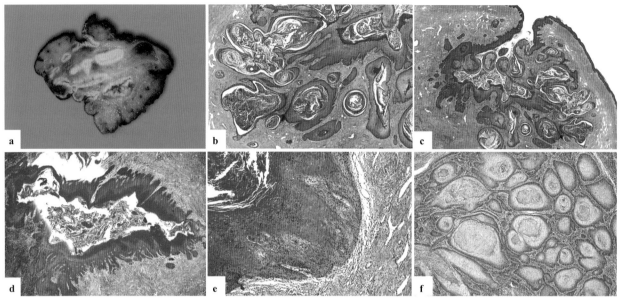

图16.106 隧道型癌。（a）大体，切面。（bdd）窦道。（e）宽基底。（f）与隧道型癌相关的常见为 SCC 1级

一种在其他广泛基底部的疣状癌中有充满角蛋白的窦道和瘘管形成迷路样结构。与其他肿瘤不同，尽管浸润较深，但肿瘤细胞分化极好。有角化过度、棘层肥厚和无空泡细胞的乳头状瘤病。可见混合较高级别的普通型鳞状细胞癌。尽管存在较深的浸润，但未发现血管和神经周围浸润。

鉴别诊断 它与其他疣状癌一起形成。经典的疣状癌具有疣状癌的大部分特征，但主要的区别是在疣状癌中不存在的隧道状模式。疣状癌和巨大尖锐湿疣分别含有空泡细胞和低或高风险的 HPV 基因型。疣状癌很少有类似于隧道型癌的内生性生长模式。

预后 尽管该肿瘤具有局部破坏模式，但未报告局部转移或死亡。

乳头状鳞状细胞癌，非特指（NOS）

这是一种罕见的外生性低度恶性肿瘤，需排除其他更特殊的疣状肿瘤后诊断。

临床特征 一种罕见的非 HPV 相关性鳞癌，约占所有 SCC 的 5%，好发年龄 60 多岁。肿瘤大小不一，但通常较大（直径达 12 cm），发生于龟头，并延伸至阴茎其他区域。

大体特征 肿瘤较大，菜花状，白灰色，切面显示由白灰色肿瘤组织衬覆的纤细乳头状突起，肿瘤和间质之间见不规则的锯齿状和界限不清的界面。

镜下特征（图 16.107） 肿瘤总是存在乳头状结构，但形态多变。皮损基底部呈浸润性，由细长的表皮嵴形成锯齿状。有棘层肥厚伴角化过度。细胞通常成熟、低级别、角化，中等分化（2 级）肿瘤并不罕见。通常缺乏挖空细胞。HPV 和 P16 均为阴性。

鉴别诊断 应考虑乳头状增生这一罕见的病变类型。但唯一关键特征是增生无异型性。活检区分二者可能很困难。乳头状鳞癌（NOS）可与其他疣状肿瘤相混淆。与疣状癌和巨大尖锐湿疣的鉴别分别是通过观察挖空细胞和存在高危型或低危型 HPV 感染的证据。疣状癌具有广基推挤边界，纤维血管轴心缺失或不明显。

预后 死亡率约为 5%，区域转移为 0%~25%，复发约为 10%。乳头状鳞癌（NOS）总体预后良好。

假腺样（棘层松解，腺样）鳞状细胞癌

这是一种罕见的高度恶性鳞状细胞癌，具有棘层松解样或腺体特征。诊断需要 30% 以上的假腺体结构。它不是一种单独的类型，而是普通 SCC 的变异。

临床特征 这是一种与早期腹股沟转移和局部破坏行为相关的侵袭性亚型。它通常发生于 50 多岁男性患者阴茎的整个前室。

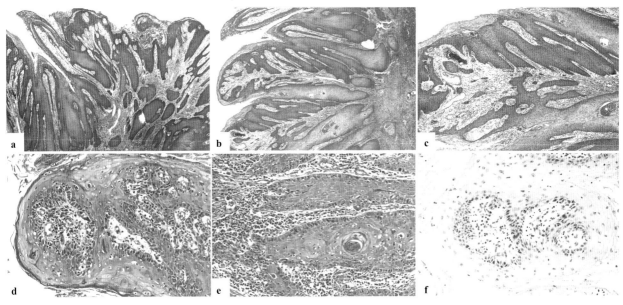

图 16.107 （a~e）乳头状癌，非特指。（f）p16 阴性

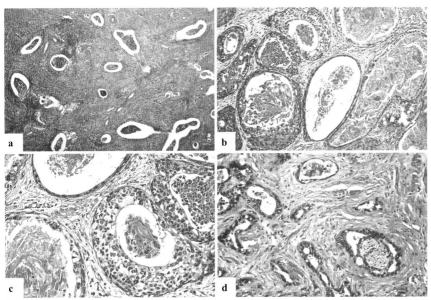

图 16.108 （a~d）假腺样（棘层松解性）鳞癌。（d）神经周围漫润

大体特征　该肿瘤类似于普通型 SCC。累及多部位，表现为巨大溃疡。在切面上可见侵入尿道海绵体和阴茎海绵体的灰白色肿块。

镜下特征（图 16.108）　该肿瘤的切面颜色呈多彩状，但基本结构为普通鳞状细胞癌，只有极少数基底腺样癌表现出假腺样特征。低倍镜可见微囊性蜂窝状外观。假腺内见非典型高级别角化细胞，周围间隙部分充满棘皮溶解细胞、角蛋白和细胞碎片，这是该肿瘤的主要特征。血管和神经周围侵犯常见。

鉴别诊断　包括腺鳞癌、尿道腺癌和肉瘤样 SCC。在前两者中，必须有明确真正的腺体分化。明显含类似于腺癌的结构。管腔存在坏死碎片表明可能存在假腺体。黏蛋白染色或 CEA 免疫组化有助于鉴别。肉瘤样 SCC 有时类似于假血管腔隙，可与假腺样混淆；在这种情况下，识别鳞状分化灶对诊断有帮助。

预后　死亡率见于 1/3 的患者。几乎所有患者在手术切除时均有腹股沟转移。

假增生性鳞状细胞癌

这是一种多中心、低度恶性的鳞状细胞癌，酷似假上皮瘤样增生。

临床特征　主要累及老年男性（80 岁）的包皮，但也可累及龟头和冠状沟。

大体特征　这是一种多中心扁平或略微隆起的白色肿瘤性病变，有时类似增生性病变（图 16.109a）。

镜下特征（图 16.109b~d）　假上皮瘤型伴浅表向下增生是该肿瘤的标志。通常，这种肿瘤分别侵入包皮和龟头的筋膜或固有层。细胞分化极好，异型性极小或无异型性，但可见浸润性癌巢周围反应性间质。无血管或神经周围侵犯。鳞状上皮增生、分化型 PeIN 和硬化性苔藓通常与该 SCC 亚型相关。

鉴别诊断　主要鉴别诊断是假上皮瘤样增生。在活检标本中很困难。假上皮瘤样增生仅限于上皮下结缔组织，异型性极少或不存在。低度恶性普通型 SCC 和疣状癌是分化良好的肿瘤，可与假增生性 SCC 混淆。假性增生性鳞癌偶尔具有疣状特征，但病变不如疣状癌致密、实性。可发现典型的疣状癌与假增生性癌相关。

预后　未见文献报道癌症死亡或局部转移病例。复发率约为 10%，可能与多中心性病变有关。

腺鳞癌

这是一种罕见肿瘤，也称为黏液表皮样癌，由双相鳞状细胞和腺细胞组成。

临床特征　这种肿瘤见于 50 多岁患者的龟头。

大体特征　与普通型鳞状细胞癌相似：切面上来自龟头大的、坚硬的、白灰色肿瘤，常累及冠状沟和包皮。

镜下特征（图 16.110）　显示鳞状和腺样分化，腺体可与鳞状上皮混合或分离。腺体内排列着立方到柱状的肿瘤上皮或在实性的鳞状细胞癌巢间孤立的黏液细胞，后者更常被称为黏液表皮样癌。分化的 PeIN 通常位于相邻黏膜。

鉴别诊断　此亚型鳞状细胞癌病例报道较少。单纯的尿道腺或 Littre 腺癌应弃用。这些肿瘤中没有恶性鳞状细胞成分。转移性腺癌在诊断中容易混淆。这些肿瘤常为多中心性，并有多处血管内转移。最后，假腺样 SCC 可见类似的腺体样间隙，缺乏真正的腺体分化。

预后　此类型肿瘤罕见，积累文献资料较少，预后情况不明。但有文献报告了发生腹股沟转移而死亡的病例。

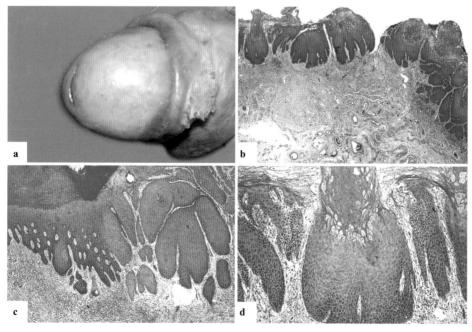

图 16.109　假增生性癌。发生于包皮的肿瘤。（b~d）组织学特征

肉瘤样鳞状细胞癌

这是最具侵袭性的阴茎癌。它们至少具有局灶鳞状分化特征的梭形细胞肿瘤，有时被称为癌肉瘤。分类强调至少需要 30% 的肉瘤样特征。

临床特征　这种侵袭性肿瘤占所有阴茎 SCC 的 1%~4%。诊断时患者的平均年龄为 59 岁。它可见于新发的病例，在以前不同亚型的鳞状细胞癌复发或放疗后发生。

大体特征　往往见较大的外生性真菌性溃疡和出血性。切面呈灰色至淡红色，外生性生长，呈典型的垂直生长方式。由于迅速增大，经常发现肉眼可见的坏死和出血。

显微特征（图 16.111）　组织学表现具有异质性，类似各种肉瘤。常见束状、梭形或黏液样型。梭形细胞常占优势，类似纤维肉瘤或平滑肌肉瘤（图 16.111d）。类似恶性纤维组织细胞瘤的间变性、奇异的单核或多核巨细胞并不少见。可观察到黏液样、脂肪肉瘤或横纹肌肉瘤样。罕见情况下，出现软骨或骨

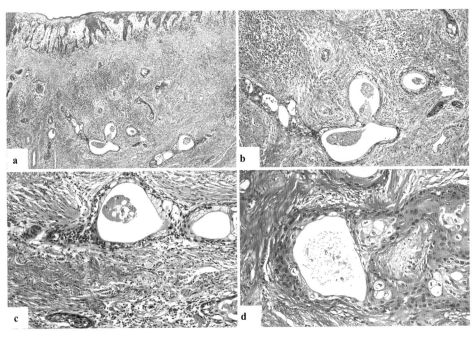

图 **16.110**　腺鳞癌

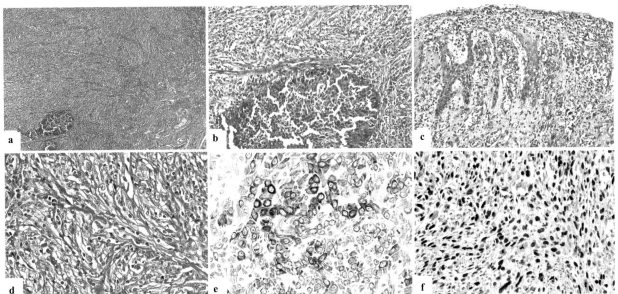

图 **16.111**　（a~d）肉瘤样癌。（e）34βe12 阳性。（f）p63 阳性

肉瘤样或血管丰富的血管肉瘤样区域（图 16.112）。血管和神经周围侵犯常见。确诊常需免疫组化染色。CK5/6、34βE12 和 p63 通常在肉瘤样区域呈阳性（图 16.111e, f）。

鉴别诊断　真性肉瘤在阴茎中罕见。位于阴茎海绵体深部，缺乏上皮成分或分化（细胞角蛋白和 p63 阴性），PeIN 缺失支持原发性或转移性肉瘤的诊断。具有梭形细胞特征的黑色素瘤可能对诊断具有挑战性。识别原位病变或黑色素瘤的免疫组织化学标记对确诊是必要的。

预后　多项研究提示该亚型是最具侵袭性的阴茎 SCC。死亡率为 50%~90%。几乎所有患者在确诊时均有腹股沟淋巴结转移。在约 70% 的病例中观察到局部以及全身复发。

HPV 相关 SCC

基底样鳞状细胞癌

这是一种高级别 HPV 相关肿瘤，具有巢状生长模式，由均匀的小的基底样细胞组成。

临床特征　该肿瘤占阴茎鳞癌的 10%~15%。通常发生于较年轻患者（50~55 岁）。龟头是最常见的发病部位，但也可发生于包皮。

大体特征　最常见的表现为位于龟头的单发溃疡型肿块。切面呈垂直生长的灰白棕褐色向深部侵袭性

肿瘤（图 16.113a），这一特征较为独特。有时，肉眼可见粉刺样坏死，与肉眼所见的微小黄色病灶相对应。

镜下特征（图 16.113b~e）　标志性特征表现为实性片状或巢状均匀分布，中等至小的基底样细胞。在肿瘤巢周围可见到明显的收缩间隙。很少见到间质玻璃样变性。中央突然角化，有类似粉刺样的细胞碎片。基底样细胞分化较差，细胞核/细胞质比例较高。核仁不明显，常见核分裂和细胞凋亡，角化不全和分离的空泡细胞不常见。梭形基底样细胞主要见于肿瘤的实性片状区域。血管和神经周围侵犯常见。p16 免疫组化（图 16.113f）和高危型 HPV 阳性。

鉴别诊断　具有巢状结构的高级别普通型 SCC 可与基底样 SCC 混淆。晚期患者病例，细胞质丰富且嗜酸性，角化逐渐过渡而不是突然出现，普通型 SCCp16 和 HPV 阴性。疣状-基底细胞样癌是一种 HPV 相关的 SCC，其乳头状结构由非典型的空泡细胞和基底样细胞（见下文）组成，而基底样 SCC 几乎完全由基底样细胞构成。远端尿道的尿路上皮癌可能看起来与基底样 SCC 相似；在这些病例中，邻近的原位尿路上皮癌或免疫组织化学标记物如 uroplakin Ⅲ、血栓调节蛋白和 GATA3 可能有助于鉴别。主要由间变性小细胞组成的少见的基底样鳞癌，与神经内分泌癌或 Merkel 细胞癌的区分可能存在困难，可能需要神

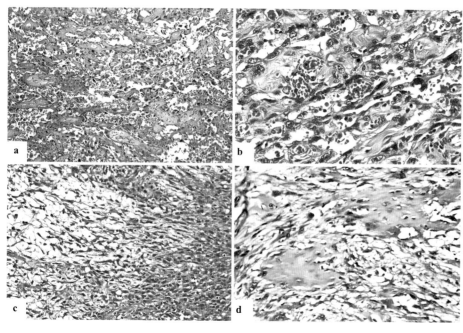

图 16.112　肉瘤样癌。（a, b）假血管肉瘤型。（c）梭形和黏液样型。（d）骨样化生

经内分泌标记物进行鉴别。

预后　死亡率为 21%~88%。腹股沟淋巴结转移率较高（50%~100%）。复发率约为 39%，主要与阴茎部分切除术相关。高转移率和不同死亡率之间的差异可能与初次治疗的差异、病理分期或其他部位 HPV 相关性癌报告不同的更好结局相关。

乳头状基底样鳞癌

这是一种极为罕见的阴茎癌，呈乳头状结构，内衬基底样细胞。它代表基底样癌的变异。

临床特征　一般发生于老年男性。龟头是最常见的部位。

大体特征　可呈单个乳头状肿瘤，表面呈棕灰色尖刺状，一般位于龟头。切面乳头外生性生长明显，有的可见实性内生性癌巢侵及阴茎远端。

显微特征（图 16.114）　肿瘤表面呈乳头状，常存在纤维血管轴心，周围排列着低分化的基底样细胞。类似于尿路上皮肿瘤。往往可见突然角化。乳头顶端可见角化不全和空泡细胞。细胞体积小，嗜碱性的细

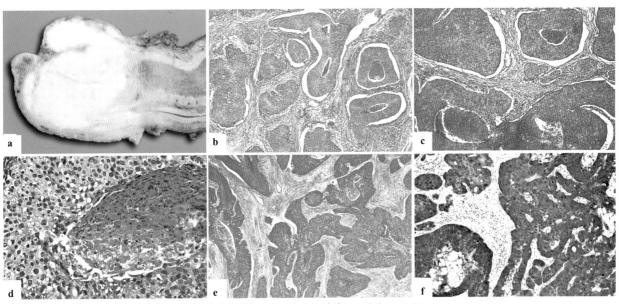

图 16.113　基底样癌。（a）大体切面显示垂直生长模式。（b~e）组织学特征。（f）p16 阳性

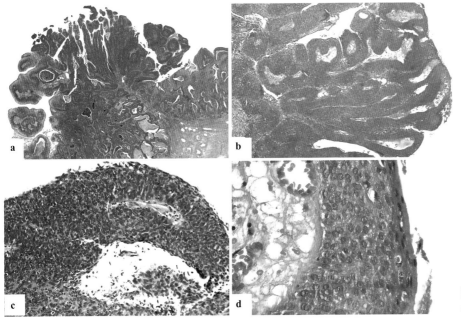

图 16.114　基底细胞样癌的乳头状变异

胞质较少,细胞边界不清。细胞核居中,圆形至卵圆形,核仁不明显。有丝分裂象和细胞凋亡较多。深部侵袭性成分与基底细胞性鳞状细胞癌难以区分。有时可见血管和神经周围侵犯,预后与存在的侵犯成分相关。p16免疫染色和高危HPV基因型呈阳性。

鉴别诊断　鉴别诊断需要考虑纯基底样SCC、尿路上皮癌和乳头状SCC,NOS。基底样SCC缺乏乳头,经常向下生长至突起（垂直生长模式）。尿路上皮癌具有更清晰的胞膜界限,经常邻近尿路上皮原位肿瘤,其uroplakin Ⅲ、GATA3和血栓调节蛋白免疫染色呈阳性。非特殊类型乳头状SCC由乳头状的内衬分化程度较高的嗜酸性细胞构成。p16和HPV阴性。

预后　文献报告有两种类型。第一种类型,预后极佳,无死亡。第二种类型,死亡率达到80%。后者肿瘤临床分期较高,体积较大,侵及阴茎海绵体较深。腹股沟转移20%~60%。无关于复发的数据。

疣状癌

它是一种外生性疣状HPV相关性鳞状细胞癌。Kurman最初在外阴描述这种病变,但也可能发生在其他肛门生殖器部位。

临床特征　占阴茎SCC的7%~10%。与其他HPV相关SCC一样,疣状癌见于年轻患者,而不是普通SCC（平均年轻10岁）。可累及阴茎各个部位,通常为单发,起始于龟头,并延伸至冠状沟和包皮。

大体特征　表现为鹅卵石样或菜花状外观。表面灰白色,类似普通或巨大湿疣。切面呈乳头状外生性和内生性结构（图16.115a）。在横切面上,乳头显示中央轴心颜色偏暗,周围为灰白色肿瘤组织,鹅卵石图案特征突出。

镜下特征（图16.115b~d）　该肿瘤的标志特征是长而薄的类似湿疣的乳头状结构。可角化过度和角化不全。乳头的上端通常为圆形。肿瘤和间质的界限呈锯齿状且不规则,但在极少数情况下可能钝圆。乳头中央有纤维血管轴心,被多形性空泡状细胞衬覆。细胞丰富,胞质嗜酸性或透明,核周空晕。细胞核大、深染、不规则、起皱,无明显双核或多核。大多数疣状癌为2级。在低度恶性变异型中,以成熟的非多形性细胞为主,诊断较为困难。血管和神经周围侵犯不常见。p16免疫组化染色（图16.115d）和HPV阳性。

鉴别诊断　应与其他疣状肿瘤相区别。巨大湿疣是良性或非典型肿瘤,携带低危型HPV基因型。小梁状排列细胞较突出,无多形性。无空泡细胞是与其他疣状非HPV相关肿瘤的主要区别。首要的是与疣状癌的鉴别,但有些病例表现出两种肿瘤的共同特征;这些病例应归类为混合性疣状癌。区分非特殊类型乳头状SCC和疣状SCC最困难,因为两者具有共同的

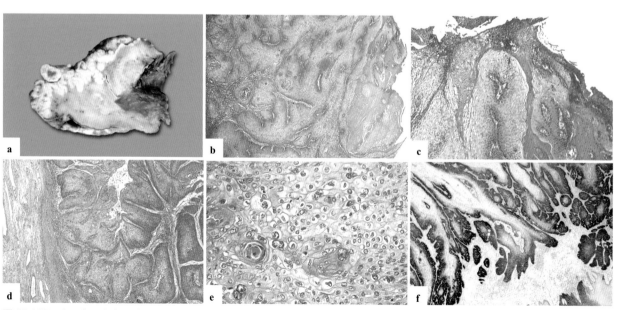

图16.115　疣状癌。（a）大体切面呈疣状生长。（b）乳头结构。（c）乳头顶端。（d）乳头基底部。（e）挖空细胞。（f）p16阳性

结构特征；然而，乳头状 SCC,NOS 缺乏空泡细胞，p16 和 HPV 阴性。

预后　疣状癌总体预后良好至中等。死亡率约为 10%。局部转移高达 25%。复发率达到 10%。

疣状基底细胞样鳞癌

阴茎 SCC 的高度变异型由疣状（湿疣）和基底样癌混合特征组成。

临床特征　5%~10% 的阴茎 SCC 属于此种类型。患者平均年龄约 60 岁。由于肿瘤较大，可影响多个阴茎区域。

大体特征　常见特征位于阴茎远端，肿瘤较大，外生性生长，灰白色。切面可见深部侵袭性棕褐色至白色实性肿块（图 16.116a）。

镜下特征　该肿瘤呈双相性，在同一肿瘤中具有疣状和基底样特征，在不同肿瘤区域混杂或分离。可见 3 种模式：①表面呈疣状，侵袭性癌巢呈基底样特征（图 16.116b~d）；②存在于同一肿瘤巢中的疣状和基底样 SCC，周边为基底样细胞，癌巢中心为逐渐角化和非典型空泡细胞；③乳头状结构，乳头内衬疣状和基底样细胞（图 16.117a~c）。分别在 25% 和 50% 的病例中观察到血管和尿道周围浸润。p16 免疫组化染色（图 16.117d）和高危型 HPV 基因型呈阳性。

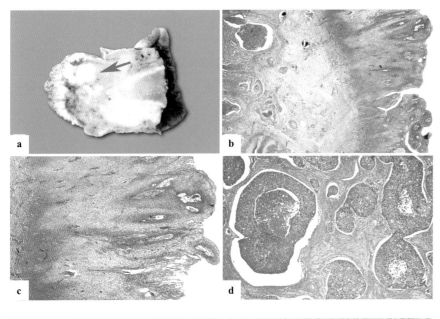

图 16.116　疣状基底样鳞癌。（a）大体切面显示外生性成分（表面）和内生性成分（箭头）。（b）低倍镜下组织学结构。（c）疣状表面成分。（d）深部基底样癌巢

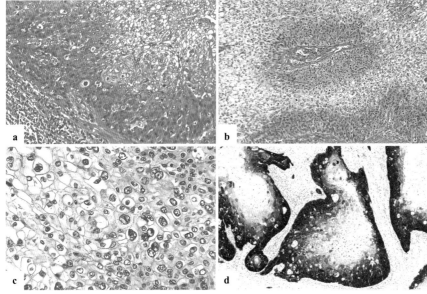

图 16.117　疣状基底样鳞癌。（a~c）同一视野中的基底样和疣状（空泡细胞）细胞。（d）p16 阳性

鉴别诊断　需要排除单纯的疣状或基底样 SCC。由于两种类型肿瘤特征均可局灶性存在，在其他疣状 SCC 中存在至少 10% 的基底样细胞或在基底样 SCC 中发现至少 10% 的透明空泡状细胞，可分别排除单纯疣状或基底样 SCC 的诊断。

预后　死亡率为 33%~50%。在高达一半的病例中发现腹股沟淋巴结转移，似乎与肿瘤中基底样细胞的比例有关。

透明细胞癌

最初报告为起源于阴茎皮肤附属器腺体的癌，该变异类型最近认为起源于龟头黏膜上皮的鳞状细胞癌亚型。

临床特征　报告的病例年龄范围 52~95 岁，未接受包皮环切术男性的龟头。常见的临床体征为阴茎远端自己发现的肿块。报告的 1 例病例包皮局部受累，无一例延伸至阴茎干皮肤。

大体特征　大的、白灰色颗粒状、溃疡型肿瘤，累及龟头和冠状沟。切面为白色至棕褐色，伴有黄色小灶坏死。肿瘤通常会侵入勃起组织直至阴茎海绵体。

镜下特征（图 16.118）　有两种结构模式：实性和巢团状。实性型肿瘤由成片或巢状的透明细胞组成，结构呈分叶状，周围有纤细的纤维血管轴心。第二种模式由透明细胞的融合成巢，中心粉刺样或地理坏死

明显。高倍镜下，可见低分化细胞，胞质透明，核深染，核分裂象活跃。肿瘤的局灶区域可能与疣状 / 基底样癌难以区分，其即使存在，它们只占肿瘤的 10% 以下。所有病例均表现为血管及神经周围侵犯。在龟头肿瘤附近发现 HPV- 相关的 PeIN。p16 和 HPV 原位杂交在肿瘤细胞中呈阳性。

鉴别诊断　疣状 SCC、汗腺肿瘤和转移性肾细胞癌可与透明细胞 SCC 混淆。疣状癌也由透明细胞组成，但结构不同：疣状 SCC 中始终存在湿疣乳头，透明细胞 SCC 中不存在。具有透明细胞特征的汗腺肿瘤可能损害阴茎远端。然而，它们通常发生在阴茎干皮肤上，p16 免疫染色和高危型 HPV 呈持续阴性。转移性肾细胞癌通常为多中心性，优先累及阴茎海绵体，且 HPV 阴性。

预后　报告的 3 例病例中，2 例在初次诊断不到 1 年内死亡。1 例患者病理证实腹股沟淋巴结转移；另外 2 例淋巴结临床检查阳性。

淋巴上皮瘤样癌

这是一种罕见的低分化 SCC，肿瘤细胞中有大量炎性细胞浸润，类似鼻咽淋巴上皮瘤样癌。

临床特征　报告 2 例病例。患者年龄分别为 58 岁和 75 岁，均未行包皮环切术。

大体特征　它们是基于腺体的、边界清楚的侵袭

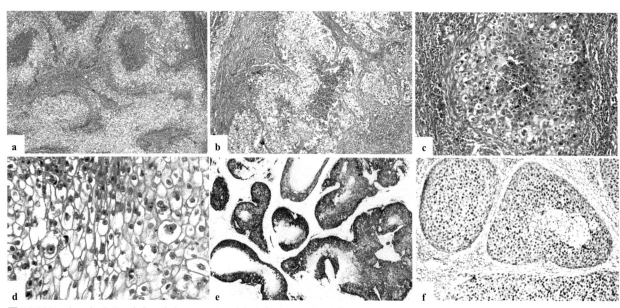

图 16.118　（a~d）透明细胞癌。（e）p16 阳性。（f）高危型 HPV 原位杂交阳性

较深的肿瘤。

镜下特征（图16.119）　肿瘤细胞显示合胞体生长模式，这是该肿瘤最显著的特征之一。无明确细胞边缘的大嗜酸性未分化细胞的巢和小梁呈合胞体外观。细胞核大而不规则，核仁明显。有少量或无角化。另一个主要特征是致密的淋巴浆细胞性和嗜酸性炎性浸润，使肿瘤细胞模糊。基质浸润不规则，一些分散的细胞与肿瘤分离，偶尔似高级别淋巴瘤。血管和神经周围侵犯多见。p16免疫染色和高危型HPV在肿瘤细胞中呈阳性。

鉴别诊断　与头颈部一样，应排除对应的恶性淋巴瘤。阴茎原发性淋巴瘤非常罕见。淋巴瘤和上皮性肿瘤的适当免疫染色易于区分。髓样SCC是最近描述的HPV相关阴茎肿瘤，含有间质或肿瘤相关炎性细胞，但组织学模式为凝聚性更强的实性和巢状肿瘤。

预后　在一项研究中，2例患者均死于其他原因，1例患者发生了淋巴结转移。随访3年和17年后无复发。

髓样癌

它是最近描述的高级别HPV相关阴茎SCC。这是对一组先前归类为普通型SCC的HPV相关肿瘤进行仔细再评价的结果。

临床特征　一项12例患者的系列研究，患病率

小于1%，患者确诊时的平均年龄为71岁，发病部位以龟头最常见。

大体特征　发生于龟头的巨大不规则灰白色新生物，蔓延至冠状沟和包皮，常取代远端阴茎。

镜下特征（图16.120）　大片状或实性巢状肿瘤浸润间质，浸润前沿宽广，具有特征性。在某些情况下，存在被炎性细胞包围的聚集较少的细胞团或淋巴上皮瘤样模式。可见单个细胞或地图状坏死。细胞分化较差，局灶性角化为间变性。细胞核大而不规则，有明显的嗜酸性核仁。无基底细胞或空泡状细胞。始终存在混合性炎性浸润，可发现微脓肿。p16免疫染色和高危型HPV阳性。

鉴别诊断　低分化普通型SCC和淋巴上皮瘤样SCC是最重要的鉴别诊断。鳞状细胞成熟、角化和纤维间质反应在实性低分化普通型SCC中更为突出。p16和高危型HPV基因型均为阴性。淋巴上皮瘤样癌的特征为没有黏附性的癌细胞周围有淋巴浆细胞浸润和不规则的浸润前沿。

预后　没有随访数据。

其他

混合性癌

混合性SCC是在同一标本中含有两种或两种以上阴茎鳞状细胞癌变异类型的肿瘤。该类别包括HPV

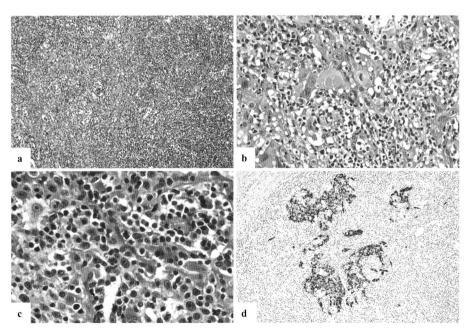

图16.119　（a~c）淋巴上皮瘤样癌。（d）p16阳性

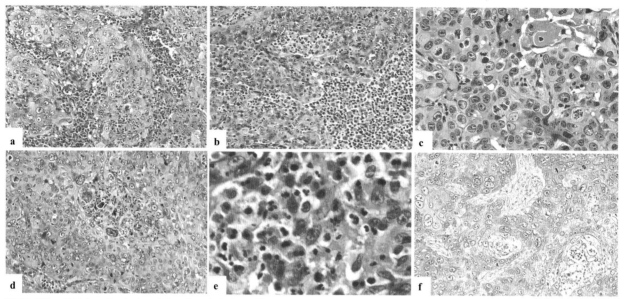

图 16.120　髓样癌。（a,b）实性非角化巢。（c）高级别角化癌。（d）微脓肿。（e）嗜酸性粒细胞浸润。（f）p16 阳性

和非 HPV 相关亚型。

　　临床特征　平均年龄为 60 岁，与常见 SCC 相似，占所有阴茎 SCC 的 10%~35%。龟头肿瘤蔓延至其他阴茎部位是最常见的表现。包皮其他性肿瘤非常罕见。

　　大体特征　肉眼外观为多彩状。肿瘤往往是灰白色的外 / 内生性溃疡性肿块取代远端阴茎，切面混合生长模式较为常见。

　　镜下特征　实际上，SCC 的任何变异类型均可见于混合性鳞癌。最常见的是疣状基底样 SCC，描述为一个单独的实体。另一种常见的组合是也描述的混合疣状与普通型 SCC 的混合型疣状癌（图 16.105c, d）。普通型 SCC 可与疣状、基底样和乳头状鳞癌，NOS 混合。疣状肿瘤有时很难在一种实体中进行分型。在这些情况下，应该提到各种成分及其相对比例。

　　鉴别诊断　由于该类别包括各种 SCC 变体的混合，因此需要排除纯形式。除疣状基底样 SCC 外，经验是，如果任何 SCC 亚型在至少 20% 的肿瘤中存在第二种变体；这应归类为混合型 SCC，并应提及组分。

　　预后　根据所涉及的亚型而异。例如，具有基底样成分的肿瘤比纯低度恶性亚型预后最差。在高分化肿瘤（如疣状或乳头状鳞癌，NOS）中存在普通型 SCC 会使预后更差。总体而言，死亡率高达 10%。淋巴结转移率为 10%~40%，约 20% 复发。

其他罕见癌

　　尽管有很多变异，但其余普通 SCC 的可变形态和行为是显而易见的（图 16.121a,b）有一些罕见的癌尚需进一步描述。其他极为罕见的原发癌，如促纤维增生性鳞癌、神经内分泌瘤、小细胞癌和 Merkel 细胞癌，均有描述（图 16.121c,d）。发生于阴茎干皮肤的基底细胞癌和皮肤附属器肿瘤也会累及阴茎。

间叶性肿瘤

　　间叶性肿瘤在阴茎中非常罕见。神经肿瘤，通常为神经外胚层来源，按照常规应包括在该分类中。软组织肿瘤占所有阴茎新生物的 5%。血管肿瘤是最常见的间叶性肿瘤，其次是神经、平滑肌和纤维来源的肿瘤。卡波西肉瘤是最常见的恶性阴茎间叶肿瘤，血管瘤是最常见的良性肿瘤。在美国军方病理学研究所（AFIP）对阴茎软组织肿瘤进行的最大型研究中，良性肿瘤最常见于龟头，恶性肿瘤最常见于阴茎干。患者自检发现的无压痛肿块是最常见的临床症状。与鳞状细胞癌不同，恶性和良性间叶组织肿瘤均可见于任何年龄，包括幼儿。在儿童诊断的肿瘤中，包括巨细胞成纤维细胞瘤、横纹肌肉瘤、上皮样肉瘤、肌膜瘤、平滑肌瘤和尤因氏肉瘤。

　　关于这些肿瘤的有限的可用信息主要来自孤立或较少的病例系列研究。这些疾病的病理学特征与其他

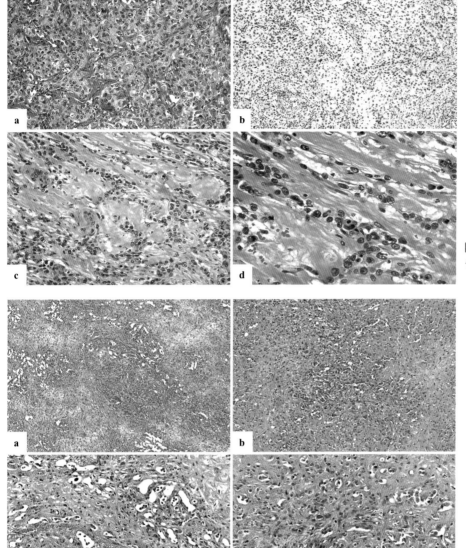

图 **16.121**　其他未分类的癌。(a,b)
低分化实体型，HPV 和 p16 阴性。
（c,d）小细胞癌

图 **16.122**　上皮样血管瘤

部位的肿瘤非常相似。我们在此总结一些最常见的间叶细胞肿瘤，分为良性肿瘤和恶性肿瘤。

良性间叶瘤

血管瘤、平滑肌瘤、神经鞘瘤、神经纤维瘤、淋巴管瘤、血管球瘤、纤维组织细胞瘤、肌膜瘤和颗粒细胞瘤在阴茎中均有报道。肉眼观，脉管瘤倾向于单发，红色至蓝色斑块或结节。神经、纤维或平滑肌肿瘤表现为边界清楚的结节至息肉样病变。文献描述了约 30 例上皮样血管瘤，颗粒细胞瘤和肌膜瘤各不到 20 例。

上皮样血管瘤是一种罕见的血管肿瘤，其特征为内衬上皮样内皮细胞的毛细血管，并伴有炎性细胞浸润。一系列病例研究报告中位年龄为 45 岁。压痛性肿块经常位于阴茎干最常见。这种肿瘤可被误认为佩罗尼氏（Peyronie's）病或阴茎癌。镜下（图 16.122）表现，上皮样内皮细胞呈无包膜结节性增生，与淋巴细胞和嗜酸性粒细胞的炎性浸润相关。内皮细胞大，嗜酸性，核大，核仁明显。核分裂指数低，核异型性消失。肿瘤可以被认为是典型或非典（旺炽性），后者的特征是未形成离散血管（未成熟毛细血管）的上皮样内皮细胞聚集。文献未报告转移或疾病死亡。鉴别诊断包括上皮样血管内皮瘤和上皮样血管肉瘤。上皮样血管内皮瘤是一种交界性肿瘤，以不典型上皮样内皮细胞增生嵌入透明结缔组织为特征，无嗜酸性粒细胞浸润。鉴别这种良性肿瘤与组织学和临床上更具侵袭性的恶性肿瘤——上皮样血管肉瘤具有重要意义。显著的核异型性、高有丝分裂指数和坏死通常具有特征性。

阴茎真皮的颗粒细胞瘤非常罕见。诊断时患者的中位年龄为 40 岁。肉眼观为孤立性、无触痛，阴茎干、包皮或龟头冠状沟上有坚硬肿块。镜下（图 16.123）

肿瘤由多角形细胞组成，胞质明显嗜酸性颗粒状，呈巢状、条索状或小梁状。常见无异型性的大泡状核。每 50 个高倍视野的有丝分裂范围为 0~8 个。可以观察到神经周围和血管壁浸润，但不能表明恶性行为。颗粒细胞中的 S-100、CD56 和 CD68 免疫染色呈阳性。文献未报告局部复发或转移。

阴茎肌膜瘤是一种罕见的良性肌内膜增生，仅累及龟头尿道海绵体。患者的平均年龄为 29 岁（范围为 2~61 岁）。肉眼观察发现直径达 2 cm 的以龟头为中心的结节。镜下（图 16.124）存在血管内结节状至

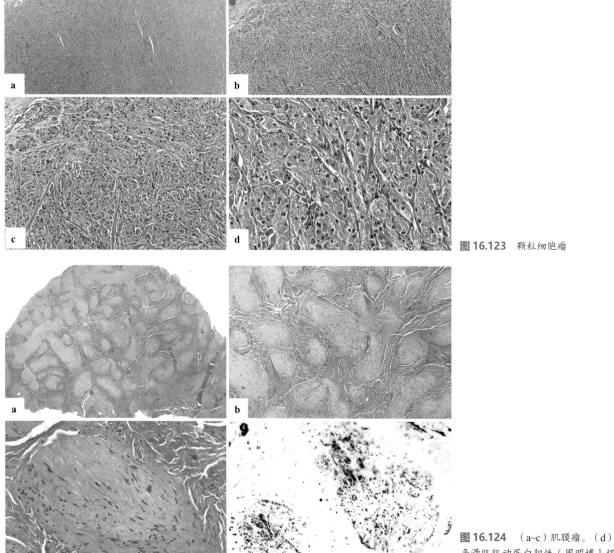

图 16.123 颗粒细胞瘤

图 16.124 （a~c）肌膜瘤。（d）平滑肌肌动蛋白阳性（周明博士提供）

丛状肌纤维母细胞（肌内膜）增生，有时会堵塞尿道海绵体的血管间隙。细胞主要呈星状或梭形，包埋于丰富的纤维黏液样基质中。免疫组化 SMA 阳性，肿瘤细胞 S-100、CD34、角蛋白阴性。无复发或转移。

恶性间叶瘤

阴茎原发性肉瘤是一组异质性疾病，最常见的肿瘤包括血管肿瘤（卡波西肉瘤）和平滑肌肿瘤（平滑肌肉瘤）。其他不常被提及的肿瘤包括纤维肉瘤、隆突性皮肤纤维肉瘤、上皮样肉瘤、恶性外周神经鞘膜瘤、横纹肌肉瘤、黏液纤维肉瘤、尤因氏肉瘤 /PNET、滑膜肉瘤和成骨性骨外肉瘤。阴茎原发性肉瘤和发生于其他部位的软组织肿瘤之间没有差异。我们将描述两种最常见的间叶源性肿瘤。

卡波西肉瘤被称为最常见的阴茎恶性间叶组织肿瘤。这种由人类疱疹病毒 -8（HHV-8）驱动的肿瘤常见于 HIV 疾病。一项基于加州癌症登记处数据的研究显示，该肿瘤的患病率从 1988—1995 研究数据的 7.4% 下降至 1995—2004 研究数据的 1.7%；然而，从 1988 年至 2004 年，该肿瘤的患病率为所有阴茎恶性肿瘤的 4.6%。肉眼观，这种肉瘤通常表现为多灶性；小的带蓝色、黑色或酒红色；表面光滑；或溃疡的丘疹或结节，通常位于龟头或冠状沟。镜下（图 16.125）为伴出血的梭形细胞，胞质嗜酸性小球在围绕较大静止

期小血管中增多。早期病变可类似血管瘤或淋巴管瘤，但典型者伴有淋巴浆细胞反应，可显示梭形细胞突入血管腔（所谓岬征）。核 HHV8- 免疫反应性具有诊断价值。内皮标志物 CD34 和 CD31 也呈阳性。

原发性平滑肌肉瘤和其他阴茎肉瘤一样非常罕见。在一组 14 名患有该肿瘤的患者中，平均年龄为 51 岁（范围 43~62 岁）。肿块多见于阴茎干，最大径 0.5~6 cm。平滑肌肉瘤可进一步分为浅表性平滑肌肉瘤和深部平滑肌肉瘤，深部平滑肌肉瘤起源于腔体和海绵窦的支持结构。显微镜下（图 16.126）它们由数量不等的梭形细胞组成，胞浆嗜伊红，核不典型，有丝分裂活跃，坏死，浸润性生长。结蛋白免疫染色在肿瘤细胞中呈阳性。鉴别诊断为平滑肌瘤、佩罗尼氏病、上皮样肉瘤和横纹肌肉瘤。文献报告局部复发和转移。预后的预测因素是肿瘤浸润深度和肿瘤大小。

类似阴茎肿瘤的非肿瘤性病变

各种皮肤病、先天性疾病和感染性疾病影响阴茎，很少与阴茎肿瘤混合。它们的特征基本上与其他部位所见相似，最主要是与癌的病理学鉴别诊断。病理学诊断要根据该疾病的发病频率而定，当病变在一个部位非常罕见时，或者，另一方面，如果只是在那个部位看到使其罕见的病变，诊断可能具有挑战性。从临

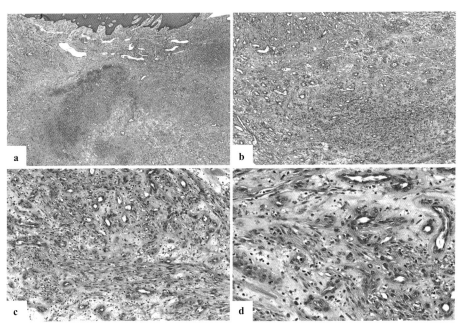

图 16.125　卡波西肉瘤

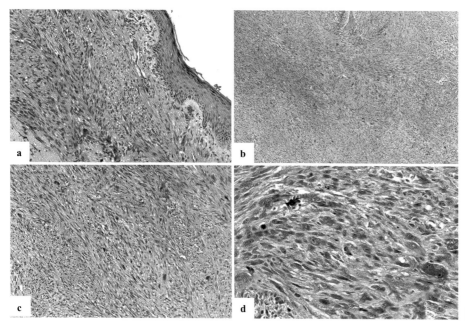

图16.126　平滑肌肉瘤

床的观点来看，对有问题的阴茎病变与身体其他部位的异常进行评估是很重要的，这可能是确定诊断的关键。我们将观察一些可能与阴茎肿瘤混淆的病变类型。

尖锐湿疣

一种影响性活跃的中青年男性肛门生殖器区域的人乳头瘤病毒（HPV）相关的良性病变。最常见的HPV基因型为低危型HPV 6和11，但也可能涉及其他低危型和高危型HPV基因型。常见的受累解剖部位为龟头、包皮、阴茎干、尿道口或远端尿道。肉眼观，常为多中心性，大小不等，从1mm大小的丘疹大的典型菜花状乳头状外观，有时误认为是恶性（图16.127a）。有文献描述通过阴茎镜检查（用乙酸治疗）检测到的小扁平病变。镜下（图16.127b~f）存在乳头，纤维血管轴心，内衬上皮，伴有乳头状瘤病、棘皮症、角化不全和角化过度。病变的标志是挖空细胞，为浅表多角形细胞，胞质丰富，核周晕清晰，核皱褶，常有双核。尽管描述与高危型HPV相关的异型增生或非典型湿疣，但在常见湿疣中不存在异型增生。基于组织学的鉴别诊断很简单。尽管没有被认为是癌前病变，但有文献报告可恶变。

巨大湿疣

巨大湿疣是一种罕见的长期存在的疣状良性HPV相关肿瘤，有时可与疣状癌或疣状癌融合，有时也

称为Buschke-Lowenstein肿瘤。大多数病例与低风险HPV有关。有临床差异。受累男性比典型尖锐湿疣患者年龄大，但比疣状癌患者年龄小。可能发生恶性转化为普通鳞状细胞癌。大体上，病变首先累及包皮和冠状沟，但也发生在龟头。它通常是一个单中心的灰白色，坚硬的菜花状肿瘤，大于典型的尖锐湿疣（平均大小5~10cm）。切面呈实性鹅卵石样外观，肿瘤边界清晰，其下间质清楚。显微镜下（图16.128）该肿瘤与典型的尖锐湿疣非常相似，但乳头瘤病生长更为旺盛，并有内生生长且向邻近组织扩散。从典型的尖锐湿疣到非典型的尖锐湿疣，再到尖锐湿疣内的原位恶性改变，或者直接转化为浸润性鳞状细胞癌。

鉴别诊断包括所有其他疣状肿瘤：疣、疣状和乳头状癌。疣状癌的特点是尖锐湿疣乳头内有细胞异型性和锯齿状浸润性肿瘤基底，这两种特征在巨大湿疣中都没有。疣状鳞状细胞癌中纤维血管轴心缺失或极小。乳头状鳞状细胞癌肿瘤基底部呈锯齿状不规则。挖空细胞和HPV在上述两种鳞状细胞癌变异中始终为阴性。

阴茎囊肿

发生于阴茎的囊肿并不常见，囊肿可发生于从尿道到阴茎根部的任何部位，包括龟头、包皮或阴茎。表皮包涵囊肿和中缝囊肿最常见。

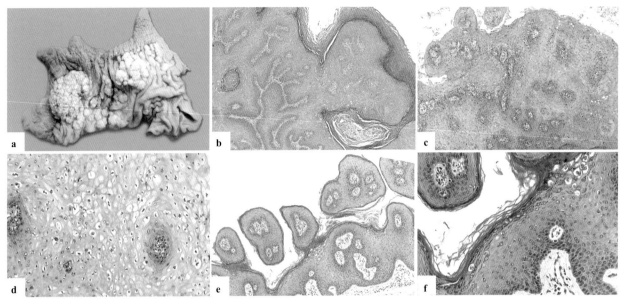

图 16.127　尖锐湿疣。（a）尖锐湿疣包皮大体图。（b~f）组织学特性。参见（d）和（f）中的挖空细胞

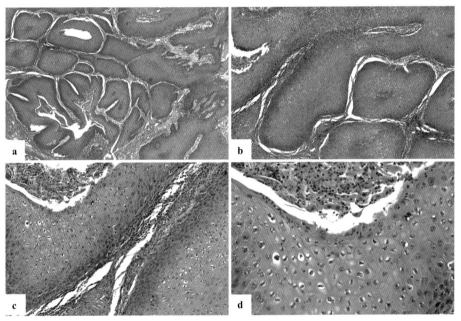

图 16.128　巨大尖锐湿疣

　　阴茎表皮囊肿与其他部位的类似病变相同。病因尚不清楚，但一些可能是在尿道下裂、包茎或阴茎增粗手术过程中注射表皮样组织碎片（"表皮包涵体囊肿"）所致。它们很小（小于 1 cm），通常发生在冠状沟、系带、包皮或阴茎附近。从儿童到老人，所有年龄的病人都可发生。新生儿包皮中有一种小的、珍珠状的表皮包囊，被称为"Epstein 包皮珍珠"。从组织学上看，它们是由复层鳞状上皮包围囊肿角蛋白的颗粒层所组成的空腔。并无复发或由表皮囊肿发展成癌的报告。

中缝正中（尿路上皮）囊肿

　　当它们位于尿道的边缘时，也被称为胎旁囊肿。以前被称为"尿道旁囊肿""生殖道会阴囊肿""黏液囊肿""尿道囊肿"和"汗腺囊瘤 / 顶泌腺囊腺瘤"。它们的位置引起了这样一种假设，即这些病变显然是由于生殖道和泌尿道胚胎发育缺陷引起的，导致生殖褶不完全闭合。因此，它们总是位于阴茎的腹侧或会阴的中线上。正常情况下，它们不与尿道或皮肤表面沟通，但有些病例可以与尿道或皮肤表面沟通。中缝正中囊肿并不少见，在一系列的病例研究中占大多数阴茎肿瘤和肿瘤样病变中发生这一类型囊肿。临床上，他们大多无症状；然而，一些病例表现为排尿困难，尿流不规则，性交困难或疼痛。中缝正中囊肿可包含多种上皮衬覆：非角化鳞状上皮、假复层和分层柱状上皮，有或无黏液腺、尿路上皮型、纤毛型和顶泌腺样。急性和慢性炎症及反应性改变，如黏膜角化过度。鉴别诊断包括血管球瘤、表皮囊肿、皮样囊肿、毛窦、尿道憩室和脂肪囊瘤。有报道称存在恶性转化。观察到的上皮衬里的多样性，对其起源缺乏明确的答案，以及在发病机制上的潜在差异，即"中缝正中囊肿"这一术语似乎很模糊，最好根据这些病变的组织学来命名这些病变。

皮样囊肿

一种位于真皮的肿瘤，包含皮肤附件结构，如皮脂腺和毛囊。它们通常出现在头部和颈部，但有一例阴茎皮样囊肿的报道。鉴别诊断包括毛囊囊肿、表皮样囊肿和脂肪囊肿。

淋巴囊肿

淋巴囊性包块在阴茎罕见。它是一种生长的多房性肿块，表现为一种固定且部分可移动的带有半透明液体的病变，引起持续的不适。显微镜下，可见内皮覆盖的多个腔，类似淋巴管壁。

疣状黄瘤

疣状生殖器相关性黄瘤是一种罕见的外生性病变，可累及阴茎。大约有 30 例阴茎病例被报道。其发病机制尚不清楚，可能是炎症、局部免疫抑制和／或代谢障碍等多因素所致。病理上与口腔病变相似。从大体上看，它可表现为疣状、息肉状，甚至扁平病变，可与阴茎疣状肿瘤或尖锐湿疣相混淆。镜下（图16.129）表现为伴有棘皮瘤、乳头状瘤病、角化过度和角化不全的乳头状鳞状增生。一个显著的特征是在细长的上皮网嵴之间存在明显黄色瘤样真皮浸润，有时还伴有中性粒细胞浸润。泡沫细胞 CD68 呈阳性，细胞角蛋白和因子ⅩⅢ呈弱阳性，S100 呈阴性。鉴别诊断包括尖锐湿疣、脂溢性角化病、颗粒细胞瘤和疣状阴茎肿瘤。明显的黄色瘤样浸润有助于诊断。周期性酸性 Schiff 阳性和 CD68 阳性，以及 S100 阴性免疫染色，对于困难的病例有帮助。

佩罗尼氏病

佩罗尼氏病是一种罕见的病因不明的疾病，其特征是一个或多个致密的纤维斑块或结节，累及真皮和 Buck's 筋膜，起源于阴茎白膜。临床上，该病变可导致阴茎异常弯曲，勃起和性交疼痛。佩罗尼氏病被认为是浅表纤维瘤病的一种变异。膜机械应力和微血管

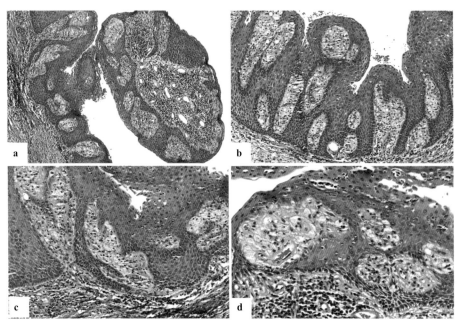

图 16.129   *疣状黄瘤*

损伤是致病的促进因素。该疾病的患病率为普通人群中男性的 0.5%~10%，中位数为 48~58 岁。典型表现在勃起的阴茎的背面发现一个硬的区域或斑块。弛缓状态下的检查通常不显著。该病变呈弥漫性，但也可能存在斑块样病变，容易误认为肿瘤性病变。显微镜下，它表现为胶原纤维的紊乱和肌成纤维细胞的增生，类似于其他纤维瘤病，尽管它比其他部位的大多数浅表纤维瘤病更少细胞性和硬化性。有血管周围淋巴浸润和罕见钙化或骨化的报道。严重的畸形伴局部硬化可与阴茎肿瘤相混淆。

龟头冠状沟乳头状瘤病

以龟头冠状沟多个小丘疹为特征，是 20%~30% 正常男性的常见症状。这与明显的性行为有关。病变为多处，无症状，珍珠样灰色至白色小丘疹，在龟头冠背面呈 1~3 行排列。它们常与 hpv 相关病变混淆，但通过皮镜直接诊断。镜下表现为血管纤维瘤或纤维上皮乳头状瘤。鉴别诊断为尖锐湿疣，诊断线索是缺乏挖空细胞。

脂肪肉芽肿

一种慢性炎症性肉芽肿反应，继发于阴茎局部皮下注射异物，如凡士林、石蜡（因此通常称为阴茎石蜡瘤）、硅胶或蜡。病变可以是孤立的或累及邻近结构，通常是阴囊。大体上，阴茎可能有明显的异常，包括器官扭曲、肿块或溃疡，这些都可能导致与肿瘤混淆。活检前准确的病史可提示诊断。镜检可见大量大小不等的空泡，间质内可见明显的炎性细胞浸润和大量的异物型多核巨细胞。由于有时会出现明显的硬化，因此将硬化性脂肪肉芽肿命名为硬化性脂肪肉芽肿更合适。鉴别诊断包括腺瘤样瘤、硬化性脂肪肉瘤或淋巴管瘤。空泡的大小比腺瘤样瘤的空泡大得多，并且含有脂质。空泡和囊肿衬里缺乏内皮细胞可区分淋巴管瘤和脂肪肉芽肿。硬化性脂肪肉芽肿的异物巨细胞在其他实体中未见，与硬化性脂肪肉瘤相比，脂母细胞缺失。脂肪肉芽肿累及阴囊或阴茎，脂肪肉瘤通常位于睾丸旁区域，腺瘤样肿瘤位于附睾头部附近。

硬化性苔藓

硬化性苔藓是一种影响阴茎和外阴的慢性炎症性硬化性疾病。术语"龟头干燥 - 闭塞性龟头炎"用于疾病的末期。这种情况主要影响包皮或龟头，与外阴硬化萎缩性苔藓相同。它可能导致包茎，尿道口或尿道口严重狭窄。这种病变与高分化鳞状细胞癌的特殊亚型有关。肉眼可见包皮或龟头内灰白色、不规则、萎缩或轻微隆起的区域。在晚期，由于弹性纤维被纤维组织替代，包皮环明显变窄，包皮黏膜皱褶常消失。显微镜下（图 16.130）对阴茎硬化性苔藓通常涉及的组织层进行形态评估对诊断有帮助，因为病变通常局

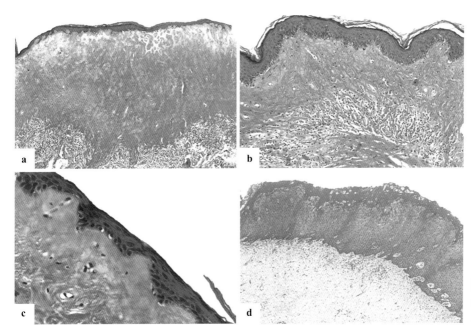

图 16.130 硬化性苔藓。（a, b）经典型。（c）萎缩上皮。（d）增生上皮

限于固有层，很少影响包皮肉膜。上皮增生（更常见）或萎缩。角化过度或角化不全，可见溃疡伴继发性炎症。界面基底层空泡变性，上皮与固有层分离。浅层固有层显示特征性的血管周围、球状或线形玻璃样变，而较深的固有层在某些情况下表现为水肿或硬化伴血管增多。硬化可到肉膜或浅表海绵体。真皮层淋巴细胞炎性浸润在形态或密度上不定。病变往往呈广泛和多灶性的，可能影响一个以上的上皮腔隙，甚至可能延伸到远端尿道的上皮和固有层。

肛门生殖器硬化性苔藓与鳞状细胞癌的关系已有文献。硬化性苔藓与鳞状细胞癌的特殊（非 HPV 相关）变异类型（如经典型、假增生型、疣状和乳头状鳞癌）显著相关。发现硬化性苔藓与分化型阴茎上皮内瘤变有明显关联。这些发现表明硬化性苔藓可能代表了一部分阴茎鳞状细胞癌的癌前状态，尤其是非 HPV 相关变异类型。

分期

表 16.13 描述了美国癌症联合委员会对 TNM 分期的最新修订。

阴囊

非肿瘤性病变

表皮包涵体囊肿

表皮包涵体囊肿是常见的病变，与身体其他部位的病变相似。它们可以表现为单个或多个真皮结节，包含角质碎片。囊肿内衬良性角化鳞状上皮。

特发性阴囊钙质沉着症

特发性阴囊钙质沉着症是一种罕见的良性疾病，表现为阴囊壁多个无痛结节。这种情况通常出现在青春期和成年早期，病因不明。代谢水平通常是正常的，没有显示钙或磷酸盐水平的异常。一些文献提示，这些病变可能是由于表皮包涵体囊肿延迟继发钙化所致。结节生长缓慢，随时间逐渐增加，表现为阴囊皮肤内的白垩白色硬性病变。组织学上，病变的特征是

表16.13　阴茎癌TNM分期系统 (TNM 8，2017)

分期类型	分期	定义
原发肿瘤（T）	TX	原发肿瘤不能评估
	T0	无原发肿瘤证据
	Tis	原位癌. 阴茎上皮内瘤变（PeIN）
	Ta	非侵袭性局限性鳞状细胞癌
	T1	龟头：肿瘤侵犯固有层
		包皮：肿瘤侵犯真皮、固有层或筋膜
		阴茎：肿瘤不分部位侵犯表皮和海绵体之间的结缔组织
		所有部位有或无淋巴血管侵犯或神经周围侵犯，且是或不是高级别
	T1a	肿瘤无淋巴血管侵犯或神经周围侵犯，级别不高（即3级或肉瘤样）
	T1b	肿瘤表现为淋巴血管侵犯和/或神经周围侵犯或高级别（即3级或肉瘤样）
	T2	肿瘤侵犯海绵状体[a]（龟头或腹侧轴）
	T3	肿瘤侵入海绵体[a]（包括白膜）
区域淋巴结（N）	cNX	无法评估区域淋巴结
	cN0	腹股沟淋巴结未见明显肿大
	cN1	可触及单侧腹股沟淋巴结
	cN2	可触及双侧腹股沟淋巴结
	cN3	可触及固定腹股沟淋巴结肿物或盆腔淋巴结病（单侧或双侧）
远处转移（M）	M0	无远处转移
	M1	远处转移[b]

[a] 尽管尿道有侵犯；[b] 包括真骨盆外淋巴结转移（即腹膜后淋巴结）

真皮内有大量钙质沉积。沉积物与上皮内衬无关，长期病变可能与肉芽肿反应有关。

肿瘤性病变

鳞状细胞癌

鳞状细胞癌的发病率远低于阴茎鳞状细胞癌（SCC）。在 1775 年 Pott 将其与烟囱清洁工联系起来之后，这是第一个与职业直接相关的肿瘤。从那时起，阴囊鳞状细胞癌也与人乳头瘤病毒（HPV）有关。其他危险因素包括暴露于补骨脂素和紫外线 A 辐射以及免疫抑制等。鳞状细胞癌代表了大多数原发性阴囊肿瘤。肿瘤通常是局部侵袭性的，常表现为溃疡性肿块，预后差，腹股沟淋巴结转移多见。组织学上，大多数病例表现为高分化或中分化鳞状细胞癌，尽管基底样变和疣状变异类型在 HPV 相关肿瘤中常见。应用于阴茎癌的传统分期系统不适用于阴囊肿瘤，目前使用的分期系统是 Ray 和 Whitmore 系统的 Lowe 修改版（表 16.13）。

基底细胞癌

基底细胞癌（BCC）在非阳光照射地区的发病率仍然很低。在所有 BCC 中，阴囊只占 < 1% 的比例。肿瘤表现为无痛性溃疡结节，组织学与皮肤基底细胞癌相似。预后仍然良好，在一项较大的研究系列中没有转移病例的报道

Paget 病

乳腺外 Paget 病很少发生在阴茎和阴囊。患者年龄通常在 50 到 80 岁之间，表现为鳞状湿疹样病变。病例报告与潜在的阴茎癌、前列腺癌和尿道癌有关。组织学上，表皮被肿瘤细胞浸润，肿瘤细胞有大的细胞核、突出的核仁和丰富的浅色至嗜双色细胞质。真皮内的细胞可呈簇状或孤立细胞，常累及皮肤附件结构。反应性改变，包括表皮角化过度和角化不全常见。鉴别诊断主要包括原位鳞癌、派杰样 - 鲍温病和黑色素瘤。CK7 是 Paget 病的敏感标志物，在肿瘤细胞中通常呈弥漫性强阳性（图 16.131）。在派杰样 - 鲍温病中有少见的 CK7 表达，这可能是引起混淆和误诊的原因之一。此外，Paget 病的肿瘤细胞表达 CEA，黑素细胞标志物阴性。黏蛋白染色可能有助于诊断，因为 Paget 病的细胞表达胞浆内黏蛋白，而鲍温病和黑色素瘤的细胞通常不表达。GCDFP-15 是另一种免疫组织化学标记物，据报道在 Paget 病中为阳性，在鲍温病和黑色素瘤中为阴性，在诊断有疑问时可用于这些病变的检查（表 16.14）。

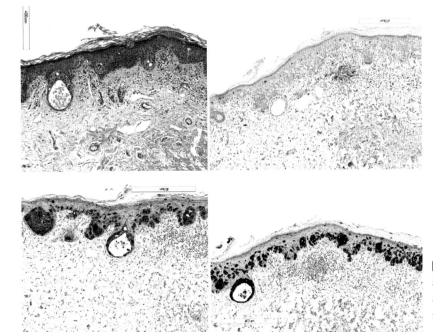

图 16.131　阴囊 Paget 病显示表皮内的大多边形肿瘤细胞，累及附件结构。右上：肿瘤细胞黑素细胞标志物阴性。左下：癌胚抗原在肿瘤细胞中强烈表达。右下：CK7 在肿瘤细胞中呈弥漫性阳性

表 16.14　阴囊鳞癌 Lowe 分期

分期	标准
A1	局限于阴囊的疾病
A2	局部广泛性疾病，累及邻近结构（阴茎、会阴、睾丸或睾丸、耻骨），但无明显转移
B	浅表淋巴结转移，可切除
C	盆腔淋巴结转移或任何不能切除的转移
D	区域淋巴结外远处转移

第二节　泌尿道肿瘤

肾脏肿瘤

大体检查

大体检查和正确处理肾脏是治疗肾细胞癌的第一步也是最关键的一步。熟悉和正确识别肾脏的各种解剖标志，包括肾窦、肾盂、肾门和输尿管边缘，是非常重要的。肾肿瘤的切除类型包括根治性肾切除术、部分肾切除术和肾输尿管切除术（上尿路尿路上皮癌）。尽管历史上 RCC 是通过根治性肾切除术治疗的，但部分肾切除术正变得越来越常见，现在代表了大多数小的、局限于器官的肾肿瘤最常见的手术选择。大体检查方案说明如下。

根治性肾切除术

1. 测量标本（三维）。

2. 取肾静脉和肾动脉切缘。剖开肾静脉检查是否有肿瘤侵犯。这是关键步骤，应在取样后和肾脏对剖前立即进行，以检测近端肾静脉中的小血栓（图 16.132）。

3. 取输尿管切缘。剪开并检查输尿管。此步骤还提供有关侧面和方向的信息。

4. 触诊肾门区淋巴结。

5. 对剖肾脏，肾周脂肪组织完整。不应剥离肾包膜，因为这提供了有价值的分期信息。

6. 测量肿瘤的三维尺寸并记录位置。

7. 离肿瘤最近软组织边缘涂墨汁。不必用墨水把整个标本都涂上。

8. 从上到下每隔 2.5 mm 切开整个肾脏。

9. 检查是否侵入肾周脂肪组织。

10. 检查肾窦有无肿瘤侵犯。

11. 检查有无腺瘤和其他发现。

12. 每隔 3.0 mm 切取肾上腺（如有）。

13. 切片应记录肿瘤类型、侵犯范围和任何其他偶然发现。最小切面包括：

（1）输尿管、肾动脉和肾静脉边缘合并置于一个包埋盒。

（2）肿瘤：最大直径每厘米一块（如果肿瘤 ≤ 5 cm，至少取 6 块），包括肿瘤/肾交界处、肿瘤/肾周脂肪组织、肿瘤和最近的软组织边缘、肿瘤/肾窦、肾静脉肿瘤、不同表现的肿瘤灶、肉瘤样出现区。注意：避免完全坏死区域、凝胶/透明区域和广泛出血区域。

（3）其他发现：腺瘤、囊肿等。

（4）非肿瘤肾：两个部分。

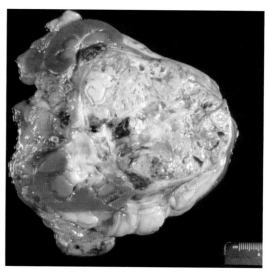

图 16.132　根治性肾切除术标本的大体检查。切开肾脏前应打开肾静脉，以确定近端肾静脉内的血栓（箭头）

（5）肾上腺：正常一张切片，肿瘤一张切片/cm。

（6）淋巴结，如果可以触及的话。

14. 如有需要，提交组织用于细胞遗传学、研究、组织库等。

肾部分切除术

1. 在冰冻切片时，处理速度至关重要。

2. 测量标本。

3. 在实质切除边缘涂墨汁。

4. 从肿瘤中间切第一刀。

5. 以 2.0 mm 的间隔切取整个标本，与实质切除边缘成直角（图 16.133）。

6. 仔细检查肿瘤，确定离实质切除边缘最近的区域（包括外科医生标记的区域）。

如果肿瘤看起来离边缘足够远，目视检查通常就足够了，这样就不需要组织切片了。如果边缘非常接近，切取一个肿瘤切片（很少两个）和最近的实质切除边缘（垂直边缘）进行冰冻切片诊断。如果是小肿瘤，不建议将大部分肿瘤用于冰冻切片。少量肿瘤边缘（3~4 mm 通常足够）。

8. 肾实质边缘应始终垂直取材。表面边缘不应取材，除非肾实质边缘作为单独标本送检。

9. 检查是否侵入肾周脂肪组织。

10. 要求的最小截面包括：

（1）每厘米至少一段肿瘤，包括肿瘤 / 与肿瘤结合区域 / 肾周组织。如果小于最大尺寸为 3.0 cm（如果肿瘤 < 5 cm，则至少 6 张切片）。

（2）报告其他大体发现：腺瘤、囊肿等。

（3）肾周脂肪组织：切片检查肿块。除非另有

说明，否则取一处代表性部位组织。

良性肾肿瘤

乳头状腺瘤

肾乳头状腺瘤是指肾内低核级的小乳头状肿瘤。肾乳头状腺瘤的大小标准是多年来发展起来的。尽管有报道称小到 9 mm 的肿瘤有转移，但有人认为小于 1 cm 且无核异型性的肿瘤可归类为肾乳头状腺瘤。1998 年学术会议一致提出了乳头状腺瘤诊断的界限是 5 mm。国际泌尿病理学家协会（ISUP）目前的建议是将大小在 1.5 cm 或以下、细胞核分级较低的肿瘤归类为乳头状腺瘤。在对 500 多例肾切除术的回顾性研究中，Wang 等人发现肾乳头状腺瘤的发病率为 7%。组织学上，乳头状腺瘤是由紧密排列的肾小管组成的无包膜病变，在肾皮质内没有任何明显的核异型性（图 16.134）。虽然这些病变通常不会造成诊断上的困难，但当部分肾切除术标本的边缘有一个乳头状病变未完全显示时，可能会出现问题，特别是在冰冻切片上。

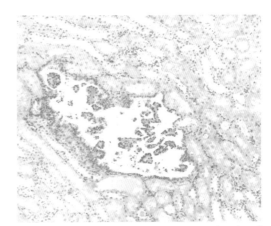

图 16.134　肾乳头状腺瘤是一种无包膜的病变，在大多数病例中是偶然发现的。这些病变的特点是肾小管紧密排列，肾皮质内无明显的核异型性。1.5 cm 以下的病变只要没有包膜就可以归类为腺瘤

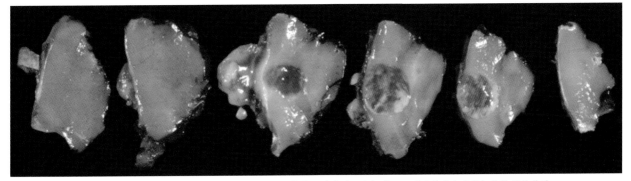

图 16.133　部分肾切除术标本展示了正确的边缘评估方法。标本应沿肿瘤的两侧切片，以显示肿瘤与实质切除边缘的关系

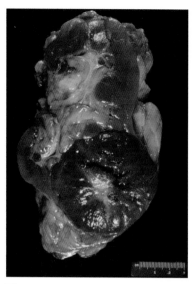

图 16.135 肾嗜酸细胞瘤表现为典型的红褐色肿瘤，中心有疤痕。肿瘤往往界限清楚，通常局限于肾脏

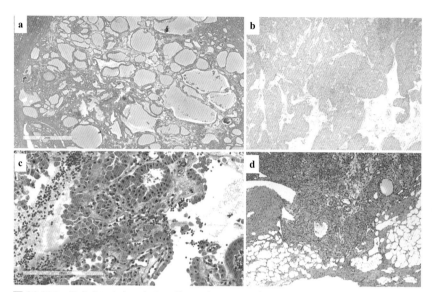

图 16.136 肾嗜酸细胞瘤。（a）呈管状，有明显的微囊。（b）RO 显示出嵌套的生长模式，肿瘤巢周围有疏松的纤维结缔组织。（c）肿瘤细胞胞浆广泛嗜酸性。细胞核均匀，缺乏核异型性。（d）肾周脂肪组织侵犯可以看到，但提示不良组织学特征的肾嗜酸细胞瘤

在这种情况下，我们的做法是将组织学与原发性肾肿瘤进行比较。如果主要肿瘤已被完全切除，最好将"边缘存在肾乳头状肿瘤"的诊断告知外科医生，并根据影像学检查结果评估次要病变的大小。

肾嗜酸细胞瘤

肾嗜酸细胞瘤（RO）约占所有肾肿瘤的 5%~7%，可发生在许多年龄组，平均发病年龄为 7 岁。肿瘤以男性为主，大多数肿瘤是偶然发现的。早期的研究还不清楚这些肿瘤的恶性潜能，但这是因为定义 RO 的标准不明确。

大体外观

RO 的典型外观为红褐色，边界清楚，有或无周围包膜的肿瘤（图 16.135）。虽然可以看到出血区域，但坏死并不常见。有时会出现肾窦或肾周脂肪的严重受累。一个特征是"中心疤痕"被认为是肿瘤生长缓慢的结果。大约 10%~13% 的病例中肿瘤双侧，大约 5%~13% 的病例中肿瘤呈多灶性。

组织学上大多数肿瘤呈巢状，其间有疏松的纤维结缔组织或黏液样间质分隔肿瘤细胞巢。肿瘤也可能表现为肿瘤巢压迫所致的实性形态。可能注意到的其他模式包括管状、小梁状或囊性。典型的肿瘤细胞表现出明显的颗粒状嗜酸性细胞质，这是线粒体聚集的

结果（图 16.136）。另一种可以看到的细胞类型是"成瘤细胞"，这是一种由于细胞质稀少和显著的深染细胞核而具有更嗜碱性外观的细胞。在 Amin 等人的一篇开创性论文中，作者描述了良性肿瘤中不常见的某些"非典型"特征，这些特征在 RO 中是可以接受的，并且仍然允许将肿瘤归类为良性肿瘤，包括侵犯肾周脂肪、出血、小血管淋巴管侵犯、局灶性显微镜下坏死和罕见的"典型"有丝分裂。然而，如果肿瘤表现出广泛的乳头状特征、显著的坏死、频繁的有丝分裂或不典型的有丝分裂或肾静脉严重受累，则不应诊断为 RO。任何其他可识别的肾细胞癌亚型或肉瘤样分化的区域都不支持 RO 的诊断。

免疫组化

免疫组化结果有助于区分 RO 与其他肿瘤。波形蛋白在 RO 和嫌色细胞肾细胞癌（ChRCC）中均为阴性。CK7 可用于两种肿瘤之间的鉴别，因为它通常仅在 RO 中以单细胞方式呈零星阳性，与 ChRCC 相反，ChRCC 通常显示 CK7 的弥漫性强表达。其他染色包括 CD117 和 E-cadherin 在 RO 和 ChRCC 中均为阳性，对鉴别无帮助。

分子发现

肾嗜酸细胞瘤具有不同的分子模式。最常见的异

常是 1 号染色体和 X/Y 染色体的联合丢失，其中 1 号染色体部分或完全丢失是散发性和遗传性病例中最常见的改变。其他常见的分子异常包括 11 号染色体易位。其他罕见的易位包括 t（1;12）（p36;q13），14 号染色体的丢失和 12 号染色体的增加。

严格定义的 RO 预后良好，无转移病例报告。许多旧的文献报道"转移性嗜酸细胞瘤"的病例早于标准化的命名法和组织学参数的定义，这些参数是可接受的 RO 诊断。有人推测，转移性嗜酸细胞病变可能是由于肾嗜色细胞癌或嗜酸细胞瘤与其他组织学亚型共存所致。这些肿瘤的取材是非常重要的，因为即使是在定义的标准之外的影像学的一个焦点区域也应该是进行排除 RO 的诊断。

后肾腺瘤和后肾腺纤维瘤

后肾腺瘤（MA）是一种起源于肾脏原始近端小管或肾源性肿瘤。该肿瘤在组织学上与肾母细胞瘤相似，某些作者认为肾母细胞瘤代表了该肿瘤家族谱的恶性末端。后肾腺瘤最常发生在 50~70 岁（年龄范围 5 至 80 岁以上），女性优势明显。虽然约有一半的患者被诊断为急性红细胞增多症，但仍有大量患者出现红细胞增多症，通常通过切除肿瘤来解决。这些肿瘤通常遵循良性临床过程，文献中没有转移病例的报道。

肉眼观，肿块典型表现为单发、孤立、无包膜但边界清楚的肾脏肿瘤，切面呈灰褐色，可见钙化、出血和坏死（图 16.137）。

组织学表现

组织学表现为原始上皮性肿瘤，与 1 型乳头状肾细胞癌有显著的相似性。肿瘤细胞通常排列呈巢状和流产乳头状。常见的组织学特征是存在"肾小球"（图 16.138）。钙化或砂粒体也是常见的组织学发现。核分裂罕见，这有助于区分上皮为主的肾母细胞瘤。

后肾腺纤维瘤是一种罕见的双相肿瘤，通常发生在儿童和年轻人，这种病变的上皮成分与 MA 相似。此外，还有一个突出的低级别梭形细胞成分，是肿瘤不可分割的一部分。与后肾腺瘤一样，患者常出现与肿瘤相关的红细胞增多症。血尿常见，因为肿瘤往往位于中心，累及骨盆。

免疫组化结果

通过免疫组化，这些肿瘤显示 WT-1 和 CD57 核强阳性。CK7 散在阳性。EMA 和 p504S 在这些肿瘤中通常不表达。

主要鉴别诊断为乳头状肾细胞癌和上皮性肾母细胞瘤。缺乏包膜，存在类似小管的均匀结构，CK7 无弥漫性染色，P504S 染色弱或无，有助于 1 型乳头状肾细胞癌的鉴别。PRCC 中常见的泡沫状巨噬细胞在 MA 中也不常见。患者年龄较大，无核分裂活性或胚

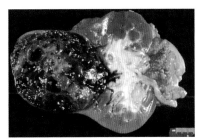

图 16.137　后肾腺瘤表现为单侧、孤立、无包膜、边界清楚

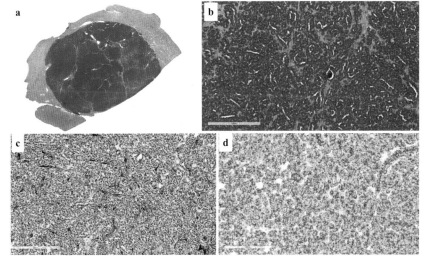

图 16.138　后肾腺瘤。（a）低倍镜下显示由紧密排列的小管组成的界限清楚的嗜碱性肿瘤。（b）组织学表现为原始上皮性肿瘤，与 1 型乳头状肾细胞癌极为相似。肿瘤细胞通常排列在巢状和流产乳头状

芽成分和坏死，不符合上皮性肾母细胞瘤的诊断。

肾细胞癌

近年来，肾细胞癌的发病率一直稳步上升。根据SEER 数据，2016 年新诊断的肾癌和肾盂癌病例约为62000 例，占每年每100000 人新诊断病例的15.6 例，是第9 位最常见的癌症。诊断时的平均年龄为64 岁，发病率在6 岁和7 岁时达到峰值。肾细胞癌新的组织学亚型的鉴定，加上对这些肿瘤的分子遗传学知识的增加，导致肾肿瘤的分类大大扩展。国际泌尿病理学家学会（ISUP）2012 年共识会议提出的肾细胞癌的当前分类在文献中进行了阐述。

肾透明细胞癌

据估计，美国每年大约有63000 例新诊断的肾细胞癌病例。肾透明细胞癌（CCRCC）是 RCC 最常见的组织学亚型，约占所有 RCC 的75%~85%。

大体检查

大体检查，CCRCC 的典型表现为"金黄色"肿瘤。较大的肿瘤通常表现为出血和坏死（图16.139）。偶尔肿瘤会表现出更多的出血现象。值得注意的是，当 CCRCC 大于7cm 时，几乎总是伴有侵犯肾窦，应彻底取材排除更高级别的肿瘤。当肉瘤样分化出现时，这些区域通常是"鱼肉样"的棕白色，通常类似于间叶成分（图16.140）。偶尔，CCRCC 可能表现为广泛的囊性外观，可能与多房囊性肾肿瘤相似（图16.141）。然而，在仔细检查时，几乎总是有聚集的金黄色肿瘤结节出现在分隔内，通常肉眼可见。这些

肿瘤细胞聚集物的存在减轻了诊断为多房囊性肾肿瘤的难度，根据定义，多房囊性肾肿瘤中隔内缺乏扩张性肿瘤结节。这种区别对于诊断透明细胞肾细胞癌是至关重要的。

囊性变在预后上与 CCRCC 相似，由于较高的肿瘤负担，有可能发生转移。透明细胞肾细胞癌（CCRCC）大体形态异质性特征变异较大，所以必须进行全面彻底的大体评估，并对标本不同区域进行充分取材，确定肿瘤内存在的不同形态和准确分级。

组织学表现

组织学上，典型的 CCRCC 表现为一个细胞呈巢状分布的肿瘤，细胞浆清晰，周围有一个密集的血管网。此外，肿瘤也可能表现出具有更多嗜酸细胞胞浆的病灶，导致 CCRCC 呈"颗粒状"细胞外观，这在以前的文献中已有描述（图16.142）。

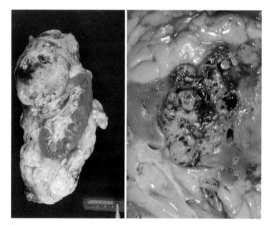

图16.139 （左）透明细胞 RCC 显示金黄色的切面有出血和坏死的区域。（右）肾透明细胞癌侵犯肾窦

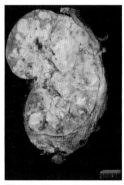

图16.140 肉瘤样 CCRCC 显示局部晚期肿瘤，切面呈灰褐色

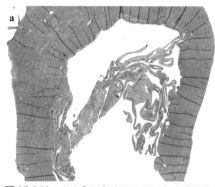

图16.141 广泛囊性变的 CCRCC。（a）肿瘤在影像学上常表现为囊性肿块。（b）囊壁内有扩张性肿瘤结节，这与恶性程度低的多房囊性肾肿瘤不同

免疫组化结果

通过免疫组化，大多数 CCRCC 显示弥漫性细胞角蛋白、EMA、CD10、PAX-8、PAX-2 和波形蛋白染色，局部表达 P504S。碳酸酐酶Ⅸ在几乎所有 CCRCC 中显示膜状染色模式，可以与 PAX8 一起作为一种有用的辅助物，用于低分化肾肿瘤的检查，尤其是在转移部位。尽管 CK7 的表达并不常见，但一些研究已经报道了多达三分之一的 CCRCC 中 CK7 的表达，尽管这种表达通常只是局灶性的。根据我们的经验，在囊性区域较多的 CCRCC 中，CK7 的表达更为弥漫且强，囊性区域周围 CK7 的表达尤为强烈。这可能是一个诊断陷阱，尤其是在小活检中，CK7 表达的存在并不总是排除 CCRCC 的诊断，尤其是在存在囊性成分的情况下。

虽然典型的低级别 CCRCC 的诊断通常不会造成诊断困难，但缺乏可识别的"透明细胞"成分的高级别肿瘤可能会造成诊断困难。当肿瘤呈广泛颗粒状或呈肉瘤样或横纹肌样去分化时尤其如此。肉瘤样转化发生在大约 5% 的 CCRCC 中，在光镜和免疫组织化学上可能与肉瘤相似。在诊断原发性肾肉瘤之前，应排除 sar-comatoid 癌，因为它比后者更常见。

分子发现

CCRCC 表现出一致的影响 3 号染色体短臂的细胞遗传学异常。这些变化可见于遗传性和散发性 CCRCC。在 50%~90% 的 CRCC 中检测到细胞遗传学异常，3p25 缺失与 von Hippel-Lindau 基因（VHL）、3p21-22 和 3p13-14 相关，与家族性肾细胞癌相关。在 90% 以上的 CRCC 中，3p14.2 到 3p25 的缺失区域扩大，包括 VHL 基因和 FHIT 基因。在几乎所有的 CRCC 中都观察到染色体 3p 缺失，包括偶然发现的非常小的肿瘤，这表明它们是 CCRCC 发生的初始遗传事件。据报道，染色体 5、17、7 和 14 的复杂异常是恶性和肉瘤样转化病例中的晚期事件。

肾细胞癌肉瘤样去分化

肉瘤样去分化可能发生在任何组织学亚型的肾细胞癌中，不再被认为是一个诊断范畴。据报道，约有 2%~5% 的 RCC 出现肉瘤样去分化，通常表现为局部晚期疾病。

肉瘤样去分化是指肾细胞癌向具有癌和肉瘤成分的高级别双相性肿瘤转化。肉瘤样成分可能未分化或

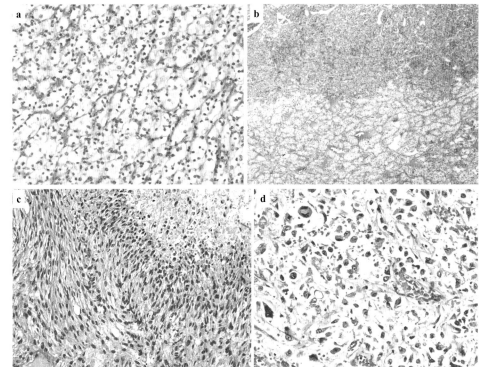

图 16.142 （a）CCRCC 显示了细胞浆清晰的细胞巢。肿瘤巢周围精细的"鸡爪样"血管网是一个有用的诊断特征。（b）CCRCC 显示在细胞表面更多嗜酸性"颗粒"区域之间的并于顶部和底部更典型的透明细胞区域。（c）具有高级梭形细胞区的 CCRCC 中的肉瘤样改变。（d）横纹肌样改变的形式，高级别的肿瘤细胞类似横纹肌肉瘤细胞应在报告中确定

类似于未分类的梭形细胞肉瘤，很少表现为向骨、软骨或骨骼肌的异源分化（图 16.142）。

这些肿瘤的主要鉴别诊断，尤其是当肉瘤样成分占优势时，是肾原发性肉瘤。然而，原发性肾肉瘤罕见，在诊断为原发性肾肉瘤之前，必须进行全面检查，包括肿瘤的广泛取材，以完全排除恶性上皮成分。这些肿瘤多为高分期，预后差。肉瘤样去分化的数量应报告占整个肿瘤的百分比，因为这在过去显示了一些预后价值。然而，任何数量的肉瘤样去分化都必须报告，因为即使是含有少量肉瘤样成分（5%~15%）的肿瘤也被报道会导致转移和肿瘤相关死亡。

根据定义，所有肉瘤样癌必须被指定为 Fuhnman 4 级。必须尽一切努力来确定"母体肿瘤"经历了肉瘤样去分化。在一种情况下，肿瘤完全是肉瘤样的，我们的策略是回到大体检查台，对肿瘤进行广泛取材，直到确定上皮成分，因为确定潜在的母体肿瘤可能在患者的治疗决定中发挥关键作用。如果广泛取材后，上皮成分仍未确定，最好将此类肿瘤归类为"未分类肾细胞癌"，同时需要注意的是，免疫组化染色可能不一定有助于确定肉瘤样肿瘤的肾肿瘤起源，因为肉瘤样成分可能缺乏肾肿瘤起源的所有典型标记。

低恶性潜能的多房囊性肾细胞肿瘤／多房囊性肾细胞癌

2004 年世卫组织分类将多房囊性肾细胞癌（MCRCC）确认为一种预后良好的透明细胞肾细胞癌变异型。严格定义，这些肿瘤大体上是广泛的囊性肾肿瘤，通常在患者出现症状之前偶然发现（图 16.143）。显微镜下，囊肿由透明细胞和低级别细胞

核排列。将这些肿瘤与伴有囊性改变的 CCRCC 区分开来的特征是间隔内缺乏可扩张的肿瘤巢，从而改变了间隔的形态（图 16.144）。

据报道，低肿瘤负荷可能是这些肿瘤预后良好的一个因素。缺乏转移和总体良好预后促使国际外科病理学会（ISUP）将这些肿瘤重新命名为"低恶性潜能的多房囊性肾细胞肿瘤"。然而，必须将这些肿瘤与广泛囊变的透明细胞肾细胞癌和广泛坏死的肾细胞癌区别，这两种癌都有明显的转移潜能。存在可改变间隔结构的扩张性肿瘤结节和／或存在肿瘤坏死，在诊断 MCRCC 时应谨慎。在分子水平上，约 75% 的 MCRCC 显示 3p 缺失，与 CCRCC 相似，因此强调了这一肿瘤可能代表 CCRCC 的一个谱系，而不是一个独特的肿瘤类型。值得注意的是，肿瘤的免疫组织化学染色模式与 CCRCC 相似，只是由于这些肿瘤呈囊性，CK7 在 MCRCC 中频繁表达。

乳头状肾细胞癌

乳头状肾细胞癌（PRCC）是继 CCRCC 之后第二常见的肾细胞癌亚型，约占所有肾细胞癌的 10%~15%。该肿瘤以 2∶1 的比例在男性中更为常见，诊断时年龄范围也很广。

大体观

大体上，肿瘤呈脆性、褐色，伴有广泛坏死。肿瘤边缘常可见纤维包膜，即使肿瘤体积较大，PRCC 也可局限于肾脏。在切片前对肿瘤进行充分的固定是必需的，对于防止肿瘤残留至关重要的（图 16.145）。

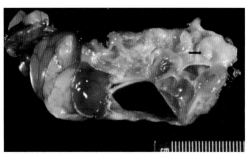

图 16.143 低恶性潜能的多房囊性肾细胞肿瘤是一种由广泛的囊肿组成，没有发现任何可见的实性肿瘤。黄色病变（箭头）是壁内的胆固醇结晶

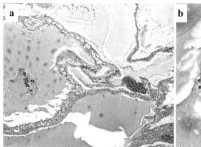
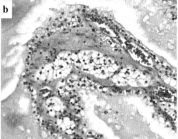

图 16.144 恶性程度低的多房囊性肾细胞肿瘤。（a）表现为囊性病变，在间隔内有浸润性肿瘤巢；（b）肿瘤细胞级别低，在间隔内不形成扩张性细胞巢

组织学表现

乳头状肾细胞癌有两种主要的组织学亚型。1 型 PRCC 表现出更多的嗜中性到嗜碱性细胞，并出现广泛的肾小管毛细血管。细胞核通常为低级别，细胞核不明显。肾小球样结构常见，正如间质内存在泡沫状巨噬细胞一样。2 型 PRCC 多嗜酸性，肿瘤细胞呈高级别假复层细胞核，核仁突出，胞浆丰富。肾小球小体和泡沫状巨噬细胞不常见。纤维状假包膜通常是两种亚型的共同组织学特征（图 16.145）。

免疫组化结果

免疫组织化学可以作为一种有用的辅助手段来诊断 PRCCs，尤其是在小的活检标本上。AMACR（P504S）在两种亚型中均为弥漫阳性。CK7 在 1 型 PRCC 中通常呈弥漫性阳性，而在 2 型 PRCC 中仅呈局灶性阳性或阴性。在评估活检标本时，这一点很重要，因为 CK7 染色在其他典型的 2 型 PRCC 中可能完全缺失。

分子特征

1 型 PRCCs 与 7 号和/或 17 号染色体的扩增有关。多个双侧 1 型 PRCC 可与遗传性 PRCC 综合征相关，该综合征与 MET 基因的种系突变相关，并导致无数双侧 1 型 PRCC 的发生。

透明细胞乳头状肾细胞癌

透明细胞乳头状肾细胞癌（CCPRCC）首先得到了 Tickoo 等人的广泛认可，他们描述了终末期肾病患者中 15 种具有独特形态的肿瘤。自那时以来，CCPRCC 在非终末期肾脏疾病中得到广泛认可，约占肾肿瘤的 4%，成为第四大常见肾肿瘤。

大体观

大体上，大多数 CCPRCC 呈囊性，体积小。在 Aydin 等人对 36 个肿瘤的研究中，作者发现肿瘤平均大小为 2.4 cm，17% 的病例描述为多灶性肿瘤。

组织学表现

组织学上，肿瘤通常至少有部分囊性，并显示肿瘤周围有一层厚的包膜，无论是环周还是部分囊性。肿瘤表现为间质纤维化的小管乳头状外观。细胞核特征明显，细胞学分级较低，细胞核形态单一，远离基底膜排列，呈现"栅栏状"外观（图 16.146）。

Michal 等人于 2000 年首次报道了具有相似形态和免疫组化特征的肿瘤。在他们的研究中，肿瘤表现为突出的平滑肌间质。这种变体，现在被称为肾血管平滑肌腺瘤性肿瘤（RAT），显示突出的平滑肌成分和与 CCPRCC 中描述的相同的上皮成分（图 16.147）。

免疫组化结果

通过免疫组织化学检测，CCPRCC 对 CK7 呈弥漫性强阳性，这有助于与 CCRCC 的鉴别。碳酸酐酶 IX 在 90% 以上的 CCPRCC 中呈阳性，呈"杯状"染色。P504S 和 CD10 在 CCPRCC 中通常为阴性或仅局部阳

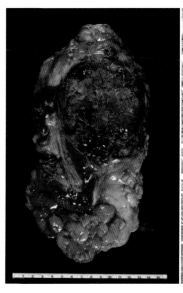
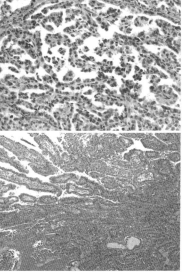

图 16.145　左：乳头状肾细胞癌（PRCC）表现为一大片坏死的棕褐色肿块。PRCC 通常边界清晰，可能是广泛的坏死，使其难以找到活体肿瘤。右上：1 型 PRCC 显示低级别核，细胞双嗜性到嗜酸性，广泛的管状乳头状外观。右下：2 型 PRCC 由嗜酸性细胞组成，高级别细胞核，假复层排列，核仁突出，胞浆丰富

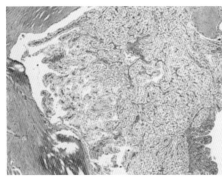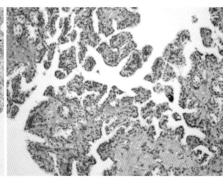

图 16.146　左：透明细胞乳头状肾细胞癌（CCPRCC）显示肾小管-毛细血管生长模式，右边缘有纤维包膜。右：高倍镜显示低级别细胞核，透明细胞质远离基底膜

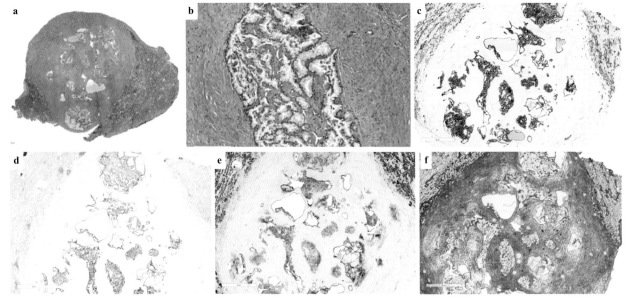

图 16.147　肾血管平滑肌腺瘤性肿瘤。（a）是一种双相性肿瘤，表现为显著的平滑肌成分。（b）上皮成分在组织学上与 CCPRCC 相似，并显示由透明细胞组成的显著的小管-毛细血管生长模式。肿瘤的免疫组织化学特征与 CCPRCC 相似，CK7（c）、CAIX（d）和 CD10（e）呈阳性。（f）SMA 突出的平滑肌间质

性，这有助于区分 CCRCC 和乳头状 RCC。

　　与其他亚型肾细胞癌的鉴别很重要，因为肾细胞癌的预后很好，目前还没有局部复发或转移的报道。遗传学上，这些肿瘤没有表现出任何明显的分子畸变。重要的是，肿瘤缺乏 3p 缺失，即使它们发生在 Von Hippel-Lindau 病（VHL）的背景下，因此强调该肿瘤确实是一种独特的类型。

　　值得注意的是，具有 CCPRCC 样病理学特征的肿瘤已在 VHL 疾病中描述。这种临床情况下的肿瘤通常与 CCRCC 同时出现，并表现出与 CCRCC 相似的组织学表现，包括肾小管毛细血管样生长、扁平囊肿和顶端排列的细胞核。与 CCPRCC 不同的是，在大多数情况下，这种变异类型通常仅显示 CK7 和

CD10 局灶表达或缺失。这种情况也显示 3p 缺失，与 VHL 疾病中的 CCRCC 典型相关。对 CCRCC 的这种组织学变异的认识对于准确的分类和治疗选择至关重要。

分子特征

　　CCPRCC 和 RATs 似乎没有表现出任何一致的染色体异常。这些肿瘤缺乏 7 号和 17 号染色体的三体/多体性，也没有表现出 Y 染色体的缺失，这是典型的与 PRCC 相关的异常。据报道，少数 CCPRCC 病例显示 VHL 基因突变，即使在经典形态学和免疫组化结果中也是如此。

嫌色性肾细胞癌和嗜酸/嫌色性杂交瘤

　　嫌色性肾细胞癌（ChRCC）被认为是由集合管系

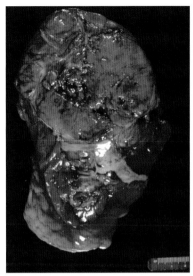

图 16.148　嫌色性肾细胞癌常表现为均匀的棕褐色且界限清楚的肿块。区域或出血和坏死常可见到

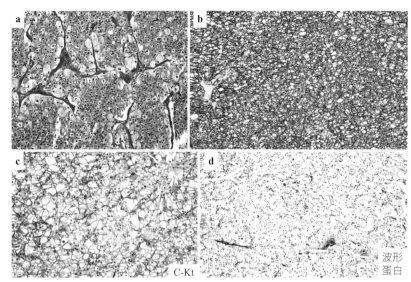

图 16.149　（a）嫌色细胞癌显示典型的"植物细胞"外观，细胞质清晰，核周空晕，双核和胡萝卜样核。肿瘤通常对 CK7（b）和（c）c-Kit 呈弥漫性阳性，而对波形蛋白（d）呈阴性

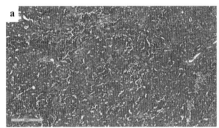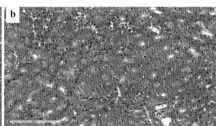

图 16.150　嫌色细胞癌。（a）嗜酸性变异由广泛的嗜酸性肿瘤细胞组成，呈巢状或实性生长模式。（b）仔细进行观察通常显示 ChRCC 的典型核特征，包括双核、树突样核和偶尔的核周空晕

统的夹层细胞引起的。虽然大多数为散发性肿瘤，但也有一部分肿瘤发生在 Birt-Hogg-Dube 综合征中，与皮肤纤维毛囊瘤、气胸和多发性肿瘤的发生有关。

嫌色性肾细胞癌约占大多数肾肿瘤的 5%，无性别差异。发病年龄从 30~90 岁不等，肿瘤生长缓慢，可能没有任何症状，因此经常偶然发现。

大体观

大体上，散发性 CHRCs 通常是孤立的，边界清楚的肿瘤，具有均匀的棕褐色切面。有时，可注意到局部出血和 / 或坏死。肿瘤的大小可以有很大的差异，由于肿瘤生长缓慢，因此非常大的肿瘤仍然局限于肾脏并不少见（图 16.148）。

组织学表现

显微镜下，有两种公认的组织学变异。"典型"表现是肿瘤呈片状排列，纤维间隔穿插。肿瘤细胞表现为典型的"植物细胞"外观，胞浆清晰，核周空晕，

双核和葡萄干样核（图 16.149）。第二种被广泛认可的变异是嗜酸性 ChRCC 变异，肿瘤细胞表现出广泛的嗜酸性外观，通常可以类似嗜酸细胞瘤。应特别注意这种变异的核特征，因为肿瘤细胞表现出频繁的核周空晕以及双核和不规则的核膜（图 16.150）。

混合性嗜酸细胞肿瘤（HOCTs）是指一种嗜酸细胞肿瘤，其组织学特征在 RO 和 ChRCC 之间存在重叠。这些肿瘤被描述为发生在三个临床环境之一：

（1）偶发性。

（2）与肾嗜酸细胞增多相关。

（3）与 Birt-Hogg-Dube 综合征相关。偶发或肾嗜酸细胞增多时发生的 HOCT 形态相似。肿瘤倾向于广泛嗜酸性，偶尔出现双核和核周空晕。在 BHD 环境中发生的 HOCT 有三种不同的形态模式：① RO 和 ChRCC 的混合区域；②在 RO 的背景中有散在的 ChRCC 样区域；③肿瘤细胞显示大的胞浆内空泡的

明显特征。值得注意的是，当怀疑 BHD 综合征时，检测卵泡素基因突变的生殖系统检测仍然是做出诊断的金标准。

免疫组化结果

免疫组化染色可能有一定的帮助，特别是在区分 ChRCC 与嗜酸细胞瘤和颗粒型透明细胞 RCC。ChRCC 对 CK7（弥漫性、膜性表达）、parvalbu-min、EMA 和 CD117 均为阳性，对波形蛋白、CAIX 和 P504s 均为阴性。相比之下，嗜酸细胞瘤对 CK7 通常是阴性（或仅局部阳性），这种染色可能是一种有用的辅助手段，以区别于 ChRCC。

分子特征

在散发性 ChRCC 中已经描述了涉及 TERT 启动子区域和 TERT 表达的复发性基因组结构变化。包括 TP53、PTEN、FAAH2、PDHB、PDXDC1 和 ZNF765 在内的几个基因在 ChRCC 中被发现发生了突变。一项散发性 ChRCC 与 BHD 综合征相关 ChRCC 的比较研究，研究了 17 号染色体长臂着丝粒区的荧光和显色原位杂交探针，证明所有与 BHD 相关的 ChRCC 和 HOCT 都是二倍体，除了 1 例 ChRCC 表现为单体。相反，14 例散发性嫌色性 RCC 中有 12 例被报道为单体。

集合管癌

集合管癌（CDC）是一种罕见的肾肿瘤，在大多数 RCC 中占不到 1%。该肿瘤于 1986 年首次被描述为一种高级别腺癌，具有显著的小管乳头状生长模式和变性间质，起源于 Bellini 的集合管。文献回顾显示，男性占优势，临床进展较快。

大体观

大体上，肿瘤常以髓质为基础，体积较大，切面呈灰白色。由于肿瘤固有的侵袭性，肿瘤常具有局部侵袭性。肿瘤常见浸润性边界和广泛坏死。

组织学表现

显微镜下，肿瘤的级别很高，有广泛的腺体和管状毛细血管生长。相关的结缔组织增生常见，通常是其诊断线索（图 16.151）。在 2012 年温哥华召开的 ISUP 共识会议上，有人提出，如果肿瘤符合以下所有诊断标准，则可以称为 CDC：①至少部分病变涉及髓质区域；②主要形成小管；③应存在促结缔组织增生性间质反应；④细胞学特征为高级别；⑤生长方式为浸润性；⑥缺乏其他典型的肾细胞癌亚型或尿路上皮癌。

免疫组化结果

免疫组织化学在与尿路上皮癌的鉴别诊断中作用有限，而尿路上皮癌往往是主要的鉴别诊断。两种肿瘤均可表达 PAX-8 和 p63。PAX-8 染色在 CDC 中呈弥漫性，在上尿路上皮癌中呈斑片状。相反，p63 在 97% 的上尿路上皮癌中表达，而只有 30% 的 CDC 表达 p63。在免疫组化染色中加入 GATA-3 是有用的，因为大多数尿路上皮癌都用这种标记物染色，而除了罕见的 CDC 外，其他 CDC 染色均为阴性。尽管 PAX8+/p63-/GATA-3 免疫组化特征有利于 CDC 的诊断而非尿路上皮癌，但在诊断 CDC 之前，对集合管系统进行仔细检查以排除前体或共存的尿路上皮病变至关重要。肾髓质癌也需要鉴别，但保留为镰状细胞特征患者出现的类似肿瘤，将在下一节详细描述。

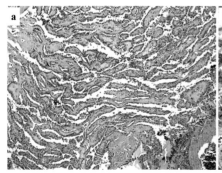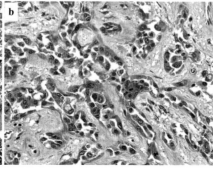

图 16.151　集合管癌（CDC）。（a）显示肿瘤具有小管毛细血管生长模式和广泛的促纤维增生间质。（b）肿瘤常表现为明显的腺体成分，核级高，有丝分裂活跃，有纤维化背景

肾髓质癌

肾髓质癌（RMC）是一种高度侵袭性的肾细胞癌，发生于镰状细胞病患者。这种肿瘤在男性（男女 =2∶1）和二三十岁的年轻患者中发生率更高。肿瘤表现出右肾的倾向，由于镰状细胞特征在这一人群中的高发病率，大多数确诊的患者都是非洲裔美国人。肿瘤诊断时已为晚期，患者在诊断时经常出现远处转移。

大体观

大体检查，肿瘤通常较大，局部有侵袭性，切面呈灰白色，有浸润性边界和广泛坏死（图 16.152）。

组织学表现

在显微镜下，肿瘤可以显示多种组织学形态，包括网状或微囊型，类似于卵黄囊肿瘤，这是肿瘤的典型特征。其他病理类型包括小管型、腺体型或实体生长型。与细胞外黏蛋白的存在一样，相关的炎症浸润也经常见到（图 16.153）。仔细检查肿瘤内的血管通常可以发现由阻塞小血管的干细胞（镰状细胞）组成的血栓，尽管当有血红蛋白病的病史时，这不是诊断的必要条件。

免疫组化结果

诊断 RMC 所需的经典免疫组化发现是 SMARCB1（INI-1）核染色缺失。分子图谱显示，22 号染色体编码的 INI-1 缺失，导致免疫组织化学表达缺失。除 INI-1 缺失外，免疫组化在 RMC 的诊断中不起作用。肿瘤 CK7、高分子量细胞角蛋白、EMA 和 AE1/AE3 阳性。OCT3/4 是一种干细胞标记物，通常在生殖细胞肿瘤中表达，也可能在大约一半的 RMC 中表达。总的来说，免疫组织化学特征与 CDC 几乎没有区别，两种肿瘤之间的鉴别仅依赖于镰状细胞特征的存在史。值得注意的是，尽管 INI-1 的缺失在过去被认为是 RMC 的诊断标记特征，但也有少数 CDC 报告显示 INI-1 缺失，这一点在单纯依赖 INI-1 的免疫组化染色进行诊断之前必须牢记。RMC 预后不佳，中位总生存期不到 12 个月。

MiT 家族易位肾细胞癌

包括 TFE3、TFEB、TFC 和 MiTF 在内的转录因子家族的基因融合与肾细胞癌的发生有关。Xp11 易位癌在 2004 年 WHO 肾肿瘤分类中首次被正式确认为一种变异类型。

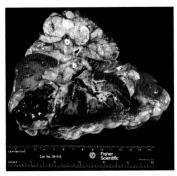

图 16.152 肾髓质癌（RMC）的大体图像显示灰白色实体瘤伴广泛坏死。肾门区有一大团淋巴结，代表淋巴结转移

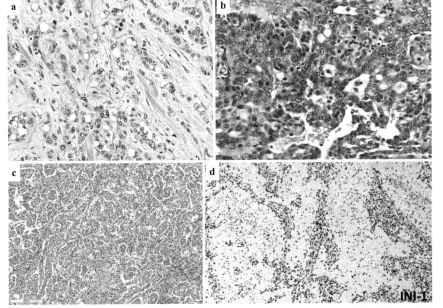

图 16.153 肾髓质癌。（a）组织学显示肿瘤细胞呈巢状和片状排列在促纤维增生背景下。肿瘤细胞偶见胞质假包涵体的印戒样细胞。通常为高级别核。（b）RMC 呈假腺样结构，类似于卵黄囊样区。（c）肿瘤常伴有明显的炎性浸润。（d）免疫组化显示 BAF47（INI-1）染色缺失，是该肿瘤的标志性特征。肿瘤内正常的非肿瘤细胞可作为阳性的内对照

Xp11.2 易位 RCCs 是一个独特的肿瘤亚群，它含有 TFE3 基因的易位，TFE3 基因定位于 Xp11.2 位点。结果是 TFE3 基因与多个伙伴基因中的任何一个融合，其中可能包括大多数 ASPL、PRCC、SFPQ、CLTC、non-O 或多种未知的基因融合伙伴。Xp11.2 易位肾细胞癌首先在儿童中发现，约占该年龄组所有确诊肾细胞癌的 40%。然而，这种肿瘤也发生在成人，据报道发病率在所有 RCC 的 1.6% 到 4.2% 之间，由于 RCC 在成人人群中的发病率较高，使得成人的绝对数字远远高于儿童。

含有 t（6;11）（p21;q12）易位的 t（6;11）肾细胞癌现已被 2012 年温哥华肾肿瘤分类正式确认为 MiT 家族 RCCs 的一个亚型。这些肿瘤远不如更常见的 Xp11.2 RCC 常见，文献中报告的病例不到 100 例。与 Xp11.2 RCCs 一样，t（6;11）RCCs 也可以发生在任何年龄组，尽管平均报告年龄为 31 岁。这些肿瘤是转录因子 EB（TFEB）基因与 α（MALAT1）融合的结果，TFEB 是一种与地中海贫血转录因子（MiTF）相关的转录因子，因此导致 TFEB 的过度表达。

大体观

大体上，Xp11.2 RCCs 可切除常表现为大肿瘤，常伴有局部浸润性坏死。这些肿瘤有淋巴结转移倾向，在肾切除术标本中发现与转移性肿瘤相关的区域淋巴结肿大并不少见（图 16.154）。

组织学表现

Xp11.2 易位肾细胞癌的显著显微特征是肿瘤具有乳头状结构，由大量透明细胞排列组成，细胞质丰富。通常，可能有混合实性或巢状区域，类似透明细胞肾细胞癌。当这些区域在活检取材时，可能导致误诊为透明细胞肾细胞癌。诊断 Xp11.2 易位肾细胞癌的其他线索是砂粒体的存在和肿瘤巢周围缺乏"鸡爪样"血管系统，这是典型的透明细胞肾细胞癌。有关融合基因伴侣的线索在显微镜下可能很明显。ASP-SCR1-TFE3 基因融合肿瘤，细胞体积较大，胞浆丰富，细胞边界不连续，核仁突出，并伴有更广泛的砂粒样钙化。相反，携带 PRCC-TFE3 基因融合的肿瘤往往由具有更嵌套生长模式、细胞质较少和较少出现砂粒体（图 16.155 和 16.156）。

与此相反，t（6;11）肾细胞癌典型的镜下表现为双相性肿瘤，由较大的上皮样细胞组成，周围有清晰的细胞质，第二部分位于中心的较小细胞聚集在粉红色透明或基底膜周围。细胞核异型性罕见，细胞显示

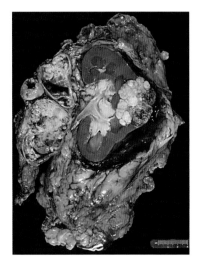

图 16.154 MiT 家族易位相关肾细胞癌表现为实性灰白色肿瘤伴坏死区，并伴有大的肾门周围淋巴结转移

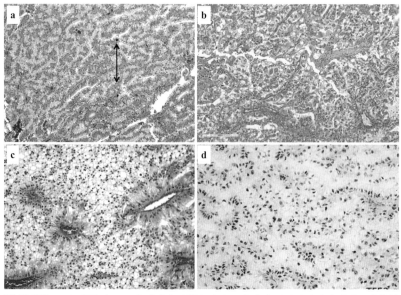

图 16.155 MiT 家族（TFE-3）易位相关肾细胞癌。（a）表现为具有丰富透明细胞浆的乳头状肿瘤。点状钙化（箭头）常与肿瘤有关。（b）肿瘤细胞呈片状、乳头状排列，胞浆嗜酸性至透明，核级别高。（c）出现更多实性病变的区域可能类似于透明细胞肾细胞癌，并且常常是活检的陷阱。（d）肿瘤的核染色和 TFE-3 免疫组化染色是这些肿瘤的标志

低级别细胞学特征。肿瘤周围的单个肾小管被包裹是一种常见的组织学表现（图 16.157）。

免疫组化结果

Xp11.2 易位性肾癌的特征性表现为仅有局灶性染色或无上皮标记物染色，如 EMA 和细胞角蛋白，这有助于区分更常见的肾癌亚型。肿瘤也表达 PAX2 和 PAX8，偶尔也会显示黑素细胞标记物的局灶性表达。最具特异性的免疫组化标记是 TFE3 的核强阳性，它使用一种针对 TFE3 基因末端的抗体。然而，TFE3 免疫组化染色在技术上具有挑战性，并且高度依赖于肿瘤的正确固定。TFE3 分离 FISH 分析不太容易受到肿瘤固定的影响，现在被广泛认为是检测 TFE3 基因易位的更可靠的方法。我们的做法是用 FISH 确认 Xp11.2 RCCs 病例，即使存在令人信服的 TFE3 核表达。

对 t（6;11）肾细胞癌，免疫组织化学诊断染色为 TFEB 的核表达。这些肿瘤表达 PAX8、CD10 和低分子量细胞角蛋白 Cam5.2。一个独特的发现是 Melan-A 在这些肿瘤中持续的弥漫性表达，这有助于将这种肿瘤类型与 RCC 的其他亚型区分开来。肿瘤也显示 HMB45 的斑片状标记，但与恶性黑色素瘤不同，它们对 MiTF 和 S100 蛋白呈阴性。几乎所有的 t（6;11）RCC 也对组织蛋白酶 K 呈阳性，易位 RCC 缺乏这种标记物的表达将有利于 Xp11.2 RCC，因为后者只有一半表达这种标记物。最近，一种用于 TFEB 基因的荧光原位杂交（FISH）断裂探针已经成为可能，并且被广泛认为比免疫组化染色更敏感和特异。

MiT 家族 RCCs 的鉴别诊断包括更常见的 RCC 亚型。透明细胞肾细胞癌由于其丰富的透明细胞质而列入 Xp11.2 易位肾细胞癌的鉴别诊断。然而，广泛的乳头状结构的存在，CCRCC 缺乏典型的血管模式，以及砂粒体的存在应该引起对 Xp11.2 RCC 的关注。CAIX 在 CCRCC 中的弥漫性表达而在 MiT 家族 RCC 中通常也是缺乏的，这有助于区分这种肿瘤类型。CK7 在肿瘤中的强表达有利于乳头状肾细胞癌的诊断。透明细胞乳头状肾细胞癌可能需要鉴别，但这些肿瘤往往是小的、局限性的肿瘤，具有明显的细胞核特征，细胞核排列远离基底膜。这些肿瘤，如 PRCC，也显示 CK7 的弥漫性表达，这有助于从 MiT 家族 RCC 中分离出来。

对 t（6;11）RCC 的鉴别诊断，除了透明细胞

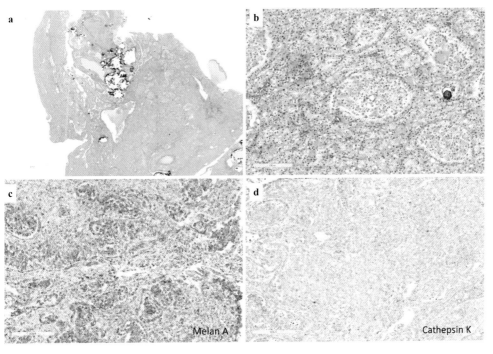

图 16.156 MiT 家族（TFEB）易位相关肾细胞癌。（a）通常表现为更为实性或巢状 / 泡状生长模式，且常伴有广泛钙化。（b）该肿瘤的特征是双相生长模式，表现为肾小球样外观，较小的细胞位于中心，较大的细胞位于周围。（c）肿瘤细胞 melan 呈弥漫性强细胞质染色，（a）和（d）组织蛋白酶 K 呈弥漫性强阳性。

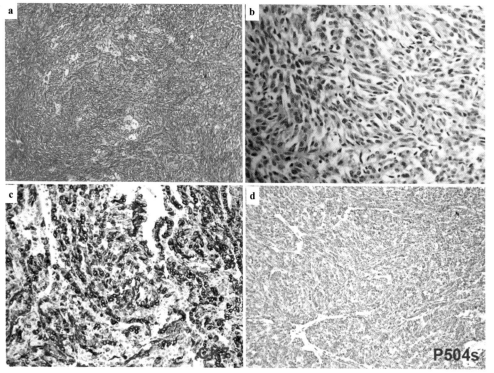

图 16.157 肾黏液小管状和梭形细胞癌（MTSCC）。（a）表现出明显的腺/管状生长模式，伴有细胞外黏液。（b）肿瘤的梭形细胞成分显示出与邻近上皮成分相同的细胞核特征。细胞核级别低，缺乏核异型性和有丝分裂活性，有助于与肉瘤样癌的鉴别。（c）肿瘤的免疫组织化学特征与乳头状肾细胞癌相似，CK7 和（d）P504S 呈弥漫性强染色

RCC 和 Xp11.2 RCC 外，还包括上皮样血管平滑肌脂肪瘤。上皮样血管平滑肌脂肪瘤和 t（6;11）肾细胞癌的组织学和免疫组化结果重叠。这些包括没有明显异型性或有丝分裂活性的上皮样细胞。两种肿瘤均显示组织蛋白酶 K、HMB45 和 Melan A 染色，广谱细胞角蛋白可能为阴性。

然而，PAX8 染色支持 t（6;11）RCC 的诊断，而不是上皮样血管平滑肌脂肪瘤。TFEB-FISH 仍然是区分这两种病变的唯一最确定的检测方法。

Xp11.2rccs 的预后不定。一个大的病例系列报道该亚型的预后与透明细胞癌相似，但预后最终取决于肿瘤的分期。TFEB-RCCs 往往遵循更为惰性的临床过程，一些患者出现晚期转移，强调了长期随访的必要性。

肾黏液小管状和梭形细胞癌

肾黏液小管状和梭形细胞癌（MTSCC）是一种相对罕见的肾肿瘤，在 2004 年世界卫生组织（WHO）肿瘤分类中首次被认为是肾细胞癌的一个独特亚组。通常发生在成人，发病时年龄范围很广（13~81 岁；中位 60 岁）。肿瘤以女性为主（男女比例为 1∶4）。

大体观

大体上，肿瘤的边界通常切面棕褐色，实性。与透明细胞性肾细胞癌和乳头状肾细胞癌相比，坏死、囊性变和出血在 MTSCC 中并不常见。

组织学表现

显微镜下，MTSCC 的典型组织学模式由三种成分组成：①管状成分，类似于 1 型乳头状 RCC；②低级梭形细胞成分；③细胞外蓝色黏蛋白/黏液样基质。细胞核相对温和，无明显的有丝分裂活动，核仁小到中等（图 16.157）。应注意梭形细胞成分，其组织学特征与相邻的管状成分相同。人们认为梭形细胞是小管受压的结果。不能仅根据梭形细胞过度诊断肉瘤样改变，尤其是在粗针穿刺活检中，由于取样偏差，其他成分可能不易看到。在诊断肉瘤样改变之前，病理医生警惕温和细胞核特征和缺乏有丝分裂活性。诊断时不必识别所有三种成分，上述三种成分中的任何两种都足以确定 MTSCC 的诊断。真实的肉瘤样改变虽然罕见，但在 MTSCC 中已有报道，并且可以通过梭形细胞成分中存在高级细胞学和有丝分裂活性来确定。

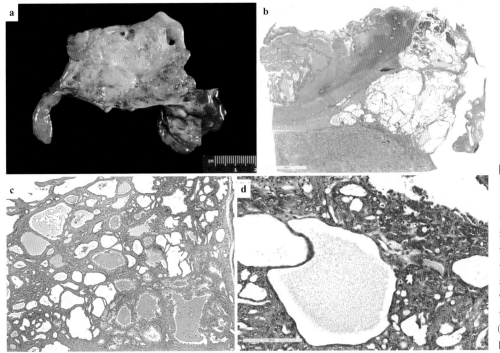

图 16.158 （a）管状囊性肾细胞癌的大体外观，显示由大小不等的囊肿组成的实性海绵状切面，呈现"气泡包裹"外观。（b）肿瘤切片扫描图片显示大小不一的囊肿。（c）肿瘤细胞通常由腺体和囊肿组成，嗜酸性或透明细胞排列于促结缔组织增生的间质内。（d）肿瘤典型表现为高核级，Fuhrman 核 3 或 4 级

主要鉴别诊断为 1 型乳头状肾细胞癌。虽然 MTSCC 可能表现为假乳头状外观和泡沫状假象，但如 PRCC 中所见的真正乳头状结构是罕见的。此外，在乳头状肾细胞癌中常见的砂粒样钙化，在 MTSCC 中通常不存在。

免疫组化结果

免疫组化显示与 PRCC 有明显的重叠。MTSCC 对 CK7、AE1/AE3、CK19、EMA 和 AMACR 呈阳性。

临床上，大多数肿瘤通过手术治疗，预后良好，尽管报告了罕见的转移病例（图 16.158）。

分子发现

MTSCC 的分子分析显示 1、4、6、8、9、13、14、15、18、21 和 22 号染色体缺失。然而，7 号和 17 号染色体的增加和 Y 染色体的丢失是肾乳头状细胞癌的特征，在 MTSCC 中不常见。最近，二代测序数据回顾了 MTSCC 中反复出现的染色体缺失和 hippo 信号通路的体细胞突变，提示了该疾病的共同致病机制。

管状囊性肾细胞癌

管状囊性肾细胞癌是肾细胞癌的一种形态变异，1956 年由英国科学家 Masson 首次描述为 Bellinien 上皮瘤。通常发生在 30~80 岁（平均 57 岁）的成年人中，男性占优势（7：1 或更大）。到目前为止，文献中有大约 100 个病例报告，这是一个相对罕见的肿瘤。

大体观

大体上，管状囊性肾细胞癌具有特征性的表现。肿瘤边界清楚，但无包膜，具有独特的海绵状或"气泡膜"切割表面，这是由于存在巨囊和微囊所致。出血和坏死并不常见。

组织学表现

显微镜下，肿瘤由小到中等大小的囊肿和小管组成，这些囊肿和小管由大的嗜酸性细胞排列而成，这些嗜酸性细胞具有靴钉样形态和突出的 Fuhnman 3 级或 4 级核仁。间质细胞稀少。可以看到有丝分裂（图 16.158）。

免疫组化结果

通过免疫组织化学检测，管状囊性肾细胞癌 CK8、CK18、CK19、AMACR 和 CD10 呈阳性。CK7 阳性率不定，可以显示弱阳性。PAX2 和 CAIX 可能在大约一半的病例中呈阳性。临床上，大多数肿瘤表

现为 pT1 或 pT2 肿瘤，因此可以手术切除。尽管大多数病例表现为惰性，但淋巴结、骨和肝转移的病例已有报道。

鉴别诊断

由于组织学特征重叠，鉴别诊断包括集合管癌和乳头状肾细胞癌。目前的建议是，管状囊性肾细胞癌的诊断仅限于那些表现出典型大体形态和显微镜特征的肿瘤。另一个需要鉴别的肿瘤是囊性肾瘤，它是一种具有上皮和间充质成分的双相肿瘤。管状囊性肾细胞癌的高细胞核分级有助于与囊性肾细胞瘤区别，囊性肾瘤除了卵巢样网状形态外，还显示出温和的核特征。必须特别注意不要将这些肿瘤误诊为多房囊性肾细胞肿瘤，目前广泛认为这是一种无明显转移潜能的惰性肿瘤。多房性囊性肾细胞肿瘤囊肿内的上皮通常是透明的，核级别较低，这有助于将其与管状囊性肾细胞癌分开。

分子发现

分子生物学研究表明，这些肿瘤与乳头状肾细胞癌相似，后者表现为染色体 17p 和 17q（三体 17）的增加。然而，在肾小管细胞癌中还没有发现同样具有乳头状肾细胞癌特征的第 7 号染色体三体，这表明这两种肿瘤的基因组成存在差异。

遗传性平滑肌瘤病和肾细胞癌综合征相关性肾细胞癌（HLRCC）

遗传性平滑肌瘤病和肾细胞癌综合征相关性肾细胞癌（HLRCC）是一种常染色体显性遗传综合征，由 FH 基因的种系突变引起。患者有发生皮肤和子宫肌瘤及肾肿瘤的倾向。平滑肌瘤和肾细胞癌之间的关系在 2001 年首次被认识，作者描述了一组平滑肌瘤和肾细胞癌患者的家族性病例系列研究，其中肾肿瘤具有明显的乳头状形态。易感基因主要是通过 HLRCC 基因遗传，HLRCC 基因定位于 1q 染色体。HLRCC 综合征中的肾肿瘤和平滑肌瘤均表现出延胡索酸水合酶的双等位基因失活，一个等位基因和第二个等位基因的缺失并伴有种系突变。由于这一诊断对患者和家庭成员的有临床意义，目前建议将其作为一种独特的肾细胞癌亚型。

大体观

大体上，肿瘤通常是单侧的和孤立的，常伴有局部晚期疾病，表现为包膜和肾窦侵犯。尽管肿瘤大部分为实性，但也可能表现出较小的囊性成分（图 16.159）。

组织学表现

显微镜下，典型的结构模式是乳头状或管状乳头状结构。乳头内的细胞较大，含有丰富的嗜酸性细胞质。HLRCC 肿瘤的特征是存在一个非常大、突出的嗜酸性细胞核，周围有一个类似巨细胞病毒感染的核周空晕，因此有必要将其命名为 Fuhrman 4 级（图 16.160）。另一个常见的特征，特别是在肿瘤的囊性区域周围，有显著的纤维增生性间质。在将 HLRCC 正式确认为一种独特的肿瘤类型之前，由于存在这种组织学特征，通常将其归类为 2 型乳头状 RCC 或集合管癌。

免疫组化结果

通过免疫组化，肿瘤通常对 CK7、CK20、黏蛋白、荆豆凝集素、高分子量细胞角蛋白和 TFE3 呈阴性。

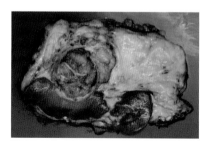

图 16.159 遗传性平滑肌瘤病和肾细胞癌（HLRCC）综合征相关的肾细胞癌通常表现为局部晚期肿块，即使肿瘤很小，原因是疾病具有侵袭性

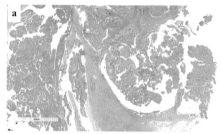
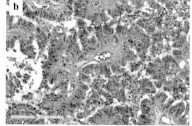

图 16.160 HLRCC。（a）显示突出的小管细胞生长模式，具有促结缔组织增生背景和肿瘤的乳头状结构。（b）肿瘤的组织学特征是存在明显的"病毒样"樱桃红核，周围有核周空晕

近年来，FH 和 2SC 的免疫组化染色被认为是 HLRCC 诊断的一个潜在的替代标志物。FH-/2SC+ 免疫组化结果对 HLRCC 的诊断似乎是敏感和特异的，并且已被证明与生殖系突变的存在密切相关。最终，如果对 HLRCC 高度怀疑，病人应该进行遗传咨询，以得到明确的诊断，因为肿瘤具有侵袭性，有重要的遗传学意义。

鉴别诊断

主要的鉴别诊断考虑是 2 型 PRCC，可能无法区分两者，尤其是在针芯活检上。HLRCC 常表现为肾小管细胞型，至少局部可见，与乳头状结构、促结缔组织增生间质和突出的核仁相结合可能是诊断的有用线索。免疫组织化学是不是特别有用，因为免疫组化重叠。在没有胚系突变史的情况下，当面临 HLRCC 的可能诊断时，我们的做法是将这些肿瘤称为"具有乳头状特征的肾细胞癌"，并在评论行中列出鉴别诊断。

获得性囊性疾病相关肾细胞癌

获得性囊性疾病相关肾细胞癌（ACDK）于 2006 年首次被认为是一种独特的肿瘤，特别是在终末期肾病（ESRD）的背景下出现的。2013 年，该肿瘤作为一个独特的实体被正式纳入 ISUP 肾肿瘤分类。

大体观

大体检查，终末期肾表现为典型的 ESRD，包括萎缩和弥漫性皮质囊肿。肿瘤可为单发或多发，约 20% 的病例为双侧。尺寸可能不同，切割面从黄褐色到白色不等。

组织学表现

组织学上，典型模式呈筛网样病变，具有乳头状或管状毛细结构，通常发生在囊肿壁内。肿瘤细胞具有典型的嗜酸性，核级高。病理特征是存在与肿瘤和周围肾实质乳糜相关的草酸钙晶体（图 16.161）。

免疫组化结果

由于典型的临床表现和典型的组织学特征，诊断通常不需要免疫组化。然而，据报道，肿瘤细胞表达 PAX8、CD10 和 AMACR，通常对 CK7 呈阴性或仅局部阳性。

分子发现

已报告多种染色体异常，包括染色体 1、2、3、6、7、16 和 Y 的增加；然而，尚未发现病理学分子异常。3 号染色体的获得是报告中比较一致的发现之一。

虽然大多数报告的病例显示预后良好，但这可能是由于这些肿瘤的早期发现。ACD-RCC 是一种高度恶性的肿瘤，具有明显的转移潜能，因此对其进行准确的鉴别诊断至关重要。

其他新出现的肾上皮性肿瘤

甲状腺样滤泡性肾细胞癌

甲状腺样滤泡性肾细胞癌（TLF-RCC）已被 ISUP 暂时确认为一种独特的肿瘤类型，类似于甲状腺高分化滤泡癌。据报道，发病年龄很宽，女性略占优势。

大体上，肿瘤均一，棕褐色，边界清楚，呈实性。

显微镜下，这些肿瘤表现为明显的滤泡结构，肿瘤仅由大、小滤泡组成，腔内有嗜酸性胶质样物质。滤泡由均匀的圆形到立方形细胞排列，Fuhrman 核为 2 级或 3 级（图 16.162）。

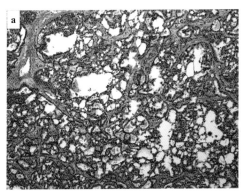
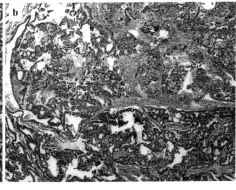

图 16.161　获得性囊性疾病相关的肾细胞癌。（a）表现为筛网样病变，具有乳头状或管状毛细血管结构。（b）肿瘤内存在数量不等的草酸钙晶体是一个有价值的诊断线索

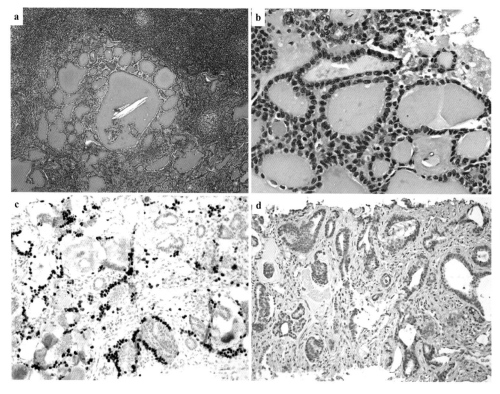

图16.162 甲状腺样滤泡性肾细胞癌。（a）由大、小滤泡组成，管腔内有嗜酸性胶质样物质。（b）滤泡由均匀的圆形到立方形细胞排列，有 Fuhrman 核2级或3级核。（c）肿瘤细胞核表达 pax8。（d）TTF-1 在肿瘤细胞中呈阴性，这有助于区分转移性甲状腺癌

通过免疫组织化学，肿瘤细胞对甲状腺球蛋白和 TTF1 呈阴性，这有助于区分该肿瘤和转移性甲状腺癌。除此之外，由于经典的形态学，很少需要免疫组化染色；然而，据报道，CK7、PAX2 和 PAX8 的免疫组化染色结果不定。

尽管大多数病例表现为惰性，但也有淋巴结和肺转移的病例报道。

琥珀酸脱氢酶 B 突变相关性肾细胞癌

琥珀酸脱氢酶 B 突变相关性 RCC（sdhbrcc）是一种具有独特形态学特征的 RCC 亚型，与 SDHB 基因的种系突变和嗜铬细胞瘤/副神经节瘤综合征有关。SDH-RCC 的组织学特征首先在一组5个肿瘤中描述，这些肿瘤来自4个已证实有种系 SDHB 突变的家族。

大体检查，大多数肿瘤呈棕黄色，切面实性，偏硬，但也有少数肿瘤出现囊性改变。

肿瘤可能呈实体或显示微小和大的囊性结构，囊肿内含有灰白的嗜酸性液体。肿瘤通常边界清楚，但未被包裹，边界呈分叶状或推挤状，常在周围伴有良性肾小管。肿瘤细胞通常呈立方形，呈实性、巢状或管状生长，囊肿形成不定。肿瘤细胞是典型的嗜酸性

细胞，圆形到立方形。尽管在某些病例中已经报道了肉瘤样改变，但大多数是低 Fuhrman 核级。最显著的组织学特征是存在胞浆内空泡或絮状内容物，当其显著时，使肿瘤细胞呈现气泡状外观（图16.135）。

免疫组织化学典型的是肿瘤细胞胞浆内 SDHB 染色缺失。邻近的正常肾实质可以作为内对照。此外，肿瘤至少局部 PAX8 和 EMA 阳性。CK7 的染色不定已有报道，大多数病例仅显示局灶性染色或无标记染色。CD117 和细胞角蛋白在 SDH-RCC 中经常完全缺失，这种染色模式应提醒病理医生注意这一诊断，并有助于区分 ChRCC 和 RO。

鉴别诊断主要是肾嗜酸细胞瘤。出现"泡状"细胞质和更实性的外观，而不是 RO 中所见的嵌套模式，应促使 SDHB 染色加入免疫组化组合。

尽管大多数病例行为惰性，但也有肉瘤样转化和转移的病例报道。如果由于 SDH-RCC 的典型形态和免疫组织化学上 SDHB 染色的缺失而被怀疑，与治疗医生的沟通是必不可少的，以确保患者接受胚系检测以确认突变状态，这仍然是诊断的金标准。

ALK 易位性肾细胞癌

ALK 易位性 RCC 是一种罕见的 RCC 变异类型，其基因融合涉及 ALK 基因。在有镰状细胞病特征的年轻患者和无镰状细胞病特征的患者中都有病例报道。与肾髓质癌不同的是，这些肿瘤没有显示出肿瘤内 INI-1 染色的缺失。年轻患者的肿瘤表现为 t（2;10）（p23;q22）易位，导致细胞骨架蛋白 vinculin（VCL）基因与间变性淋巴瘤激酶（ALK）基因融合。在有限的报告病例中，肿瘤由多角形至梭形细胞组成，有泡状核、丰富的嗜酸性细胞质和胞浆内空炮。无 VCL 伴发的肿瘤表现为乳头状、管状或筛状形态，但病例数量有限。这些肿瘤的预后比 RMC 差，ALK 重排的存在为 ALK 抑制剂的靶向治疗提供了机会。IHC 可检测到 ALK 的表达，有助于诊断。由于治疗和预后的影响，与 RMC 的区别对于具有镰状细胞病特征的患者至关重要。

肾肿瘤的免疫组织化学诊断

免疫组化染色在肾细胞癌的诊断和检查中是一种有用的辅助手段。尽管大多数肾细胞癌无须辅助技术即可诊断，但免疫组化染色在形态学不典型的情况下或在针芯活检和细针穿刺活检等有限样本的诊断中是有用的。

大多数 RCCs 染色为广谱细胞角蛋白（CK-pan）和上皮细胞膜抗原（EMA）。MiTF 家族相关 RCC（易位 RCC）是一个例外，它通常不表达角蛋白，可能是阴性的。CK7 是一种特殊的细胞角蛋白染色剂，在 PRCC、ChRCC、肾小管细胞性 RCC、CCPRCC 和 MTSCC 中表达，而在 CCRCC 中通常为阴性。值得注意的是，我们在 CCRCCs 中看到了 CK7 的表达，特别是当肿瘤是囊性的时，而在囊性改变的情况下，在其他典型的 CCRCC 中 CK7 的表达是允许的。高分子量 CK34βE12（HMWCK）和 CK5/6 在多数 CDC 中呈阳性。

PAX 基因蛋白（PAX-2 和 PAX-8）在几乎所有的肾肿瘤中都有表达，可用于鉴别肾细胞癌的转移部位。然而，这些蛋白不是特异性的，因为它们也在其他部位（如卵巢和甲状腺）的原发性肿瘤中表达。

波形蛋白是一种中间纤维，在大多数间质肿瘤中表达，但在少数癌中表达。除 ChRCC 外，所有 RCC 均表达该标记，这是区分 CCRCC 和 ChRCC 的有用标记。α- 甲酰辅酶 A 消旋酶（AMACR）是一种线粒体酶，参与脂肪酸的氧化，在 PRCC 和 MTSCC 中表达强烈。虽然它可能在其他 RCC 中表达，但这种表达是典型的局灶性表达，强度低于 PRCC 和 MTSCC。CD10 是一种细胞表面糖蛋白，通常在 CCRCC 和 PRCC 中表达，在其他 RCC 中表达较少。

肾细胞癌抗原是一种存在于近端肾小管上皮细胞刷状缘的糖蛋白，在 CCRCC 和 PRCC 中表达。

TFE-3/TFE-B 是由于特异性易位而过度表达的核蛋白，并且在易位 RCC 的肿瘤细胞核中积聚。这些是高度特异性的标记，在其他任何 RCC 中都没有表达。国际泌尿病理学会（ISUP）温哥华肾肿瘤分类为：①良性肿瘤：乳头状腺瘤、肾嗜酸细胞瘤、后肾腺瘤、后肾腺纤维瘤；②恶性肿瘤：透明细胞肾细胞癌、低度恶性潜能的多房透明细胞肾细胞肿瘤、乳头状肾细胞癌、嫌色性肾细胞癌、Bellini 集合管癌、肾髓质癌、Xp11 易位癌（MiT 家族易位性肾细胞癌）、黏液性管状和梭形细胞癌、神经母细胞瘤相关性肾细胞癌、未分类的肾细胞癌；③推荐新的肾上皮肿瘤：管状囊性肾细胞癌、MiT 家族易位肾细胞癌［包括 t（6;11）肾细胞癌］、透明细胞（小管）乳头状肾细胞癌、遗传性平滑肌瘤病肾细胞癌综合征相关肾细胞癌、获得性囊性疾病相关肾细胞癌；④新的 / 暂定的肿瘤类型：甲状腺样滤泡性肾细胞癌、琥珀酸脱氢酶（SDH）B 缺陷相关性肾细胞癌、ALK 易位肾细胞癌；⑤间叶性肿瘤；⑥主要发生在儿童：透明细胞肉瘤、横纹肌样瘤、先天性中胚叶肾瘤、小儿骨化性肾肿瘤；⑦主要发生在成人：平滑肌肉瘤（包括肾静脉）、血管肉瘤、横纹肌肉瘤、恶性纤维组织细胞瘤、血管外皮细胞瘤、骨肉瘤、滑膜肉瘤、血管平滑肌脂肪瘤、上皮样血管平滑肌脂肪瘤、平滑肌瘤、血管瘤、淋巴管瘤、球旁细胞瘤、肾髓质间质细胞瘤、神经鞘瘤、孤立性纤维性肿瘤；⑧混合性上皮间质肿瘤：囊性肾瘤 / 肾脏混合性上皮和间质肿瘤；⑨神经内分泌肿瘤：

类癌（低级别神经内分泌肿瘤）、神经内分泌癌（高级神经内分泌肿瘤）、原始神经外胚层肿瘤、神经母细胞瘤、嗜铬细胞瘤；⑩淋巴和造血系统肿瘤：淋巴瘤、白血病、浆细胞瘤；⑪生殖细胞肿瘤：畸胎瘤、绒毛膜癌；⑫转移性肿瘤。

最常见的 RCC 的免疫组织化学特征如表 16.15 所示。

肾细胞癌分级

肾细胞癌根据 Fuhrman 核分级系统进行分级，该系统根据核大小、核间变性和核仁大小分为四个等级（图 16.163 和表 16.16）。根据整个肿瘤内的最高级别来划分细胞核级别。Fuhrman 核分级系统的临床应用仅在透明细胞肾细胞癌中得到证实，而在其他类型的肾细胞癌中没有得到证实。2012 年的 ISUP 共识会议正式确立了这样一个概念：核仁分级正在成为一种比 Fuhrman 分级更简单的替代方法，并且与预后有更

好的相关性。Fuhrman 和 ISUP 分级模式均适用于透明细胞性肾细胞癌和乳头状肾细胞癌的分级，但不适用于嫌色性肾细胞癌。

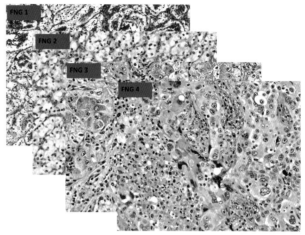

图 16.163   肾细胞癌 Fuhrman 核分级。横纹肌样和肉瘤样区域应自动分级为 Fuhrman4 级

表16.15   常见肾细胞癌的免疫组化结果

肾细胞癌的组织学亚型	免疫组织化学谱	
	阳性	阴性
透明细胞肾细胞癌	EMA，VIM，RCC，CD10，CAIX	CK7，AMACR（+/−）
乳头状肾细胞癌	EMA，VIM，RCC，CK7，CD10，AMACR	
嫌色性肾细胞癌	EMA，CK7，CD117	VIM，CD10，RCC，CAIX，P504S
集合管癌	Ulex，CK-LMW，CK-HMW，CK7，P63，VIM，SMARCB1（INI-1）	CD10，RCC
肾髓质癌	Ulex，CK-LMW，CK-HMW，CK7，P63，VIM	SMARCB1（INI-1）
黏液小管和梭形细胞肾细胞癌	EMA，VIM，RCC，CK7 AMACR	
Xp11易位性肾细胞癌	TFE-3，cathepsin- K，CD10，AMACR，HMB-45	EMA，CK7，CK-LMW，CK-HMW
透明细胞乳头状肾细胞癌	CK7，EMA	AMACR，CD10
管状囊性肾细胞癌	CK7，CD10，AMACR	CK-HMW
原发性甲状腺样滤泡癌	CK7，VIM	TTF-1，甲状腺球蛋白RCC

AMACRα- 甲基酰基共消旋酶、CAIX 碳酸酐酶 IX、CK 细胞角蛋白、CK-LMW 低分子量细胞角蛋白、CK-HMW 高分子量细胞角蛋白、EMA 上皮膜抗原、RCC 肾癌抗原、TTF-1 甲状腺转录因子 1、Ulex 荆豆凝集素、VIM 波形蛋白

表16.16   肾细胞癌的Fuhrman核分级

分级	细胞核	核仁
1	小（直径10 μm），圆形，均匀，类似成熟淋巴细胞的细胞核	不明显或无核仁（放大400倍观察）
2	较大的细胞核（直径15μm），有轻微的核不规则	小核仁（仅在400倍放大时可见）
3	大核（直径20 μm），核不规则明显	大而突出的核仁（100倍放大可见）
4	与3级相同，但有更奇异的是多核和染色质呈团块	大而突出的核仁（100倍放大可见）

肾细胞癌的病理分期

AJCC肿瘤、淋巴结和转移（TNM）系统是最广泛用于RCC分期系统（表16.17）。旧的系统称为罗布森的分期已不再使用。与其他器官一样，TNM分期系统是基于肿瘤的大小和侵袭程度。局限于器官的肿瘤为低分期（pT1和pT2），根据大小进一步划分。晚期肿瘤（pT3和pT4）超出肾脏范围。2002年TNM分期系统的一个重要变化是将肾窦侵犯纳入pT3a分类。这种侵袭的识别依赖于肾门区肿瘤的病理取材。在2010年TNM系统中，最显著的变化与RCC直接侵犯同侧肾上腺（从pT3a变为pT4）、侵犯肾静脉（从pT3b变为pT3a）、侵犯下腔静脉（从pT3c变为pT3b）和N期变化（简化为N0和N1）有关。

间叶上皮混合性瘤

囊性肾瘤/和肾脏混合性上皮间质肿瘤（MEST）

囊性肾瘤（CN）和肾脏混合性上皮和间质肿瘤（MEST）是混合上皮间质性肿瘤，表现出重叠的形态，被广泛认为是同一肿瘤谱。两种肿瘤均以女性为主，发病年龄较宽（平均发病年龄为5~6岁）。

大体观

囊性肾瘤表现为一个孤立的界限清楚的肿瘤，由大小不等的囊肿组成，由缺乏任何实性区域的薄隔膜隔开。MEST也表现出相似的大体外观，大小不一的囊肿（图16.164和16.165）。间质成分通常比CN更突出，有时可能导致更坚实、坚固的大体外观。据报道，肿瘤起源于肾实质内以及肾中央肾盂区。有趣的是，尽管MEST是一种良性肿瘤，但已有报道称良性MEST可延伸至肾静脉，类似癌栓。

组织学表现

CN和MEST均表现出重叠的镜下特征。两种肿瘤均由大小不等的囊肿组成，囊肿内有良性的靴钉或立方上皮（图16.166）。囊肿被间质隔开，间质由梭形细胞组成，梭形细胞与卵巢间质非常相似。两种类型之间唯一的区别是间隔的厚度，CN小于等

表16.17　肾细胞癌TNM分期系统

分期类型	分期	标准
原发性肿瘤（T）	pTX	原发性肿瘤无法评估
	pT0	没有原发肿瘤的证据
	pT1	肿瘤最大直径小于等于7.0 cm，局限于肾脏
	pT1a	肿瘤最大直径小于等于4 cm，局限于肾脏
	pT1b	肿瘤最大尺寸超过4 cm但不超过7 cm，局限于肾脏
	pT2	肿瘤最大直径超过7.0 cm，局限于肾脏
	pT2a	最大尺寸大于7 cm但小于或等于10 cm的肿瘤，局限于肾脏
	pT2b	肿瘤超过10 cm，局限于肾脏
	pT3	肿瘤侵犯主静脉或肾周组织，但不累及同侧肾上腺，也不超过肾筋膜
	pT3a	肿瘤大体上侵犯肾静脉或其节段（含肌肉）分支，或肿瘤侵犯肾周和/或肾窦脂肪，但不超过肾筋膜
	pT3b	肿瘤大体上侵犯下腔静脉
	pT3c	肿瘤大体上侵犯上腔静脉或侵犯腔静脉壁
	pT4	肿瘤侵犯超过肾筋膜（包括邻近侵犯到同侧肾上腺）
	pNX	区域淋巴结无法评估
	pN0	无区域淋巴结转移
	pN1	局部淋巴结转移
远处转移（M）	MX	远处转移无法评估
	M0	无远处转移
	M1	远处转移

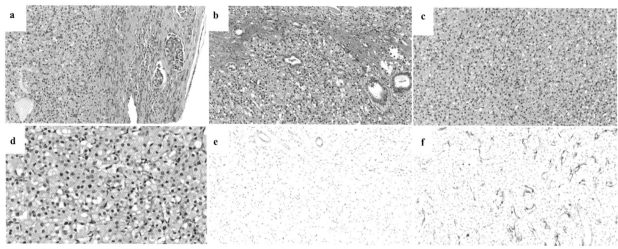

图16.164　琥珀酸脱氢酶缺陷型肾细胞癌（SDH-RCC）。（a）肿瘤边界清楚，但无包膜（HE，20×）。（b）肿瘤常呈分叶状或推挤性边界，间隔良性肾小管（HE，20×）。（c）肿瘤细胞呈立方形，呈实性、巢状或管状结构（HE，20×）。（d）最显著的组织学特征是细胞质空泡或絮状内含物的存在，突出时呈现团块状外观（HE，40×）。细胞核均匀，核轮廓光滑，染色质分布均匀，核仁不明显。（e）琥珀酸脱氢酶B（SDHB）在SDH缺陷型肾细胞癌（RCC）中的IHC染色缺失（20×）。

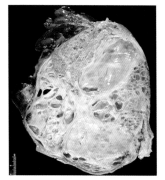

图16.165　肾脏混合性上皮和间质肿瘤（MEST）的大体图像，显示一个边界清楚的大肿瘤，由大小不等的囊肿和间质纤维化组成

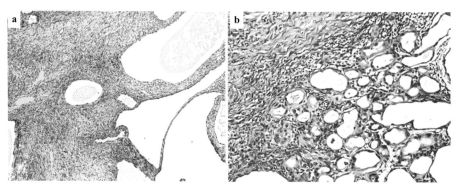

图16.166　（a）MEST显示了由上皮囊肿和卵巢型间质组成的双相生长模式。（b）囊肿上皮呈靴钉样排列，缺乏明显的核异型性或有丝分裂活性

于5mm，MEST大于5mm。由于两种肿瘤之间的相似性，有人建议将"肾混合性上皮间质肿瘤（REST）"一词作为包含两种病变的统一术语。

免疫组化结果

免疫组织化学，CN和MEST中的间质细胞表达ER、PR、CD10、抑制素、钙视网膜蛋白、肌动蛋白和结蛋白。上皮成分通常对CK7、PAX2和PAX8呈阳性。HMB-45阴性，有助于区分血管平滑肌脂肪瘤和伴有上皮囊肿的血管平滑肌脂肪瘤（AMLEC）。

尽管绝大多数报道的MEST病例都显示出惰性生物学行为，但仍有罕见的间质成分恶性转化的病例。在这些病例中，间质成分显示肉瘤样转化，这支持了广泛持有的观点，即MEST的间质成分具有恶性潜能。

肾间叶性肿瘤

血管平滑肌脂肪瘤

血管平滑肌脂肪瘤（AML）是一种良性肿瘤，由脂肪、平滑肌和不同比例的厚壁血管组成。它们属于上皮样血管周细胞肿瘤（pecmas）家族，主要发生于成人。肿瘤表现出女性发病优势，可能偶尔发生或与结节性硬化症综合征相关。多发性AMLs的存在应引起对结节性硬化症的怀疑，并立即转诊给遗传顾问进行进一步筛查。

大体观

大体上，大小范围差别大，从肾切除术中偶然

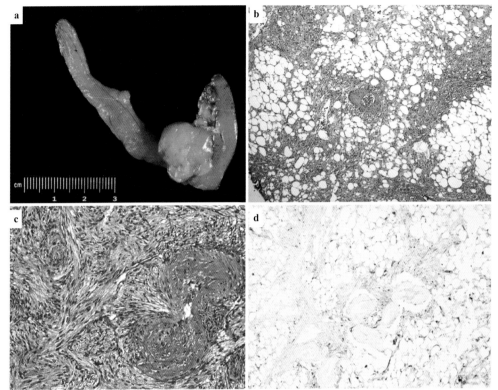

图 16.167 血管平滑肌脂肪瘤（AML）。（a）大体图像，显示累及肾实质的脂肪瘤。罕见 AML 能生长到肾静脉并形成肾静脉"血栓"。（b）典型的 AML 三种表现为成熟脂肪组织、平滑肌成分和"异常"厚闭血管。（c）高倍图像显示肿瘤内有厚壁血管和由细长梭形细胞组成的平滑肌成分，无任何非典型性或有丝分裂活动。（d）黑色素标记免疫组化染色显示斑片状染色，主要集中在血管周围

发现的微小病变到最大尺寸超过 20 cm 的病变不等。大多数肿瘤切面呈均匀的金黄色脂肪样，与脂肪瘤相似；但大体外观可能因成分不同而有所不同。肿瘤通常无包膜，但可能有浸润性边界。罕见典型的 AML 可能出现肾静脉或下腔静脉"血栓"，这并不影响其他典型组织学的诊断（图 16.167）。

组织学表现

组织学表现因肿瘤内脂肪、平滑肌和血管的比例而异。平滑肌成分通常是在厚壁异常血管周围随意排列的梭形细胞（图 16.167）。当这三种成分都确定时，诊断很少会陷入两难境地。然而，当单一成分占优势时，诊断可能会带来一些挑战。尤其是脂肪贫乏的 AML，尤其是在核心针活检中，当活检中看到的都是低级别的平滑肌梭形细胞成分时，可能会造成诊断困难。必须小心不要诊断为平滑肌瘤，因为这种诊断在肾脏非常罕见，免疫组织化学染色可能有助于区分这些实体。脂肪占优势的 AML 可能被误认为是脂肪瘤或非典型脂肪瘤性肿瘤，再次，免疫组化结合临床病史和广泛取材的肿瘤标本将有助于获得正确的诊断。

免疫组化结果

免疫组化显示上皮标记物和 PAX 8 染色缺失。肌动蛋白和结蛋白显示平滑肌成分。AML 的标志是 HMB45 染色，通常集中在血管周围肿瘤细胞较多的区域。HMB-45 的局灶性染色是常见的，通常仔细搜索只能看到少数细胞染色，这些细胞对该标记物进行染色，但足可以诊断。这种染色模式是典型的 AML，有助于将该肿瘤与其他可能需要鉴别诊断的肿瘤区分开来。

血管平滑肌脂肪瘤伴上皮囊肿（AMLEC）是一种罕见的 AML 变异。与经典血管平滑肌脂肪瘤不同，这种变异类型的主要特征是实性和囊性区域。肿瘤的镜下表现有三种特征。第一种为囊性或多囊性腔，由立方至柱状上皮细胞排列，胞浆清晰，或扁平上皮细胞含嗜酸性胞浆，细胞核以弓形突起方式伸入囊腔。第二种是"形成分层结构"，由上皮下致密的较小间质细胞组成，细胞质模糊，毛细血管突出，与子宫内膜间质极为相似，组织学上可见由上皮细胞排列的单个或多个囊肿，一层上皮下的"分层状"的小血管细

胞，具有突出的毛细血管系统，厚的外壁由形成不良的平滑肌束和厚壁发育不良的血管组成。这些肿瘤显示出轻微的女性占优势，并显示出明显的免疫组织化学特征。与经典 AML 一样，肿瘤对黑素细胞标记物（HMB-45 和 Melan-A）、雌激素受体和孕激素受体具有反应性，这些标记物通常在上皮下基质中反应最强烈。囊肿内壁 PAX2 和 PAX8 阳性，平滑肌染色结蛋白和肌动蛋白阳性。这些肿瘤有一个惰性的临床过程，到目前为止还没有关于进展或转移的报道。

上皮样血管平滑肌脂肪瘤

上皮样血管平滑肌脂肪瘤（EpAML）是 AML 的一种独特变异，是 PEComa 家族肿瘤的一部分。这些肿瘤主要发生在成人（平均年龄 40 岁），没有性别差异。

大体观

大体上，肿瘤主要呈实性，可能伴有出血和坏死区域。

组织学表现

显微镜下，肿瘤可能由巢状或片状黏着细胞组成，这些细胞通常较大、多边形，有丰富的嗜酸性细胞质或突出的核仁，呈现神经节样外观。另一个变异是肿瘤细胞呈丰满的梭形排列，胞浆透明至嗜酸性。

尽管预测 EpAML 预后的具体标准在过去很难建立，但最近的研究提出了一种新的肿瘤危险分层机制，ISUP 最近建议将其作为报告的标准。在一项大型研究中阐明了这些预后参数，这些参数包括：①结节性硬化综合征相关或并发 AML；②坏死；③肿瘤大小＞ 7 cm；④肾外扩展和 / 或肾静脉受累；⑤和癌样生长模式。有＜ 2 个不良预后参数的肿瘤被认为是低风险的，有 15% 的肿瘤有进展。有 2~3 个不良预后参数的肿瘤被认为是"中等风险"，64% 的肿瘤有进展。有 4 个以上不良预后参数的肿瘤被认为是高风险的，所有患者都有疾病进展。建议将上述标准纳入诊断报告，并根据这些公布的标准对所有 EPAML 进行分层。

免疫组化结果

免疫组织化学显示肿瘤细胞对细胞角蛋白均为阴性，并且通常表达一种或多种黑素细胞标记物（HMB45、小眼转录因子、melan-A、酪氨酸酶）以

及平滑肌肌动蛋白或肌肉特异性肌动蛋白。

鉴别诊断

主要鉴别诊断包括高级别肾细胞癌。显著的上皮样成分结合肾脏定位容易误诊为肾细胞癌，尤其是透明细胞性肾细胞癌。EpAML 的终诊断由不粘连的肿瘤细胞组成。使用免疫组织化学有助于在病例中有不寻常的高级别形态。在 EpAML，PAX8 和细胞角蛋白染色的缺乏应加做黑素细胞标记物进一步检测，以得到正确的诊断。

平滑肌瘤和平滑肌肉瘤（包括肾静脉）

肾脏平滑肌瘤罕见，多见于肾包膜。与软组织相似，这些肿瘤显示出一个实性的、螺旋状的切割表面，由梭形细胞组成，没有明显的有丝分裂活性或不典型性。在诊断平滑肌瘤之前，应进行黑素细胞标记，以排除平滑肌为主的 AML 的可能性。

平滑肌肉瘤（LMS）是肾脏最常见的原发性肉瘤。大多数病例发生在成年患者的 40~60 岁。肿瘤可能来自包膜或肾静脉。静脉肿瘤可能表现为一种主要涉及肾窦的肿瘤。LMS 的切面可能与平滑肌瘤相似，其切面呈螺旋状，出血、坏死。组织学上，LMS 与软组织中的细胞相同，由梭形细胞组成，梭形细胞排列成束状，细胞密度增加，可见有丝分裂活性和坏死（图16.168 和 16.169）。

LMS 的分级是根据分化程度、有丝分裂计数以及坏死的存在或不存在，使用法国癌症中心联合会（FNCLCC）系统进行的。大多数平滑肌瘤有丝分裂计数低（＜ 1/10HPF），LMS 有丝分裂计数较高（平均 8/10HPF）。Ki-67 分析有助于鉴别疑难病例，其计数＞ 5/10HPF 有利于 LMS 的诊断。

免疫组织化学可能需要肌源性标记谱。平滑肌瘤 和 LMS 对 SMA、desmin、caldesmon 和 calponin均呈阳性。雌激素受体（ER）、孕激素受体（PR）和 WT1 表现出不同的染色模式，大多数平滑肌瘤表现出 ER/PR/WT1+ 免疫组化特征，而 LMS 则表现为典型的 ER/PR/WT1-。肿瘤复发在 LMS 中很常见，大约三分之一的患者死于疾病，因此鉴别这些肿瘤至关重要。

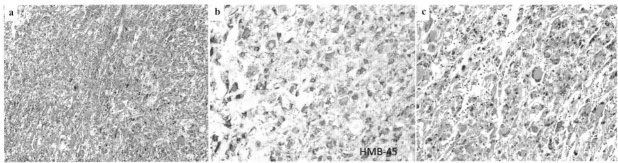

图 16.168　上皮样血管平滑肌脂肪瘤。（a）上皮样血管平滑肌脂肪瘤由梭形细胞和上皮样细胞组成。（b）肿瘤细胞大，多角形，胞浆嗜酸性，核仁突出，呈神经节细胞样外观。（c）HMB-45 在肿瘤细胞中呈弥漫性染色。角蛋白通常为阴性，有助于区分 EpAML 和 RCC

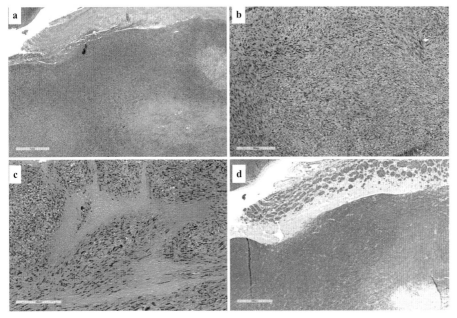

图 16.169　肾静脉平滑肌肉瘤。（a）肿瘤与血管壁有关，由梭形细胞病变组成。（b）肿瘤呈束状生长，细胞增多，核不典型，有丝分裂活性增加。（c）表示恶性的肿瘤坏死区域。（d）肿瘤用肌肉特异性标记物染色，包括结蛋白、SMA 和 caldesmon

肾血管肿瘤

肾血管瘤很少见，通常由界限清楚但未被包裹的毛细血管增生组成。病变周围可包含肾小管。在软组织和皮肤毛细血管瘤中所见的典型明确的小叶生长模式在肾实质血管瘤中缺乏。

相比之下，血管肉瘤常表现为大的坏死性肿块，具有浸润性和破坏性生长模式，常累及肾周脂肪组织（图 16.136）。肾血管肉瘤在组织学上与其他器官相似。肿瘤是典型的细胞性肿瘤，由非典型的具有有丝分裂活性和坏死的内皮细胞组成。更多的上皮样血管肉瘤可能有更实性外观，一些肿瘤可能显示更多的梭形细胞形态。通过免疫组织化学，肿瘤细胞角蛋白呈阴性，至少一种内皮标志物呈阳性，通常为 CD31、CD34 或 ERG。血管肉瘤具有典型的侵袭性，预后很差，大多

数人最终死于该病。

滑膜肉瘤

原发性滑膜肉瘤罕见，主要发生在年轻至中年的成年人。肿瘤表现为巨大的孤立性肿块，有不同程度的囊性改变，切面呈棕褐色，有广泛的坏死区域。大多数肿瘤呈单相型，由梭形细胞组成，呈交叉的束状排列，具有明显的血管外皮瘤样形态（图 16.170）。细胞通常是单形性，有丝分裂活跃，深染，有坏死区域。

免疫组化显示肿瘤 TLE1 呈弥漫性核染色，BCL2 呈胞浆反应。广谱细胞角蛋白可能只有局部阳性，尤其是单相型肿瘤。明确诊断需要通过 RT-PCR 或荧光原位杂交确认滑膜肉瘤融合基因 SS18-SSX1 或 SS18-SSX2 的存在，这可以在福尔马林固定的石蜡包埋组织上进行。

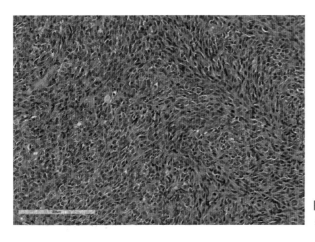

图 16.170　肾脏单相型滑膜肉瘤，由呈交叉束状排列的单形性深染的梭形细胞组成

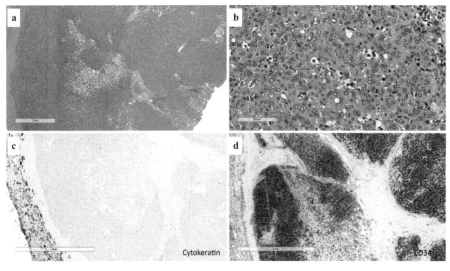

图 16.171　球旁细胞瘤。（a）显示界限清楚的嗜酸性肿瘤，呈实性和小梁状生长。（b）肿瘤细胞呈多角形，边界模糊，胞浆嗜酸性。（c）在这些肿瘤中，广谱细胞角蛋白通常为阴性。（d）CD34 呈弥漫性胞浆染色

球旁细胞瘤

肾小球旁细胞瘤是一种罕见的肾脏肿瘤，与肾素的产生有关。患者通常是年轻人，存在早发性高血压，通常在切除后消退。大多数肿瘤边界清楚，至少部分被纤维包膜包绕。

大体现

大体上，肿瘤通常是单侧的，边界清楚，切面呈棕褐色。大多数报告的肿瘤都很小，小于 3 cm。肿瘤也可能表现为囊性改变。

组织学表现

镜下检查，肿瘤呈小梁状生长，肿瘤细胞呈多边形，边界模糊，胞浆嗜酸性。偶尔局部微囊生长模式。有丝分裂活动通常是缺乏，虽然核非典型性可以见到。显著的血管形成是一种常见的组织学发现，血管可能是大小不等的玻璃样变，通常类似于血管外皮瘤中描述的鹿角型（图 16.171）。显著的淋巴细胞或肥大细胞浸润也是一个常见的特征。

免疫组化结果

免疫组织化学肿瘤肾素、CD34、SMA 和 CD117 呈阳性。尽管很少用于诊断，但其标志是肿瘤细胞胞浆内含有菱形肾素颗粒。

鉴别诊断

主要的鉴别诊断主要是血管球瘤，二者形态重叠。高血压的临床病史有助于鉴别，因为血管球瘤与高血压无关。肾素免疫组化染色，如果有的话，也有帮助，因为血管球瘤肾素阴性。鹿角型血管容易想到血管外皮细胞瘤的诊断，但 JG 细胞瘤的多边形细胞后者缺乏。

肾髓质间质细胞瘤

肾髓质间质细胞瘤，以前被称为髓质纤维瘤，是

一种常见的良性偶发的肿瘤，据报道在一个单中心的尸检系列研究肿约 40% 的肾切除术标本可以发现。病变往往偶然发现，表现为肾髓质内界限清楚的灰白色小结节。肿瘤的大小从显微镜下的肿瘤到 6 mm 不等，报道的平均大小为 1.7 mm。肿瘤被认为起源于肾髓质的间质细胞，在血压调节中起作用。这些病变由细长的梭形形细胞组成，细胞核温和。细胞与良性肾小管之间的胶质粘连也很常见。由于这些肿瘤的典型组织学表现，在诊断中免疫组化染色通常不需要。

尤因肉瘤 / 原发性神经外胚层肿瘤

Ewing 肉瘤（ES）/ 原始神经外胚层肿瘤（PNET）是一种罕见的肿瘤，属于 Ewing 肿瘤家族，从 Ewing 肉瘤延伸到原始神经外胚层肿瘤（PNET）。这些肿瘤通常发生在年轻人和儿童的骨骼和软组织中，而发生在肾脏中的情况仍然很少见。

大体观

肿瘤通常较大，单侧，局部进展，呈实性，有广泛的出血和坏死区域。

组织学表现

显微镜下，肿瘤通常呈实性片状或小叶状生长，呈浸润性生长。菊形团和假菊形团也是常见的特征。有丝分裂活动和淋巴管侵犯是常见的。核仁不明显，肿瘤表现为神经内分泌肿瘤典型的点状核染色质（图 16.172）。

免疫组化结果

肿瘤表达神经内分泌标记，包括嗜铬素和突触素。大多数肿瘤 CD99 呈弥漫性膜染色。肿瘤存在 EWS-FLI-1 融合，这是诊断所必需的。利用分离探针检测 EWSR1 基因重排的 FISH 研究很容易获得，并可用于其他典型病例的诊断。然而，许多其他肿瘤也可能表现出 EWSR1 基因的重排，因此，检测特异性 EWSR1-FLI-1 融合基因的 RT-PCR 是确认诊断的最特异性检查。

鉴别诊断

肿瘤发病率高，早期、准确诊断是关键。鉴别诊断考虑的因素包括其他"小蓝圆细胞肿瘤"，包括以胚芽为主的 Wilm 肿瘤、小细胞癌、滑膜肉瘤、淋巴瘤、泌尿系癌和分化不良的肾细胞癌。对于所有小蓝圆细胞肿瘤病例，应进行适当的免疫组化标记，包括 CD45、CD99、desmin、突触素、嗜铬素素和 WT-1。

恶性纤维组织细胞瘤

原发性肾脏恶性纤维组织细胞瘤（MFH）非常罕见，报告的病例不到 100 例。大多数 MFH 是大的局

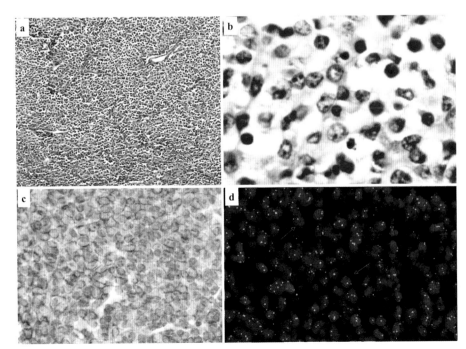

图 16.172 尤因肉瘤。（a）肿瘤呈片状、模糊的巢状。（b）肿瘤由蓝色圆形小细胞组成，胞浆稀少，细胞核不明显。（c）CD99 呈弥漫性膜状染色。（d）荧光原位杂交（FISH）使用双色断裂探针检测 EWSR1 基因，证明 EWSR1 基因重排

部晚期肿瘤。最重要的鉴别诊断考虑是肉瘤样肾细胞癌或尿路上皮癌，在诊断 MFH 之前，应排除这些肿瘤广泛取样以确定上皮成分。形态学上，MFH 由多形性肿瘤细胞组成，这些细胞生长在短束或成堆或任意排列中。黏液样区域也可能存在。MFH 患者的预后普遍较差，即使在手术切除后也是如此。

神经内分泌肿瘤

肾脏的神经内分泌瘤和神经外胚层肿瘤跨越了从类癌到小细胞癌的范围。肿瘤在男性和女性中发生率相同，诊断时年龄范围也很广。常见的肿瘤包括肾类癌、原发性神经内分泌癌和小细胞癌。这些病例由于罕见而常被误诊，与乳头状肾细胞癌、尿路上皮癌或原始神经外胚层肿瘤相混淆的情况并不少见。

大体观

大多数肿瘤表现为单侧孤立性肿块，大小从 3~11 cm 不等。肾类癌有发生在马蹄形肾的倾向，也有报道与肾成熟畸胎瘤同时发生。类癌可能与神经肽或血管活性物质的分泌有关，可导致全身症状，包括潮红、呼吸困难和腹泻。

组织学表现

肿瘤可分为类癌（分化良好的神经内分泌瘤）、非典型类癌（中级神经内分泌癌）和高级别神经内分泌癌（小细胞或大细胞神经内分泌癌），尽管使用的术语因机构而异。肾类癌是一种低度神经内分泌肿瘤，由多角细胞组成，呈巢状或小梁状排列。细胞核均匀，卵圆形，有椒盐样细胞质（图 16.173）。有丝分裂活性通常较低（ < 2HPF），无坏死。非典型类癌（中

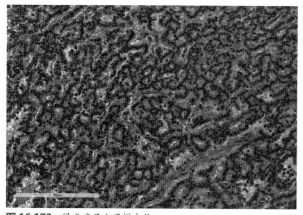

图16.173　肾类癌呈小梁样生长

级神经内分泌癌）的形态与类癌相似，只是这些肿瘤有较高的有丝分裂率（ > 2~10 个有丝分裂 /HPF）、坏死和钙化。非典型类癌的临床病程往往比低度类癌更具侵袭性。大细胞和小细胞神经内分泌癌是一种高度恶性肿瘤，组织学上与其他部位的肿瘤相似。小细胞癌表现为肿瘤细胞胞浆稀少，染色质细颗粒，核仁不明显，典型的核挤压变形。高分裂率和肿瘤坏死是常见的表现。相比之下，大细胞神经内分泌癌的细胞体积更大，胞浆更丰富，核浆比低，染色质呈泡状。常见广泛坏死和频繁的有丝分裂。

免疫组化结果

免疫组织化学肿瘤细胞表达神经内分泌标记物，包括嗜铬素、突触素和 TTF-1。PAX8 可能在肾脏的神经内分泌肿瘤中表达，但不是特异性的，因为它可能在其他部位的神经内分泌肿瘤中表达。

鉴别诊断

低级别神经内分泌肿瘤的主要鉴别诊断包括乳头状肾细胞癌和后肾腺瘤。在这些肿瘤类型缺乏神经内分泌标记染色，加上 CK7 在乳头状 RCC 中的表达以及 CD57 和 WT-1 在后肾腺瘤中的表达，有助于区别。在高级别神经内分泌癌的情况下，主要的鉴别诊断问题是与神经内分泌分化的尿路上皮癌。仔细检查常规的尿路上皮癌成分，同时在邻近的尿路上皮中没有原位癌覆盖，可以帮助鉴别诊断。

主要发生在儿童的肿瘤

肾母细胞瘤

肾母细胞瘤（Wilms' tumor, WT）是最常见的小儿肾肿瘤，占小儿肾肿瘤的 80% 以上。这些肿瘤在成人中可能很少出现。诊断年龄从 2 岁到 4 岁不等，在出生后的头 6 个月和 6 岁以后很少见。WT 与 Beckwith-Wiedemann 综合征和 Drash 综合征都有关联。与其他先天性和生殖器异常，包括隐睾，尿道下裂，无虹膜，和面部偏侧肥大综合征的关系已在文献中得到证实。

大体观

肉眼观，肿瘤表现为巨大肿块，切面实性、柔软，呈灰白色或粉红色。出血、坏死和囊性变常见。肿瘤

常局限并压迫邻近的肾实质，表现为假包膜。

组织形态学

镜下，肿瘤组织由不同比例的胚芽、上皮成分和间质成分混合。一个肿瘤中只有两种成分或局部只有三种成分中的一种并不罕见。胚芽成分由深染的、紧密排列的蓝色小细胞组成，细胞核深染，核仁不明显，核分裂活跃。胚芽成分可以呈弥漫状、结节状或波浪状生长模式。上皮成分由排列成管状或囊性的原始上皮细胞组成。肾小球区域可见，偶尔上皮成分可显示分化和非肾型鳞状上皮、神经上皮或黏液上皮。肾母细胞瘤中最常见的间质成分是疏松的黏液样或成纤维细胞间质。然而，其他类型的基质包括平滑肌、神经、骨、脂肪和软骨也有报道（图 16.174）。由不同比例的分化上皮成分组成的肾母细胞瘤变异被称为"畸胎样肾母细胞瘤"。

Wilms 瘤根据是否存在间变性分为两类：有利和不利生物学行为的组织形态。不典型增生被 NWTS 定义为具有大的深染细胞和非典型有丝分裂的细胞的结合。为了符合间变性的定义，肿瘤细胞必须是典型

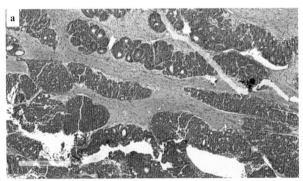

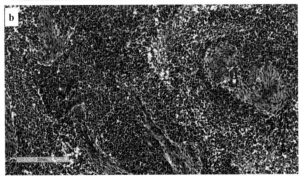

图 16.174　肾母细胞瘤。（a）显示一种上皮成分，由排列成管状的原始细胞（上皮细胞）和中间疏松的纤维间质（间充质）组成。（b）胚芽成分由深染、紧密排列的小蓝圆细胞组成，细胞核深染，核仁不明显，核分裂活跃。

邻近胚芽核的 3 倍大小，并显示超二倍体，多极核分裂。当间变性为局灶性时，预后仍然良好。

免疫组化结果

肾母细胞瘤同时表达细胞角蛋白和波形蛋白。结蛋白在高达 20% 的肿瘤的胚芽组织成分中可能呈阳性，尽管 myogenin 和 myoD1 通常为阴性，这有助于与横纹肌肉瘤鉴别。虽然 WT-1 的核染色是诊断肾母细胞瘤的敏感标志物，但它不是特异性的，可能在其他小蓝圆细胞肿瘤中表达，尤其是促结缔组织增生圆细胞肿瘤。一些文献表明，抗 WT1 蛋白 C 端的抗体有利于 DSRCT 的诊断，而通过使用抗 WT1 蛋白 N 端的抗体进行核染色有利于肾母细胞瘤的诊断。

横纹样瘤

横纹肌样瘤是一种高度侵袭性的小儿肾脏肿瘤，在成人中很少发生。肿瘤通常在婴儿期发现，3 岁后罕见。预后很差，病人在 12 个月内死于此病。约 2/3 的晚期疾病患者肺和脑是最常见的转移部位。诊断年龄越小，病情越严重，预后越差。

大体观

大体上，肿瘤很大，典型位于髓质，局部进展。切面呈黄褐色，破碎，有坏死和出血区域。

组织学表现

显微镜下，典型的结构模式是大的多边形细胞呈弥漫生长模式。肿瘤细胞具有特征性，包括位于偏心位置的细胞核和泡状染色质、突出的核仁以及取代细胞核的嗜酸性细胞质包涵体（图 16.175）。

免疫组化结果

免疫组织化学显示肿瘤可能表达多种上皮和间叶标记物。肿瘤波形蛋白阳性，上皮标记物（包括 EMA 和 / 或细胞角蛋白）呈散在染色。该肿瘤的特征是 SMARCB1（INI-1）的核表达缺失，可以通过免疫组织化学或 FISH 证实。

透明细胞肉瘤

肾透明细胞肉瘤（CCSK）是一种罕见的肾肿瘤，占小儿肾肿瘤的 3% 以下。发病高峰在 2 至 3 岁之间。肿瘤为单侧单中心，主要为均匀实性肿块，偶见囊性切面。典型的组织学表现为卵圆形、上皮样或梭形细

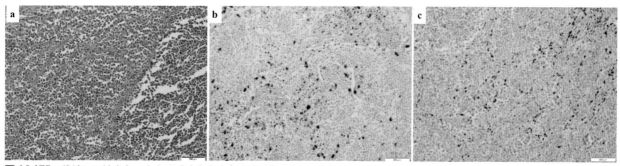

图16.175　肾横纹肌样肿瘤。（a）该肿瘤由大的多边形细胞组成，细胞核呈偏心位置和突出的核仁。肿瘤呈片状和巢状排列。（b）广谱细胞角蛋白呈局灶性阳性染色，呈点状阳性染色模式。（c）肿瘤细胞 SMARCB1（INI-1）染色缺失。而在正常细胞核阳性染色，可作为内对照

胞的巢状／索状结构，细胞核被纤维血管分隔。已经报道的其他组织学模式包括黏液样、硬化性、细胞性、表皮样、栅栏状、梭形细胞、席纹状和间变性模式。大约5%的患者在出现时有转移性疾病，最常见的是淋巴结转移。骨转移和肺转移是最常见的转移部位。在大约20%的病例中，诊断3年后出现晚期复发。诊断是基于组织学表现，因为没有诊断免疫组织化学或分子测试可用。免疫组织化学被用作排除其他肾肿瘤的辅助手段。CCSK仅波形蛋白和Bcl-2阳性。最近，易位 t（10;17）和缺失 14q 在 CCSK 中也有报告，表明它们可能在其发病机制中起作用。

先天性中胚层肾瘤

先天性中胚层肾瘤（CMN）是一种低度恶性的梭形细胞肿瘤，是最常见的先天性肾肿瘤＜5%的儿童肾肿瘤。90%的病例发生在1岁以内，这些肿瘤几乎从来没有发生在3岁以后。这些肿瘤可能表现出几种亚型，包括经典型、细胞型和混合型。

40%~60%MN 的细胞变异型显示 t（12;15）（p13;q25）易位，结果出现 ETV6-NTRK3 融合，这是在先天性或婴儿纤维肉瘤（IFS）中报道的相同基因融合形式，表明细胞变异型 CMN 代表肾内 IFS，因为两种肿瘤都有重叠的组织学和遗传学。总生存率＞95%，但偶尔Ⅲ期细胞性 MN，尤其是老年患者中出现的，可能预后更差。

大体上，肿瘤通常是实性的，偶尔是囊性的，切面浅棕色或白色，呈漩涡状。细胞变异型可能切面较软，并且可能显示出血区域。

CMN 的典型结构是在不同的胶原间质中由温和的梭形细胞组成，组织学上类似于婴儿纤维瘤病。可见明显的交错束状排列，肿瘤边缘有浸润。CMN 的细胞亚型典型表现为实性，卵圆形肿瘤细胞成片，胞浆稀少，可见核分裂，局灶性坏死。混合型显示经典结构和细胞性结构混合区域。复发的危险因素包括细胞亚型和不完全性肿瘤切除术。大多数肿瘤在确诊后一年内复发，建议密切随访。总的来说，儿童肾肿瘤是罕见的，但 CMN 是最常见的先天性肾肿瘤，90% 在出生后第一年出现，3 岁以后几乎从未发生过。因此，在诊断老年患者梭形细胞肾损害（其中大多数是后肾间质瘤）中的 MN 前应谨慎。40%~60%MN 的细胞变异体显示 t（12;15）（p13;q25）易位，出现 ETV6-NTRK3 融合 1,2。

在先天性或婴儿纤维肉瘤（IFS）中也报道了相同的基因融合，其也影响相同年龄组并显示相似的形态，提示细胞 MN 代表肾内 IFS。尽管转录表达水平不定，但这可能对使用 RT-PCR 进行诊断有用。

MN 通常表现为婴儿无症状的腹部肿块。

尿路上皮肿瘤：膀胱、尿道、输尿管和肾盂（解剖学）

胚胎学

在发育的第4~7周，泄殖腔分为前面的泌尿生殖窦和后面的肛管。泌尿直肠隔是介于起始肛管和泌尿生殖窦之间的一层中胚层。泌尿生殖窦的上部和较大部分形成膀胱，泌尿生殖窦的骨盆部分形成前列腺和膜尿道，泌尿生殖窦的阴茎部分形成生殖器结节。膀

胱三角是在中肾管的尾部扩张并与中线背面的泌尿生殖窦融合时形成的。这些导管最初形成三角黏膜，后来被泌尿生殖窦的内胚层上皮所取代。在胚胎发生过程中，尿囊完全退化形成脐尿管，脐尿管从脐部延伸到膀胱的穹顶；出生后，脐尿管退化成为膀胱纤维索。脐尿管的上皮衬里与膀胱和输尿管相似，但发生腺体化生改变。膀胱上皮主要来源于与尿囊相连的泌尿生殖窦的头部。固有层、固有肌层和外膜由内脏间质发育而来。两性尿道上皮起源于内胚层和中胚层周围的结缔组织。在怀孕的头三个月结束时，男性的前列腺尿道上皮形成前列腺，女性形成尿道和尿道旁腺。

在发育的第五周，输尿管芽作为憩室从中肾管出现。输尿管芽横向生长并侵入后肾胚的中心，即原始肾组织。后肾胚形成肾小球、近端小管和远端小管。输尿管芽分裂并分支形成肾盂、漏斗、肾盏和集合小管，这些小管将为成熟肾脏的尿液引流提供管道。

解剖学和组织学

在成人中，空膀胱位于小骨盆的前下方。当膀胱充满时，它可能达到脐的水平。在膀胱颈的水平，女性与耻骨韧带相连，男性与耻骨前列腺韧带相连。成人膀胱呈倒金字塔形。女性膀胱的后部通过子宫颈和阴道的近端与直肠分离，男性膀胱的后部通过精囊和输精管壶腹与直肠分离。下外侧和前表面与肛提肌筋膜接触。膀胱的前上方或顶点（穹顶）是脐韧带的插入点，也是脐尿管癌的可见点。三角位于膀胱底部，进入膀胱后颈，包含输尿管开口（图 16.176）。

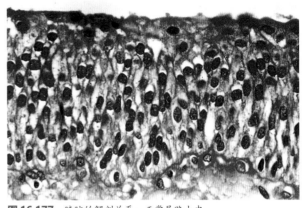

图 16.177 *膀胱的解剖关系；正常尿路上皮*

组织学上，膀胱由四层组成：尿路上皮、固有层、固有肌层和外膜。尿路上皮以前被称为移行上皮，根据膀胱扩张的情况，其厚度为 2~7 个细胞；然而，在评估尿路上皮厚度时，切口的性质可能会强烈改变尿路上皮厚度的外观（图 16.177）。尿路上皮细胞分为与尿液接触的浅层细胞或伞状细胞、中间细胞和基底细胞。尿路上皮几乎不能被尿液的任何成分穿透。固有层位于黏膜基底膜和固有肌层之间。它主要由致密的结缔组织组成，有许多粗大的胶原纤维束。它富含血管、神经、弹力纤维和构成黏膜肌层的肌肉层。黏膜肌层通常由平滑肌细胞的内纵层和外环层组成，与前肌层没有连接。固有肌层由三层平滑肌组成、内纵层和外纵层、中间环形层。外膜是覆盖膀胱的最外层结缔组织。

尿道是将膀胱连接到尿道外口或阴茎腺的尿道口，并将尿液从膀胱输送到尿道口的管道。在男性，

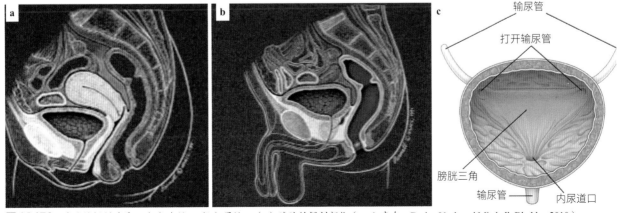

图 16.176 *膀胱的解剖关系。（a）女性；（b）男性；（c）膀胱的解剖部位（a、b 来自：Drake, Vogl, and Mitchell. Bladder, 2010）*

它也运输精液。尿道上皮来源于内胚层泌尿生殖窦。男性尿道长约 20 cm，分为三段：前列腺尿道，内衬尿路上皮；膜部尿道，内衬假复层柱状上皮；阴茎尿道，内衬假复层柱状上皮，除了舟状窝，内衬非角化鳞状上皮。女性尿道由尿路上皮（近端部分）和非角化鳞状上皮（中段和远端部分）构成。

输尿管是将尿液从肾脏输送到膀胱的管状结构。它由尿路上皮衬里，但固有层不含黏膜肌层。肾盂-肾盏系统与输尿管相连，也有尿路上皮，含有固有层，与输尿管相似，无黏膜肌层。输尿管和肾盂系统都含有固有肌层。

样本处理 / 大体检查（部分改编自 CAP, 2017)

膀胱

活检 /TURBT

膀胱活检作为小活检处理。经尿道膀胱肿瘤切除术（TURBT）有时导致标本大体上可识别为乳头状肿瘤。每厘米肿瘤直径提交一个切片（最多 10 盒）。如果肿瘤在初次取样时是非浸润性的，则需要另外送检组织（可能包括送检所有组织）来诊断或排除浸润。如果肿瘤在初次取材时侵入固有层，可能需要补切片（包括可能提交整个标本）来诊断或排除固有肌层浸润的可能性。

根治性或部分膀胱切除术

膀胱通常需要切除，因为活检或 TURBT 证实为浸润性尿路上皮癌。如果病人接受了新辅助化疗，我们需要了解具体情况。很少有人会因为前列腺癌侵入膀胱或同时发生膀胱和前列腺原发性肿瘤而切除膀胱。大部分肿瘤通过活检或经尿道切除并不少见的切除术（TURBT），在膀胱切除标本中只有很少或没有肿瘤。偶发性（临床隐匿性）前列腺癌也很常见。

样本处理（部分改编自 CAP，2017）

记录膀胱外形尺寸及附着输尿管的长度和直径。

男性　如果前列腺附着，则记录外部尺寸、精囊（尺寸）和输精管差异（长度和直径）。

女性　阴道前壁附着。描述大小（长度、宽度和深度）、颜色（通常为白色）和任何病变。

- 记录标本的外观（即切缘是否存在任何肉眼可见的肿瘤）。通常边缘由不明显的脂肪组织组成。触诊（但不要切除）这个组织，寻找严重受累的淋巴结。通常不会发现淋巴结。在前列腺（如果有的话）和任何可疑的膀胱外区域涂墨。
- 如果标本新鲜且易碎，无法在此时进行涂抹，则将整个标本固定在福尔马林中几个小时或过夜。
- 在打开膀胱之前，通过查阅先前的活检标本或放射学报告来确定肿瘤的位置。打开膀胱时避免切开肿瘤。
- 如果位置不明，或位于三角附近的通常位置，则通过尿道向前打开膀胱，并将切口延伸至穹顶。插入尿道的探针有助于引导手术刀。
- 确定肿瘤的位置。避免接触黏膜表面，因为它非常脆弱，容易剥落。在某些情况下，管腔肿瘤会非常小，或只有一个浅溃疡，从以往的活检将出现。在肿瘤部位的深部边缘涂墨汁。在肿瘤上做平行切片。
- 记录肿瘤的大小、形态（乳头状、无蒂状、溃疡状、真菌状、扁平状或斑块状）、颜色、一致性（坚硬、柔软）、壁穿透深度（黏膜下层、进入或穿过固有肌层、进入膀胱周围软组织）、位置（穹窿、前壁、后壁、侧壁、三角），与输尿管口的关系（梗阻，伸入输尿管）。
- 描述膀胱黏膜的剩余部分（光滑、出血、水肿）。如果有任何异常区域，描述位置和外观。
- 前壁、后壁、侧壁、穹顶和任何异常区域的代表性切面取材。
- 真正的输尿管切缘通常是分开提交的，并且经常通过冰冻切片检查，第二节附加条款样本的边距不需要提交。
- 检查输尿管全长是否有其他肿瘤病灶。或采取多个横截面或纵向切开。取材任何可疑病变。
- 男性：前列腺的处理类似于根治性前列腺切除术

（详见前列腺切除术一节）。前列腺从后表面垂直于前列腺尿道连续切片。描述颜色（白色、黄色）、质的（坚硬）、坏死或出血区域和纹理（结节状或消失）。肿瘤最常见的部位是沿后壁。如果没有明显的病变，取材右后叶和左后叶的四个切片。如果存在病变，提交足够的切片来记录它们，以及来自未受影响区域的代表性切片。如果前列腺较小，全部取材。膀胱底部不是切缘，也不是下切口。然而，如果有肉眼可见的肿瘤，切片记录侵犯前列腺的情况。尿道切缘（也是前列腺的顶端）最好是通过尿道的垂直部分取材，以评估尿道黏膜可能会收缩，而看不到正面顶端边缘。垂直于长轴的精囊切片。在前列腺交界处各提交一个切片。

女性　应取材阴道黏膜和任何大体病变的代表性切片。

所有取材切片后，仔细切取膀胱周围软组织以寻找淋巴结。这些淋巴结只在一小部分病例中发现，而且女性多于男性。

显微切片：

- 肿瘤：至少一个 cm 肿瘤切片，切片应包括与正常黏膜的连接处、最深侵犯点、深边缘。
- 膀胱黏膜：如果没有肉眼可见的肿瘤，则最多 6 盒前壁、后壁、右侧和左侧壁的代表性切片。如果有肉眼可见的肿瘤，提交远离癌的黏膜切片，特别是异常的，包括前壁和侧壁、穹窿和三角区。
- 输尿管：提交一段输尿管边缘，除非单独提交或作为术中咨询。如果有一段很长的输尿管，那么可能需要从中段进行额外的切片。如果存在病变，需要取材。

男性：

- 前列腺：右后叶四盒，左后叶四盒。
- 尿道边缘：一个垂直截面。
- 精囊：两个记录左侧精囊和右侧精囊的组织块。

女性：

- 阴道前壁：一盒记录正常黏膜和任何病变。
- 淋巴结：膀胱周围软组织中的所有淋巴结。

尿道切除术

- 测量整个样本。
- 识别并标记边距。
- 显微切片：
  - 在经尿道标本中，每厘米肿瘤直径提交一张切片（最多 10 盒）。
  - 如果肿瘤是非浸润性的，则需要额外取组织（包括可能提交所有组织）来诊断或排除浸润灶的存在。
  - 在尿道切除标本中，每厘米肿瘤取一块，包括肉眼观最深的浸润灶。记录肿瘤与周围解剖结构（如尿道海绵体、阴茎海绵体、前列腺、尿道周围肌肉、阴道和膀胱）的关系是正确分期的关键。
  - 如果术中未通过冰冻切片评估，则应提交远端和近端尿道边缘（或远端尿道和双侧输尿管边缘，如果包括膀胱）。这些边缘通常呈正面，以便看到整个尿路上皮衬里；然而，如果肿瘤大体上接近边缘，则显示与涂墨关系的垂直截面可能更合适。
  - 周围的放射状软组织边缘也应取材，以大体评估肿瘤与墨迹的最接近为原则。

肾输尿管切除术

- 测量整个样本。
- 识别输尿管边缘或膀胱输尿管口，并用墨汁标记，可能用缝线或墨汁标记。
- 在直视下小心打开膀胱输尿管口、输尿管和肾盂，以避免切开肿瘤。不要正面切边距。
- 对剖肾脏，脂肪组织完整。
- 钉住样本并整夜固定。
- 注意肿瘤部位：肾盂、大肾盏或小肾盏、肾盂输尿管连接处、输尿管上、中、下 1/3。

肿瘤三维大小。

- 以 2.5 mm 的间隔切割标本。
- 检查侵犯的最大深度和肿瘤侵犯至骨盆 / 输尿管壁、肾窦、肾实质或肾周脂肪。
- 发现可触及的肾门淋巴结。
- 检查肾上腺。
- 显微切片：
  – 每厘米肿瘤直径一个截面（如果肿瘤 ≤ 5 cm，至少六个截面），包括：
  – 显示最大侵入深度的截面。
  – 包括肿瘤所有不同区域的切片。
  – 肿瘤 / 肾窦界面。
  – 肿瘤 / 正常肾连接。
  – 肿瘤 / 肾周脂肪交界处，如果肿瘤靠近它。
  – 如果肿瘤靠近邻近软组织边缘，则取材。
- 膀胱袖缘：墨汁和垂直切片。
- 输尿管边缘：墨汁和面部。然而，如果肿瘤距离边缘小于 1.5 cm，则提交垂直切片。
- 未受累的尿路上皮切片，特别是可能代表原位癌的红色颗粒区域：肾盂、输尿管上、中、下三分之一（每个位置每盒 2~3 个切片）。
- 两块正常肾脏。
- 仅当肿瘤靠近或累及肾门血管时，才对其进行取样。
- 肾上腺的一部分。
- 提交所有肾门淋巴结。

尿路上皮肿瘤

尿路上皮肿瘤起源于任何有尿路衬覆的器官，如膀胱、尿道、输尿管和肾盂。最常受累的器官是膀胱。膀胱尿路上皮肿瘤的肿瘤特征也适用于绝大多数残留的尿路上皮内衬器官，如尿道、输尿管和肾盂。

流行病学

膀胱癌是全球第 9 位最常见的癌症，在美国第 4 位最常见。男性比女性更常见（3~4 倍），平均年龄 65~70 岁。男女死亡率不同，每 100000 名男性每年有 2~10 人死亡，每 100000 名女性每年有 0.5~4 人死亡。

发达国家的膀胱癌患病率是发展中国家的六倍，西欧、北美和澳大利亚的发病率最高。不同民族膀胱癌的发病率和死亡率存在显著差异。美国白人的发病率是非洲裔美国人的两倍；然而，非洲裔美国人的存活率更差。尿路上皮肿瘤是目前最常见的膀胱肿瘤。膀胱癌占膀胱恶性肿瘤的 90% 以上。大约 80% 的膀胱癌新诊断为非浸润性或早期浸润性疾病（pTis，pTa，pT1）。非浸润性肿瘤的复发和进展取决于分级。浸润性肿瘤的预后取决于分期。

病因

膀胱癌与几种遗传性癌症综合征有关：Lynch 综合征，一种由 DNA 错配修复基因胚系突变引起的常染色体显性遗传性癌症疾病；遗传性视网膜母细胞瘤，与放疗和环磷酰胺治疗有关；以及与儿童膀胱癌相关的 Costello 综合征。此外，对膀胱有致癌性影响的环境因素包括吸烟和职业暴露，如柴油废气暴露者、油漆工和化工厂工人中的芳香胺（2- 萘胺和 4- 氨基联苯）。其他病因包括砷、非那西丁、放射治疗、先天性膀胱外翻和血吸虫感染。

目前正在使用 2016 年 WHO 尿路肿瘤分类为：①尿路上皮肿瘤：浸润性尿路上皮癌、巢状（包括大巢）、微囊型、微乳头、淋巴上皮瘤样、浆细胞样 / 印戒细胞 / 弥漫性、肉瘤样、巨细胞、低分化、富含脂质、透明细胞、非浸润性尿路上皮病变、尿路上皮原位肿瘤、非侵袭性乳头状尿路上皮癌（低级别）、非浸润性尿路上皮癌（高级别）、低恶性潜能乳头状尿路上皮肿瘤、尿路上皮乳头状瘤、内翻性尿路上皮乳头状瘤、恶性潜能未定的尿路上皮增生、尿路上皮异型增生；②腺性肿瘤：腺癌（非特指型肠型）、黏液混合性、绒毛状腺瘤；③脐尿管癌；④苗勒型肿瘤：透明细胞癌、子宫内膜样癌；⑤神经内分泌肿瘤：小细胞神经内分泌癌、大细胞神经内分泌癌、高分化神经内分泌肿瘤、副神经节瘤；⑥黑色素细胞肿瘤：恶性黑色素瘤、痣、黑变病；⑦间叶肿瘤：横纹肌肉瘤、平滑肌肉瘤、血管肉瘤、炎性肌纤维母细胞瘤、血管周上皮样细胞肿瘤、孤立性纤维性肿瘤、平滑肌瘤、血管瘤、颗粒细胞瘤、神经纤维瘤；⑧尿路上皮性造血和淋巴肿瘤；⑨杂类肿瘤：Skene、Cowper 和 Littre 腺癌，以及转移性肿瘤和从其他器官扩散的肿瘤。

与 2004 年一样，2016 年 WHO 分类建议应用国际泌尿病理学会（ISUP）于 1997 年首次提出的尿路上皮肿瘤分级分类。这一分类被最有影响力的机构广泛接受，目前正在使用，提供基于细胞学和结构特征的统一术语。世卫组织 2016 年建议使用，因为它提供了基于细胞学和结构异常水平（有序和无序）的统一术语和定义，并为各种癌前疾病和肿瘤分级制定了详细标准，定义了一组具有高进展风险的病变（高级别），可能是作为辅助治疗的候选者，消除了 1973 年 WHO 系统（1~2 级，2~3 级）的模糊性，包括在诊断时与浸润无关的乳头状肿瘤（即 PUNLMP），其进展风险可忽略不计，尽管复发的可能性需要临床监测。尿路上皮肿瘤的分级在非浸润性疾病，特别是乳头状肿瘤中具有重要意义。尽管有一小部分浸润性癌是低级别的，通常局限于固有层，但 95% 以上的浸润性肿瘤是高级别的。肿瘤可分为非浸润性和浸润性，它们都可以是乳头状和扁平状，乳头状病变可以是外生性或内生性（表 16.18）。内生（内翻）性病变可能显示出外生和内生生长的区域，但后者应是内翻性病变命名的主要模式。

非浸润性尿路上皮病变

非浸润性尿路上皮病变是最常见的膀胱肿瘤。它们分为两类：乳头状和扁平状。两种类型的病变各不相同，从良性（反应性和非典型）和癌前病变

到肿瘤。尽管在目前的 2004—2016 年 WHO/ 国际泌尿病理学会（ISUP）尿路上皮肿瘤分类中为标准化诊断做出了努力，但这些病变的分级仍然是主观的。

扁平病变

尿路上皮原位癌

尿路上皮原位癌（CIS）是一种扁平的尿路上皮病变，无乳头状结构，含有高级恶性细胞。

临床特征　CIS 患者可能无症状，也可能出现排尿困难、尿频或尿急。

大体特征　膀胱镜下表现为红斑性扁平病变，可为局灶性、多灶性或弥漫性。

镜下特征　这是一种扁平的高级别病变，表现为多形性大细胞失去极性，细胞核深染且大（> 5~6 个淋巴细胞）和核仁。有丝分裂常见。通常，恶性细胞占据整个黏膜厚度；然而，可以看到孤立的细胞（pagetoid 扩散），足以诊断 CIS。CIS 细胞可能不粘附，在尿液中可见，表现为完全的尿路上皮剥脱黏膜或仅保留最深的上皮层（图 16.178）。

免疫组化　CK20 和 CD44 的免疫组化有助于 CIS 的诊断，但不能区分 CIS 和尿路上皮发育不良。发育不良细胞对 CK20 呈阳性，显示全层反应性（图 16.178c）；然而，正常尿路上皮黏膜中仅有 CK20 阳性细胞为伞状细胞。相反，CD44 在正常尿路上皮黏膜中呈全层阳性，在 CIS 中趋向于完全阴性（图 16.178d）。

预后及预测因素　大多数病例对卡介苗膀胱灌注

表16.18　2016年WHO/ISUP尿路上皮肿瘤分类

非典型程度	扁平病变	乳头状病变，外生性	乳头状病变，内翻性
无	正常尿路上皮	乳头状瘤	内翻性乳头状瘤
无或最小	恶性潜能未定的尿路上皮增生[a]	低度恶性潜能的乳头状尿路上皮肿瘤[b]	内翻性低度恶性潜能的乳头状尿路上皮肿瘤
轻度至中度	尿路上皮异型增生	乳头状尿路上皮癌，低级别	内翻性乳头状尿路上皮癌，低级别
中到重度，重度	尿路上皮原位癌	非浸润性乳头状尿路上皮癌，高级别，非侵袭性	非浸润性内翻性乳头状尿路上皮癌，高级别，非侵袭性
重度	浸润性尿路上皮癌，高级别	浸润性乳头状尿路上皮癌，高级别，侵袭性	浸润性内翻乳头状尿路上皮癌，高级别，侵袭性

参考文献修改

[a] 以前被归类为尿路上皮增生

[b] PUNLMP：低恶性潜能的乳头状尿路上皮肿瘤

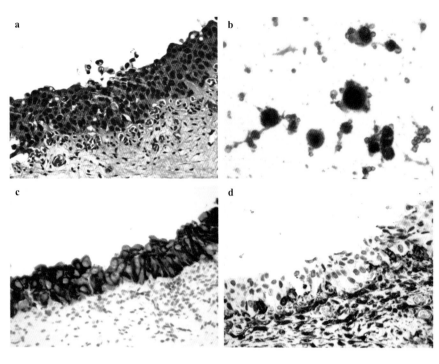

图 16.178　尿路上皮原位癌。（a）尿路上皮原位癌；（b）细胞学检查为高级别尿路上皮癌，本例为组织学上的尿路上皮原位癌；（c）CK-20 阳性；（d）CD44 阴性

治疗有反应，但其中许多病例会复发，约四分之一会进展为浸润性尿路上皮癌。膀胱内治疗缺乏反应与疾病进展有关。

尿路上皮异型增生

也称为低级别尿路上皮内肿瘤，具有癌前病变的细胞学和结构特征；然而，它们不符合 CIS 的诊断。

临床特征　常无症状，常与其他泌尿系恶性肿瘤相关。

大体特征　膀胱镜检查正常。

显微特征　扁平病变应与正常尿路上皮和非典型尿路上皮相鉴别。正常的尿路上皮黏膜由三到六层分层的尿路上皮细胞组成，无异型性。尿路上皮异型性常与炎症有关，其特征是细胞核增大，染色质分布均匀，核膜光滑，核仁突出，在 100× 镜下见细胞垂直排列。当这种排列极性失，细胞轻微增大，尿路上皮上层无有丝分裂，无炎症时，可诊断为异型增生。

免疫表型　CK20 在半数以上的异型增生病例中呈阳性反应，因此 CK20 免疫组化对鉴别尿路上皮异型增生和 CIS 没有帮助

预后与预测因素　预后因素很难评估，因为它与其他绝大多数病例更具侵袭性的尿路上皮过程相关。

恶性潜能未定的尿路上皮增生

尿路上皮增生的恶性潜能不确定的特点是明显增厚的尿路上皮没有或最小的细胞学非典型性。它可以是扁平的（扁平尿路上皮病变鉴别诊断的一部分）和假乳头状的（没有真正的乳头状结构）。这一术语取代了以前所称的尿路上皮增生（扁平和乳头状）。

临床特征　无症状，常发现伴随其他尿路上皮恶性肿瘤或随访观察。

大体特征　膀胱镜检查正常；在病变呈乳头状的情况下，膀胱镜检查显示病灶呈局灶性、隆起、突起和泡状。

镜下特征　尿路上皮增厚（≥ 10 层左右），排列成不同高度的狭窄、起伏的黏膜皱褶。没有明确形成具有纤维血管轴心的真性乳头，这是乳头状肿瘤的特征。细胞学上，没有非典型性，如果存在，往往很小。

遗传特征　当与低级别乳头状肿瘤相关时，半数病例中有 9 号染色体缺失。FGFR3 的扩增和突变已有报告。

预后及预测因素　现认为是克隆过程，可能是低级别乳头状尿路上皮肿瘤的早期表现。5 年内发生尿路上皮肿瘤的风险为 40%。因此，建议临床随访。

乳头状病变

膀胱乳头状肿瘤病变的特征是肿瘤性尿路上皮覆盖于纤维血管轴心。

临床特征　局限于尿路上皮表面的任何部位，通常位于侧壁和后壁。最常见的症状为无痛性间歇性血尿。

大体特征　肉眼可见外生性病变，存在内翻性生长模式（表16.18）。

显微特征　纤维血管轴心被肿瘤性尿路上皮覆盖。与2004年一样，2016年WHO分类建议应用国际泌尿病理学会（ISUP）于1997年首次提出的尿路上皮肿瘤分级分类。根据目前的分类，分级是基于低至中倍镜下（100倍和200倍）不同程度的细胞学和结构紊乱。细胞学异常是指细胞核大小、形状和染色质的改变。结构紊乱被定义为细胞排列方向的异常。非浸润性乳头状尿路上皮癌存在内翻（内生）型，最常与外生型相结合。鉴别诊断与其他尿路上皮乳头状肿瘤、乳头状息肉样膀胱炎、前列腺型息肉和乳头状肾源性腺瘤。乳头状膀胱炎基底较宽，无层次性分支；前列腺型息肉有前列腺分泌细胞，免疫组化显示NKF3.1阳性；乳头状肾源性腺瘤有单层立方衬覆上皮，免疫组化显示PAX-8阳性。

非浸润性乳头状尿路上皮癌

乳头状尿路上皮癌是一种细胞学和结构紊乱的乳头状肿瘤，不侵犯基底膜（pTa）。它分为两类，低级别和高级别。大约75%的新发尿路上皮癌是这种类型，其中一半是低级别。众所周知，乳头状尿路上皮肿瘤可以显示等级异质性。当这种情况发生时，根据2004年WHO/ISUP分类，最高级别应为肿瘤级别。免疫组织化学和/或分子分析在这种情况下没有帮助。

低级别乳头状尿路上皮癌

其特征是在低倍镜下有一个整齐的乳头。在低倍镜下（100×），我们可以观察到某种程度的极性消失、轻度核多形性和有丝分裂紊乱，如果存在，则是典型和罕见的（图16.179a）。预后和预测价值：复发常见（50%~70%）。疾病进展罕见（5%）。

高级别乳头状尿路上皮癌

其特征是较厚，偶有融合的乳头，在低倍和中倍镜下（40×，100×）显示出明显的细胞紊乱、多形性和有丝分裂，这在本质上可能不典型（图16.179b）。高级别和低级别乳头状尿路上皮癌的区别仅仅是组织学上的，免疫组化不能准不能准确区分这些病变。

预后及预测价值　这些肿瘤进展为浸润性疾病的比率很高。

低度恶性潜能的乳头状尿路上皮肿瘤

低度恶性潜能的乳头状尿路上皮肿瘤（PUNLMP）是一种乳头状尿路上皮肿瘤，其特征是乳头比正常尿路上皮厚，无异型性。

临床特征　肉眼或镜下血尿。

大体特征　绝大多数PUNLMP是膀胱镜下的外生性病变。存在内翻性结构模式，但很少见。

镜下特征　PUNLMP显示乳头状结构衬有比正常尿路上皮厚的尿路上皮。没有结构异常，也没有细

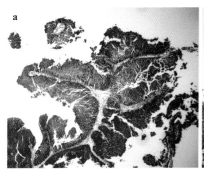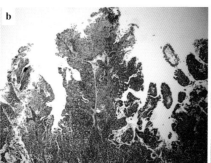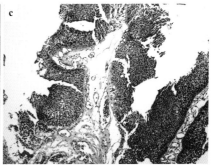

图16.179　非浸润性乳头状尿路上皮癌。（a）低级别乳头状尿路上皮癌；（b）高级别乳头状尿路上皮癌；（c）低度恶性潜能的乳头状尿路上皮肿瘤

胞异型性。有丝分裂罕见，如果存在，它们仅限于基底层（图 16.179c）。

鉴别诊断 包括尿路上皮乳头状瘤、低级别乳头状尿路上皮癌、乳头状息肉样膀胱炎和肾源性腺瘤。尿路上皮乳头状瘤由正常厚度的尿路上皮衬覆；低级别乳头状尿路上皮癌在结构上与 PUNLMP 相似，但是它的结构紊乱，细胞极性丧失，表现出细胞异型性。乳头状膀胱炎基础较宽，无层次性分支，乳头状肾源性腺瘤典型表现为单层立方衬里上皮，免疫组化 PAX-8 阳性。

预后及预测因素 尽管 PUNLMP 与低级别乳头状尿路上皮癌在组织学上的差异有一定程度的一致性，但前者的预后更为良好，复发率较低，且在任何分期或级别都没有进展。

尿路上皮乳头状瘤

乳头状尿路上皮肿瘤，特征为外观正常、厚度正常、无细胞异型性的细长乳头状尿路上皮。

临床特征 非常罕见的病变，多见于青壮年患者。肉眼或镜下血尿。

大体特征 膀胱镜下肉眼可见外生性病变。孤立而微小病灶。更常见于后壁和侧壁。

镜下特征 纤细的乳头状排列的正常尿路上皮，无细胞异型性，常有突出的/多核伞细胞，不应视为非典型（图 16.179d）。CK20 免疫染色仅限于伞状细胞，因为它是在正常的尿路上皮。未观察到 p53 的改变。

鉴别诊断 包括 PUNLMP、乳头状息肉样膀胱炎、原发性息肉和乳头状肾源性腺瘤。PUNLMP 显示较厚的尿路上皮；乳头状膀胱炎基础较宽，无分级分支；前列腺型息肉由前列腺分泌细胞组成，免疫组化显示 NKX3.1 阳性。肾源性乳头状腺瘤为单层立方上皮，免疫组化 PAX8 阳性。

预后和预测因素 复发罕见（0%~8%）。

内翻性尿路上皮乳头状瘤

内翻性尿路上皮乳头状瘤是一种罕见的尿路上皮肿瘤（＜1%的膀胱尿路上皮肿瘤），具有复杂的吻合内翻性生长模式，缺乏或很少的细胞异型性。

临床特征 肉眼或镜下血尿。

大体特征 肿瘤最常见于膀胱颈和三角区，表现为孤立的小病灶，在膀胱镜下表现为隆起的、有蒂的病灶。

显微特征 肿瘤表现为小梁状生长模式，具有类似宽度的条索状，起源于尿路上皮，内陷到固有层。外生性生长成分（如有）应最少（图 16.180）。

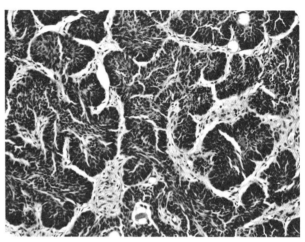

图 16.180 *内翻性乳头状瘤*

预后和预测因素 低复发率（＜2%）。

浸润性尿路上皮癌

指侵犯基底膜以下的尿路上皮癌。

流行病学 浸润性尿路上皮癌是泌尿系统最常见的恶性肿瘤，在世界范围内居第七位。男性膀胱癌的发病率是女性的 3~4 倍，诊断年龄中位数为 65~70 岁。男女死亡率不同，每 100000 名男性每年有 2~10 人死亡，每 100000 名女性每年有 0.5~4 人死亡。发达国家的膀胱癌患病率是发展中国家的 6 倍，西欧、北美和澳大利亚的发病率最高。不同民族膀胱癌的生存率、发病率和死亡率存在显著差异。美国白人的发病率是非洲裔美国人的两倍；然而，非洲裔美国人的生存率更差。

病因 膀胱癌与几种遗传性肿瘤综合征有关：Lynch 综合征，一种由 DNA 错配修复基因的种系突变引起的自身显性遗传性肿瘤；遗传性视网膜母细胞瘤，与放射和环磷酰胺治疗有关；Costello 综合征，与儿童时期的膀胱癌有关。此外，对膀胱有致癌性影响的环境因素包括吸烟和职业接触，如柴油废气接触者、油漆工和化工厂工人中的芳香胺（2-萘胺和4-氨基联苯）。其他病因包括砷、非那西丁、放射治疗、先天性膀胱外翻。

临床特征　浸润性尿路上皮癌患者最常见的症状是无痛性血尿，其次是尿急、夜尿和排尿困难。转移性疾病可能与体重减轻有关，它经常转移至肝脏、肺和骨骼。侵犯固有层通常采用膀胱内治疗，而侵犯固有肌层通常采用根治性膀胱切除术，也可提供放射治疗和新辅助/辅助治疗。

大体特征　浸润性尿路上皮癌可为局灶性或多灶性，且多为息肉样，但也有结节状、实性和溃疡状。如果尿路上皮原位癌也存在，则存在红斑变色区域。

镜下特征　浸润性膀胱癌的显微特征在病理学上是多种多样的。一些变异现被认为是特定的变体。浸润类型具有预后意义，浸润条索和单细胞类型越多，预后越差。浸润性尿路上皮癌是一种以核多形性、核深染、核轮廓不规则、核分裂多见和异常为特征的高级别肿瘤。细胞质通常为淡至嗜酸性，中等至丰富（图16.181）。

免疫表型　根据ISUP共识会议，没有理想的标记物或已建立的套餐来证实尿路上皮分化。ISUP建议使用GATA3、CK20、p63、HMWCK和CK5/6作为一线尿路上皮标记物。S100P和uroplakin Ⅱ是第二线，他们认为CK7和血栓调节蛋白的作用有限；然而，CK7阴性的肿瘤不太可能是尿路上皮癌。SMA免疫染色可以区分黏膜肌层和固有肌层，但两层之间的染色可能重叠。由于后一个原因，它不经常用于鉴别诊断。建议在侵犯不确定肌肉类型的情况下，诊断为"侵犯肌肉的浸润性尿路上皮癌，不确定类型"，这将提示泌尿科医生重新进行活检程序。

浸润性尿路上皮癌具有不同的组织学亚型，其形态与一般的组织学模式不同。尿路上皮癌变异患者的治疗与常规尿路上皮癌相似，但小细胞癌（不同的化疗方式）、淋巴上皮瘤样癌（对化疗更敏感）、微乳头状癌（pT1病变的根治性手术）除外，以及伴有鳞状分化的尿路上皮癌（对辅助治疗反应较差）。分化异常的尿路上皮癌是指具有典型乳头状、原位或浸润性尿路上皮癌，至少具有局灶性鳞状分化、腺体分化或滋养细胞分化。要将膀胱肿瘤定义为鳞状细胞癌或腺癌，需要进行纯或几乎纯的组织学检查。一些作者建议为每个不同的形态成分提供一个百分比。下面讨论不同的亚型。

鉴别诊断　前列腺腺癌累及膀胱，妇科癌累及膀胱，副神经节瘤，内翻性非浸润性尿路上皮肿瘤，肾源性腺瘤，假上皮瘤样增生。

预后　依赖于分期。pT2或更高（固有肌层及以上）与预后不良相关，而浅表浸润性肿瘤（pT1）预后良好。因此，应遵循明确的侵犯深度报告（固有层或固有肌层）。

遗传学特征　研究表明，浸润性尿路上皮肿瘤至少沿着两条分子途径发展，即通过高级别乳头状肿瘤或原位癌。低级别肿瘤复发，但很少进展。低级别和高级别肿瘤之间以及侵袭性肿瘤和非侵袭性肿瘤之间的分子改变明显不同。重现性突变发生在TP53、FGFR3、PIK3CA、RB1和HRA等基因中，其中TP53和FGFR3与TERT的启动子突变最为常见。肿

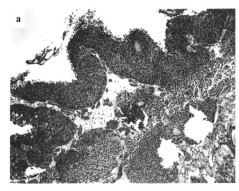
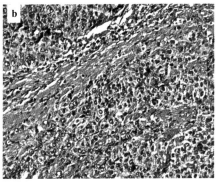

图16.181　浸润性尿路上皮癌。（a）固有层浸润性尿路上皮癌。（b）固有肌层浸润性尿路上皮癌

瘤基因组图谱（TCGA）显示，尿路上皮肿瘤的变异情况非常复杂，具有多样性 > 300 个突变，> 200 个拷贝数改变，每个肿瘤 > 20 种以上的基因重排。侵犯肌层浸润性膀胱癌（MIBC）的临床疗效和对常规化疗的反应差异很大。最近，MIBC 的三个分子亚型描述为与已建立的乳腺癌分子亚型相似。基础 MIBCs 与基础乳腺癌有共同的生物标志物，其特征是 p63 活化、鳞状分化和更具侵袭性的疾病。管腔 MIBCs 具有激活 PPARγ 和雌激素受体（ER）转录的特征，并富含激活 FGFR3 突变和潜在的 FGFR 抑制剂敏感性。p53 样 MIBCs 对新辅助 MVAC 化疗具有持续的耐药性，所有化疗耐药肿瘤在治疗后均表现为 p53 样表型，这对预后、靶向药物的开发和常规化疗的疾病管理具有重要意义。

巢状变异型

这种变异在膀胱中更为常见，其特征是浸润性肿瘤细胞呈巢状（小或大的"巢状变体"），细胞学表现相对温和。这种模式是一种无序生长，在尿路上皮下有融合的小 / 大巢状。细胞核无非典型的，通常为低级别核。免疫组织化学特征与普通尿路上皮癌相似（图 16.182a）。分期与普通尿路上皮癌的预后相同；然而，这种变异通常预后较差，因为它是在一个更高的分期中发现，与通常的形式相比。鉴别诊包括 von Brunn 巢（浅表位置和更圆的尿路上皮巢）、膀胱炎 / 腺性膀胱炎（更浅）和肾源性腺瘤（更多管状单层立方细胞，靴钉样，PAX-8 阳性）。

微囊型

这种变异的特征是圆形到椭圆形的微囊（1~2 mm 大小），由温和或剥落的上皮、管腔内分泌物和钙化衬覆。无促结缔组织增生反应，常侵犯固有肌。免疫组化结果与常见的尿路上皮癌相似。鉴别诊断包括有腺分化的尿路上皮癌（腺体成分为柱状细胞，有或无胞浆内黏蛋白）、膀胱炎 / 腺性膀胱炎（更浅表）和肾源性腺瘤（更多的管状单层立方细胞，靴钉样，PAX-8 阳性）和苗勒型肿瘤（细胞学特征温和，有宫颈、输卵管或子宫内膜型腺体）。

微乳头型

这种变异表现为小的细胞巢和小簇状细胞聚集，周围有陷窝，类似血管侵犯。偶尔，作为这种组织学变异的特征，我们可以在同一腔隙中识别多个细胞巢。这一发现也是最可重复的诊断标准。与此变异相关的其他组织学特征包括周围放射状排列的细胞核和特征性细胞质空泡。高级别可能与常见的尿路上皮癌有关（图 16.182b）。由于任何数量的这种变异可能影响患者的预后，因此即使局灶性，也应报告该变异类型。这种变异与 CIS 高度相关。非浸润性乳头状尿路上皮癌可见微乳头样结构。如果这种情况发生时没有侵袭性成分，不应使用微小乳头状尿路上皮癌的命名。血管淋巴管侵犯常见。pT1 微乳头状尿路上皮癌患者的护理标准应采用早期根治性膀胱切除术治疗。这种变异对已建立的尿路上皮癌标记物具有免疫反应性。HER2 在微乳头状癌中的扩增频率高于普通尿路上皮癌。鉴别诊断包括卵巢浆液性癌（后者免疫组化常为 ER 和 WT-1 阳性）和常有间质回缩的尿路上皮癌（同一回缩空间内无多个巢穴，免疫组化无助于鉴别诊断）。

淋巴上皮瘤样癌

大多数患者表现为 T2~3 期疾病。除膀胱外，尿道、输尿管和肾盂也可发生。形态上类似于鼻咽淋巴上皮瘤。淋巴上皮样癌可能是纯型、占主要成分或与普通尿路上皮癌混合的局灶性癌（图 16.182c）。纯型可能对化疗方案有更高的反应。组织学上由未分化细胞的巢、片和索组成，有大的多形核、核仁和合胞体出现。癌周围有 T、B 淋巴细胞、浆细胞、组织细胞、中性粒细胞和嗜酸性粒细胞浸润。这种变异与 p63 和 GATA3 以及多种细胞角蛋白免疫反应。鉴别诊断包括淋巴瘤（角蛋白阴性）和小细胞癌（细胞变形、细胞角蛋白呈点状表达和神经内分泌标记物表达）。

诊断应包括带有印戒细胞（细胞外黏蛋白）的黏液腺癌、浆细胞肿瘤（表达 CD138 以外的淋巴标记物，如 CD38、CD79a、CD20 和 kappa/lambda 轻链）以及累及膀胱的继发性肿瘤。

浆细胞样尿路上皮癌

这是一种罕见的尿路上皮癌，其特征是恶性尿路上皮细胞类似浆细胞或单核细胞。在膀胱镜检查中，表面病变并不总是存在。这种变异的特征是由分散于基质中的黏附性差的恶性细胞组成（图 16.182dA）。这些浆细胞样细胞可与具有胞质空泡、印戒样细胞（有或没有胞内黏蛋白）的不定数量的单细胞组成。细胞外黏蛋白不可见。这可能是一个独特的发现，以区别于黏液腺癌与印戒细胞，其中细胞外黏蛋白的观察很重要。这种变异常与常见类型的高级别尿路上皮癌（50% 的病例）和 CIS 有关。与常见类型的尿路上皮癌一样，这种变异对不同的细胞角蛋白标记物有免疫反应，包括 CK7、CK20 和 HMWK、p63、GATA3 和 uroplakins Ⅱ 和 Ⅲ（图 16.182dB）。它们可能表达 CD138，但不表达任何额外的淋巴样标记（图 16.182dC）。E- 钙黏蛋白通常为阴性。大多数浆细胞样尿路上皮癌患者的晚期（pT2，pT3）预后较差。

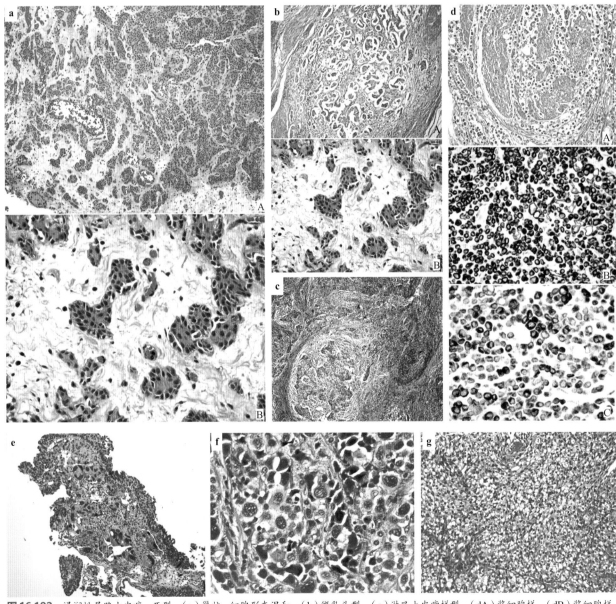

图16.182　浸润性尿路上皮癌，亚型。（a）巢状，细胞形态温和。（b）微乳头型。（c）淋巴上皮瘤样型。（dA）浆细胞样。（dB）浆细胞样，广谱蛋白阳性。（dC）浆细胞样，CD138 阳性。（e）黏液背景下的肉瘤样梭形细胞形态。（f）巨细胞型。（g）低分化。（h）透明细胞（富含糖原）

分化型肉瘤样癌

该变异类型预后较差，通过形态学或免疫组织化学证实其特征具有上皮和间叶分化（图 16.182e）。上皮成分可以是任何类型，包括普通尿路上皮、鳞状、腺或小细胞；间叶成分通常由高级别梭形细胞组成。也可能存在骨肉瘤、软骨肉瘤、平滑肌肉瘤、血管肉瘤和横纹肌肉瘤等异源成分，因可能具有更差的预后，因此在诊断中应提及。肉瘤样成分至少局灶表达细胞角蛋白（特别是高分子量角蛋白），并且也可能对 GATA3 和 p63 免疫组化染色阳性。鉴别诊断包括术后梭形细胞结节、尿路上皮癌伴假肉瘤样间质、炎性肌纤维母细胞瘤（细胞角蛋白表达限于低分子量角蛋白，p63 阴性，ALK1 可能为阳性）和原发性肉瘤。

巨细胞变异型

一种罕见的变异类型，具有侵袭性生物学行为，预后不良，认为是尿路上皮癌的一种去分化形式。其特征是多形性巨细胞，可能代表尿路上皮癌的一小部分，也可能是弥漫性的（图 16.182f）。巨细胞应与滋养细胞分化或破骨细胞样特征的巨细胞区分开来。这种变体对 CK8/18 和 AE1/AE3 均呈阳性，而大多数肿瘤对 CK7、CK20、uroplakin Ⅲ 和 GATA3 均呈阳性。β-人绒毛膜促性腺激素（β-hCG）为阴性。

低分化变异型

这种罕见的变异类型，预后差，也称为"大细胞未分化癌"，是一种多形性癌，没有尿路上皮癌的组织学特征。这种变体包括具有破骨样巨细胞和其他混合形态的肿瘤，由单核恶性未分化细胞（上皮标记物阳性）和多核破骨细胞样巨细胞（巨噬细胞标记物阳性）组成（图 16.182g）。

富含脂质变异型

这种变异通常出现在高分期病例，与常见类型的尿路上皮癌相关，预后差。它的特点是存在较多脂蛋白成分。

透明细胞（富含糖原）变异型

这种变异类型很少见，通常与常见的尿路上皮癌有关，由于糖原积聚，细胞的特征是细胞质透明（图 16.182h）。组织学上类似于肾透明细胞癌。免疫组化显示透明细胞表达正常的尿路上皮标记物。鉴别诊断应包括转移性透明细胞肾细胞癌（PAX-8 阳性，GATA3 和 p63 阴性）和透明细胞苗勒管型癌（靴钉样细胞，GATA3 和 p63 阴性）。

鳞状细胞肿瘤

单纯鳞状细胞癌

鳞状细胞癌（SCC）是一种来源于尿路上皮的纯鳞状细胞癌。其他部位无鳞状细胞癌是将该肿瘤归类为原发性恶性肿瘤的必要条件。

在世界范围内，鳞状细胞癌占所有膀胱肿瘤的比例不到 3%，女性的发病率更高。然而，在一些非洲国家和埃及，它是最常见的尿路上皮肿瘤。它与血吸虫感染有关，这种感染的流行可能是性别比、诊断时的平均年龄和分期不同的原因。

病因

吸烟；职业和环境因素；血吸虫和曼氏血吸虫感染（产生肉芽肿性炎症反应、鳞状上皮化生和鳞状细胞癌，越来越多的证据表明血管生成在血吸虫病相关膀胱癌中起关键作用）；角化鳞状上皮化生和慢性刺激，以及某些药物；HPV 感染。

临床特征

最常见的症状是血尿、排尿困难、尿路梗阻和尿路感染。

大体特征

呈巨大的结节性和 / 或固定性肿瘤。最常见呈片状累及膀胱侧壁以及圆顶和膀胱三角区。

显微镜下特征

鳞状细胞癌的诊断仅适用于带有角化珠和细胞间桥的纯鳞状细胞肿瘤。大多数是中到低分化。存在与 HPV 相关的基底样亚型。如果伴有原位癌和 / 或浸润性尿路上皮癌，应将其归类为伴有鳞状分化的尿路上皮癌。鳞状上皮化生的存在有助于鳞状细胞癌的诊断，原位鳞状细胞癌也可以在某些区域被发现。对于浸润性膀胱鳞状细胞癌的分级没有一个公认的标准，通常根据角质化程度和核多形性程度进行分级（图 16.183）。

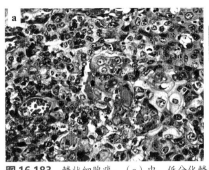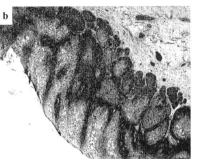

图 16.183　鳞状细胞癌。（a）中、低分化鳞状细胞癌。（b）原位鳞状细胞癌

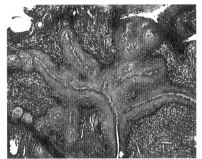

图 16.184　重新命名为鳞状上皮乳头状瘤

免疫组化

在鳞状细胞癌诊断中作用有限。一些标记物，如 CK14 和桥粒蛋白 3 已被报道为有助于此诊断的辅助标记。

鉴别诊断

浸润性尿路上皮癌伴鳞状分化（存在尿路上皮成分）和转移性鳞状细胞癌（形态学和免疫表型 - 典型不可区分，转移性疾病中无鳞状化生）。

预后

此类肿瘤诊断说多表现为晚期，预后差。病理分期是鳞状细胞癌最重要的预后参数。尿路上皮癌的分期方案也用于鳞状细胞癌。血吸虫病相关的鳞状细胞癌比非血吸虫病相关的肿瘤预后更好。膀胱鳞状细胞癌对常规尿路上皮癌化疗方案反应不佳。

基因特征

大多数研究是基于血吸虫相关肿瘤的基因图谱，显示染色体 5p、6p、7p、8q、11q、17q 和 20q 增加，3p、4q、5q、8p、13q、17p 和 18q 缺失。与尿路上皮癌相似，鳞状细胞癌显示 9p 缺失、CDKN2 抑癌基因缺失和 TP53 突变。人乳头瘤病毒在膀胱鳞状细胞癌的发展中作用有限，但已有文献报道。

疣状癌

疣状癌是一种外生性恶性肿瘤，有丝状突起，由分化良好的鳞状上皮呈较厚皱褶样排列，边缘呈推挤性而非浸润性生长。

病因

是一种罕见的鳞状细胞癌变异类型，几乎总是发生于血吸虫病患者。有报道称这类癌与膀胱尖锐湿疣有关。

大体特征

外生性病变。

显微特征

显微镜下表现为乳头状增生伴上皮棘皮病和角化过度，结构和细胞学非典型性较轻，推挤性边界，无侵袭性病灶。

预后

这种变异类型具有良好的预后，局部侵袭和转移罕见。

鳞状上皮乳头状瘤

流行病学

一种罕见的良性肿瘤，最常见于老年患者。

临床特征

可能无症状或伴有血尿。这类肿瘤与 HPV 感染无关。

病理组织学

外生性病变，乳头状增生被良性角化鳞状上皮衬覆（图 16.184）。

腺性肿瘤

腺癌

腺癌是一种来源于尿路上皮的恶性肿瘤，具有单纯的腺体表型。

流行病学

原发性腺癌很少见，占恶性肿瘤的 0.5%~2%。

病因

肠上皮化生与腺癌有关。慢性刺激和梗阻以及盆腔脂肪瘤也与这种肿瘤的病因有关。

临床特征

血尿是最常见的症状。

大体特征

尽管这些肿瘤可能发生在尿路的任何部位，但更常见于膀胱。

显微镜下特征

有多种组织学特征，包括与胃肠道相似的肠道表型（图 16.185a）。

黏液腺癌

黏液腺癌是一种组织学变异，其特征是癌细胞巢漂浮在细胞外黏液的背景中。印戒细胞形态也可以确定，其中印戒细胞可被视为侵袭成分的局灶性或主要成分（图 16.185b, c）。一种或多种组织学结构模式也可能同时出现，形成混合腺癌。

免疫特征

此类肿瘤表达 CDX2 和 CK20。这种免疫特征与在胃肠腺癌中观察到的相似。β- 连环蛋白（核）表达有利于结肠来源的腺癌。

鉴别诊断

主要鉴别诊断为胃肠道腺癌（形态和免疫表型相似，β- 连环蛋白在胃肠道癌亚群中呈阳性）和前列腺腺癌（NK3.1、PSA、PAP、PSMA、P501s 呈阳性）的直接侵犯。此外，有腺分化的尿路上皮癌和腺性膀胱炎也应鉴别。

预后

此种变异依赖于 TNM 分期。

基因特征

文献已经确定 KRAS 突变。

绒毛状腺瘤

泌尿道和脐尿管的罕见良性肿瘤，与结肠的同一病变相似。

临床特征

血尿是最常见的症状。此外，刺激性症状和黏液尿少见。

大体特征

乳头状肿瘤，肉眼无法与乳头状尿路上皮肿瘤区分。

镜下特征

绒毛状结构。与结肠相似，它可能表现为低级别异型增生、高级别异型增生和浸润性癌，肠型。因此，应对所有组织取材进行评估，以观察相关浸润性癌的可能性。

免疫组化特征

肿瘤细胞 CK7、CK20 和 CDX-2 呈阳性反应，而 GATA3 为阴性。可区分此类肿瘤为泌尿系上皮型肿瘤。前列腺抗原（P501S 和前列腺特异膜抗原）可表达。

预后

良性肿瘤，无复发或进展生物学行为。

脐尿管癌

脐尿管残余引起的恶性肿瘤。大多数脐尿管肿瘤是腺性的。

临床特征

血尿是最常见的症状。此外，还有黏液尿、疼痛和刺激性症状、脐分泌物和耻骨上肿块。

大体特征

位于膀胱穹顶和 / 或前壁。

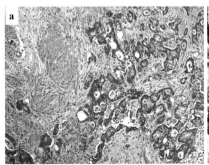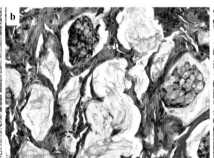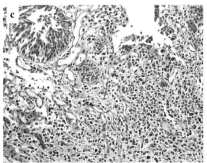

图 16.185　腺癌。（a）肠型。（b）黏液型。（c）印戒细胞型

显微特征

脐尿管癌有多种类型：腺癌（非囊性和囊性）、非腺性肿瘤（尿路上皮、鳞状上皮、神经内分泌、混合型）和混合型肿瘤。

免疫组化

脐尿管腺癌的病变细胞 CDX2、CK20 和高分子量角蛋白（HMWK）阳性。半数病例 CK7 阳性。β-catenin 阴性。

预后

与非脐尿管腺癌相似或更好。肿瘤分期是重要的独立预后因素。Sheldon 分期系统是脐尿管癌最广泛使用的分期系统。Sheldon 系统如下：Ⅰ期，癌局限于脐尿管黏膜；Ⅱ期，癌浸润局限于脐尿管；Ⅲ期，局部癌扩散（Ⅲ A，进入膀胱；Ⅲ B，进入腹壁；Ⅲ C，进入腹膜；Ⅲ D，进入其他脏器）；Ⅳ期，转移（Ⅳ A，进入淋巴结；Ⅳ B，远处）。

基因特征

微卫星不稳定性和 KRAS12 号密码子突变已有报道，并且它们是相互排斥的。KRAS 突变与总生存率的提高有关，尽管处于不同分期（世卫组织 2534 例）。

苗勒型肿瘤

这些肿瘤是由膀胱内先前存在的苗勒管前体引起的腺癌，如子宫内膜异位症和苗勒管病变（罕见）。

透明细胞癌

以前称为中肾癌，这种肿瘤更常发生于女性，由透明细胞组成，形成息肉样 / 乳头状肿块，集中在固有层和黏膜肌层。可能代表腺癌的一种形式，也可能由子宫内膜异位症引起。显微镜下，具有与女性生殖道相似的特征性形态（管状、乳头状和弥漫型）。细胞呈扁平、立方、柱状，胞质丰富透明。

靴钉样细胞常见。与肾源性腺瘤需要鉴别。该肿瘤显示如下免疫表型特征，CAM5.2、CK7、上皮膜抗原、PAX-8、CA125 和 AMARC 阳性，前列腺特异性抗原、前列腺特异性酸性磷酸酶、p63、ER、PR 和 GATA3 阴性。

子宫内膜样癌

这种肿瘤仅发生于女性，由透明细胞组成，形成以固有层和黏膜肌层为中心的息肉样 / 乳头状肿块。它起源于子宫内膜异位症，很少起源于绒毛膜增生症。泌尿道子宫内膜样癌的组织形态和免疫表型（ER 和 PR 阳性）与女性生殖道子宫内膜腺癌相似。

神经内分泌肿瘤

小细胞神经内分泌癌

小细胞神经内分泌癌（SmCC）是一种具有神经内分泌分化的恶性肿瘤。来自泌尿道的 SmCC 在组织学上与肺的小细胞癌相似。它可以发生在上尿路，然而，膀胱更容易发生。

流行病学

罕见肿瘤（< 1% 的膀胱肿瘤）。

病因

肿瘤与吸烟有密切联系，并被认为是尿路上皮起源。

临床特征

表现为血尿、排尿困难和梗阻症状。淋巴结和内脏转移是常见的。副肿瘤综合征很少见。

大体特征

大的实性 / 结节性肿块。

镜下特征

SmCC 表现为浸润性，通常为肿瘤高分期。这种肿瘤是由小细胞呈片状组成，由很少的间质隔开。细胞有圆形到椭圆形的细胞核，无核仁。细胞质稀少，核分裂多见。SmCC 可能与其他类型的癌有关；然而，小细胞成分应占优势，以将肿瘤归类为 SmCC（图 16.186a）。

免疫组化

SmCC 突触素和嗜铬素（局灶性）呈阳性；然而，两种神经内分泌标记染色在未分化的形式下可能呈阴性。甲状腺转录因子 -1 和 CD56 也可以在这些肿瘤中表达。广谱角蛋白呈点状阳性（图 16.186b）。

鉴别诊断

主要包括分化差的泌尿系上皮癌（缺乏神经内分泌标志物，角质蛋白表达呈非点状）、恶性淋巴瘤（角蛋白阴性，CD45 及其他造血标记物阳性）、转

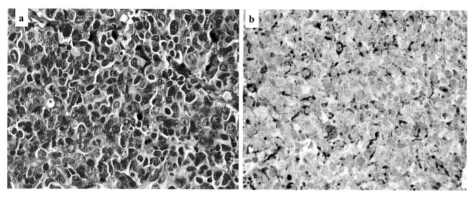

图 16.186 *小细胞癌。（a）小细胞癌。（b）广谱角蛋白呈点状阳性*

移性 SmCC（与原发性 SmCC 不可区分），横纹肌肉瘤（myogenin 阳性）。

预后

具有侵袭性临床过程和新辅助化疗加或不加放疗可能会改善患者的预后。

基因特征

基因组不稳定性与数量较多的遗传学改变。发现 TP53 和 TERT 启动子突变。

大细胞神经内分泌癌

具有神经内分泌组织学和免疫表型特征的罕见侵袭性高级别肿瘤。

高分化神经内分泌肿瘤

罕见的、分化良好的神经内分泌肿瘤，起源于位于尿路上皮基底层的神经内分泌细胞。可能引起血尿和刺激性排尿症状。在膀胱镜下，表现为小息肉样肿块，多见于三角和膀胱颈。组织细胞学和免疫表型特征与其他部位所描述的相似。

副神经节瘤

病因

起源于膀胱壁的副神经节细胞，占膀胱肿瘤的 0.05%。

临床特征

在大多数病例中，这种病变表现为与儿茶酚胺产生有关的症状，包括高血压和头痛。这种肿瘤可能与遗传综合征有关，如生殖系 SDHB 突变（SDHB 是最常见的），也可能与 von Hippel-Lindau 病和神经纤维瘤病有关。

膀胱镜下的大体特征，表现为外生性病变，黏膜完整，很少溃疡。

镜下特征

组织学上，细胞典型地排列成独特的巢状（Zell-ballen），有一个纤细的血管网。也存在扩散生长模式。细胞大而多角形，细胞质为嗜双色性 / 嗜酸性（图 16.187a）。有丝分裂和 / 或坏死罕见。没有组织学标准来预测恶性行为。

免疫组化

该肿瘤表达神经内分泌标记物（突触素、嗜铬素、CD56），支持细胞对 S100 蛋白呈阳性。病变细胞对角蛋白呈阴性；然而，GATA3 呈阳性反应，GATA3 可能是尿路上皮癌的诱因（图 16.187b）。在与 SDHB 种系突变相关的病例中，SDHB 缺失（图 16.187c）。

鉴别诊断

最重要的鉴别诊断是尿路上皮癌。其他鉴别诊断包括高级别前列腺腺癌（对广谱角蛋白、PSA、PAP 和 NKX3.1 呈阳性）、转移性肾细胞癌（广谱角蛋白、波形蛋白和 PAX-8 阳性）和恶性黑色素瘤［S100（弥漫型）、SOX10 阳性］以及其他黑素细胞标记物，如 HMB-45、Melan-A、MITF 和 catepsin-D。

预后

恶性标准（5%~15% 的病例）是转移或广泛的局部疾病。与 SDHB 突变相关的副神经节瘤与更高的转移行为相关。

基因特征

胚系 SDHA 和 SDHB 突变已有报道。

黑色素细胞肿瘤

恶性黑色素瘤

流行病学

黑色素细胞来源的恶性肿瘤。转移性黑色素瘤比原发性黑色素瘤更常见于泌尿道。初发时，尿道是最常见的部位。膀胱、输尿管和肾盂的原发性恶性黑色素瘤很少见。

临床特征

血尿是最常见的症状。诊断原发性恶性黑色素瘤，应通过确定患者在其他部位没有原发性黑色素瘤以排除转移。

大体特征

深色息肉样实性肿块。

镜下特征

肿瘤由有或不含黑色素的大型上皮样或梭形细胞组成（图 16.188a）。

免疫组化

黑素细胞标记物，如 S100 蛋白、HMB-45、SOX-10、Melana 和小眼转录因子（MITF）等免疫组化标记呈阳性（图 16.188b）。上皮标记物通常为阴性。

预后

肿瘤预后差。

其他黑素细胞病变

痣是黑素细胞的良性增生，在泌尿道极为罕见。同样，黑变病是该部位的一种罕见病变，其特征是巨噬细胞和尿路上皮细胞中存在黑色素。这两种病变都是偶然发现的，两者都被认为是良性的。

间叶性肿瘤

横纹肌肉瘤

显示骨骼肌分化的恶性间叶性肿瘤。

流行病学

是儿童最常见的膀胱肿瘤。绝大多数是胚胎型（也称为"葡萄簇样肉瘤"）。成人单纯胚胎性肉瘤很少见，我们更常发现它是肉瘤样尿路上皮癌的一个组成部分。

临床特点

局部泌尿生殖道症状。

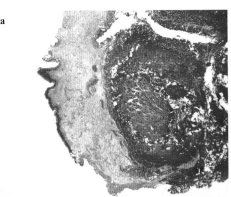
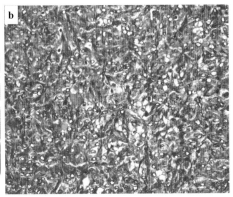

图 16.187　副神经节瘤。（a）膀胱壁副神经节瘤。（b）Zell-ballen 结构

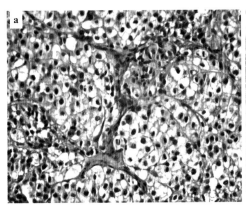
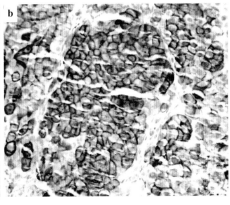

图 16.188　恶性黑色素瘤。（a）大型上皮样细胞。（b）HMB-45 阳性

大体特征

儿童葡萄簇状横纹肌肉瘤的大体特征为葡萄簇状多发性息肉样增生。

镜下特征

胚胎性横纹肌肉瘤通常由黏液样背景中的原始梭形到圆形细胞组成。横纹肌母细胞在不同的肿瘤中数量不同。葡萄簇状细胞亚型显示肿瘤细胞在覆盖的黏膜下聚集，称为"形成层"。腺泡型横纹肌肉瘤由具有高 N/C 比值的背靠背圆形细胞组成。其他组织学类型，梭形细胞和多形性类型，在膀胱也有病例报道。

免疫组化

结蛋白和平滑肌肌动蛋白阳性，MYOD1 和 myogenin 细胞核阳性。

鉴别诊断

最重要的鉴别诊断是炎性肌纤维母细胞瘤（与炎性细胞混合，共同表达平滑肌肌动蛋白和细胞角蛋白，不表达 MYOD1）、小细胞癌（神经内分泌标记物、上皮标记物阳性）、淋巴瘤（造血标记物）和肉瘤样尿路上皮癌（上皮成分）。

预后

对化疗反应较好，儿童预后很好，但成人病变预后很差。伴有 FOXO1 重排的肿瘤预后较差。

基因特征

在大约 75% 的病例中，腺泡型横纹肌肉瘤可能有染色体易位，导致 2 号染色体上 PAX3 或 1 号染色体上 PAX7 的 DNA 结合域与 13 号染色体上 FOXO1 的反式激活域融合。

平滑肌肉瘤

这种肉瘤起源于膀胱平滑肌。

流行病学

平滑肌肉瘤是成人最常见的泌尿系膀胱肉瘤，占所有肉瘤的 1% 膀胱恶性肿瘤。它与先前的环磷酰胺治疗有关。

临床特征

血尿是最常见的症状。

镜下特征

浸润性肿瘤，特征是嗜酸性梭形细胞束状交错排列，细胞核和核周空泡延长。通过细胞学异型性、有丝分裂活性（低级别：< 5/10HPF，高级别：> 5/10HPF）和坏死进行分级。大多数膀胱平滑肌肉瘤是中高级肿瘤。

免疫组化

对平滑肌肌动蛋白、结蛋白和钙结蛋白呈阳性，上皮标记物 ALK1、p63、HMWK、myogenin 和 MyoD1 阴性。

鉴别诊断

肉瘤样尿路上皮癌（上皮标记物阳性）、炎性肌纤维母细胞瘤（ALK 阳性）和血管周上皮样细胞瘤（PEComa）（HMB-45 和 MART-1 阳性）。

预后

高级别肿瘤预后差。

血管肉瘤

罕见且高度侵袭性的膀胱肿瘤伴上皮样分化。这种肿瘤与盆腔辐射和氯乙烯暴露史有关。组织病理学特征与其他部位的血管肉瘤相同。这些肿瘤包括 CD31、CD34、FLI1 和 ERG 在内的内皮标志物呈阳性。它们可能表达细胞角蛋白标记物（图 16.189）。

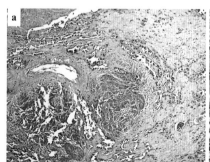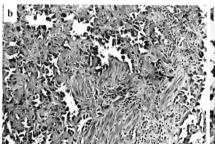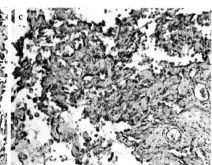

图 16.189 血管肉瘤。（a,b）恶性细胞沿血管内皮排列。（c）CD31 阳性

炎性肌纤维母细胞瘤

纤维母细胞性和肌纤维母细胞性肿瘤。内脏器官以膀胱最常见。

流行病学

可发生于婴儿到老年人的所有年龄段。

临床特点

血尿。

镜下特征

确定了三种可能共存的不同组织学形态：黏液样背景下的松散星状细胞伴炎症，梭形细胞呈束状生长，以及稀疏的细胞胶原化区域（图 16.190）。

免疫组化

表达 SMA 和 desmin，并可能表达 CK。ALK1 在 60% 的病例中表达。

鉴别诊断

横纹肌肉瘤（MYOD1 和 myogenin 阳性，ALK 阴性）、平滑肌肉瘤（ALK 阴性）和肉瘤样癌（ALK 阴性）。

预后

约 25% 的患者复发，但不会转移。

基因特征

约 60% 的肿瘤具有激活 2 号染色体短臂（2p23）ALK 基因的染色体重排。

血管周上皮样细胞瘤（PEComa）

同时表达黑素细胞和平滑肌细胞分化的肿瘤。发生在成人和血尿患者。组织学上，它们可能是梭形或上皮样，血管显著。这些肿瘤大多是良性的。直径小于 5 cm，核级和细胞密度低，缺乏浸润、坏死和血管侵犯应视为良性。具有两种或两种以上侵袭性特征的 PEComa 应视为恶性。这些肿瘤表达 Actin、HMB45、Melan A、酪氨酸酶和小眼相关转录因子。组织蛋白酶 K 和 TFE3 的表达也有报道。

孤立性纤维瘤

具有恶性潜能的成纤维细胞间叶性肿瘤，具有特异性 NAB2-STAT6 基因融合和 STAT6 过度表达。当肿瘤位于膀胱内时，与发生在其他部位的肿瘤相同。这些肿瘤表现为血管外皮细胞瘤样形态。它们 STAT6 和 CD34 免疫组化阳性，并且大多数具有良性生物学行为。

平滑肌瘤

平滑肌良性肿瘤。它是最常见的良性膀胱间叶性肿瘤，偶尔意外发现。这些肿瘤大多较小，边界清楚。组织学上与其他部位的平滑肌瘤相同。

血管瘤

良性血管源性肿瘤。在儿童年龄组，他们可能与血管瘤病有关，但在成人中更为常见。在成人，偶然发现，膀胱镜检查，见红蓝色黏膜下肿瘤。组织学上与其它部位血管瘤相同，多为海绵状血管瘤。

颗粒细胞瘤

这是雪旺细胞起源的肿瘤。在膀胱中很少见，大多数病人都有血尿。多数为良性，由大量嗜酸性颗粒细胞组成，S100 免疫组化阳性。

神经纤维瘤

少见的良性周围神经肿瘤。在儿童中，它们与神经纤维瘤病 1 型和 2 型有关。患者出现血尿。组织学上，它们可以是丛状（与神经纤维瘤病相关）或弥漫性，并且免疫组化 S100 阳性。

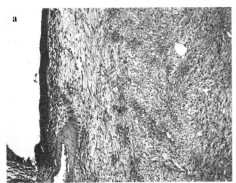
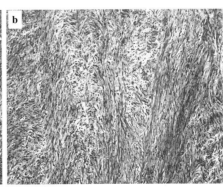

图 16.190　*肌纤维母细胞瘤。（a, b）梭形细胞呈束状生长*

杂类肿瘤

膀胱继发性肿瘤

继发性肿瘤是指非泌尿系肿瘤通过直接扩散或转移累及泌尿系统。占膀胱肿瘤的 2%。邻近的恶性肿瘤如结肠、前列腺和子宫颈直接扩散至膀胱是继发转移的最常见原因。胃、皮肤黑色素瘤、肾、乳腺和肺的血行扩散也可能（图 16.191）。

上尿路上皮性肿瘤

位于输尿管和肾盂的肿瘤。

病因

吸烟是主要危险因素。其他易感因素包括职业性接触化学品和长期使用非那西丁。

临床特征

血尿和腰痛。

大体特征

肿瘤可能是多灶性和双侧。

镜下特征

组织形态学与膀胱尿路上皮肿瘤相似，并用 WHO/ISUP 系统进行分级。

预后

病理分期和浸润深度是影响预后的重要因素。

基因特征

一些病例与林奇综合征有关。

膀胱憩室肿瘤

起源于憩室上皮衬覆的肿瘤（黏膜通过膀胱壁向外伸出）。

病因

发生于后天性憩室。

临床特征

血尿、尿潴留和感染。

镜下特征

大多数肿瘤为非侵袭性、低级别或高级别尿路上皮癌。透明细胞腺癌表现为特殊的憩室，鉴别诊断应考虑所有起源于间皮的腺体肿瘤。大多数浸润性癌为尿路上皮型，但也可能存在其他亚型。特别值得注意的是，憩室肿瘤的分期不同于膀胱肿瘤。由于憩室内缺少固有肌层，导致憩室外翻，排除 pT2 作为原发性憩室肿瘤分期的可能性。因此，主要发生在憩室的浸润性肿瘤被分为 pT1（固有层浸润）或 pT3（血管周围脂肪浸润）阶段。

尿道尿路上皮肿瘤

尿道原发性尿路上皮肿瘤。罕见，与慢性刺激和炎症、复发性尿路感染、尿道憩室和放射治疗有关。

大体和镜下特征

75% 为 SCC，25% 为泌尿系上皮癌或腺癌。当肿瘤发生在近端时，尿道的 1/3 是泌尿上皮癌。远端 2/3 肿瘤一般为 SCC。男性近端 / 前列腺尿道癌为尿路上皮癌，球膜部和阴茎尿道癌为鳞状细胞癌。

预后

预后比膀胱癌差。

Skene、Cowper 和 Littre 癌

这些腺癌起源于女性的 Skenes 腺和男性的 Cowper 腺和 Littre 腺。罕见，目前与血尿有关。男性 Cowper 腺癌和 Littre 腺癌分别位于球膜部尿道和阴茎尿道。组织学上与尿道腺癌相似。Littre 腺腺癌为乳头状或腺样，有立方或柱状细胞。它们可能类似于前列腺腺癌，并可能表达前列腺特异性抗原（PSA）。

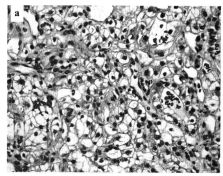
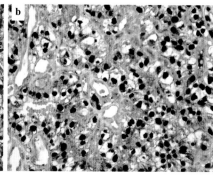

图 16.191 继发性肿瘤。（a）肾细胞癌转移到膀胱。（b）肾细胞癌，PAX8 阳性

造血和淋巴肿瘤

淋巴瘤

恶性淋巴瘤是一种原发于尿路上皮的恶性淋巴肿瘤。可表现为单个肿块或多结节性肿块。泌尿道淋巴瘤的组织学表现与其他部位相似。在膀胱中，黏膜相关淋巴组织结外边缘区 B 细胞淋巴瘤（MALT 淋巴瘤）是最常见的类型；然而，其他类型的淋巴瘤也有报道。原发性 MALT 淋巴瘤手术治疗后预后良好。

浆细胞瘤

组织学和免疫表型与浆细胞骨髓瘤相同的恶性浆细胞肿瘤。这是一种罕见的泌尿系统肿瘤，可出现血尿和多结节性肿块。这种肿瘤在病理学和免疫表型上与其他部位的浆细胞瘤相同。

分期

美国癌症联合委员会对 TNM 分期的最近一次修订。

尿道TNM分期系统（TNM8，2017）	
尿道原发性肿瘤（pT）的病理分期	
原发性肿瘤（pT）（男性和女性）	
TX	无法评估
T0	没有原发肿瘤的证据
Ta	非浸润性乳头状尿路上皮癌
Tis	原位癌
T1	肿瘤侵犯上皮下结缔组织
T2	肿瘤侵犯以下任何一部位：海绵体、前列腺和尿道周围肌肉
T3	肿瘤侵犯以下任何一部位：阴茎海绵体、前列腺囊外、前阴道和膀胱颈
T4	肿瘤侵犯其他邻近器官（侵犯膀胱）
原发性肿瘤（前列腺尿路上皮癌）	
TX	无法评估
T0	没有原发肿瘤的证据
Ta	非浸润性乳头状癌、息肉样癌或疣状癌
Tis pu	原位癌，累及前列腺尿道
Tis pd	原位癌，累及前列腺导管
T1	肿瘤侵犯上皮下结缔组织（仅适用于从尿道腔侵犯的肿瘤）[#]
T2	肿瘤侵犯以下任何一部位：前列腺间质、海绵体和尿道周围肌肉
T3	肿瘤侵犯以下任何一部位：海绵体、前列腺包膜外和膀胱颈（前列腺外扩散）
T4	肿瘤侵犯其他邻近器官（侵犯膀胱）

[#] 直接从原位癌侵入前列腺导管的肿瘤被定义为至少 pT2，而不管侵入的深度或程度（即在该设置中没有 pT1 类别）

膀胱癌TNM分期系统（TNM8，2017）	
膀胱癌的病理分期	
原发性肿瘤（PT）	
TX	原发性肿瘤无法评估
T0	没有原发肿瘤的证据
Ta	非浸润性乳头状癌
Tis	原位癌："扁平肿瘤"
T1	肿瘤侵犯固有层（上皮下结缔组织）
T2	肿瘤侵犯固有肌层（逼尿肌）
T2a	肿瘤侵犯固有浅层肌层（内1/2）
T2b	肿瘤侵犯固有深肌层（外1/2）
T3	肿瘤侵犯膀胱周围组织
T3a	镜下侵犯膀胱周围组织
T3b	肉眼（膀胱外肿块）
T4	肿瘤侵犯以下任何一种：前列腺间质、精囊、子宫、阴道、骨盆壁和腹壁
T4a	膀胱外肿瘤直接侵犯前列腺间质（见注）、子宫或阴道
T4b	膀胱外肿瘤侵犯盆壁或腹壁
区域淋巴结（pN）	
NX	淋巴结无法评估
N0	无淋巴结转移
N1	真骨盆单个区域淋巴结转移（腹下、闭孔、髂外或骶前淋巴结）
N2	真骨盆多发区域淋巴结转移（腹下、闭孔、髂外或骶前淋巴结转移）
N3	髂总淋巴结转移
远处转移（pM）	
M1	远处转移
	特定部位（如果已知）

注：如美国癌症联合委员会（AJCC）第 8 版（WHO 第 8 版）所述，前列腺的受累可能有几种不同的模式。肿瘤（扁平原位癌、乳头状癌或浸润性癌）可先沿前列腺尿道黏膜扩散，然后侵入前列腺间质（经尿道黏膜途径）（图 16.73）。肿瘤也可能通过膀胱壁和前列腺底部直接侵入前列腺（图 16.73，直箭头）0.26。肿瘤也可以侵入膀胱外的脂肪和脂肪扩散至前列腺（图 16.73b，弯曲箭头）。后两种途径被认为是直接的跨壁侵犯。美国癌症联合委员会（AJCC）第 7 版分期手册将膀胱癌直接延伸至前列腺定义为 T4，并将经尿道黏膜前列腺间质侵犯排除在 pT4a 分期之外。然而，关于这一问题的数据有限。同时累及膀胱和前列腺尿道的尿路上皮癌分期的最佳方法。对于侵犯膀胱壁全层从而继发于前列腺间质的巨大膀胱癌患者，应根据膀胱癌分期确定 T4 分期。在其他情况下，尿路上皮癌的累及这两个部位，应单独注明膀胱和前列腺尿道分期。

区域淋巴结（pN）	
NX	淋巴结无法评估
N0	无淋巴结转移
N1	单个淋巴结转移最大直径小于等于2cm
N2	单个淋巴结最大直径大于2cm或多个淋巴结转移
远处转移（pM）	
M1	远处转移
	特定部位（如果已知）

输尿管和肾盂TNM分期系统（TNM8，2017）	
输尿管肾癌的病理分期	
原发性肿瘤（pT）	
TX	不能评估
T0	无原发肿瘤证据
Ta	非浸润性乳头状尿路上皮癌
Tis	扁平生长的原位癌
T1	肿瘤侵犯上皮下结缔组织（固有层）
T2	肿瘤侵犯固有肌层
T3	肿瘤侵犯超出肌层进入尿周脂肪或肾盂周围脂肪或肾实质
T4	肿瘤侵犯邻近器官或通过肾脏进入肾周脂肪
区域淋巴结（pN）	
NX	淋巴结无法评估
N0	无淋巴结转移
N1	单个区域淋巴结转移，最大直径小于等于2 cm
N2	单个区域淋巴结转移，超过2 cm，但最大尺寸不超过5 cm，或多个淋巴结，最大尺寸不超过5 cm多个淋巴结
N3	局部淋巴结转移，最大直径大于5 cm
远处转移	
M1	远处转移
	特定部位（如果已知）

第三节　肾上腺肿瘤

解剖

胚胎学

肾上腺皮质来源于中胚层，在妊娠第 6 周变得明显。肾上腺在妊娠中期迅速增大，由肾上腺皮质组成。出生后 1 个月内，位于中央的临时肾上腺皮质退化坏死。这个过程的结果是肾上腺的重量减少了大约一半。

肾上腺髓质起源于神经外胚层。这些细胞起源于神经嵴，然后从原始脊神经节迁移形成原始交感神经系统。交感神经细胞迁移到神经，然后渗透到肾上腺皮质，最明显的是在肾上腺的头部。这些细胞聚集成散在的簇和索，形成肾上腺髓质。

解剖学和组织学

肾上腺由外侧皮质和内侧髓质组成，成人肾上腺各重约 4 g。成人肾上腺皮质厚约 1 mm，由三层不同类型的细胞组成：球状带、束状带和网状带。在整个生命过程中，各层不太明显，脂褐素增加。

与肾上腺包膜相邻的是球状带。这是肾上腺皮质的最外层。在成人中，这一层很薄，可能是不连续的，难以观察。球状带由小的细胞巢组成，与相邻的束状带相比，细胞胞质较少，嗜酸性细胞增多，细胞核染色较深（图 16.192）。醛固酮由球状带产生，这一层对血管紧张素、钾和促肾上腺皮质激素有反应。

球状带与网状带之间有束状带。这是支配层，构成肾上腺皮质宽度的一半以上。架构上，细胞排列成柱状和线状。细胞质丰富，空泡状，核质比低（图16.193）。细胞质空泡化是由于组织学过程中富含脂质的物质溶解所致。糖皮质激素由束状带产生，这一层对促肾上腺皮质激素水平有反应。

网状带是肾上腺皮质的最内层，在肾上腺的头部和体部毗邻肾上腺髓质。网状带在 3 岁以前不明显。在没有肾上腺髓质的肾上腺尾部，网状带与另一层肾上腺皮质网状带背对背。与束状带相比，网状带的细胞更小，细胞质空泡较少，嗜酸性细胞增多（图16.194）。离肾上腺髓质最近，可见较多的脂褐素。性激素由网状带产生，这一层对循环中促肾上腺皮质激素的水平有反应。

髓质是肾上腺头部和体部最中心的一层，厚度通常不超过几毫米。肾上腺髓质由嗜铬细胞质和偶见的神经节细胞组成。嗜铬细胞质是巨大的多边形细胞，胞浆致密，呈颗粒状。细胞表现为嗜碱性至嗜酸性（图16.195）。S100 阳性的支持细胞包围嗜铬细胞簇。如果不使用免疫组织化学，支持细胞很难显现。儿茶酚胺、肾上腺素和去甲肾上腺素由肾上腺髓质产生。

标本处理 / 大体

空芯针活检

肾上腺病变诊断空芯针活检有两个主要适应证：①确定具有不确定影像学特征的病变；②评估病变是否有可能转移。肾上腺空芯针活检通常在 CT 引导下进行，但也可以使用超声和 18~23 号针。肾上腺空芯针活检的实用性在不断发展，因为转移性病变的活检频率可能会增加，以获得用于分子分析的肿瘤组织，而不是用于诊断分期。

标本取材时应小心，不要弄断组织条。可以切割多个 HE 层面，特别是在难以获得组织条的全断面时。常需要进行免疫组织化学染色，因此，理想的方法是在最初切片时保存 4~6 张未染色切片，或者同时为免疫组织化学和分子检测准备未染色切片。例如，在有肺腺癌病史的病例中，肾上腺空芯针标本显示腺癌，谨慎的做法是确定是否需要进行肺癌分子研究，如果需要，则结合分子测试进行确认性免疫染色。

成人肾上腺活检中最常见是转移癌，其次是肾上腺皮质组织（图 16.196）。肾上腺空芯针活检中 50% 到 75% 的转移性癌起源于肺，其次是肾细胞癌，透明细胞型。嗜铬细胞瘤是相当罕见的，怀疑嗜铬细胞瘤时肾上腺穿刺活检是一个禁忌证活检。排除非诊断性 / 正常肾上腺组织后，针芯活检诊断为良性或恶性的准确率为 100%，特异性为 100%。关于正确的精确诊断，而不是良性与恶性，包括非诊断性 / 正常肾上腺活检的病例，报告的敏感性为 86%，特异性为 88%，阴性预测值为 58%，阳性预测值为 97%。由于经常出现无病变组织取样的病例，样本的阴性预测值较低。因此，如果只有肾上腺皮质组织存在，可能需要重复活检。

肾上腺切除术

经过适当的检查，包括影像学检查、血清学检查和可能的空芯针活检，针对以下三种适应证进行手术切除：①怀疑有内分泌功能的肿块；②肿瘤＞4 cm；③具有恶性肿瘤放射特征的病变。（目前切除肾上腺肿块的金标准是腹腔镜肾上腺切除术，如

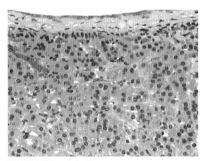

图 16.192 球状带

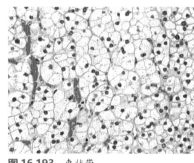

图 16.193 束状带

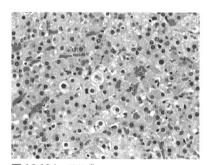

图 16.194 网状带

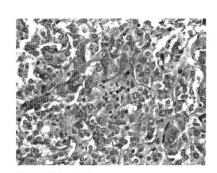

图 16.195 髓质

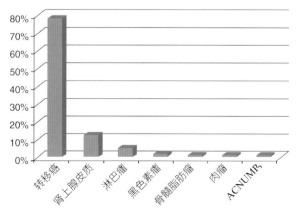

图 16.196 2013—2017 年俄亥俄州立大学肾上腺穿刺活检结果。
ACNUMP：恶性潜能未定的肾上腺皮质肿瘤

果微创技术在技术上是可行的，因为开放手术有更高的复发率）这种方法可能是经腹膜或腹膜后的。这个金标准的替代方案包括腹腔镜单部位手术和机器人肾上腺切除术。

标本应完整称重，包括肾上腺周围脂肪，除非这是丰富的和侧面应记录。为了更好地观察标本的手术切缘，可以在腺体的外部涂上墨汁。黑色墨汁可能难以从出血性或黑色病变（如嗜铬细胞瘤）中辨别出来，因此其他颜色可能更好。腺体应连续切片，或"面包状"，垂直于长轴（图 16.197）。应描述病变的大小、位置（肾上腺周围脂肪、包膜/包膜下、皮质、髓质）、颜色和稠度。应描述未受影响的肾上腺皮质和髓质，包括厚度。每厘米切一块肿瘤就足够了。此外，建议切一块正常肾上腺组织进行比较。

根据作者的经验，成人肾上腺切除术中最常见的是肾上腺皮质腺瘤，其次是嗜铬细胞瘤和转移性癌（图 16.198）。肾细胞癌和肺癌是最常见的转移性肿瘤类型。

病理报告

肾上腺穿刺活检病理报告应在第一诊断上说明诊断。肾上腺皮质组织的存在或不存在可在第二诊断中记录，以确认穿刺活检的位置。如果正常的肾上腺组织不能被识别，诊断为"转移性"可能是不合适的。

在肾上腺切除报告中，第一项内容应该说明诊断。报告应包括病变的大小和手术切缘的状况（如适用）。

美国病理学家学会要求对肾上腺皮质癌进行的报告模式。根据美国病理学家学会的肾上腺皮质癌癌症方案要求的要素包括：①手术，②偏侧性，③肿瘤大小最大尺寸，④体重，⑤组织学类型，⑥组织学分级，⑦淋巴血管浸润，⑧浸润程度，⑨切缘状态，⑩淋巴结，⑪ pTNM。美国 AJCC 第 8 版分期手册包含了肾上腺皮质癌的最小改变 pTNM 分期（在本章最后一节中描述）。

在撰写本文的时候，美国病理学家学院还没有发布关于嗜铬细胞瘤的报告模块内容。美国癌症联合委员会第 8 版分期手册新定义了嗜铬细胞瘤的 pTNM 分期（在本章最后一节中描述）。嗜铬细胞瘤的 pT 分型以肿瘤大小和侵袭程度为依据。此外，在报告的诊断部分包括体重和其他令人关注的组织学特征可能有价值的，因为这种相关性与预后有关。

美国神经母细胞瘤病理学家学院要求提供主要报告。根据美国病理学家学会癌症报告方案，神经母细胞瘤所需的要素包括：①程序，②肿瘤大小最大尺寸，③年龄，④组织学类型，⑤分化程度，⑥有丝分裂数，⑦治疗史，⑧国际神经母细胞瘤病理分类（INPC），⑨侵袭程度，⑩淋巴结，⑪ MYCN 扩增状态。目前尚无神经母细胞瘤的 pTNM 分期系统。根据国际神经母细胞瘤分期系统（INSS）或最近的国际神经母细胞瘤风险组（INRG）系统，对神经母细胞瘤进行分期。

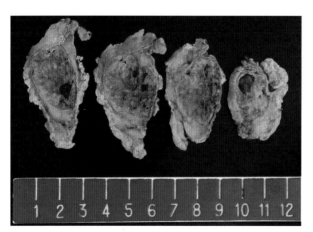

图 16.197　垂直于长轴的肾上腺切除标本"面包状"，显示肾上腺皮质腺瘤

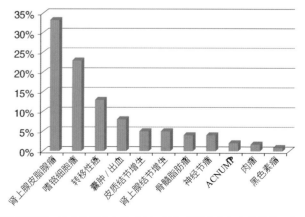

图 16.198　俄亥俄州立大学 2015—2017 年肾上腺切除术结果。恶性潜能未定的肾上腺皮质肿瘤

肾上腺皮质腺瘤

肾上腺皮质腺瘤是一种常见的良性增生的细胞起源于一个或多个层次的肾上腺皮质肿瘤。由于越来越多的影像学研究的使用，肾上腺肿瘤的诊断数量在最近几年有所增加。当患者在评估其他原因时进行腹部成像时发现的肾上腺肿瘤称为"偶发瘤"。大多数偶发瘤是肾上腺皮质腺瘤。

临床特征

肾上腺肿瘤的发病率随着年龄的增长而增加。真正的患病率是未知的，因为许多人是无功能的；然而，据估计，大约 6% 的人在他们 60~70 岁有肾上腺皮质肿瘤，其中绝大多数是肾上腺皮质腺瘤。女性肾上腺皮质腺瘤的发生率略高。尽管在影像学或尸检中偶然发现的大多数肾上腺皮质腺瘤是无功能的，但它们可能分泌三种主要肾上腺类固醇中的一种或多种：糖皮质激素、醛固酮性激素。库欣综合征是由于糖皮质激素分泌过多引起的，其特征是多种症状，包括中心性肥胖、满月相、皱纹多、皮肤薄、易瘀伤、多毛、毛细血管扩张和多汗。醛固酮增多症或康氏综合征是由醛固酮过量引起的，表现为高血压、高钠血症、低钾血症、低钙血症、近端肌无力、头痛、多尿和心动过速伴/不伴心悸。男性化或女性化是由过量的性类固醇引起的。

大体特征

腺瘤通常为单发，最大尺寸＜6 cm，重量＜100 g。病灶边界光滑，界限清楚（图 16.199）。肾上腺皮质腺瘤无包膜，但周围有纤维状假包膜。肿瘤呈橙黄色，肉眼检查有时呈棕色或黑色。肾上腺皮质腺瘤可压迫周围的肾上腺组织，在功能性肿瘤中，未受累的皮质萎缩。

镜下特征

肿瘤排列结构通常不同于周围肾上腺皮质，形成巢状、片状和索状。肾上腺皮质腺瘤的细胞类似于正常肾上腺皮质三层中的一层或多层细胞。肾上腺皮质腺瘤常与束状带相似，由于高脂含量，束状带胞质丰富、透明、絮状（图 16.200）。肾上腺皮质腺瘤由温和、均匀的细胞组成，这些细胞比正常肾上腺皮质细胞稍大，细胞核大小变化较大。根据定义，肾上腺皮质腺瘤有非常低的有丝分裂率。肾上腺皮质腺瘤的内分泌活动很难根据光镜特征来描述。

肾上腺皮质腺瘤内少见的组织学表现包括嗜酸细胞、假腺生长、黏液样背景、脂褐素、螺内酯小体、髓脂肪瘤样、脂肪瘤样、骨化生或退行性改变（图 16.201~16.206）。具有嗜酸细胞特征的肾上腺皮质腺瘤可称为肾上腺嗜酸细胞瘤，这些肿瘤可具有细胞学和细胞核非典型性而无临床后果。由于存在线粒体，它们有丰富的颗粒状嗜酸性胞浆。黏液样改变可能很少见于肾上腺皮质腺瘤，这种组织学特征在肾上腺皮质癌中更为常见。这两种情况都很少见，在皮质癌病例中更为常见。一些肿瘤可以有丰富的，暗到金棕色的细胞质脂褐素颗粒，被认为是老化的产物。在醛固酮拮抗剂治疗的醛固酮增多症患者中，可以看到螺内

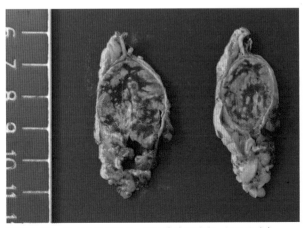

图 16.199　肾上腺皮质腺瘤。边界清楚的肿瘤，切面呈黄色

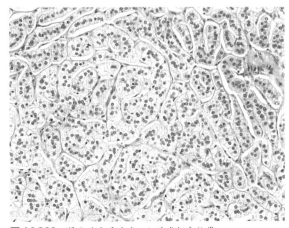

图 16.200　肾上腺皮质腺瘤，细胞类似束状带

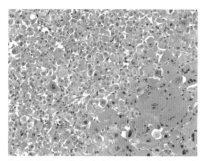

图 16.201　肾上腺皮质腺瘤伴嗜酸细胞（"嗜酸细胞瘤"）

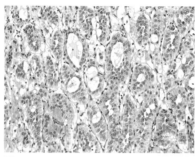

图 16.202　肾上腺皮质腺瘤伴假腺样生长，可类似转移癌

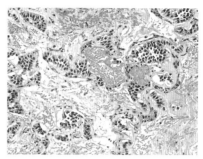

图 16.203　肾上腺皮质腺瘤具有黏液样背景，可类似转移癌或肾上腺皮质癌

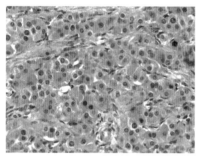

图 16.204　肾上腺皮质腺瘤伴脂褐素

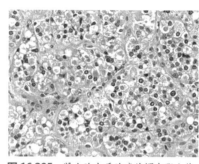

图 16.205　肾上腺皮质腺瘤伴螺内酯小体

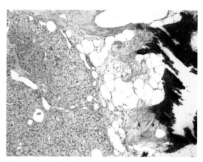

图 16.206　肾上腺皮质腺瘤伴骨化生

酯小体。这些包涵体最常见于球状带，位于细胞质中，轻度嗜酸性，呈卷轴状，周围有清晰的空晕。它们含有磷脂和醛固酮。

评估恶性潜能的生物学行为。Weiss 标准和最近提出的修正 Weiss 标准是区分生物学行为最常用的系统。Weiss 系统依赖于组织学特征，改良的 Weiss 系统稍微简单，可以应用于嗜酸细胞肾上腺肿瘤。恶性潜能最有用的标准是重量（> 500 g）、大小（> 6.5 cm）、是否存在坏死、有丝分裂活性（≥ 5 个有丝分裂 /50 个高倍视野或 Ki-67 阳性染色 > 4%）和非典型有丝分裂。在具有一些令人担忧的组织学特征但不足以确定恶性的肿瘤中，有必要诊断为"恶性潜能未定的肾上腺皮质肿瘤"（图 16.207）。

免疫组化

肾上腺皮质腺瘤显示 α- 抑制素、Melan-A（Mart-1）和 calretinin 呈胞浆阳性染色（图 16.208 和 16.209）。钙视网膜蛋白也可能有一些核染色，多克隆抗体的使用导致比单克隆抗体更强烈 / 弥漫染色。SF-1 呈阳性核染色。肾上腺皮质腺瘤对 CgA、S-100、HMB45 和 EMA 呈阴性。

碳酸酐酶Ⅸ具有弱的膜染色。波形蛋白、细胞角蛋白、突触素和神经丝阳性不定。一般来说，肾上腺皮质腺瘤的变异具有与经典类型相似的免疫组织化学特征。

分子病理

肾上腺皮质腺瘤的分子发病机制尚不完全清楚，诊断和鉴别诊断主要依靠组织病理学特征。目前在肾上腺皮质腺瘤的检查中，还没有辅助分子检测应用于临床病理诊断。

鉴别诊断

惰性病变，肾上腺皮质腺瘤和肾上腺皮质增生有组织学重叠。倾向于增生的特征是多灶性、双侧性和界限不清的结节。有时这两个实体在切除时不能在组织学上相互区分，活检时也不可能对两者进行鉴别。

肾上腺皮质腺瘤类似于低级别透明细胞肾细胞癌。肾透明细胞癌的细胞更清晰，没有肾上腺皮质腺瘤的单一空泡状胞浆。免疫组化显示，肾透明细胞癌 AE1/3 和碳酸酐酶Ⅸ阳性（肾上腺皮质腺瘤阴性），Melan-A（Mart-1）、钙视网膜蛋白、α- 抑制素和 SF-1 阴性（肾上腺皮质腺瘤阳性）。

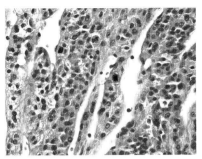

图16.207　肾上腺切除术诊断为恶性潜能未定的肾上腺皮质肿瘤。如图所示，肿瘤有明显的有丝分裂，坏死（未显示）也存在。然而，肿瘤很小（4cm，40g）。腹膜后复发发生在术后4年和6年，支持随后的肾上腺皮质癌的诊断

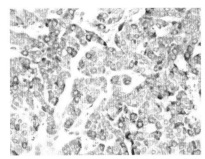

图16.208　α-抑制素在肾上腺皮质腺瘤中呈弥漫阳性

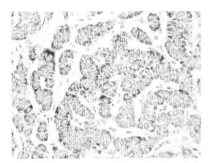

图16.209　Melan A 在肾上腺皮质腺瘤中呈弥漫性阳性

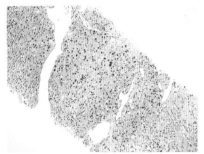

图16.210　空芯针活检中的肾上腺皮质癌。如果怀疑肾上腺皮质癌，通常不做活检

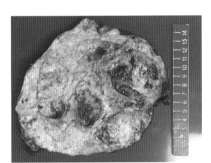

图16.211　肾上腺皮质癌的切面呈黄色，杂色，边缘出血

鉴别肾上腺皮质腺瘤和肾上腺皮质癌是非常重要的。如前所述，可以使用 Weiss 标准。Ki-67 是唯一一种被一致报道有助于腺瘤与癌鉴别诊断的免疫组化抗体。

预后

肾上腺皮质腺瘤是一种良性肿瘤，预后良好。如果一个病变被认为是肾上腺皮质腺瘤，并且在非对比计算机断层扫描（CT）扫描中是无功能的、小的（＜4 cm）和＜10 个亨氏单位（HU），则可以通过长期随访进行保守治疗。保守治疗需要在3~6个月时进行再评估，然后每次进行1~2年，每年进行激素评估，最多5年。任何具有相关特征或≥4 cm 的肾上腺病变都应切除，以免发生肾上腺皮质癌。

肾上腺皮质癌

肾上腺皮质癌是一种罕见的高度恶性肿瘤，起源于肾上腺皮质。

临床特征

肾上腺皮质癌发生的中位年龄 49~59 岁，大多数研究报告女性占优势（52%~58% 女性）。大约10%~40% 的肿瘤是功能性的。最常见的是肿瘤引起组织增生症和醛固酮增多症，并伴有库欣综合征的相关症状和体征，如前一节所述。初步评估包括血清和尿液肾素和类固醇水平以及 CT 或 MRI 成像。由于敏感性差，活检可能出现并发症，且对临床治疗没有影响，因此不建议对可疑的肾上腺皮质癌进行活检（图16.210）。

大体特征

肿瘤的平均大小为 11~14 cm，2/3 以上至少为6.5 cm。平均重量约为 400~600 g，超过 80% 的重量超过 50 g。恶性肿瘤通常＞100 g，而＞500 g 的肿瘤通常是恶性的。大于 6.5 cm 的肿瘤也可能是恶性的。病灶单发，边界清楚，包裹着黄色的、异质性、出血和坏死的切面（图16.211）。

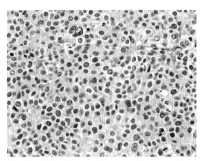

图 16.212 肾上腺皮质癌，有密集的中到大的细胞团

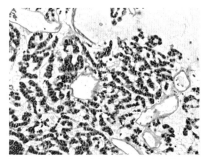

图 16.213 肾上腺皮质癌，黏液样变，有小到中等大小的单行细胞索

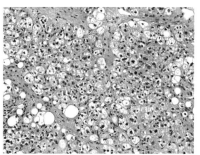

图 16.214 肾上腺皮质癌，细胞透明，细胞空泡化

镜下特征

肿瘤排列成致密的薄片状、巢状和小梁状，小梁内有中到大的细胞（图 16.212 和 16.213）。

细胞质嗜酸性至透明，有或无空泡（图 16.214 和 16.215）。细胞和核具有多形性，可能表现为很小的单一细胞或相当显著（图 16.213 和 16.216）。坏死与包膜侵犯和 / 或血管侵犯一样常见（图 16.216 和 16.217）。可出现囊变和出血。罕见的变化包括假腺样、脂肪瘤或骨髓脂肪瘤化生、纤维化、钙化或化生骨形成。有丝分裂通常丰富，但在某些肿瘤中，有丝分裂可能是鉴别和判断预后的重要特征。有丝分裂率用于确定肿瘤分级。低等级肿瘤每 50 个高倍视野 ≤ 20 个有丝分裂，高级别肿瘤每 50 个高倍视野 20 个以上有丝分裂。

有三种组织学变异：①嗜酸细胞，②黏液样，③肉瘤样。嗜酸细胞性肾上腺皮质癌是最常见的变异（10%~20%），由嗜酸细胞组成（图 16.218 和 16.219）。没有明确的百分比来定义必须是嗜酸细胞变异的组织学标准。一些作者提出了纯变异组织学 > 90% 和混合变异组织学 10%~50% 之间的区别。Weiss 系统不适用于嗜酸细胞变异型。黏液样肾上腺皮质癌是第二常见的变异类型（5%~10%），其背景是细胞外黏液样物质（图 16.213）。肉瘤样肾上腺皮质癌可以有典型的皮质癌和其他类似肉瘤的区域。

免疫组化

α-inhibin、calretinin、Melan A 和 SF-1 在大多数肾上腺皮质癌（70%~100%）中高表达，与肾上腺皮质腺瘤相似，广谱细胞角蛋白，如 CAM5.2，表达不定，但阳性可能较弱。肿瘤不表达 CgA、S-100 或 GATA3。Syn 有多种表达模式。碳酸酐酶Ⅸ（CA Ⅸ）呈典型的局灶性阳性，TTF-1 为阴性。阿尔辛蓝染色黏液样区域，但这些区域使用黏蛋白和 PAS 染色是阴性。

鉴别诊断

具有令人关注的组织学特征但恶性程度不明显的肿瘤的主要诊断考虑是肾上腺皮质腺瘤或不确定的"恶性潜能未定的肾上腺皮质肿瘤"。有几种组织学评估方法（Hough, Weiss, van Slooten, modified Weiss），如前节所述，鉴别肾上腺皮质癌和腺瘤。

恶性肿瘤最常见的陷阱是肾上腺皮质癌与嗜铬细胞瘤的区别。CgA、S-100 和 GATA3 在嗜铬细胞瘤中表达，但在肾上腺皮质癌中呈阴性 / 局灶性表达，而 MelanA、α-inhibin 和 Calretinin 在嗜铬细胞瘤中呈阴性，肾上腺皮质癌阳性程度不定。由于肾上腺皮质癌的表达变化，建议使用一组标记物。

肾上腺皮质癌必须与转移癌相鉴别，包括高级别透明细胞肾细胞癌、肝细胞癌、肺癌和恶性黑色素瘤。高级别透明细胞肾细胞癌细胞较大、多形性、嗜酸性，但 α-inhibin 和 Calretinin、MelanA 和 SF-1 呈阴性，碳酸酐酶Ⅸ（CA Ⅸ）呈弥漫性膜阳性。肝细胞癌不表达 melanA、calretinin 或 SF-1，但 α- 抑制素可阳性。肾上腺皮质癌的黏液样变异型可以类似于腺癌，也可以类似于假腺样癌，结构上可以进一步导致肾上腺皮质癌和转移性肾上腺癌之间的混淆。CK7 和 CK20 以

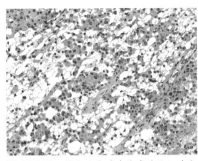

图 16.215　肾上腺皮质癌伴嗜酸性细胞和细胞空泡化

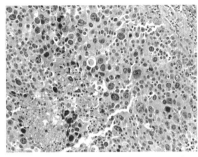

图 16.216　肾上腺皮质癌显示明显的多形性和坏死背景

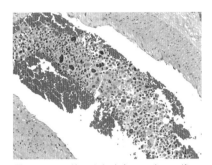

图 16.217　肾上腺皮质癌侵犯淋巴血管

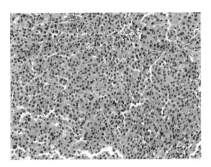

图 16.218　肾上腺皮质癌，嗜酸细胞变异轻微多形性

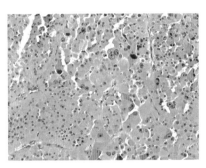

图 16.219　肾上腺皮质癌，嗜酸细胞变异，具有明显的多形性，细胞核大，核仁突出

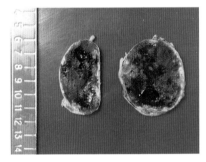

图 16.220　嗜铬细胞瘤切面界限清楚，由于出血呈深红棕色

及 TTF-1 等肺腺癌谱系特异性标志物将有助于正确诊断。恶性黑色素瘤和肾上腺皮质癌的表达存在重叠，两者均表达 melanA，而黑色素瘤的 α- 抑制素和 calretin 均为阴性。

预后

肾上腺皮质癌的 5 年生存率为 20%~40%。由于肿瘤具有侵袭性，采用 CT 或 MRI 检测肿瘤复发转移 10 年以上。如果肿瘤是功能性的，监测也可能包括生化检查。肾上腺皮质癌用肾上腺切除术治疗。切缘阳性的肿瘤 5 年生存率更差（34% 比 65%）。功能性肿瘤术后发病率更高，死亡率也随之增加。Weiss 评分和 ki-67 指数越高，总生存率越差。据报道，辅助性米托坦（一种肾上腺溶解药物）可提高无复发生存率。因此，在复发风险高的肿瘤或未完全切除的肿瘤中使用辅助米托坦可能会有所帮助。

嗜铬细胞瘤

嗜铬细胞瘤是肾上腺髓质的副神经节瘤。肿瘤由产生儿茶酚胺的嗜铬细胞组成。嗜铬细胞瘤是肾上腺切除标本中第二常见的肿瘤，占原发性肾上腺肿瘤的 7%。

临床特征

三分之一的嗜铬细胞瘤是遗传性的。散发性肿瘤发生于 40~60 岁，比遗传性肿瘤早 1~20 年出现。遗传性肿瘤多见于双侧。嗜铬细胞瘤的典型症状包括发作性头痛、出汗、心动过速以及阵发性高血压、触诊和体位低血压。大约 10% 的患者血压正常。疑似嗜铬细胞瘤的患者接受血清和尿液儿茶酚胺分解产物的实验室检测。这些实验室检查结合影像学可诊断大多数嗜铬细胞瘤。值得注意的是，许多其他病变都会产生嗜铬细胞瘤样症状，包括类似的实验室发现（"假嗜铬细胞瘤"）。

大体特征

肿瘤平均直径为 4~5 cm，转移性肿瘤较大，约 9 cm。有些肿瘤可能小于 1 cm。在一些但不是所有的研究中，最大肿瘤尺寸被认为是复发和远处转移的独立危险因素。平均重量为 100 g，良性肿瘤约为 90 g，恶性肿瘤约为 250 g。肿瘤边界清楚，无包膜，呈白色固体至红棕色，出血，切面质软（图 16.220）。

显微特征

嗜铬细胞瘤具有巢状（"zellballen"）、实性或小梁状外观的特征（图 16.221）。细胞大，多角形，有细颗粒和丰富的紫红色细胞浆。细胞巢被支持细胞所分隔。细胞质可致密均匀或广泛空泡化。色素颗粒包括含铁血黄素、黑色素、中性黑色素和脂褐素。细胞核可能显示单形性或在大小变化大。在圆形到椭圆形的细胞核内，核仁可见且突出（图 16.222）。由嗜铬细胞瘤和节细胞神经瘤、节细胞神经母细胞瘤、神经母细胞瘤或周围神经鞘肿瘤组成的肿瘤称为复合性嗜铬细胞瘤（图 16.223）。嗜铬细胞瘤中散在的神经节细胞不足以诊断复合性嗜铬细胞瘤。

利用光镜特征来确定哪些肿瘤会转移是困难的，各种组织学发现的结果相互矛盾。嗜铬细胞瘤可通过肾上腺嗜铬细胞瘤分级评分（PASS）的下列加权特征进行评估，其中下列组织学特征加权且评分 ≥ 4 与恶性肿瘤有关：肾上腺周围脂肪浸润（+2）、> 每 10 个高倍视野（+2）有 3 个有丝分裂、非典型有丝分裂（+2）、坏死（+2）、细胞呈梭形（+2）、明显的核多形性（+2）、细胞单一（+2）、大的巢团或弥漫生长（+2）、高细胞数（+2）、包膜侵犯（+1）、血管侵犯（+1）和核深染（+1）（图 16.224~16.228）。良性肿瘤平均 ≤ 1 个核分裂 /30 个高倍视野，虽然一些文献没有发现有丝分裂率与复发和 / 或转移之间的关系。

免疫组化

神经内分泌蛋白、突触素和嗜铬素在嗜铬细胞瘤的细胞质中高表达（图 16.229）。S-100 在支持细胞的细胞核和细胞质中有强表达，并可能在整个肿瘤的嗜铬细胞质中表达（图 16.230）。此外，GATA3 在大多数肿瘤中有弥漫性核表达。α-inhibin、Calretinin 和 MelanA 的表达弱或无。在空芯针活检标本中怀疑嗜铬细胞瘤的罕见病例中，建议使用几种免疫染色来确认诊断，因为对未经怀疑的嗜铬细胞瘤进行手术，如果患者没有接受适当的肾上腺素能阻滞剂治疗，会有危及生命的后果。

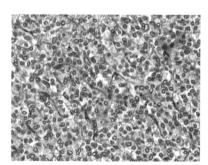

图 16.221 巢状结构嗜铬细胞瘤

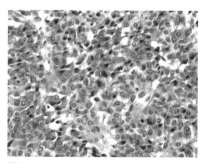

图 16.222 嗜铬细胞瘤可见均匀的细胞核和核仁

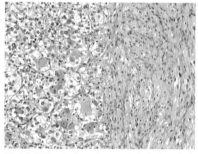

图 16.223 复合性嗜铬细胞瘤伴神经节神经瘤：左侧为嗜铬细胞质，与神经节细胞混合，右侧为雪旺细胞

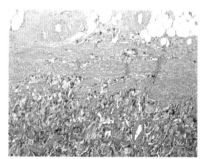

图 16.224 肾上腺嗜铬细胞瘤侵犯包膜和肾上腺周围脂肪，肾上腺嗜铬细胞瘤中有这两项评估生物学行为

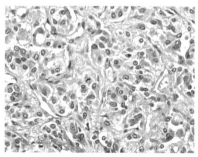

图 16.225 核分裂活跃的嗜铬细胞瘤。肾上腺嗜铬细胞瘤标准评分为每 10 个高倍视野有 3 个以上的有丝分裂

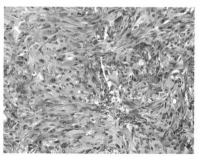

图 16.226 嗜铬细胞瘤伴梭形细胞样变，是肾上腺嗜铬细胞瘤评分评估的特征

透射电子显微镜可以在 200~300 nm 的细胞质中发现大量密集的分泌颗粒，这些颗粒储存儿茶酚胺。大多数肿瘤都有去甲肾上腺素颗粒和肾上腺素颗粒，去甲肾上腺素位于去甲肾上腺素颗粒的中心，去甲肾上腺素颗粒周围有一圈空晕。

约 30% 的嗜铬细胞瘤具有遗传性，包括常染色体显性遗传疾病 von Hippel-Lindau 综合征、2 型多发性内分泌肿瘤（MEN2）、1 型神经纤维瘤病（NF1）和家族性副神经节瘤以及其他最近描述的易感基因。有综合征的临床表现、双侧肿瘤、肿瘤患者 < 45 岁或伴有嗜铬细胞瘤的副神经节瘤家族史或症状的患者和家庭成员可进行疑似生殖系突变的序列分析。SDHB 免疫组织化学可以用来鉴定由于 SDHB 突变导致的家族性副神经胶质瘤患者的表达缺失。

鉴别诊断

嗜铬细胞瘤的诊断通常直接诊断。然而，具有明显梭形和多形性的肿瘤需要与癌进行鉴别，尤其是肾上腺皮质癌。为了排除转移癌，除了 CK7 和 CK20，还可以使用广谱角蛋白，如 AE1/AE3。大多数转移性癌使用广谱角蛋白会呈阳性。如果考虑肾上腺皮质癌，检查包括 CgA 和 S-100（嗜铬细胞瘤阳性，肾上腺皮质肿瘤阴性）和 MelanA、α-inhibin 和 Calretinin（嗜铬细胞瘤阴性，肾上腺皮质肿瘤阳性）可能会有所帮助。突触素的用处不大，因为它可以在肾上腺皮质肿瘤中有斑片状表达。在活检标本中，主要的鉴别诊断是肾上腺髓质的取样。以嗜铬细胞瘤为主的针芯活检标本应关注嗜铬细胞瘤，即使不能明确诊断，也应在报告中指出这种差异。

预后

嗜铬细胞瘤的治疗方法是通过肾上腺切除术进行手术治疗，除非患者有双侧肿瘤，通常是全肾上腺切除术。值得注意的是，在不同的研究中，这些特征很少有一致的预测价值。监测不能仅仅依靠血清或尿液甲氧基肾上腺素，因为 25% 的肿瘤复发没有表现出升高。

肾上腺切除术后 5 年生存率为 95%。6%~9% 的

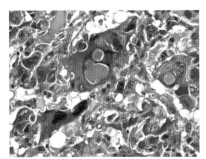

图 16.227　具有明显核多形性的嗜铬细胞瘤，这是评估肾上腺嗜铬细胞瘤组织学评分项目

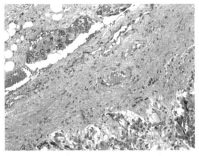

图 16.228　嗜铬细胞瘤伴包膜血管侵犯，是肾上腺嗜铬细胞瘤评分评估的特征

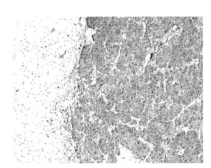

图 16.229　嗜铬素在嗜铬细胞瘤中呈阳性（右），而相邻的肾上腺皮质呈阴性（左）

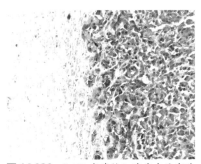

图 16.230　S-100 在嗜铬细胞瘤中具有弥漫性核和细胞质反应（右），而相邻的肾上腺皮质呈阴性（左）

肿瘤局部复发，中位复发时间为 35~38 个月。SDHB 缺陷型肿瘤更具侵袭性。复合性嗜铬细胞瘤的预后与典型嗜铬细胞瘤相似。10%~20% 的嗜铬细胞瘤具有转移性。转移性嗜铬细胞瘤有大约 65% 的 5 年生存率和 35% 的 10 年生存率。据报道，与仅有骨转移的患者相比，脑、肝或肺转移的患者预后更差。转移性肿瘤可以手术切除，如果可能的话，可以使用或不使用类似肾上腺素的放射性药物，如 [131]I 标记的间碘苯胍。化疗药物如环磷酰胺、长春新碱和达卡巴嗪可用于不能切除的肿瘤。

神经母细胞瘤

产生交感神经系统的神经嵴产生神经母细胞瘤。本组包括神经母细胞瘤、混合性神经节神经母细胞瘤、结节性神经节神经母细胞瘤和神经节神经瘤。肿瘤在神经母细胞分化和雪旺氏间质的数量方面有所不同。

临床特征

神经母细胞肿瘤是 1 岁以内最常见的恶性肿瘤。几乎所有神经母细胞瘤或节细胞神经母细胞瘤患者的诊断年龄都在 5 岁以下。男性略多。非洲裔美国人和美洲土著人的生存状况更差。在 47% 的病例中，肾上腺是这些肿瘤的发生部位，但它们可以发生在存在交感神经组织的任何部位。神经节神经瘤发生于年龄较大的患者，中位发病年龄为 6~7 岁，女性占优势。肾上腺是神经节神经瘤的第三常见部位，仅次于纵隔和腹膜后。

约 30% 的肿瘤是偶然发现。最常见的症状包括腹痛、发热和腹胀，尿液和血清儿茶酚胺代谢物可能升高。婴儿尿液代谢物筛查计划不会影响存活率，不再推荐。其他副肿瘤综合征可能很少发生，包括视阵挛肌阵挛综合征和血管活性肠肽分泌肿瘤。大约 1%~2% 的病例有常染色体显性遗传的家族史。神经母细胞肿瘤与先天性巨结肠病、中央换气不足综合征、神经纤维瘤病、von Recklinghausen 病、Beckwith-Wiedemann 综合征和 Di-George 综合征有关。

大体特征

半数以上的肾上腺神经母细胞瘤的小于 5 cm。肿瘤通常边界清楚，无包膜，但可能具有浸润性。神经母细胞瘤的切面比节细胞神经母细胞瘤或神经节神经瘤更柔软。肿瘤颜色从棕褐色到白色不等，常有出血区域。节细胞神经母细胞瘤结节型至少有一个明显可见的神经母细胞结节（图 16.231）。

镜下特征

国际神经母细胞瘤病理分类（INPC）将神经母细胞瘤分为：①神经母细胞瘤（雪旺氏间质贫乏）；②节细胞神经母细胞瘤，混合型（富含雪旺氏间质）；③节细胞神经母细胞瘤，结节型（复合型，雪旺氏基质丰富／基质占优势和雪旺氏基质贫乏）；④神经节神经瘤（雪旺氏基质占优势）。

神经母细胞瘤是一种细胞丰富的原始神经肿瘤，由神经母细胞和极小的雪旺氏间质组成。神经母细胞瘤分为三种亚型：未分化型、低分化型和分化型。未分化神经母细胞瘤是一种小蓝圆细胞肿瘤，缺乏神经肽，诊断需要辅助检查，并不常见（图 16.232）。分化差的神经母细胞瘤有神经肽；< 5% 的神经母细胞有分化，无须辅助检查即可确诊（图 16.233）。Homer-Wright 玫瑰花结可以出现（图 16.234）。分化型神

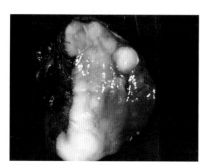

图 16.231 节细胞神经母细胞瘤，结节型，边界清楚，切面白色

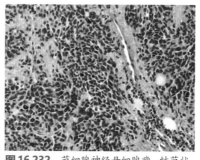

图 16.232 节细胞神经母细胞瘤，结节状，切面白色，边界清楚

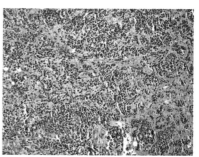

图 16.233 神经母细胞瘤，低分化亚型

经母细胞瘤有 5% 以上的成神经细胞向成熟神经元分化，通常有丰富的神经纤维。神经母细胞分化的特征是进行性的泡状核改变、存在核仁、有或无细胞质、嗜中性或嗜酸性细胞质增多以及细胞核和细胞质的同步成熟。

节细胞神经母细胞瘤是一种混合性肿瘤，其组织中 50% 以上为节细胞神经瘤，包含施万氏基质内的节细胞（图 16.235）。神经节神经瘤区混合着神经细胞团和神经纤维。大多数成神经细胞分化。

节细胞神经母细胞瘤（结节型），肉眼可见一个神经母细胞结节，并伴有节细胞神经母细胞瘤或节细胞神经瘤成分。间质贫乏的神经纤维瘤通常出血和 /

或坏死（图 16.236 和 16.237）。神经母细胞结节和其他成分之间的过渡通常界限清楚。

神经节神经瘤的特征是施万氏间质占优势（图 16.238 和 16.239）。神经节细胞分散在肿瘤内，没有相关的雪旺氏间质，也没有中性粒细胞（16.240 和 16.241）。节细胞神经瘤有两种亚型：成熟中亚型和成熟亚型。成熟中亚型节细胞神经瘤包含成熟中的神经节细胞和成熟的神经节细胞。成熟亚型节细胞神经瘤只有成熟的神经节细胞。

免疫组化

神经母细胞表达神经元标记物，包括神经特异性烯醇化酶、CD56、蛋白基因产物 9.5、突触素、嗜铬素、

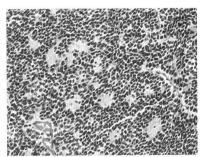
图 16.234　神经母细胞瘤，低分化亚型，神经母细胞形成 Homer-Wright 假玫瑰花环

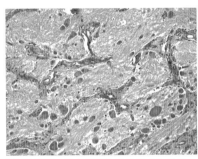
图 16.235　混合型节细胞神经母细胞瘤：有大量神经节细胞的区域

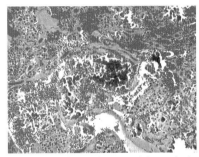
图 16.236　节细胞神经母细胞瘤，结节型：出血成分伴未成熟神经母细胞和钙化

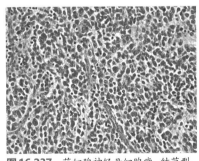
图 16.237　节细胞神经母细胞瘤，结节型：神经母细胞成分

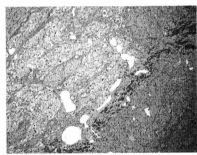
图 16.238　节细胞神经瘤（左）和残留的正常肾上腺皮质细胞（右）

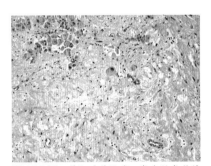
图 16.239　节细胞神经瘤：散在的成熟神经节细胞（顶部）和黏液样背景

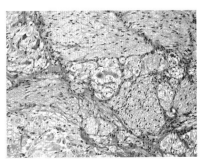
图 16.240　节细胞神经瘤：丰富的间质与混合的成熟神经节细胞

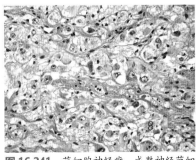
图 16.241　节细胞神经瘤：成熟神经节细胞

神经丝蛋白、PHOX2B、NB84 和酪氨酸羟化酶以及 CD57/Leu7、ALK1 和细胞周期蛋白 D1。神经母细胞可以在 MYCN 扩增的肿瘤中表达 MYCN。神经母细胞不表达上皮标记物（EMA、细胞角蛋白）、肌源性标记物（myogenin, MyoD1, desmin）、CD99、波形蛋白、HMB45、WT1、CD45、glypican-3 或 PAX2。

用 S-100 检测雪旺氏细胞呈阳性。神经节细胞表达 WT1（细胞质）、S-100、突触素、神经纤维蛋白、胶质纤维酸性蛋白、蛋白基因产物 9.5 和 IV 型胶原。

电镜检查

有助于诊断未分化或低分化的神经母细胞瘤。神经分泌将出现致密的核心颗粒。原始神经突起也可见。

分子检测

神经母细胞瘤的分子检测包括对 MYCN 扩增、11q 畸变和倍体状态的检测。定位于染色体 2p24 的 MYCN 扩增存在于 20%~25% 的肿瘤中，预示着更差的预后，被认为是神经母细胞瘤发生的主要肿瘤途径。包括 MYCN 在内的大范围扩增通常会产生染色体外 DNA 的小片段或双片段。FISH 用于确定扩增，报告为扩增（比率 ≥ 4）、获得（比率 > 阈值）或未扩增（比率 ≤ 阈值）。应报告扩增的比率和类型（双片段与均匀染色区域，即线性积分）。40% 的肿瘤中存在 11q23 缺失，且与更差的预后相关。二倍体肿瘤状态也会导致更糟糕的预后。

鉴别诊断

小活检、缺乏鉴别的肿瘤或不理想的标本可能会导致诊断困难。需与未分化或低分化的神经母细胞瘤鉴别诊断的肿瘤类型较多，应考虑其他小蓝圆细胞肿瘤，包括肾母细胞瘤、淋巴瘤、白血病、横纹肌肉瘤、原始神经外胚层肿瘤 / 尤因肉瘤、恶性横纹肌样肿瘤和促结缔组织增生性小圆细胞瘤。这些肿瘤通常缺乏神经内分泌标记物的表达，因此免疫组化有助于确定诊断。其他有用的表达模式包括 WT1 在肾母细胞瘤中的阳性表达（神经母细胞瘤中阴性），CD99 在原始神经外胚层肿瘤 / 尤因肉瘤中的阳性表达（神经母细胞瘤中阴性），肌源性标记物（desmin, myogenin, MyoD1）在横纹肌肉瘤中的阳性表达（神经母细胞瘤

中阴性），淋巴瘤或髓系白血病的淋巴造血标记物（神经母细胞瘤阴性）。值得注意的是，神经母细胞瘤和尤因肉瘤常表达 PGP9.5 和 NB84。

预后

较差的预后与诊断时年龄较大、未分化 / 低分化肿瘤、MYCN 扩增、染色体 11q 缺失、二倍体、更高分期、血清神经元特异性烯醇化酶、铁蛋白和乳酸脱氢酶升高以及香草醛扁桃酸与高香草醛酸比值 < 1.0 有关。

国际神经母细胞瘤病理分类（INPC）组织学分组将诊断年龄、核分裂指数与组织学亚型相结合，得出有利或不利的组织学分类。核分裂指数（MKI）在 < 100/5000 细胞（< 2%）时为低，在（100~200）/5000 细胞（2%~4%）时为中等，在 > 200/5000 细胞（> 4%）时为高。分类应在全身治疗前进行。

儿童肿瘤组（COG）神经母细胞瘤风险分组系统使用国际神经母细胞瘤分期系统（INSS）和国际神经母细胞瘤风险组（INRG）以及患者年龄、MYCN 状态和倍体来产生低、中或高预后风险组。低危和中危患者（90% 的 5 年生存率）的生存率非常高，低危患者可以通过积极的监测进行管理。高危患者有 50% 的 5 年生存率，并接受积极治疗。

其他肾上腺肿瘤和病变

髓脂肪瘤

髓脂肪瘤是一种由成熟脂肪和造血成分组成的罕见病变（图 16.242）。假设髓脂肪瘤不是真正的肿瘤。这种肿瘤可以出现在各种各样的位置，肾上腺是最常

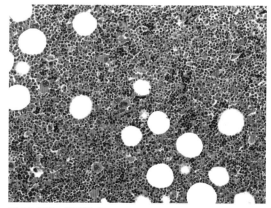

图 16.242 髓脂肪瘤

见的部位。由于可见脂肪组织，通常通过影像学诊断，无需进一步治疗。不确定的病变可能导致活检或切除。只要有足够的组织样本，组织学诊断通常直接诊断。值得注意的是，髓脂肪瘤化生可发生在其他肾上腺肿瘤中，包括肾上腺皮质腺瘤、肾上腺皮质癌和嗜铬细胞瘤。

继发性肿瘤

肾上腺是转移瘤的常见部位。此外，许多肿瘤可通过直接扩散继发于肾上腺。在肾上腺活检中，来自其他部位的癌是最常见的诊断，肺和肾是两个最常见的来源。肾上腺大约 70% 的肺转移是肺腺癌，肾上腺 80% 的肾肿瘤是透明细胞肾细胞癌，原因可能是转移或直接扩散（图 16.243 和 16.244）。肾上腺中很少发现其他类型的癌、恶性黑色素瘤、肉瘤和淋巴瘤（图 16.245）。

罕见原发性肿瘤

许多其他部位常见的肿瘤很少发生或继发于肾上腺。良性病变包括腺瘤样瘤、血管瘤和平滑肌瘤，恶性肿瘤或具有恶性潜能或恶性的肿瘤包括血管肉瘤、平滑肌肉瘤、神经鞘瘤、神经纤维瘤和恶性周围神经鞘瘤。

囊肿

肾上腺囊肿的四种类型为内皮（脉管）、假囊肿、寄生和上皮。内皮囊肿和假囊肿是最常见的类型。扩张的扩张血管会产生内皮囊肿。内皮囊肿失去上皮衬里被认为会引起假囊肿。肾上腺囊肿可以在功能和影像学上类似肿瘤，导致切除。肾上腺肿瘤包括肾上腺皮质腺瘤、肾上腺皮质癌、嗜铬细胞瘤和神经母细胞瘤，都可以类似肾上腺囊肿。

分期

美国癌症联合委员会第 8 版分期手册提供了肾上腺皮质癌最新的 pTNM 分期和嗜铬细胞瘤新定义的 pTNM 分期。目前尚无神经母细胞瘤的 pTNM 分期系统。根据国际神经母细胞瘤分期系统（INSS）或最近的国际神经母细胞瘤风险组（INRG）系统，是神经母细胞瘤最常用的分期。

第四节　集合管和睾丸网肿瘤

腺瘤

临床特征

这是一种罕见的肿瘤，主要表现为成人睾丸息肉样结节。

病理特征及辅助检查

大体上，结节呈息肉样，切面呈棕黄色囊性，无坏死。显微镜下，结节由管状结构组成，乳头状突起进入睾丸网腔。肿瘤细胞无明显的有丝分裂活性。

腺癌

临床特征

睾丸网腺癌罕见，通常出现在 40 岁以后。患者

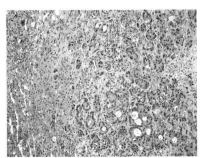

图 16.243 转移性肺腺癌（右侧）至肾上腺（左侧可见残余肾上腺皮质）

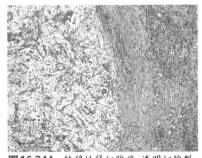

图 16.244 转移性肾细胞癌，透明细胞型。肿瘤（见左图）完全局限于肾上腺（见右图），证实肿瘤是转移性，而不是直接侵犯肾上腺

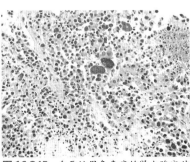

图 16.245 含恶性黑色素瘤的肾上腺空芯针活检

可能表现为门部肿块、腹股沟疼痛、鞘膜积液或腹股沟疝。这些肿瘤经常复发，并可能扩散至附睾，以及扩散到主动脉旁或髂淋巴结和远处的骨。肿瘤死亡率大于50%。

病理特征及辅助检查

大体上，这些肿瘤表现为无包膜，坚实，偶见囊性门部肿块，大小从1到10 cm不等，边界不清。显微镜下，肿瘤细胞呈实性结节状生长，伸入睾丸网扩张的通道，偶见肿瘤坏死。值得注意的是，睾丸网腺癌在很大程度上是一种排除性诊断，通过邻近扩散或转移的癌的继发性侵犯需要首先在临床和病理上排除。睾丸网腺癌对PAX8和PAX2进行免疫组织化学标记，这有助于区分这些肿瘤与其他重要的鉴别诊断，包括间皮瘤、睾丸生殖细胞和性索间质瘤，因为这些肿瘤的PAX8和PAX2标记均为阴性。

第五节　睾丸旁结构肿瘤

腺瘤样瘤

临床特征

腺瘤样瘤是附睾最常见的肿瘤，约占此类肿瘤的30%。其影响范围很广，发生于30~60岁间，通常表现为阴囊单侧无痛性肿块。在极少数情况下，扭转和梗死可导致疼痛性病变。腺瘤样瘤通常累及附睾下极，但也可累及精索或白膜/鞘膜。他们的位置通常是睾丸外，虽然偶尔也可以看到睾丸内扩散。腺瘤样瘤均属良性，未见恶性报道。

病理特征和辅助检查

腺瘤样瘤是一种局限性实性肿瘤，直径1~5 cm，切面呈灰白色。显微镜下，肿瘤呈管状和实性结构。肿瘤细胞呈立方形至扁平细胞样，胞浆嗜酸性，空泡状，细胞核无明显核仁、有丝分裂或坏死。然而，梗死的肿瘤可能表现出有非典型核分裂。腺瘤样瘤的免疫表型通过标记广谱细胞角蛋白、CK 5/6、Calretinin和WT1反映其间皮起源。

间皮瘤

临床特征

起源于鞘膜的间皮瘤通常发生于60~80岁，表现为单侧肿块或伴有鞘膜积液。总的来说，它们比胸膜或腹膜间皮瘤的发病率要低得多，其中1/3~2/3的病例中发现了石棉暴露史。这些肿瘤表现为侵袭性临床过程，中位生存期为23个月。

病理特征和辅助检查

间皮瘤典型表现为鞘膜积液、增厚的包膜和结节扩散到睾丸及睾丸旁结构。组织学特征与其他部位间皮瘤相似，免疫表型反映间皮来源。

乳头状囊腺瘤

临床特征

乳头状囊腺瘤是一种起源于附睾头部输出管的肿瘤。患者平均年龄35岁，可偶发或无痛性阴囊肿块。单侧表现更为常见，通常是偶发的，而双侧肿瘤通常发生于von Hippel-Lindau综合征患者。这些肿瘤几乎都是良性的，有描述恶性行为的孤立病例报告。

病理特征及辅助检查

乳头状囊腺瘤形成一个局限性囊实性结节，平均直径为2 cm。显微镜下可见透明细胞乳头状肾细胞癌的乳头状结构。有趣的是，它显示了类似的免疫特征，并标记了CAIX、CK7和PAX8；肿瘤细胞显示了CD10和P504S的阴性染色。然而，与透明细胞乳头状RCC不同的是，在乳头状囊腺瘤中已经描述了VHL突变。

造血系统肿瘤

淋巴造血肿瘤发生于50岁以上老年男性睾丸最常见的肿瘤类型。弥漫性大B细胞淋巴瘤最常见；然而，各种亚型可能累及睾丸和副睾丸。它们通常表现为无痛的单侧实性肿块；然而，与其他类型的原发性睾丸肿瘤相比，它们更常见于双侧，更容易表现出睾丸外受累。显微镜下，淋巴瘤的间质生长典型，尽管也可能发生间质内扩展。读者可以参考淋巴造血系统肿瘤一节，了解不同淋巴瘤亚型的详细描述。

转移性肿瘤

各种肿瘤通常通过淋巴和血管途径转移到睾丸，

据报道发病率高达 3.6%。虽然通常发现于有癌症病史的患者中，但大多数转移病灶是单侧和孤立性病灶。可疑转移病灶的特征包括年龄大于 50 岁、睾丸原发性肿瘤组织学异常、间质生长、淋巴血管明显浸润和其他原发性肿瘤病史。转移至睾丸的最常见原发灶或肿瘤依次为前列腺、胃肠道、肾、肺，恶性黑色素瘤和泌尿道肿瘤（WHO 泌尿系统和男性生殖器官肿瘤分类 2016）。

7

第七部分
血液病理学

Hematopathology

第十七章　血液病理学

Hematopathology

原著　Sergio Pina-Oviedo*　Haitham A. Khogeer*　Guilin Tang　Roberto N. Miranda
译者　张燕林
审校　孙吉瑞　马秋双

第一节　淋巴结

概述：淋巴瘤标本检查规范

血液系统恶性肿瘤患者可能出现局部或全身淋巴结肿大，和/或脾肿大，和/或受其他器官（肝、肺、骨、皮肤、脑）累及。与将冰冻切片用于外科病理学标本的诊断相反，淋巴瘤或白血病检查的标本样本不用于术中诊断，而是用于组织评估并确定是否有足够的标本用于连续切片和辅助检查（"足够"或"血液病理学检查"）。怀疑与血淋巴恶性肿瘤有关的标本需要特殊处理。在处理任何标本之前，至关重要的是，病理医生必须与外科医生保持密切联系，以制定最佳方法。提前了解患者的病史（免疫抑制、既往药物治疗及恶性肿瘤、移植后的状况等）对于选择标本进行分类的最佳方法很重要。但是，如果在分诊时尚无临床病史，或者样品将成为诊断的最初来源，则最好遵

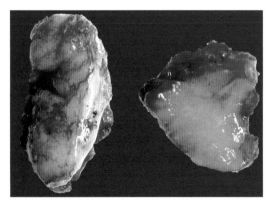

图17.1　反应性淋巴结的大体病理。左：正常的反应性淋巴结呈豆形，表面光滑，呈棕褐色。门部位于淋巴结的左侧。右：同一淋巴结的切面显示棕褐色的均匀实质

循标准化协议，如下所述。

淋巴结是血液病理学中接受手术评估的最常见标本。淋巴结必须在无菌条件下处理，特别是如果要提供样品进行培养，并且在手术室中没有为此目的的获得组织的情况下。应当记录淋巴结的大体特征，包括测量大小、包膜的状态（完整、破裂）、颜色等。应垂直于淋巴结的长轴每隔2~3 mm进行标本取材。淋巴结通常具有均匀的棕褐色至淡粉红色的切面（图17.1），但在某些情况下，它们可能显示结节、出血、钙化、硬结、纤维化（结节硬化型经典霍奇金淋巴瘤、术后-化学疗法或放射疗法）、坏死（感染、高级别淋巴瘤、治疗后）或深色变色（皮病性淋巴结炎、炭疽病、转移性黑色素瘤、文身墨迹）（图17.2）。大体评估后，应进行代表性切片的准备。

如果组织有出血，建议先将组织吸干，然后再进行印片。我们建议准备5~6个风干的未染色载玻片，并用Diff-Quik对其中一张进行染色以进行立即评估。如果使用苏木精和伊红（HE）染色剂，则应立即将印片固定在90%~100%的酒精中，以避免干燥的伪影（图17.3）。其余未染色的载玻片可作为备用，以满足潜在的荧光原位杂交（FISH）或分子研究的需要。

在进行显微镜评估后，病理医生应确保有足够的标本以用做石蜡切片和其他辅助研究（如流式细胞术、细胞遗传学和/或分子生物学）。病理医生/血液病理医生在进行术中评估时的主要目的是告知外科医生：①组织"足够"进行检查，不需要其他样本；②样本显示有血液淋巴样成分，但没有足够的组织用于辅助检查，需要额外的组织；③标本不

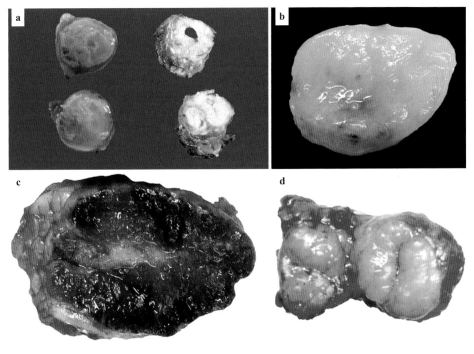

图 17.2　淋巴结的大体病理。（a）左侧，因淋巴瘤完全坏死的淋巴结，显示出暗淡的变色（对剖标本）。右侧，转移性鳞状细胞癌转移至淋巴结。棕白色转移灶周围有残留的棕褐色粉红色淋巴结组织边缘（连续切片）。（b）弥漫性大 B 细胞淋巴瘤所至的淋巴结肿大，肉质白色，易碎。（c）皮病性淋巴结炎伴有在门部的血管瘤样错构瘤。腹股沟淋巴结呈斑片状黑色，在显微镜下对应于皮下扩张并伴随色素沉积的区域。淋巴结肿大，纤维化，组织学上显示血管和平滑肌增生（照片由 Andres Quesada 博士提供）。（d）结节硬化型经典霍奇金淋巴瘤的淋巴结，纤维带将棕褐色的实质肿大结节分开

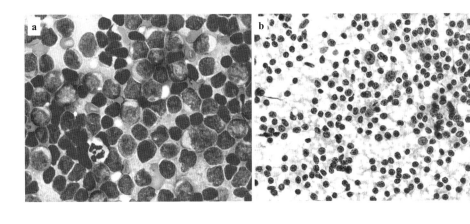

图 17.3　进行淋巴结样本的印片准备，以进行术中评估。（a）风干的制剂用 Diff-Quik 染色。（b）用苏木精和伊红染色的酒精固定制剂。两种制剂均显示与淋巴瘤相符的单一淋巴细胞

是血液淋巴的，应作为手术病理或冰冻切片处理。我们不建议仅根据印片对淋巴瘤进行诊断，也不建议术中冰冻进行诊断。冰冻切片的血液淋巴恶性肿瘤的诊断具有挑战性，并且只有在石蜡切片和免疫组化（IHC）的基础上，才能对样品进行适当的评估。在淋巴结已经作为冰冻切片的情况下，我们建议以"非典型淋巴/淋巴样增生"进行初步诊断，并说需要进一步研究以对病变进行分型和最终分类（图17.4）。

　　一旦确定有足够的组织供淋巴瘤诊断，应将新鲜组织的一部分送去进行流式细胞术和细胞遗传学研究，其余组织应送去进行石蜡切片。如果组织极

少，并且无法提供辅助研究的材料，我们建议优先考虑石蜡切片。10% 的福尔马林缓冲液是固定淋巴结的标准方法，因为它适用于 HE 的形态评估以及进行 IHC、FISH 和/或分子研究。基于汞的固定剂（B9，Bouin's）已停用，不建议使用。对于流式细胞术分析，将切碎的新鲜组织的一部分置于 RPMI 培养基（保持在 4℃下）中，并提交给流式细胞术实验室。将标本提交给细胞遗传学检测的方法与此类似，但使用的是 Ham's F-10 培养基。如果保持在 4℃下，这些样品可存活约 3~5 天，但建议尽快将其送入研究，以避免细胞死亡。根据可用组织的数量，可以保留一部分样本用于组织储存（快速冷冻）。

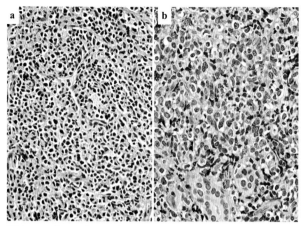

图 17.4　淋巴结中的冰冻伪影。由于伪影，因此不建议冰冻淋巴结以进行特定的术中诊断。（a）先前冷冻组织的石蜡切片显示出明显的伪影，并且形态不能够充分诊断为肿瘤细胞。（b）来自同一病例的福尔马林固定但先前未冷冻的组织标本组织，在组织学细节上显示出明显的对比（淋巴母细胞淋巴瘤累及腮腺）

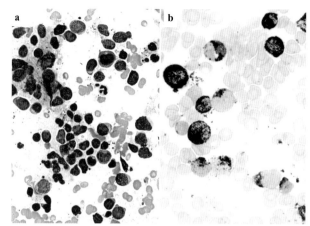

图 17.5　淋巴结髓系肉瘤病例中的髓过氧化物酶（MPO）特殊染色。（a）淋巴结印片显示小淋巴细胞和大母细胞样细胞可疑为大细胞淋巴瘤。（b）术中评估期间进行的 MPO 细胞化学染色在大细胞中呈阳性，证实是急性髓性白血病 / 髓系肉瘤而不是淋巴瘤。然后将样本提交用于流式细胞术和专门用于白血病测试的细胞遗传学研究。后来，了解到该患者患有慢性粒细胞白血病，淋巴结病变就代表了一个"急变期"。随后进行的骨髓活检显示白血病阴性。术中样本是允许获得详细免疫表型的唯一支持证据。使用 MPO 检测白血病避免了患者获得错误的化疗方案

在某些情况下，淋巴结印片可能提示累及淋巴结或淋巴结外组织的急性髓系白血病 / 髓系肉瘤的诊断可能性。在这种情况下，有一种简单、快速且廉价的髓过氧化物酶特殊染色法，来确定所研究的细胞是否为髓样细胞。这种染色可以在 5 分钟内完成，尽管它更常用于评估骨髓抽吸物，但在术中评估中对急性髓系白血病诊断的时候也非常有用，并具有重要的临床意义（图 17.5）。这对于那些以急性髓系白血病在骨髓外为原发性疾病的患者在骨髓外尤为重要，并且在术中评估过程中获得的样品可能是唯一适合流式细胞术或细胞遗传学研究的样品。

与此处所述类似的方式可用于其他涉及血淋巴肿瘤的标本，包括泪腺、脑或皮肤组织。本章最后部分详细介绍了脾脏的处理。表 17.1 给出了淋巴瘤标本处理的总结。

淋巴结的正常组织学

淋巴结是椭圆形的，1~2 cm，有包膜的次级淋巴器官，位于淋巴从周围组织排出并到达主要循环之前的位置（图 17.6）。它们负责抗原加工、抗原呈递，以及由 T 细胞和 B 细胞介导的针对病原体、外源抗原或恶性循环细胞的获得性免疫反应的器官。淋巴结具有凸出面，输入淋巴管与被膜融合，并将淋巴引流至被膜下窦（图 17.7 和 17.8）。淋巴结从被膜下窦进入副皮质区和髓窦，然后到达淋巴结门处的输出淋巴管。窦周围排列着成纤维样网状细胞（FRC）（SMA+/Vimentin+/Desmin+/–），它们围成的腔内包含错综复杂的树突状细胞和窦组织细胞（CD4+/CD68+/CD163+/S100+/–）的网状结构，专门用于捕获抗原（图 17.8）。

少量淋巴通过由 FRC 包围的，由网状蛋白纤维（Ⅲ型胶原）组成的显微小管从被膜下窦进入淋巴结实质。淋巴结结构也由 FRC 和间质性网状细胞（角蛋白 +/–）产生的网状纤维结构维持。网状结构为血管提供支撑，例如进入门部的营养动脉，到达皮质成为环状，在副皮质变成高内皮小静脉（HEV），并在门部作为静脉输出（图 17.9）。

即使淋巴结中大部分含有淋巴细胞，这些细胞也不是这些淋巴器官中的永久居民，而是通过位于皮质旁的 HEV 在血液和淋巴中不断循环，从而进出淋巴结实质。淋巴细胞也通过迁移到连接到髓窦的皮

表 17.1　术中评估淋巴结的操作

<table>
<tr><td colspan="1" align="center">步骤 1：信息，联系</td></tr>
</table>

1. 与外科医生沟通：为什么要取活检？临床怀疑是什么？

2. 核对临床病史：感染？药物？免疫抑制？其他恶性肿瘤？是否移植后？

<table>
<tr><td align="center">步骤 2：总体评估，培养，印片准备</td></tr>
</table>

3. 如果临床对感染的怀疑很高并且在手术室未获得培养物，请在无菌条件下处理

4. 记录标本的大体特征（测量、整体还是先前切除过、颜色等）；如果标本是脾脏，则记录重量；评估大体照片

5. 沿淋巴结垂直轴的连续切片（2~3mm 厚）；记录切片的总体特征

6. 给载玻片贴上患者信息标签，并根据需要进行尽可能多的印片准备（推荐 5~6 张载玻片）

7. 如果组织出血严重，请先擦干组织，然后再进行印片准备

8. 用 Diff-Quik 对风干切片进行染色。如果使用苏木精和曙红，则在制作玻片后必须立即在 90%~100% 的乙醇中固定印片准备，以避免干燥的伪影

9. 如果以后需要的话，剩下未染色的风干玻片可以保留用于辅助研究，如 FISH、分子检测

<table>
<tr><td align="center">步骤 3：显微镜评估和术中评估</td></tr>
</table>

10. 在对印片进行染色后，检查载玻片并确定所提交的组织是否足够：存在淋巴样细胞，样品细胞少，无淋巴样组织

11. 如果足够，确定提交的组织是足以进行完整的淋巴瘤检查（流式细胞术、细胞遗传学、分子检测），并且不需要其他材料；或需要其他组织进行辅助检查；或标本不是血淋巴样的，应通过手术病理进行处理

12. 向外科医生报告检查结果（足够；或需要更多组织；或不是血淋巴样病变）

13. 如果由于其他原因进行了诊断，我们不建议仅根据印片或冰冻切片进行特定诊断。只需给出"非典型淋巴 / 血淋巴样增生"的初步诊断就足够了，并指出将进行进一步的研究以进行亚型和最终分类

<table>
<tr><td align="center">步骤 4：样本分类</td></tr>
</table>

14. 如果组织足够，则将组织切碎的部分提交流式细胞术（在 RPMI 中）和细胞遗传学研究（在 Ham 的 F-10 培养基中）

15. 将剩余的组织放入盒中以石蜡切片。[a] 重要提示：如果组织有限且无法提交辅助研究材料，我们强烈建议始终优先考虑石蜡切片

16. 将盒子放入 10% 福尔马林缓冲液中

17. 将流式细胞术和细胞遗传学样品带到各自的实验室。如果无法立即取样，请保持在 4℃ 并尽快提交（活力随时间下降，请不要迟于 1~3 天提交）

19. 如果有足够的组织可用，请考虑提交一部分用于组织存储

<table>
<tr><td align="center">特殊情况（急性髓系白血病的病史，骨髓增生性肿瘤）</td></tr>
</table>

印片准备的评估提示在髓外部位有急性髓系白血病 / 髓系肉瘤。如果可能，请进行髓过氧化物酶（MPO）特殊染色。如果 MPO 呈阳性，则结果可立即反馈临床

术中评估期间获得的样本可能是唯一适合辅助研究的样本，特别是如果后来的骨髓活检阴性

[a] 使用类似方法处理任何部位的血淋巴肿瘤所涉及的标本：泪腺、脑、皮肤、软组织、脾脏

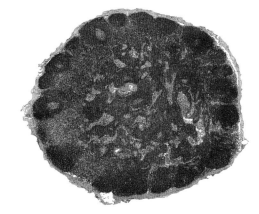

图 17.6　淋巴结是一个被膜包裹的淋巴器官，由皮质和淋巴滤泡（包膜下方的最外结节区域）和皮层旁（滤泡之间的苍白区域）组成。被膜下面的区域是被膜窦。髓质（内部）由连接至被膜下的髓索和髓窦（粉红色区域）组成。门部（中心）包含淋巴结的滋养血管

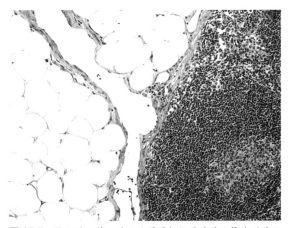

图 17.7　输入淋巴管。淋巴从周围部位通过淋巴管流到淋巴结，输入淋巴管将淋巴液引流到被膜下窦，使抗原和树突状细胞进入淋巴结

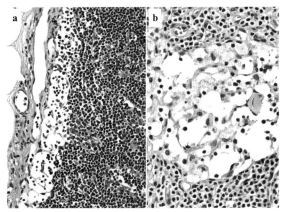

图 17.8　被膜下窦和树突状细胞。（a）窦内有成纤维细胞样网状细胞和专门的内皮细胞。（b）窦内包含树突状细胞和巨噬细胞的网状结构，可捕获漂浮在淋巴中的抗原。所谓的面纱细胞是抗原呈递细胞，它们通过淋巴管和窦从周围组织到达淋巴结副皮质区

质旁窦，然后到达传出淋巴管，从而离开淋巴结。B 细胞、T 细胞和滤泡树突状细胞（FDC）在淋巴结中有特定的分布（图 17.10）。B 细胞主要局限在皮质区，并形成由 FDC（CD21+/CD23+/CD35+）支撑的初级或次级淋巴滤泡，呈球形至椭圆形的三维结构（图 17.11）。主要由小淋巴细胞和套区组成，没有生发中心。次级淋巴滤泡包含薄的边缘区、套区和生发中心，这些中心是 B 细胞进行体细胞超突变的特殊部位（暗区，富含中心母细胞和微小体巨噬细胞），

后期的类别转换（亮区，富含中心细胞和 FDC）（图 17.11 和 17.12）。成功完成生发中心反应的中心细胞成熟为记忆 B 细胞或浆细胞。最终，记忆 B 细胞和浆细胞到达髓索，在那里它们通过输出淋巴管将免疫球蛋白释放到淋巴液中（图 17.10d）。通过 IHC，淋巴组织由 CD3+T 细胞和 CD20+B 细胞的混合物组成（图 17.13）。T 细胞在皮层旁（CD4+ > CD8+）丰富，在淋巴滤泡中散在，具有滤泡辅助 T 或 TFH 表型（CD4+/CD10+/PD-1+）（图 17.14）。相反，B 细

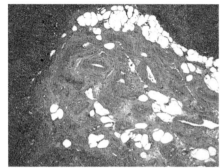

图 17.9 淋巴结内含有的血管结构（动脉，静脉）。输出的淋巴管携带已通过淋巴结的淋巴液，以及由髓质的浆细胞产生的免疫球蛋白

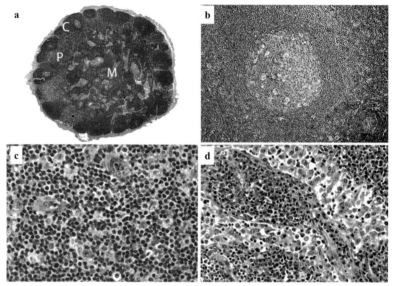

图 17.10 淋巴结组织学。（a）C，皮质；P，副皮层区；M，髓质。（b）反应性淋巴滤泡，具有极向的生发中心极化和套区。（c）副皮层区具有高内皮小静脉、淋巴细胞（T 细胞）和树突状细胞。（d）含有丰富浆细胞的髓质，被含有巨噬细胞和树突状细胞的髓窦分隔开

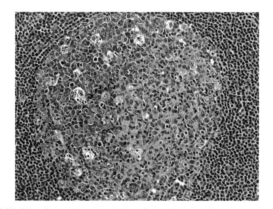

图 17.11 反应性（继发性）淋巴滤泡。生发中心极化为暗区（左）富含中心母细胞和巨噬细胞；亮区（右）富含中心细胞和滤泡树突状细胞。生发中心被由几层小淋巴细胞组成的套区包围

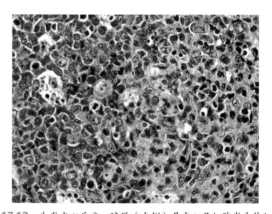

图 17.12 生发中心反应。暗区（左侧）是中心母细胞发生体细胞超突变的部位。那些不能产生足够抗体的细胞会发生凋亡，其残余物被巨噬细胞吞噬。亮区（右）是中心细胞（成功完成体细胞超突变的中心母细胞）进行类别转换并测试其表面免疫球蛋白至滤泡树突状细胞的位置。如果抗体足够，则中心细胞将增殖并成熟为记忆细胞和分泌免疫球蛋白的浆细胞，并迁移到髓索中

胞是淋巴滤泡和生发中心的主要细胞，只有很少的细胞分散在副皮质区（图 17.15）。具有生发中心的次级淋巴滤泡生发中心标记 CD10 和 bcl-6 呈阳性，而 bcl-2 呈阴性（图 17.16）。初级淋巴滤泡则相反，CD10 和 bcl-6 阴性，bcl-2 阳性。淋巴滤泡的支撑网由 FDC 组成，可以用任何 FDC 标记突出显示（图 17.17）。其他与 T 细胞和 B 细胞相关的分子标记可以在反应性淋巴滤泡的不同部分显示（图 17.18）。生发中心反应是高度增殖的过程，对 Ki-67 呈阳性，

并且还会突显暗区和亮区的存在（图 17.19）。

　　T 细胞和指状树突状细胞（IDC）通常位于滤泡间区域和皮层旁（图 17.20）。后者是 IDC，巨噬细胞和偶见的朗格汉斯细胞对 T 细胞抗原呈递的主要位点（图 17.21）。在皮质旁层中发现散在的活化 T 细胞和少量 B 细胞，分别为 CD30+T 和 B 免疫母细胞（图 17.22）。IDC［S100+/CD1a-/胰岛蛋白（CD207）-］和朗格汉斯细胞［S100+/CD1a+/胰岛蛋白（CD207）+］专门用于捕获周围组织中的抗原，并通过传入淋巴管

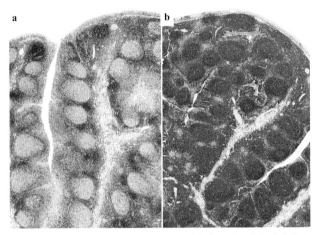

图 17.13　正常淋巴组织的免疫组织化学染色。对于扁桃体（在此显示），淋巴结和其他主要淋巴器官，T 细胞和 B 细胞的分布方式是相同的。（a）副皮质中的 CD3+T 细胞。（b）淋巴滤泡中的 CD20+B 细胞

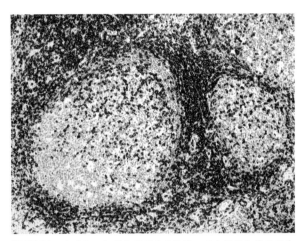

图 17.14　大多数 T 细胞位于副皮质区域，而少数 T 细胞位于生发中心。位于生发中心的 T 细胞具有 CD4+/CD10+/PD-1+ 的表型，被称为滤泡辅助 T 细胞。淋巴结中 CD8+T 细胞的比例小于 CD4+细胞（未显示）

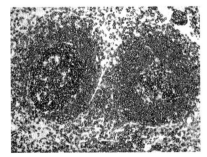

图 17.15　CD20 的免疫组织化学。多数 B 细胞见于具有各自生发中心的淋巴滤泡中，副皮质区的 B 细胞较少

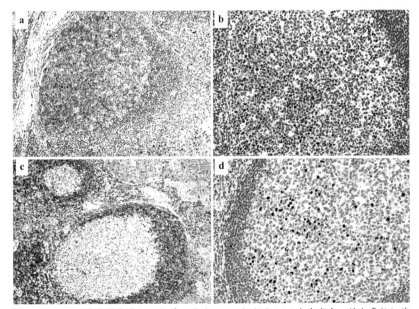

图 17.16　淋巴滤泡的免疫组织化学。（a）CD10 和（b）bcl-6 在生发中心的大多数细胞中呈阳性。（c）bcl-2 在 T 细胞和套区的细胞中呈阳性，在生发中心呈阴性。（d）MUM-1 突出显示已成功完成生发中心反应（生发中心后）的细胞，包括散在的浆细胞

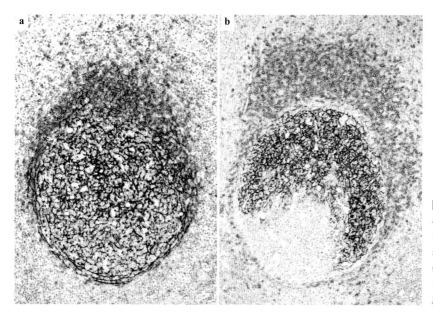

图17.17　淋巴滤泡的免疫组织化学。滤泡树突状细胞标志物CD21（a）和CD23（b）突出了淋巴滤泡中这些细胞的复杂网状结构。CD23显示了滤泡树突状细胞数量之间的差异。在生发中心内（明区顶部丰富；暗区底部稀疏）。此外，CD23在套区淋巴细胞中呈阳性

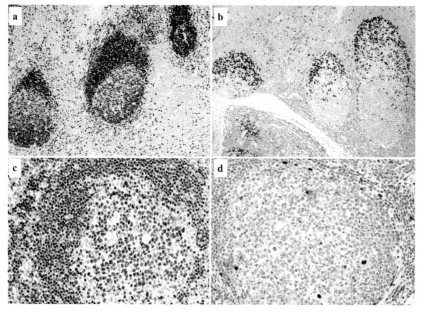

图17.18　淋巴滤泡的免疫组织化学。（a）TCL-1在滤泡内的大多数B细胞中均为阳性，并且在套区淋巴细胞中非常显著。（b）PD-1在生发中心内的滤泡辅助性T细胞中呈阳性。还要注意副皮质区中散在的PD-1+阳性的淋巴细胞。（c）与B细胞相关的转录因子PAX5在生发中心细胞和套区细胞中显示出核阳性。（d）在正常淋巴结中，cyclin D1在淋巴细胞中为阴性，在某些巨噬细胞和内皮细胞中为阳性

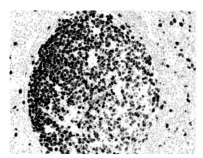

图17.19　淋巴滤泡的免疫组织化学。Ki-67在生发中心较高表达，突出了暗区（左）和亮区（右）之间的区别

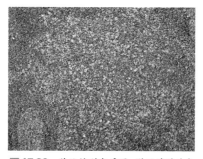

图17.20　淋巴结副皮质区。淋巴滤泡（皮质）之间和附近的区域称为副皮质区。该区域包含丰富的T细胞、指状树突状细胞、成纤维细胞样网状细胞、巨噬细胞和高内皮小静脉。由于丰富的树突状细胞和巨噬细胞，在副皮质区增生中可见虫食（斑驳的）的外观

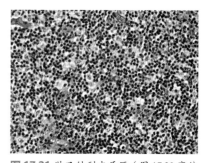

图17.21　淋巴结副皮质区（图17.20高倍放大）。注意存在小的成熟淋巴细胞、灰白的树突状细胞和巨噬细胞。血管是高内皮小静脉

及淋巴窦（在此位置称为"面纱细胞"）将其带入淋巴结，然后迁移到皮质旁层（图17.23）。IDC与朗格汉斯细胞具有许多相同特征，但它们没有Birbeck颗粒，因此胰岛蛋白/CD207呈阴性。在反应性淋巴结中，淋巴窦可能会轻度扩张，并包含丰富的巨噬细胞和树突状细胞，这一过程称为窦组织细胞增生（图17.24和17.25）。

另一种树突状细胞，浆细胞样树突状细胞（CD4+/CD56-/CD123+/TCL1+）也散在分布，或是在皮层中和HEV周围呈小簇分布（图17.26和17.27）。这些细胞负责通过与T细胞和NK细胞的相互作用来调节和平衡先天和后天的免疫反应。在淋巴结中发现了少量的其他细胞类型，即嗜中性粒细胞、嗜酸性粒细胞、

NK细胞和大颗粒淋巴细胞，这些细胞的增加表明存在反应性和/或病理过程。

在正常淋巴结中观察到的某些组织学特征可能提示其特定的解剖位置。腹股沟淋巴结有透明化的"淀粉样"基质，有或没有钙化。肠系膜区淋巴结可能有反应性淋巴滤泡，边缘区突出。腹腔内淋巴结和腋窝淋巴结可能含有脂肪肉芽肿，并且腹腔内淋巴结可能偶尔在门处含有Pacinian小体（图17.28和17.29）。胸内淋巴结常见含有充满炭末色素的上皮样巨噬细胞的增殖沉积（图17.30）。腋窝、腹股沟淋巴结和腹部淋巴结也可能显示出明显的脂肪增生（图17.31）。在不同解剖部位的淋巴结中也可能偶然发现良性上皮包涵体（子宫内膜异位，甲状腺或唾液腺残留）和包

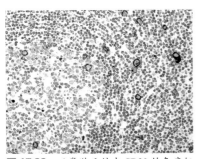

图17.22　正常淋巴结中CD30的免疫组织化学。免疫母细胞是CD30+活化的淋巴细胞（T＞B），通常分散在淋巴滤泡和皮质旁层。识别它们的大小和分布模式对于避免将它们与霍奇金/RS细胞混淆非常重要

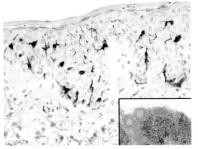

图17.23　抗原呈递细胞的免疫组织化学。朗格汉斯细胞是位于表皮中的抗原呈递细胞。当这些细胞捕获抗原时，它们通过淋巴管迁移到淋巴结皮质旁，将抗原呈递给T细胞（CD1a免疫染色）。插图：S100显示皮质旁存在朗格汉斯细胞和指状树突状细胞

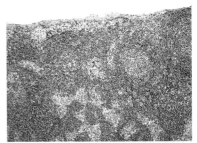

图17.24　窦组织细胞增生的反应性淋巴结。巨噬细胞积聚并使被膜下窦、皮质和副皮质区扩张

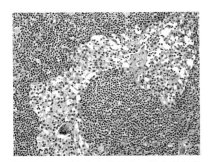

图17.25　窦组织细胞增生。注意窦内有大量巨噬细胞。巨噬细胞不大，没有Rosai-Dorfman病形态表现

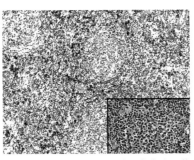

图17.26　浆样树突状细胞和高内皮小静脉的免疫组织化学。CD123在浆样树突状细胞中呈阳性，表现为在皮质旁层中靠近高内皮微静脉的单个细胞或小簇阳性。某些单克隆CD123抗体显示高内皮小静脉呈弱阳性。插图：皮层旁层浆样树突状细胞簇

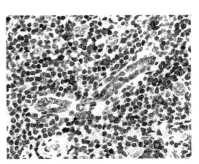

图17.27　浆样树突状细胞和高内皮小静脉的免疫组织化学。浆细胞样树突状细胞具有浆细胞样形态，因此得名。高内皮小静脉是血管从血液迁移到淋巴结实质的血管。它们可能对CD123呈弱阳性，而对常见血管标记CD34、ERG和Ⅷ因子呈阳性（未显示）

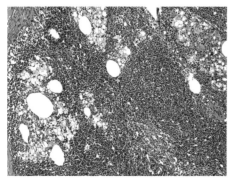

图 17.28　腹部淋巴结有脂肪肉芽肿和窦组织细胞增多。窦内含有泡沫样组织细胞、脂肪滴和空泡状的多核巨细胞

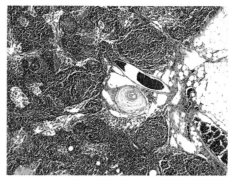

图 17.29　淋巴结门部 Pacinian 小体。淋巴结还含有腹股沟淋巴结特有的嗜酸性淀粉样胶原基质

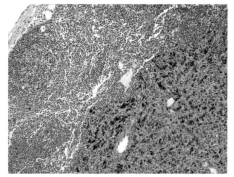

图 17.30　胸腔内淋巴结有炭末沉积。上皮样巨噬细胞的增殖旺盛并破坏淋巴结实质

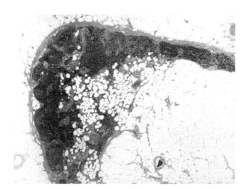

图 17.31　因肿瘤切除的膀胱周淋巴结被脂肪替代

膜痣，不应与转移性癌或黑色素瘤相混淆。偶尔，淋巴结可能具有较小的髓外造血灶，在接受化疗的患者中更常见（另见"良性隐匿症"部分）。

淋巴结病理

淋巴瘤可能会部分或完全破坏正常的淋巴结结构（图 17.32）。本章的特定部分介绍了恶性 B 细胞或 T 细胞、反应性或恶性树突状细胞的特定模式和分布，以及每种淋巴瘤或反应性疾病中淋巴结血管的增殖。

一般而言，可以按淋巴结病变的形态（如滤泡或结节状，皮层旁或弥漫性，肿瘤样或窦内）（淋巴结病理）（图 17.32）以及增殖和优势细胞的大小来划分淋巴结病理、小细胞性、中等大小、大细胞性或多形性/混合性（图 17.33）。淋巴结诊断的系统方法为：①被膜状态：正常、变厚、细胞增多、中断或消失、包含物/其他；②实质的主要结构（低倍镜下评估）：部分或弥漫性受累/有或无坏死/血管正常或增加、滤泡状或结节状、滤泡间区或副皮质区、弥漫或消失、

肿瘤样（局灶性、小或大病灶）、窦内的、门部；③主要淋巴细胞类型（中高倍镜下细胞学评价）：小细胞（比巨噬细胞核小）、中间细胞（大约一个巨噬细胞核大小）、大细胞（约等于或大于巨噬细胞核）、混合或多态性（大小淋巴细胞和/或粒细胞、巨噬细胞、树突状细胞等）、其他［滤泡树突状细胞、非造血细胞（转移瘤）、微生物］。表 17.2 列出了涉及淋巴结病理诊断的例子。

辅助检查

免疫组织化学染色

这项技术已在大多数病理学实验室中广泛使用，对于淋巴造血肿瘤的诊断已变得至关重要。IHC 包括使用与化学色原偶联的抗体来检测特定蛋白质的存在，特别是组织样品中亚细胞的定位。表 17.3 列出了血液病理学中用于诊断淋巴瘤、白血病和组织细胞疾病的最常见标志物。

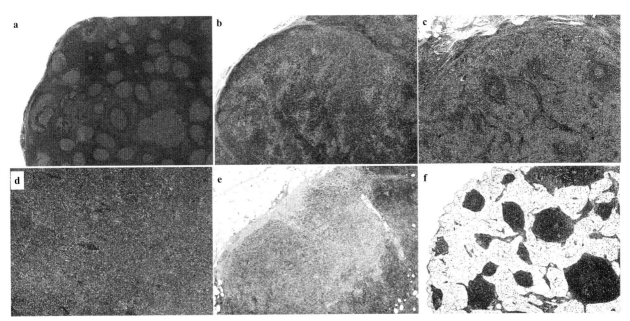

图 17.32　淋巴结病理。病理过程（反应性或恶性）所涉及的淋巴结可以按分布的结构模式进行分组。（a）滤泡状或结节状，见于反应性滤泡增生、滤泡性淋巴瘤等。（b）皮层旁或（c）滤泡间区生长模式见于皮病性淋巴结炎、真菌性淋巴结肿大、T 细胞淋巴瘤等。（d）在各种情况下见到的结构完全消失的弥漫性模式，主要见于淋巴瘤。（e）肿瘤性模式在淋巴结的转移性肿瘤和原发性 Kaposi 肉瘤中可以看到。（f）由于淋巴阻塞而引起的窦明显扩张的窦内模式

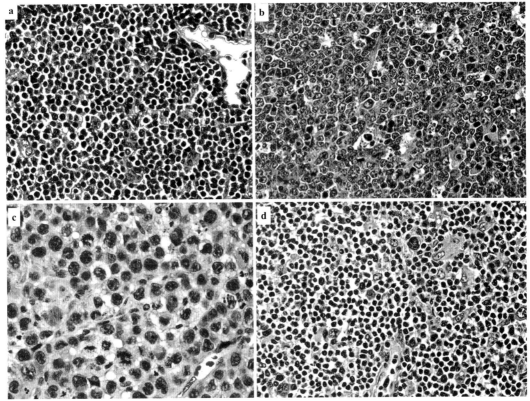

图 17.33　淋巴结病理。评估涉及淋巴结特别是淋巴瘤的病理过程的另一种方法包括评估肿瘤细胞的大小。（a）小细胞，见于大多数低级别淋巴瘤。（b）中等大小细胞，主要见于 Burkitt 淋巴瘤或淋巴母细胞淋巴瘤。（c）大细胞，见于大细胞淋巴瘤、组织细胞疾病、转移性疾病等。（d）多形性模式或大小细胞混合模式，见于反应性疾病、霍奇金淋巴瘤、多形性淋巴增生性疾病、T 细胞淋巴瘤等

表 17.2 一些涉及淋巴结的病理评估的例子

被膜状态
正常：正常及几种反应性和恶性疾病
增厚：梅毒、结节硬化型 CHL、Castleman 病、Kimura 病、LCH、RDD、淋巴引流阻塞、慢性淋巴结压迫、既往活检部位（局灶性增厚）、卡波西肉瘤、细菌性血管瘤病
破坏：淋巴瘤浸润、转移性疾病、AITL（双囊征）
细胞增多：被膜炎、梅毒、自身免疫性疾病、细菌性血管瘤病、卡波西肉瘤、艾滋病毒感染
包涵体：包膜痣、良性上皮包涵体、转移性沉积物

实质的结构模式（低倍放大）
滤泡/结节或皮质扩张
由胶原带分隔的滤泡/结节：结节硬化型 CHL、具有霍奇金特征的 ALCL、一些 Castleman 和 Kimura 病、由于梗阻引起的 Castleman 样改变、AITL 的晚期、结节性硬化 CHL 的合体细胞型（通常伴有坏死）
滤泡/结节是背靠背的：FL、反应性滤泡增生（局灶性）、一些 PTGC、弓形虫病
大小相似的滤泡/结节：FL、结节性 MZL、结节性 MCL
大小不等的滤泡/结节：反应性滤泡增生、PTGC、部分 FL、Castleman 病、NLP-HL（虫蛀状外观）、淋巴细胞丰富的 CHL、淋巴结 MZL、结节性 MCL、HIV 淋巴结病
滤泡/结节被一些滤泡间或皮质旁区域分开：反应性滤泡和皮质旁增生、一些 FL、PTGC、Castleman 病（透明血管型和浆细胞型）、AITL

滤泡间或皮质旁扩张
虫蛀状外观，血管增多：皮质旁增生、皮肤病性淋巴结炎、累及淋巴结的蕈样霉菌病、AITL、小 T 细胞淋巴瘤、NLP-HL 的弥漫区（E 型）、早期 Kikuchi（伴有坏死）
嗜酸性/紫色，伴/不伴血管增多：ALCL、多形性 T 细胞淋巴瘤、膜间 CHL、AITL、皮病性淋巴结炎、LCH、Castleman 病（透明血管型和浆细胞型）、淋巴结中的 BPDCN、细菌性血管瘤病
大小不等的皮质旁多灶性肉芽肿：弓形虫病、CHL、NLP-HL、THRLBCL、T 细胞淋巴瘤（Lennert 型）、猫抓病（栅栏状肉芽肿伴坏死）、结核（干酪样坏死）、结节病（无包裹肉芽肿）

弥漫性结构消失
CLL/SLL、弥漫性 MCL、DLBCL 及其变体、ALCL、其他 T 细胞淋巴瘤、Burkitt 淋巴瘤、淋巴母细胞淋巴瘤、髓样肉瘤、NK-/T 细胞淋巴瘤、传染性单核细胞增生症（局灶性消失）、菊池病（晚期坏死）

肿瘤样（局灶性病变）
淋巴造血系统：IDCS、LCH、LCS、IDCT、罕见 DLBCL、ALCL、浆细胞性淋巴瘤、多发性髓系肿瘤
非造血系统：转移性黑色素瘤、转移性癌或肉瘤、卡波西肉瘤、FDC、栅栏状肌纤维母细胞瘤、IgG4 相关炎性病变、良性血管瘤、感染性肉芽肿（结核、蠕虫）、分枝杆菌梭形细胞瘤、马拉孔菌属

窦内的
窦组织细胞增生、LCH、RDD、窦血管转化、转移癌或黑色素瘤、ALCL、偶有 DLBCL 或浆细胞性淋巴瘤、脂肪肉芽肿、硅酮肉芽肿、人工关节附近淋巴结引流、Whipple 病、淋巴引流阻塞

门部的
窦血管转化、血管肌瘤性错构瘤、血管肿瘤、淋巴管瘤

缩写：CHL，经典霍奇金淋巴瘤；LCH，朗格汉斯细胞组织细胞增生症；RDD，Rosai-Dorfman 病；HIV，人类免疫缺陷病毒；ALCL，间变性大细胞淋巴瘤；AITL，血管免疫母细胞性 T 细胞淋巴瘤；FL，滤泡性淋巴瘤；PTGC，进行性转化生发中心；MZL，边缘区淋巴瘤，MCL，套细胞淋巴瘤；NLP-HL，结节性淋巴细胞为主型霍奇金淋巴瘤；THRLBCL，T 细胞/组织细胞丰富型大 B 细胞淋巴瘤；CLL/SLL，慢性淋巴细胞白血病/小淋巴细胞淋巴瘤；DLBCL，弥漫性大 B 细胞淋巴瘤；IDCS，交指状树突状细胞肉瘤；LCS，朗格汉斯细胞肉瘤；IDCT，交指状树突状细胞肿瘤；FDCS，滤泡性树突状细胞肉瘤

表 17.3　血液病理学中常用的免疫组化标记物

标记	分子/蛋白质作用 (其他名称或同义词) [a]	表达此标记的正常细胞类型 (仅用于血液病理学)	诊断应用	常用技术
CD1a	与 MHC 相关的跨膜糖蛋白，呈递 T 细胞抗原（皮质胸腺细胞抗原，HTA-1）	朗格汉斯细胞、指状树突状细胞、胸腺细胞	胸腺瘤、T 淋巴母细胞淋巴瘤、朗格汉斯细胞组织细胞增生症、朗格汉斯细胞肉瘤；朗格汉斯细胞组织细胞增生症中多核细胞呈阴性或弱阳性	IHC, FC
CD2	Ig 超家族的细胞黏附分子（LFA3，花环受体）	T 细胞、浆细胞样树突状细胞的 NK 细胞亚群	可能在 T 细胞淋巴瘤中异常表达；肥大细胞异常表达；T 细胞在组织中的分布	IHC, FC
CD3	Ig 超家族分子 TCR 的共受体	T 细胞（表面和细胞质）、NK 细胞（仅限于细胞质 e 链）	可能在 T 细胞淋巴瘤中异常表达；T 细胞在组织中的分布	IHC, FC
CD4	TCR 和 MHC-Ⅱ的共受体，Ig 超家族的分子（OKT4）	辅助 T 细胞、单核细胞、巨噬细胞、树突状细胞，双阳性皮质胸腺细胞	可能在 T 细胞淋巴瘤中异常表达；T 细胞在组织中的分布	IHC, FC
CD5	清道夫受体富含半胱氨酸超家族，调节 T 细胞增殖（Leu-1）	T 细胞和胸腺细胞、B 细胞的小亚群	可能在 T 细胞淋巴瘤中异常表达；NK 细胞阴性组织中 T 细胞的分布；CD5+B 细胞淋巴瘤：慢性淋巴细胞白血病/小淋巴细胞淋巴瘤、套细胞淋巴瘤、CD5+ 弥漫性大 B 细胞淋巴瘤	IHC, FC
CD7	Ig 超家族，T 细胞/B 细胞相互作用（Leu-9）	T 细胞、胸腺细胞、T 淋巴母细胞	可能在 TCL 中异常表达；典型的蕈样霉菌病消失；T 细胞在组织中的分布	IHC, FC
CD8	Ig 超家族分子，TCR 和 MHC-Ⅰ的共受体（Leu-2）	细胞毒性细胞 T、T-/NK 细胞、双阳性皮质胸腺细胞、脾脏的窦岸细胞	CD8+T 细胞淋巴瘤、T-/NK 细胞淋巴瘤；T 胞毒细胞在组织中的分布；异位脾、窦岸细胞血管瘤的识别	IHC, FC
CD10	内肽酶，能分解肽，使肽和激素失活，如胰高血糖素、缓激肽等	血细胞和 T 淋巴细胞、生发中心 B 细胞和滤泡辅助 T 细胞；淋巴组织中的间质细胞、巨噬细胞的小亚群	B 和 T 淋巴母细胞白血病/淋巴瘤，生发中心源性 B 细胞淋巴瘤，即滤泡性淋巴瘤、弥漫性大 B 细胞淋巴瘤亚型、血管免疫母细胞性 T 细胞淋巴瘤	IHC, FC
CD11b	整合素 αM 链，内皮黏附和补体包被颗粒的吞噬作用（MAC-1，补体受体 3）	髓系前体和成熟粒细胞、单核细胞、巨噬细胞、NK 细胞	髓系肉瘤，辅助白血病分型和正常髓样成熟模式的评估	IHC, FC
CD11c	整合素 αX 链蛋白，与内皮黏附及补体包被颗粒的吞噬作用	髓系前体和成熟的粒细胞、单核细胞、巨噬细胞	髓系肉瘤，辅助白血病分型，毛细胞白血病阳性	IHC, FC
CD13	丙氨酸氨基肽酶 N，肽代谢（AP-N）	髓系前体（非后髓细胞）和成熟的粒细胞、单核细胞、巨噬细胞	白血病辅助分型与正常髓细胞成熟模式的评价，B 淋巴母细胞白血病亚群表达 CD13	IHC, FC
CD14	脂多糖免疫应答的介体	单核细胞和巨噬细胞	急性髓系白血病的单核细胞分化，单核细胞肉瘤	IHC, FC
CD15	岩藻糖基转移酶，促进趋化的黏附分子（Lewis X，SSEA-1）	粒细胞和单核细胞亚群	辅助白血病分型；经典霍奇金淋巴瘤与结节性淋巴细胞为主型霍奇金淋巴瘤；辅助诊断 B 细胞淋巴瘤，不可分型；具有经典霍奇金淋巴瘤和弥漫性大 B 细胞淋巴瘤；B 细胞淋巴瘤	IHC, FC
CD16	IgG 受体 Fc 部分，参与清除循环中的抗原抗体复合物（FCGR3A 或 FCRⅢA）	成熟粒细胞、单核细胞、巨噬细胞、NK 细胞	NK 细胞疾病，正常髓系成熟模式的评估	FC
CD19	与 BCR（B4）相关的表面分子	血细胞、B 细胞、滤泡树突状细胞的浆细胞亚群	B 细胞淋巴瘤、浆细胞肿瘤，可用于检测利妥昔单抗治疗后残留淋巴瘤；急性髓系白血病 t（8;21）阳性；B 细胞和浆细胞在组织中的分布	IHC, FC
CD20	与 B 细胞发育和浆细胞分化相关的表面分子（L26 抗体）	从前-B 细胞到所有成熟的 B 细胞、胸腺髓质的"星形"细胞	所有 B 细胞淋巴瘤均呈阳性，慢性淋巴细胞白血病/小淋巴细胞淋巴瘤 CD20 呈弱阳性，毛细胞白血病呈强阳性，利妥昔单抗靶向血浆细胞肿瘤阴性（治疗后 CD20 丢失），B 细胞在组织中的分布	IHC, FC

标记	分子 / 蛋白质作用 （其他名称或同义词）[a]	表达此标记的正常细胞类型 （仅用于血液病理学）	诊断应用	常用技术
CD21	补体受体 2 结合 C3d EBV 受体（CR2）	滤泡树突状细胞	FDC 肉瘤，结节性淋巴细胞为主型霍奇金淋巴瘤和血管免疫母细胞性 T 细胞淋巴瘤中 FDC 的扩张，3 级滤泡性淋巴瘤滤泡结构的保留，HIV 淋巴结病中的 FDC 耗竭	IHC
CD22	唾液酸结合 Ig 型凝集素，通过 BCR 相互作用黏附和激活 B 细胞（SIGLEC-2）	成熟 B 细胞	B 细胞淋巴瘤，可用于检测利妥昔单抗治疗后残留淋巴瘤	IHC, FC
CD23	IgE Fc 部分受体（FcγR Ⅱ β）	滤泡树突状细胞、套区 B 细胞	FDC 肉瘤，结节性淋巴细胞为主型霍奇金淋巴瘤和血管免疫母细胞性 T 细胞淋巴瘤中 FDC 的扩张，3 级滤泡性淋巴瘤滤泡结构的保留，HIV 淋巴结病中的 FDC 耗竭，慢性淋巴细胞白血病 / 小淋巴细胞淋巴瘤的鉴别（CD23+）与套细胞淋巴瘤鉴别（CD23-），原发性纵隔大 B 细胞淋巴瘤阳性，经典霍奇金淋巴瘤阴性，腹股沟区 CD23+ 滤泡性淋巴瘤	IHC, FC
CD25	白细胞介素 -2 受体 α-HTLV-1 受体	活化的 T 细胞、B 细胞和髓系前体细胞	成人 T 细胞淋巴瘤 / 白血病；可溶性形态测定部分噬血细胞性淋巴组织细胞增生症标准；毛细胞白血病阳性；肥大细胞异常表达；脾脏边缘区淋巴瘤通常为阴性	FC
CD27	TNF 受体超家族成员，维持 T 细胞功能，调节 B 细胞活化和 Ig 合成（TNFRSF7）	浆细胞	浆细胞性髓系肿瘤，异常浆细胞表达缺失或减少；正常 B 细胞阴性或弱阳性	FC
CD30	TNF 受体超家族 8 分子，通过 NF-κB 信号激活细胞（Ki-1，Ber-EP4）	活化的 T 细胞和 B 细胞	经典霍奇金淋巴瘤与结节性淋巴细胞为主型霍奇金淋巴瘤；蕈样霉菌病间变性大细胞淋巴瘤大细胞转化；CD30+ 皮肤淋巴增生性疾病；皮质旁扩张和 EBV 感染中具有间变性形态和 myc 过度表达的弥漫性大 B 细胞淋巴瘤亚群	IHC, FC
CD31	血小板内皮细胞黏附分子 -1，参与白细胞迁移和血管生成（PECAM-1）	血小板、中性粒细胞、单核细胞、淋巴管内皮细胞	脾脏和淋巴结的血管和淋巴肿瘤	IHC
CD33	唾液酸结合免疫球蛋白样凝集素 3，表面分子（SIGLEC-3）	髓系细胞	辅助急性髓系白血病分型中的应用，吉妥珠单抗和伐达妥昔单抗的靶点	FC
CD34	唾液酸黏蛋白与骨髓基质干细胞归巢有关，功能大多未知	干细胞、成髓细胞、血细胞、T 淋巴母细胞、血管内皮	急性髓系白血病分型中的应用；髓系肉瘤；B 和 T 淋巴细胞母细胞淋巴瘤；来自脾、淋巴结高内皮微静脉血管性肿瘤	IHC, FC
CD35	补体受体 1 结合 C3b 和 C4b（CR1）	滤泡树突状细胞	FDC 肉瘤，结节性淋巴细胞为主型霍奇金淋巴瘤和血管免疫母细胞性 T 细胞淋巴瘤中 FDC 的扩张，3 级滤泡性淋巴瘤滤泡结构的保留，HIV 淋巴结病中的 FDC 耗竭	IHC
CD38	环 ADP 核糖水解酶糖蛋白，参与钙信号转导细胞内过程（ADPRC1）	T 细胞、血细胞和 B 细胞、浆细胞、NK 细胞	慢性淋巴细胞白血病 / 小淋巴细胞淋巴瘤（＞ 30% 预后差）的预后标志物；多发性髓系肿瘤与浆细胞性淋巴瘤；CD38 是达雷木单抗的靶点	IHC, FC
CD42b	糖蛋白 Ib，血小板上结合 vWF 的 Ib-V-IX 复合物的一部分	血小板和巨核细胞	急性巨核细胞白血病；淋巴结或脾脏髓外造血	IHC, FC
CD43	（亮色苷、唾液酸卟啉）	胸腺细胞、T 细胞、单核细胞、粒细胞、一些 B 细胞	确定造血来源的优良标记（有时比 CD45 更好）；除滤泡性淋巴瘤外，大多数低度 B 细胞淋巴瘤；MALT 型边缘区淋巴瘤共表达阳性；髓系肉瘤	IHC, FC

标记	分子/蛋白质作用 （其他名称或同义词）[a]	表达此标记的正常细胞类型 （仅用于血液病理学）	诊断应用	常用 技术
CD45-RA	蛋白酪氨酸磷酸酶-C 家族，参与细胞生长、分化和核分裂的信号传导过程，几种亚型（白细胞共同抗原或 LCA）	广谱白细胞标志物、淋巴细胞、粒细胞、巨噬细胞和大多数树突状细胞、活化 T 细胞中的 CD45-RO	确定造血来源的标志物；髓系肉瘤；流式细胞术中用于区分大多数白细胞群的染色质量和侧散射，原始细胞是 CD45 弱的红细胞、巨核细胞阴性，滤泡树突状细胞和异常浆细胞通常为阴性	IHC, FC
CD56	免疫球蛋白超家族的神经细胞黏附分子-1，细胞间和细胞-基质相互作用（N-CAM-1）	NK 细胞、成骨细胞	NK 细胞紊乱；骨髓增生异常综合征的异常表达；浆细胞肿瘤的异常表达；识别骨髓中的成骨细胞和淋巴组织中的 NK 细胞	IHC, FC
CD57	糖类葡萄糖醛酸转移酶（B3GAT，Leu-7）	CD8+T 细胞、成人 NK 细胞、大颗粒淋巴细胞	NK 细胞疾病；大颗粒淋巴细胞疾病；结节性淋巴细胞为主型霍奇金淋巴瘤中的 LP 细胞边缘的 T 细胞	IHC, FC
CD61	整合素 β-3 可与其他整合素结合（GP Ⅱ a）	血小板和巨核细胞	急性巨核细胞白血病；淋巴结或脾髓外造血	IHC, FC
CD64	高亲和力 Fcγ 受体，结合 IgG 抗体（FcγRI）	单核细胞和巨噬细胞、树突状细胞亚群	急性髓系白血病、单核细胞肉瘤的单核细胞分化；组织细胞疾病；组织中巨噬细胞的鉴定	IHC, FC
CD68	溶酶体/内体相关膜糖蛋白，清道夫受体家族的一部分，存在于溶酶体和内体中（LAMP）	单核细胞和巨噬细胞（克隆 KP-1 和 PGM-1）、树突状细胞亚群（克隆 KP-1）、破骨细胞（克隆 KP-1）	所有表达可变的组织细胞病都常见；单核细胞肉瘤（非特异性）戈谢病、尼曼-匹克病或其他代谢紊乱组织中巨噬细胞的鉴定；骨髓破骨细胞的鉴定；2 个克隆：KP-1（敏感但不特异），PGM-1（更特异）	IHC
CD71	转铁蛋白受体-1	红系前体、生发中心 B 细胞	骨髓红系前体的鉴定；MDS 中红细胞岛的识别；髓外造血；红白血病；反应性生发中心	IHC, FC
CD79A/B	BCR 复合物相关蛋白 α/β 链（IGA、MB-1/IGB、B29）	从早期 B 细胞前体到浆细胞的广谱 B 细胞标记物	B 细胞淋巴瘤和浆细胞肿瘤均呈阳性；B 细胞在组织中的分布	IHC, FC
CD81	跨膜 4 超家族，细胞发育的信号转导和调控，一些疟原虫和丙型肝炎病毒的受体（抗增殖抗体 1 或 TAPA1 的靶点）	浆细胞、B 细胞	用于浆细胞性髓系肿瘤，异常浆细胞表达缺失或减少	FC
CD103	结合 β-7 整合素形成 E-钙黏蛋白的 α 整合素，结合整合素或人黏膜淋巴细胞-1 抗原（ITGAE）	肠上皮内 T 细胞、调节性 T 细胞亚群、树突状细胞亚群	毛细胞白血病；脾脏边缘区淋巴瘤通常为阴性；肠病相关 T 细胞淋巴瘤	IHC, FC
CD117	肥大细胞/干细胞生长因子受体，与干细胞因子结合（c-Kit）	未成熟髓细胞、肥大细胞、双阴性胸腺细胞	急性髓系白血病分型中的应用；正常肥大细胞的鉴定；肥大细胞增生症；肥大细胞病变；浆细胞肿瘤的异常表达	IHC, FC
CD123	白细胞介素 3 受体	未成熟髓细胞、浆细胞样树突状细胞、高内皮静脉、嗜碱性粒细胞	急性髓系白血病分型中的应用；浆细胞样树突状细胞瘤和浆细胞样树突状细胞的反应性增殖（菊池病）；浆细胞样树突状细胞 CD123+/HLA-DR+；嗜碱性粒细胞 CD123+/HLA-DR-	IHC, FC
CD138	跨膜硫酸乙酰肝素蛋白多糖，调节细胞信号，细胞基质相互作用，细胞骨架的组织（syndecan-1）	浆细胞	浆细胞肿瘤；B 细胞淋巴瘤；浆细胞分化；良性浆细胞的鉴定；吲哚妥昔单抗的靶点	IHC, FC
CD163	血红蛋白/结合珠蛋白复合物清除剂受体，也可以作为细菌的固有传感器（MM130）	单核细胞和巨噬细胞	良性和恶性组织细胞增生	IHC
CD200	免疫球蛋白超家族的膜糖蛋白，免疫抑制，抗肿瘤活性（OX-2，MOX2）	B 细胞、T 细胞亚群、胸腺细胞、内皮	慢性淋巴细胞性白血病（CD200+）与套细胞淋巴瘤（CD200-）的鉴别，仅有少数病例为 CD200+；毛细胞白血病	FC

表 17.3（续）

标记	分子 / 蛋白质作用 （其他名称或同义词）[a]	表达此标记的正常细胞类型 （仅用于血液病理学）	诊断应用	常用 技术
CD207	诱导 Birbeck 颗粒的形成，是 Ca²⁺ 依赖性凝集素，路由 / 处理抗原以递呈给 T 细胞，念珠菌属、酵母菌属和糠秕马拉色菌的受体，也可与 HIV 结合	朗格汉斯细胞	朗格汉斯细胞组织细胞增生症；朗格汉斯细胞肉瘤；鉴别朗格汉斯细胞组织细胞增生症（CD207+）和不确定的细胞组织细胞增生症 / 肿瘤（CD207−）	IHC
CD235a	红细胞膜唾液糖蛋白、恶性疟原虫受体（糖蛋白 A）	红系前体和成熟红细胞	红系和成熟红细胞白血病的鉴定；噬血细胞性淋巴组织细胞增生症巨噬细胞胞浆阴性显像	IHC, FC
CD274	PD-1 的免疫受体配体，T 细胞激活的负调节因子（PD-L1，B7-H1）	多种细胞类型，包括树突状细胞和巨噬细胞	预测性标记物对 PD-L1 抑制剂的反应；非霍奇金淋巴瘤、组织细胞病和霍奇金淋巴瘤	IHC
CD279	免疫球蛋白超家族的细胞受体，通过抑制 T 细胞活性来下调免疫反应，防止自身免疫（程序性细胞死亡蛋白 1 或 PD-1）	滤泡辅助性 T 细胞、前 B 细胞（成熟后丢失）	血管免疫母细胞性 T 细胞淋巴瘤；预测性标记物对 PD-1 抑制剂的反应；非霍奇金淋巴瘤、组织细胞病和霍奇金淋巴瘤（纳武单抗、帕博利珠单抗）	IHC
ALK-1	间变性淋巴瘤激酶 -1，胰岛素受体超家族的受体酪氨酸激酶，细胞发育，结合多效肽（CD246）	通常不在造血细胞中表达	ALK+ 间变性大细胞淋巴瘤（各种易位和 ALK 亚细胞定位）；ALK+ 大 B 细胞淋巴瘤罕见；ALK+ 组织细胞增生症（Erdheim-Chester 病和幼年黄色肉芽肿）	IHC
Annex-in-A1（膜联蛋白 A1）	Ca²⁺ 结合蛋白，抑制 PLA2 和 PKC，在细胞信号传导、分化、抗炎（LPC1）中起作用	髓细胞、T 细胞亚群、巨噬细胞	毛细胞白血病；B 细胞或其他 B 细胞淋巴瘤阴性	IHC
bcl-2	B 细胞淋巴瘤 -2，线粒体膜蛋白、抗凋亡功能阻断 Bax 和 Bak，以及细胞色素 C 向细胞质释放	T 细胞	大多数小淋巴细胞淋巴瘤呈阳性，20%~30% 弥漫性大 B 细胞淋巴瘤，滤泡性淋巴瘤滤泡 bcl2+/ 反应性滤泡增生滤泡 bcl2-，ALK+ 间变性大细胞淋巴瘤；在一定程度上与 BCL2 基因重排有关	IHC
bcl-6	抑制 STAT 依赖的 IL-4b 细胞反应的转录，在幼稚 T 细胞向滤泡辅助性 T 细胞分化中的作用	生发中心 B 细胞和 T 细胞、滤泡辅助性 T 细胞	生发中心源性 B 细胞淋巴瘤，即滤泡性淋巴瘤、弥漫性大 B 细胞淋巴瘤亚型、血管免疫母细胞性 T 细胞淋巴瘤；LP 细胞呈阳性，霍奇金 /R-S 细胞阴性	IHC
BOB1	B 细胞特异性八聚体结合蛋白 -1，OCT2 的 B 细胞转录因子辅激活子	B 细胞、活化 T 细胞	B 细胞在组织中的分布；B 细胞淋巴瘤呈阳性，经典霍奇金淋巴瘤通常为阴性，结节淋巴细胞为主型霍奇金淋巴瘤呈阳性	IHC
BRAF-VE1	突变型 BRAF V600E，RAS/RAF/MAPK 通路与细胞分裂和分化有关	通常不在造血细胞中表达	毛细胞白血病阳性（约 99%）；朗格汉斯细胞组织细胞增生症（50%~70%）；Erdheim-Chester 病（50%）；滤泡树突状细胞肉瘤和组织细胞肉瘤（罕见）	IHC
Calretinin（钙网膜蛋白）	钙²⁺ 结合蛋白，细胞内信号（钙，来自钙；视网膜素，来自视网膜）	肥大细胞、树突状细胞亚群	肥大细胞在组织中的分布或存在	IHC
Clusterin（集簇蛋白）	伴侣蛋白，肿瘤进展，凋亡碎片清除（载脂蛋白 J）	滤泡树突状细胞、间变性大细胞淋巴瘤	FDC 肉瘤，结节性淋巴细胞为主型霍奇金淋巴瘤和血管免疫母细胞性 T 细胞淋巴瘤中 FDC 的扩张，3 级滤泡性淋巴瘤滤泡结构的保留，HIV 淋巴结病中的 FDC 耗竭，间变性大细胞淋巴瘤	IHC
巨细胞病毒	人类疱疹病毒 -5 dsDNA 病毒	感染细胞	造血器官感染、移植后感染等；细胞核和 / 或细胞质阳性，淋巴结或骨髓不常见	IHC
c-myc	转录因子，参与细胞周期进程、凋亡、细胞转化	不同谱系造血细胞中的罕见表达	Burkitt 淋巴瘤阳性（80%~85%）；弥漫性大 B 细胞淋巴瘤，尤其是间变性变异体（30%）	IHC

表 17.3（续）

标记	分子/蛋白质作用 （其他名称或同义词）[a]	表达此标记的正常细胞类型 （仅用于血液病理学）	诊断应用	常用技术
CXCL13	趋化因子（C-X-C 基序）配体 13，与 CXCR5 相互作用（B 淋巴细胞趋化剂 -1 或 BLC-1）	滤泡树突状细胞、滤泡辅助性 T 细胞	FDC 肉瘤；血管免疫母细胞性 T 细胞淋巴瘤的肿瘤性 T 细胞呈阳性，通常不突出扩张的 FDC 网	IHC
Cyclin D1（G1/S-特异性周期蛋白 -D1）	调节细胞周期 G1/S 转换所需的 CDK4 和 CDK6（BCL1，旧名 PRAD1，来自甲状旁腺腺瘤）	巨噬细胞、内皮细胞、树突状细胞和巨噬细胞亚群	套细胞淋巴瘤（异质标记）；毛细胞白血病（弱标记）；浆细胞肿瘤，特别是小细胞变异（强扩散标）	IHC
DBA44	膜抗原	B 细胞亚群	对毛细胞白血病和脾边缘区淋巴瘤的鉴别无义	IHC
EBER	EB 病毒；EBER-EB 病毒编码的小 RNA；结合宿主核糖核蛋白的非编码 RNA，可能是细胞转化和肿瘤发生（Epstein-Achong-Barr 病毒）	通常不表达于造血细胞，偶尔见于扁桃体和淋巴结中罕见的小淋巴细胞	如果只有 EBER+：潜伏 I 型；如果 EBER+/LMP-1+：潜伏期 II 型；EBER+ 在几种血液肿瘤中：B 细胞淋巴瘤（Burkitt 淋巴瘤，LyG，浆细胞增生性淋巴瘤，弥漫性大 B 细胞淋巴瘤的亚型）；T 细胞淋巴瘤（T-/NK 细胞淋巴瘤，血管免疫母细胞性 T 细胞淋巴瘤）；混合细胞和淋巴细胞丰富型经典霍奇金淋巴瘤；移植后 LPDs，免疫缺陷相关 LPDs，炎性假瘤的 FDC 肉瘤变体；间变性大细胞淋巴瘤总是阴性	ISH
EBV LMP1	EBV- 潜伏膜蛋白 -1；TNF 与 NF-κB 信号转导、细胞转化和肿瘤发生的同源物	通常不在造血细胞中表达	与 EBER 相同，但取决于潜伏类型 EBER+/LMP-1+；潜伏 II 型（经典霍奇金淋巴瘤、T-/NK 细胞淋巴瘤）；重要提示：如果 EBER 为阴性，LMP 不应为阳性	IHC
E- 钙黏蛋白	钙离子依赖性粘连物（粘连连接）	朗格汉斯细胞、红系前体	骨髓红系前体的鉴定；MDS 中红细胞分裂岛的识别；髓外造血红白血病；朗格汉斯细胞未经探索的用途；组织细胞增生/肉瘤	IHC
EGFR	表皮生长因子受体，受体酪氨酸激酶 ErbB 家族，结合 EGF（Her-1）	通常不在造血细胞中表达	Castleman 病亚型（透明血管和浆细胞）的 FDC 网呈阳性，而在正常 FDC 和伴有 FDC 增殖的淋巴瘤中 FDC 肉瘤呈阴性	IHC
EMA	上皮膜抗原；作为病原体的黏膜屏障，参与细胞内信号传导，抑制钙黏蛋白 - 连环蛋白复合物（MUC1，CD227，CA15-3）	浆细胞亚群	结节性淋巴细胞为主型霍奇金淋巴瘤的 LP 细胞通常呈阳性；浆细胞肿瘤中可阳性；似乎有区别全身间变性大细胞淋巴瘤（EMA+）与皮肤型（EMA-）的作用	IHC
X III a 因子	游离血浆和细胞亚型，交联纤维蛋白，可能是细胞内信号（纤维蛋白稳定因子，Laki-Lorand 因子）	血小板（α 颗粒）、单核细胞和巨噬细胞	幼年黄色肉芽肿；其他组织细胞病呈可变阳性	IHC
FOXP1	叉头框蛋白 P1，发育转录因子，肿瘤抑制因子	T 细胞和胸腺细胞、B 细胞群、单核细胞	用于弥漫性大 B 细胞淋巴瘤亚分类的 Visco-Young 分型（CD10-/FOXP1+ 为非生发中心起源）	IHC
粒酶 B	细胞毒性颗粒中发现的丝氨酸蛋白酶，切割半胱氨酸蛋白酶，诱导细胞凋亡，能切割细胞外基质分子	CD8+T 细胞、成人 NK 细胞、大颗粒淋巴细胞、浆细胞样树突状细胞	CD8+T 细胞淋巴瘤、T-/NK 细胞淋巴瘤；T 细胞毒细胞在组织中的分布；间变性大细胞淋巴瘤通常呈阳性；母细胞浆细胞样树突状细胞肿瘤阴性	IHC
HHV-8	卡波西肉瘤相关疱疹病毒，dsDNA 病毒	感染细胞	点状核标记，LANA-1 或 2 蛋白；渗出性原发性淋巴瘤；多中心 Castleman 病；卡波西肉瘤	IHC
HSV 1/2	单纯疱疹病毒 1 和 2，dsDNA 病毒	感染细胞	淋巴结坏死或梗死区；可见于淋巴结慢性淋巴细胞白血病及坏死	IHC

标记	分子 / 蛋白质作用 （其他名称或同义词）^a	表达此标记的正常细胞类型 （仅用于血液病理学）	诊断应用	常用 技术
IgA	免疫球蛋白 A，二聚分子	浆细胞亚群	淋巴结 / 结外浆细胞瘤表达 IgA 惰性行为？ALK+ 大 B 细胞淋巴瘤若干例报告；黏膜相关淋巴组织中的浆细胞	IHC
IgD	免疫球蛋白 D	浆细胞亚群、套区细胞	识别边缘区淋巴瘤细胞浸润到反应性滤泡；在进行性转化生发中心时识别破裂滤泡	IHC
IgG	免疫球蛋白 G	大多数免疫母细胞和浆细胞	浆细胞、浆细胞样淋巴细胞、记忆 B 细胞；对 IgG4 相关疾病的血浆细胞进行定量分析	IHC
IgG4	免疫球蛋白 G 同型 4	IgG+ 浆细胞的小亚群	IgG4 相关疾病中的 IgG4+ 细胞计数（比率，每个高倍视野的 IgG4+ 浆细胞数量）	IHC
IgM	免疫球蛋白 M，五聚体 / 六聚体分子	浆细胞亚群	浆细胞样淋巴细胞和记忆性 B 细胞，淋巴浆细胞淋巴瘤	IHC
IRTA-1	Ig 超家族受体易位相关 1	边缘区细胞、单核样 B 细胞	边缘区淋巴瘤；正常边缘区细胞的识别	IHC
κ 轻链	κ 轻链 Ig	浆细胞；正常 κ：λ 为（3~4）：1	确定 B 细胞或浆细胞增殖的克隆性；IHC 通常显示一些背景染色，ISH 比较干净	IHC, FC, ISH
Ki-67	Kiel 抗体克隆 67（取自霍奇金淋巴瘤细胞株），控制异染色质组织、核仁突起，与组蛋白 H3（MIB-1 克隆）相互作用	细胞增殖，通常在生发中心的细胞	广泛应用于肿瘤增殖指数的测定，包括造血肿瘤；伯基特淋巴瘤，淋巴母细胞淋巴瘤，高级别 B 细胞淋巴瘤，通常 Ki-67 > 90%~95%	IHC
λ 轻链	λ 轻链 Ig	浆细胞，正常 κ:λ 比（3~4）：1；B 细胞（IHC 弱，FC 强）	确定 B 细胞或浆细胞增殖的克隆性；IHC 通常显示一些背景染色，ISH 比较干净	IHC, FC, ISH
LEF-1	淋巴增强因子结合因子 1，与 T 细胞受体 α 增强子相互作用的转录因子，参与 Wnt 信号传导	前 B 细胞、T 细胞	慢性淋巴细胞白血病 / 小淋巴细胞淋巴瘤阳性，其余小 B 细胞淋巴瘤阴性	IHC
LMO-2	仅限 Lim 域 2，红细胞生成与造血（菱形蛋白样 1）	生发中心 B 细胞、红系和髓系前体、巨核细胞、内皮细胞	滤泡性淋巴瘤阳性，其余小 B 细胞淋巴瘤阴性；T 型急性淋巴母细胞淋巴瘤阳性，正常胸腺或胸腺瘤阴性；各种急性髓系白血病阳性	IHC
溶菌酶	对革兰氏阳性细菌细胞壁上的肽聚糖残基进行催化的糖苷水解酶；亚历山大弗莱明（muramidase）创造的名字	巨噬细胞、中性粒细胞	急性粒单核细胞白血病；急性单核细胞白血病；单核细胞肉瘤	IHC
MAL	髓鞘与淋巴细胞蛋白，T 细胞信号转导中的候选连接蛋白；髓鞘生物发生（MYD88 相关蛋白）	T 细胞	原发纵隔大 B 细胞淋巴瘤	IHC
MUM-1	多发性髓系肿瘤癌基因 1B 细胞转录因子；成熟为浆细胞所需（干扰素调节因子 4 或 IRF4）	晚期中心细胞、免疫母细胞、浆细胞	浆细胞肿瘤；B 细胞淋巴瘤；浆细胞分化；良性浆细胞的鉴定；用于弥漫性大 B 细胞淋巴瘤亚分类的 Hans 分型（CD10-/bcl-/MUM1+ 为非生发中心起源）；伴有 IRF4 重排的大 B 细胞淋巴瘤（2016 年修订版 WHO 分类中的临时实体）	IHC
髓过氧化物酶	具有抗菌活性的溶酶体酶，由过氧化氢和氯离子生成次氯酸	中性粒细胞、嗜酸性粒细胞，在单核细胞、巨噬细胞中含量低	急性髓系白血病和急性粒单核细胞白血病；急性单核细胞白血病可能呈局灶性阳性；髓系肉瘤；粒细胞鉴定	IHC, FC
MNDA	髓细胞核分化抗原；对干扰素的特异性反应（PYHIN3）	粒细胞和单核细胞	边缘区淋巴瘤和 CLL/SLL 阳性，其余小 B 细胞淋巴瘤阴性；皮肤白血病阳性，浆细胞样树突状细胞瘤阴性	IHC

表 17.3（续）

标记	分子 / 蛋白质作用 (其他名称或同义词) a	表达此标记的正常细胞类型 (仅用于血液病理学)	诊断应用	常用技术
OCT2	八聚体转录因子 2，结合 Ig 基因启动子中的八聚体序列（POU2F2）	B 细胞	组织中 B 细胞的鉴定；结节性淋巴细胞为主型霍奇金淋巴瘤阳性，经典霍奇金淋巴瘤阴性；大多数 B 细胞淋巴瘤	IHC
p53	参与细胞周期调控、凋亡和基因组稳定性有关的机制	不同谱系造血细胞的罕见弱表达	多种造血疾病（MDS、白血病、淋巴瘤）呈强阳性，通常与侵袭性行为有关	IHC
p63	p53 转录因子家族成员，在皮肤和心脏发育、干细胞调控中发挥多重作用	通常不在造血细胞中表达	p63 对伴有 TP63 重排的 ALK 间变性大细胞淋巴瘤是一个很好的筛查方法，但并不完全特异；大 B 细胞淋巴瘤的小亚群可能不同地表达 p63，也可能是原发性纵隔 LBCL	IHC
细小病毒	细小病毒 B19 家族和亚科细小病毒科（细小病毒小，4~6 kb），ssDNA 病毒	感染细胞	有核内含物的幼红细胞增大	IHC
PAX5	在胚胎发育过程中参与 B 细胞、神经和原始细胞发育的成对 PAX5 转录因子，后来成为 B 细胞系特异性（B 细胞系特异性激活蛋白或 BSAP）	从前 B 细胞到所有成熟 B 细胞，胸腺髓质的"星形"细胞	全 B 细胞淋巴瘤；浆细胞肿瘤呈阴性或弱阳性；可用于检测利妥昔单抗治疗后残留淋巴瘤；经典霍奇金淋巴瘤弱表达，结节性淋巴细胞为主型霍奇金淋巴瘤强表达；B 细胞在组织中的分布； ALK- 间变性大细胞淋巴瘤罕见弱阳性；低级别 B 细胞淋巴瘤（转分化）引起的组织细胞肿瘤的弱表达	IHC
穿孔素	细胞膜孔形成蛋白，存在于细胞毒性 T 细胞颗粒中，允许蛋白酶扩散到靶细胞（穿孔素 -1）	CD8+T 细胞、NK 细胞、大颗粒淋巴细胞	CD8+T 细胞淋巴瘤、T-/NK 细胞淋巴瘤；间变性大细胞淋巴瘤通常呈阳性；T 细胞毒细胞在组织中的分布	IHC
膜黏蛋白	黏蛋白型表面糖蛋白，其丢失会使足细胞突起变平，因此在其他物种中同源蛋白的名称是流感病毒受体（D2-40）	滤泡树突状细胞、淋巴管内皮细胞	FDC 肉瘤，结节性淋巴细胞为主型霍奇金淋巴瘤和血管免疫母细胞性 T 细胞淋巴瘤中 FDC 的扩张，3 级滤泡性淋巴瘤滤泡结构的保留，HIV 淋巴结病中的耗尽型 FDCs，脾或淋巴结淋巴管瘤	IHC
S100	溶于 100% 饱和硫酸铵，Ca²⁺ 结合蛋白功能和具有多种功能（磷酸化、Ca²⁺ 稳态、细胞生长、分化、细胞骨架维持）	朗格汉斯细胞、指状树突状细胞、巨噬细胞亚群	朗格汉斯细胞组织细胞增生症，朗格汉斯细胞肉瘤，Rosai-Dorfman 病，Erdheim-Chester 病局灶性弱到阴性，指状树突状细胞肉瘤	IHC
SOX11	SRY 相关 HMG-box-11 转录因子；在胚胎发育、神经发育和肿瘤发生中的作用	通常不在 B 细胞和其他造血细胞中表达	特别有助于 cyclin- 套细胞淋巴瘤诊断	IHC
TCL1	转录因子，参与细胞周期进程、凋亡、细胞转化	胸腺双阴性细胞、前 B 细胞和幼稚 B 细胞、在成熟的 B 细胞丢失；浆细胞样树突状细胞	T 淋巴母细胞白血病；各种 B 细胞淋巴瘤，包括慢性淋巴细胞白血病和伯基特淋巴瘤，母细胞性浆细胞样树突状细胞瘤	IHC

缩写：CD，分化簇；Ig，免疫球蛋白；TCR，T 细胞受体；NK，细胞自然杀伤细胞；MHC，主要组织相容性复合体；CALLA，常见急性淋巴细胞白血病抗原；BCR，B 细胞受体；EBV，EB 病毒；HIV，人类免疫缺陷病毒；HTLV-1，人类 T 细胞白血病病毒 1；TNF，肿瘤坏死因子；MDS，骨髓增生异常综合征；FDC，滤泡性树突状细胞；PLA2，磷脂酶 A2；PKC，蛋白激酶 C；CDKcyclin，依赖性激酶；RNA，核糖核酸；HCV，丙型肝炎病毒；LPD，淋巴增生性疾病；HPF，高倍视野；ds，双链；ss，单链 DNA 病毒；kb，千碱基；vWF，von Willebrand 因子

我们必须强调，IHC 的使用不应以随机方式进行，而应使用在对血淋巴样肿瘤进行全面形态学评估后，预先选择相关标志物。同样，如果病变在形态没有提示特定的淋巴瘤，则最好的做法是先使用广谱 T 细胞标记物和广谱 -B 细胞标记物开始进行 IHC 评估，CD3 和 CD20 分别用于评估淋巴结中淋巴细胞主要亚型的数量和分布。淋巴结和结外部位的反应性淋巴样病变通常由 T 细胞和 B 细胞（通常为 T 细胞 > B 细胞）的混合细胞成分组成，这些标志物表明淋巴结中 CD3+（副皮层区）和 CD20+（皮质、滤泡）细胞分布（图 17.13~17.15）。因此，淋巴样细胞浸润中，B 细胞数量的显著增加应引起对 B 细胞淋巴瘤的怀疑，而丰富的 T 细胞（包括 T 细胞抗原丢失）和 B 细胞相对减少，要引起对 T 细胞淋巴瘤的怀疑。而且，某些的异常表达在不应发现它们的位置，也可能指示病理状况（bcl-2+ 的生发中心，bcl-6+ 和 CD10+ 的滤泡间区域等）（图 17.16）。在单个载玻片中使用免疫组织化学双重标记，通常是一个核标记物和一个胞质标记物，在病理学实验室中使用不同标记，可能会产生不同的结果，但都取决于实验室（图 17.34）。当可用于检测的组织较少时，IHC 双标很有用。

数字化分析是病理学和 IHC 评估中另一个重要的新工具，该工具对于获得更准确的定量和指数（例如，Ki-67 的增殖指数）非常有用。精确的 Ki-67 的定量可以通过对肿瘤热点区域进行数字分析来计算，并获得精确的数值结果，这比传统的肉眼估计要可靠得多。如图 17.35 所示例。

流式细胞术

该技术也已成为诊断血淋巴肿瘤的标准工具。流式细胞术的优势在于可以用于新鲜标本（外周血、骨髓抽吸物、体液、组织的细胞悬浮液），并且可以在数小时内分析结果。流式细胞术还可以检测形态学上无法观察到的恶性细胞的微小克隆和微小残留疾病。

流式细胞术是一种基于免疫学的方法，可测量悬浮液中细胞的不同参数。细胞用标记有荧光色素的抗体进行标记，例如异硫氰酸荧光素（FITC）、藻红蛋白（PE）、橄榄木素 - 叶绿素（PerCP）和别藻蓝蛋白（APC）。被标记的细胞在机器中进入一条窄流或水流（因此得名），被一个或多个激光器的光相交，细胞的荧光由一组固定的检测器。将获得的信息绘制成图表，以检测细胞的大小（光的前向散射，FSC）、细胞的粒度或复杂性（光的侧向散射，SSC），以及每个细胞表面的抗体荧光强度（阴性、弱阳、强阳）。细胞内抗原［免疫球蛋白（Ig）κ 和

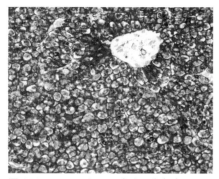

图 17.34　CD5+ 大 B 细胞淋巴瘤免疫组化双标，CD5（胞质红色，碱性磷酸酶）和 PAX5（核棕色，过氧化物酶）

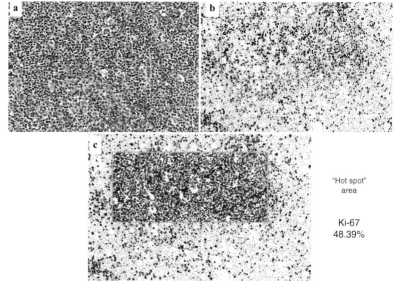

图 17.35　利用数字成像技术对 Ki-67 进行定量分析。（a）边缘区淋巴瘤具有小细胞形态，但核分裂增多，为高度恶性淋巴瘤。（b）Ki-67 免疫染色显示局部区域增殖增加，估计约 30%。通过对"热点"区域的数字成像进行量化，计算出的增殖指数高于传统的"目测法"所估计的增殖指数，并支持对高增殖淋巴瘤和可能更坏行为的淋巴瘤的解释

λ轻链，细胞质 CD3，细胞质 Ig，髓过氧化物酶，TdT）可以在细胞破膜后使抗体接触到这些抗原，并通过流式细胞术进行测量。机器检测器捕获所有这些信息，然后将其转换成通常表示两个参数的图，并显示研究中的细胞群分布。将这些群的结果与正常对照中观察到的已知模式进行比较，并且每个实验室都有针对每个参数的特定阈值设置。可以在流式细胞术中评估的不同特征包括：①特定细胞群体数量的增加；②具有标记物限制的细胞群；③标记缺失；④异常标记的存在；⑤抗原强度异常。

通过鉴定 B 细胞表面或浆细胞细胞质中 Ig κ 或 λ 轻链的单克隆性或缺失，可以很容易地建立通过流式细胞术对 B 细胞淋巴瘤或浆细胞瘤的鉴定（图 17.36 和 17.37）。特异性 T 细胞受体（TCR）蛋白的限制性 / 克隆性以及 T 细胞表面抗原的异常丢失，有助于 T 细胞淋巴瘤的诊断（图 17.38 和 17.39）。当一群细胞表现出上述特征时，流式细胞术是有用的，但是当

结果不确定或未检测到异常时，该技术就需要商榷。病理医生应意识到这种技术的潜在缺陷，包括样本量少，可产生假阳性结果的坏死样本，样本偏倚，抗体与细胞表面的非特异性结合，抗体设置不足，流式设备的阈值以及门控不足等。

由于上述几点，我们建议当通过形态学方法诊断淋巴瘤时，流式细胞术的阴性结果不应影响形态学解释。另一方面，如果组织难以用形态学解释（细胞伪影，有限的样本），并且流式细胞术检测到异常的 B 细胞或 T 细胞，则应在最终诊断中高度怀疑淋巴瘤。

细胞遗传学（核型分析）和荧光原位杂交（FISH）

这些技术不仅已成为诊断血液病理学的基本组成部分，而且已成为某些造血肿瘤的重要预后指标。只能使用在无菌条件下收集的新鲜组织进行核型分析，而新鲜组织、未染色的刮片或福尔马林固定的石蜡包埋（FFPE）组织则可以用于 FISH。染色体核型制备

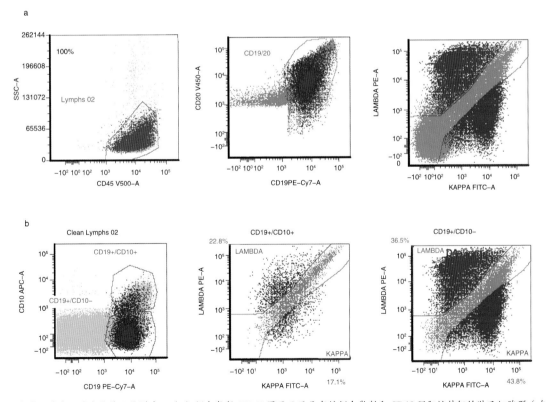

图 17.36　流式细胞术，反应性淋巴结增生。（a）侧向散射 /CD45 图显示了具有低侧向散射和 CD45 强阳性特征的淋巴细胞群（左图）。CD19/CD20 图用于门控成熟的 B 细胞（中图）。成熟的 B 细胞显示出 κ 和 λ 表面轻链的表达，这证实了 B 细胞群是多克隆的（右图）。（b）CD10/CD19 图用于评估 CD10（生发中心）共表达的 B 细胞（CD19+）的重要性。CD10（左图）。CD10+ 和 CD10- 的 CD19+B 细胞表达相似数量的 κ 和 λ 表面轻链，证实它们是多克隆的。CD19+/CD10+B 细胞是生发中心细胞，而不是淋巴瘤细胞（中图）

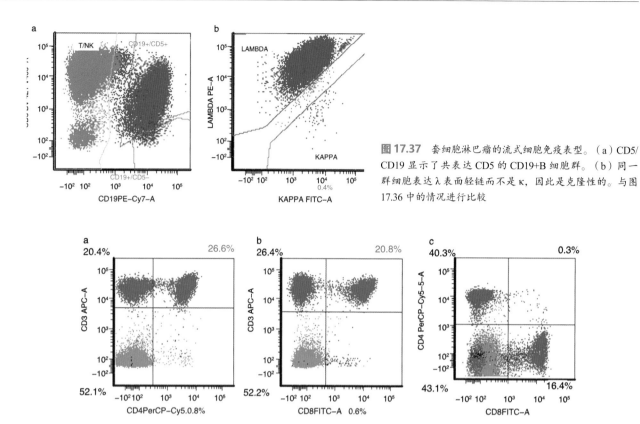

图 17.37　套细胞淋巴瘤的流式细胞免疫表型。（a）CD5/CD19 显示了共表达 CD5 的 CD19+B 细胞群。（b）同一群细胞表达 λ 表面轻链而不是 κ，因此是克隆性的。与图 17.36 中的情况进行比较

图 17.38　流式细胞术，在反应性淋巴结中的正常 T 细胞。CD3/CD4（a）和 CD3/CD8（b）图显示，所有 T 细胞（蓝色高亮显示）均为 CD3+，其中有一个 CD4+ 亚群和一个 CD8+ 亚群。CD4 与 CD8 的比率约为 1∶1，可以认为是正常的。没有 CD3 丢失或异常弱表达的 T 细胞。（c）该图显示了 CD4 和 CD8 表达的正常模式，并且没有存在异常的表型：即共表达 CD4 和 CD8 的 T 细胞

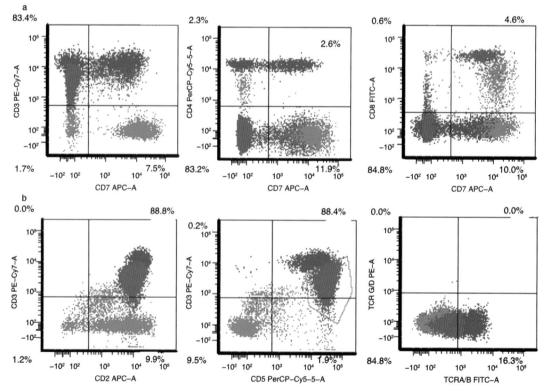

图 17.39　流式细胞术，T 细胞淋巴瘤。（a）CD3/CD7 图显示弱表达 CD3 和 CD7- 的 T 细胞簇（左图，粉红色突出显示）。CD4/CD7 和 CD8/CD7 图显示异常的 CD7- T 细胞均为 CD4-，大多数为 CD8-（中央和右侧）。（b）异常的 CD3 弱 /CD7- T 细胞群体 CD2+，CD5+（左图和中图）并 TCRα/β+，TCRγ-δ-（右图）。以蓝色突出显示的 CD3+T 细胞群，没有 TCR α/β 表型的诊断异常

的详细说明不在本章范围之内，但此处简要介绍。从新鲜组织样品中收集的细胞在专门的培养基中生长。然后通过添加秋水仙碱以在中期停止细胞分裂而人工或自动收集它们，并用低渗溶液使细胞破裂。固定后，将细胞悬液滴在载玻片上，使染色体散布在玻璃表面上（滑落）。玻片随后用利什曼 - 吉姆萨（Leishman-Giemsa）染色，根据每个染色体区域中存在的染色质类型（G 显带），吉姆萨将染色体染色呈带状。

染色体被配对和分析。这项技术对于检测大于几个兆碱基的总体染色体异常非常有用，例如缺失、重复、易位等。国际人类细胞基因组命名系统（ISCN）概述了染色体分析的命名法，该系统出版了手册，定期更新有关遗传疾病的信息。

FISH 利用 DNA 的互补来使用具有特定序列的探针，这些特定序列将与靶基因或染色体部分结合。探针通常用荧光分子标记，该荧光分子通过使用荧光显微镜检测信号。简而言之，FISH 需要执行以下步骤：加热样品（培养细胞、未染色的刮片、骨髓涂片或细胞涂片载玻片、冷冻切片、FFPE）以解开细胞核 DNA。将与目标区域互补的特定探针（可以自制或可商购）与样品一起孵育，并在 37℃的温度下杂交。探针可以分别用 FITC 或若丹明标记，分别发出绿色和红色信号。孵育后，将载玻片清洗以除去多余的探针，然后根据所用的探针荧光染料，用蓝色 DAPI（4,6- 二脒基 -2- 苯基吲哚）或红色碘化丙啶染色。然后使用荧光显微镜阅片。在血液病理学中，常用的探针包括融合探针和断裂探针。当应该彼此分开的两个信号（一个绿色，一个红色）重叠或太靠近并给出黄色信号（绿色和红色的组合）时，融合探针被视为阳性。另一方面，可分离探针包含一个用于同一基因区域（足够接近以至于黄色）的两种颜色（绿色和红色）的探针，如果出现基因重排，则将导致分开的绿色和红色分裂。表 17.4 总结了在 B 细胞淋巴瘤中检测到的最常见的细胞遗传学异常和 FISH 结果。

分子的方法

由于该领域对血液病理学的影响，2016 年修订的世界卫生组织（WHO）血淋巴分类已将分子结果纳入了几个类型的定义，并将其作为良好或不良预后标志物。

聚合酶链反应

PCR 的原理是在受控系统中将几条脱氧核糖核酸（DNA）扩增成数百万个拷贝，该系统包含模板 DNA，一组引物，聚合酶和反应底物。通过突然改变热循环仪中系统的温度来利用 DNA 的物理特性，该温度将使 DNA 链在约 90℃时打开（变性），引物与模板 DNA 链在约 90℃处对齐。68℃（退火），并在约 72℃（延伸）下通过聚合酶掺入核苷酸并形成新的 DNA 链。重复此循环数次，导致 DNA 扩增。目前在血液病理学中使用了更现代，更复杂的 PCR 变体，包括逆转录酶 PCR(RT-PCR)，实时或定量 PCR(qPCR)和核糖核酸 PCR（RNA-PCR）。这些技术具有很高的敏感性和特异性，除 RNA-PCR 以外，大多数技术均可用于新鲜、冷冻或 FFPE 组织，该技术更适合于非固定样本。

Ig 重链（IGH）基因和 T 细胞受体基因重排的检测

B 细胞和 T 细胞都经历了 V（D）J 重组过程，分别发生在 IGH 和 T 细胞受体基因中。IGH 基因（位于 14q）和 TRB 基因（位于 7q）在其可变区中包含多个 V，D 和 J 区段。这些基因片段首先作为一个 D 基因与 J 基因片段（DJ）重组，然后 DJ 片段与 V 基因片段（VDJ）重组。因为任何一个基因片段都可以彼此重组，所以存在无限重排的可能性，允许 Ig 和 T 细胞受体蛋白发生变异。TRG 基因（位于 7p）也发生类似的重排，但仅包含 V 和 J 基因片段。B 细胞和 T 细胞淋巴瘤的克隆性检测是通过使用已知的 V 基因区域衍生的引物与荧光标记的 J 引物的混合物评估由 PCR 产生的 DNA 产物的数量和大小来完成的。一个峰表明在研究的大多数细胞中 IGH 相同（单克隆），而检测到多个可变大小的峰则表明细胞群包含多种基因重排并且是多克隆的。该测定的灵敏度取决于背景多克隆细胞的数量，在 100 到 10 000 淋巴细胞之间有 1 到 10 000 之间。值得一提的是，在 T 细胞淋巴母细

表 17.4　淋巴瘤和浆细胞肿瘤最常见的染色体异常和相关的细胞遗传学改变

淋巴瘤	染色体异常	涉及基因	频率
B 细胞淋巴瘤			
Burkitt 淋巴瘤	t（8;14）（q24;q32） t（2;8）（p12;q24） t（8;22）（q24;q11）	MYC/IGH IGK/MYC MYC/IGL	约85% 两者约15%
弥漫大 B 细胞淋巴瘤	t（3;14）（q27;q32） t（14;18）（q32;q21） t（8;14）（q24;q32）	BCL6/IGH IGH-BCL2 MYC/IGH	约35% 15%~30%
滤泡性淋巴瘤	t（14;18）（q32;q21） t（3;14）（q27;q32）	IGH-BCL2 BCL6/IGH	约90%
MALT 淋巴瘤	t（11;18）（q21;q21） t（14;18）（q32;q21） t（1;14）（p22;q32） Trisomy 3/gain 3q	API2/MALT IGH/MALT BCL10/IGH	约30% 5%
套细胞淋巴瘤	t（11;14）（q13;q32）	CCND1-IGH	> 95%
淋巴浆细胞淋巴瘤	t（9;14）（p13;q32）	PAX5/IGH	极少见
脾边缘区淋巴瘤	Trisomy 3q 缺失 / 易位 7q32 等色体 17q		85% 40%
浆细胞肿瘤 / 髓系肿瘤	t（4;14）（p16;q32） t（6;14）（p21;q32） t（11;14）（q13;q32） t（14;16）（q32;q23） t（14;20）（q32;q11）	FGFR3-MMSET CCND3-IGH CCND1-IGH IGH-MAF IGH-MAFB	约12% 5% 15%~20% 5%~10% 5%
T- 细胞淋巴瘤			
间变性大细胞淋巴瘤	2p23 重排 t（2;5）（p23;q35） t（1;2）（q25;p23）	ALK/ 多伴侣 NPM/ALK TPM/ALK	70%~75% 约20%
前 T 淋巴母细胞白血病	14q11 重排 t（X;14）（q28.q11） inv 14（q11;q32）	TCRA/TCL1	二者约90% 的病例
肝脾 T 细胞性淋巴瘤	i（7q）（q10） 三体 8	TCRA	

胞性白血病中可能检测到了 IGH 重排，因此对于未成熟的淋巴样肿瘤，谱系不确定。类似地，由于较大的序列变异性，在该测定法中可能未检测到显示出广泛的 IGH 体细胞高突变的 B 细胞淋巴瘤，例如滤泡性淋巴瘤。同样，由于 DNA 质量差或片段化，在 FFPE 组织中使用 PCR 可能会产生阴性结果。因此，在通过形态学确诊的真正淋巴瘤病例中，IGH、TRB 或 TRG 基因重排结果也可能为阴性。

测序技术

测序可确定 DNA 分子中存在的核苷酸的确切顺序（或序列）。对 DNA 进行测序的方法有多种，包括 Sanger（或第一代）测序和二代测序（NGS）。传统的 Sanger 测序是一种基于模板的测序方法，该方法使用双脱氧链终止和毛细管凝胶电泳来确定 DNA

序列。由于这些原因，一代测序具有很高的保真度，仍然是测序的金标准方法。NGS 方法包括焦磷酸测序、合成测序、连接测序和离子半导体测序。这些更新的技术应用实时核苷酸测序，并且基于各种方法。NGS 是最新的测序技术，使用基于固体表面的扩增技术进行高通量测序，从而评估多个样品（大规模平行测序），并且覆盖范围最广。尽管这些技术可在相对较短的时间内提供大量数据，但必须由经验丰富的病理医生进行分子病理学培训才能进行解释，而且试剂和设备价格昂贵。NGS 当前仅在大型学术医疗机构或大型私人实验室中可用，而在大多数标准病理实验室中则没有应用。表 17.5 总结了 NGS 的每种技术的原理及进行的分子测试。表 17.6 列出了 M.D. Anderson 癌症中心在血液病理学上的临床应用。

表 17.5　二代测序

方法	原则
焦磷酸测序	释放焦磷酸（PPi）作为每个核苷酸并入新 DNA 链的一部分。PPi 激活几种酶促反应，最终导致荧光素酶产生光。所发射的光的量被测量并且可以被量化
合成测序	每个核苷酸都用不同的荧光染料标记。当核苷酸与 DNA 链结合时，荧光标记被切割并记录发射的光。每个添加的核苷酸重复这个过程
连接测序	DNA 序列中某一特定位置的核苷酸是由 DNA 连接酶（而不是聚合酶）根据酶的错配敏感性来鉴定的
离子半导体测序	在将每个核苷酸并入模板 DNA 期间释放的氢离子（H^+）的浓度由离子传感器测量。每个核苷酸释放不同量的 H^+，因此，测量的 pH 值是不同的

表 17.6　常规对血液肿瘤进行分子检测

急性白血病易位通道的纳米流体学筛查

RUNX1-RUNX1T1/t（8;21）融合转录检测（定量 RNA-PCR）

Cyclin D1/BCL1/t（11;14）基因重排，PCR

t（14;18）IGH-BCL2、融合检测、定量 PCR

t（9;22）（q34;q11.2）；BCR-ABL1，定量转录分析

ABL1 激酶结构域突变分析

BRAF 突变分析

Inv（16）（p13.1q22）；CBFB-MYH11 融合转录检测

应用多态性微卫星标记（移植后）、PCR 评价嵌合性

CALR 突变分析

CSF3R – 618 突变分析

CSF3R 突变分析

CTNNB1 突变分析

CXCR4 突变分析

CXCR4-338 突变分析

DNMT3A 外显子 23 突变分析

EGFR 突变分析

EB 病毒定量 / 病毒载量（血浆）

FIP1L1-PDGFRA 融合转录检测，RNA-PCR

FLT3 突变分析，PCR

HRAS 突变分析

免疫球蛋白重链（IGH）基因重排，PCR

IDH1 突变分析

IDH2 突变分析

JAK2 p.V617F 突变分析

表 17.6（续）

JAK2- 外显子 12 突变分析

AML（外显子 17）中 KIT 突变分析

肥大细胞病 KIT 突变检测（定性）

KRAS 密码子 146 突变分析

MAP2K1 突变分析

MPL 突变分析

MYD88 密码子 265 突变分析

NPM1 突变分析（外显子 12），PCR

PDGFRA 突变分析

PIK3CA 突变分析

PML-RARA/t（15;17）融合转录检测（定量 RNA-PCR）

肿瘤 RAS 突变检测

体细胞超突变分析，IGH，测序

T 细胞受体 γ（TCRG）基因重排（PCR）

T 细胞受体 β（TCRB）基因重排（PCR）

T315I BCR-ABL 突变分析（定量）

TP53 突变分析

2016 年世界卫生分类（WHO）淋巴造血肿瘤修订版

这是 2008 年 WHO 分类标准的最新更新。对于非霍奇金淋巴瘤，WHO 分类的 2016 年修订版包括了淋巴瘤发生早期的各种病变的新概念，完善了几种疾病的诊断标准，并纳入了临床相关且与治疗相关的遗传和分子有关列出的大量疾病的信息。霍奇金淋巴瘤的分类没有发生很多变化。有关成熟的淋巴、组织细胞和树突状细胞瘤的最新分类建议，请参见表 17.7。骨髓肿瘤的最新分类在"骨髓"中讨论。

表 17.7　2016 年修订的世界卫生组织（WHO）对成熟淋巴、组织细胞和树突状细胞肿瘤的分类

成熟 B 细胞淋巴瘤
慢性淋巴细胞白血病 / 小淋巴细胞淋巴瘤
单克隆 B 细胞淋巴细胞增生症
B 细胞前淋巴细胞白血病
脾脏边缘区淋巴瘤
毛细胞白血病
脾脏 B 细胞淋巴瘤 / 白血病，未分类：脾脏弥漫红髓 B 细胞淋巴瘤、毛细胞白血病变异型

表 17.7（续）

淋巴浆细胞淋巴瘤：华氏巨球蛋白血症
不确定意义的单克隆免疫球蛋白病（MGUS），IgM [a]
μ 重链病
γ 重链病
α 重链病
不确定意义的单克隆免疫球蛋白病（MGUS），IgG/A [a]
浆细胞髓系肿瘤
骨孤立性浆细胞瘤
骨外浆细胞瘤
单克隆免疫球蛋白沉积病 [a]
结外黏膜相关组织边缘区 B 细胞淋巴瘤（MALT 淋巴瘤）
结内边缘区淋巴瘤：儿童结内边缘区淋巴瘤
滤泡性淋巴瘤：原位滤泡性瘤变 [a]、十二指肠型滤泡性淋巴瘤 [a]
儿童型滤泡性淋巴瘤 [a]
具有 IRF4 重排的大 B 细胞淋肿瘤 [a]
原发皮肤滤泡中心细胞淋巴瘤
套细胞淋巴瘤：原位套细胞瘤变 [a]
弥漫大 B 细胞淋巴瘤（DLBCL），NOS：生发中心 B- 细胞型 [a]、活化 B 细胞型 [a]
富于 T 细胞 / 组织细胞大 B 细胞淋巴瘤
原发中枢神经系统 DLBCL
原发皮肤 DLBCL，腿型
EBV+DLBCL，非特指 [a]
EBV+ 黏膜皮肤溃疡 [a]
慢性炎症相关的 DLBCL
淋巴瘤样肉芽肿
原发纵隔（胸腺）弥漫大 B 细胞淋巴瘤
血管内大 B 细胞淋巴瘤
ALK+ 大 B 细胞淋巴瘤
浆母细胞淋巴瘤
原发渗出性淋巴瘤
HHV8+DLBCL，NOS [a]
Burkitt 淋巴瘤
具有 11q 异常的 Burkitt 样淋巴瘤 [a]
高级别 B 细胞淋巴瘤，伴有 MYC 以及 BCL2 和 / 或 BCL6 重排 [a]
高级别 B 细胞淋巴瘤，NOS [a]
B 细胞淋巴瘤，特征介于弥漫大 B 细胞淋巴瘤和经典霍奇金淋巴瘤之间，不能分类

表 17.7（续）

成熟 T 和 NK 肿瘤
T 细胞前淋巴母细胞白血病
T 细胞大颗粒淋巴细胞白血病
慢性 NK 细胞淋巴增殖性疾病
侵袭性 NK 细胞白血病
儿童系统性 EBV+T 细胞淋巴瘤 [a]
种痘水泡病样淋巴组织增殖性疾病 [a]
成人 T 细胞白血病 / 淋巴瘤
结外 NK/T 细胞淋巴瘤，鼻型
肠病相关 T 细胞淋巴瘤
单形性嗜上皮肠道 T 细胞淋巴瘤 [a]
胃肠道惰性 T 细胞淋巴组织增殖性疾病 [a]
肝脾 T 细胞淋巴瘤
皮下脂膜炎样 T 细胞淋巴瘤
蕈样霉菌病
Sézary 综合征
原发皮肤 CD30+T 细胞淋巴增殖性疾病：淋巴瘤样丘疹、原发皮肤间变性大细胞淋巴瘤
原发皮肤 γδ T 细胞淋巴瘤
原发皮肤 CD8+ 侵袭性嗜表皮细胞毒性 T 细胞淋巴瘤
原发皮肤肢端 CD8+T 细胞淋巴瘤 [a]
原发皮肤 CD4+ 小中 T 细胞淋巴增殖性疾病 [a]
外周 T 细胞淋巴瘤，NOS
血管免疫母细胞性 T 细胞淋巴瘤
滤泡 T 细胞淋巴瘤 [a]
结内外周 T 细胞淋巴瘤，具有滤泡辅助 T 细胞表型 [a]
间变性大细胞淋巴瘤，ALK+
间变性大细胞淋巴瘤，ALK− [a]
乳腺假体植入相关间变性大细胞 [a]
霍奇金淋巴瘤
结节性淋巴细胞为主性霍奇金淋巴瘤
经典霍奇金淋巴瘤：结节硬化型、淋巴细胞丰富型、混合细胞型、淋巴细胞减少型
移植后淋巴组织增殖性疾病（PTLD）
浆细胞增多性 PTLD
传染性单核细胞增生症样 PTLD
滤泡旺炽增生性 PTLD [a]
多形性 PTLD
单形性 PTLD（B- 和 T-/NK- 细胞）
经典霍奇金淋巴瘤型 PTLD

表 17.7（续）

组织细胞和树突状细胞肿瘤
组织细胞肉瘤
朗格汉斯细胞组织细胞增生症 朗格汉斯细胞肉瘤
指状树突状细胞肿瘤
指状树突状细胞肉瘤
滤泡树突状细胞肉瘤
纤维母细胞性网状细胞肿瘤
弥漫性幼年黄色肉芽肿
Erdheim-Chester 病 [a]

修改自 Swerdlow 等人

[a] 表明 2008 年世界卫生组织分类的变化

　　我们使用最新的 WHO 分类对成熟的 B 细胞肿瘤进行了回顾，但是我们根据这些肿瘤的共同组织形态（小细胞、大细胞、浆细胞分化）以及它们与病毒感染（例如 EB 病毒）的关系对它们进行了分组。EB 病毒（EBV）或人疱疹病毒 8（HHV-8）。

B 细胞淋巴瘤：小淋巴细胞淋巴瘤

慢性淋巴细胞白血病 / 小淋巴细胞淋巴瘤（CLL/SLL）

流行病学和临床特征

　　CLL/SLL 是美国第三大最常见的非霍奇金淋巴瘤，也是西方国家成年人中最常见的白血病。该疾病出现在中位年龄为 65 岁的成年人中。患者通常无症状，并且在常规检查中被诊断为白细胞计数升高且伴有绝对淋巴细胞增多（≥ 5×10^9/L）。出现临床症状包括疲劳、体重减轻和发烧（全身性 B 症状）。5%~10% 的患者会发生自身免疫性并发症，例如溶血性贫血或自身免疫性血小板减少症。初诊时患者可能有或没有淋巴结肿大，但大多数患者在诊断时会累及骨髓。临床分期由 Rai 系统（主要在美国使用）或 Binet 系统（主要在欧洲使用）确定。一般而言，两种系统均会评估绝对淋巴细胞计数，是否存在血细胞减少症（贫血和血小板减少症）和 / 或淋巴结，脾脏或肝脏中是否存在 CLL/SLL 浸润（表 17.8）。生存期取决于临床阶段，CLL/SLL 诊断后 5 年的总生存期约为 75%。预后因素包括临床分期、淋巴细胞倍增时间、乳酸脱氢酶（LDH）升高、贫血以及是否存在某些预后因子（请参见下文）。5%~10% 的病例进展为弥漫性大 B 细胞淋巴瘤（DLBCL），也称为 "Richter 综合征"。

病理学

　　通常在常规全血细胞计数检查期间将 CLL 检测为绝对淋巴细胞增生症，并鉴定出具有对应免疫表型的外周血涂片中的特征性淋巴细胞（见下文）。典型的肿瘤性淋巴细胞具有小到中等大小的圆形核，染色质团块（所谓的 "球样" 染色质）和少量胞质。这些细胞易碎，在进行外周血涂片检查后往往会破裂，留下大量的 "煤球样" 细胞（图 17.40 和 17.41）。少见

表 17.8　慢性淋巴细胞白血病 / 小淋巴细胞淋巴瘤的分期系统

分期系统	分期 / 分组	特点	中为生存时间
Rai 系统（美国最常用）	0（低风险）	淋巴细胞增多 骨髓形态学受累 无细胞减少（贫血或血小板减少）	10 年
	Ⅰ 和 Ⅱ（中风险）	淋巴结肿大 脾肿大伴 / 不伴肝肿大 无细胞减少（贫血或血小板减少）	7 年
	Ⅲ 和 Ⅳ（高风险）	贫血和血小板减少	0.7~4 年
Binet 系统（欧洲最常用）	A	< 3 处淋巴结肿大 无细胞减少（贫血或血小板减少）	12 年
	B	> 3 处淋巴结肿大 无细胞减少（贫血或血小板减少）	7 年
	C	细胞减少：血红蛋白 < 10 g/dL 血小板 < 100×10^9/L	2~4 年

整理自 Gribben

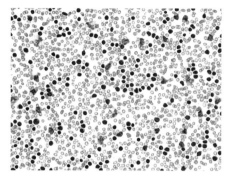

图 17.40　外周血涂片。淋巴细胞增多伴有多见的所谓煤球样细胞

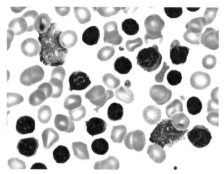

图 17.41　外周血涂片。肿瘤性淋巴细胞很小，染色质呈团块状（所谓的球状）。此外，还有煤球样细胞和一个大的淋巴细胞，它们具有细腻的染色质，核仁和更丰富的细胞质，称为前淋巴细胞

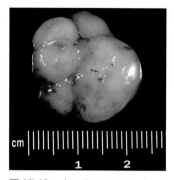

图 17.42　淋巴结 CLL/SLL。大体，淋巴结肿大，表面棕褐色至浅粉红色

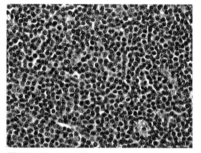

图 17.43　淋巴结 CLL/SLL。CLL/SLL 细胞小至中等大小，具有圆形核、染色质团块和少量细胞质

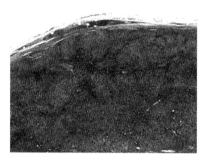

图 17.44　CLL/SLL。淋巴结结构被弥漫单一的非典型淋巴增生所破坏。病变表现为模糊的结节状。这些苍白的区域被称为增殖中心，是淋巴瘤的特征

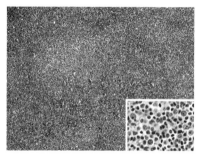

图 17.45　CLL/SLL。增生中心是颜色较浅的区域，使病变具有模糊的结节性。它们含有前淋巴细胞和免疫母细胞。插图：高倍镜下由前淋巴细胞和副免疫母细胞组成的增殖中心。这些细胞比典型的 CLL/SLL 细胞大，有核仁。P53、cyclin-D1 和 myc 阳性，Ki-67 增殖中心显示高增殖指数。非常显著的生殖中心提示了所谓的"加速" CLL/SLL

或偶见的染色质较细腻的前淋巴细胞，具有较大的核仁和较丰富的细胞质的较大的淋巴细胞，但它们的淋巴细胞计数不应 ≥ 55%（图 17.41）。当淋巴细胞超过此任意值时，应将疾病分类为 B 淋巴母细胞白血病（见下文）。

总体而言，CLL/SLL 所累及的淋巴结具有棕白色的肉质切面（图 17.42）。显微镜下，CLL/SLL 表现为淋巴结结构弥漫性被染色质团块状和细胞质少的单一小淋巴细胞浸润（图 17.43）。残留很少反应性滤泡。在低倍下，受累的弥散区域包含大小不等的浅色病灶，称为假增殖中心，通过使显微镜的光线变暗可以更好地显现出来（图 17.44 和 17.45）。增殖中心含有前淋巴细胞和副免疫母细胞，它们位于具有突出核仁和丰富细胞质的大细胞中间（图 17.45）。增殖中心的大小可能与 CLL/SLL 中更具侵略性的行为有关，一些作者将具有明显增殖中心的 CLL/SLL 病例定为"加速期 CLL/SLL"。这类 CLL/SLL 似乎表明其预后介于 CLL/SLL 和 Richter 综合征之间。CLL/SLL 通常无坏死区域，但是当出现坏死时，应该怀疑单纯疱疹病毒（HSV）感染。病毒性细胞病变可能很细微，见于坏死区域，需要通过 IHC 进行 HSV 确认（图 17.46）。在极少数情况下，CLL/SLL 可能表现出浆细胞分化，并伴有血清 M 蛋白升高；在极少数情况下，CLL/SLL 可以转化为组织细胞肉瘤，即所谓的转分化。患有 CLL/SLL 的患者具有多器官受累并不罕见，这可能是在由于其他原因而获得的病理标本中偶然发现的（图

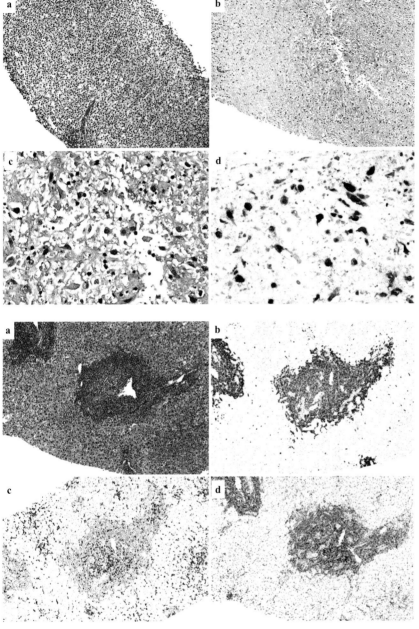

图 **17.46**　CLL/SLL 和单纯疱疹病毒（HSV）感染。伴有 CLL/SLL 的患者可能发生 HSV 感染，这可能表现为淋巴结肿大，这在临床上与大细胞转化有关。从组织学上看，这些病变显示（a）具有非典型 CLL/SLL 形态的中等大小细胞和（b）与 Richter 转化有关的坏死区域。（c）坏死区的细胞具有病毒性细胞病变，可疑为 HSV 感染。（d）HSV-1/2 的免疫组织化学阳性，可确诊。尽管形态不典型，但 CLL/SLL 细胞具有低增殖指数。该患者仅接受抗病毒药治疗，淋巴结缩小

图 **17.47**　在出于其他原因进行的活检中，CLL/SLL 可以在有 / 无 CLL/SLL 病史的患者中确定。由于肝毒性药物，CLL/SLL 患者肝活检的肝酶增加。（a）除肝脏病理外，薄壁组织还包含多个淋巴样浸润，对（b）CD20、（c）CD3 阴性、（d）CD5 阳性，与 CLL/SLL 表型免疫表型一致。Cyclin D1 为阴性（未显示）

17.47）。脾脏受累病例在 C 部分脾脏里介绍。

免疫组化和流式细胞术

通过 IHC 显示 CLL/SLL 细胞对 CD19、CD20（弱）、CD43 和 PAX5 呈阳性，并与 CD5 和 CD23 共表达。（图 17.47~17.49）。淋巴瘤细胞也对 bcl-2 和转录因子淋巴增强结合因子 1（LEF-1）（一种通常在 T 细胞中正常表达的蛋白）呈阳性（图 17.50）。与其他小 B 细胞淋巴瘤相比，LEF-1 的阳性似乎非常特异性，但对 CLL/SLL 不敏感。CD10、bcl-6 和 cyclinD1 的 CLL/SLL 阴性。在多达 16% 的病例中，

增殖中心可能对 cyclinD1 呈阳性，但它们不具有 t（11;14）易位。同样，增殖中心对 c-myc 呈阳性，对 p53 呈可变阳性，并具有中等至较高的 Ki-67 增殖指数（图 17.50）。因此，具有明显增殖中心的加速 CLL/SLL 病例包含较高比例的 c-myc、p53 和 Ki-67 阳性肿瘤细胞。

通过流式细胞术，CLL/SLL 细胞显示 CD20、CD22 和 CD79b 的特征性弱表达。CD19、CD23、CD43 和 CD200 呈阳性，并且缺乏 FMC7（图 17.51）。淋巴瘤细胞是单克隆的，也具有 Ig 轻链的

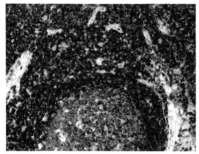

图 17.48　CLL/SLL 免疫组化。与没有 PAX5 和 CD5 共表达的正常淋巴滤泡相比（下），PAX5（核棕）和 CD5（胞质红）的双重免疫标记证明了这些标记在 CLL/SLL 细胞中的共表达（上）

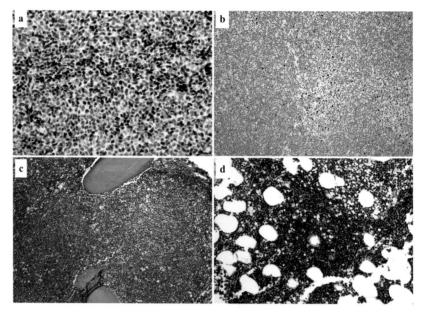

图 17.50 （a）CLL/SLL 细胞对 LEF-1 呈阳性。（b）增殖中心显示出比周围的 CLL/SLL 细胞更高的 Ki-67 增殖指数。（c）增殖中心弥漫累及骨髓。（d）ZAP-70 是 CLL/SLL 中的一种预后标志物，可以通过免疫组织化学和 / 或流式细胞术进行检测

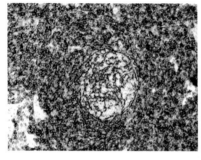

图 17.49　CLL/SLL 免疫组织化学。CLL/SLL 细胞是 CD23 的阳性细胞。CD23 阳性滤泡树突状细胞网状结构（中心）用作内部对照

特征性表达，而且淋巴瘤细胞通常对表面 Ig 轻链呈阴性。CD38 和 ZAP-70 是该疾病的预后标志物，阳性病例（＞30% 的细胞）预后更差，Ig 可变重链（IGHV）状态未改变（图 17.52）。

细胞遗传学和分子检测

约 80%~90% 的 CLL 患者通过 G 带染色体分析和 FISH 检测到的细胞遗传学异常，例如 del（13q）/D13S319 基因缺失，三体性 12，del（11q）/ATM 基因缺失，del（17p）/TP53 基因缺失和 del（6q）/MYB 基因缺失（图 17.53a,b）。CLL FISH 探针（包括 ATM，CEP12，D13S319，LAMP1 和 TP53 的探针）在市场上可买到，用于检测这些常见异常信号。ATM 和 / 或 TP53 的缺失与预后不良有关，而缺失 13 与稳定的疾病有关。具有三体性 12 的 CLL 通常与非典型形态和非典型免疫表型有关。另一方面，平衡易位，例如 t（14;18）（q32;q21.3）/IGH-BCL-2 和 t（14;19）

（q32;q13）/IGH-BCL-3，是相对不常见的发现，在 2%~3% 的 CLL 病例中可见。这些平衡易位中的大多数与 12 三体症共存（图 17.53c）。

在 CLL/SLL 中，IGVH 基因的突变状态（体细胞超突变）也是提示预后的。与未突变的 IGVH 基因的病例相比，突变的 IgVH 基因的存在与更好的预后相关，这些结果与 CD38 和 / 或 ZAP-70 的表达与否相关。近年来，二代测序表明，CLL/SLL 是一种异质遗传疾病，具有多个基因的反复突变，包括 SF3B1、ATM、P53、MYD88、CHD2、NOTCH1、BIRC3 和 BTK。这些基因的缺失和突变与疾病的侵袭性和对治疗的抵抗力有关，例如，具有 BTK（Bruton 酪氨酸激酶）突变的病例对靶向药物伊布替尼（ibrutinib）有抵抗力。MD 安德森分公司最新的 CLL/SLL 分子基因突变小组分析了 29 个重复突变的基因。表 17.9 总结了 CLL/SLL 与其他小 B 细胞淋巴瘤的鉴别诊断。

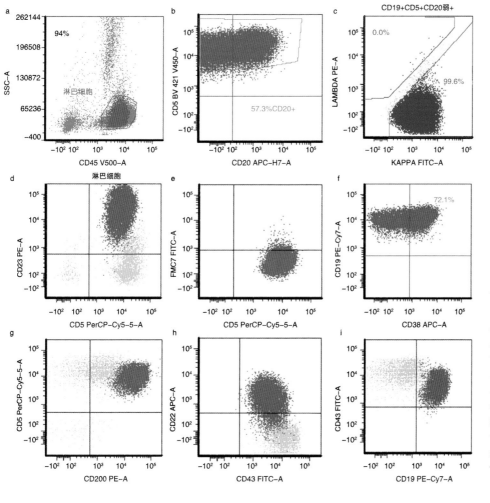

图17.51　CLL/SLL流式细胞。（a）使用CD45和侧向散点图显示初始选通策略的直方图。在该样本中，94%的细胞对应于淋巴细胞。（b）该直方图显示了共表达CD20（弱）和T细胞标志物CD5（标本中所有细胞的57.3%）的细胞；此表型应提示应警惕CLL/SLL。（c）大多数淋巴细胞表达κ（99.6%），几乎没有细胞表达λ。（d）异常淋巴细胞共表达CD5和CD23，并且对FMC7呈阴性（e），该标记通常在CLL/SLL中呈阴性或弱。CLL/SLL细胞对CD38（f）和CD200（g）都是阳性的，后者是CLL/SLL的高度敏感和可靠的标记。（h）CLL/SLL的异常淋巴细胞表达弱的CD22和T细胞标记CD43（i）

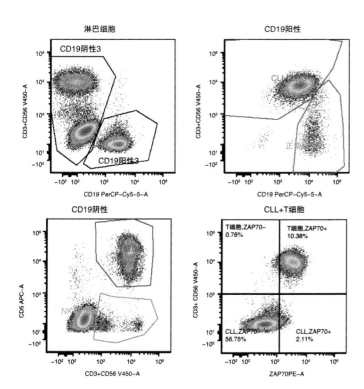

图17.52　通过流式细胞术进行CLL/SLL和ZAP-70分析。上排：首先将淋巴细胞分为B细胞和T细胞。然后将B细胞进一步分为表达CD5的细胞（CLL细胞）或不分离的CD5（正常的B细胞）。下排：在将它们与CLL细胞混合以评估ZAP-70的表达之前，先将T细胞与NK细胞分离。T细胞可作为ZAP-70表达的对照（始终为阳性）。在这种情况下，CLL单元格对于ZAP-70为阴性

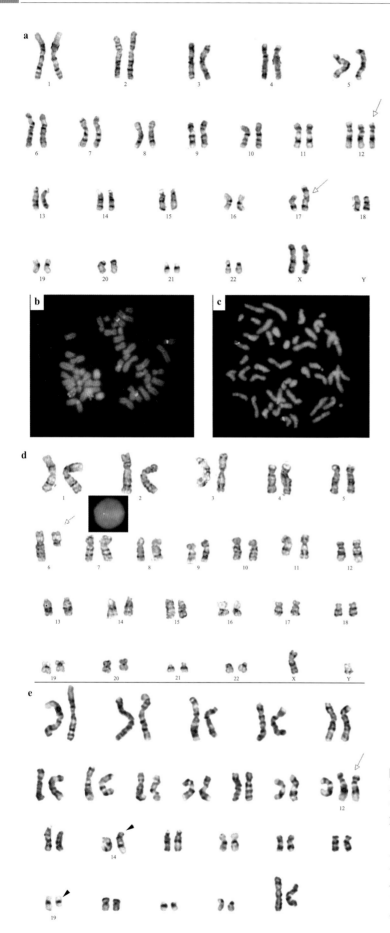

图17.53 来自 CLL/SLL 患者的骨髓标本的染色体分析和 FISH 研究。（a）47，XX，＋12，i（17）（q10）的核型。（b）用 CEP12（绿色），D13S319（红色）和 LAMP1（水色）探针进行 FISH 分析，显示三体性12。（c）用 TP53（红色）和 ATM（绿色）探针进行 FISH 分析，显示 TP53 缺失。（d）来自 CLL 患者的骨髓的染色体分析和 FISH 研究。核型显示46，XY，del（6）（q13）。插图显示了使用 MYB（aqua）进行的 FISH 分析，并证明了 MYB 缺失。（e）一名 CLL 患者的染色体分析显示出 t（14;19）和三体性12的平衡易位

表 17.9　小 B 细胞淋巴瘤的临床病理特征及鉴别诊断

类型	CLL/SLL	B 细胞前淋巴细胞白血病	滤泡性淋巴瘤	套细胞淋巴瘤	MALT 淋巴瘤	结内边缘区淋巴瘤	淋巴浆细胞淋巴瘤／华氏巨球蛋白血症
外周血涂片／CBC 发现	淋巴细胞增生症（>5×10⁹/L）；前淋巴细胞，<55% 的淋巴细胞；染色质聚集的小淋巴细胞	明显白细胞增多绝对淋巴细胞增多（通常>100×10⁹/L）；前淋巴细胞样细胞>55% 的淋巴细胞中等到大，核仁突出，染色质中度浓缩、核质比丰富	罕见出现在循环细胞；可见少量细胞质分裂，核质呈中度浓缩、核裂分裂	相对频繁出现在循环细胞，小到中等大小，细胞核质样；细胞核分裂到精细、核仁小、细胞质稀少	罕见于循环淋巴瘤细胞，除非脾边缘区型（在脾脏部分中讨论）	和 MALT 淋巴瘤一样，没有循环锯钱状红细胞形成	罕见循环淋巴瘤细胞，小淋巴样细胞和浆细胞样淋巴细胞谱；红细胞可能会形成锯钱状红细胞
临床表现	白细胞增生症；淋巴细胞增多，频繁骨髓受累；局限于局部淋巴结肿大；晚期脾肿大	严重白细胞增生症；骨髓频繁受累；有或无淋巴结受累	局限性或区域性淋巴结病；通常骨髓受累程度低；不太常见非常大的淋巴结（高级别滤泡淋巴瘤）；结外疾病的罕见异常	淋巴结肿大和骨髓受累；结外表现，通常为胃肠道受累（淋巴瘤样息肉病）	淋巴结外受累的几个部位最常见的胃 MALT 淋巴瘤，可能无症状或表现为消化不良，胃溃疡、出血。肺 MALT 淋巴瘤或表现为咳嗽或呼吸道症状，唾液腺、甲状腺等可表现为肿块性淋巴结肿大，以原发性器官受累淋巴瘤并不少见	淋巴结肿大，结外 MALT 淋巴瘤必须排除	副蛋白伴高黏血症综合征多为骨髓受累，偶尔伴有淋巴结肿大
临床行为	可变的，取决于分期（Rai 或 Binet 阶段系统）	非常侵袭的疾病	通常表现为惰性行为（低级别滤泡性淋巴瘤）伴一些晚期明显复发；不常见的侵袭性疾病（高级别滤泡性淋巴瘤）	诊断时通常是高风险和高分期	通常为惰性淋巴瘤，预后良好；与感染性有机体有关的疾病只能在低阶段用相应的抗生素治疗（胃幽门螺杆菌）；无法诊断，病变一旦延迟诊断，可转化为大 B 细胞淋巴瘤，可确诊	通常无惰性淋巴瘤预后良好，除非大细胞转化	通常为惰性淋巴瘤，预后良好，但复发；骨髓受累明显和高黏相关预后不良相关
形态学	淋巴结结构的弥漫性消失；染色质聚集的单一小淋巴细胞（副免疫母细胞、前淋巴母细胞）、结节性、同质性或弥漫性受累	淋巴结结构的前淋巴细胞样细胞、圆形至椭圆形细胞、圆形的核，突出的嗜碱性核仁和更丰富的胞质弥漫性消失；骨髓：弥漫性受累	部分或完全清除淋巴结结构；大小不等的背靠背结节，背侧瘤性滤泡，有或无弥漫型肿瘤成分。外套膜变生变薄，缺乏染色的后滤泡细胞套；低级别和微染细胞中心细胞和中心母细胞典型病例；中心细胞和中心母细胞的后滤泡细胞混合，偶尔滤泡可累及周围脂肪组织，通常伴有硬化；形态变异异常累及	淋巴结结构的弥漫性消失，大小不一的中等大小的淋巴；具有不规则核的上皮样细胞形态，散在的上皮细胞、缺乏染色的"粉红色"胞质和微染的后滤泡细胞中心母细胞、套区、变异型；骨髓、骨小梁旁、结节状或弥漫性受累	三联征：①滤泡增生；②多形性边缘区明显，有中心细胞样细胞、单核细胞样细胞和散在的大细胞，具有上皮样"粉红色"胞质和微染的后滤泡细胞、滤泡"植入"并破坏淋巴滤泡；③淋巴上皮病变，滤泡"植入"并破坏淋巴相关器官的结构；Dutcher 和 Russell 体见于广泛浆细胞分化病例	部分或弥漫扩散；淋巴结结构消失边缘区扩张的靶向型；浅生发中心，暗套区；浅边缘区，滤泡；与中心细胞样和分散的大的中心母细胞和分散呈多态性浸润，模式："MALT"型、"脾"型（见正文）、"多形"型不类出的浆细胞	淋巴结累及不常见，小淋巴细胞，浆细胞样淋巴增多造成熟浆细胞结构局部或弥漫性的，具有漫性破坏，淋巴变开放，散在肥大细胞。淋巴内具有一系列小淋巴细胞，浆细胞和成熟的浆细胞，具有不同数量的 Dutcher 和 Russell 小体

表 17.9（续）

类型	CLL/SLL	B细胞前淋巴细胞白血病	滤泡性淋巴瘤	套细胞淋巴瘤	MALT淋巴瘤	结内边缘区淋巴瘤	淋巴浆细胞淋巴瘤/华氏巨球蛋白血症
实体	CLL/SLL	B细胞前淋巴细胞白血病	滤泡性淋巴瘤	套细胞淋巴瘤	MALT淋巴瘤	结内边缘区淋巴瘤	淋巴浆细胞淋巴瘤/华氏巨球蛋白血症
IHC	阳性：CD19、CD20（弱）、CD5、CD23、CD43、LEF-1、bcl-2 增殖中心：CD20（强）、高表达Ki-67、c-myc、p53、可能弱表达cyclin D1、无FDC标记 阴性：CD10、bcl-6、cyclin D1、SOX11、LMO2 预后因素：CD38和ZAP-70型（可通过IHC或流式细胞仪检测）	阳性：CD19、CD20、CD5+/−、CD23+/−、CD43、bcl-2、LEF-1+/−（?）高表达Ki-67、c-myc、p53 阴性：CD10、bcl-6、cyclin D1、SOX11	阳性：CD10、CD19、CD20、CD19（FDCs）、CD21（FDCs）、CD23+/−（FDCs和滤泡细胞）、bcl-2（生发中心）、高Ki-67依级别表达不同 阴性：CD5、CD43、cyclin D1、LEF-1、SOX11	阳性：CD20、CD5、CD43、cyclin D1、bcl-2、SOX11；中等强度Ki-67（在母细胞变型和多形性变型高表达）阴性：CD10、CD21、CD23、LEF-1、LMO2	阳性：CD19、CD20、CD43（约40%~50%）、bcl-2（生发中心阴性）、CD21（断裂的FDC网）；低至中等Ki-67（残留淋巴滤泡高），广泛的浆细胞分化的IRTA-1和MNDA患者有克隆性Ig轻链；ISH上皮病变以角蛋白、CD20或PAX5突出 阴性：CD5、CD10、bcl-6、cyclinD1、SOX11、LEF-1和LMO2	阳性：CD19、CD20、CD43+/−（单核细胞阳性，生发中心阴性）和bcl-2（残留的FDC网络），CD21和CD23（破坏低至中等Ki-67中残留淋巴滤泡高），IRTA-1和MNDA 阴性：CD5、CD10、bcl-6、cyclinD1、LEF-1和LMO2	阳性：CD19、CD20、CD138（细胞亚群）、CD38、IgM 阴性：CD5、CD10、bcl-6、cyclinD1、SOX11、LEF-1、LMO2、IRTA-1和MNDA
流式细胞术	阳性：CD19、CD20（弱）、CD5、CD23、CD43、CD22（弱）、CD79a（弱）、克隆Ig轻链（弱）、CD200 阴性：CD10	阳性：CD19、CD20、CD5+/−、CD23+/−、CD43、CD22、CD79a和克隆性Ig轻链、CD200+/− 阴性：CD10	阳性：CD10、CD19、CD20、CD22、CD79a、CD23+/−、CD38（弱）、克隆性Ig轻链 阴性：CD5、CD43、CD200	阳性：CD5、CD20、CD22、CD79a、CD43、克隆性Ig轻链（常为λ轻链）阴性：CD10、CD23、CD200	阳性：CD19、CD20和CD43+/−、克隆性Ig轻链 阴性：CD5、CD10、CD200	阳性：CD19、CD20和CD43+/−、克隆性Ig轻链 阴性：CD5、CD10、CD200	阳性：CD19、CD20、CD38和CD138（细胞亚群），淋巴细胞和浆细胞群中相同的Ig轻链 阴性：CD5、CD10、CD200
鉴别诊断	套细胞淋巴瘤；B和T淋巴母细胞白血病；弥漫性大B细胞淋巴瘤；Richter综合征	套细胞淋巴瘤；T细胞幼淋巴细胞白血病；弥漫性大B细胞淋巴瘤；Richter综合征	滤泡型：反应性淋巴增生；进行性滤泡、原位滤泡、瘤变；套细胞淋巴瘤、结节型；淋巴结边缘区淋巴瘤 弥漫型：边缘区淋巴瘤；多态性淋巴增生性疾病；外周血百日咳感染；高级别滤泡性淋巴瘤、弥漫性大B细胞淋巴瘤；伯基特淋巴瘤	CLL/SLL；B细胞前淋巴细胞白血病/淋巴瘤变；套区模式：原位套细胞淋巴瘤、边缘区增生 结节型：滤泡性淋巴瘤和淋巴结边缘区淋巴瘤 母细胞性变型：弥漫性大B细胞淋巴瘤、髓样肉瘤、伯基特淋巴瘤	淋巴浆细胞性淋巴瘤累及反应性浆细胞增多症状态；广泛浆细胞分化：结外浆细胞瘤	单核细胞样B细胞增生、弓形虫病、其他反应性单核样B细胞增多（通常为bcl-2阴性）；淋巴浆细胞淋巴瘤；滤泡淋巴瘤、套细胞淋巴瘤；淋巴结CLL/SLL的毛淋巴细胞病、MALT淋巴瘤；淋巴结边缘区淋巴瘤必须排除结外累及的区域淋巴结	浆细胞增多的反应性淋巴结病：Castleman病、类风湿关节炎、HIV淋巴结炎、淋巴结结等与IgG4相关的疾病（常为多型浆细胞病）CLL/SLL、伴浆细胞分化的外套细胞淋巴瘤；MALT淋巴瘤、结边缘区淋巴瘤；浆细胞肿瘤累及淋巴结（罕见）

表 17.9（续）

类型	CLL/SLL	B细胞前淋巴细胞白血病	滤泡性淋巴瘤	套细胞淋巴瘤	MALT 淋巴瘤	结内边缘区淋巴瘤	淋巴浆细胞淋巴瘤／华氏球蛋白血症
细胞遗传学/FISH	11,13 缺失；17p,12 三体	13q 和 17p 缺失	t（14;18）/IGH-BCL2 3q27/BCL6；1p、6q、17p 缺失	t(11;14)（CCND1-IGH）	3 和 18 三体 t（11;18）（API2-MALT）最常见	无特异性易位	无特异性易位
分子	作为预后指标的 IGVH 体细胞超突变（突变与未突变）：SF3B1、ATM、P53、MYD88、CHD2、NOTCH1、BIRC3、BTK	N/A	突变：TNFRSF14、EZH2	突变：ATM、TP53、MYC	N/A	少数病例 MYD88 L265P 突变	较多病例（>90%）MYD88 L265P 突变；约 30% of MYD88；L265P 突变；病例存在 CXCR4 体细胞突变

缩写：CBC 全血细胞计数，MALT 黏膜相关淋巴组织，CLL/SLL 慢性淋巴细胞白血病 / 小淋巴细胞淋巴瘤，IHC 免疫组织化学，ISH 原位杂交，FISH 荧光原位杂交，Cr 染色体，LEF-1 淋巴增强结合因子 1，LMO2 仅 LIM 结构域 2，IRTA1 Ig 超家族受体易位相关 1，MNDA 髓样细胞核分化抗原，N/A 无可用信息。

Richter 综合征

Richter 综合征（即 Richter 转化）的定义是 CLL/SLL 向 DLBCL（占病例的 5%~10%）或 CHL（占病例的 < 1%）的进展。前淋巴细胞转化不被认为是 Richter 综合征的一部分。1964 年 Lortholary 等人首次使用了该名称。为了纪念 Maurice Richter 博士，他在 1928 年报告了一例"淋巴细胞性白血病转化为淋巴结的网状细胞肉瘤"。在临床上稳定的 CLL/SLL 患者中，B 症状加重或再次出现和 / 或淋巴结肿大或肿块的发展可识别出 Richter 综合征。向 Richter 综合征的进展大约在发生诊断 CLL/SLL 中位 50 个月后，但在 CLL/SLL 加速的患者中可能会在较短的时间内发展。Richter 综合征与不良的临床预后和较高的死亡率相关，中位总生存期为 5~8 个月。Richter 综合征的病理生理学基于以下概念：该疾病有两种类型，一种与原始 CLL/SLL 相关，另一种与原始 CLL/SLL 无相关。

从组织学上讲，Richter 综合征定义为 CLL/SLL 患者存在明确的 DLBCL 或 CHL（图 17.54）。残留的 CLL/SLL 细胞可能在背景中存在或不存在，坏死很常见。合并 HSV 感染的 CLL/SLL 病例应谨慎（图 17.46），因为它们在临床和组织学上可能类似 Richter 综合征。Richter 综合征非常不寻常的形态学变异，例如浆母细胞淋巴瘤和 B 淋巴母细胞白血病 / 淋巴瘤，也已被认识。

DLBCL 病例通常具有与 CLL/SLL（CD5+/CD23+）相同的免疫表型（图 17.55 和 17.56），但有时免疫表型可能不同（CD10+/BCL6+），分别支持克隆相关和非克隆相关病例的概念。c-Myc 在很多病例中为阳性（定义为 > 40%），并且 Ki-67 增殖指数也很高（图 17.55d）。CHL 病例显示 CD30 和 / 或 CD15 阳性，EBV 可能阳性或不阳性。

发展为 Richter 综合征的 CLL/SLL 患者的高风险特征在于 CD38，ZAP-70 和 CD49d 的表达，淋巴结大小 > 3 cm，晚期 Rai 分期以及存在遗传异常，例如缺失 13q，缺失 11q，以及 17p。最近的研究表明，Richter 综合征的基因组复杂性与 CLL/SLL 和 DLBCL 的有关，而潜在的发病机理包括 TP53 和 / 或 CDKN2A/B 的失活，三体性 12 和 NOTCH1 的激活。

非典型 CLL/SLL

这种变异指的是典型的 CLL/SLL 临床表现，但经流式细胞术检测肿瘤表现为"非典型"免疫表型，因此得名。非典型 CLL/SLL 约占所有 CLL/SLL 病例的 5%。非典型免疫表型包括中至强阳的 CD20、CD22 和 CD79b，中至强阳的 κ 或 λ Ig 轻链，FMC7

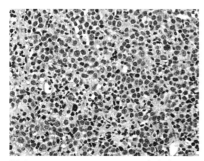

图 17.54 Richter 综合征。该患者有 CLL/SLL 病史，并出现了新的淋巴结肿大。肿大的淋巴结活检显示大的单一细胞，易见核分裂，无 CLL/SLL，与弥漫性大 B 细胞淋巴瘤的诊断一致。参见图 17.55

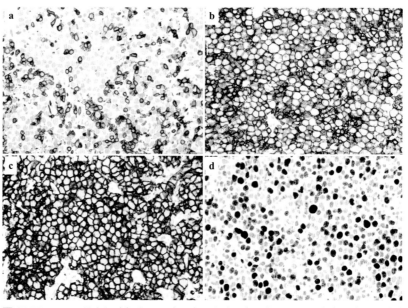

图 17.55 Richter 综合征（与图 17.54 相同）。大淋巴瘤细胞 CD3 阴性（a），对 CD5（b）和 CD23（c）阳性。（d）Ki-67 增殖指数高（约 40%）

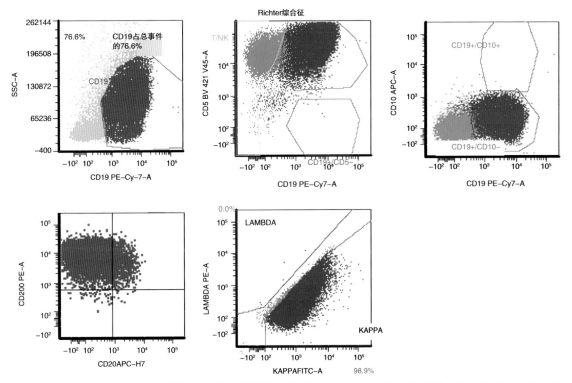

图 17.56 Richter 综合征，流式细胞术。上排：有一群中高侧向散射的细胞，CD19 和 CD5 呈阳性，而对 CD10 呈阴性。下排：这些细胞是 CD200+，显示出 κ 轻链受限。同时组织学显示弥漫性大 B 细胞淋巴瘤。该患者有 CLL/SLL 病史，并已接受利妥昔单抗治疗

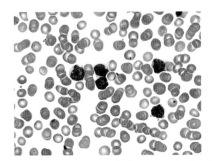

图 17.57 非典型 CLL/SLL，外周血。这些细胞具有分裂的细胞核和中等量的细胞质，这对于 CLL/SLL 细胞而言并不常见（请参见图 17.41）。流式细胞学显示，这些细胞是的 CD5+、CD19+、CD20（右）、FMC-7（部分）和 κ 轻链单克隆，而 CD23 则阴性。细胞遗传学表明三体性 12 和 FISH 对 t（11;14）呈阴性

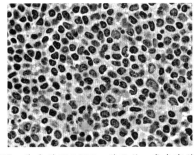

图 17.58 非典型 CLL/SLL，淋巴结。患者有淋巴细胞增多和淋巴结肿大。活检显示小细胞到中间细胞，具有不规则的核、浓缩的染色质和偶尔突出的核仁。形态不是 CLL/SLL 的典型特征（请参见图 17.43）。通过免疫组织化学，细胞对 CD5、CD20 和 CD43 呈阳性，而对 CD10 和 cyclinD1 呈阴性（未显示）。细胞遗传学显示三体性 12 和 FISH 对 t（11;14）或 t（14;18）阴性

的阳性，和 / 或 CD23 或 CD200 阴性。与经典 CLL/SLL 相比，非典型 CLL/SLL 病例还具有不同寻常的形态学特征，包括具有核分裂、细染色质、小核仁和 / 或浆细胞分化的循环淋巴细胞（图 17.57 和 17.58）。非典型 CLL/SLL 通常 12 三体呈阳性，并在 BIRC3 上具有突变。预后较典型的 CLL/SLL 差。

单克隆 B 细胞淋巴细胞增生症

不符合 CLL/SLL（< 5×10⁹/L）数字阈值且无症状个体中存在的少量循环克隆 B 细胞包括在单克隆 B 细胞淋巴细胞增生症（MBL）类别中。克隆细胞可以具有或不具有与 CLL/SLL 相似的免疫表型，因此被称为 CLL/SLL 样 MBL 或非 CLL/SLL MBL。根据检测到的细胞数，病例可进一步分为低计数（< 50 个

细胞 /µL）或高计数 MBL（500~5000 个细胞 /µL）。前者与进展为 CLL/SLL 的风险极低相关，而后者每年进展为 CLL/SLL 的风险增加 1%~2%。在淋巴结中可能偶然检测到 MBL，是具有 < 1.5 cm 的 CLL/SLL 免疫表型的细胞团，没有显示出增殖中心。

B 细胞前淋巴细胞白血病

B 细胞前淋巴细胞白血病或 CLL/SLL 进展为前淋巴细胞白血病（prolymphocytic transformation）是非常罕见的。临床上，患者明显的白细胞增多，可能有或没有淋巴结受累。在这两种情况下，淋巴细胞均占绝对淋巴细胞计数的 ≥ 55%。从形态上讲，前淋巴细胞定义为比典型的 CLL/SLL 细胞（20~25 µm）大的细胞，其细胞核为圆形，核膜较厚，染色质较细，核仁突出，嗜碱性细胞质中等（图 17.59）。淋巴结受累的特征是中等大小的前淋巴细胞破坏了结构，这些细胞与 DLBCL 不同。通过 IHC，肿瘤细胞对 B 细胞标记物呈强阳性，只有 20%~30% 的病例对 CD5 和 CD23 呈阳性。大多数病例对 c-myc 和 p53 阳性，并且 Ki-67 增殖指数高。细胞遗传学分析表明，在 75% 的病例中缺失了 17p，随后在约 50% 的病例中缺失了 del 13q。

滤泡性淋巴瘤（Brill-Symmers 病）

滤泡性淋巴瘤（FL）是迄今为止描述的最早的非霍奇金淋巴瘤之一。在 1925 年，Nathan E. Brill（1860—1925）等人报告了两例"淋巴结和脾脏广泛性巨大淋巴滤泡增生"，两年后，道格拉斯·塞默斯（Douglas Symmers）报告了"伴脾肿大的滤泡性淋巴结病"。在进行了这些描述之后，该疾病被称为"Brill-Symmers 病"，并因其具有独特的结节结构而被称为"结节性淋巴瘤"。直到 1974 年 E. Jaffe 等才证明这种淋巴瘤起源于 B 细胞。

FL 是美国第二大最常见的非霍奇金淋巴瘤，其通常是惰性的，在成年人中更常见，但在儿童人群中已经发现了一些新的 FL 变异型。FL 表现为单灶或多灶性淋巴结肿大，经常累及骨髓、腹膜后或肠系膜肿块并不罕见。FL 的行为取决于肿瘤的组织学等级（低或高级别），DLBCL 成分的存在与否，以及临床上估计的风险水平（年龄、分期、血红蛋白、累及的淋巴结数目，LDH 水平）使用 FL 国际预后指数（FLIPI）。低级别 FL 的无进展生存期约为 10 年，而高级别 FL 的生存期更短。

病理学

FL 的特征是结构部分或全部消失，代之以大小不一的背靠背肿瘤性淋巴滤泡（图 17.60）。印片中甚至可以看到滤泡（图 17.61）。肿瘤淋巴滤泡浸润到周围的脂肪组织中也很常见（图 17.62）。肿瘤性滤泡由具有分裂、扭曲，有时是细长的核（中心细胞）的中小型细胞，以及混合有染色质和明显核仁的较大细胞混合组成（图 17.63 和 17.64）。与反应性淋巴滤泡相反，FL 中的滤泡套区变薄或缺少套区，未显示出生发中心的极化，并且不包含吞噬的巨噬细胞（图 17.64）。大多数情况下表现出滤泡模式，但在某些情

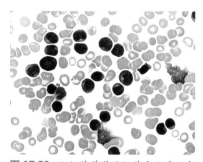

图 17.59 B 细胞前淋巴细胞白血病。白细胞计数 > 120×10⁹/L。大多数细胞具有中等大小、细腻的染色质，以及明显的核仁和中等量的细胞质，与前淋巴细胞一致。流式细胞术免疫表型为 B 细胞标记阳性

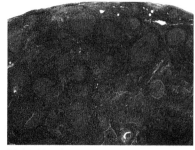

图 17.60 滤泡性淋巴瘤。大小不一的背靠背滤泡破坏了淋巴结结构。滤泡的套区变薄，生发中心无极化或可识别的巨噬细胞。通过将显微镜的光线调暗可以更好地显示滤泡结构，这被称为"Nathwani"技术（以纪念 B. N. Nathwani 博士）

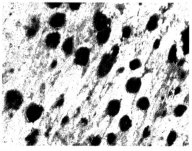

图 17.61 滤泡性淋巴瘤，印片。在淋巴瘤检查时，有时（但并非总是）在印片中识别出滤泡的痕迹

况下，也可能会出现弥漫性生长。

最初由 Mann 和 Berard 描述的 FL 分级，后来被 WHO 分类采用，通过对 10 个肿瘤性滤泡中的中心母细胞数量进行计数并将其表示为每 40 倍高倍视野的平均值来确定 FL 的等级（HPF）。低级别或 1 至 2 级的特征是＜ 15 个中心母细胞 /HPF，而高级别或 3 级的特征是＞ 15 个中心母细胞 /HPF。根据是否存在残留的中心细胞，将 3 级 FL 分为 3A 级或 3B 级（参见图 17.65）。在不同区域发现不同等级的病例并不罕见，在这种情况下，即使不是主要病因，也应在诊断中提及最高等级（图 17.66）。此外，滤泡模式的百分比（＜ 25%，25%~75%，＞ 75%）应在诊断中估计并报告（图 17.67）。有关 FL 分级的详细信息，请参见表 17.10。

表 17.10　滤泡性淋巴瘤分级

分级	形态特征(仅用于滤泡模式)	备注
低级别	＜ 15 中心母细胞 /HPF[a]	现在两组均被认为是低级别（1/2 级）
1	只有中心细胞	
2	混合中心细胞及中心母细胞	
高级别	＞ 15 中心母细胞 /HPF[a]	
3A	背景中心细胞存在	
3B	无中心细胞存在	保留滤泡结构
生长模式描述	滤泡比例	备注
滤泡性	＞ 75%	
滤泡和弥漫混合性	25%~75%	任何 3B 级区域应诊断为弥漫性大 B 细胞淋巴瘤（x%），伴随低级别淋巴瘤（x%）
局灶滤泡性	＜ 25%	
弥漫性	0%（缺乏 FDC 网）	

缩写：HPF 高倍视野，FDC 滤泡树突状细胞
[a] 平均为 10HPF，这可能不一定意味着滤泡内的中心母细胞

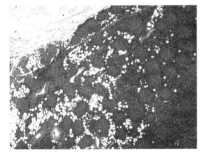

图 17.62　滤泡性淋巴瘤。一种特征是肿瘤性滤泡浸润到包膜周围脂肪组织中，这在反应性淋巴增生或反应性病变中不能见到

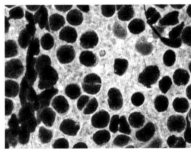

图 17.63　滤泡性淋巴瘤，印片。肿瘤细胞很小，染色质浓缩且细胞核裂开，使人联想到正常的中心细胞

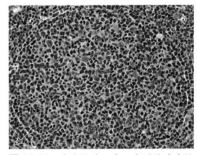

图 17.64　滤泡性淋巴瘤。典型的肿瘤性滤泡有一个变薄的套区，生发中心没有极化或微小体巨噬细胞。相比之下，中心细胞（分裂成细长核的小细胞）和数目可变的中心母细胞（染色质细腻、核仁近圆形的大细胞）增殖。还可以看到可变的核分裂和偶尔的滤泡树突状细胞（核仁突出的双核细胞）

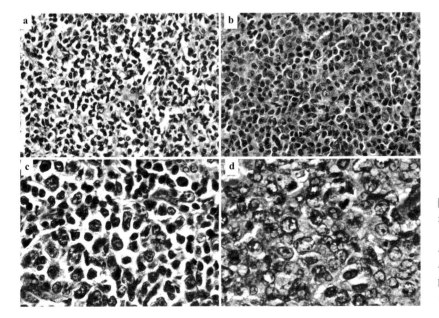

图 17.65　滤泡性淋巴瘤的分级是基于肿瘤滤泡中的中心细胞和中心母细胞的比例。（a）1 级，主要是中心细胞。（b）2 级，中心细胞混合每个高倍视野（HPF）＜ 15 个中心母细胞。（c）3A 级，＞ 15 个中心细胞 /HPF，并有中心细胞。（d）3B 级，＞ 15 个中心细胞 /HPF，无中心细胞

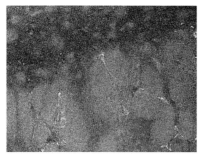

图 17.66　滤泡性淋巴瘤，滤泡生长模式，2 级（上）和 3A 级（下）

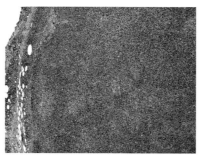

图 17.67　滤泡性淋巴瘤，3A 级，具有滤泡（左）和弥漫性（右）模式

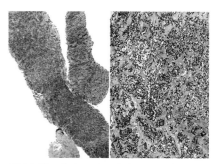

图 17.68　滤泡性淋巴瘤伴硬化。左，腹膜后活检显示密集的硬化组织和非典型淋巴样浸润。右，浸润是由看起来很小但在其他区域看起来很大的淋巴细胞组成的。由于细胞扭曲变形，致密性硬化性病变难以分级

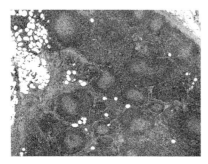

图 17.69　滤泡性淋巴瘤，透明血管型 Castleman 病样变型。滤泡不是背对背的，而是包含显著的套区，有洋葱皮状排列和棒棒糖状病变。滤泡性淋巴瘤的变异可能很难与反应性疾病区分开。滤泡 bcl-2 阳性，FISH 显示 IGH-BCL2

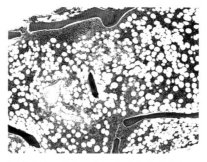

图 17.70　滤泡性淋巴瘤具有骨髓特征性小梁旁受累。这种模式不是唯一性的，可能见于套细胞淋巴瘤，边缘区淋巴瘤，很少出现骨髓的 CLL/SLL

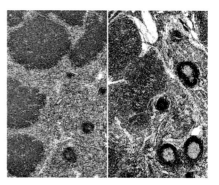

图 17.71　滤泡性淋巴瘤部分累及淋巴结。（a）CD20 的免疫组织化学在肿瘤性淋巴滤泡（顶部）和反应性淋巴滤泡（底部，右侧）中均为阳性。（b）bcl-2 的免疫组织化学在肿瘤性滤泡（顶部）中呈阳性，而在反应性滤泡的生发中心（底部和右侧）中呈阴性。这种标记模式可诊断滤泡性淋巴瘤，并与 t（14;18）（q32;q21）或 IGH-BCL2 基因重排相关

FL 可能伴有间质纤维化，在腹膜后活检中可能非常明显，并可能引起细胞变形，从而影响了对细胞大小的观察，进而影响了分级（图 17.68）。FL 的形态学变型（浆细胞样分化，透明血管型 Castleman 样，印戒细胞等）很少见（图 17.69）。最近，根据解剖学分布，临床病理特征和结局将 FL 分为多种亚型（见下文）。FL 累及骨髓的特点是存在小梁旁淋巴样细胞聚集，但在其他小的 B 细胞淋巴瘤（如套细胞淋巴瘤）中也可以看到这种特征（图 17.70）。

免疫组化和流式细胞术

通过 IHC、FL 肿瘤细胞 CD19、CD20、CD10、bcl-2、bcl-6 和 LMO2（仅 LIM 结构域 2）呈阳性，而对 CD5、CD43 和 cyclin D1 呈阴性（图 17.71 和 17.72）。bcl-2 在 FL 的肿瘤性滤泡中呈阳性，而在反应性淋巴增生的生发中心则呈阴性（图 17.71a）。大约 20% 的低级别 FL 病例和 > 80% 的高级 FL 病例为 CD10 阴性。同样，bcl-2 在 3 级 FL 中更常见为阴性。低级别 FL 中的滤泡 Ki-67 增殖指数低，而活化生发中心的 Ki-67 增殖指数接近 100%。高级别 FL 中的滤泡具有较高的 Ki-67（图 17.73）。CD21 和 CD23 的 IHC 用于突出显示残留的滤泡树突状细胞网状结构，该结构可能被破坏并类似了 MZL 中观察到的滤泡植入。在某些情况下，FL 带有 BCL2 的错义突变，可改变 bcl-2 蛋白的构象，尽管存在 t（14;18），常规 bcl-2 抗体识别的表位仍显示阴性结果。推荐使用克隆号 E17 的 bcl-2 抗体，因为该抗体将确认肿瘤滤泡中

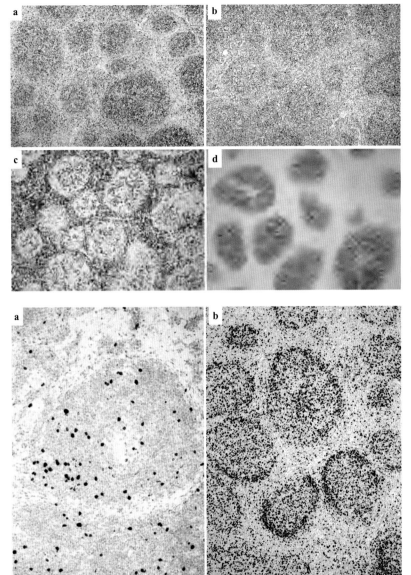

图 17.72　滤泡性淋巴瘤，免疫组化。肿瘤滤泡中的大多数淋巴细胞对 CD10（a）和 bcl-6（b）呈阳性，而对 CD3（c）呈阴性。滤泡性树突状细胞 CD21（d）阳性，但 CD3（c）阴性。CD21突出显示滤泡性树突状细胞阳性（d）

图 17.73　滤泡性淋巴瘤，Ki-67 的免疫组化。左：低级别滤泡性淋巴瘤的增殖指数低。右：高级别滤泡性淋巴瘤具有高增殖指数

bcl-2 蛋白的存在。

　　通过流式细胞术，FL 细胞 CD20、CD22、CD23+/－、CD79a 和单克隆轻链呈阳性，并特征性地共表达 CD10。与其他 B 细胞淋巴瘤相比，FL 表现出 CD19 和 CD38 的弱表达，而 CD43 呈阴性（图17.74）。通过流式细胞术进行的主要鉴别诊断包括由 CD20+/CD10+B 细胞组成的反应性淋巴样细胞。尽管反应性滤泡由多型 B 细胞组成，但在某些情况下，非常大的反应性滤泡可能含有 B 细胞，显示 κ 或 λ 轻链克隆趋势，这可能引起怀疑 FL 的可能。但是，CD10/CD38 曲线对于区分 CD10+/CD38+ 阳性区域非

常有用，可以对后面的细胞进行门控，以确定是否存在弱表达的 CD19，阴性的 CD43 或单克隆轻链（图17.75）。本节末尾将讨论 FL 与其他小 B 细胞淋巴瘤的鉴别诊断。

细胞遗传学

　　所有 FL 中约有 80% 显示 BCL2 被免疫球蛋白重链（IGH）或免疫球蛋白轻链（κ 或 λ）重排。这些易位导致由 IGH 启动子诱导的 BCL2 基因上调，因此，如 IHC 所见，FL 细胞中 bcl-2 蛋白过表达（见上文）。t（14;18）（q32;q21）/IGH-BCL2，t（2;18）（p12;q21）/κ-BCL2 和可以使用 IGH-BCL2 融合探针或 BCL2 断

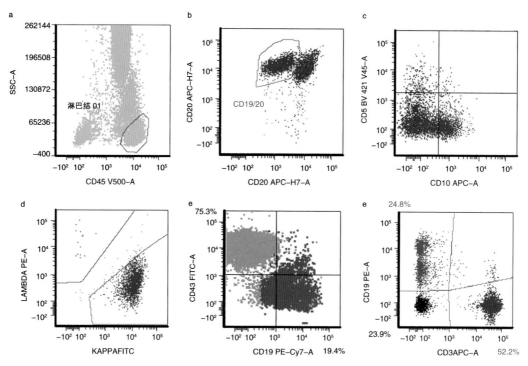

图 17.74 滤泡性淋巴瘤，流式细胞术。（a）淋巴细胞的"门"是通过初步选择 CD45 强+的和低侧散的群（带圆圈）实现的。（b）现在用两种 B 细胞标记物分析"门控"细胞群：x 轴为 CD19，y 轴为 CD20。确定了两个细胞群：滤泡性淋巴瘤细胞为 CD20+/CD19 弱（带圆圈），而正常的反应性 B 淋巴细胞为 CD20+/CD19 强（在环的右侧）。（c）"门控"内用生发中心细胞标记 CD10 和 T 细胞标记 CD5 进行分析。淋巴瘤细胞落在 CD10+/CD5- 象限中。（d）现在分析门控细胞的表面免疫球蛋白轻链。大多数细胞都落入 κ 阳性区域，而 λ 区域几乎没有细胞。这是轻链限制，是克隆性的。（e）淋巴瘤细胞对 CD19 阳性，对 CD43 阴性。（f）该图显示了 CD19 阳性 B 细胞（y 轴）和 CD3 阳性 T 细胞（x 轴）之间的分离。显示 52.2% 的细胞是 T 细胞，而 24.8% 的细胞是 B 细胞。滤泡性淋巴瘤是一种 B 细胞淋巴瘤，T 细胞含量高。还显示出 23.9% 的细胞不表达 CD3 或 CD19。他们可能是 NK 细胞

裂探针通过染色体分析和/或 FISH 分析检测 t（18;22）（q21;q11.2）/λ-BCL2（图 17.76b）。在 5%~15% 的病例中发现 3q27/BCL6 重排（图 17.76c），最常见于 FL 3B 级。FL 的其余病例可能显示其他改变，包括 6q23-36 的缺失；在 7 号、18 号和 X 号染色体上获得增加；17p（TP53）发生变化；以及 1、2、4、5、13 和 17 号染色体的断裂。t（14;18）易位的检测在可能与淋巴结 MZL 混淆的具有诊断挑战性的情况下很有用。FL 中的遗传并发改变包括基因 TNFRSF14 和 EZH2 的突变。表 17.9 总结了 FL 与其他小 B 细胞淋巴瘤的鉴别诊断。

原位滤泡性瘤变

这是 WHO 在 2016 年将"原位 FL"分类所认可的新术语。现在，与周围血液中具有循环性 t（14;18）阳性细胞的患者一起，这种病变被认为是"FL 早期病变"的一部分。

"淋巴瘤"到"瘤变"一词变化用于反映进展为典型 FL 的风险非常低（＜5%）。原位滤泡性瘤变定义为存在正常外观的淋巴结或淋巴组织，其中一个或多个滤泡对 bcl-2 呈阳性，并与 CD20 和 CD10 共表达。重要的是，组织必须保持其正常结构，并且应排除 FL 全身性累及的存在才能作出这种诊断。如果在其他任何地方检测到 FL，则应将原位滤泡性瘤变的存在视为 FL。

十二指肠型 FL

这种 FL 的亚型具有与常规 FL 相同的形态和免疫表型特征，约 85% 的病例中表现为十二指肠局限性疾病（Ⅰ期或Ⅱ期），因此得名（图 17.77）。该亚型被单独提出，因为其累及到其他部位的风险低，并且切除后无须化疗治愈率较高。通过 IHC，十二指肠型 FL 对 CD20、CD10、bcl-2 和 bcl-6 呈阳性，并特征性地显示了滤泡树突状细胞网的缺失或缺乏。Ki-67 增殖指数通常较低（图 17.78）。十二指肠型 FLs 可

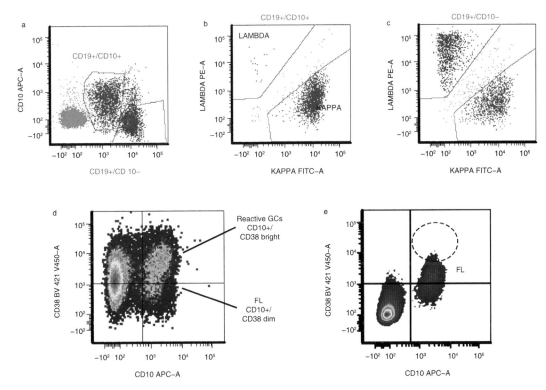

图17.75 滤泡性淋巴瘤，流式细胞术。（a）在对淋巴细胞进行初始门控以及随后对B细胞进行门控/选择之后，此直方图在x轴上显示B细胞标记CD19，在y轴上显示生发中心标记CD10。这些标记的组合允许选择至少两个感兴趣的群。滤泡性淋巴瘤细胞表达CD10+/CD19（弱）（圈出的大群），而正常的反应性B细胞表达CD19阳性，但CD10阴性。（b）对CD19弱+/CD10+群进行选择并分析表面免疫球蛋白轻链显示，大多数细胞表达κ，几乎没有细胞表达λ（κ轻链限制，单型B细胞，单克隆B细胞的替代物）。（c）对CD19+（阳）/CD10阴性细胞群进行门控并分析其表面免疫球蛋白轻链，结果表明相似数量的细胞表达κ和λ，反映出多型性模式（多克隆B淋巴细胞的替代物）。因此，b和c中显示的模式表明门控策略对于识别异常淋巴细胞群至关重要。（d）用活化标记CD38和生发中心标记CD10分析选定的B细胞。要关注的重要细胞群是CD10阳性群，其中有两个亚细胞群。共表达CD38亮和CD10的一个群体代表正常/反应性B淋巴细胞，而CD38-/+弱/CD10+群则代表滤泡性淋巴瘤细胞。因此，CD38/CD10图对于从滤泡性淋巴瘤细胞（CD10+/CD38-）中分离生发中心B细胞（CD10+/CD38亮）非常有用。CD10+/CD38+的明亮表示存在正常的/反应性生发中心，支持了滤泡性淋巴瘤累及部分淋巴结的观点。（e）再次显示CD10与CD38标记。CD10阳性细胞群紧密聚集，CD38最低表达，表明存在滤泡性淋巴瘤细胞。空圈代表共同表达CD38（阳）的正常/反应性B细胞下降的区域。因此，在该淋巴结标本中未发现正常的生发中心B细胞，这表明该标本中未取样到反应性滤泡

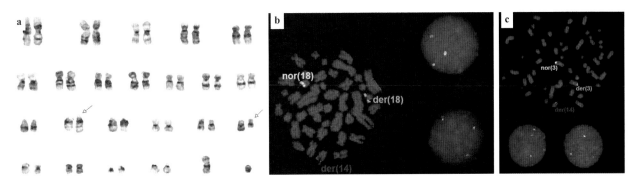

图17.76 滤泡性淋巴瘤累及骨髓的细胞遗传学分析。（a）染色体分析显示t（14;18）（q32;q21.3）。（b）用BCL2双色断裂探针进行的FISH分析揭示了t（14;18）和BCL2重排［分裂信号：红色易位至der（14），绿色保留在der（18）上］。（c）用BCL6双色断裂探针进行的FISH分析显示BCL6重排［分离信号：绿色保留在der（3）上，红色易位至der（14）］（无：正常；der：衍生的）

能对 IgA 和 α4β7 整联蛋白为阳性。胃肠道 B 细胞淋巴瘤病例的基因表达分析发现，十二指肠 FL 与胃肠道 MALT 淋巴瘤具有相同的遗传特征。

儿童型滤泡性淋巴瘤

这种 FL 的亚型也具有特殊的临床病理表现。淋巴结病多发于青少年和年轻人，男性占优势。它通常表现为局部性颈部淋巴结肿大，很少发生于全身。患者可能很少需要化疗或切除，通常在治疗后可以治愈。儿童型 FL 不应该包括涉及 Waldeyer 环的具有 IRF4 重排的 LBCL 病例或涉及睾丸的 FL 病例。从形态上讲，儿童型 FL 表现出淋巴结结构的消失，由大而融合的淋巴滤泡组成，在低倍下类似于 PTGC（图

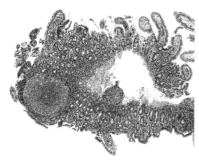

图 17.77 十二指肠型 FL。固有层的肿瘤性滤泡表现出与低级别滤泡淋巴瘤相同的特征

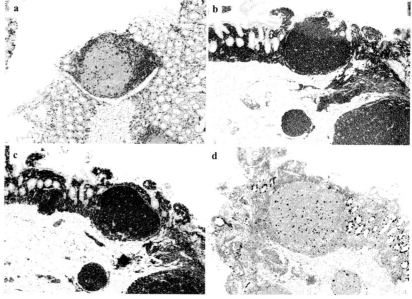

图 17.78 十二指肠型滤泡性淋巴瘤，免疫组化。（a）肿瘤滤泡中几乎没有混杂 CD3+T 细胞，而大多数淋巴细胞 CD20（b）和 bcl-2（c）呈阳性。（d）Ki-67 增殖指数低（约 5%）

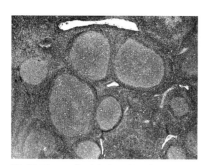

图 17.79 儿童型滤泡性淋巴瘤。淋巴结的结构被大的肿瘤性滤泡取代，类似于反应性滤泡增生或进行性转化生发中心（由 Rodolfo Henrich-Lobo 博士提供）

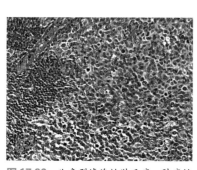

图 17.80 儿童型滤泡性淋巴瘤。肿瘤性滤泡由中心母细胞组成，有些具有母细胞形态，有易见的核分裂和凋亡小体。尽管形态学很高，但这种滤泡性淋巴瘤的预后良好（由 Rebecca Levy 博士提供）

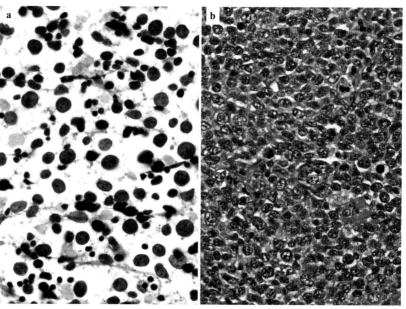

图 17.81 儿童型滤泡性淋巴瘤。左图：在印片中，母细胞的形态更好辨认。右图：生发中心包含单一的大细胞，易见的核分裂和凋亡。尽管形态学很高，但这种滤泡性淋巴瘤的预后良好（由 Rebecca Levy 博士提供）

17.79）。大的肿瘤性滤泡主要由中心母细胞组成，一些具有母细胞性染色质和增多的核分裂，属于 FL3 级（图 17.80 和 17.81）。但是，鉴于预后良好，不应根据 WHO 的分类对儿童型 FL 进行分级。通过 IHC，显示儿童型 FL 对 B 细胞标记物 CD10 和 bcl-6 呈阳性，而对 bcl-2 呈特征性阴性。Ki-67 增殖指数很高。儿童型 FL 对 MUM-1 阴性或较弱，而当 MUM-1 呈强阳性时，提示诊断为 IRF4 重排的 LBCL（图 17.82）。鉴于 FL 的这种变异型对 bcl-2 呈阴性，则可能将扩张的滤泡与反应性淋巴样增生或 PTGC 混淆。重要的是要认识到 FL 的这种变异，因为尽管存在令人担忧的形态特征，但在大多数情况下其预后非常好。可能在儿童型 FL 发病中起重要作用的复发性遗传改变包括 TNFRSF14、MAP2K1 和 IRF8 基因突变。

结外滤泡性淋巴瘤

结外 FL 很少见，按发生频率依次为头颈部区域，胃肠道（不包括十二指肠，其是一个独立的实体）、睾丸和皮肤。这些淋巴瘤通常表现为高级别（3 级）形态，但通常表现为局部疾病，并且预后与结内 FL 相似（图 17.83）。

其他亚型滤泡性淋巴瘤

在腹股沟区域出现局部 FL 的独特病例是局部淋巴结肿大。这些肿瘤具有明显的弥漫的生长模式，低级别细胞形态，IHC 显示 CD23 强而弥漫表达，并表达其他常见的 B 细胞和生发中心标志物（图 17.84）。FL 的这种亚型具有 1p36/TNFRSF14 基因座的缺失，缺乏 BCL2 基因重排，并且具有 STAT6 基因的频繁突变。

原发皮肤滤泡性淋巴瘤

FL 的这种亚型在皮肤淋巴瘤章节中讨论。表 17.11 总结了新认可的 FL 变体。

套细胞淋巴瘤

流行病学与临床特征

套细胞淋巴瘤（MCL）是一种 B 细胞淋巴瘤，其临床行为比其他小的 B 细胞淋巴瘤更具侵略性。中位总生存期为 4~5 年。该病以中位年龄为 60 岁的成年人为主，多见于男性。患者通常表现为局部或全身淋巴结肿大（约 30%）或有白血病和骨髓受累（占患者的 70%）。脾脏受累发生在 30%~60% 的病例中，并经常出现在以白血病受累的病例中。结外疾病发生在 30%~50% 的病例中。通过 MCL IPI（MIPI）的临床参数评估可以确定预后，其中包括年龄 > 65 岁，临床表现不佳，白细胞计数和 LDH 水平。MCL 低风险组的中位生存期比中或高风险组高（分别未达到 51

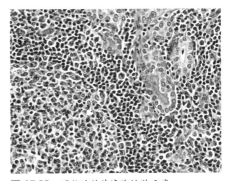

图 17.83　甲状腺结外滤泡性淋巴瘤

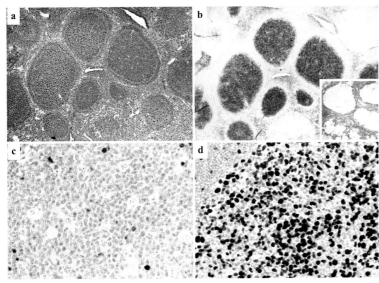

图 17.82　儿童型滤泡性淋巴瘤，免疫组化。肿瘤性滤泡对 CD20（a）和 CD10（b）呈阳性。肿瘤性滤泡通常 bcl-2 阴性（b 中插图）（由 Rodolfo Henrich-Lobo 博士提供）。（c）与 IRF4 重排的 LBCL 中所见弥漫性 MUM-1 标记相反，MUM-1 的淋巴瘤细胞呈阴性或局灶性阳性。（d）Ki-67 增殖指数高（由 Rebecca Levy 博士提供）

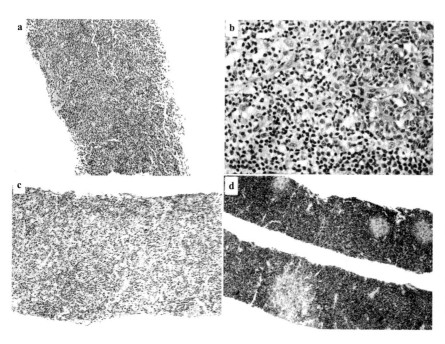

图 17.84 腹股沟区域滤泡性淋巴瘤。(a)粗针穿刺活检显示弥漫性非典型淋巴浸润。(b)细胞由低增殖活性的中心细胞和中心母细胞的混合组成。(c)大多数细胞对 PAX5 呈阳性。(d)这种滤泡性淋巴瘤的特点是 CD23 呈阳性，并且在 Lp36/TNFRSF/4 中存在缺失

表 17.11 滤泡性淋巴瘤的变异型 [a]

名称 / 部位	儿童型 FL	呈滤泡生长模式的伴有 IRF4 重排的大 B 细胞淋巴瘤 [b]	睾丸 FL	腹股沟 FL	十二指肠型 FL	原发皮肤 FL
	多位于淋巴结	Waldeyer's 环，头颈部	睾丸、附睾	腹股沟区	十二指肠	头部和颈部，躯干
组织学分级	高，一些具有母细胞特征（3A 或 3B 样）[c]			低级别（1/2）通常具有弥漫模式	低级别（1/2）	低或高
免疫组化 bcl-2（滤泡 / 生发中心）	（−）	弱 + 到（−）	（−）	+，通常伴 CD23+	+	弱 + 到（−）
免疫组化 MUM-1/IRF4	（−）局灶可阳	强和弥漫 +	（−）局灶可阳	（−）局灶可阳	（−）局灶可阳	（−）局灶可阳
t（14;18）/IGH-BCL2	易位均为阴性				+	大多数（−）
细胞遗传学 / 分子异常	TNFRS14、MAP2K1 和 IRF8 的缺失 / 突变	MUM1/IRF4 中的断裂 / 重排	BCL6 断裂	1p36 缺失 /TN-FRS14 STAT6 突变	DEG、CCL20 和 MAdCAM-1 的过表达	N/A
预后	通常是惰性的	治疗效果良好	常是惰性的			

由 Fedoriw 和 Dogan 修改而来

缩写：FL 滤泡性淋巴瘤，LBCL 大 B 细胞淋巴瘤，IHC 免疫组化，N/A 无可用信息

[a] 所有这些变异型对 CD10 和 bcl-6 均呈阳性。CD10 在弥漫型原发性皮肤 FL 中可能为阴性

[b] 虽然这是一个单独的类型，但为了识别 FL 变异的鉴别诊断，这里将其包括在内

[c] 虽然儿童 FL 型有较高的分级特征，但预后良好。因此，不建议分级

和 29 个月）。分子标记和某些标志物（SOX11 和 Ki-67）的表达看起来与不同的临床表现和结果相关（见下文）。

病理学

MCL 由单一的小到中等大小的淋巴细胞组成，细胞核呈锯齿状，有些细胞核边界极不规则，不明显的核仁和少量的细胞质（小的中心细胞）（图17.85）。MCL 累及的淋巴结存在三种结构模式：套区生长，结节状和弥散型（图 17.86~17.88）。套区生长模式显示出结构部分消失，而结节状和弥散性模式通常取代了整个淋巴结。MCL 可能伴有血管周围硬化和数量不等的均匀分布的上皮样组织细胞（所谓的粉红色组织细胞），它们可能以"星空"模式累及淋巴结（图 17.89）。散在的核分裂并不少见。结外受累表现出相同的特征，并可能在胃肠道出现多发息肉（所谓的淋巴瘤性息肉病）（图 17.90 和 17.91），以

及中枢神经系统、头颈部区域等。骨髓受累程度不同，可能显示类似于 FL 的小梁旁分布（图 17.92）。细胞学变异包括母细胞变型和多形性变型。这些变异的特征是细胞的核特征类似于母细胞（泡状染色质和突出的核仁）和具有明显异型性的不规则核（图 17.93 和17.94）。这两种 MCL 变异型均伴有易见的核分裂，并可能显示出坏死区域。MCL 的浆细胞或浆母细胞变异非常罕见。以白血病形式下，可以在外周血中检测出这些相同的细胞学变异（经典的、母细胞变的、多形性变型）。

免疫组化和流式细胞术

MCL 细胞为 B 细胞标记阳性，并共表达 CD5 和CD43（图 17.95）。大多数 MCL 病例（约 98%）显示 CyclinD1 和 SOX11 呈阳性（图 17.96 和 17.97）。CyclinD1 在细胞之间具有特征性的异质标记强度（图17.97a）。CD10、CD23、bcl-6 和 LEF1 的 MCL 阴性。大约 2% 的 MCL 病例的 CyclinD1 阴性，但可以通过将 IHC 用于、SOX11 进行确认（图 17.97b）。cyclin D1 阴性病例通常显示上调 cyclin D2 和 cyclinD3 mRNA 的表达，与传统的 cyclin D1+MCL 似乎没有不同的行为。Ki-67 增殖指数处于中等至较高水平（30%~40%），母细胞变和多形性变型 MCL 病例显示出最高的增殖率（图 17.98）。MIPI 的修改版包括Ki-67 增殖率，作为将 MCL 分为低风险或高风险（一般临界值为 30%）的补充参数。MCL 的流式细胞术免疫表型与上述一种（CD5+B 细胞淋巴瘤）相同。大约 70% 的 MCL 病例为 λ 轻链免疫球蛋白单型，大多数病例为 FMC-7 阳性（图 17.99）。

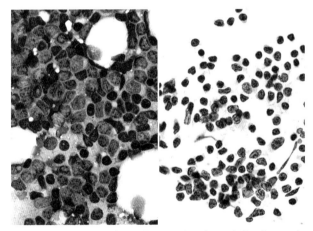

图 17.85 套细胞淋巴瘤，印片。淋巴瘤细胞小至中等，核不规则，染色质中等浓缩，核仁不明显，胞质少，让人联想到正常的中心细胞（左，Diff-Quik 染色；右，巴氏染色）

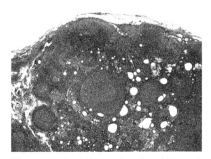

图 17.86 套细胞淋巴瘤，套区模式。淋巴滤泡包含扩大的套区，但保留了淋巴结的整体结构

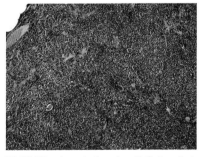

图 17.87 套细胞淋巴瘤，结节状。淋巴瘤的模糊结节样排列，完全由单一淋巴细胞组成。血管的透明化，突出了结节结构

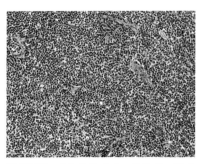

图 17.88 套细胞淋巴瘤，弥漫型。淋巴瘤细胞弥漫性浸润。有些血管壁玻璃样变的，有散在的巨噬细胞，细胞质灰白

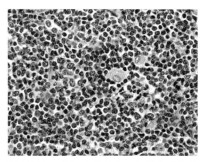

图 17.89　套细胞淋巴瘤。小至中型的肿瘤淋巴细胞，有不规则的核，染色质浓缩，核仁不明显，胞质少（中心形态），还可以看到上皮样"粉红色"组织细胞（中心）

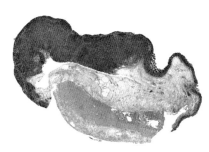

图 17.90　淋巴瘤性息肉病。套细胞淋巴瘤经常以黏膜息肉的形式累及胃肠道，可能引起阻塞性症状

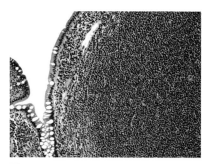

图 17.91　淋巴瘤性息肉病。套细胞淋巴瘤充满并扩张固有层，扭曲绒毛结构。淋巴瘤 cyclin D1 阳性（未显示）

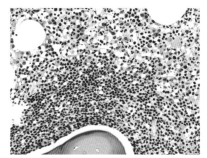

图 17.92　套细胞淋巴瘤以小梁旁方式累及骨髓。淋巴瘤细胞的 CyclinD1 阳性（未显示）。比较图 17.70

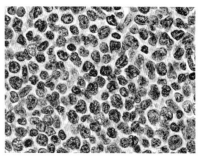

图 17.93　套细胞淋巴瘤，母细胞变型。该细胞比经典的套细胞淋巴瘤大。细胞核是不规则的，具有细腻的染色质和偶尔明显的核仁。其他的区域含有多见的核分裂

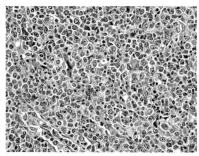

图 17.94　套细胞淋巴瘤，多形性变异。大多形性淋巴瘤细胞和增多的核分裂，与大细胞淋巴瘤没有区别。肿瘤细胞对 Cy-clinD1 呈阳性（未显示）

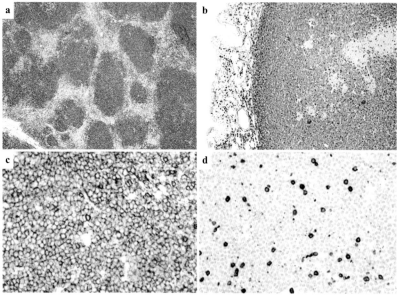

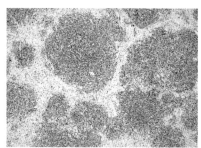

图 17.96　Cyclin D1 阳性可诊断套细胞淋巴瘤，并与 t（11;14）（q13;q32）或 CCND1-IGH 基因重排相关

图 17.95　套细胞淋巴瘤，免疫组化。淋巴瘤细胞对 PAX5（结节型）（a）、CD20（淋巴瘤 - 息肉病）（b）和 CD5（c）呈阳性，而对 CD3（d）呈阴性

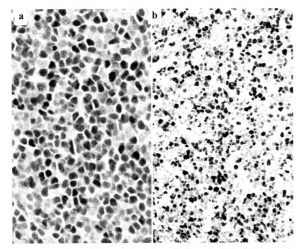

图 17.97　套细胞淋巴瘤免疫组织化学。（a）大多数淋巴瘤细胞表达 cyclin D1，显示出淋巴瘤细胞的特征性标记。（b）SOX11 在大多数套细胞淋巴瘤中呈阳性，可用于支持罕见的 cyclinD1 阴性病例的诊断

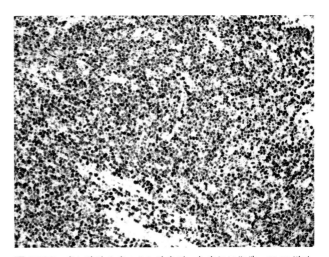

图 17.98　套细胞淋巴瘤，母细胞变型，免疫组织化学。Ki-67 增殖指数极高

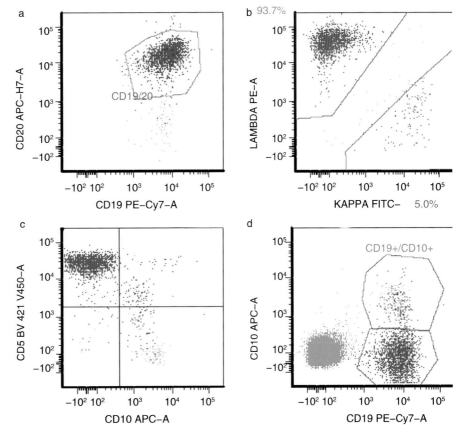

图 17.99　套细胞淋巴瘤，流式细胞术。（a）淋巴瘤细胞是 CD19+/CD20+。（b）淋巴瘤细胞显示出 λ 轻链限制性表达（93.7%），几乎没有细胞表达 κ（5%）。（c）淋巴瘤细胞表达 CD5 且 CD10 阴性。（d）淋巴瘤细胞表达 CD19 且 CD10 阴性

细胞遗传学与分子生物学

超过 95% 的 MCL 具有 t（11;14）（CCND1-IGH）（图 17.100），这导致细胞周期调节蛋白 cyclin D1 的结构性过表达，可通过染色体分析、FISH 或 IHC 检测到（请参见上面的 IHC 部分）。考虑到 IGH 基因可能的重排变异性，用 FISH 比通过 PCR 检测更好。

MCL 显示几种基因的突变，包括 ATM 基因、TP53 和 MYC。当前的 MCL 发病模型包括具有淋巴结受累，SOX11+ 和 IGH 未突变或极少突变的基因的经典 MCL，以及非淋巴结受累的白血病模式，SOX11 阴性，IGH 超突变，外周血、骨髓和脾脏累及。母细胞或多形性变型的进展与其他细胞遗传异常有关，包括 TP53。

原位套细胞瘤变

原位套细胞瘤变应被视为"早期 MCL"。"淋巴瘤"改为"瘤变"被用来反映进展为明显的 MCL 的风险非常低。原位套细胞瘤变定义为套细胞区和其他正常的淋巴结或淋巴样组织中存在 cyclinD1+ 细胞（图 17.101）。重要的是，组织必须保留其正常结构，并且应排除 MCL 全身性累及的存在以支持这种诊断。原位套细胞瘤变应与 MCL 的套细胞带区分开来（图 17.102）。如果其他地方出现 MCL，原位套细胞瘤变的存在应被视为具有套区生长模式的 MCL。

边缘区淋巴瘤

结外黏膜相关淋巴组织边缘区（结外 MZL or MALT 淋巴瘤）

流行病学与临床特征

MALT 淋巴瘤占所有 B 细胞淋巴瘤的 8%。最常见的受累部位是胃（占病例的 50%~80%），其次是唾液腺和结膜。较少受累的部位包括甲状腺、肺、皮肤和小肠（也称为"免疫增生性小肠疾病"或 IP-SID）。在临床上，胃 MALT 淋巴瘤的患者可能会出现胃炎的症状，并在内窥镜活检中被发现患有淋巴瘤。影像学检查可能偶然发现，例如肺 MALT 淋巴瘤。该疾病通常仅限于受累的主要器官，但可能复发至其他部位或发展为 DLBCL，预后较差。B 症状表现在大约 30% 的病例中。MALT 使用与其他 B 细胞淋巴瘤相同的 IPI 参数，5 年生存率分别为低危组 70%，中危组 56% 和高危组 19%。

MALT 淋巴瘤最初被认为是消化道结外低级别 B 细胞淋巴瘤，于 1983 年由 P. Isaacson 和 D. Wright 提出。在此之前，由于其惰性临床表现以及多样性组织病理学特征，因此被称为"假性淋巴瘤"。在 1980 年代中期和 1990 年代初认识到 MALT 淋巴瘤是一个实体后，在其他结外部位（肺、甲状腺、结膜、皮肤等）发现了该疾病。如上所述，MALT 淋巴瘤最常见的受累部位是胃。1991 年，P.Isaacson 小组也完成了

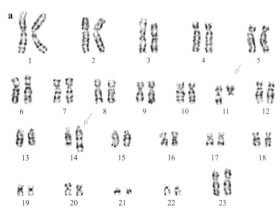
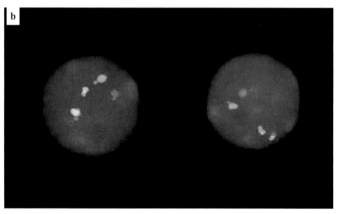

图 17.100　套细胞淋巴瘤累及骨髓的细胞遗传学分析。（a）染色体分析显示 t（11;14）（q13;q32）。（b）使用 IGH-CCND1 双色双融合探针进行的 FISH 分析揭示了 IGH-CCND1 重排［两个融合（黄色）信号］

胃 MALT 淋巴瘤与幽门螺杆菌感染的因果关系。此后，其他生物因素与 MALT 淋巴瘤的发生有关。患有 MALT 淋巴瘤的患者伴有自身免疫性疾病并非罕见，这表明慢性炎症过程也与这种淋巴瘤的发病机制有关。长期患有 Sjögren 病或桥本甲状腺炎的患者可能会出现唾液和泪腺以及甲状腺 MALT 淋巴瘤。此外，某些种族倾向于发展 MALT 淋巴瘤的特定亚型（意大利人为胃淋巴瘤；中东人为 IPSID）。特定的基因易位与位于特定位置的 MALT 淋巴瘤有关。表 17.12 列出了每种 MALT 淋巴瘤亚型的位置，与微生物相关的自身免疫过程和细胞遗传学异常。

病理学

MALT 淋巴瘤的特征是三联征：①反应性淋巴滤泡的边缘区扩大；②中心细胞样和单核细胞样细

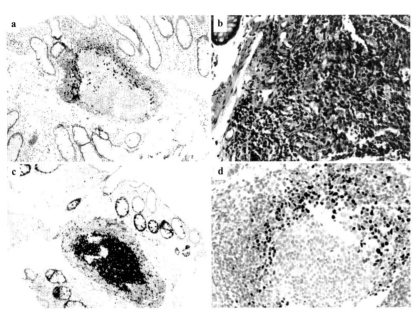

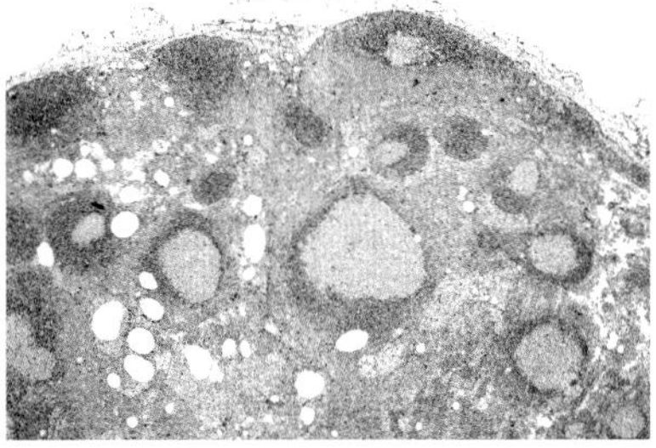

图 17.102　套细胞淋巴瘤，套区模式，cyclin D1 免疫染色。与图 17.86 相同。将该图像与图 17.101a 中的原位套细胞肿瘤形成的图像进行比较

图 17.101　原位套细胞瘤变。在没有淋巴瘤病史的患者中进行结肠镜检查和结肠活检，在固有层中几乎没有反应性淋巴滤泡。(a) cyclin D1 的免疫染色突出了套区中的一部分细胞。(b) 在生发中心 - 套区间未见非典型特征。（c）Ki-67 表现出正常的表达方式（在反应性生发中心高；在套区低）。（d）SOX11 在相同的 cyclin D1+ 套区细胞中呈阳性。该病变似乎发展为明显的套细胞淋巴瘤的风险较低

表 17.12　结外边缘区淋巴瘤常见的染色体易位的临床病理特征（MALT 淋巴瘤）

易位	分子机制 [a]	总体频率	受累器官和每个器官易位的频率	临床相关性	相关病原体或自身免疫性疾病
t（11;18） （q21;q21） API2-MALT1	bcl-10 的核定位	15%~40%	胃（20%~30%） 肺（40%） 眼附属器（15%）	幽门螺杆菌抗生素治疗无效；不常与自身免疫性疾病相关	胃：幽门螺杆菌；小肠：空肠弯曲杆菌；眼附属器：鹦鹉热衣原体；皮肤：伯氏疏螺旋体；涎腺：丙型肝炎，干燥综合征；甲状腺：桥本甲状腺炎；肺：未知
t（14;18） （q32;q21） IGH-MALT1	MALT1 过表达	20%	眼附属器（12%） 皮肤（8%） 涎腺（5%）	N/A	
t（1;14） （p22;q32） BCL10-IGH	bcl-10 的过表达与核定位	< 5%	小肠（10%） 胃（5%） 肺（8%）	幽门螺杆菌抗生素治疗无效；通常是临床的高级阶段；与 DLBCL 进展相关	
t（3;14） （p14;q32） FOXP1-IGH	FOXP1 过表达	< 5%	甲状腺（50%） 眼附属器（25%） 皮肤（10%）	N/A	

缩写：MALT 黏膜相关淋巴组织，DLBCL 弥漫性大 B 细胞淋巴瘤，HCV 丙型肝炎病毒，N/A 无可用资料

[a] 大多数这些事件导致 NF-κB 的下游激活。此外，在 20%~40% 的病例中，MALT 淋巴瘤有 3 号和 18 号三体

胞浸润；③淋巴上皮病变（图 17.103）。淋巴瘤由扩大滤泡间区的多样性细胞组成，包含小淋巴细胞、中心细胞样细胞、单核样细胞和浆细胞，几乎没有散在的大的具有细腻染色质和突出的核仁的中心母或免疫母细胞（图 17.104~17.109）。中心细胞样细胞可以侵入或"植入"反应性淋巴滤泡，并破坏滤泡结构（图 17.110）。同样，这些细胞可能会侵入上皮并形成淋巴上皮病变（图 17.111）。浆细胞样淋巴细胞和浆细胞可能包含 Dutcher 和 / 或 Russell 体或细胞质的 Snapper-Schneider 晶体（图 17.112）。很少会出现淀粉样蛋白或淀粉样蛋白物质的细胞外沉积物。储存晶体组织细胞增生很少见，据报道与肺和结膜 MALT 淋巴瘤有关（图 17.113）。大细胞的增加可能是局灶性的（所谓的 MALT 淋巴瘤，伴大细胞增加）或大细胞

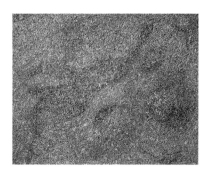

图 17.103 MALT 型结外边缘区淋巴瘤（MALT 淋巴瘤）。边缘区扩大，破坏淋巴滤泡（右下），并延伸至滤泡间区。浸润细胞是多样性的，由单核细胞组成，使病变呈浅粉红色

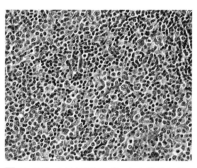

图 17.104 MALT 淋巴瘤。由小淋巴细胞、中心细胞样细胞、单核样细胞、散在浆细胞以及偶尔具有中心母细胞形态的大细胞混合而成

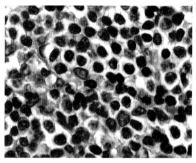

图 17.105 MALT 淋巴瘤。单核样细胞具有卵圆形到圆形的核，具有中等量浓缩的染色质，小的嗜碱性核仁和丰富的淡染细胞质。肿瘤性单核细胞为 bcl-2+，而反应性单核细胞为 bcl-2 阴性

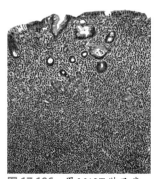

图 17.106 胃 MALT 淋巴瘤。胃黏膜被由小淋巴细胞、单核样细胞和浆细胞组成的低级别淋巴瘤破坏。淋巴上皮病变易于识别

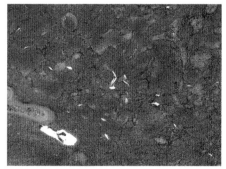

图 17.107 肺 MALT 淋巴瘤。淋巴瘤使正常肺结构消失。胆固醇裂隙（中心）和纤维化区域（底部，右侧）表明该病变的生长速度较慢。支气管也消失了（底部，左侧），这是在反应性病变中看不到的特征

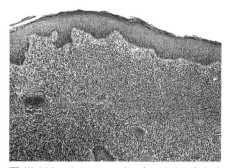

图 17.108 眼睑 MALT 淋巴瘤。弥漫性真皮浸润，广泛浆细胞分化（另见图 17.112）

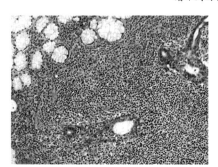

图 17.109 唾液腺 MALT 淋巴瘤。腺泡和导管扭曲变形，淋巴上皮病变明显

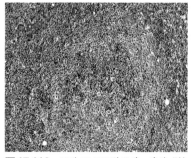

图 17.110 腮腺 MALT 淋巴瘤。滤泡"植入"，淋巴瘤细胞浸入生发中心，破坏滤泡结构

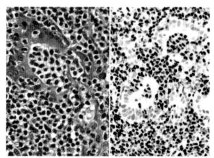

图 17.111 胃 MALT 淋巴瘤。左图：淋巴上皮病变是该肿瘤的特征，但不是病理特征。右图：PAX5+B 细胞渗入 PAX5 阴性腺体

汇合成片并转化为 DLBCL（图 17.114）。

免疫组化和流式细胞术

MALT 淋巴瘤细胞 CD19、CD20、CD22 和 PAX5 阳性，而 CD5、CD10、CD23、cyclinD1 和 bcl-6 阴性（图 17.115）。CD43 的共表达是有帮助的（占病例的 40%~50%），但不是诊断必需的（图 17.116）。CD5 的表达很少见，已发现与非胃 MALT 淋巴瘤相关。浆细胞的数量是不同的，通过 IHC 或 ISH，它们可以

是 κ 或 λ 的多克隆或单克隆。浆细胞广泛性分化的病例通常是单型的（图 17.117）。MALT 淋巴瘤的另一个特征是，与 bcl-2 阴性的反应性单核细胞相反，肿瘤性单核细胞 bcl-2 呈阳性。

可用滤泡树突状细胞标志物 CD21、CD23 或 CD35 突出显示残留和破裂的淋巴滤泡，但其特征并非 MALT 淋巴瘤的病理诊断独有，如 FLs 或 MCLs（图 17.115d 和 17.118）。淋巴上皮病变可用细胞角

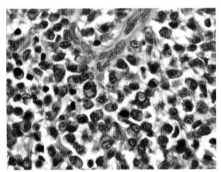

图 17.112 具有广泛的浆细胞分化的 MALT 淋巴瘤（与图 17.108 相同）。浆细胞丰富，其中一个具有 Dutcher 小体（中央）

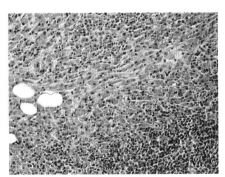

图 17.113 MALT 淋巴瘤的储存晶体组织细胞增多。包含巨噬细胞的软组织病变，富含由轻链构成的嗜酸性晶体内含物。还存在残留的 MALT 淋巴瘤（右下）

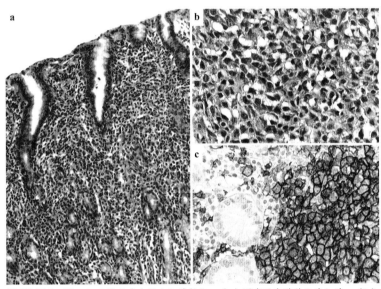

图 17.114 胃 MALT 淋巴瘤中的大细胞转化。（a）固有层充满淋巴瘤细胞。（b）在更高的放大倍率下，这些细胞显示出体积大，突出的核仁和人为的印戒样特征。（c）CD20 在淋巴瘤细胞中呈阳性。Ki-67 增殖指数为 70%（未显示）。诊断为累及胃的弥漫性大 B 细胞淋巴瘤（DLBCL）。胃 DLBCL 通常由潜在的胃 MALT 淋巴瘤引起，而原发性胃 DLBCL 很少

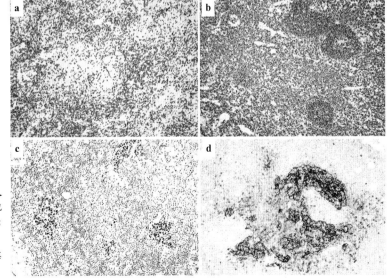

图 17.115 MALT 淋巴瘤，免疫组化。淋巴瘤细胞 CD3 阴性（a），CD20 阳性（b）。（c）Bcl-6 突出显示残留的反应生发中心，在淋巴瘤细胞中为阴性。（d）CD23 突出显示被淋巴瘤"植入"的破裂的滤泡树突状细胞网

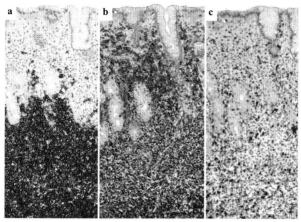

图 17.116　胃 MALT 淋巴瘤，免疫组化。（a）CD20。（b）CD43 与 B 细胞异常共表达。（c）CD3 突出显示了少量散在的 T 细胞

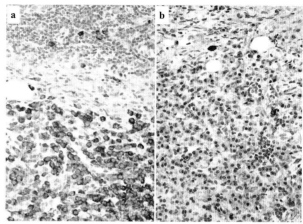

图 17.117　MALT 淋巴瘤具有浆细胞分化。（a）浆细胞均为 κ 阳性；（b）浆细胞的 λ 阴性。这是单型 κ，它是 B 细胞单克隆性的表现

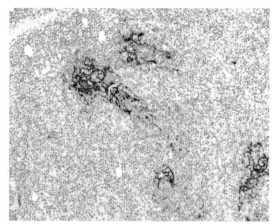

图 17.118　MALT 淋巴瘤，免疫组化。CD21 显示破坏的滤泡树突状细胞网

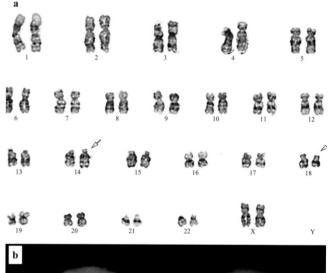

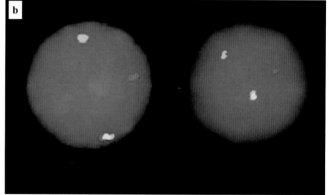

图 17.120　具有眼 MALT 淋巴瘤病史的患者骨髓的细胞遗传学分析。（a）染色体分析显示 t（14;18）（q32;q21.2）。（b）使用 MALT1 双色断裂探针进行的 FISH 分析显示 MALT1 重排

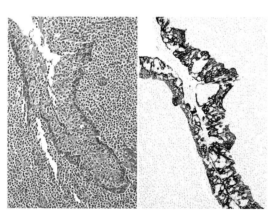

图 17.119　MALT 淋巴瘤。左图：腮腺 MALT 淋巴瘤出现淋巴上皮病变。右图：细胞角蛋白突出显示了残留的导管上皮

蛋白突出，或上皮内淋巴细胞可用 CD20 突出显示（图 17.119）。在 MALT 淋巴瘤中 Ki-67 增殖指数较低，而在残留生发中心则较高。应当注意不要将反应性生发中心视为高增殖的淋巴瘤区域。三种新的标记物 IRTA1（Ig 超家族受体易位相关 1）、MNDA（髓样细胞核分化抗原）和 T-bet（T-box 转录因子）已被使用，在诊断 MALT 淋巴瘤时比其他小 B 细胞淋巴瘤具有一定的可靠性，尽管它们在淋巴结 MZL 病例中显得更有价值。

在某些情况下，可能难以鉴别 MALT 淋巴瘤与反应性过程的区别，并且诊断将取决于其他辅助检查的支持，例如通过流式细胞术检测到的克隆状态。（CD5-/CD10- B 细胞群体）或通过 PCR 检测到克隆性 IGH 基因重排。表 17.9 总结了 MALT 淋巴瘤与其他小 B 细胞淋巴瘤的鉴别诊断。

细胞遗传学

大约 70% 的 MALT 淋巴瘤经常发生易位，这些位点特定于结外受累部位。在胃和肺 MALT 淋巴瘤中发现的最常见移位是 t（11;18）（q21;q21），涉及 MALT1 和 API2 基因的重排。其他易位显示，带有或不带有 MALT 基因的 IGH、BCL10 和 FOXP1 基因重排。MALT1 基因的 FISH 断裂探针可用于鉴定大多数此类情况（图 17.120）。此外，可以通过 PCR 从新鲜组织或石蜡包埋的组织中检测出这些易位。MALT 淋巴瘤中发生的其他常见遗传改变，包括 3 三体和 18 三体。表 17.12 总结了 MALT 淋巴瘤中不同位点的特定易位

频率以及受相关基因影响的分子途径。基因表达谱分析表明，肺 MALT 淋巴瘤显示出与边缘区 / 记忆 B 细胞相关的基因上调，缺乏 t（11;18）的病例倾向于与浆细胞分化有关。

结内边缘区淋巴瘤

MZL 淋巴瘤的淋巴结受累比结外 MZL 少（< 2% 的所有淋巴瘤）。通过定义，该疾病仅限于淋巴结，不应累及脾脏或结外部位。结内 MZL 好发于女性，并在中位年龄为 60 岁的成人人群中易见。临床过程相对惰性，进展缓慢。原发结内 MALT 淋巴瘤或不能通过病理学评估确定结外 MALT 淋巴瘤继发淋巴结累及局部淋巴结，临床病史对于确定是否存在结外疾病至关重要。丙型肝炎病毒（HCV）感染与淋巴结 MZL 的发病机制是否相关还有争议，但似乎不能排除这种关联。

病理学

病变的淋巴结表现出与结外 MZL 相同的形态学特征。淋巴结可能被淋巴瘤部分或全部替代（图 17.121 和 17.122），MZL 细胞倾向于分布在反应性淋巴滤泡周围，在低倍下它们呈靶样外观（MZL 中心的生发中心较浅，套区较暗，外部变亮）（图 17.122）。Campo 等已经描述了结内 MZL 的多种结构模式，包括 "MALT" "脾脏型" 和 "多形性" 类型。"MALT" 类型由位于增生生发中心周围的丰富的单细胞样细胞组成，如上所述。"脾脏型" 包含萎缩的生发中心，并且存在 IgD 表达，"多形性" 类型没有

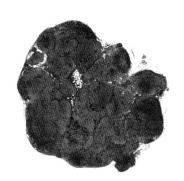

图 17.121　淋巴结边缘区淋巴瘤。淋巴结结构完全消失。注意扩展边缘区域显示的粉红色区域

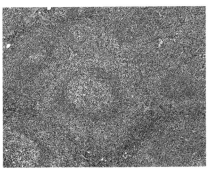

图 17.122　淋巴结边缘区淋巴瘤。淋巴滤泡的 "靶样" 外观，内部中心发亮较浅，中部暗区为套区，边缘较浅为边缘区

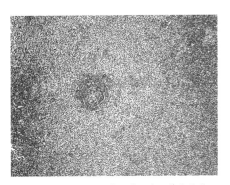

图 17.123　淋巴结边缘区淋巴瘤。萎缩性淋巴滤泡，边缘区明显扩展，包含单核样淋巴细胞和浆细胞。该病例具有结内边缘区淋巴瘤的所谓 "脾脏型" 特征

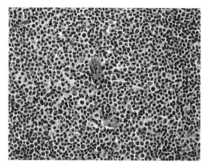

图 17.124　淋巴结边缘区淋巴瘤。形态学与 MALT 型结外边缘区淋巴瘤病例相同

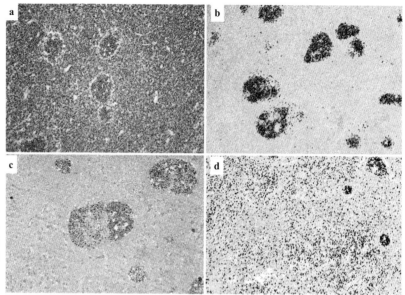

图 17.125　结内边缘区 B 细胞淋巴瘤的免疫组化。(a)CD20 为弥散阳性。CD10(b)和 bcl-6(c)在生发中心呈阳性，在淋巴瘤细胞中呈阴性。(d)Ki-67 在残留生发中心较高（右上），而在浸润肿瘤淋巴细胞中呈低至中等水平

显著模式（图 17.123 和 17.124）。与结外疾病相似，结内 MZL 累及的淋巴结可能含有淀粉样变或淀粉样沉积物区域。浆细胞性分化可能不如累及淋巴结的淋巴浆细胞淋巴瘤明显。

免疫组化和流式细胞术

淋巴结 MZL 的免疫特征与 MALT 型结外 MZL 的免疫特征相同（参见上文）（图 17.125）。另外，在具有鉴别诊断包括淋巴浆细胞性淋巴瘤和广泛滤泡植入的 MZL 的挑战性病例中，使用 IRTA-1、T-bet 和 MNDA 似乎是有用的。

细胞遗传学与淋巴结外 MALT 淋巴瘤相反，在淋巴结 MZL 中未发现特异性频发性易位。表 17.9 总结了淋巴结 MZL 淋巴瘤与其他小 B 细胞淋巴瘤的鉴别诊断。儿童型结内 MZL 被认为是在儿童和年轻人中发生的独特临床病理学类型。它是 2017 年修订的 WHO 分类中的一个临时分类。与成年淋巴结肿大相比，儿童型表现在男性中更为常见，具有局部（通常是颈部）淋巴结肿大和预后良好的特点。从组织学上讲，除了 MZL 的经典病理特征外，儿童结内 MZL 还显示出类似于 PTGC 的滤泡破裂，这在大约 70% 的病例中观察到。

伴有浆细胞分化的 B 细胞淋巴瘤

正常的"成熟" B 细胞分化为浆细胞，这是它们真正成熟的最后阶段。正常浆细胞合成并分泌功能正常的体液免疫反应所需的免疫球蛋白（Ig）。起源于显示部分或全部浆细胞分化的细胞的 B 细胞淋巴瘤在这里归类为具有浆细胞分化的 B 细胞淋巴瘤。它们包括意义不明的单克隆丙种球蛋白病（MGUS）、淋巴浆细胞性淋巴瘤 / 华氏巨球蛋白血症（LPL/WM）、骨孤立性浆细胞瘤（SPB）和骨外浆细胞瘤（EOP）以及浆细胞髓系肿瘤。由于浆细胞的分化，这些过程会将不同量异常的 Ig（副蛋白或 M 蛋白）分泌到循环系统中。分泌的 Ig 是克隆的，由与 Ig 轻链（κ 或 λ）相关的 Ig 重链（IgG、IgA 或 IgM，不常见的 IgD 或 IgE）、游离 Ig 轻链（κ 或 λ）或无相关轻链的 Ig 重链（重链沉积病）组成。"非分泌"的病例很少见。副蛋白可以沉积在多个器官中并产生损害，特别是在肾脏中。在其他情况下，副蛋白可能以 AL 型淀粉样蛋白的形式沉积在组织中，并引起器官损伤。可以通过血清蛋白电泳（SPEP）和尿蛋白电泳（UPEP）对副蛋白进行定量，并且可以通过免疫固定（IFE）在血清或尿液中确认 Ig 的特定类型。

由于具有浆细胞分化的 B 细胞淋巴瘤累及淋巴结并不常见，因此我们在此讨论这些淋巴瘤涉及淋巴结或非骨髓部位的例子，即 LPL 和浆细胞瘤。其他类型将在"骨髓"部分中介绍。

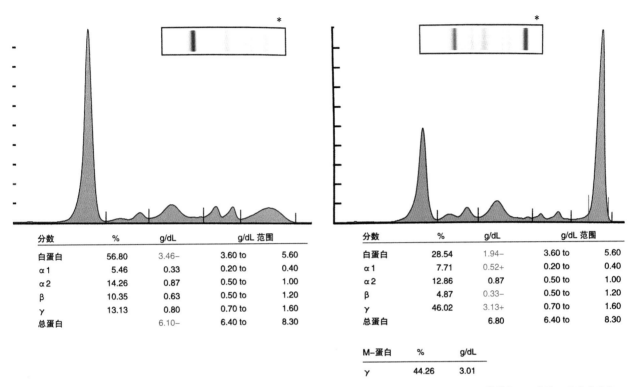

分数	%	g/dL	g/dL 范围	
白蛋白	56.80	3.46–	3.60 to	5.60
α1	5.46	0.33	0.20 to	0.40
α2	14.26	0.87	0.50 to	1.00
β	10.35	0.63	0.50 to	1.20
γ	13.13	0.80	0.70 to	1.60
总蛋白		6.10–	6.40 to	8.30

分数	%	g/dL	g/dL 范围	
白蛋白	28.54	1.94–	3.60 to	5.60
α1	7.71	0.52+	0.20 to	0.40
α2	12.86	0.87	0.50 to	1.00
β	4.87	0.33–	0.50 to	1.20
γ	46.02	3.13+	0.70 to	1.60
总蛋白		6.80	6.40 to	8.30

M–蛋白	%	g/dL
γ	44.26	3.01

图 17.126　血清蛋白电泳。（a）凝胶（顶部方框）和定量图中的白蛋白、α-1、α-2、β 和 γ 区域蛋白的正常模式。正常的 γ 区域（星号，顶部方框）具有 γ 球蛋白的 Gaussian 分布（请参见图表）。（b）淋巴浆。细胞性淋巴瘤 / 华氏巨球蛋白血症（LPL/WM）患者的血清蛋白电泳 γ 区域中有一个 M 蛋白，其计算值为 3 g/dL。凝胶（顶部的方框）在 γ 区域（星号）显示出明显的条带

淋巴浆细胞淋巴瘤 / 华氏巨球蛋白血症（LPL/WM）

流行病学与临床特征

LPL 占所有非霍奇金淋巴瘤的 1%。这种疾病的男女比例为 2∶1，并且在 50 及 60 岁白人中的发病频率更高。LPL 通常表现为 M 蛋白，高黏滞综合征和骨髓受累，这是 WM 的定义。另一方面，没有骨髓累及的 LPL 可能表现为伴或不伴 M 蛋白的轻度淋巴结肿大，但这种临床表现很少见。因此，诊断 WM 而不诊断 LPL 需要 M 蛋白的存在。患有广泛性骨髓疾病的患者会出现血细胞减少症，晚期患者可能会出现结外肿瘤。高黏滞综合征是继发于血液中 M 蛋白增加（通常为 IgM）的继发症状，表现为头痛、视觉改变和黏膜自发性出血或神经系统症状。LPL 很少出现中枢神经系统受累或所谓的 Bing-Neel 综合征。通过 SPEP 和 IFE 常规临床检测，可以检测副蛋白（图 17.126 和 17.127）。严重高黏滞血症（通常 > 6 g/dL）的患者

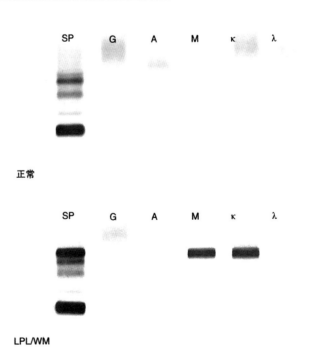

图 17.127　血清免疫固定。上图（正常个体）显示出足够数量和比例的 IgG、IgA，几乎没有 IgM 和多克隆轻链。下图（LPL/WM 患者）显示了淋巴瘤细胞产生的 IgM M 蛋白以及 κ 轻链限制

·515·

可从血浆置换中受益。LPL/WM 的预后通常较好。该疾病的总生存期为 5~10 年。LPL/WM 的 IPI 的参数与小 B 细胞淋巴瘤的 IPI 相似，也将患者分为低风险、中风险和高风险，其 5 年生存率分别为 87%、68% 和 36%。

病理学

当副蛋白水平高时，外周血涂片显示缗钱状红细胞形成（图 17.128）。如果注意血管，就会在组织切片中看到这种现象（图 17.129）。在某些情况下，可能会出现循环性淋巴瘤细胞的存在，但白血病的侵袭非常罕见。累及淋巴结的 LPL 可能会出现部分或几乎完全消失的结构，伴有窦和小的残留淋巴滤泡（图 17.130 和 17.131）。淋巴瘤由一系列染色质浓缩的小淋巴细胞、浆细胞样淋巴细胞和成熟的小的浆细胞（Marschalkó 型）组成（图 17.132）。浆细胞倾向于在血管周围分布。可以看到 Dutcher 小体（核嗜酸性

Ig 沉积物）和 Russell 小体（胞浆圆形的嗜酸性 Ig 沉积物）。很少会出现单核样淋巴细胞，还可出现散在的肥大细胞和小的上皮样肉芽肿。LPL 的结外累及具有与淋巴结所述相似的形态学特征（图 17.133）、骨髓病变可以是结节性、间隙性或弥漫性的（图 17.134 和 17.135）。LPL 可能很少与储存晶体的组织细胞增生症相关。LPL 的大细胞转化非常少见（约 1%），而 CHL 转化则更为罕见。

免疫组化和流式细胞术

LPL 中的淋巴细胞显示 B 细胞标记 CD19、CD20、CD22、CD79、PAX5 和 bcl-2+/- 呈阳性，而 CD5、CD10、bcl-6 和 cyclin D1 呈阴性（图 17.136）。浆细胞样淋巴细胞和浆细胞对浆细胞标志物 CD38、CD138 和 MUM-1 呈阳性，而 CD20 和 PAX5 的表达程度不一（通常弱到阴性）。两种成分都表达相同的重链（最常见的 IgM，很少出现 IgA 或 IgG），并且

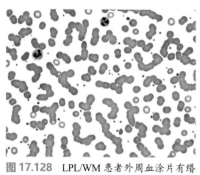

图 17.128　LPL/WM 患者外周血涂片有缗钱状红细胞

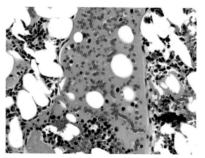

图 17.129　在组织切片中可以缗钱状红细。请注意，在该骨髓血管腔内的长链状的红细胞堆积。这不是人工假象

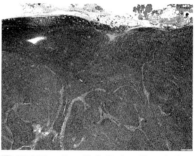

图 17.130　淋巴结中的淋巴浆细胞淋巴瘤。结构部分消失，髓窦开放

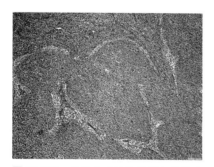

图 17.131　淋巴结中的淋巴浆细胞淋巴瘤。小细胞淋巴瘤已经破坏了该结构。然而，髓窦是开放的，这是该疾病所显示的特征

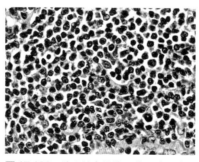

图 17.132　淋巴结中的淋巴浆细胞性淋巴瘤。肿瘤由一系列小淋巴细胞、浆细胞样淋巴细胞和成熟小浆细胞（Marschalkó 型）组成。在某些情况下可能会出现散在的肥大细胞和上皮样肉芽肿（未显示）

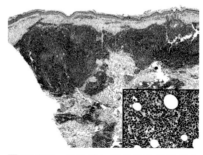

图 17.133　淋巴浆细胞性淋巴瘤累及皮肤。有致密的淋巴样浸润，伴有模糊的结节，充满了真皮中层并延伸至真皮深层。该患者长期存在淋巴浆细胞淋巴瘤病史，伴有广泛的结外累及。插图：病变的高倍放大显示淋巴细胞小和散在的浆细胞

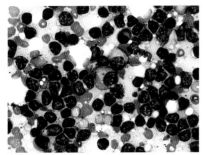

图 17.134 淋巴浆细胞性淋巴瘤/华氏巨球蛋白血症（LPL/WM）。WM 患者的骨髓抽吸涂片。有大量的成熟小淋巴细胞、淋巴细胞、浆细胞和浆细胞（中心）

图 17.135 淋巴浆细胞性淋巴瘤/华氏巨球蛋白血症（LPL/WM）。骨髓结节性（a）和弥漫性（b）小淋巴细胞累及，浆细胞样淋巴细胞和浆细胞的混合物。浆细胞的 κ（c）阳性，而 λ（d）阴性（κ 单型）

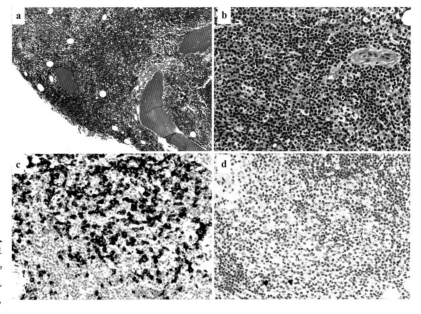

图 17.136 淋巴结中的淋巴浆细胞性淋巴瘤，免疫组化。（a）CD3 突出显示了散在的 T 细胞。（b）CD20 在聚集的细胞中呈阳性，很少散在细胞。（c）CD138 在 CD20+B 细胞聚集的相同区域突出了浆细胞的大量聚集。（d）浆细胞的 λ 阴性（左图），κ 阳性（右图）

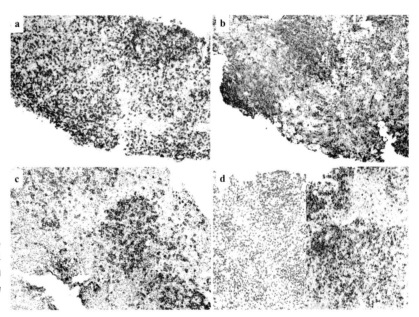

具有相同的轻链限制，但这一特征在组织中的淋巴细胞中可能很难解释（图 17.135 和 17.136）。除非 LPL 转化为 DLBCL，否则 Ki-67 增殖指数很低。

流式细胞术显示小淋巴细胞表达 CD19、CD20、CD22、CD79a 和表面 IgM，并且对 CD5 和 CD10 呈阴性（图 17.137）。CD23 表达通常弱至部分阳性。相反，浆细胞样淋巴细胞和浆细胞 CD19、CD38、CD138 和 CD45 呈阳性，并具有与肿瘤性淋巴细胞相同的免疫球蛋白和轻链限制（图 17.138）。浆细胞样淋巴细胞可能对 CD20 表现出可变的阳性，浆细胞是 CD20 阴性的。化疗后，单一的浆细胞成分可能是唯一剩下的肿瘤成分。因此，不存在单型淋巴细胞并不排除残留 LPL 的存在。

细胞遗传学与分子生物学

大约 40% 的 LPL/WM 病例有 6q 缺失，而 20% 的病例具有三体 4，但是这些细胞遗传异常在结内 LPL 中并不常见。重要的是，LPL 不包含 MALT 淋巴瘤中存在的任何易位。2012 年，发现＞90% 的 LPL

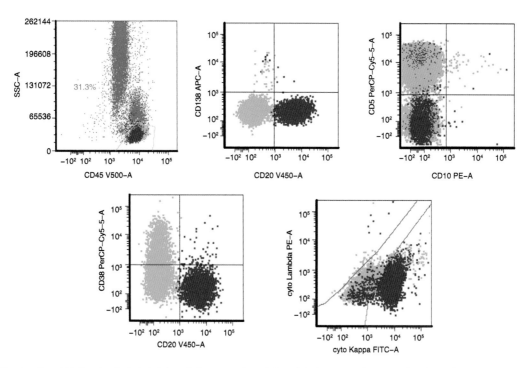

图17.137　淋巴浆细胞性淋巴瘤 / 华氏巨球蛋白血症（LPL/WM），流式细胞术（图17.138）。上图（从左到右）：淋巴细胞是从 CD45 对侧向散射图得出的。B 细胞群呈粉红色，而 T 细胞则呈浅绿色。B 细胞是 CD20+/CD138- 和 CD5-/CD10-（请注意 CD5+T 细胞作为内部对照）。底部图（从左到右）：B 细胞对 CD38 呈阴性，对细胞质 κ 轻链是单型的

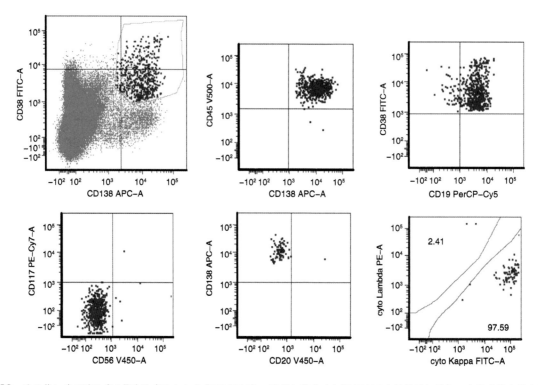

图17.138　淋巴浆细胞性淋巴瘤 / 华氏巨球蛋白血症（LPL/WM），流式细胞术（与图17.137 中的情况相同）。上图（从左到右）：浆是从 CD38 与 CD138 图（突出显示的蓝色）进行门控的。浆细胞是 CD45+/CD19+。下图：浆细胞是 CD56-/CD117-/CD20-，显示出细胞质 κ 轻链限制，与图 17.137 中的淋巴细胞群体相同

携带 MYD88 L265P 突变，这在小 B 细胞类型的淋巴瘤中是不常见的，包括具有浆细胞分化的淋巴瘤。另外，已经在约 30% 的 MYD88 L265P 突变的 LPL 中发现了 CXCR4 的体细胞突变。具有 MYD88 L265P 突变的 LPL 病例似乎表现出更具侵袭性的行为，而具有 CXCR4 突变的患者与更高的疾病活动性和对靶向疗法的耐药性相关。

鉴别诊断

LPL 应与其他具有浆细胞分化的小的 B 细胞淋巴瘤区分开。通过形态学，某些 LPL 病例可能很难与 MZL 区分开来，诊断将取决于是否存在 M 蛋白和 / 或骨髓受累。但是，一小部分 MZL 病例（与任何其他 B 细胞淋巴瘤一样，尤其是 CLL/SLL）可能伴有高蛋白血症。最近鉴定出的 MYD88 中的 L265P 突变似乎为这两种淋巴瘤的更容易区分提供了一些信息，现在已被用作诊断 LPL 或其他可能很少显示出浆细胞分化的小 B 细胞淋巴瘤（CLL/SLL，FL，MC 的 LPL）的分子工具。浆细胞性髓系肿瘤的小细胞变异可能累及淋巴结，但这种肿瘤与 LPL 相反，显示 cyclinD1 阳性。偶尔伴有浆细胞增多的慢性炎症过程可能与 LPL 累及部分淋巴结相混淆。但是，反应性过程通常不会破坏淋巴结结构，并且通常不会显示出小淋巴细胞和浆细胞样淋巴细胞的谱系，并且反应性浆细胞始终是多型性的，即使它们可能包含 Russell 和 / 或偶有的 Dutcher 小体。LPL/WM 的临床病理特征和鉴别诊断也请参见表 17.9。

骨孤立性浆细胞瘤(SPB)和骨外浆细胞瘤(EOP)

浆细胞瘤是可能在结外或淋巴结组织中发生的完全分化浆细胞的肿瘤。通过定义，必须首先排除浆细胞髓系肿瘤的病史以建立诊断。SPB 被定义为骨骼（通常是脊柱）中的局部浆细胞瘤。EOP 是一种肿瘤，位于骨头以外的任何地方，通常是头和颈部、睾丸、皮肤、乳房、膀胱等。

流行病学与临床特征

浆细胞瘤很少见，占所有恶性浆细胞肿瘤的 < 5%。他们出现在中位年龄为 55 岁的男性中的频率更高。SPB 比 EOP 更为多见。SPB 易发生在胸椎中，

其次是腰椎和颈椎。临床症状包括脊髓和 / 或神经根受压、背痛和病理性骨折。最常见的受累部位是头颈部区域（鼻咽），其次是胃肠道。在这些区域中，肿瘤会根据不同的位置（即鼻咽处的鼻充血和鼻出血，以及胃肠道的出血或肠梗阻）而产生具有多种临床症状的肿块效应。EOP 发生的较不常见部位包括淋巴结、睾丸、乳房、膀胱、皮肤和大脑。如前所述，必须排除对浆细胞髓系肿瘤的诊断才能建立对浆细胞瘤的诊断。因此，浆细胞瘤患者没有浆细胞髓系肿瘤所见的全身症状或血细胞减少症。但是，一半的 SPB 患者和四分之一的 EOP 患者可能具有 M 蛋白。在诊断后的 5 年内，SPB 在 50% 的病例中会进展为浆细胞性髓系肿瘤，而 EOP 通常不会进展为髓系肿瘤。两种情况都倾向于局部复发，并且在 SPB 中更常见。切除和放疗是根据肿瘤大小（ > 或 < 6 cm）和病变部位选择的治疗方法。预后与髓系肿瘤的进展直接相关，因此，SPB 的预后比 EOP 差。

病理学

SPB 和 EOP 由浆细胞片组成，在大多数情况下，浆细胞具有成熟的形态，具有偏心的圆核，带有浓缩的染色质，呈轮式构型，并且具有丰富的嗜碱性细胞质，具有核旁晕或高尔基带（Marschalkó 型 "浆细胞"）（图 17.139）。观察到 Russell 小体、Mott 细胞（充满 Russell 小体的浆细胞）和 Dutcher 小体（图 17.140）。有时，Ig 可能以晶体形式保留在细胞质中。浆细胞瘤可表现出明显的多形性，发育不良和分化差的特征，同时有丝分裂活性增强，很难从形态学上识别为浆细胞来源的肿瘤（图 17.141）。在某些情况下，可以看到淀粉样蛋白沉积，以及通过电子显微镜观察到的刚果红阴性的淀粉样蛋白样物质的沉积，并且不显示淀粉样蛋白原纤维的超微结构特征。当淋巴结受累时，肿瘤可能会破坏结构或主要浸润皮层旁区域，几乎没有残留的滤泡。在淋巴结中发现的分化差的肿瘤可能形成类似转移的肿块。浆细胞瘤有时表现出类似于神经内分泌肿瘤的类器官样排列（图 17.142）。EOP 的示例在图 17.143~17.145 中显示。

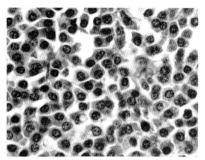

图 17.139　骨的孤立性浆细胞瘤。成熟的浆细胞片，具有圆核、成团的染色质和丰富的嗜碱性细胞质。一些细胞具有与高尔基体相对应的淡核旁区域

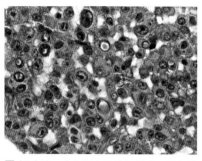

图 17.140　骨的孤立性浆细胞瘤。浆细胞有中等程度的多态性和明显的 Dutcher 小体（细胞核内免疫球蛋白的嗜酸性聚集）

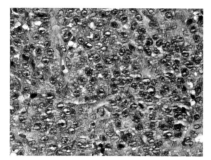

图 17.141　分化差的骨外浆细胞瘤。肿瘤细胞与浆细胞不同。这些细胞具有突出的核仁和染色质优良，并且有易见的核分裂和凋亡小体。

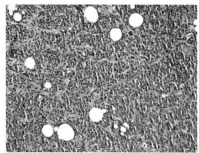

图 17.142　软组织骨外浆细胞瘤。在某些情况下，浆细胞瘤可能出现类器官样排列的区域，可能提示神经内分泌肿瘤的诊断。这通常是局部病变

图 17.143　睾丸浆细胞瘤。（a）肿瘤浸润到睾丸网。（b）浆细胞沿着两个萎缩的生精小管生长

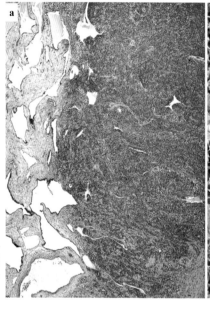

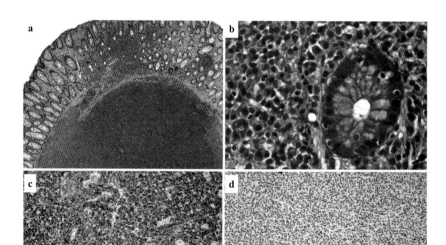

图 17.144　结肠浆细胞瘤。（a）肿瘤充满并扩大了黏膜下层，并局灶性延伸进入黏膜。（b）被浆细胞片包裹的结肠腺体。浆细胞 κ 呈阳性（c），并且 λ 呈阴性（d）

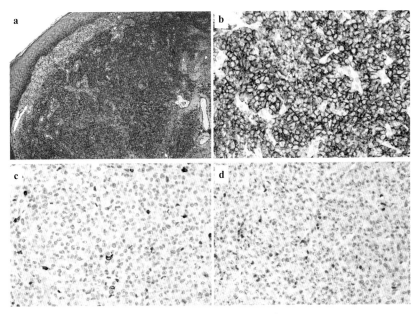

图 17.145　头颈部区域浆细胞瘤。（a）肿瘤浸润黏膜下层，由浆细胞片组成。浆细胞 CD138 阳性（b），CD3（c）和 CD20（d）阴性。请注意，背景中仅存在罕见的 T 细胞，而实际上没有 B 细胞，这是浆细胞瘤的特征

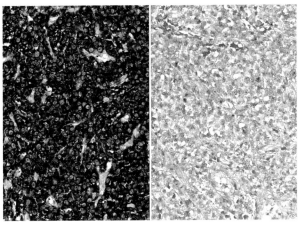

图 17.146　浆细胞瘤，原位杂交（ISH）。肿瘤细胞的细胞质对 λ 轻链 RNA 呈强阳性（左），对 κ 轻链 RNA 呈阴性（右）。肿瘤具有浆母细胞形态，CD138 阳性，EBV 阴性（未显示）

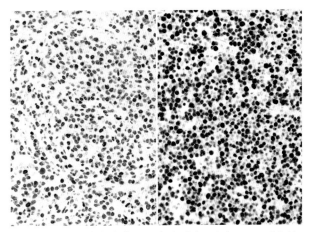

图 17.147　浆细胞瘤，免疫组化。左图：肿瘤细胞对 MUM-1 呈阳性。右图：Ki-67 增殖指数很高（约 80%）

免疫组化和流式细胞术

浆 细 胞 瘤 对 CD38、CD138（syndecan-1）、MUM-1、CD79a（细胞质染色）、EMA（不一）和具有 κ 或 λ 轻链限制的细胞质 IgG 或 IgA 呈阳性（图 17.144~17.146）。大约 50% 的 CD56 阳性病例，在 SPB 中比在 EOP 中更常见。肿瘤性浆细胞对 CD19、CD20、CD45、PAX5 和 cyclin D1 呈阴性，但极少数情况下，这些标志物中的一种或几种可能表现出较弱和局灶的表达。浆细胞瘤对黑色素瘤标记物和细胞角蛋白呈阴性，尽管极少数情况下，带有细胞角蛋白混合物的少数细胞可能会出现局灶性核旁点状分布。

Ki-67 增殖指数处于中等至较高水平（图 17.147）。HHV-8 为阴性。在实际应用中，浆细胞瘤对 EBV 呈阴性。然而，HIV 感染者可能会出现 EBV+ 浆细胞瘤，而在移植后状态下出现的浆细胞瘤也可能是 EBV+，但这些病变应被视为移植后淋巴组织增殖性疾病。

通过流式细胞术，浆细胞对 CD38、CD138 和细胞质 Ig 呈阳性，并具有细胞质 κ 或 λ 轻链限制。CD56 阳性的病例约占一半。浆细胞瘤通常对 CD19、CD20 和 CD45 呈阴性，而 CD27、CD81 和 CD117 的表达却不同。

细胞遗传学与分子生物学细胞遗传学和分子

与浆细胞髓系肿瘤相似，浆细胞瘤可显示 IGH 和/或 MYC 基因的染色体增加，缺失 13q 和重排，少数病例可出现 t（4;14）/FGFR3/IGH。IHC 对 cyclinD1 呈阳性的病例具有 CCND1 扩增，但无 t（11;14）/CCND1-IGH。浆细胞瘤与 MALT 淋巴瘤相关的易位是阴性的。

鉴别诊断

SPB 和 EOP 的鉴别诊断包括具有广泛浆细胞分化的 MALT 淋巴瘤、LPL、浆细胞增加的淋巴结 MZL、浆细胞丰富的 Castleman 病以及浆细胞增加的非恶性疾病，包括 IgG4 相关疾病、浆细胞肉芽肿、浆细胞炎性假瘤和梅毒性淋巴结炎。少量散在的小淋巴细胞，大部分是 CD3+T 细胞（图 17.145c）。这些肿瘤不具有丰富的 B 细胞或 B 细胞标志物的弥漫性和强表达（图 17.145d），这应考虑诊断具有浆细胞分化的 B 细胞淋巴瘤。评估肿瘤的其他区域对于识别生发中心、单核细胞和淋巴上皮病变非常重要，这些病变见于 MALT 淋巴瘤而非浆细胞瘤。仅以形态学就很难确定具有主要以滤泡间生长的结内浆细胞瘤与浆胞丰富的 Castleman 病之间的区别，而轻链克隆性的确定就变得至关重要。同样，轻链克隆性将排除 IgG4 相关疾病、浆细胞肉芽肿、浆细胞炎性假瘤或梅毒淋巴结炎的诊断可能性。

鼻咽浆细胞瘤分化良好，可能与嗅觉神经母细胞瘤混淆。这些肿瘤通常可以通过形态学来区分，但是 IHC 可能会使一个粗心的病理医生感到困惑，因为两个病变的 CD56 均为阳性。然而，浆细胞瘤对神经元标志物是阴性的。膀胱的浆细胞瘤应与尿路上皮浆胞样癌区分开来。后者对 CD138 呈阳性，但对细胞角蛋白也呈阳性（有时为局灶）。间变性和浆母细胞瘤（分化差）浆细胞瘤可能类似于黑色素瘤或分化差的癌。需要适当的抗体组合才能进行正确诊断。IHC 识别应谨慎，因为浆细胞瘤对 CD138 和 EMA 呈阳性，而对 CD45 呈阴性，与癌的免疫特征相重叠。然而，浆细胞瘤细胞角蛋白和黑色素瘤标志物阴性，显示出 IHC 或 ISH 的轻链限制，而 MUM-1 阳性。还应通过

适当的 IHC 组合将间变性和浆细胞样浆细胞瘤与间变性大细胞淋巴瘤和浆母细胞性淋巴瘤区分开。间变性大细胞淋巴瘤的 T 细胞标志物 CD30 阳性，有或没有 ALK 表达。这些标记在浆细胞瘤中是阴性的。ALK 阳性的大 B 细胞淋巴瘤 CD138 和 IgA 可能与阳性的间变性浆细胞瘤重叠。但是，后者 ALK 阴性。浆母细胞性淋巴瘤的免疫谱与浆细胞瘤的免疫谱重叠，但从定义上讲，浆母性淋巴瘤 EBV 总是阳性。

侵袭性 B 细胞淋巴瘤

这是一组具有侵袭性临床特征的 B 细胞淋巴瘤，并在组织学上显示出较大的 B 细胞。但是，它们在临床表现和病理特征上存在很大的差异。本章遵循本章开头介绍的更新的 2016 WHO 分类标准，现称为修订的 2008 分类（第四版）。

弥漫大 B 细胞淋巴瘤，非特指

它是由以弥漫模式生长的大细胞组成的 B 细胞淋巴瘤，是成年人中最常见的非霍奇金淋巴瘤，涵盖了多种异质性疾病，可以根据临床、形态、表型或分子标准进行细分。一些 DLBCL 病例出现在不同的临床病理状态中，并且可能被更好地归类为亚型，例如免疫缺陷、EBV+DLBCL、原发性皮肤 DLBCL、腿型等患者。DLBCL 可以新生或继发于滤泡性淋巴瘤、边缘区淋巴瘤或其他低级别淋巴瘤。在某种程度上，在考虑其他定义好的 DLBCL 分类之后，DLBCL,NOS 更像是一个垃圾桶。类似地，其他完全不同的淋巴瘤可能最初以 DLBCL 的形式出现，例如套细胞淋巴瘤的多形性变型，或由慢性淋巴细胞性白血病/小淋巴细胞性淋巴瘤引起的 Richter 综合征，如果不知道其潜在的诊断则误诊为 DLBCL。DLBCL 是一种侵袭性疾病，通常表现为 B 症状。多数病例为淋巴结累及，但多达 40% 的病例可出现在结外部位，如胃肠道、骨骼、脾脏和肝脏。

淋巴结通常显示出完整的结构被破坏，呈弥漫性生长，偶有"星空"图案，并且坏死程度不一。尽管肿瘤细胞的大小通常是指细胞核和细胞质的大小，但通常细胞质在组织切片中不容易被发现，在许多情况下，大细胞的名称被称为核大小，并与正常生发中心

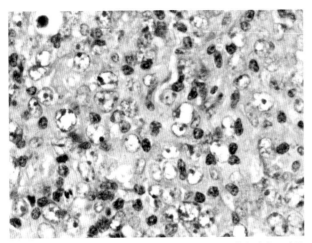

图 17.148　高倍显示的中心母细胞样 DLBCL。大多数肿瘤细胞的细胞核大于反应性可识别的组织细胞的细胞核。在肿瘤性细胞中发现了位于周围的小的核仁。组织细胞显示丰富的透明细胞质，还可以看到较多的核分裂。DLBCL 的大多数病例都由类似于中心母细胞的细胞组成

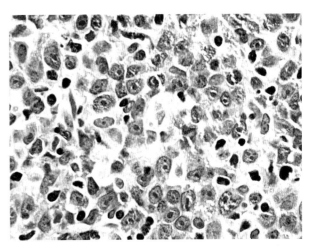

图 17.149　这种高放大倍数表明超过 90% 的肿瘤细胞是免疫母细胞。免疫母细胞性淋巴瘤通常是非 GC 表型。一些报告表明，免疫母细胞比中心母淋巴瘤更具侵略性

的巨噬细胞核相比。多数 DLBCL 病例表现出中心母细胞外观，特征是卵圆形到圆形核，带有淡染色质和一到三个核仁，通常与核膜相邻（图 17.148）。有时大的中心母细胞是多叶的。不太常见的是免疫母细胞，主要特征是其丰富的嗜碱性细胞质和圆形核中心，中央核仁突出（图 17.149）。较小的中心母细胞或带有母细胞样染色质或母细胞样小细胞不那么常见，罕见或认识不足，这对诊断和分类提出了挑战，因为它们不像更常见的 DLBCL 病例。其他病例表现为间变性形态，尽管主要模式趋于均匀弥漫分布，但低倍可能会识别出窦内的簇状分布的细胞，称为窦内生长模式。最后，背景可能表现出多种特征，包括可变数量的小淋巴细胞，在纯弥漫性病例中通常很少，而且血管增多、间质纤维化或硬化、嗜酸性粒细胞增多、组织细胞浸润、浆细胞增多或大量小淋巴细胞并不常见。有时淋巴结受累不完全，发现残留区域或部分受累；在这些区域，可以观察到增生性改变，包括滤泡增生、窦性组织细胞增生或副皮质增生。然而，DLBCL 累及后剩下的是先前存在的低级别淋巴瘤，或未怀疑的低级别淋巴瘤，通常是滤泡性淋巴瘤、边缘区淋巴瘤或无法分类的淋巴瘤。

　　在胃肠道出现的病例可能侵及黏膜或黏膜下层或穿透肌壁。随着黏膜受累，溃疡是常见的。当淋巴瘤出现在腹膜后或骨中时，硬化很常见。骨髓受累可能发生在 10% 至 20% 的病例中，并且可以发现有或没有坏死的小簇或大量淋巴瘤细胞。骨髓累及可能表现为大细胞占多数（一致性），但发现小簇小梁旁小 B 淋巴细胞（不一致性受累）更为常见，这可能是偶然事件，也可能是潜在的证据提示其他地方的低级别淋巴瘤。

　　免疫表型上，肿瘤细胞表达 B 谱系标记 CD19、CD20、CD22、PAX-5 和 CD79。通过免疫组织化学显示轻链限制并不常见，但是通过流式细胞术免疫表型，大约 60% 的病例表达单型表面免疫球蛋白，而 40% 的病例缺乏表面免疫球蛋白。早前已经通过免疫组织化学确定了两组 DLBCL，但是已经通过基因表达谱分子检测证明了其对预后的意义，并发现了与这两个亚组相关的许多分子标记。生发中心 B 细胞型预后较好，而非生发中心样或也称为活化 B 细胞（ABC）型预后差。用不同的免疫组化标记组合，可以区分接近（约 80%~90%）生发中心（GC）和非 GC 表型的 DLBCL。与 GC 模式相关的标记包括 CD10、BCL6、LMO2 或 GCET1。当 CD10 为阴性且 IRF-4/MUM1 阳性时，归非 GC 表型。FOXP1 也可用于区分非 GC DLBCL。DLBCL 的偶发病例表达 CD5、CD43、ALK-1 和 EBER 或散在的 CD20 和表面免疫球蛋白。

大约 30% 的病例显示涉及 BCL6 基因的 3q27 异常，而 20%~30% 的病例显示涉及 IGH-BCL2 基因的 t（14;18）（q32;q21）。发生这些重排的病例并不表明它们必然源于滤泡性淋巴瘤。在所有 DLBCL 病例中约 10% 可见 MYC 重排。约有 20% 的 MYC 重排病例发生 BCL2-IGH 易位并构成侵袭性病例，被称为"双打击"淋巴瘤，并在高级别 B 细胞淋巴瘤中进行了讨论。

如果处理不当，DLBCL 可能致命。风险分层可从国际预后指数（IPI）中包含的变量中得出。不利的因素是年龄 > 60 岁、不良的工作状态、晚期、结外部位受累以及乳酸脱氢酶高。5 年总生存率为 60%。用利妥昔单抗 + 环磷酰胺、阿霉素、长春新碱和泼尼松（R-CHOP）治疗时，具有 GC 样表型的患者比非 GC 表型的患者预后更好。

Burkitt 淋巴瘤

Burkitt 淋巴瘤（BL）是侵袭性 B 细胞淋巴瘤的缩影。最初在赤道非洲的儿童口腔以其快速生长和典型的组织病理学被认识。BL 通常累及结外部位，并与重链（IGH）和轻型免疫球蛋白基因结合，与发生染色体 8q24 的 MYC 基因的易位高度相关。BL 病例分为地方性、散发性和免疫缺陷性相关。地方性 BL 发生在赤道非洲以北或以南 15 度纬度以内。超过 95% 的患者存在 EB 病毒（EBV）感染的证据。疟疾和虫媒病毒感染也有关联。地方性 BL 患者的中位年龄为 4~7 岁，男女比例为 2∶1。颌骨是最常见的疾病部位，在 50%~60% 的患者以上颌骨或下颌骨为主，但同时也存在累及腹膜后、胃肠道或生殖腺的巨大肿块。

发生在世界任何地方，主要影响儿童和年轻人。在儿童中，散发性 BL 占所有 NHL 病例的 40%~50%，而在成人中，散发性 BL 占所有 NHL 的 < 1%。大约 20% 的患者有 EBV 感染的迹象。大多数患者由于肠胃受累而腹部较大，经常在回盲部。骨髓和中枢神经系统受累发生于就诊时，或更常见于复发时。

Burkitt 淋巴瘤还发生在免疫缺陷的临床病例中，最常见的是人类免疫缺陷病毒（HIV）感染。与免疫缺陷相关的 BL 最常累及结外部位。与所有类型的 BL 一样，肿瘤细胞内的 EBV 是游离的，与潜伏感染一致，通常每个细胞呈现数百万个拷贝，并且是单克隆的，表明病毒在肿瘤转化之前就已经存在。但是，可能在 EBV 阴性 BL 中发生其他致病机制。

有些病例处于白血病期，外周血和骨髓最先受累；Waldeyer 环和纵隔是不太常见的受累部位。从组织学上讲，这三种类型的 BL 具有两个主要特征：肿瘤细胞的细胞核近似于良性组织细胞核的大小，且可见生发中心吞噬小体，并且肿瘤的核分裂和增殖率很高。这种淋巴瘤是弥漫性和高度浸润性的。BL 的低倍放大特征在于其"星空"模式（图 17.150），其中的星具有丰富且相对清晰细胞质的组织细胞。这种模式是

图 17.150 Burkitt 淋巴瘤（BL）的低倍放大显示"星空"模式，其中肿瘤性淋巴细胞代表发暗的天空，细胞质丰富的组织细胞代表星星

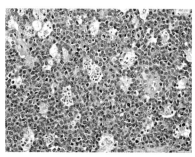

图 17.151 BL 的高倍放大显示肿瘤淋巴细胞的单一性，其大小和形状相当均匀

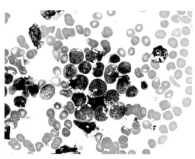

图 17.152 BL 累及骨髓。骨髓抽吸物的高倍放大显示出许多具有深嗜碱性细胞质和空泡的肿瘤性细胞。主要出现在骨髓中的 BL 病例与急性白血病相似。法国 - 美国 - 英国合作组织以前的分类将骨髓原发性 BL 视为急性白血病的一种亚型，即 ALL L3 型

由单个细胞坏死和巨噬细胞清除碎片引起的快速细胞更新产生的。淋巴瘤细胞呈圆形至卵圆形，单一且形状均匀。核膜突出，染色质较粗糙，具有 2~5 个不同的嗜碱性核仁。大约 50% 的与艾滋病相关的 BL 病例显示出浆细胞分化。尽管肿瘤的生长方式通常是弥散的，但偶尔会发现结节状，提示生发中心受累。

BL 是成熟的 B 细胞淋巴瘤，因此通常表达单型表面免疫球蛋白轻链，通常是 IgM、广谱 B 细胞抗原、CD10、BCL-6 和 SOX11（图 17.151 和 17.152）。这些肿瘤通常对 IgD、CD23、CD25、T 细胞抗原、TdT 和 BCL-2 阴性。一小部分病例表达 MUM1，少量病例的 CD10 和 BCL-6 阴性或 BCL-2 弱阳性。

大约 80% 的病例携带 t（8;14）（q24;q32），15% 的病例携带 t（2;8）（p11;q24），5% 的病例携带 t（8;22）（q24;q11）。通过这些易位，MYC 在衍生染色体 14 上与 IGH 并列，而 Igκ 和 Igλ 基因在衍生染色体 8 上与 MYC 并列。MYC 基因在正常细胞增殖中具有核心作用。MYC 和 Ig 基因增强并置导致 MYC 基因失调，并增加了 MYC 蛋白驱动细胞增殖。

使用基因表达谱研究 BL 的研究显示，BL 具有独特的基因表达谱。然而，少数病例缺乏 IG-MYC 易位，少数病例类似 DLBCL。BL 可能与核大小和形状

具有可变性的病例重叠，这将在高级别 B 细胞淋巴瘤中讨论。这些病例通常表达 BCL2，可能具有 t（14;18）（q32;q21）/IGH-BCL2 或 3q27/BCL6 染色体易位，目前被归为高级别 B 细胞淋巴瘤。

有一组病例与 BL 极为相似，但缺乏 MYC 易位，除了复杂的核型外还有 11q 异常。

全身化疗是治疗的选择。超过 75% 的成年患者和 80%~90% 的患病儿童（包括那些患有晚期疾病的儿童）完全可以长期存活。

高级别 B 细胞淋巴瘤（双打击和非特指）

修订的 WHO 分类中，这一类别包括具有组织学，生物学和遗传学特征的侵袭性淋巴瘤，以前被认为是介于 DLBCL 和 BL 之间的中间物，但对当前定义至关重要的是存在或不存在 MYC、IGH-BCL-2 或 BCL-6 重排。受影响的患者主要是成年人，患有淋巴结或结外疾病，并经常累及骨髓、外周血和中枢神经系统。大多数病例是从头开始的；然而，某些情况是转化的滤泡性淋巴瘤的结果。从组织学上讲，大多数情况下，中等或偶发大细胞均表现出弥漫性生长模式（图 17.153）、高增殖指数、与少量反应性小淋巴细胞混合，而且没有间质纤维化（图 17.154）。易见的核分裂和星空现象让人联想到 BL。但是，细胞变异比通常的

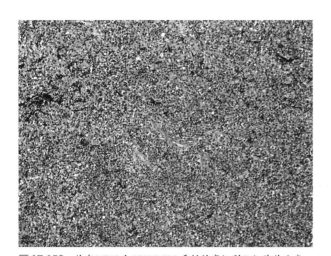

图17.153　伴有 MYC 和 IGH-BCL2 重排的高级别 B 细胞淋巴瘤，以前被称为 B 细胞淋巴瘤，无法分类，其特征介于弥漫性大 B 细胞淋巴瘤和 Burkitt 淋巴瘤之间。低倍显示弥漫生长模式和突出的星空现象。可以见少量的间质反应或反应性淋巴细胞。这种外观几乎与伯基特淋巴瘤相同。FISH 分析表明，该病例具有"双打击"基因重排：MYC 和 BCL2 重排与 8q24 和 18q21 易位一致

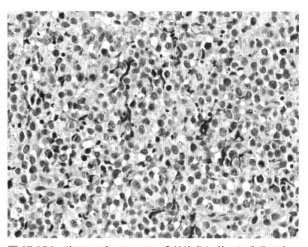

图17.154　伴 MYC 和 IGH-BCL2 重排的高级别 B 细胞淋巴瘤。高倍放大显示，高倍镜下可见肿瘤细胞多为中等大小的淋巴细胞，染色质细小成簇。罕见的较大细胞具有不同的核仁。在这种情况下，高倍放大显示许多肿瘤细胞是中型淋巴细胞，具有染色质团块，但此外，还有较大的细胞，其中一些具有突出的核仁。这种情况的形态不是通常的 DLBCL 或通常的典型 BL

BL 更明显，并且可能会出现突出的核仁。由母细胞样小细胞组成的罕见病例可类似淋巴母细胞淋巴瘤。

免疫表型上，大多数情况下 BL 与 CD20 和 CD10 共表达的情况相似（图 17.155），但可能具有"非典型"特征，例如对 BCL-2（图 17.156a）或 MUM-1 呈阳性。用 Ki-67 确定的增殖指数很高，通常 > 90%，并且强度通常不均匀（图 17.156b）。大约 40% 的病例表达 Myc（图 17.156c），并且同时表达 BCL2 时也被称为双表达。由于并非所有通过免疫组织化学表达 Myc 或 BCL2 的病例也都有 MYC 或 IGH-BCL2 的易位，因此双重表达者的病例仍应与双重打击淋巴瘤分开考虑。但是，两者都显示出侵袭性特征。

两个不同的亚群被认为是高级别 B 细胞淋巴瘤。一种以 8q24/MYC 基因重排（通常与非免疫球蛋白伴侣）和 BCL2-IGH 或 BCL-6/3q26 重排为特征的亚型，被称为高级别 B 细胞淋巴瘤伴 MYC、BCL2 和 / 或 BCL6 基因重排。与 BL 相反，核型通常是复杂的（图 17.157）。这些病例占该类别病例的 30%~50%。这些病例的基因谱图可能与 BL 相似或不同。形态谱通常如上所述。但是，如果淋巴瘤携带了两个或三个重排，即使它们在形态上可能以 DLBCL,NOS 的形式出现，其归为该亚型。形态或免疫表型占优势的例外情况是伴有 MYC 和 IGH-BCL2 重排的淋巴母细胞淋巴瘤或 3B 级滤泡性淋巴瘤；在这类高级别 B 细胞淋巴瘤中不应将其分类，而应将其分别分类为淋巴母细胞性白血病和 3B 级滤泡性淋巴瘤。

没有重排或仅 MYC 重排的病例现在被分类为高级 B 细胞淋巴瘤，NOS。形态谱比双打击或三打击淋巴瘤病例更受限制，包括介于大细胞和 Burkitt 淋巴瘤样细胞之间的细胞（图 17.158），较小的中心母细胞或具有细腻染色质的小母细胞样细胞（图 17.159a）。还要求这些病例显示出高增殖的特征，例如星空模式、核碎裂、易见核分裂或如增殖性标志物（Ki-67）所确定非常高的增殖特征（图 17.159b）。其中一些病例发生了 MYC 的重排，但没有 IGH-BCL-2 或 BCL-6 的重排，这些情况少见。这些肿瘤具有侵袭性，通常对当前的淋巴瘤疗法无反应。

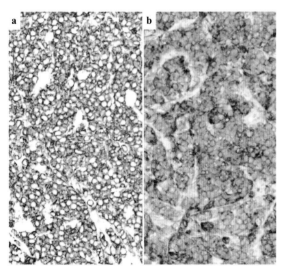

图 17.155　伴 MYC 和 IGH-BCL2 重排的高级别 B 细胞淋巴瘤。（a）在大多数肿瘤细胞中，CD20 免疫组织化学显示膜强阳性，与 B 细胞表型一致。（b）CD10 免疫组织化学表明，大多数肿瘤细胞是阳性的。这些淋巴瘤大多数为 CD10 阳性

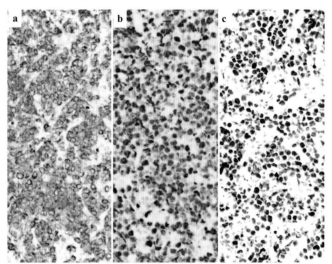

图 17.156　伴 MYC 和 IGH-BCL2 重排的高级别 B 细胞淋巴瘤。（a）BCL-2 免疫组织化学表明，大多数肿瘤细胞均为阳性，这与大多数伯基特淋巴瘤病例相反。（b）增殖标记物 Ki-67 的免疫组织化学表明，大多数肿瘤细胞（在这种情况下约为 95%）是阳性的，与 BL 相似。然而，肿瘤细胞之间的反应强度是不同的。（c）Myc 的免疫组织化学表明，大多数细胞（在这种情况下约为 95%）是阳性细胞。因此，此病例由于具有 MYC 重排和 IGH-BCL2 基因融合，因此可以被标记为双打击淋巴瘤。但是，这种情况也可以称为双表达，因为它表达 Myc 和 Bcl-2。与双重打击（< 10%）相比，更多的大 B 细胞淋巴瘤为双表达（30%~40%）

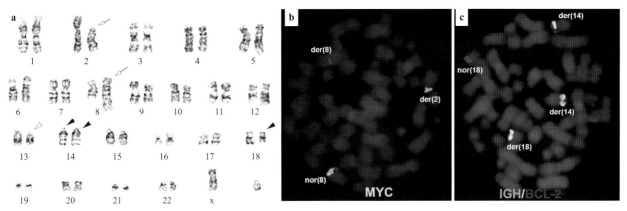

图 17.157　患有 MYC/IGH-BCL2 双打击淋巴瘤的患者的细胞遗传学分析。（a）染色体分析显示核型 46，XY，t（2;8）（p12;q24），del（13）（q12q14），der（14）t（14;18）（q32;q21），t（14;18）（q32;q21）。（b）用 MYC 双色断裂探针进行的 FISH 分析显示 MYC 重排。（c）与 IGH-BCL-2 双色双融合探针显示三个融合（黄色）信号，与 IGH-BCL-2 重排一致

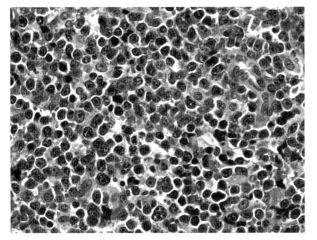

图 17.158　高级别 B 细胞淋巴瘤，NOS。这类肿瘤的形态学谱比双打击淋巴瘤（包括 DLBCL,NOS）以及表现出高级别特征的病例（只要它们有基因重排）更受限制。这种 HGBL,NOS 是由介于大细胞和 Burkitt 淋巴瘤细胞之间的细胞组成的

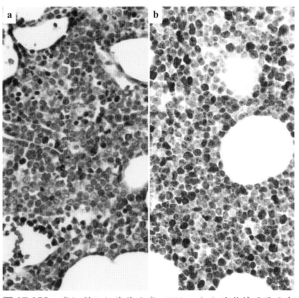

图 17.159　高级别 B 细胞淋巴瘤，NOS。（a）这种情况显示出弥漫性模式，由具有细腻染色质的小母细胞样细胞组成。（b）增殖标志物 Ki-67 的免疫组织化学显示，浸润中几乎 100% 的细胞为阳性

B 细胞淋巴瘤

B 细胞淋巴瘤的特征介于经典霍奇金淋巴瘤（CHL）和弥漫性大 B 细胞淋巴瘤（DLBCL）之间，具有重叠的临床、形态和 / 或免疫表型特征。更具体地说，这些肿瘤大多数发生在纵隔，并在结节硬化性 CHL 和原发性纵隔大 B 细胞淋巴瘤（PMBL）之间具有重叠的特征。这些肿瘤也称为纵隔灰区淋巴瘤（MGZL）。在完成更多研究之前，临床和病理学特征的范围仍然不明确，因为从概念上讲，经典霍奇金淋巴瘤具有一系列变化，即使我们集中精力于原发（胸

腺）纵隔弥漫性的大 B 细胞淋巴瘤，我们也发现它们具有高度的异质性。

因此，定义出现在不同水平的重叠特征（包括临床表现、组织病理学模式、细胞学特征以及免疫学和分子特征）可能缺乏可重复性。由此得出的结论是，目前没有一套标准，可以可靠地在不同分析水平上进行具有高度可重复性的诊断。

这种病例，患者似乎是 20~40 岁的年轻人，男性居多。患者表现为大的前纵隔肿块，伴或不伴有锁骨上淋巴结肿大。但是可能发生上腔静脉综合征，有些

患者出现远离纵隔的疾病，比如扩展到肺实质或扩散到肝脏、脾脏和骨髓。与 PMBL 或结节硬化性 CHL 患者相比，受影响患者的临床病程被认为更具侵袭性。

文献中提到的一种诊断原则是不同的组织病理学和免疫表型。这要求考虑三个亚型。在一个亚型中，肿瘤类似于结节硬化性 CHL（图 17.160 和 17.161），但肿瘤细胞的免疫表型更像 DLBCL，B 细胞抗原强表达 CD20 或 CD79a，并与 CD30 和 CD15 的表达吻合（图 17.162）。在第二个亚型中，肿瘤有大片肿瘤细胞类似于 PMBL（图 17.163），但免疫表型更多与 CHL 吻合［例如 CD15+、CD30+（图 17.164），而 CD45、CD20 或 CD79a 缺失］。在某些病例中最常见的第三亚型，同时存在前两种模式的混合。也有一些患者最初表现为典型的结节硬化性 CHL，并以 DLBCL 的形式复发，反之亦然，这些患者被认为是谱系的一部分或与 MGZL 密切相关。MGZL 已将由

纵隔产生的复合 CHL 和 DLBCL 包括在 MGZL 中，但似乎非常罕见。一些研究者已经将发生在纵隔的复合型 CHL 和 DLBCL 包括在 MGZL 中，但似乎非常罕见。大多数 MGZL 强表达 CD20、CD45/LCA 和 CD30，但很少表达 EBV 抗原或 EBER。

对 PMBL 和 CHL 病例的基因表达谱分析表明，这些肿瘤共同表达其基因表达谱的各个方面。在 PMBL 和 CHL 中表达的基因中大约有三分之一是共表达的，而在 DLBCL,NOS 中表达的基因除外。这些数据为 WHO 提出的无法分类的 B 细胞淋巴瘤，其特征介于 DLBCL 和 CHL 之间提供了部分理论依据建议。使用荧光原位杂交或甲基化谱分析的研究表明，MGZL 具有介于 PMBL 和 CHL 之间的特征。在 CHL、PMBL 和 MGZL 中以不同频率出现的特定分子特征包括涉及 JAK2 基因以及 PDL1 和 PDL2 基因 SOCS1 的 del（9p）缺失，SOCS1 的缺失、c-REL 在

图 17.160　纵隔 B 细胞淋巴瘤，无法分类，其特征介于弥漫性大 B 细胞淋巴瘤（DLBCL）和经典霍奇金淋巴瘤（CHL）之间。这种淋巴瘤也称为纵隔灰区淋巴瘤（MGZL）。该肿瘤的低倍与经典 HL 相似，在背景中显示出散布着大细胞并混合有许多细胞。这是纵隔灰区淋巴瘤的最常见模式

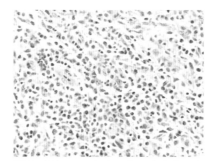

图 17.161　B 细胞淋巴瘤无法分类，其特征介于 DLBCL 和 CHL 之间。该区域显示出大量嗜酸性粒细胞与大细胞混合，增加了经典霍奇金淋巴瘤的可能性。然而，CD20 和 CD79 的免疫表型不是 CHL 的特征

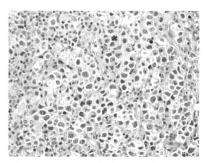

图 17.163　淋巴结受累于 B 细胞淋巴瘤，不能分类，特征介于 DLBCL 和 CHL 之间，呈弥漫性浸润，由大而多形的细胞组成，类似 DLBCL。这种类型比组织学上提示的经典霍奇金淋巴瘤不常见

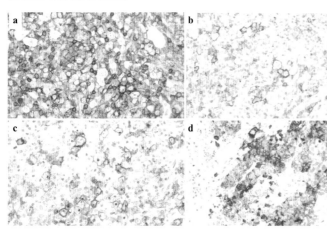

图 17.162　纵隔 B 细胞淋巴瘤无法分类，其特征介于 DLBCL 和 CHL 之间的免疫组织化学。这个病例的组织病理学与经典霍奇金淋巴瘤一致。肿瘤细胞 CD45 阴性（a），CD20 阳性（b），CD30 阳性（c）和 CD15 阳性（d）

2p 染色体上的扩增，16p13.13 染色体上 CIITA 重排以及 8q24/MYC 染色体的扩增。

据报道，与 PMBL 和 CHL 相比，纵隔灰区淋巴瘤患者的 5 年总生存期降低。CHL 患者的 PMBL 患者的 5 年总生存率超过 90%。使用调整剂量的化疗方案依托泊苷、强的松、长春新碱、环磷酰胺、阿霉素和利妥昔单抗（DA-EPOCH-R），纵隔灰色区淋巴瘤患者的 5 年总生存率是 75%，明显优于 DLB-CL,NOS。

原发性纵隔（胸腺）大 B 细胞淋巴瘤

原发性纵隔大 B 细胞淋巴瘤（PMBL）是一种发生于纵隔的弥漫性大 B 细胞淋巴瘤，被认为是由胸腺髓质中的 B 细胞发生的。PMBL 需要与纵隔淋巴结肿大的系统性 DLBCL 区别开来，这可能是不可能的，但获得系统性疾病的证据，并有助于将其识别为独特的 DLBCL 亚型。

PMBL 主要发生年轻的成年女性，男性少见。患者出现局部上纵隔肿块，可能延伸至肺、胸膜或心包膜，或锁骨上和颈淋巴结肿大。上腔静脉综合征是一种常见的表现。该病可向远处扩散或复发，包括肾脏、肾上腺、肝脏和中枢神经系统。

从组织学上讲，PMBL 广泛地累及纵隔结构。纤维化很常见，并将肿瘤细胞分格开（图 17.165）。肿瘤细胞为中至大细胞，细胞核为圆形至椭圆形，胞浆丰富，通常在福尔马林固定的组织切片中收缩，细胞外观清晰。多形或多叶核通常存在（图 17.166），并且在某些 PMBL 病例中，细胞可能与霍奇金细胞或 R-S 细胞非常相似。

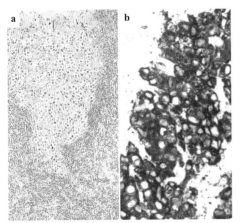

图 17.164　淋巴结。B 细胞淋巴瘤，无法分类，特征介于 DLBCL 和 CHL 之间。（a）该淋巴瘤显示局灶性窦内生长模式。（b）免疫组织化学表明大多数细胞表达 CD30

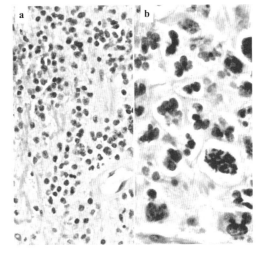

图 17.166　PMBL。（a）高倍放大显示胞质不清的大细胞占优势，泡状核，染色质占优势，核仁偶尔突出，核分裂多见，在背景中散在着小淋巴细胞。（b）高放大倍数显示大细胞具有丰富的细胞质和多极分裂的核

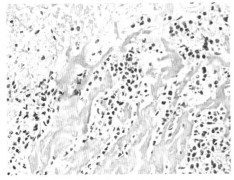

图 17.165　原发性纵隔大 B 细胞淋巴瘤（PMBL）。本图显示了特征性的间质纤维化和分格模式。淋巴瘤细胞簇部分被纤维带包围。大多数淋巴瘤细胞有中等量的透明细胞质

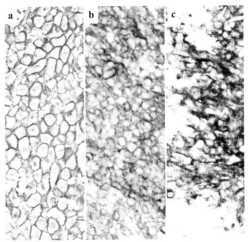

图 17.167　（a）PMBL 的免疫组织化学显示与 B 细胞标记 CD20 有很强的膜反应性。（b）CD30 突出显示大多数肿瘤细胞，部分呈弱反应性。（c）CD23 的免疫组织化学突出显示散在的淋巴瘤细胞。CD23 在多于 70% 的 PBML 病例中可以表达

从免疫表型上看，肿瘤细胞表达 B 细胞标记 CD19、CD20（图 17.167a）、CD22 和 CD79a，但通常（约 80%）缺乏表面或细胞质免疫球蛋白，最好用流式细胞术免疫表型检测，但仍能检测到 B 细胞转录因子 BOB1、OCT2 和 PU.1 的存在。CD30 在约 80% 的病例中表达（图 17.167b），尽管反应性弱且异质。CD15 很少表达。PMBL 通常表达 IRF4/MUM-1、CD23（图 17.167c）、BCL2、BCL6、MAL、CD54、CD95 和 REL。CD10+ 发生率低于 30%。在少于 10% 的病例中表达 EB 病毒（EBV）。如果表达 EBV 或 CD15，则必须排除经典的霍奇金淋巴瘤。

分子分析显示，大多数病例具有带有体细胞突变的单克隆 Ig 基因，而没有持续的突变活性。比较基因组杂交显示 9p24 和 2p16.1（候选基因 REL/BCL11A 的位点）。

PMBL 病例的基因表达谱显示出与经典霍奇金淋巴瘤具有某些特征的分子特征。然而，与经典的霍奇金淋巴瘤不同，B 细胞转录程序在 PMBL 中很活跃。PMBL 中发现的特定异常。包括与 NF-κB 途径活化有关的 REL 扩增和 TNFAIP3/A20 缺失，以及 JAK2 扩增和 JAK-STAT 途径活化。PBL1 和 PDL2 基因在 PMBL 中扩增，可能与促进 T 细胞宿主反应的肿瘤逃逸有关。

如果进行化学疗法治疗，PMBL 患者的预后要优于 DLBCL,NOS 患者。因为病变很大，患者经常会接受放射治疗，晚期与预后不良有关。

富于 T 细胞 / 组织细胞弥漫大 B 细胞淋巴瘤

一种弥漫性大 B 细胞淋巴瘤，其特征在于主要是小淋巴细胞和组织细胞的反应性背景，仅与少数几个大的肿瘤性 B 细胞混合。这种淋巴瘤通常会发生于成年人，最常见的是男性。患者出现 B 症状，全身乏力和晚期疾病表现。通常累及淋巴结、骨髓、肝脏和脾脏。该疾病通常具有侵袭性的临床病程。

淋巴结显示结构完全消失（图 17.168），浸润主要是小的反应性 T 淋巴细胞和组织细胞，与占所有细胞小于 10% 的肿瘤细胞混合。嗜酸性粒细胞或浆细胞通常不存在。淋巴瘤细胞与中心母细胞相似，细胞核泡状，核膜清晰，有时可见明显的核仁（图 17.169）的霍奇金样或 RS 细胞。有时组织细胞的小簇围绕淋巴瘤细胞。

由于肿瘤细胞稀疏，免疫组化比流式细胞术免疫表型更可靠、更灵敏，可以检测出肿瘤细胞并进行诊断。THRLBCL 的肿瘤细胞是 B 细胞，对 B 细胞谱系标记物，CD45/LCA 阳性，BCL-6 通常阳性。通常，很少有反应性小 B 细胞，也没有发现反应性淋巴滤泡的证据，即没有 CD21+ 或 CD23+ 滤泡树突状细胞网状结构。背景小淋巴细胞几乎完全是 T 细胞，通常具有细胞毒性免疫表型：CD8+、TIA-1+ 和颗粒酶 B+。

分子检测显示单克隆重链和轻链免疫球蛋白基因重排，在 IGH 可变区基因中有大量的体细胞突变。

THRLBCL 病例的基因表达谱显示干扰素依赖性途径中的基因过度表达，涉及 STAT-1、ICAM-1、

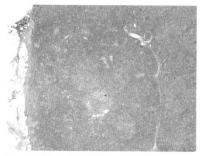

图 17.168 淋巴结结构被淋巴瘤细胞弥漫性破坏，低倍显示主要由小细胞和弥漫的大细胞组成

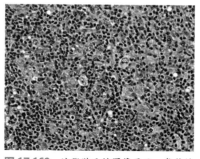

图 17.169 这张淋巴结图像显示，成熟的小淋巴细胞占优势，散在细胞质模糊不清的大肿瘤细胞。大细胞显示出大的、椭圆形的和泡状的细胞核，具有明显的核膜和核仁。注意背景中没有嗜酸性粒细胞或浆细胞

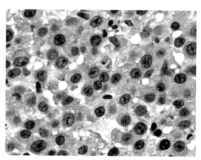

图 17.170 ALK+ 大 B 细胞淋巴瘤 1 例，高倍镜下显示免疫母细胞和浆母细胞样形态。细胞胞浆丰富，细胞核大圆形至椭圆形，泡状，核仁突出。常见大量的核分裂和核破裂

CD64 和 CXCL10。

虽然大多数病例是新发的，但仍有一部分 THRL-BCL 病例是由结节性淋巴细胞为主的霍奇金淋巴瘤（NLP-HL）的进展引起的。我们在有 NLP-HL 病史的患者中观察到淋巴结或淋巴结外的 THRLBCL 病例，并且很少有 THRLBCL 患者复发为 NLP-HL。淋巴结 NLP-HL 的病例进一步证实了这种联系，当浸润骨髓时与 THRLBCL 无法区分。

在标本中具有典型 THRLBCL 区域的明确结节区域时，建议对 NLP-HL 进行诊断。具有类似 THRLB-CL 区域的 NLP-HL 病例具有更侵袭的临床行为。

部分 THRLBCL 患者对 R-CHOP（利妥昔单抗、环磷酰胺、多柔比星、长春新碱和泼尼松）化疗（目前弥漫性大 B 细胞淋巴瘤方案）耐受。

ALK 阳性大 B 细胞淋巴瘤

这是一种结内弥漫性大 B 细胞淋巴瘤，由表达 ALK 的细胞组成。这是一种极为罕见的淋巴瘤，发生在中位年龄为 36 岁且男女比例为（3~5）∶1 的患者中。患者具有免疫功能，表现为淋巴结外部位的晚期疾病。浸润的模式是弥漫性的和窦内生长的。肿瘤性细胞很大，是形态单一的，具有带有突出核仁的泡状核，类似于浆母细胞（图 17.170）。

肿瘤细胞通常 EMA、CD138 和细胞质 Ig（最常见为 IgA）呈阳性，而 CD3、CD20 或其他 B 细胞标记（例如 CD79a）（图 17.171）或 PAX5 阴性。因此，尽管不存在 B 细胞标记物，但由于存在单型细胞质免疫球蛋白可以确定该肿瘤的 B 细胞谱系。

CD45/LCA 在多达 60%~70% 的病例中呈阳性，但通常较弱。肿瘤细胞为间变性淋巴瘤激酶（ALK）蛋白强阳性（图 17.172）。一部分病例表达 CD4（约 60%）、CD43、CD57 和 IRF4/MUM-1。细胞角蛋白有时可能是阳性的。CD10、CD15、BCL6 和 EBV 为阴性。最常见的细胞遗传学异常是将 CLTC（clathrin）与 ALK 融合的 t（2;17）（p23;q23）。t（2;5）（p23;p35）/NPM-ALK 的频率较低。ALK+ 大 B 细胞淋巴瘤患者的总体中位生存期为 11 个月。对当前利妥昔单抗 -CHOP 化疗的反应欠佳。

浆母细胞性淋巴瘤

浆母细胞性淋巴瘤（PBL）是一种罕见的 B 细胞淋巴瘤，由具有免疫母细胞或浆母细胞形态和浆细胞免疫表型的大细胞组成。这个概念引起争议，因为它被称为淋巴瘤，主要是出现在淋巴结和淋巴结外，而不是在骨髓中，并且最终可能有骨病变，这时就无法与浆母细胞性髓系肿瘤区分开。临床表现和受累部位区分是任意的，因为不可能证明肿瘤细胞是淋巴细胞，因为所有证据都表明肿瘤是浆细胞或浆母细胞。

出现时的中位年龄为 50 岁，通常是男性。潜在的人类免疫缺陷病毒（HIV）感染很常见。可能伴有其他原因导致免疫缺陷的患者不太常见，例如医源性免疫抑制或移植后治疗。但是，这些病例可以归类为不同的 WHO 分类类别。大多数 PBL 病例发生在结外部位，通常在口腔中有肿块，较少出现在鼻窦腔、眼眶、软组织、骨骼和胃肠道中。在大约 20% 的病例中，患者缺乏免疫缺陷证据或病史。淋巴结感染更常发生

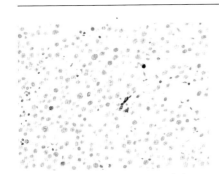

图 17.171　B 细胞标记 CD79a 的免疫组织化学显示阴性。同样，B 细胞淋巴瘤也缺乏 CD20 和 PAX5 表达以及 CD45

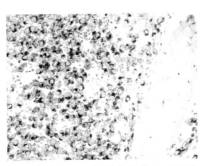

图 17.172　使用抗间变性淋巴瘤激酶（ALK）的免疫组织化学显示，大多数肿瘤细胞具有颗粒状表达，与 t（2;17）（p23;q23）产生的网格蛋白 -ALK 融合相一致

图 17.173　浆母细胞淋巴瘤（PBL）导致卵巢结构完全消失。低倍镜下放大倍数可以识别出"星空"图案

在艾滋病毒患者中。与浆细胞性髓系肿瘤患者不同，PBL 患者很少出现溶骨性病变。

在形态学上，结构被大细胞浸润所破坏，常有核破裂和核分裂，在某些情况下显示出"星空"图案（图 17.173）。大细胞在细胞学上类似于免疫母细胞，有时与大的浆细胞无法区分。口腔的形态学表现为更多的浆母细胞样（图 17.174），淋巴结中更多为浆细胞样。肿瘤细胞的免疫表型几乎与浆细胞相同，并且对 CD138（图 17.175a）、CD38 和 IRF4/MUM1（图 17.175b）呈阳性。超过 50% 的病例显示出单型细胞质免疫球蛋白（图 17.176），并且对 CD10、CD20、CD45/LCA 和 PAX5 呈阴性或弱阳性（图 17.177），而 CD79a、EMA 和 CD30 在 50%~85% 的情况下呈阳性。这些特征与浆细胞表达程序一致。CD56 和

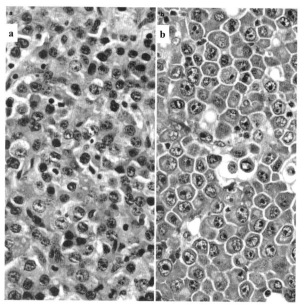

图 17.174　浆母细胞淋巴瘤。（a）取自口腔，显示大的浆母细胞组成的弥漫生长模式。（b）取自卵巢，显示了大量的浆细胞样大细胞

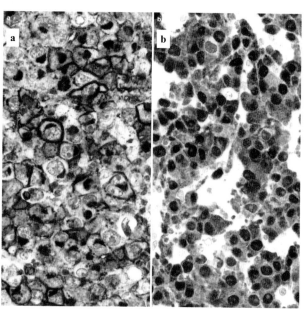

图 17.175　（a）浆细胞标记物 CD138 的免疫组织化学显示大多数肿瘤细胞具有很强的膜阳性。（b）浆细胞标记物 MUM-1 的免疫组织化学显示大多数肿瘤细胞具有强核阳性

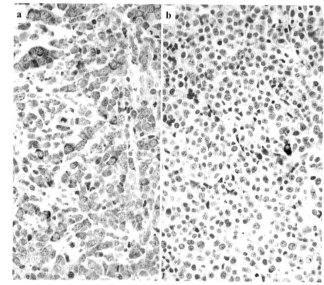

图 17.176　免疫球蛋白轻链的免疫组织化学。（a）肿瘤细胞在细胞质中表达 κ。（b）肿瘤细胞的 λ 阴性。因此，这些细胞的细胞质中存在 κ 轻链限制。在 60% 的浆母细胞淋巴瘤病例中可以通过免疫组织化学检测到单克隆表达

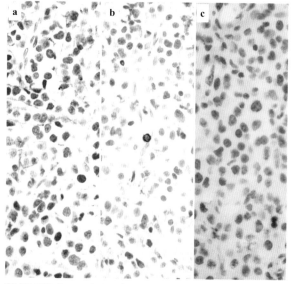

图 17.177　浆母细胞淋巴瘤中 B 细胞标记物的免疫组织化学。浆母细胞性淋巴瘤细胞 CD10（a）、CD20（b）和 PAX5（c）阴性。B 细胞标记物阴性支持浆细胞分化的存在

cyclin D1 通常是阴性的，有助于区分 PBL 和浆细胞髓系肿瘤。

EBV 小编码 RNA（EBER）的原位杂交在大多数 PBL 病例中呈阳性（图 17.178），约为 70%~80%，但 EBV LMP-1 通常为阴性。大多数 PBL 病例显示单克隆 IGH 基因重排。分子分析显示，IGVH 基因体细胞超突变的一部分病例与生发中心后的分化阶段一致。MYC 重排已在部分病例中提及，但 BCL2 重排未见报道。临床过程具有侵袭性，大多数患者在诊断后 1 年内死亡。尽管其他人认为 PBL 与 DLBCL 的关系最密切，但与其他 DLBCL 患者相比，PBL 患者的预后较差，表明这种关系可能并不紧密，这些患者需要新的治疗方法

EBV 阳性弥漫性大 B 细胞淋巴瘤，非特指

该淋巴瘤符合弥漫性大 B 细胞淋巴瘤（DLBCL）的组织学标准，并且对 EB 病毒（EBV）呈阳性。在以前的 WHO 分类中，该类别仅限于 50 岁以上且以老年人为主的患者。目前的概念已经扩大，年龄不是诊断的标准。然而，大多数患者年龄超过 50 岁，但在第三个十年有一个高峰。

这种淋巴瘤在亚洲国家最常见，在无免疫缺陷的患者中约占 DLBCL 的 10%。EBV+DLBCL 的频率随年龄增加而增加，在 > 90 岁的患者中达到 25%。年龄的中位数是 80 岁，男女比例为 1.4∶1。人们认为，与衰老相关的免疫功能减退会促进这种肿瘤发生。

大多数患者存在结外疾病，最常见的是皮肤、肺、扁桃体和胃。年轻的患者淋巴结内发生率较高。从组织学上看，受累部位的正常结构是弥漫破坏的，其细胞学可以是单形的、多形的（图 17.179）或混合的，包括大细胞以及数量不等的霍奇金和 RS 样细胞。多形性显示数量不等的反应性小淋巴细胞、浆细胞和组织细胞。坏死很常见。

肿瘤性细胞表达泛 B 细胞标记，例如 CD19、CD20（图 17.180）和 CD79a。但是，轻链限制很少见。IRF4/MUM1 经常表达，而 CD10 和 BCL6 通常是阴性的。CD30 通常为阳性，而 CD15 通常为阴性。大的非典型细胞显示 EBV 抗原呈阳性，例如潜伏膜蛋白 1 型（LMP-1）和 EBV 核抗原 2（EBNA-2），分别为 94% 和 28%。根据定义，EBV 的原位杂交在所有情况下都是阳性的（图 17.181）。这些肿瘤的分子数据有限。它们携带单克隆免疫球蛋白基因重排。临床过程具有侵略性，中位生存期约为 2 年。年龄 > 70 岁和 B 症状的存在预示较差的结果。以往的年龄 > 50 岁列入这一类别的标准现在不被接受；然而，年轻的患者比老年的患者生存率更高。

T 细胞淋巴瘤

在淋巴结和淋巴结外 T 细胞淋巴瘤的诊断通常具有挑战性，主

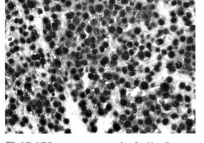

图 17.178 Epstein-Barr 病毒编码 RNA（EBER）的原位杂交显示，大多数肿瘤细胞呈强阳性。这是 PBL 反应性的常见模式，阳性结果有力地支持了诊断，尤其是与浆细胞髓系肿瘤进行鉴别诊断时。HIV+ 患者口腔肿瘤的反应性可高达 100%

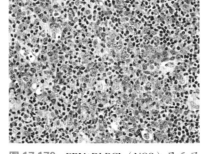

图 17.179 EBV+DLBCL（NOS）显示了多形性模式，其特征是存在与小淋巴细胞、浆细胞和组织细胞混合的大细胞。具有单形或多形模式的情况不具有预后意义

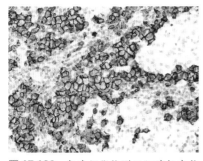

图 17.180 免疫组化检测 B 细胞标志物 CD20 显示大部分细胞呈强阳性。一些浆母细胞分化的病例可能缺乏或只表达弱的 CD20

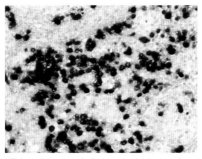

图 17.181 EB 病毒编码 RNA（EBER）的原位杂交突出了大多数肿瘤细胞。此外，> 90% 的病例表达 LMP-1 和 EBNA-2，这与潜伏 III 型的 EBV 感染一致

要是因为相对少见以及临床特征、组织病理学和免疫表型的多样性。分子生物学技术的最新研究有助于进一步表征这些淋巴瘤。一般而言，T 细胞淋巴瘤是侵袭性疾病，因此，及时、准确的诊断对于进行适当的治疗至关重要，并应考虑进行高强度化疗、靶向治疗或干细胞移植。T 细胞淋巴瘤的诊断评估需要对众多变量进行全面评估，包括临床表现、部位、血清学研究、免疫状况、组织病理学特征等。组织病理学评估揭示了异质性模式。所有淋巴瘤的共同点是结节或结外结构的消失，通常，淋巴瘤细胞是非典型的，通常混有炎性背景。

从免疫表型上讲，免疫组化可以鉴定非典型细胞的 T 细胞谱系，主要是 T 细胞标记 CD2、CD3、CD5 或 CD7 阳性。T 细胞淋巴瘤通常表达 CD4 或 CD8。大多数 T 细胞淋巴瘤表达 T 细胞受体，约 10% 表达 T 细胞受体 γδ。异常免疫表型的检查支持（但不能单独）诊断 T 细胞淋巴瘤的可能性，例如，任何广谱 T 细胞抗原的"丢失"，CD4 和 CD8 的共表达，或缺少 CD4 和 CD8。流式细胞术免疫表型对检测表型变化更为敏感。在讨论不同的免疫表型异常时，将提及 T 细胞淋巴瘤的类型。通过聚合酶链反应对 T 细胞受体 γ 和 β 链的评估可以确定是否存在相关的单克隆 T 细胞群体。当组织病理学和免疫表型发现支持 T 细胞淋巴瘤时，可以认为发现单克隆人群可以支持诊断。然而，发现 γ 或 β 链的单克隆 T 细胞群并不少见，并且淋巴瘤的存在并不明显。在这种情况下，我们建议在获得更令人信服的证据之前，对淋巴瘤的诊断应当十分谨慎。同样，为避免过度诊断，应谨慎地重新评估整个病例和所有情况。

外周 T 细胞淋巴瘤，非特指（PTCL）

外周 T 细胞淋巴瘤（NOS）（PTCL,NOS）被定义为成熟 T 淋巴细胞的 T 细胞淋巴瘤，其不符合具有更特定的特征 PTCL 几个亚型的标准，因此在某种程度上是排除的诊断。外周 T 细胞的名称是指肿瘤 T 淋巴细胞，其免疫表型类似于已通过胸腺成熟的淋巴细胞，并特异性表达 CD4（T 辅助细胞）或 CD8（T 细胞毒性细胞）。

患者通常是成年人，很少发生在儿童中。患者表现为高分期，累及淋巴结和结外部位。从组织学上看，淋巴结完全消失或几乎没有副皮质扩张。淋巴瘤表现出多样性，大的肿瘤细胞与反应性小淋巴细胞、浆细胞、嗜酸性粒细胞或组织细胞混合（图 17.182）。细胞形态是可变的。除了具有泡状核的大细胞外，有些病例还表现出明显的透明细胞，具有突出的核仁和核空泡的大细胞以及小细胞，还有一些病例的背景是许多组织细胞，包括小的聚集体，称为 Lennert 淋巴瘤（图 17.183）。

免疫表型上，淋巴细胞表达广谱 T 细胞标记，例如 CD2、CD3、CD5 和 CD7（图 17.184a）。大多数淋巴瘤表达 CD4（图 17.185）和 T 细胞受体 αβ。表达 CD8 和 T 细胞受体 γδ 的病例较少。大约 80% 的病例具有"异常"表型，其表现为一种或多种泛 T 细胞抗原的缺失或非常弱的表达，例如 CD7 的"缺失"（图 17.184b），CD4 和 CD8 的共表达，或 CD4 和 CD8 的阴性。一些病例在肿瘤性淋巴瘤细胞中表达 CD30（图 17.186a）。背景淋巴细胞主要是 T 淋巴细胞和

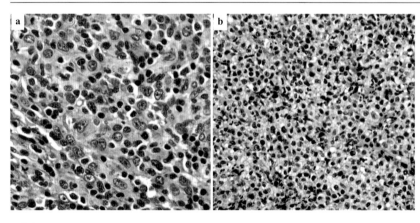

图 17.182 外周 T 细胞淋巴瘤，非特指（PTCL,NOS）。（a）所累及的淋巴结显示多样性浸润，其特征是散在的大细胞与小淋巴细胞，浆细胞和嗜酸性粒细胞混合。（b）这种在结外部位的 PTCL,NOS 病例显示具有清晰细胞质的大细胞的细胞群更为一致

极少数的 B 淋巴细胞（图 17.186b）。但是，很少有大量 B 细胞的情况。有时通过流式细胞术免疫表型可以最好地识别"异常"免疫表型（图 17.187）。偶发的病例血管增多，表达滤泡性 T 辅助细胞（Tfh），属于具有 Tfh 表型的结内 PTCL。某些情况下表达细胞毒性标记物，但目前分类为 PTCL,NOS。数量不等的病例携带 TET2、DNMT3A 和 RHOA 突变 3。基因表达谱分析显示亚群具有 NF-κB 失调的增殖模式，GATA3 和 TBX21（T-bet）过表达。

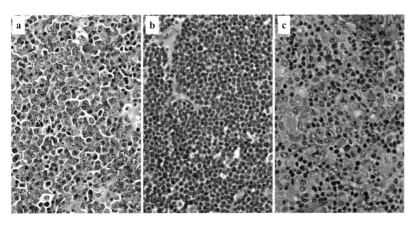

图 17.183　PTCL,NOS 的变异型。（a）显示具有明显核仁的大细胞的均匀分布，其形态与免疫母细胞相似。（b）PTCL,NOS 显示出均匀的小的成熟淋巴细胞，其形态与慢性淋巴细胞性白血病相似。（c）散在的大的非典型细胞与许多组织细胞混合在一起，包括形态不良的肉芽肿。这种模式被称为 Lennert 淋巴瘤

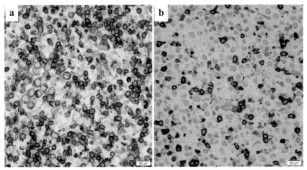

图 17.184　PTCL,NOS 的免疫组织化学，显示大多数淋巴细胞对 T 细胞标记 CD3 呈阳性。注意淋巴细胞之间的强度变化。（a）较大的、深染的阳性细胞很可能是肿瘤性淋巴细胞，而反应性较强的、较小的细胞则可能是良性的反应性 T 淋巴细胞。（b）使用 pan-T 细胞标记 CD7 的免疫组织化学显示，只有小淋巴细胞是反应性的，而大淋巴细胞是阴性的，这与 CD7 的"丢失"和"异常"表型的迹象一致。这一发现支持了 T 细胞淋巴瘤的诊断

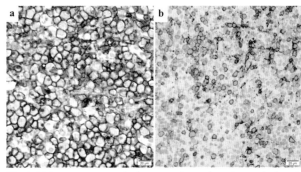

图 17.185　PTCL,NOS 的免疫组织化学，大多数淋巴细胞对 T 辅助细胞标志物 CD4 呈阳性。（a）CD4 在大多数 PTCL 中表达。（b）细胞毒性细胞 CD8 的免疫组织化学，大淋巴细胞为阴性，而可能具有反应性的小淋巴细胞为阴性

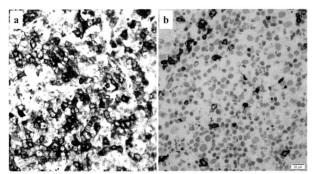

图 17.186　PTCL,NOS。（a）免疫组织化学显示部分淋巴细胞对活化标记物 CD30 呈阳性。与间变性大细胞淋巴瘤相比，PTCL 的 CD30 是部分阳性的。（b）B 细胞标志物 CD20 的免疫组化显示，背景中只有少见的细胞室 B 淋巴细胞

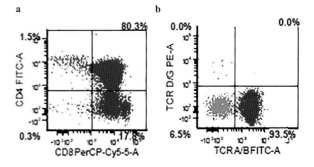

图 17.187　流式细胞术免疫表型表明：（a）大量细胞（80.3%）共表达 CD4 和 CD8，与"异常"表型一致，支持 T 细胞淋巴瘤的诊断。（b）结内 PTCL 大多数（93.5%）细胞表达 T 细胞受体 αβ，而 T 细胞受体 γδ 却是阴性（0.0%）

鉴别诊断

血管免疫母细胞性 T 细胞淋巴瘤（AITL），成人 T 细胞白血病 / 淋巴瘤，蕈样霉菌病和经典霍奇金淋巴瘤（CHL）。AITL 具有突出的血管和 CD21 显示紊乱的滤泡树突状细胞网。ATLL 与 HTLV-1 相关，具有常见的白血病期，显示多叶或花形核。淋巴结浸润的蕈样霉菌病可能与 PTCL,NOS 相同，但是，患者先前已诊断蕈样霉菌病或皮肤病。CHL 表现为背景细胞杂，散在的大细胞具有泡状核和突出的核仁，并具有特征性表型 CD30+、CD15+、PAX5 弱 + 和 CD45RB–。

具有滤泡辅助性 T 细胞表型的

修订后的 WHO 分类标准突显了一些 T 细胞淋巴瘤的肿瘤淋巴细胞具有滤泡辅助性 T 细胞（Tfh）表型。最常用的 TFH 标记是 PD1/CD279、CXCL13、CD10、ICOS、SAP、CCR5 和 BCL6，并有 TET2、DNMT3A、IDH2、RHOA 的突变，以及 ITK-SYK 或 CTLA4-CD28 的融合基因。异常淋巴细胞与这些各种标记物的反应性是可变的，其中有些病例表现出强烈而弥漫的反应性，而另一些病例则表现出弱和局灶性反应。通常情况下，任何病例都显示与一种或某些标记物的反应性，而不是与所有标记物的反应性。当表达这些 TFH 标记中的两个或三个时，可以做出令人信服的诊断。该类别中最熟悉和最常见的淋巴瘤是血管免疫母细胞性 T 细胞淋巴瘤（AITL）。此外，还包括滤泡性 T 细胞淋巴瘤和具有 Tfh 表型的 PTCL。当组织病理学与通常的 PTCL,NOS 相似时，并且异常

淋巴细胞表达两个或多个 Tfh 标记，应用后一种诊断。在目前的 WHO 修订分类中，皮肤病变也可以由 Tfh 淋巴细胞组成，被称为原发皮肤 CD4+ 小 / 中 T 细胞淋巴增殖性疾病。

血管免疫母细胞性 T 细胞淋巴瘤（AITL）

血管免疫母细胞性 T 细胞淋巴瘤（AITL）是发生于成熟淋巴细胞的淋巴瘤，严格来说，它是外周 T 细胞淋巴瘤的一种变异。该肿瘤被认为是由 CD4+ 滤泡辅助性 T 细胞（Tfh）淋巴细胞发生的，因此具有与其他具有 Tfh 表型的 T 细胞淋巴瘤相同的免疫表型。患者是成年人，中位年龄为 65 岁，并表现出 B 症状，全身淋巴结肿大和皮疹。贫血、嗜酸性粒细胞增多、高丙种球蛋白血症和分期晚很常见。

组织学上，淋巴结结构完全消失（图 17.188）。在低倍下，淋巴结显得苍白，并且有包膜浸润。肿瘤浸润是多样性的，并且血管增加（图 17.189）。浸润细胞由小到中等大小淋巴细胞组成，通常具有不规则的核轮廓和清晰的细胞质（图 17.190）。这些淋巴细胞可能显示为小灶聚集。反应性小淋巴细胞、组织细胞、浆细胞和嗜酸性粒细胞构成明显的反应性细胞背景。反应性小淋巴细胞属于 B 细胞或 T 细胞谱系。然而，偶发病例显示中等大小或较大的 B 免疫母细胞。有一些 B 细胞会像霍奇金或 Reed-Sternberg 细胞一样具有折叠的核和大核仁（图 17.190b）。有时，肿瘤性淋巴细胞小而深染，难以与反应性淋巴细胞区分开。在结构弥散性破坏的情况下，可以可靠地诊断出 AITL。然而，常见的是，患者先前曾有淋巴结活检，

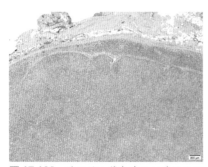

图 17.188　淋巴结血管免疫母细胞性 T 细胞淋巴瘤。可以看到结构弥漫破坏，可见包膜侵犯

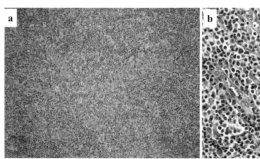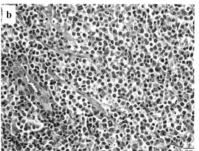

图 17.189　（a）中倍数显示血管增生。（b）肿瘤细胞显示轻度异型和清晰的细胞质

但由于非典型细胞浸润而显示出滤泡间区扩张，但无法明确诊断淋巴瘤。保留的生发中心的滤泡间扩张被认为是 AITL 的模式 I（图 17.191），结构局灶消失被认为是模式 II，而结构的弥漫破坏作为模式 III（图 17.188）。

从免疫表型上看，肿瘤性淋巴细胞表达 T 细胞标志物 CD2、CD3（图 17.192）以及 T 辅助标志 CD4。流式细胞术免疫表型显示外周血或骨髓中表面 CD3 普遍减少或丢失。与其他 T 细胞淋巴瘤相比，AITL 具有大量反应性 B 淋巴细胞，它们散布在滤泡树突状细胞网状组织周围，带有或不带有生发中心的残留淋巴滤泡。有时，B 细胞可能很大，并带有突出的核仁（图 17.193）。AITL 的最典型特征是存在异常滤泡树

突状细胞网状结构，如 FDC 标记显示 FDC 网状结构被破坏，并似乎从小内皮小静脉周围伸展。可能由于存在带有大卵圆形细胞的苍白区域而怀疑血管增加。血管内皮细胞标记物或网状蛋白染色证实了血管的增加（图 17.194b）。这些区域还显示出增加的 B 细胞。最常用的 Tfh 细胞标记是 PD1/CD279（图 17.195a）、CXCL13（图 17.195b）、CD10、ICOS 和 BCL6（图 17.195c），并且肿瘤淋巴细胞对这些标志物的反应不同。当表达这些 Tfh 标记中的 2 个或 3 个时，可以做出令人信服的诊断。流式细胞术免疫表型可用于识别肿瘤淋巴细胞，特别是在肿瘤负荷低的情况下。这需要相当的专业知识。

浆细胞是可变的，通常会增加。在大多数情况下，

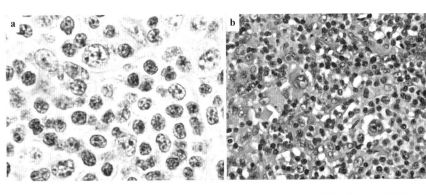

图 17.190 （a）AITL 累及淋巴结的高放大倍数显示中等大小的淋巴细胞，具有轻度异型性和清晰的细胞质。（b）偶尔有 AITL 病例显示散在的大细胞可能类似霍奇金和 RS 细胞

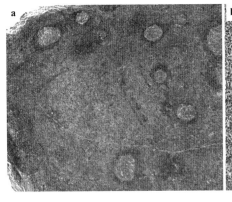
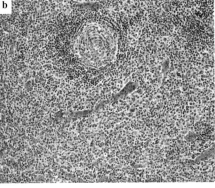

图 17.191 AITL 模式 I。由于 AITL 使得淋巴结显示反应性淋巴滤泡和滤泡间扩张（a）。通常，这种模式很难识别，并且当另一个标本显示出更典型的 AITL 时，可以更好地进行诊断。AITL 模式 I 的高倍放大显示反应性淋巴滤泡被 T 区浸润物包围（b）

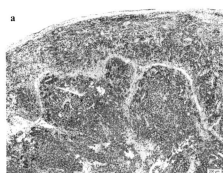
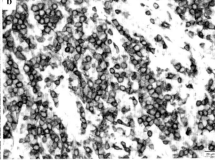

图 17.192 （a）T 细胞标记 CD3 的免疫组织化学显示，许多淋巴细胞具有弥漫的生长方式以及被膜浸润。（b）CD3 的高倍放大显示大多数淋巴细胞从小到中等大小

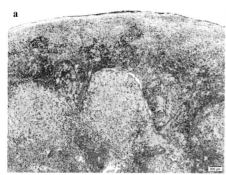
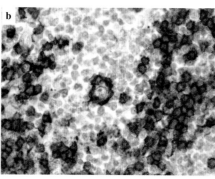

图 17.193　B 细胞标记 CD20 的免疫组织化学显示，在被膜以及浸润淋巴结的间质中有分散的淋巴细胞（a）。CD20 的高倍放大显示散在的反应性小淋巴细胞。但是，偶尔会有个别大细胞为阳性（b）。这些大细胞可能会感染 EB 病毒（EBER）

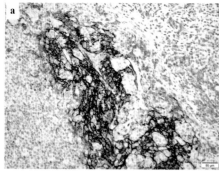
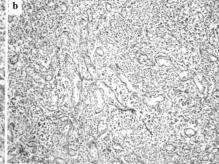

图 17.194　（a）CD21 免疫组织化学突出显示了破坏的滤泡树突状细胞网状结构。（b）AITL 累及的淋巴结中的网状蛋白染色显示血管呈树状模式增加。一方面，网状组织是疏松和不规则的，这与反应性淋巴滤泡中的紧密网状结构相反。此外，中等大小的小静脉出现在滤泡树突状细胞网中

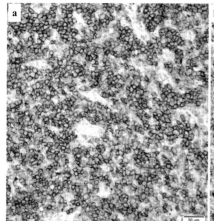
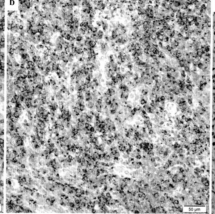
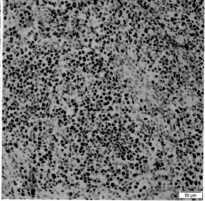

图 17.195　在 AITL 中对滤泡辅助性 T 细胞标记的免疫组织化学研究表明，大多数淋巴细胞显示 PD1/CD279（a）、CXCL13（b）和 BCL6（c）阳性

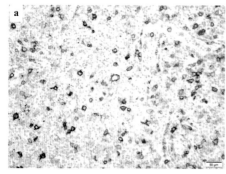
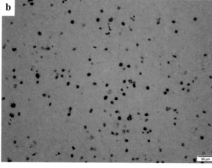

图 17.196　（a）CD30 的免疫组化显示分散的小淋巴细胞和大淋巴细胞，其强度为弱到中等强度。（b）EB 病毒编码的 RNA（EBER）的原位杂交表明，散在的中和大淋巴细胞为阳性

浆细胞是多形性的，但在某些情况下，浆细胞是单形性的，并具有单克隆 IGH 基因重排。同样，背景 B 淋巴细胞通常较小或中等大小，但可以变大，具有突出的核仁和丰富的细胞质，类似于免疫母细胞。RS 细胞可能表达 CD30 和 EBER（图 17.196）。在极少数情况下，会诊断伴随小细胞或大细胞的 B 细胞淋巴瘤（复合淋巴瘤）或出现在随后的标本中。

大多数情况下，T 细胞受体发生单克隆重排。尽管没有明显的 B 细胞肿瘤，但仍有一部分病例患有单克隆 IGH。肿瘤细胞通常具有表观遗传修饰因子 TET2、IDH2 和 DNMT3A 的突变。尽管 RHOA 的失活突变很普遍，但 VAV1 与 RHOA 的结合会加速 TCR 信号传导。

鉴别诊断

PTCL,NOS 和病毒性淋巴结炎，如传染性单核细胞增生症。PTCL,NOS 病例可能表达一种或多种 Tfh 细胞标志物，并增加了对 AITL 的怀疑。除非注意到 AITL 的其他特征（如 FDC 网和相关血管增生），否则更好的诊断将是 PTCL,NOS，具有 Tfh 表型。病毒淋巴结炎患者的淋巴结，例如年轻或成年患者的传染性单核细胞增生症，有时在不了解临床情况的情况下进行检查。明显的非典型淋巴细胞的滤泡间扩张，浆细胞增多和高内皮微静脉增加，与 AITL 相似，表现为 I 型。然而，大多数淋巴细胞主要是 CD8+，大多数淋巴细胞是 EBER+，并具有多克隆 T 细胞受体基因。血清学研究和临床表现良好的良性临床过程可明确诊断。

间变性大细胞淋巴瘤（ALCL）

间变性大细胞淋巴瘤（ALCL）是原发性 T 细胞淋巴瘤，由均匀表达 CD30 的大的间变性细胞组成。ALCL 包括系统和局部形式。根据间变性淋巴瘤激酶（ALK）的表达将全身性形式分类为 ALK+ 和 ALK-。局部形式包括原发性皮肤 ALCL 和与乳房植入物相关的 ALCL（BI-ALCL）。全身系统性形式是侵袭性淋巴瘤，需要化疗。局部形式具有可变的进程，可能是多灶性的，并延伸到局部淋巴结，但很少变成全身性的。从组织学上讲，ALCL 由具有大量细胞质的间变性细胞组成。细胞核大，泡状，呈椭圆形，折叠或小叶状。大多数情况下，具有马蹄形核和突出核旁嗜酸性高尔基体的罕见细胞或称为"标志性细胞"。淋巴结累及是可变的，包括完全的弥漫性肿大，类似经典霍奇金淋巴瘤的结节型或通常为窦内生长型。被膜下窦是窦受累的最先部位。淋巴瘤可以由均匀肿瘤细胞组成，也可以与小淋巴细胞、嗜酸性粒细胞和嗜中性粒细胞混合。大多数或所有肿瘤性细胞表达 CD30，具有细胞膜和高尔基强阳模式。淋巴瘤细胞表达 T 细胞标记，主要是 CD4，但通常大多数情况会丢失一种标记或全部标记，表现为"裸细胞"表型的标记，在这种情况下，替代性 T 细胞标记（例如 CD43）是 T 细胞分化的唯一证据；此外，T 细胞受体基因重排是证明 T 细胞谱系的唯一手段。

间变性大细胞淋巴瘤，ALK+

ALCL，伴有为 2p23/ALK 易位。淋巴瘤细胞一致表达 CD30 和 ALK。ALCL ALK+ 具有双峰分布：儿童和成人。患者通常患有晚期疾病，累及结内和结外部位。与系统性 ALCL ALK- 相比，其 5 年总生存期约 80%，预后要好得多。从组织学上讲，受累淋巴结可能显示出该结构的弥漫性消失。累及的区域由大片的细胞组成，偶尔有"星空"的图案；坏死是常见的（图 17.197a 和 17.198a）。在所谓的经典型中，肿瘤细胞很大，具有丰富的细胞质和折叠的核，具有数量不等的"标志性细胞"（图 17.197b）。尽管很少见，但可以观察到细胞和核形状的变异。一些可能是具有卵圆形核的浆细胞样细胞（图 17.198b），还有一些呈小细胞，有的则是大的呈多形的肉瘤样（图 17.198c）。尽管这些变异不能反映特定的临床病理特征，但具有小细胞型的患者往往表现出更具侵袭性的过程，并有白血病模式的侵袭，类似急性白血病。窦内累及是常见的，通常在被膜下窦中发现。像其他 ALCL 一样，大多数（如果不是全部）淋巴瘤细胞在膜和高尔基体中显示出 CD30 的强表达（图 17.199）。有趣的是，小细胞型显示 CD30+ 细胞主要在血管周围，但在弥漫区呈阴性。由于 2p23/ALK 易位，所有病例均表达 ALK。最常见的易位是 5q35/

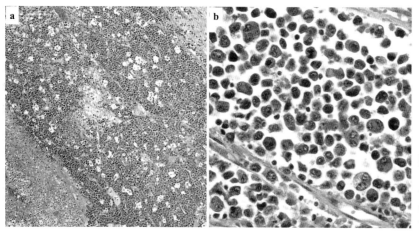

图 17.197　（a）间变性大细胞淋巴瘤，间变性淋巴瘤激酶＋（ALCL，ALK+）呈弥漫性生长，可见星空现象和片状坏死。（b）高放大倍数的 ALCL，ALK+ 大细胞显示出多形核和马蹄形核，称为"标志性细胞"

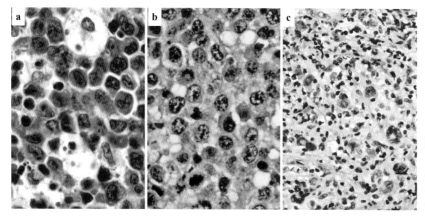

图 17.198　ALCL，ALK+。（a）满天星的图像下，大细胞的核轮廓明显不规则，包括"标志性细胞"。（b）这种情况表明淋巴瘤细胞具有浆细胞样外观。（c）该病例显示出明显的炎性浸润，仅散在大细胞，有肉瘤样变化

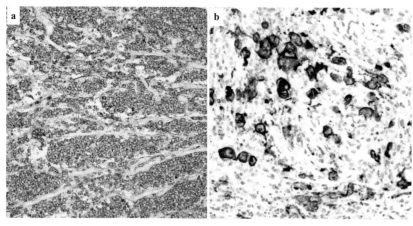

图 17.199　ALCL，ALK+，CD30 的免疫组织化学。（a）显示了突出的窦内模式，在这种情况下，其表现为大细胞聚集。（b）1 例肉瘤样病例中 CD30 的免疫组化显示散在的大细胞，胞质不规则

NPM1，导致 t（2;5）（p23;q35）和 ALK 的过表达，并带有核和细胞质模式（图 17.200）。核反应性归因于 NPM1 中的核定位域。其他伙伴也以 2p23 重排，尽管 ALK 为阳性，但 ALK 反应性显示出不同的模式，例如带有 17q25/CLTC（网格蛋白）的颗粒细胞质（图 17.201a）。大多数情况下会丢失一个或多个 T 细胞标记，或全部丢失（"裸细胞型"）。大多数病例表达

上皮膜抗原（EMA）和细胞毒性标记物，例如 TIA-1（图 17.201b）、颗粒酶 B 和穿孔素。

间变性大细胞淋巴瘤，ALK－

从组织学和免疫表型上看，与 ALCL，ALK+ 类似。但是，ALK 为阴性。临床上，患者是成年人，5 年总生存率约为 40%。从组织学上讲，大多数情况类似 ALK+ALCL 的经典型，尽管核多形性更大，

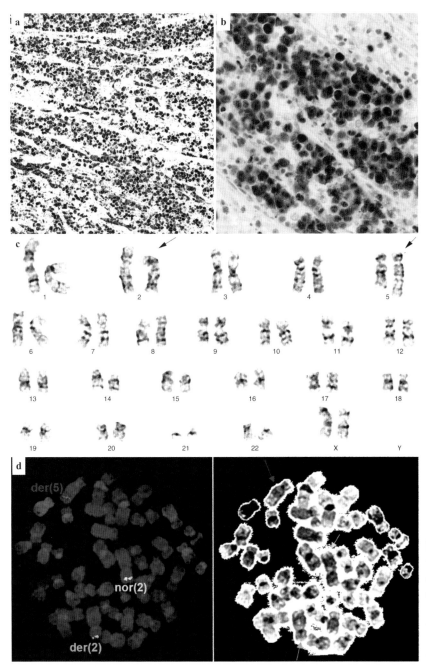

图 17.200　（a）ALK 的免疫组织化学显示了本例 ALCL，ALK+ 的窦内模式。（b）ALK 免疫组织化学的高倍放大显示淋巴瘤细胞具有细胞质和核阳性。该模式与 t（2;5）（p23;q35）/NPM1-ALK 相关。（c）染色体分析显示核型为 46，XX，t（2;5）（p23;q35）。（d）用 ALK 双色分离探针进行 FISH 分析证实 t（2;5）（p23;q35）和 ALK 基因重排

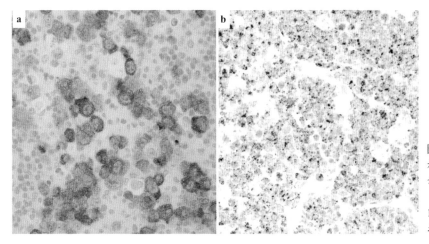

图 17.201　（a）ALK 免疫组织化学的高倍放大显示淋巴瘤细胞细胞质阳性，但核阴性。该模式与 t（2;17）（p23;q23）/CLTC-ALK 相关。（b）细胞毒性标记物 T 细胞内抗原 1（TIA-1）的免疫组织化学显示，大多数淋巴瘤细胞均为阳性，支持细胞毒性表型

"标志性细胞"更少（图17.202）。肿瘤呈弥漫和窦内生长模式。从免疫表型上看，一种或多种T细胞抗原经常丢失（图17.203），全T细胞抗原偶尔丢失（"裸细胞型"）。CD30表达均匀且强阳性（图17.204）。流式细胞术免疫表型可更敏感地显示免疫表型异常。除了小细胞型以外，在ALCL，ALK-的情况下也可以看到对应ALCL，ALK+所述的所有变异型（图17.205）。大约一半的病例表达细胞毒性标记物（图17.206）。从基因上讲，有一小部分易位为6p25.3/DUSP22的病例，患者预后良好。一部分具有3q28/TP63易位，并且患者预后较差。没有这些易位的患者预后中等，优于PTCL,NOS。

乳房植入物相关的间变性大细胞淋巴瘤(BI-ALCL)

乳房植入物相关的间变性大细胞淋巴瘤（BI-AL-CL）是一种在乳房植入物周围出现的ALCL，通常在植入后9年左右。已经发现有纹理的而不是光滑的植

入物起着致病作用。大多数患者出于美容原因而接受植入物，而在癌症发生后进行乳房重建的患者则较少。大多数患者在植入物周围出现积液，有些患者出现可触及的肿块或局部淋巴结肿大。超声似乎是评估积液最合适的方法。重要的是要注意，积液是所谓的延迟积液，这种延迟是在手术后一年以上发生的。即使大多数情况下，植入物周围的积液似乎是反应性的，与淋巴瘤无关。积液抽出并送去进行细胞学评估或流式细胞术进行免疫分型。建议送出尽可能多的液体进行分析，或至少送30~50 mL。液体通常是浑浊的，微黄色的，与大量的坏死细胞一致，蛋白质含量高，不同于低蛋白液、低细胞性的浆液性水肿。因此，浆液性水肿似乎不适合用于这种积液。如果细胞学检测到可疑细胞或通过流式细胞术检查具有异常表型的T细胞和CD30+细胞，则诊断是可能的。建议使用PET扫描进行分期研究以评估肿块形成的可能性，因为任

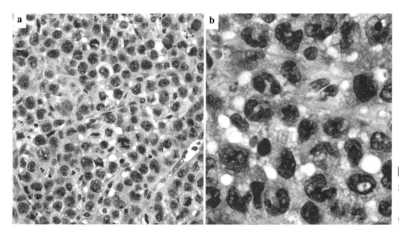

图17.202 （a）ALCL，ALK-病例显示弥漫性浸润，具有多形性和较多的核分裂细胞。（b）高放大倍数的ALCL，ALK-显示包括"标志性"细胞的多形细胞

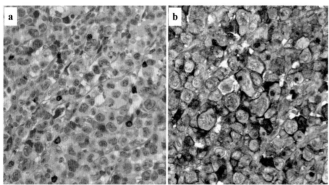

图17.203 （a）广谱T细胞标记CD3的免疫组织化学显示淋巴瘤细胞为阴性。ALCL中普遍存在弱表达或一个或多个T细胞抗原的丢失。（b）T辅助标记CD4的免疫组织化学显示，大多数淋巴瘤细胞是阳性的。CD4是ALCL的一种标记物

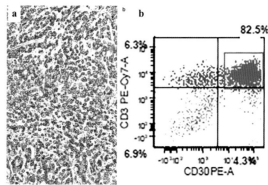

图17.204 CD30的免疫组织化学在ALCL，ALK-显示出特征性的弥漫性和强阳性（a）。ALCL的流式细胞术免疫表型直方图，ALK-病例显示异常细胞共表达CD3和CD30（b）

何肿瘤块都需要完全切除，并且阴性切缘。如果 PET 阴性，建议进行完整的包膜切开术。为了排除淋巴结肿大的可能性，还必须进行身体检查和影像学检查。任何可疑的淋巴结肿大也建议切除。

带有淋巴瘤细胞的细胞学标本是浑浊的，细胞学涂片显示大的多形细胞，细胞核多叶，胞浆丰富。背景是高度坏死的，具有丰富的核破碎。细胞块中 CD30 的免疫组织化学有助于确定疾病的性质。完全包膜切开并植入物移除通常会显示植入物周围有轻度至中度增厚的包膜。理想情况下，标本应整体取出，以便病理医生能够处理。打开后，可以观察到 100~300 mL 的液体，有时会与纤维蛋白或纤维蛋白坏死物质混合。如果术前未发现肿块，则打开包膜后，未观察到明显的病变。表面有粉红色的变色和微白的纤维蛋白样物质（图 17.207）。但是，在正确固定包膜并保持方向和着墨边缘后，对包膜进行显微镜检查后发现，一层纤维蛋白坏死物质分布在包膜的腔侧，其中含有小簇多形细胞，具有丰富的细胞质和破碎（图 17.208）。

存活细胞和坏死细胞与 CD30 强烈反应。如果在术前可触及肿块或用 PET 扫描检测到肿块，则该肿块对于外科医生也是显而易见的，并且在切除后，通常将不同的肿块解释为脓肿或坏死，与通常的乳腺癌或淋巴瘤肿块不同。通过包膜采样显示腔缘的淋巴瘤以及通过包膜进入周围脂肪组织或乳腺实质（图 17.209）。淋巴瘤细胞大，胞浆丰富，卵圆形至小叶核。在某些情况下，"马蹄形"核的数量很少。侵袭性成分通常硬化，可能与嗜酸性粒细胞增多有关（图 17.210a,b）。形态学和免疫表型标志物与全身性 ALCL 相似，常见的是 T 细胞谱系丢失和细胞毒性标志物的表达。在这种情况下，需要仔细评估边缘。必须评估墨迹边缘，以评估肿瘤是否完全清除。如果

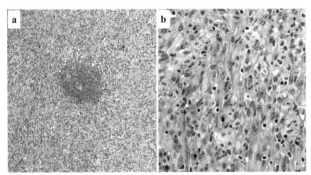

图 17.205　ALCL，ALK-，肉瘤样变型。（a）显示淋巴瘤由梭形状细胞组成，其在残留的淋巴滤泡周围生长。（b）高放大倍数显示肿瘤性大细胞呈梭状

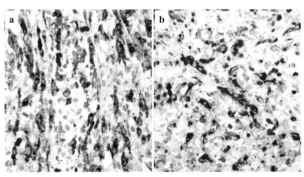

图 17.206　肉瘤样变型 ALCL，ALK-。（a）CD30 的免疫组织化学突出显示了梭形的淋巴瘤细胞。（b）细胞毒性标记颗粒酶 B 的免疫组织化学表明，大多数淋巴瘤细胞均为阳性

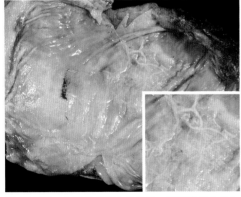

图 17.207　包膜周围有大体外观，周围有植入物和积液。没有发现严重病变。插图：发光表面显示出纤维蛋白样的外观

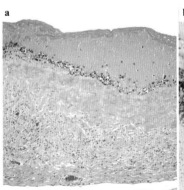
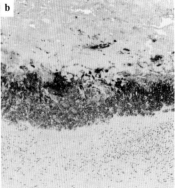

图 17.208　包膜周围的横截面以及植入物和积液。（a）肿瘤细胞仅在腔表面可见。（b）CD30 的免疫组织化学突出了包膜腔表面上的淋巴瘤细胞

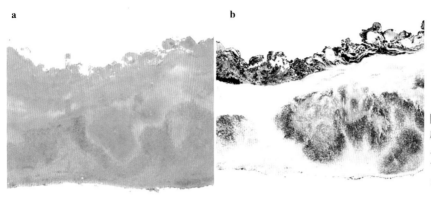

图17.209 浸润包膜的横截面。淋巴瘤在腔侧以及包膜外，浸润到周围的软组织植入物和积液中。（a）肿瘤细胞仅在腔表面可见。（b）CD30免疫组织化学显示腔内以及腔外淋巴瘤细胞

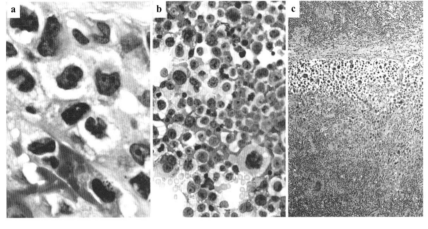

图17.210 乳房植入物相关的间变性大细胞淋巴瘤。（a）高倍镜下显示组织切片中的大的间变性细胞。（b）细胞学特征。（c）淋巴结细胞浸润到被膜下窦

外科医生和病理医生的评估确定肿瘤已完全切除，则患者可能被治愈了。但是，如果切缘阳性或发现有残留疾病，则可以在这些患者的治疗中考虑使用化学疗法或抗CD30抗体单抗。提示淋巴结受累时预示总生存期降低。淋巴结受累的类型主要为窦内模式（图17.210c）。较少见到肿瘤细胞在反应性淋巴滤泡周围呈片状出现。迄今为止，仅描述了少数具有致命结果的病例，并且死亡原因可能是肿瘤累及支气管或较少见播散的部位。这种淋巴瘤浸润骨髓非常罕见。

鉴别诊断

CD30阳性的T细胞淋巴瘤。一些T细胞淋巴瘤，如蕈样真菌病、PTCL,NOS、AITL、EATL或ATLL，可能在诊断时或在疾病过程中表达CD30。通常只有一部分淋巴瘤细胞表达CD30，但并非所有淋巴瘤细胞都表达CD30。但是，在少数情况下，大多数或所有淋巴瘤细胞均表达CD30，因此很难区分是否为ALCL。临床病史和临床资料可能有用。其他肿瘤，例如炎性肌纤维母细胞瘤、具有浆母细胞形态和窦内

大B细胞淋巴瘤，表达ALK，但CD30阴性。

肠病相关的T细胞淋巴瘤（EATL）

肠病相关的T细胞淋巴瘤（EATL）是T细胞谱系的肠道淋巴瘤，被认为是由肠道上皮内T细胞引起的。患者通常患有基础性乳糜泻，这是一种以谷蛋白过敏为特征的腹泻性自身免疫性疾病，表现为腹泻和疱疹样皮炎。乳糜泻在北欧更为普遍。患者具有抗麦醇溶蛋白和组织转谷氨酰胺酶的抗体。腹泻和吸收不良会导致贫血、体重减轻和维生素缺乏症。大多数患者是成年人，并有成年人发病吸收不良的病史。肿瘤在小肠中产生，好发于空肠，然后是回肠和十二指肠。肿瘤通常形成肿块并引起小的肠梗阻或穿孔，该疾病通常为Ⅰ或Ⅱ期。从组织学上看，肿瘤是透壁性的（图17.211），肿瘤淋巴细胞浸润固有层和表面上皮（图17.212）。高倍显示淋巴细胞很大，并且可能是高度多形的（图17.213）。围绕主要肿瘤的黏膜显示上皮内淋巴细胞和固有层小淋巴细胞的增多（图17.214和17.215）。

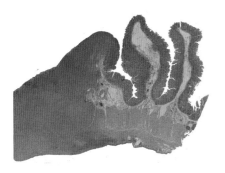

图 17.211　肠病相关的 T 细胞淋巴瘤（EATL）累及的小肠显示，黏膜增厚（右半部分）以及透壁性浸润伴黏膜溃疡（左半部分）。术中将透壁浸润部分送检显示为肿瘤

图 17.212　（a）EATL 累及的小肠显示出黏膜和黏膜下层明显增厚。（b）EATL 的浸润扩大了小肠的腺间间隙（b）

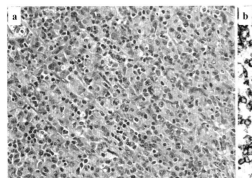

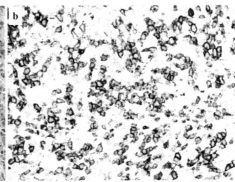

图 17.213　肿瘤区域的高放大倍数显示，大多数浸润的淋巴细胞很大且高度不典型。（a）肿瘤淋巴细胞与小淋巴细胞、嗜酸性粒细胞混合。（b）T 细胞标记 CD2 的免疫组织化学突出了大的非典型细胞

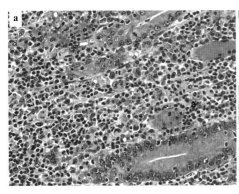

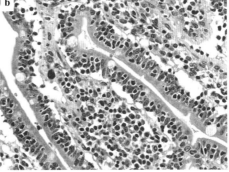

图 17.214　（a）围绕肿瘤的黏膜显示出小淋巴细胞的密集浸润，并与少量渗透到小肠腺中的大细胞混合。（b）邻近肿瘤的黏膜上皮内肿瘤

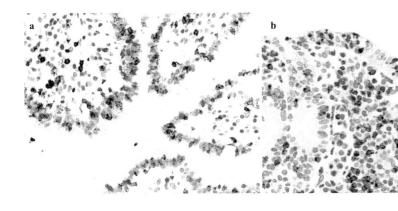

图 17.215　大体上未受累的黏膜免疫组织化学研究表明，肠上皮和固有层中的异常淋巴细胞表达 T 细胞标记 CD2（a）和细胞毒性颗粒标记 T 细胞内抗原（TIA-1）（b）

免疫表型是成熟的 T 淋巴细胞，显示 CD3、CD2、CD7，尤其是 CD103 呈阳性，CD30 在一部分病例中呈阳性，通常为局灶性。偶发病例表达 CD8。肿瘤性淋巴细胞表达细胞毒性标记物 T 细胞内抗原 1（TIA1）、粒酶 B 和 T 细胞受体 β（用 βF1 抗体检测到）。CD4 和 CD56 为阴性。SETD2 的沉默和 JAK-STAT 途径的突变已在部分患者中观察到。未溶解的黏膜表现出乳糜泻的特征，包括上皮内小 T 淋巴细胞使绒毛变钝。

鉴别诊断

单形性嗜上皮性肠道 T 细胞淋巴瘤（MEITL），PTCL,NOS 和鼻型结外 NK/T 细胞淋巴瘤（ENKTCL）。MEITL 与腹泻无关；它在组织学上是单一的，肿瘤性淋巴细胞从小到中等大小，并表达 CD8 和 CD56。PTCL,NOS 通常是 Ⅳ 期疾病，没有嗜上皮的特征，肿瘤性淋巴细胞通常对 CD4 呈阳性。ENKTCL 通常是 Ⅳ 期疾病，肿瘤性淋巴细胞表达 CD56 并呈 EBER 阳性。

单形性嗜上皮肠道 T 细胞淋巴瘤（MEITL）

单形性嗜上皮肠道 T 细胞淋巴瘤（MEITL）是一种 T 细胞淋巴瘤，被认为是由上皮内淋巴细胞发生的。该淋巴瘤以前被指定为与肠病相关的 2 型 T 细胞淋巴瘤。但是，在经修订的 WHO 分类中，它被视为一个单独的类型。尤其是，患者没有乳糜泻病史，吸收不良是不常见的，该病在亚洲似乎更为常见。患者为成

年人，并出现腹部疼痛或肠出血，该病主要发生在空肠和回肠，部分患者出现肠梗阻。临床分期是 Ⅰ 或 Ⅱ 。大体检查发现有多个溃疡性黏膜病变和肠硬结；明显的大肿块是少见的。在组织学上，淋巴瘤浸润肠壁的所有层（图 17.216 和 17.217）。肿瘤性淋巴细胞浸润表面上皮和下面的腺体，特征是上皮非常厚，几乎被淋巴细胞包裹（图 17.218a）。此外，淋巴瘤浸润是透壁性的，累及表面上皮，黏膜，黏膜下层，固有肌层和浆膜。肿瘤性淋巴细胞是均一的，从小到中等大小，染色质呈块状到泡状，细胞质清晰（图 17.218a,b）。仅有少数炎性细胞与淋巴瘤细胞有关。邻近肿瘤的黏膜显示上皮内小的成熟淋巴细胞增多。

免疫表型是成熟的 T 淋巴细胞的表型，对 CD3（图 17.219a）、CD56（图 17.219b）和细胞毒性标记呈阳性。一部分淋巴瘤病例表达 CD8（图 17.220a）。巨核细胞相关酪氨酸激酶（MATK）可能是特异性标记。大约 70% 的病例表达 CD103。瘤细胞表达 T 细胞受体 γδ，CD4 为阴性（图 17.220b）。与淋巴瘤相邻的小淋巴细胞表现出与淋巴瘤相似的表型。淋巴瘤细胞通常显示 STAT5B、JAK3 和 GNAI2 突变，从而导致 JAK-STAT 和 MEK-ERK 通路失调。超过 50% 的病例具有 SETD2 的沉默突变。

鉴别诊断

EATL、PTCL,NOS 和肝脾 T 细胞淋巴瘤。EATL 表现为吸收不良，患者患有潜在的乳糜泻。从组织学

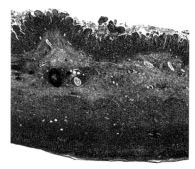

图 17.216 　空肠受累的单形性嗜上皮肠道 T 细胞淋巴瘤（MEITL）。浸润是透壁性的，累及黏膜、黏膜下层、固有肌层和浆膜，引起肠壁增厚。但是，没有观察到更具 EATL 特征的明显肿块

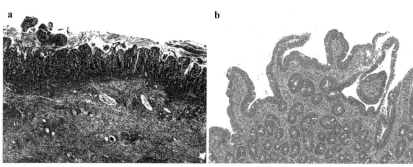

图 17.217 　（a）MEITL 的中倍视图显示了黏膜和黏膜下浸润。（b）MEITL 累及十二指肠显示上皮内和腺体间淋巴细胞

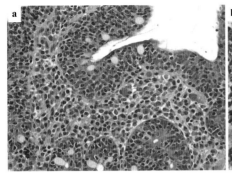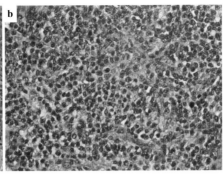

图17.218　（a）MEITL累及的十二指肠的高倍放大显示，表皮上皮和下面的腺体中有许多中小型淋巴细胞。（b）空肠壁的高倍放大显示单形中等大淋巴细胞的弥漫性浸润

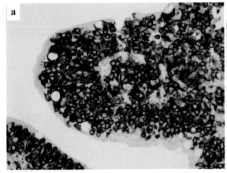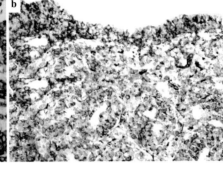

图17.219　（a）用T细胞标记物CD3免疫组化显示，在MEITL病例中，十二指肠固有层和表面上皮中有大量淋巴细胞。（b）MEITL肿瘤淋巴细胞特异性表达CD56

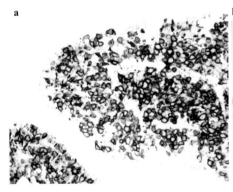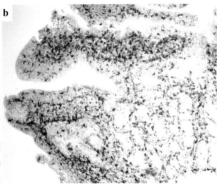

图17.220　MEITL的免疫组织化学表明，显示肿瘤性淋巴细胞表达CD8（a），而CD4阴性（b）

上讲，肿瘤细胞是高度异型的，通常是多形的。免疫表型上，肿瘤细胞表达TCRαβ，偶尔表达CD30。PTCL,NOS可以在肠道中作为Ⅳ期疾病发生。从组织学上讲，淋巴细胞中等大小且非典型，通常伴有明显的炎症背景。最后，大多数PTCL,NOS病例表达CD4且缺乏细胞毒性标记物。肝脾T细胞淋巴瘤细胞表达TCRγδ。然而，该病主要分布在肝脏、脾脏和骨髓中，呈窦内生长。

T-细胞前淋巴细胞白血病（T-PLL）

这是一种侵袭性的T细胞白血病，由具有成熟T细胞免疫表型的中小型淋巴细胞组成。诊断时的中位年龄为65岁（30~94岁），男女之比为2∶1。共济失调毛细血管扩张症患者发生T-PLL的风险增加。大多数患者表现为B症状，肝脾肿大和全身性淋巴结肿大。患者通常有明显的白细胞增多，淋巴细胞计数通常＞100×10^9/L。贫血和血小板减少症也发生，但较少见。HTLV-1的血清学检测为阴性。

T-PLL的诊断主要基于外周血的检查，该检查可发现具有非粒状嗜碱性细胞质、圆形至椭圆形核和可见核仁的中小型淋巴细胞（图17.221）。在25%的患者中，淋巴细胞很小，没有核仁，即所谓的小细胞型。在5%的患者中，淋巴细胞具有脑回样核。淋巴细胞的细胞质通常显示出突起或空泡。

通常累及结内和结外部位。在淋巴结中，结构可能完全消失，或者浸润液可能在皮层旁分布。常见的是突出的高内皮小静脉常被肿瘤细胞浸润。皮肤受累的病例占 20%~30%，浸润在真皮中呈血管周围或弥散性分布，如果不了解这一情况，则很容易漏诊。表皮萎缩罕见。脾脏可见弥漫的红髓和白髓浸润。骨髓受累病变可能很小，并且无法通过光学显微镜检测到，或者变得弥漫（图 17.222）。

　　肿瘤细胞表达 T 谱系标记 CD2、CD3、CD5 和 CD7。不表达 TdT 和 CD1a。大多数病例具有 CD4+/CD8- 表型；较不常见的是细胞表达 CD4+/CD8+（图 17.223 Ⅲ 3 T-PLL 流式细胞）或 CD4-/CD8+ 表型。强的 CD7 表达与弱的表面 CD3 表达相结合提示 T-PLL。约有 75% 的病例可通过免疫组织化学证实癌基因 T 细胞白血病 1（TCL1）的表达。TCL1 在正常和肿瘤性生发中心前中心 B 淋巴细胞中也有表达，但在 T 细胞肿瘤中的表达通常表明存在 T-PLL 潜在的易位特征。CD52 在 T-PLL 中以高密度表达，并被用作治疗的靶点。T-PLL 的某些情况过表达 P53。

　　在 80% 以上的 T-PLL 病例中检测出频发的细胞遗传学和分子异常。最常见的异常是染色体倒位 inv（14）（q11q32）（图 17.224）；t（14;14）（q11;q32）的频率较低。这些易位将 14q32.1 的癌基因 TCL1A 和 TCL1B 与 14q11 的 T 细胞受体 α/δ 位点并置，导致 TCL1 的癌基因激活和组成型表达。TCL1 抑制肿瘤性 T 细胞活化诱导的细胞死亡。经常检测到 8 号染色体，i（8）（q10），t（8;8）（p11-12;q12）和 8q 三体异常。

　　尽管进行了多药化疗，但病程进展迅速，中位生存期不到 1 年。有些病例显示慢性病程，并最终进展。单独使用阿伦单抗（抗 CD52，Campath）或将其与 2-脱氧考福霉素联用可达到较高的缓解率，通过干细胞移植使得中位总生存期得到改善，为 15~19 个月。

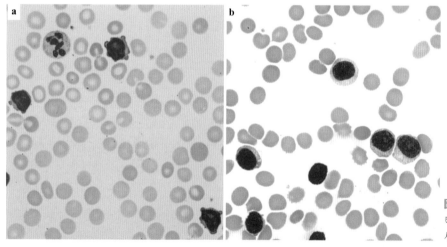

图 17.221　T-PLL 患者的外周血。淋巴细胞中等大小，具有深嗜碱性的细胞质和细胞质空泡

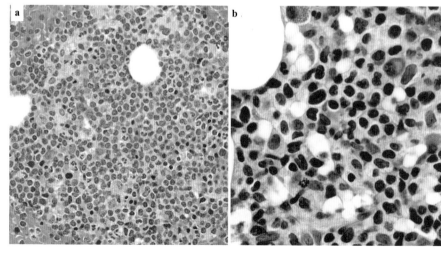

图 17.222　骨髓凝块标本显示 T-PLL 的等大淋巴细胞弥漫性浸润。瘤细胞显示出不规则的核轮廓

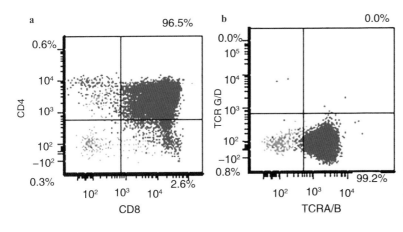

图 17.223 外周血的流式细胞术免疫表型显示出共表达 CD4 和 CD8 的异常淋巴细胞（右）。异常淋巴细胞表达 T 细胞受体 βF1，但 T 细胞受体 γ-δ 阴性

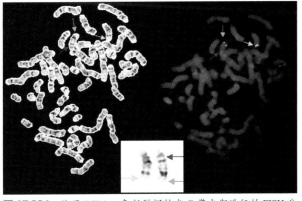

图 17.224 使用 TCL1 双色断裂探针在 G 带中期进行的 FISH 分析显示染色体倒位 inv（14）和 TCL1 重排。插图：左侧，正常 14 号染色体；右侧，染色体倒位 inv（14）（q11q32.1）

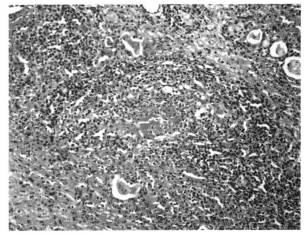

图 17.225 鼻黏膜活检显示广泛的坏死和核碎，使单个淋巴瘤细胞难以识别

结外 NK/T 细胞淋巴瘤，鼻型（ENKTCL）

这种淋巴瘤认为是自然杀伤（NK）或细胞毒性免疫表型 T 细胞被 EB 病毒（EBV）感染引起的。这些肿瘤通常是发生在结外，与坏死和血管浸润有关。在美国，它占所有非霍奇金淋巴瘤（NHL）< 1%。

结外 NK/T 细胞淋巴瘤在亚洲人群、墨西哥、中美洲和南美洲原住民中更常发生，占这些患者人群中所有 NHL 的约 7%。患者的中位年龄为 47 岁；男女之比为 3∶1。HTLV-1 的血清学检查为阴性。

根据定义，EB 病毒（EBV）在这种淋巴瘤中始终是阳性的，并且似乎与发病机理有关。临床上，大多数结外 NK-/T 细胞淋巴瘤病例都发生在结外部位，最常见的是鼻腔和口咽，并且患者出现鼻塞或鼻出血。肿瘤可沿气道、消化道局部生长，并迅速扩散到达其他部位，例如皮肤、软组织、胃肠道和睾丸。鼻外部

位的病例通常在诊断时得到广泛传播，最常见的部位是皮肤，经常有多个部位受到累及。大约 20% 的患者累及淋巴结，很少淋巴结是累及的主要部位。在 10%~20% 的患者中可见骨髓累及，在某些患者中会发生噬血细胞综合征。外周血和骨髓受累的特征可能与侵袭性 NK 细胞白血病重叠。

组织学上讲，结外 NK/T 细胞淋巴瘤的生长方式是弥漫性的。坏死非常常见（图 17.225），浸润通常以血管为中心，破坏血管，伴有纤维蛋白样或凝固性坏死与凋亡小体混合（图 17.226）。细胞学特征是可变的。肿瘤细胞可以是小细胞、中等大小（图 17.227）或大细胞，通常是不规则的，带有颗粒染色质。某些情况是由具有泡状染色质的大细胞或间变性细胞组成。核分裂常见。一些病例伴有小淋巴细胞、浆细胞和组织细胞的弥漫炎性背景，可掩盖肿瘤浸润。假

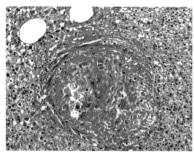

图17.226　结外NK/T淋巴瘤浸润血管，显示血管壁坏死和血栓形成

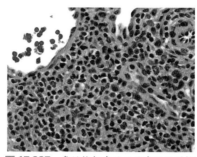

图17.227　鼻活检标本显示具有不规则核轮廓的中小细胞，未见核碎

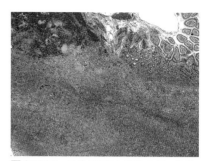

图17.228　结外NK/T细胞淋巴瘤，鼻型，浸润十二指肠。十二指肠壁广泛浸润

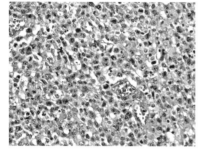

图17.229　结外NK/T细胞淋巴瘤，鼻型，伴淋巴结累及，显示出高度非典型大细胞及泡状核

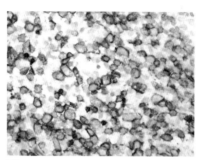

图17.230　CD56的免疫组织化学显示大量细胞呈阳性。CD56是非特异性的，以前曾用于特异诊断NK细胞淋巴瘤

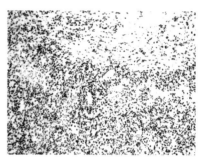

图17.231　EBV编码区的原位杂交（EBER）显示浸润区大多数细胞呈阳性。真皮上部均匀的强阳性与保存良好的非坏死性病变相一致

上皮增生在黏膜皮肤部位很常见。印片或细胞学标本显示细胞具有不规则的核轮廓和胞质中的嗜蓝颗粒。众所周知，有时很难解释形态学特征，因为肿瘤细胞在背景中看起来与混合的反应性NK细胞和T细胞相似，或者炎性背景很明显，掩盖了肿瘤成分。在小活检标本或冰冻切片时尤其如此。当肿瘤浸润鼻外部位如胃肠道时（图17.228和17.229，十二指肠），这也是诊断上的挑战。

淋巴结被结外NK/T细胞淋巴瘤（鼻型）累及，表现为皮层旁或髓质浸润。骨髓受累通常是间质性。罕见的有白血病表现的病例与侵袭性NK白血病相当相似，它们的区别可能是人为的，因为它们都具有相似的形态和表型。

免疫表型上，在65%~75%的病例中检测到NK细胞表型，其特征是CD2+，CD56+（图17.230），sCD3-和cCD3ε+。一组病例显示CXCL13和Oct-2表达。肿瘤性NK细胞通常CD4、CD5、CD8、CD16和CD57呈阴性。在大多数结外NK/T细胞淋巴瘤病例中，细胞毒性分子颗粒酶B、TIA1或穿孔素呈阳性。在这些肿瘤中，T-bet通常是阳性的。

EB病毒（EBV）的原位杂交小编码RNA（EBER）表明，实际上所有肿瘤性细胞均为阳性（图17.231）。EBER通常用于检测常规染色不明显的骨髓浸润。LMP1可变表达。EBV以克隆型游离形式存在，如Southern印迹分析所示。

结外NK-/T细胞淋巴瘤的分子分析表明，NK细胞肿瘤具有T细胞受体γ和β链基因胚系结构。T细胞肿瘤显示出TCR基因的单克隆重排。这些肿瘤缺乏IGH基因重排。

预后变化较大，有些患者对治疗反应良好，而另一些尽管积极治疗，仍死于弥漫性扩散。对于已广泛扩散的患者，大多数病例的总生存率均低于1年。但是，对于局部疾病联合放疗和化疗治疗的患者，其5年总生存率要好得多。

成人T细胞白血病/淋巴瘤（ATLL）

它是由人T细胞白血病病毒1（HTLV-1）感染引起的外周T细胞淋巴瘤/白血病。就诊时患者的中位年龄为58岁。大多数ATLL患者生活在HTLV-1

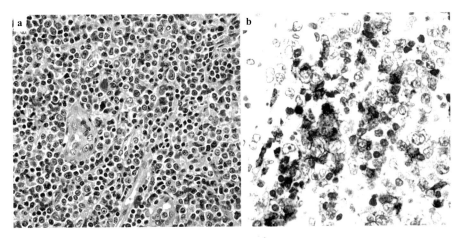

图 17.232　淋巴结中的成人 T 细胞白血病 / 淋巴瘤（ATLL）。（a）由于淋巴样细胞浸润，导致结构的部分破坏；可见残留的生发中心。淋巴结肿大在疾病的急性型和淋巴瘤型中很常见。（b）白介素 2 受体（ILR2/CD25）的免疫组织化学显示，肿瘤细胞为阳性。CD25 是活化标记物。大多数 ATLL 的肿瘤细胞表达 CD25

感染流行地区，包括日本西南部、加勒比盆地以及南美沿海和中非部分地区。在日本，有 2.5% 的 HTLV-1 携带者可能会发展 ATLL。还报告了偶发性 ATLL 病例。因此，在没有流行病史的情况下，ATLL 在北美和欧洲很少发生。

大多数 ATLL 患者表现出疾病晚期Ⅲ或Ⅳ期和 B 症状。肿瘤经常累及淋巴结和结外部位。最常受影响的结外部位是皮肤，其次是脾脏、肺、肝、胃肠道和中枢神经系统。公认的 ATLL 有几种临床变体：急性型、淋巴瘤型、慢性型和闷燃型。

从形态上讲，受累淋巴结的结构通常是消失的。如果窦得以保留，则可被肿瘤细胞填充（图 17.232）。肿瘤性细胞可以是较小和较大细胞的混合，也可以是较大的椭圆形的更单一的细胞。肿瘤性细胞也可以是多型的或间变性的。ATLL 的炎症背景通常很少，可能包括嗜酸性粒细胞。但是，某些 ATLL 病例可能与大量炎性细胞和血管增生有关，并且在某种程度上类似于血管免疫母细胞性 T 细胞淋巴瘤。

ATLL 累及的结外部位在很大程度上淋巴结类似。约 40%~70% 的 ATLL 患者出现皮肤病变。皮肤浸润是最常见的，可以是血管周围的，也可以到真皮中并延伸到皮下组织。ATLL 还可以累及表皮，Pautrier 样脓肿（类似蕈样霉菌病）的表皮。骨病变显示 ATLL 侵犯了髓质，还显示出大量破骨细胞对骨质的破坏。

免疫组化显示，肿瘤细胞表达 T 谱系标记，包括 CD2、CD3 和 CD5，通常缺乏 CD7。大多数病例表达 T 细胞受体 α/β 受体，且为 CD4+CD8-。大多数病例表达 CD25（强）和 CCR4，以及 FOXP-3，这是调节性 T 细胞的特征。大细胞可以 CD30+。肿瘤细胞不表达细胞毒性相关标志物。

ATLL 通常对常规化学疗法，抗病毒药和干细胞移植无效。迫切需要新型治疗剂，目前正在测试小分子抑制剂。控制感染并发症非常重要。急性型或淋巴瘤型 ATLL 变异患者的总体生存期通常少于 1 年，死亡的直接原因通常归因于感染性并发症。患有慢性型和闷燃型的 ATLL 的患者存活率更高，但进展为急性或淋巴瘤性疾病的概率不同。

霍奇金淋巴瘤

霍奇金淋巴瘤（以前的霍奇金病）是有史以来最古老的淋巴网状疾病之一。1832 年伦敦盖伊医院的托马斯·霍奇金（1798—1866）首次描述。1865 年同家机构的霍奇金的继任者塞缪尔·威尔克斯博士（1824—1911）提出的此命名。随后，Karl Sternberg 和 Dorothy Reed 分别在 19 世纪 90 年代和 20 世纪初对被称为 Hodgkin/Red-Sternberg 细胞的特殊大细胞进行了组织学描述和疾病诊断。几本优秀的专著回顾了霍奇金淋巴瘤的历史和演变。表 17.13 显示了霍奇金淋巴瘤分类的演变。

根据临床表现、形态学特征和免疫表型所见，霍奇金淋巴瘤分为两种主要类型：经典霍奇金淋巴瘤（CHL）和结节性淋巴细胞为主的霍奇金淋巴瘤（NLP-HL）。该分类在 2017 年修订的 WHO 血淋巴肿瘤分类中保持不变。疾病的临床分期与生存率相

表 17.13　霍奇金淋巴瘤分类的演变

1900—1940s	1944	1966		1994	2001—2017
分类基于临床解剖，无形态学	Jackson 和 Parker 分类	Lukes 和 Butler 分类	Rye 分类	REAL（欧美修订分类）	WHO（世界卫生组织）分类 2001，2008 和 2016 修订版
					经典霍奇金淋巴瘤
急性、局限性、全身性、纵隔、潜伏性、骨质疏松、脾肿大	肉芽肿	结节硬化型（来源于 1956 年 Smetana 和 Cohen 对"硬化性肉芽肿"的描述）	结节硬化型	结节硬化型	结节硬化型
		混合型	混合细胞型	混合细胞型	混合细胞型
肉瘤（1928 年由 Ewing 提出）	肉瘤	弥漫性纤维化	淋巴细胞减少型	淋巴细胞减少型	淋巴细胞减少型
		网状的		淋巴细胞丰富（以前包含在结节淋巴细胞为主）	淋巴细胞丰富
淋巴细胞数量与预后的关系(1936 年罗森塔尔承认)	类肉芽肿	淋巴细胞和组织细胞	结节性淋巴细胞为主	结节性淋巴细胞为主的霍奇金淋巴瘤	
					（Fan 等人描述的模式 A~F）

表 17.14　结节硬化型霍奇金淋巴瘤分级，英国国家淋巴瘤调查（BNLI）系统

1 级（低级别）	散在的霍奇金 /R-S 细胞多形性（混合）或淋巴细胞丰富的背景
2 级（高级别）	具有间变性特征（＞ 25% 结节）的霍奇金 /R-S 细胞聚集 背景是广泛坏死，合体细胞型符合这一类型

关（Cotswolds 修改的 Ann Arbor 分期分类）。CHL 的治愈率在早期疾病中高于 95%，在晚期疾病中约为 70%。通过结合使用化学疗法和局部放射疗法已经取得了这一疗效。复发性和难治性疾病是目前靶向治疗的焦点，即布伦妥昔单抗（抗 CD30 抗体）、尼沃单抗和彭布鲁珠单抗（抗 PD-1 抗体），都具有阳性反应。CHL 和 NLP-HL 的临床病理特征描述如下。

经典霍奇金淋巴瘤（CHL）

CHL 占所有霍奇金淋巴瘤病例的 95%。它分为四种组织学亚型：结节硬化型 CHL（NS-CHL）、混合细胞型 CHL（MC-CHL）、淋巴细胞减少型 CHL（LD-CHL）和淋巴细胞丰富型 CHL（LR-CHL）。尽管它们均具有形态学和免疫表型特征，但众所周知，它们的临床病理表现、统计学、EBV 和 HIV 感染率以及病理生理学是不同的，因此，应将每种亚型视为 CHL 的独立类型。

结节硬化型 CHL

这是发达国家和社会经济地位较高的个人中最常见的 CHL 亚型。该病呈双峰分布，在青春期 / 青年时期达到峰值，在 40~50 岁左右出现第二高峰。NS-CHL 在女性中更频繁，并且倾向于累及纵隔以及颈部和腋窝淋巴结。很少与 EBV 感染相关。

临床上，约三分之二的患者出现纵隔包块、淋巴结肿大和 B 症状，但高达三分之一的患者在诊断时可能没有症状，只是偶然发现。某些患者在饮酒后可能会出现全身性瘙痒和淋巴结疼痛。纵隔累及通常不伴有呼吸道症状或上腔静脉综合征，除非存在体积大的肿块，即肿瘤大于 10 cm。大多数 NS-CHL 患者的实验室检查结果有所改变，即中性粒细胞增多，嗜酸性粒细胞增多或轻度贫血。表 17.14 总结了使用英国国家淋巴瘤调查（BNLI）系统对 NS-CHL 的分级。

病理学

从总体上看，NS-CHL 由一个或多个呈胶样结节组成，有多个纤维带分隔，有或无坏死或化脓区的棕白色组织结节（图 17.233）。如今，随着当今可用的粗针穿刺活检或细针穿刺技术的增多，病理医生通常看不到大体标本。显微镜下，NS-CHL 呈多样性淋巴样浸润的多个结节，由连接至增厚淋巴结包膜的胶原纤维带分隔（图 17.234）。纤维带在偏振光下是双折射的（图 17.234 插图）。结节由小淋巴细胞、嗜酸性粒细胞、巨噬细胞、嗜中性粒细胞和浆细胞与散布的大 HRS 细胞（20~60 μm）混合而成（图 17.235）。"典型" R-S 细胞的细胞核呈双叶状或多叶状，核膜厚，并包含一个大的嗜酸性核仁，周围有透明的晕（所谓的"枭眼样"外观）（图 17.236 和 17.237）。相反，霍奇金细胞具有一个椭圆形到圆形的细胞核，中央有一个突出的核仁（图 17.237 和 17.238）。HRS 细胞的

细胞质是嗜酸性或嗜双性的，可能含有空泡。具有人为收缩的 HRS 细胞细胞质在细胞周围留有空洞（或腔）的细胞质称为"陷窝"细胞，而具有核固缩、染色质模糊和嗜酸性的玻璃状细胞质的 HRS 细胞称为"木乃伊"细胞（图 17.239 和 17.240）。

"陷窝" HRS 细胞是 NS-CHL 的典型特征，但可能在 CHL 的其他亚型中可见。肿瘤中 HRS 细胞的数

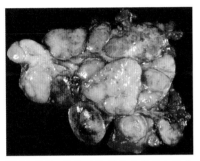

图 17.233 结节硬化型经典霍奇金淋巴瘤。大体病理学：纵隔肿物由多个杂乱的淋巴结组成，其切面呈浅黄色，并被棕褐色白色纤维隔开。由于经常使用粗针活检，这种标本目前很少见

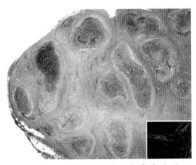

图 17.234 结节硬化型经典霍奇金淋巴瘤。在低倍镜下，淋巴结显示出由密集的纤维组织带将细胞成分分隔成结节，从而使结构完全消失。插图：纤维胶原蛋白带在偏振光下是双折射的

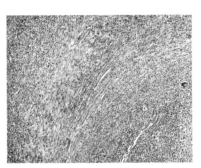

图 17.235 结节硬化经典霍奇金淋巴瘤（1级）。纤维带将组织分成结节，结节中含有小淋巴细胞、嗜酸性粒细胞、巨噬细胞和少量浆细胞的多样混合成分。另外，还存在散在的、大的非典型细胞（霍奇金/R-S细胞）。注意最右边的一个非常大的 HRS

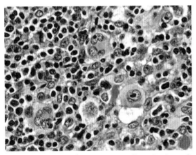

图 17.236 霍奇金/R-S 细胞。这些细胞大小在 20~60 μm 之间。经典的霍奇金/R-S细胞是双核或多核的，带有突出的嗜酸性核仁（病毒包涵体样）和丰富的嗜酸性细胞质。注意多样性炎症背景

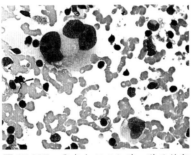

图 17.237 霍奇金/R-S 细胞。淋巴结印片显示具有细胞学特征的霍奇金/R-S 细胞（左上）和较小的单核霍奇金细胞（右下）

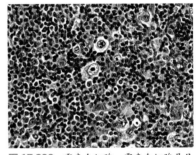

图 17.238 霍奇金细胞。霍奇金细胞是具有一个核（中心）的霍奇金/R-S 细胞的变异。这些细胞可见于经典霍奇金淋巴瘤的所有亚型

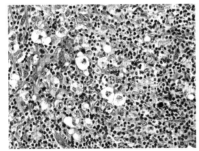

图 17.239 "陷窝"细胞。这些细胞是霍奇金/R-S 细胞的变体，具有明显的细胞质退缩虚影，可将细胞留在虚影或陷窝（中心）中。这些细胞常见于结节硬化经典霍奇金淋巴瘤中，但也可能见于其他亚型

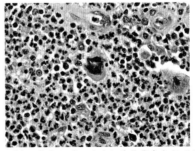

图 17.240 "木乃伊"细胞。这些细胞是霍奇金/R-S 细胞，它们已经变性，核固缩，染色质模糊，无核仁，并且可能具有玻璃状嗜酸性细胞质（中心）。它们类似于实体瘤（神经鞘瘤、平滑肌瘤等）中老化的细胞

量是可变的，有些病例显示稀疏的大细胞（1级）和其他含有大簇或片状细胞的细胞（2级或所谓的"合体细胞型" NS-CHL）很少（请参阅表17.14）（图17.241和17.242）。与典型的 NS-CHL 相比，是否会导致更坏的结果存在争议。相比之下，NS-CHL 的所谓细胞期被定义为肿瘤的早期阶段，其中滤泡间区域扩张，HRS 细胞存在，但不存在形成完整的纤维带。NS-CHL 常伴有明显的肉芽肿反应或大量的急性炎症，可能使 HRS 细胞模糊（图17.243）。后者通常具有丰富的"木乃伊"细胞。重要的是，非霍奇金淋巴瘤甚至非造血系统恶性肿瘤可能含有类似于 HRS 的细

胞，也称为类 HRS 细胞。因此，在肿瘤中发现 HRS 样细胞的细胞并不能表明肿瘤是 CHL，实际上在合适的炎症背景下识别这些细胞也很重要。淋巴结肿大合并结外累及可发生在脾脏（30%）、肝脏（10%）、骨髓（5%~10%）和胸腺（＜5%）中（图17.244）。CHL 患者未受累的骨髓可能表现为髓系增生和 / 或嗜酸性粒细胞增多，这与其他部位肿瘤释放细胞因子有关（图17.245）。

混合细胞型 CHL

这种 CHL 亚型是儿童和老年人好发，是发展中国家最常见的 CHL 类型。较低的社会经济地位和

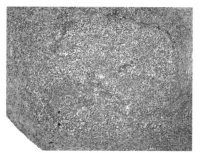

图 17.241　结节硬化型经典霍奇金淋巴瘤（2级）的合体细胞型。霍奇金 /R-S 细胞大量聚集，纤维化程度增加，背景为细胞凋亡

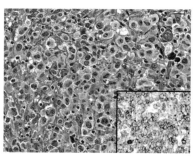

图 17.242　结节硬化型经典霍奇金淋巴瘤（2级）的合体细胞型。图17.241的更高放大倍率。霍奇金 /R-S 细胞形成合体细胞片，并表现出不同程度的间变性特征，类似于间变性大细胞淋巴瘤、癌或黑色素瘤。插图：CD30 的免疫组织化学在肿瘤细胞中呈阳性。该病例的 CD15 阳性，PAX5 阳性（未显示）

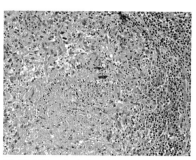

图 17.243　肉芽肿性炎症和经典霍奇金淋巴瘤。这是经典霍奇金淋巴瘤中相对常见的图像。肉芽肿性炎症可能如此明显，并掩盖霍奇金 /R-S 细胞（中心，扭曲的木乃伊细胞和肉芽肿边缘的大细胞)的存在。

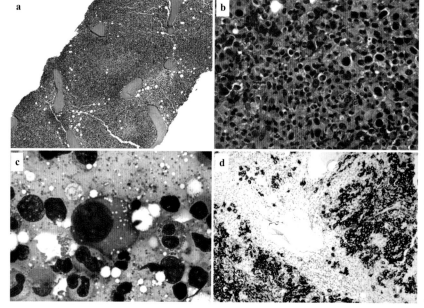

图 17.244　经典霍奇金淋巴瘤累及骨髓的病例为 5%~10%。（a）骨髓细胞过多，表现出明显的嗜酸性粒细胞增多。（b）骨髓被大量霍奇金 /R-S 细胞，巨噬细胞和丰富的嗜酸性粒细胞取代。（c）涂片中霍奇金细胞。（d）CD30 免疫染色突出显示存在的多量的肿瘤细胞

EBV 感染通常与 MC-CHL 的发展有关。该病通常累及外周淋巴结，累及纵隔的约 5%~10%。总体而言，淋巴结肿大并显示出均匀的棕褐色切面，但没有胶原带（图 17.246）。这种 CHL 亚型与 NS-CHL 具有相同的形态特征。但是，受累淋巴结没有胶原纤维带，浸润可能会或可能不会完全破坏淋巴结结构（图 17.247）。经典 HRS 比"陷窝"或"木乃伊化"细胞更为常见（图 17.248）。

淋巴细胞减少型 CHL

CHL 的这种亚型非常罕见，通常发生在老年人。与 EBV 的关联不一致。临床上，LD-CHL 通常表现为外围淋巴结肿大或腹部肿块，很少累及纵隔。与其他 CHL 亚型相比，该变体的总体预后较差。从形态上讲，由于多样性背景的减少或缺失，LD-CHL 难以诊断，因此形容词"减少"。纤维化可以是弥散

性的，也可以是网状的，但是没有形成纤维带（图 17.249）。在弥漫性纤维化的情况下，HRS 细胞通常稀疏，而在网状纤维化的情况下，HRS 细胞更为突出（图 17.250）。在某些情况下，HRS 可能与不典型的成纤维细胞 / 间质细胞相混淆，或者可能融合，细胞大量聚集，形态类似肉瘤样癌或间变性癌、肉瘤或淋巴瘤。

淋巴细胞丰富型 CHL

这种 CHL 的亚型也很罕见，通常发生在老年人，并累及外周淋巴结。LR-CHL 与 EBV 和 HIV 合并感染之间存在高度关联。尽管进行治疗，但预后中等至差。形态上，LR-CHL 有两种形态：结节性和弥漫性（图 17.251）。顾名思义，HRS 细胞混合在小淋巴细胞和散在的巨噬细胞组成的单一背景中混合，而不是在多样性背景中，没有纤维化（图 17.252）。HRS 细胞通

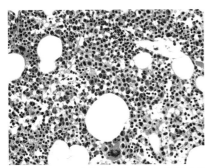

图 17.245　经典霍奇金淋巴瘤，骨髓不被肿瘤累及患者。嗜酸性粒细胞增多的骨髓。霍奇金 /R-S 细胞产生可诱导正常造血细胞生长和扩增的细胞因子

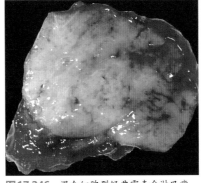

图 17.246　混合细胞型经典霍奇金淋巴瘤。大体病理：淋巴结表面呈棕褐色，肉质，无纤维化。与图 17.233 进行比较

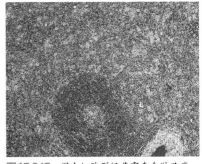

图 17.247　混合细胞型经典霍奇金淋巴瘤。滤泡间区域扩大，并包含数个上皮样巨噬细胞簇，增多的血管和散在的霍奇金 /R-S 细胞。没有纤维化带

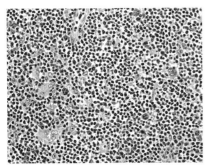

图 17.248　混合细胞型经典霍奇金淋巴瘤。多样性背景，由淋巴细胞、嗜酸性粒细胞和浆细胞与散在的"经典"霍奇金 /R-S 细胞组成

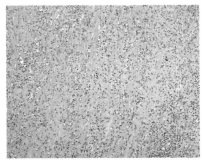

图 17.249　淋巴细胞减少型经典霍奇金淋巴瘤。与经典霍奇金淋巴瘤的其他亚型相比，这种情况下的炎症背景成分稀疏。弥漫性纤维化伴有混合的小淋巴细胞，有很少散在的霍奇金 /R-S 细胞

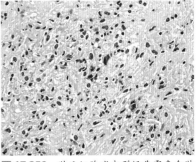

图 17.250　淋巴细胞减少型经典霍奇金淋巴瘤。霍奇金 /R-S 细胞是"木乃伊"细胞，在纤维化背景中散布着巨噬细胞和少量小淋巴细胞。淋巴细胞减少型经典霍奇金淋巴瘤病例可能像肉瘤或肉瘤样癌型，所以诊断困难

常位于残留淋巴滤泡的套区和生发中心，以及小泡间区域（图17.253）。LR-CHL的结节型与NLP-HL没有区别，只有在使用一组适当的IHC标记后可以诊断（见下文）。

免疫组化

在所有类型的CHL中，HRS细胞的CD15和CD30（Ki-1）均为阳性（图17.254和17.255）。CD30是诊断所必需的，在大多数病例中都应出现。CHL中CD30的阴性可能是由于长时间固定在福尔马林或固定在B5固定剂中而改变了CD30抗原。60%~70%的CHL患者CD15阳性。这两个标记显示HRS由膜、细胞质和/或高尔基体区域中阳性，高尔基区是核旁点状阳性（图17.255）。在某些情

况下，CD15可能仅是细胞质和颗粒状的。与背景B细胞的强阳性相比，HRS细胞转录因子PAX5呈弱阳性（约95%）（图17.256）。HRS细胞在90%以上的病例中显示MUM1/IRF4呈阳性（图17.257），而在20%~30%的病例中CD20呈弱和局状阳性（图17.258）。HRS细胞CD3、CD45、CD79a、ALK1以及与B细胞相关的转录因子OCT2和BOB1呈阴性（图17.258）。后两种标记的缺乏表明B细胞分化途径和免疫球蛋白基因表达的缺陷机制是由于HRS细胞的突变引起的。在大约1%~2%的病例中，HRS细胞表达T细胞标志物，而少数病例可能表达细胞毒性分子和CD68。CHL的多样性背景主要由CD3+T细胞组成（CD4 > CD8）。通常会看到CD3+T细胞在HRS

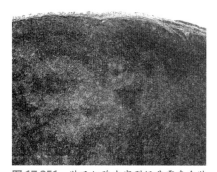

图17.251 淋巴细胞丰富型经典霍奇金淋巴瘤。在低倍镜下，淋巴结由于模糊的结节性增生而显示出部分结构的消失。背景为蓝色而非粉红色，表明存在大量淋巴细胞。淋巴细胞丰富型经典霍奇金淋巴瘤可显示淋巴结受累的结节性或弥漫性

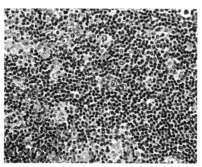

图17.252 淋巴细胞丰富型经典霍奇金淋巴瘤。小淋巴细胞和上皮样巨噬细胞背景下的霍奇金/R-S细胞。形态上，鉴别诊断包括淋巴细胞丰富型经典霍奇金淋巴瘤和结节性淋巴细胞为主的霍奇金淋巴瘤。然而，霍奇金/R-S细胞CD30和EBV阳性，CD20和CD45阴性，支持诊断

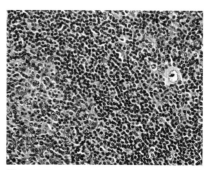

图17.253 淋巴细胞丰富型经典霍奇金淋巴瘤。霍奇金/R-S细胞通常存在于残留淋巴滤泡的覆盖区

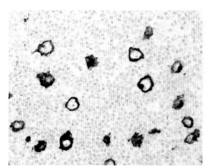

图17.254 经典霍奇金淋巴瘤中CD15的免疫组织化学（阳性率为60%~70%）。霍奇金/R-S细胞显示在膜和细胞质阳性。某些情况下可能仅显示胞质颗粒状

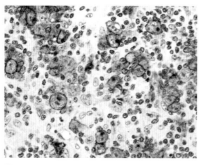

图17.255 经经典霍奇金淋巴瘤CD30免疫组化检测（95%以上阳性）。CD30显示特征性膜和高尔基（旁核点）模式（阳性率 > 95%）

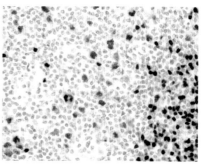

图17.256 经典霍奇金淋巴瘤中PAX5的免疫组织化学。与背景B细胞（右）相比，霍奇金/R-S细胞的标记（左）较弱

细胞周围形成环状（T 细胞卫星化）。

粒细胞对 CD15 呈阳性，而少量小 B 细胞对 CD20 呈阳性。如上所述，EB 病毒感染率根据 CHL 的亚型而有所不同。NS-CHL 很少对 EBV 呈阳性，而 MC-CHL 和 LR-CHL 经常病毒呈阳性（图 17.259）。LD-CHL EBV 状态是可变的（图 17.260）。CHL 中 EBV 感染的模式为潜伏期 II 型，即 ISH 显示 EBER 呈阳性，IHC 对 LMP-1 呈阳性。在大多数 NS-CHL、MC-CHL 和 LD-CHL 情况下，滤泡树突状细胞网减少或破坏（图 17.261），而在 LR-CHL 结节性中，结节（富含 B 细胞）显示出扩大的滤泡树突状细胞网状结构（图 17.262）。

流式细胞术

尽管一些研究表明可以通过流式细胞术检测 HRS 细胞，但目前的做法尚未标准化。由于肿瘤性 HRS 细胞仅占 1%~2%，因此流式细胞术无法可靠地检测出反应性细胞背景中的少量瘤细胞。通过流式细胞术检测，CHL 通常显示较高的 CD4 与 CD8 比率。

CHL 治疗后形态

化学治疗后任何 CHL 亚型的形态可能会引起变化，从而使残留疾病的评估具有挑战性。通常，在治疗后，CHL 的多态性背景显著减少，纤维化增加，数量不等的 HRS 细胞可能变小或呈梭形或明显的多样性（图 17.263）。纤维化背景可能包含具有辐射相关变化的非典型间质细胞和纤维母细胞，并且可能

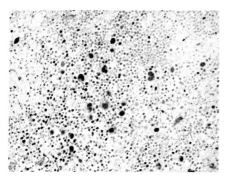

图 17.257　MUM-1 在大约 90% 的经典霍奇金淋巴瘤病例中呈阳性。免疫染色通常很强

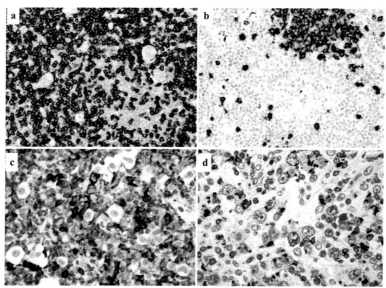

图 17.258　经典霍奇金淋巴瘤的免疫组织化学。霍奇金/R-S 细胞对 CD3（a）、CD20（b）和 CD45（c）呈阴性。CD3 在霍奇金/R-S 细胞周围的 T 淋巴细胞中呈阳性，而 CD20 在这些细胞中可能是局灶性的弱阳性。霍奇金/R-S 细胞可能会很少异常表达 T 细胞标记物，在此示例中为 CD2（d）

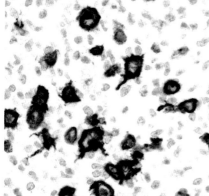

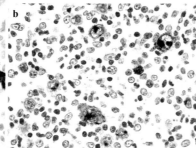

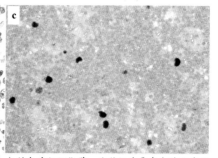

图 17.259　混合细胞型经典霍奇金淋巴瘤。CD30（a）、LMP-1（b）和 EBER 原位杂交（c）的免疫组织化学。这种经典霍奇金淋巴瘤亚型大多数情况下 EBV 呈阳性

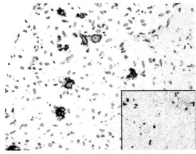

图 17.260 淋巴细胞减少型经典霍奇金淋巴瘤（与图 17.250 相同）。原位杂交（插图）显示大的多形细胞对 CD30 和 EBER 呈阳性

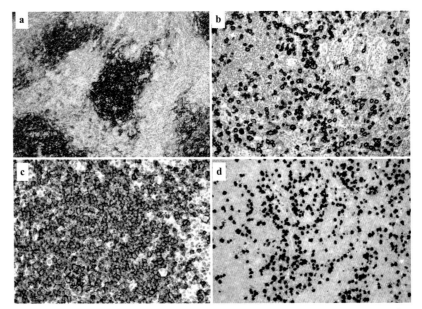

图 17.262 淋巴细胞丰富型经典霍奇金淋巴瘤。在结节性模式下，CD21 免疫组织化学显示扩增的滤泡树突状细胞网状结构突出（a）。霍奇金 /R-S 细胞显示 CD30（b）和 EBER（d）呈阳性，而对 CD20（c）呈阴性。请注意，与经典霍奇金淋巴瘤的其他亚型相比，结节中的 B 细胞丰富

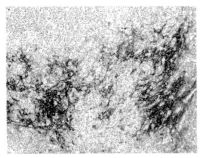

图 17.261 除了淋巴细胞丰富型，经典霍奇金淋巴瘤的滤泡树突状细胞网状结构在该疾病的大多数亚型（CD21 免疫染色）中通常会减弱和破坏

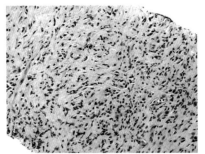

图 17.263 经典霍奇金淋巴瘤放化疗后。活检显示纤维化和血管增多，偶见非典型间质细胞，不能区分为反应性纤维母细胞或残留的霍奇金 /R-S 细胞。这部分是在标本有限的粗针活检中出现的伪影

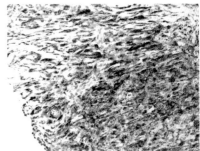

图 17.264 放化疗后的经典霍奇金淋巴瘤（与图 17.263 相同）。CD30 的免疫组织化学表明，大多数梭形细胞是残留的霍奇金 /R-S 细胞

类似于 HRS 细胞。治疗后无肿瘤和残余 CHL 的纤维化的正确识别可能在于使用 CD15、CD30 和 PAX5 的 IHC（图 17.264）。如果 EBER 在原发性肿瘤中呈阳性，则这一标记物被证明对识别残余疾病非常有用。

鉴别诊断

CHL 的鉴别诊断包括富含 T 细胞 / 组织细胞的 LBCL（TCHRLBCL），原发性纵隔 LBCL（PMLB-CL），介于 DLBCL 和 CHL 之间无法分类的 BCL，血管免疫母细胞性 T 细胞淋巴瘤，外周 T 细胞淋巴瘤，ALCL，转移性生殖细胞肿瘤，转移性鼻咽癌和转移性淋巴结癌，黑色素瘤。有关鉴别诊断，请参见表 17.15。

分子

HRS 细胞的形态至少部分地由分子事件解释。R-S 细胞似乎是大而多核的，这是由于不完全的胞质分裂和继发于中间体 / 着丝粒蛋白突变的细胞再融合，而霍奇金细胞大又单核是由于不伴有细胞分离的细胞核分裂。几种机制与 CHL 的发病机理有关，包括 JAK-STAT 通路的激活，CD40-CD40- 配体之间的相互作用，FAS/FAS- 配体功能的突变以及凋亡机

表 17.15　经典霍奇金淋巴瘤的鉴别诊断

疾病	形态学	免疫组化
弥漫大 B 细胞淋巴瘤	淋巴结结构片弥漫性消失，由中至大细胞组成，呈中心母细胞或免疫母细胞形态；核分裂增多和细胞凋亡；可能含有 HRS 样细胞；无纤维带或多形背景（除富含 T 细胞组织细胞的 LBCL 外）	阳　性：CD19、CD20、CD22、CD45、CD79a、OCT2、BOB1、PAX 强 +、bcl-2 +/-、bcl-6 +/-、MUM-1 +/-、CD30 在部分病例中表达（通常是免疫母细胞）、Ki-67 > 40%、EBER ISH +/- 阴性：CD15、T 细胞标记、角蛋白、恶性黑色素瘤标记
间变性大细胞淋巴瘤	淋巴结结构弥漫性消失或部分破坏；具有明显多形性的大的间变性细胞片、马蹄形细胞核（标志性细胞）、多核细胞和 HRS 样细胞；类似经典霍奇金淋巴瘤的合体细胞型可能只浸润边缘窦，类似转移癌；核分裂和坏死；无纤维带或多形性背景（除霍奇金样间变性大细胞淋巴瘤或淋巴组织细胞型外）	阳性：CD30（膜和高尔基体）、CD2、CD4、CD5、CD3-/+、CD8-/+、CD45-/+、TIA-1、粒 B 酶、穿孔素、ALK+ 病例通常对簇集蛋白和 EMA 呈阳性 阴性：CD15、B 细胞标志物、PAX5、OCT2、BOB1、角蛋白、黑色素瘤标志物。ALK- 病例可能显示弱 PAX5，CD15+/-，使得与经经典霍奇金淋巴瘤的诊断有挑战性（幸运的是非常罕见），一些具有 T 细胞"裸细胞"表型的病例
转移性生殖细胞肿瘤	精原细胞瘤、胚胎癌、卵黄囊瘤和绒毛膜癌可能含有 HRS 样细胞；肉芽肿反应强烈，肿瘤少；细胞少和坏死可以类似典型的霍奇金淋巴瘤；肿瘤的其他部位通常表现为典型形态或生殖细胞肿瘤	阳性（因肿瘤类型而异）：OCT3/4、SALL4、CD117、PLAP、磷脂酰肌醇蛋白多糖 -3、AFP、β-hCG、细胞角蛋白、CD30（仅胚胎癌） 阴性：CD15、CD45、PAX5、B 细胞和 T 细胞标志物
转移癌或黑色素瘤	转移癌或黑色素瘤可能累及淋巴；皮质旁区的淋巴结有散在的大细胞；类似 HRS 细胞；无多样性背景；可能伴有结缔组织增生；通常是其他特征：细胞簇、腺体形成、细胞质黏蛋白、黑色素	阳性：角蛋白、黑色素瘤标志物；腺癌表达 CD15，黑色素瘤很少表达 CD30；阴性：CD45、B 细胞和 T 细胞标志物、PAX5

缩写：HRS，霍奇金 /R-S 细胞；ALK，间变性淋巴瘤激酶；EBER-Epstein-Barr，病毒编码 RNA；ISH，原位杂交；LBCL，大 B 细胞淋巴瘤；AFP，甲胎蛋白；β-hCG-β，人绒毛膜促性腺激素

制的阻滞，所有这些均导致 NF- κB 激活，以及其他分子事件。对 CHL 中分子机制的完整综述不在本章范围之内。重要的是，已显示 HRS 细胞具有频繁的基因突变，导致 PD-1 配体的过度表达，因此，针对 PD-1 的阻断抗体可用于 CHL 的治疗。目前在难治性 / 复发性 CHL 中使用这些新型药物的临床试验显示出非常有希望的结果。

结节性淋巴细胞为主的霍奇金淋巴瘤（NLP-HL）

病理医生通常将其称为"结节性 LP"，占 HL 的 5%。HL 的这种变体在 1994 年的 REAL 分类中被认为是 CHL 中的一个独立实体。它基本上由 HL 组成，其中 HRS 细胞具有 B 细胞免疫表型，淋巴细胞丰富的背景，并且预后极好。以前的名称是"淋巴细胞和组织细胞"（L&H）结节性霍奇金淋巴瘤。

流行病学与临床特征

NLP-HL 各年龄段均可发病，但发病率在 30~40 岁左右达到高峰。患者倾向于表现为局部病灶，累及外围淋巴结，很少累及纵隔或腹部。该病进展缓慢，复发频繁。

与 CHL 相比，NLP-HL 的预后非常好。可能只观察到一些局部病灶的患者，其他人可能只能接受有限的化学疗法和利妥昔单抗治疗。大约有 3%~5% 的人进展为 DLBCL 或 TCHRLBCL。在后一种情况下，Ⅱ ~ Ⅳ期疾病和骨髓受累通常预后较差。

病理学

所累及的淋巴结表面呈多结节棕褐色至粉红色，并显示出鱼肉样外观（图 17.265）。在低倍镜下，淋巴结可见大小不等的结节，部分或全部取代了淋巴结结构，结节由小淋巴细胞、散在的巨噬细胞和数量不等的 HRS 型细胞组成，在 NLP-HL 中称为"LP"（主要是淋巴细胞）细胞（图 17.266 和 17.267）。这些细胞通常比经典的 HRS 细胞小，并具有多叶核、不明显的核仁和薄核膜（所谓的爆米花细胞）以及双嗜性细胞质（图 17.268）。LP 细胞周围有小淋巴细胞。结节内可见的 LP 细胞和巨噬细胞在低放大倍数下使这些区域呈现"虫蚀样"外观。淋巴结部分累及时，NLP-HL 经常伴有反应性滤泡增生和进行性转化生发中心（PTGC）的，这可能提示 PTGC 与 NLP-HL 之

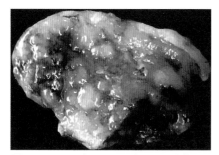

图 **17.265**   结节性淋巴细胞为主的霍奇金淋巴瘤。大体病理：淋巴结肿大，并显示大小不一的多个棕褐色肉质结节（由 Sofia Garces 博士提供）

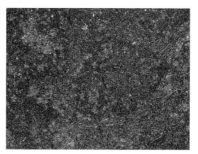

图 **17.266**   结节性淋巴细胞为主的霍奇金淋巴瘤。淋巴结结构被由小淋巴细胞和散在的大非典型细胞组成的大结节破坏。请注意与淋巴细胞丰富型经典霍奇金淋巴瘤的结节相似之处

图 **17.267**   结节性淋巴细胞为主霍奇金淋巴瘤。其他区域表现出弥漫性分布，具有增加的血管、上皮样巨噬细胞和散在的非典型大细胞

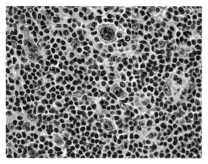

图 **17.268**   结节性淋巴细胞为主的霍奇金淋巴瘤。大细胞具有肾形到螺旋状的细胞核（所谓的"爆米花"细胞）和适量的双嗜性细胞质。习惯上，这些细胞称为"淋巴细胞为主"或"LP"细胞

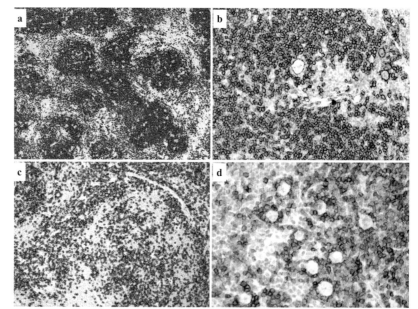

图 **17.269**   结节性淋巴细胞为主的霍奇金淋巴瘤的免疫组织化学。CD20 免疫染色在大多数结节和蔔行的结节（a）和 LP 细胞（b）中呈阳性。CD3 免疫染色表明，结节中包含可变数量的 T 细胞（c），这些 T 细胞倾向于在 LP 细胞周围形成玫瑰花环状（d）。注意 CD20 免疫组化显示 LP 细胞周围的 T 细胞花环阴性（b 图中间）

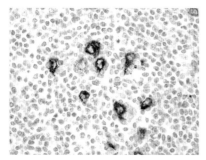

图 **17.270**   结节性淋巴细胞为主的霍奇金淋巴瘤病例中上皮膜抗原（EMA）阳性 LP 细胞

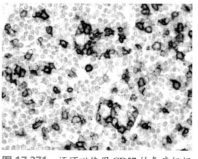

图 **17.271**   还可以使用 CD57 的免疫组织化学法突出在 LP 细胞周围形成玫瑰花环的 T 淋巴细胞

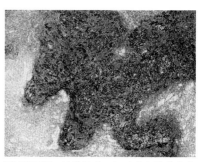

图 **17.272**   结节性淋巴细胞为主的霍奇金淋巴瘤的结和蔔行的结节由扩大的滤泡树突状细胞网支撑，滤泡树突状细胞标记物即 CD21 或 CD23 可以突出显示。相反，弥漫性区域（模式"E"或"T 细胞丰富的 B 细胞淋巴瘤样"）缺少这些网

间存在联系。然而，PTGC 进展为 NLP-HL 的发生率非常低。除结节型外，伴有数目不等的 LP 细胞。坏死、脓肿、明显的肉芽肿性炎症或纤维化带不是 NLP-HL 的特征，但是，NLP-HL 的复发病例可能显示与 FL 相似的致密硬化及嗜酸粒细胞背景。

免疫组化

与经典 HRS 细胞相反，LP 细胞显示 CD20、CD22、CD45/LCA、CD79a、bcl-6、OCT2、BOB1、PAX5 和 EMA 始终呈强阳性，而对 CD15 和 CD30 呈阴性（图 17.269 和 17.270）。尽管某些情况下可能会显示 CD30 的弱和局灶性表达。在大多数情况下，EBER ISH 均为阴性。形成 LP 细胞的小淋巴细胞是 CD3、PD-1 和 CD57 阳性的 T 细胞（图 17.271），而大多数背景小淋巴细胞是 CD20 和 PAX5 阳性的 B 细胞（图 17.269）。结节包含扩大的滤泡树突状细胞网状结构，可用 CD21、CD23 或 CD35 突出显示（图 17.272），但在弥漫性区域，则缺乏滤泡树突状细胞网状组织。

2003 年，斯坦福大学的研究小组使用 IHC（CD3、CD20 和 CD21 抗体）评估了 NLP-HL 的免疫体系结构，并在 NLP-HL 中定义了六种模式，包括模式"A"或"经典/结节"（富含 B 细胞），"B"匍行的结节，"C"结节外 LP 细胞占优势的结节，"D"富含 T

细胞的结节，"E"T 细胞丰富的 B 细胞样淋巴瘤样（TCRBCL-）和"F"弥漫性富于 B 细胞。重要的是，不仅在复发病例中发现"E"模式更为常见，而且还是复发的独立预测因子，并且随着时间的推移，从结节型向弥漫型发展。该信息表明，NLP-HL 可能代表了向弥漫性 T 细胞丰富的 B 细胞淋巴瘤模式发展的早期阶段。这种免疫结构分类被证明具有重要的临床预后意义，德国霍奇金研究小组证实将 NLP-HL 分为 A/B 型（良好预后）与非 AB 型（预后较差）。根据所有这些信息，建议将任何显示任何数量 NLP-HL 模式的 TCRLBCL 病例都归类为具有模式 E 的 NLP-HL，而不是单独的 TCRLBCL，因为这对预后具有重要意义（图 17.272 和 17.273）。

鉴别诊断

NLP-HL 不能通过形态学与 LR-CHL 的结节性区分开。同样，在没有局部树突状细胞网状结构的情况下，弥漫区域（模式 C）与 TCHRLBCL 是无法区分的。带有 PTGC 的淋巴结应仔细评估，不应发现 LP 细胞。有明显硬化的 NLP-HL 复发病例可能被误以为是 NS-CHL。表 17.16 详细介绍了 NLP-HL 的鉴别诊断。

分子

对两例复合且与克隆相关的 NLP-HL 和 DLBCL 进行的测序分析显示，两个成分中的 DUSP2、SGK1

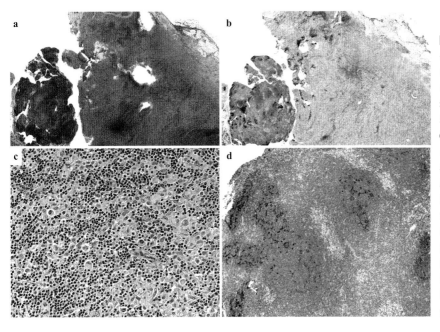

图 17.273　结节性淋巴细胞为主的霍奇金淋巴瘤中的"T 细胞丰富的大 B 细胞淋巴瘤样"或"E"型。（a）该淋巴结的全景图显示了结节性淋巴细胞为主霍奇金淋巴瘤的特征区域（左）和一个较大的区域，该区域呈浅色且弥漫性分布（右）。（b）CD21 的免疫组织化学表明，淋巴结的较小组织，显示扩大的滤泡性树突状细胞网状结构（左），而大组织则没有（左）。（c）在较高的放大倍率下，弥漫区与 T 细胞/组织细胞丰富的大 B 细胞淋巴瘤相同。（d）由于病变中至少存在一个结节性淋巴细胞为主的霍奇金淋巴瘤（CD21 免疫染色），因此应将弥散性区域诊断为以结节性淋巴细胞为主霍奇金淋巴瘤的模式"E"，因为这种模式是与仅富含 T 细胞/组织细胞的大 B 细胞淋巴瘤相比，其预后要好得多，并且需要较少的积极治疗。

表 17.16　结节性淋巴细胞为主霍奇金淋巴瘤鉴别诊断

疾病	形态学	免疫组化
进行性转化生发中心	淋巴结部分受累而不影响正常结构；伴有滤泡反应性增生；大结节 3×5×，正常反应性淋巴结大小的大结节；滤泡早期受累：融合的滤泡可能是不规则或匍形的；淋巴滤泡有一个界限不清的生发中心到套区界限不清；晚期受累：套区对生发中心的破坏；无 LP 细胞；没有弥漫的区域	淋巴滤泡和生发中心 阳性：CD19、CD20、CD21（扩张 FDC 网）、CD10、bcl-6 部分病例似乎与 IgG4 病相关 阴性：bcl-2 在扩大和破坏的生发细胞中阴性，但在进入生发中心套区细胞阳性 同样为阴性：EMA、EBER
淋巴细胞 - 富含的经典霍奇金淋巴瘤	淋巴结结构的消失，在形态学上与结节淋巴细胞为主霍奇金淋巴瘤难以区分，经典 HRS 细胞的存在可能提示富含淋巴细胞的 CHL，但在某些结节性淋巴细胞为主的霍奇金淋巴瘤中，LP 细胞可能类似于经典 HRS 细胞	HRS 细胞 阳性：CD15、CD30、PAX5 弱、MUM-1、EBER+/- 阴性：CD19、CD20、CD45、OCT2、BOB1、bcl-6、EMA 两组结节均显示 CD20 阳性，FDC 网扩张
富含 T 细胞 / 组织细胞的大 B 细胞淋巴瘤	几乎与结节性淋巴细胞为主的霍奇金淋巴瘤的 "E" 型（T 细胞丰富的大 B 细胞淋巴瘤样型）相同；无结节性淋巴细胞为主的霍奇金淋巴瘤（或既往病史）	免疫组化在两种肿瘤中是相同的大细胞 阳性：CD19、CD20、CD45、PAX5 强、OCT2、BOB1 阴性：CD15、CD30、EBER，缺乏 FDC 网状结构（CD21、CD23）

和 JUNB 基因均发生突变，表明这些基因可能在 NLP-HL 的致病性中起作用。

免疫缺陷相关淋巴组增殖性疾病组织 LPD（和 LPDs）

在 2008 年 WHO 和 2017 年第 4 版修订版中，根据临床情况将免疫缺陷相关 LPD 分为四类：与原发性免疫疾病相关的 LPD，与 HIV 感染相关的淋巴瘤，移植后 LPD（PTLD）和其他医源性免疫缺陷相关的 LPD。与免疫功能正常的患者发生的 LPD 相反，与免疫缺陷相关的 LPD 往往发生在结外，并且大多数对 EBV 阳性。尽管具有潜在的临床背景，但所有这些类别均具有组织学和临床症状，从自限性增生到侵袭性单形性淋巴瘤，通常患有系统性疾病。免疫缺陷相关 LPD 的病因尚不十分清楚，但最近已证明它部分与 PD-L1 免疫检查点改变有关。由于这组 LPD 的形态和临床特征各异，因此在 2015 年由血液病理学会 / 欧洲血液病理学会主办的免疫缺陷和失调研讨会上试图建立统一的命名法。在回顾了 415 例与免疫缺陷相关的 LPD 病例后，注意到这些疾病具有独立于临床背景的重叠的临床，病理和免疫表型特征。因此，研讨会的组织小组建议使用通用语言对这些 LPD 进行分类。

首先是 LPD 的形态，然后是 EBV 状况和临床背景。在对这些病变的发病机制进行更详细的了解之前，该系统似乎是了解免疫缺陷相关 LPD 的临时解决方案，还提出了其他分类系统。

在本节中，我们简要回顾了 WHO 分类所识别的与免疫缺陷相关的 LPD 的四种类别的临床特征，然后描述了在这些疾病中观察到的形态特点。

原发免疫缺陷相关 LPDs

这些疾病被定义为先天性原发性免疫缺陷 LPDs，如共济失调毛细血管扩张症，Wiskott-Aldrich 综合征，普通变异型免疫缺陷，重症联合免疫缺陷，X 连锁的淋巴组织增殖性疾病，Nijmegen 综合征，自身免疫性淋巴增殖性综合征和高 IgM 综合征。由于这些疾病是罕见的和先天性的，因此在这种情况下出现的 LPD 也是罕见的，主要在儿科患者中发生，并且在男性中更常见。他们的病因与原发性缺陷的类型密切相关，即 T 细胞、B 细胞、合并的 T 细胞和 B 细胞缺陷或吞噬功能障碍。这些病例大多数在结外发生。

HIV 感染相关淋巴瘤

这是在 HIV 感染或获得性免疫缺陷综合征（AIDS）的基础下出现的 LPD。HIV 感染者发生 LPD 的可能性更高（比免疫能力强的人高 20 倍），并且鉴于目前美国不同人群进行化学疗的差异，西班牙裔和非裔美国人感染 HIV 的淋巴瘤有所增加。他们的病因与逆转录病毒引起的免疫缺陷密切相关，逆转录病毒会破坏 T 细胞和树突状细胞的功能，并伴随 EBV 激活而引起细胞因子稳态失调。在 HIV 感染中出现的最常见的 LPD 类型是侵袭性大细胞淋巴瘤（尤其是具有免疫母细胞或浆细胞样形态的淋巴瘤）、伯基特淋巴瘤和 CHL，其次是浆母细胞性淋巴瘤和较少见的原发性渗出性淋巴瘤和 HHV8 相关的多中心 Castleman 病。这些病例大多数表现为结外大病灶。有趣的是，LPD 的形态似乎与免疫抑制程度有关。T 细胞计数 < 100/μL 的个体在数月或数年后趋于发展为侵袭性大细胞淋巴瘤，而 T 细胞计数 > 200/μL 的患者则在数月内趋于发展为伯基特淋巴瘤。大 B 细胞淋巴瘤部分已经讨论了浆母细胞淋巴瘤、原发性渗出性淋巴瘤、原发性中枢神经系统 DLBCL 以及其他与 EBV+ 和 HHV8+ 相关的淋巴瘤。

移植后 LPDs（PTLDs）

发生在约 20% 的实体器官、骨髓或干细胞同种异体移植受者中，并由于宿主体内诱导的免疫抑制状态而发生。移植前血清学 EBV 状态可能是 PTLD 发生的最重要风险因素。同样，免疫抑制程度似乎在这些疾病的发展中起着重要作用，这种疾病在肺或小肠移植患者（他们受到更严重的免疫抑制）中比肾或心脏移植患者更常见。在干细胞或骨髓移植后患者中发展 PTLD 的总体风险较低，但是在不相关或 HLA 不匹配的相关供体的情况下，或使用治疗性抗体选择性耗尽供体 T 细胞时，风险增加。PTLD 通常来自实体器官移植中的宿主细胞，以及来自供体的异常情况下的造血源性移植。在 2017 年 WHO 修订版中，PTLD 的形态谱已消除了"早期病变"的定义，现在分为浆细胞性增生 PTLD、传染性单核细胞增生症 PTLD、旺炽增生滤泡增生 PTLD（临时类型）、多形性 PTLD、单形性 PTLD（B 细胞和 T/NK 细胞类型）和 CHL 样 PTLD（另请参见下面的形态学特征）。包括 PTLD 类中的浆细胞性增生病例存在争议，因为一些小组发现这些病变没有遗传改变。

最近的分子研究显示了有关 PTLD 病例的发病机理和分子谱的有趣结果。与免疫能力强的患者相比，移植后 DLBCL 的 37 例患者显示出不同的遗传特征，包括更频繁的 TP53 突变、较少的 NF-κB 通路相关基因突变，以及缺少 ATM 或 B2M 突变。比利时的另一项最新研究表明，移植后 DLBCLs 可以根据 IgM 表达和体细胞超突变（SH）状态分为两类。IgM 阴性 / SH 突变的病例在移植后晚期出现，且最先出现在肾脏受者中；而发现 IgM+/SH 未突变的病例在干细胞移植后早期出现，预后较差。关于移植后的伯基特淋巴瘤，已经证明，PTLD 的这个类型对于 MYC 重排通常是阴性的，并具有 11q 的获得 / 丢失。因此，B 细胞型的 PTLD 似乎与免疫功能正常宿主中的 LPD 相比，具有不同的遗传 / 分子致病机制。相反，具有 T 细胞或 NK 细胞表型的 PTLD 的遗传改变似乎与免疫功能正常的患者的 T 细胞淋巴瘤或 T-/NK 细胞 LPD 有共同分子改变。

其他医源性免疫缺陷相关 LPDs

这组疾病包括接受免疫抑制剂，如甲氨蝶呤、英夫利西单抗、阿达木单抗和依那西普（肿瘤坏死因子 α 拮抗剂）、硫唑嘌呤或任何其他免疫调节剂治疗的患者中产生的 LPD。对这些疾病了解甚少，但可能继发于这些药物引起的免疫抑制作用 / 免疫功能异常。由于大多数接受甲氨蝶呤或 TNFα 拮抗剂治疗的患者具有自身免疫性疾病或免疫性疾病（类风湿关节炎、牛皮癣、克罗恩病等），因此很难确定医源性免疫缺陷相关 LPD 的病因是否与潜在的自身免疫疾病状态相关，或是治疗后或两者兼有。而且，并非所有接受免疫调节药物治疗的自身免疫性疾病患者都患有 LPD。

甲氨蝶呤从初始治疗到 LPD 发展的平均时间约为 3 年，而 TNFα 抑制剂的平均时间为 6~8 周。重要的是，在停止使用甲氨蝶呤的大量患者中，相关的 LPD 至少表现出部分消退。但是，英夫利西单抗、阿达木单抗或依那西普的自发消退频率较少。在最近对 51 名发生甲氨蝶呤相关性 DLBCL 或 CHL 的类风湿性关节炎患者的研究中，约 80% 的 DLBCL 患者在停药后显示 LPD 消退，而约 75% 的 CHL 患者停药后需要额外的化疗停药后，提示甲氨蝶呤相关的 LPD 的形态可能与自发性消退的程度有一定的相关性，尽管与总生存率无关。在单独或以各种组合使用甲氨蝶呤、硫唑嘌呤、TNFα 抑制剂和沙利度胺后出现的 CHL 的情况下，也显示出自发消退和总体良好的预后。

癌症治疗相关的 LPD

我们最近报道了一组 LPD 病例，大多数是 EBV+，这些病例是在化疗、放疗或自体移植后出现的，患者既往患有恶性血液疾病。这些病例不属于 WHO 分类的任何类别，因此，我们将其命名为"癌症治疗相关 LPD"。尽管我们建议将癌症治疗相关 LPD 纳入医源性免疫缺陷相关 LPD，但它们与甲氨蝶呤相关 LPD 有所不同，因为它们在停药后很少消退并且预后不良，这可能是由于多种因素引起的，如年龄较大原

发血液肿瘤，癌症治疗和 EBV 感染 / 再激活。

免疫缺陷相关 LPDs 的形态学谱系

如本节开头所述，与免疫缺陷相关的 LPD 范围从自限性增生到侵袭性单形性淋巴瘤，绝大部分是 EBV 阳性。形态学特征类似于所描述的滤泡增生、传染性单核细胞增生症、LyG、DLBCL、CHL 和 T 细胞淋巴瘤病例相似（图 17.274~17.287）。DLBCL 倾向于是非生发中心或 ABC 类型（CD10-/bcl-6-/+/MUM-1+），并非罕见的 CD30+（图 17.278）。多形性 LPD 由小淋巴细胞、浆细胞、巨噬细胞组成偶有粒细胞和

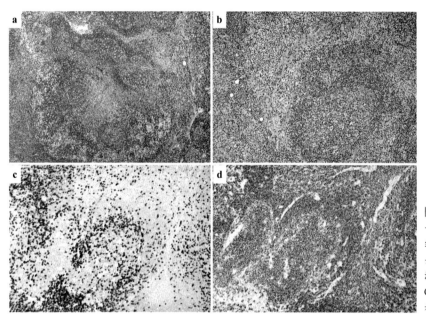

图 17.274　旺炽滤泡增生 PTLD。该患者在一年前进行了肾脏移植，并出现了腋窝淋巴结肿大。（a）淋巴结显示反应性滤泡增生，并伴有旺炽增生状滤泡和皮肤病变。（b）滤泡增生和单核细胞增生区域。CD3（c）和 CD20（d）的免疫组织化学分别显示 T 细胞和 B 细胞呈正常分布

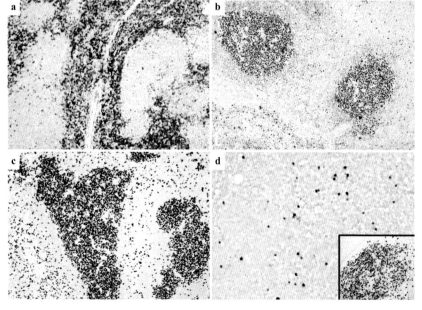

图 17.275　旺炽滤泡增生 PTLD（与图 17.274 相同）。该患者在一年前进行了肾脏移植，并患有腋窝淋巴结肿大。生发中心对 bcl-2 阴性（a），对 bcl-6 阳性（b）。（c）反应生发中心的 Ki-67 增殖指数很高。（d）EBER ISH 在滤泡间区域和生发中心内的许多细胞（插图）中呈阳性

不同数量的免疫母细胞（图 17.282~17.284）。

如前所述，大多数病例发生在结外部位，病理医生应考虑在异常部位，如皮肤、脑、肝或软组织中出现 DLBCL、CHL 或多形性 LPDs 或 EBV+LPDs 的免疫缺陷相关 LPDs 的可能性。淋巴结免疫缺陷相关的 LPDs 具有滤泡增生或传染性单核细胞增生症的形态学特征，通常表现为部分受累和结构的保存（图17.274 和 17.275），而多形性和单形性的 LPDs 显示出侵袭性并倾向于破坏淋巴结结构的组织学特点。

对于 PTLD，2017 年修订的 WHO 分类包括以下特定类型，后缀"PTLD"：浆细胞性增生 PTLD、传染性单核细胞增生症 PTLD、旺炽滤泡增生 PTLD、多形性 PTLD、单形性 PTLD 和 CHL 样 PTLD。旺炽滤泡增生 PTLD 是一个临时类型，曾经被包括在 2008 年 WHO 分类的所谓早期病变中。单形性 PTLD 包括 B 和 T/NK 细胞型 LPD（图 17.277）。对于移植后出现的 LPD，在将病变视为 PTLD 之前应该经过多长时间是有争议的。例如，如果在移植后 5 年、10 年或 20 年出现，是否仍应将其视为 PTLD？正如一些作者所建议的那样，EBV 阳性可能是考虑 PTLD 病变的唯

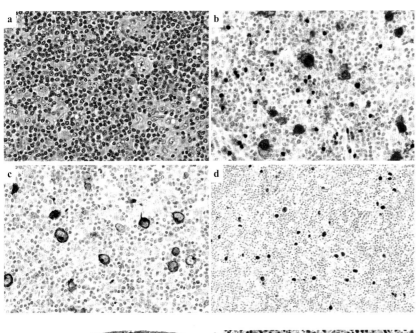

图 17.276　经典霍奇金淋巴瘤型 PTLD。该患者 6 年前进行了肾脏移植，并出现腹膜后肿块。（a）活检包括与经典霍奇金淋巴瘤相似的 LPD 多样性背景下散布着霍奇金 / R-S 细胞的淋巴瘤。（b）霍奇金 /R-S 细胞对 CD30（胞质染色，红色）和 PAX5（核染色，棕色）呈阳性。EBV 免疫组织化学检测（c）和 EBER ISH 检测（d）

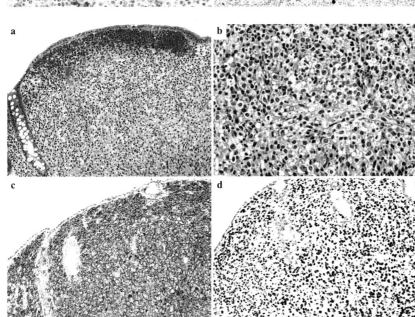

图 17.277　PTLD，弥漫性大 B 细胞淋巴瘤。14 岁的男性，在 10 年前因 B 淋巴母细胞白血病而进行了骨髓移植，并出现了体重减轻和胃肠道出血。（a）结肠镜检查发现整个结肠有多个结节活检显示淋巴瘤细胞取代了隐窝。（b）细胞大且不典型，具有显著的细胞凋亡和核分裂。淋巴瘤细胞 CD20（c）和 EBER（d）呈阳性

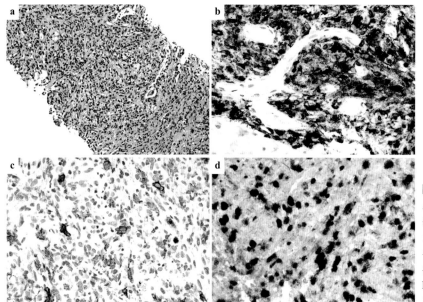

图 17.278　癌症治疗相关的 LPD。有来那度胺和地塞米松治疗缓解的浆细胞性髓系肿瘤病史的患者，在 8 年后出现血细胞减少和多个肺结节。（a）肺结节的粗针活检可见非典型淋巴样浸润，主要由大细胞组成。非典型细胞显示 CD79a（b）、CD30（c）和 EBER（d）阳性。诊断为 EBV 阳性 /CD30 阳性大细胞淋巴瘤

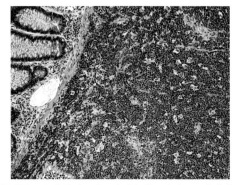

图 17.279　伯基特淋巴瘤因免疫抑制而发生。该患者患有 B 淋巴母细胞白血病，并接受了大剂量化疗。4 年后，患者出现发烧、体重减轻和腹部肿大。肿瘤对 CD10、CD20、c-myc 和 EBER 呈阳性，对 bcl-2 呈阴性（未显示）

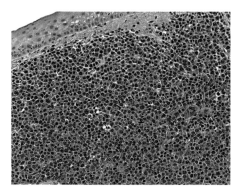

图 17.280　PTLD 类似于浆母细胞淋巴瘤。该患者在 20 年前进行了实体器官移植，并用免疫抑制剂治疗了数年。患者出现鼻腔和鼻窦的肿胀感，影像学检查显示浸润性鼻咽肿块。活检显示非典型淋巴细胞增生，呈浆母细胞形态

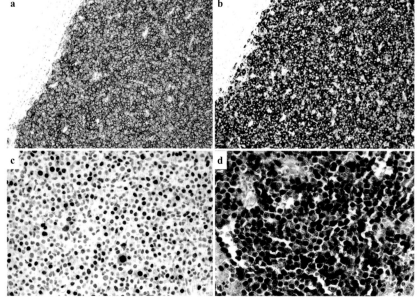

图 17.281　PTLD 类似于浆母细胞淋巴瘤（与图 17.280 相同）。该患者在 20 年前进行了实体器官移植，并用免疫抑制剂治疗了数年。鼻咽肿瘤显示（a）CD38、（b）CD79a（细胞质标记）、（c）MUM-1 和（d）EBER 呈阳性

一强有力的标准。但是，对于在数年或数十年后出现 EBV 阴性单形 LPD 的患者，情况则有所不同。我们认为，在移植后 10 年或 20 年出现的 EBV 阴性 LPD 可能代表了新的 LPD，这些新的 LPD 不一定与免疫抑制有关。但是，其他作者可能与此观点有所不同。

最后，我们强烈建议在具有先天性或获得性免疫缺陷疾病、自身免疫性疾病史或正在接受免疫调节药物治疗的所有非典型淋巴样增生病例中，进行 EBER ISH 和 / 或 EBV LMP-1 免疫组化检测。然而，正如一些研究小组所建议的那样，在小儿患者中对 EBER 阳性的解释必须谨慎进行。

组织细胞性疾病和树突状细胞肿瘤

组织细胞性疾病的分类

组织细胞性疾病或组织细胞增生症是罕见的疾

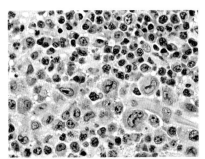

图 17.282　多形性 LPD 的形态。病变由小淋巴细胞、浆细胞样淋巴细胞、成熟浆细胞、巨噬细胞和大中型免疫母细胞的混合物组成，因此被称为"多形性"（由 L. Jeffrey Medeiros 博士提供）

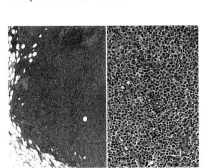

图 17.283　软组织中的多形性 PTLD。该患者在几年前进行了肾脏移植，并接受了几年的免疫抑制治疗。患者在上背部形成软组织肿块。左图：有非典型淋巴样浸润广泛累及纤维脂肪组织。右图：病变由小淋巴细胞、浆细胞和少量散在的免疫母细胞组成

图 17.285　免疫抑制环境下产生的血管免疫母细胞性 T 细胞淋巴瘤（AITL）。该患者患有自身免疫性疾病并接受了免疫抑制治疗。5 年后，患者出现（a）腋窝淋巴结血管增多的淋巴瘤。肿瘤细胞对 CD3、CD4、CD10 和 bcl-6 呈阳性，而对 CD8 呈阴性（未显示）。（b）此外，CD20 突显了丰富的 B 细胞的存在。（c）CD21 的免疫染色显示 AITL 具有特征性的扩大的滤泡树突状细胞网状结构。（d）EBER 在大多数细胞中为阳性

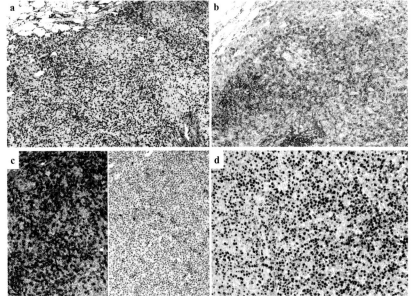

图 17.284　软组织中的多形性 PTLD（与图 17.283 相同）。病变由（a）CD3 阳性 T 细胞、（b）CD19 阳性 B 细胞和浆细胞的混合物组成。（c）κ（左图）为阳性，λ（右图）为阴性。（d）ISH 检测到许多细胞均为 EBER 阳性

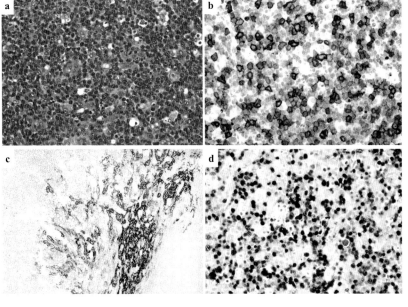

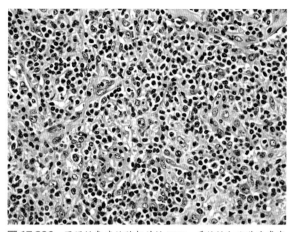

图 17.286　医源性免疫缺陷相关性 LPD。系统性红斑狼疮患者接受硫唑嘌呤治疗。几个月后，患者出现了多个淋巴结肿大。淋巴结活检显示类似于典型的霍奇金淋巴瘤的形态特征

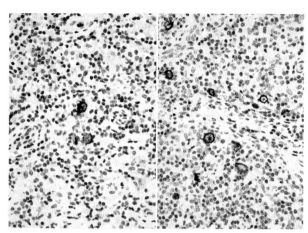

图 17.287　医源性免疫缺陷相关性 LPD。系统性红斑狼疮患者接受硫唑嘌呤治疗。几个月后，患者出现了多个淋巴结肿大。淋巴结活检显示出类似于经典霍奇金淋巴瘤的形态特征。Hodgkin/Reed-Sternberg 样细胞的 CD15（左图）和 CD30（右图）呈阳性。

病，长期以来尚未被完全了解，并被质疑是否代表了反应性过程或克隆性肿瘤。然而，在 2010 年，朗格汉斯细胞组织细胞增生症中发现了 BRAF 突变，这为研究这些病变的发病机制以及至少在某些亚型病例中它们代表了肿瘤形成的过程打开了大门。2016 年，组织细胞学会根据分子和临床病理特征提出了一种新的组织细胞疾病分类。一般而言，该分类将具有 BRAF 突变的组织细胞增生症与没有 BRAF 突变的组织细胞增多症分开。使用字母中的一个字母用来对新的组进行分类，例如 L（对于朗格汉斯）、C（对于皮肤）、H（对于吞噬血细胞综合征）、R（对于 Rosai-Dorfman 病）和 M（对于恶性肿瘤）（表 17.17）。描述了这些病变的概述如下。还讨论了源自滤泡树突状细胞、指状（网状）树突状细胞、组织细胞肉瘤和朗格汉斯细胞肉瘤的恶性肿瘤，其中一些属于新的 M 类。

朗格汉斯细胞组织细胞增生症（LCH）

朗格汉斯细胞最初由 Paul 朗格汉斯 Jr.（1847—1888）在 1868 年使用氯化金染色方法在皮肤组织中进行了描述。1961 年，电子显微学家 Michael S. Birbeck（1925—2005）发现，由于存在特征性的胞质膜结构（Birbeck 颗粒）和缺乏黑素小体，朗格汉斯细胞不同于黑素细胞。在 1950 年代之前，根据临床表现，该疾病被理解为独立的类型，即 Abt-Letterer-Siwe 表

现为弥漫性，Hand-Schüller-Christian 表现为多灶性，嗜酸性肉芽肿或 Otani 肿瘤表现为局部病变。然而，在 1953 年，路易斯·利希滕斯坦（Louis Lichtenstein, 1906—1977）提出理论，认为所有这些疾病代表着同一疾病的不同谱系，并将它们归类为"组织细胞增生症 X"。之所以使用字母 X，是因为当时的细胞来源未知。1973 年，克里斯蒂安·内泽洛夫（Christian Nezelof, 1925—2015）发现组织细胞增生症 X 细胞含有 Birbeck 颗粒，因此该疾病被称为 LCH。在大约 40 年来，关于 LCH 的病理生理学知之甚少，并且鉴于临床结果的变化，该病是否为克隆尚存争议。在 2010 年，LCH 在大约 50%~70% 的病例中显示出携带 BRAF V600E 突变，此后，在 RAS/RAF/MAPK 途径中发现了其他几个突变，所有这些都支持 LCH 在部分病例中是肿瘤性的概念。案例。组织细胞学会将 LCH 和 Erdheim-Chester 疾病归为"L"类。

流行病学与临床特征

LCH 是一种罕见疾病，每年每百万人里面有 4~5 例。儿童发病率最高，男性多见。如上所述，临床表现从局限性，多器官疾病到全身性累及不等。局部病变预后良好，而患有多器官或全身疾病的个体预后中等。病变可能会表现为红褐色紫癜丘疹或溃疡性的结节。这些病变可能累及头皮、躯干和三尖瓣区域，并

表 17.17　组织细胞疾病鉴别诊断

名称	LCH	ECD	JXG	RDD	HLH	ICH/ICT	FDCS	IDCS	HS	LCS
年龄	青少年多于成人	成人多于青少年，男性多于女性	青少年多于成人，无性别差异	无年龄差异，男性多于女性	青少年多于成人，无年龄差异	青少年多于成人	成人多于青少年，无性别差异	成人多于青少年	无年龄差异	无年龄差异
临床表现	从局限性病变（嗜酸性肉芽肿），到多系统多器官受累（Hand-Schüller-Christian），再到多器官播散性疾病（Abt-Letter-er-Siwe）	从局限性疾病到多系统或多器官受累黄瘤，双侧长骨硬化图（PET/CT 的范围），腹膜后纤维化包心血管硬化，心包外纤维化等累局限	皮肤（JXG，孤立性网状组织细胞瘤，良性头部组织细胞增生症，播散性黄瘤）。皮肤外：播散性	多见于局限性，少数病例伴有多器官或全身疾病，但少见致死性。（但高丙种球蛋白血症、溶血性贫血等自身免疫性疾病）	1. 遗传 2. 继发的/反应性的。诊断标准：①脾肿大。②发热。③血细胞减少症。④高甘油三酯血症。⑤高铁蛋白血症。⑥高可溶性 CD25 水平，⑦血清 CD25 水平升高证实有骨髓噬活作用。⑧骨髓标准中的五项即可诊断。常危及生命	皮肤丘疹：局限性肿块或淋巴结结节	局部淋巴结肿大或肿块。炎性假性瘤和脾肿大（或肝脏肿块，发热和不适	局部淋巴结肿大或肿块；转分化病例有淋巴瘤病史（通常为 B）	局部淋巴结肿大或肿块；转分化病例有淋巴瘤病史（通常为 B）	局部淋巴结肿大或肿块
部位	皮肤、骨头、淋巴结、大脑。罕见于内脏或骨髓	皮肤、骨头、淋巴结、大脑。罕见于内脏或骨髓	皮肤，皮肤外：淋巴结，很少及肉眼脏	淋巴结：双侧颈部结外：皮肤及软组织，少见脏器，骨髓异常	骨髓。在其他淋巴器官中也可发现噬血细胞的特征	皮肤、淋巴结	淋巴结：头颈、胸部、腹部。结外：头颈、胸部、腹部。炎性假瘤变异于脾和/或肝脏	肿块位于不同的位置，通常为淋巴结	肿块位置多变，通常为淋巴结，很少累及淋巴及骨髓	肿块位于不同的位置，通常累及淋巴结
形态学	有着形核和核沟的上皮样的朗格汉斯细胞，泡状核染色质，小无核仁的细胞核，小到大量嗜酸性粒细胞，大量嗜酸性粒细胞浸润肿瘤，与皮肤病病变淋巴结相反，淋巴结结构伴有结构消失和坏死	有脂形核和核形的上皮样的朗格汉斯细胞，泡状核染色质，小无核仁的细胞核，大量组织细胞泡沫细胞。细胞核固缩，无异型性。可能类似 JXG 巨细胞或变性似 RDD 巨细胞，伴不同程度的纤维化。在没有临床放射学相关性的情况下很难识别	早期病变：纤维组织细胞，梭形至星状的角状细胞，少量泡沫状细胞质，少量晚期型的浆细胞，典型病变是无巨细胞，典型 JXG，有较多泡沫细胞和巨细胞状细胞。无明显非典型	淋巴结：厚包膜，扩张的窦性结，大的巨噬细胞发炎，有上皮样细胞丰富的浆细胞。典型呈现低倍镜下呈样外观："虫蚀"样。淋巴结呈现"虫蚀"样：纤维化程度不显，浆细胞丰富	胞质空泡化的巨噬细胞，对红细胞和/或其他细胞有不同程度的吞噬作用，继发病例可能与潜在的恶性肿瘤有关，如果没有符合其他标准，则不需要形态学诊断	细胞形态与朗格汉斯细胞相似，嗜酸性粒细胞较少	淋巴结结构有消失，常梭形、有旋涡状、束或漩涡状，可能是席纹状。一些上皮样形态，不典型程度可变	淋巴结结构消失，梭形细胞成片，束或漩涡状，可能是席纹状。一些上皮样形态，不典型，程度可变	形态各异的巨噬细胞的增殖，非典型上皮样细胞从多形到梭曲有核沟，泡浆细胞，染色质状，胞浆丰富，通常混到弥漫性，常见多核细胞和背景中性粒细胞	以朗格汉斯细胞为特征的恶性增殖或增殖的增殖于 LCH 其他的病变态可可变为分类为 LCS
IHC	阳性：S100、CD1a、胰岛蛋白/CD207、CD68+/-和 CD163、CD4 弱+/-，BRAF（VE1）可变。阴性：上皮和黑素细胞标记物	阳性：CD68、CD163、S100+/-、CD4 弱、CD45、BRAF（VE-1），ALK 融合的病例为 ALK+ 阴性：CD1a、胰岛蛋白/CD207	阳性：CD68、CD163、XIII a 因子、S100+/-、CD4 弱、CD45。阴性：CD1a、胰岛蛋白/CD207、BRAF（VE-1）	阳性：S100、CD68、CD163、CD4 弱 阴性：CD1a、胰岛蛋白/CD207、BRAF（VE-1）	阳性：CD68、CD163、S100+/-、CD45 阴性：CD1a、胰岛蛋白/CD207、BRAF（VE-1）	阳性：S100、CD1a、CD68+/-、CD163 +/-、CD4 弱、CD45 可变 阴性：胰岛蛋白/CD207、上皮和黑素细胞标记物	阳性：CD21、CD23、CD35、D2-40/平足蛋白、CXCL13、EGFR、紧密连接蛋白、CD68+/-、CD163-/+、CD45+/-、S100-/+、BRAF（VE-1）阴性：炎性变异型：EBER+ 上皮和黑素细胞标记物、CD1a、胰岛蛋白/CD207	阳性：S100、波形蛋白、肌动蛋白交联蛋白、CD11c、可变 CD43 和 CD45、CD68-/+、CD163-/+、SOX10、转分化的病例可能是 PAX5 弱+ 阴性：FDC 标记、朗格细胞标记、上皮标记	阳性：CD68、CD163、CD11c、S100+/-、CD4 弱、上皮细胞、黑素细胞标记物 阴性：CD30、ALK、FDC 标记、朗格细胞标记、B 和 T 细胞标记	阳性：S100、CD1a、胰岛蛋白/CD207、CD68+/-、CD4 弱、CD45 可变、WT-1、CD44 阴性：上皮和黑素细胞标记物

表 17.17（续）

名称	LCH	ECD	JXG	RDD	HLH	ICH/ICT	FDCS	IDCS	HS	LCS
分子	BRAFV600E 突变（50%~70%）；MAP2K1 突变（10%~20%）；其他（<1%）	BRAF V600E 突变（50%）；MAP2K1、NRAS 和 KRAS 突变；PIK3CA 和 ALK 融合	无特异	家族形式：SLC29A3 突变；MAP2K1 和 KRAS 突变	1° 与淋巴细胞细胞毒性相关的基因；Chediak-Higashi 综合征，炎症基因等	无可用信息	NF-κB 负调控活化和细胞周期进程的基因活化；CDKN2A、RB1、BIRC3 和 CYLD 的缺失。BRAFV600E 突变（子集）	转分化病例与潜在淋巴瘤相同的细胞/分子改变（IGH 重排、特异性易位）	BRAFV600E 突变（在一项研究中）转分化病例与潜在淋巴瘤（IGH 重排、特异性易位）相同的细胞/分子改变	BRAF V600E 突变（在少数情况下）
组织细胞分类中的范畴	L	L	C	R	H	M	N/A	M	M	M

LCH，朗格汉斯细胞组织细胞增生症；ECD，Erdheim-Chester 病；JXG，幼年性黄色肉芽肿；RDD，Rosai-Dorfman 病；HLH，噬血细胞淋巴组织细胞增生症；ICH/ICT，难以识别的组织细胞增生症 / 来源不定细胞肿瘤；FDCS，滤泡树突状细胞肉瘤；IDCS，指突树突状细胞肉瘤；HS，组织细胞肉瘤；LCS，朗格汉斯细胞肉瘤；N/A，不可用；M，男性；F，女性

可能与脂溢性皮炎相混淆。婴儿皮肤病变的自发消退被称为桥本 - 普利兹克综合征（Hashimoto-Pritzker syndrome）。骨骼受累表现为可在长骨或颅骨中发现的溶解性病变，而椎骨病变可导致骨骼变平（椎 - 胸骨平面）。多器官受累的患者可能有垂体受累并发展为尿崩症。肺受累表现为上中叶分布的小叶结节或囊肿。淋巴结受累常见于颈部。根据临床表现的不同治疗而方法不同，从仅需切除和观察，到进行化学治疗。RAS/RAF/MAPK 通路频繁的突变发生为潜在的靶向疗法打开了大门，尤其是针对多器官和全身疾病以及难治性 LCH。

病理学

LCH 由朗格汉斯细胞的增殖与不同数量的嗜酸性粒细胞、淋巴细胞、浆细胞、巨噬细胞和多核巨细胞混合而成。嗜酸性脓肿和坏死区域很常见（图17.288）。朗格汉斯细胞呈上皮样至星状，肾形至折叠状核，核膜薄，有核沟，染色质细腻，核仁不明显和嗜酸性的丰富细胞质（图 17.289 和 17.290）。核分裂不常见，核不典型性常不明显的。LCH 的细胞形态在所有累及的部位均相同，因此不是预后的指标。淋巴结受累通常表现为被膜增厚（图 17.291）和不同程度窦的受累，伴有局灶性疾病及弥漫性病变，显示结构破坏。坏死和结构的消失有利于 LCH 的诊断。

免疫组化

朗格汉斯细胞和 LCH 对显示 S100、CD1a 和胰岛蛋白 /CD207 呈弥漫阳性，CD4、CD68 和 CD163 可能呈局部阳性（图 17.292）。B 细胞和 T 细胞标志物以及滤泡树突状细胞标记阴性。CD1a 在单核 / 巨噬细胞衍生的多核巨细胞中呈局灶弱阳（图 17.292b）。在形态上类似于 LCH 但 CD1a 和 / 或胰岛蛋白 /CD207 阴性的组织细胞病变不应归为此类。现在，已经有一种针对 BRAFV600E 突变形式的非常敏感和特异性的抗体已经上市（克隆 VE1），可用于确定 BRAF 在 LCH 病变中的状态（图 17.293）。

鉴别诊断

LCH 累及淋巴结的鉴别诊断包括其他组织细胞病变，嗜酸性粒细胞增多的病变和朗格汉斯细胞反应性增殖的病变，如皮病性淋巴结炎，其他非 LCH 组织细胞病，木村病，ALCL，CHL，转移性黑色毒瘤或癌，以及其他树突状细胞肿瘤，临床表现和免疫分析是正确诊断所必需的。在其他造血系统恶性肿瘤中，LCH 病变很少发生，最常见的是 CHL（图 17.294）。这些病变通常 BRAF 和 MAP2K1 突变是阴性的，这表明它们可能代表对原发肿瘤的反应性改变，而不是克隆的朗格汉斯细胞增殖。

分子发现

如前所述，大约 50%~70% 的 LCH 带有 BRAF V600E 突变，可以通过 IHC、焦磷酸测序或二代测序检测出来。此外，已发现 BRAF 野生型 LCH 病例包含与 RAS/RAF/MAPK 信号传导有关的其他基因的突变，即 MAP2K1（10%~20%）和 ARAF1 和 ERBB3 突变的单个病例。最近还发现了 BRAF 激活的替代

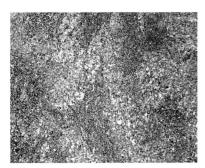

图 17.288 朗格汉斯细胞组织细胞增生所累及的淋巴结显示朗格汉斯细胞使窦扩张，嗜酸性粒细胞增多，嗜酸性脓肿形成

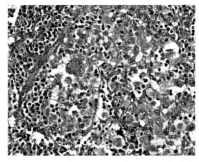

图 17.289 朗格汉斯细胞组织细胞增生症。细胞显示上皮样形态，具有肾形核、染色质细和不明显的核仁。在中心可以看到一个多核巨细胞。注意背景中的嗜酸性粒细胞

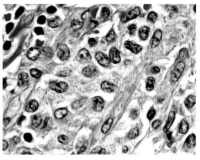

图 17.290 朗格汉斯细胞组织细胞增生症。高倍图像显示朗格汉斯细胞中明显的皱褶和核沟

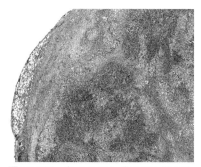

图 **17.291**　朗格汉斯细胞组织细胞增生症。淋巴结肿大，被膜增厚，部分结构破坏，窦扩大和嗜酸性脓肿

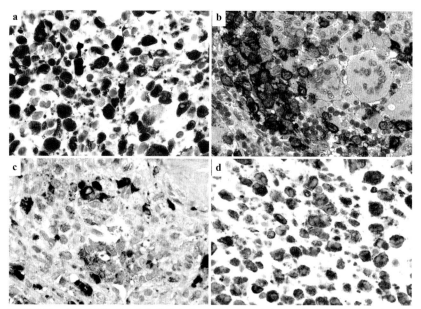

图 **17.292**　朗格汉斯细胞组织细胞增生症。朗格汉斯细胞对 S100（a），CD1a（b）呈阳性，对 CD68（c）呈局部阳性，对胰岛蛋白 /CD207（d）呈强阳性。请注意，CD1a（b）在源自单核细胞前体的大多核巨细胞中为阴性

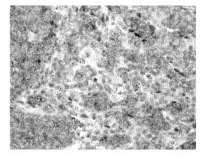

图 **17.293**　朗格汉斯细胞组织细胞增生症。使用 VE-1 抗体对 BRAF 进行免疫组织化学染色，该抗体高度特异性且对检测 BRAF V600E 突变敏感。大约 50%~70% 的朗格汉斯细胞组织细胞增生症病例存在此突变

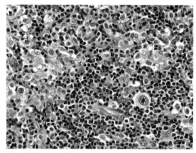

图 **17.294**　罕见的同时伴有朗格汉斯细胞组织细胞增生症（左）和经典霍奇金淋巴瘤（右）罕见病例。注意小淋巴细胞之间存在霍奇金 /R-S 细胞

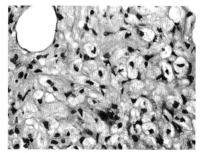

图 **17.295**　Erdheim-Chester 病。巨噬细胞的增殖具有欺骗性的细胞学特征，从丰富的泡沫状至纤维状细胞质，类似于一种沉积病

机制。总体而言，似乎 ERK 激活是与 LCH 和其他组织细胞疾病的发病机制有关的重要机制。局限于肺 LCH 中，约 40% 的病例中存在 NRAS 突变，而且极少数病例中也可能存在 BRAF V600E 突变。LCH 中 BRAF V600E 突变的鉴定不仅支持该疾病的克隆起源，而且对于了解 LCH 的不同临床表现也很重要。与患有局部或多灶性疾病的患者相比，系统性疾病的患者中观察到了 BRAF V600E 在 CD34+ 骨髓细胞中的表达，其中仅在已经向朗格汉斯细胞分化（CD207+）的树突状细胞中存在突变。因此，LCH 被认为是炎性髓系肿瘤。

Erdheim-Chester 病（ECD）

Henry L. Jaffe（1896—1979）回顾了 William Chester（1903—1974）在研究期间曾报道的两例特定类脂性肉芽肿病的原始描述后，与著名的奥地利病理医生 Jakob Erdheim（1874—1937），就创造了"Erdheim-Chester"的名字。ECD 曾经是一种罕见病，如今，随着发现它与 RAS/RAF/MAPK 信号通路中反复发生的基因改变的关联，ECD 已经被更好地认识和描述。

流行病学与临床特征

ECD 是一种罕见的疾病，主要发生在成年人身上，男性更易患此病（男女比例为 3∶1）。它可能表现为

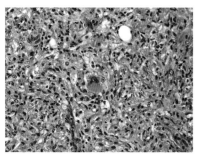

图 17.296　Erdheim-Chester 病。该病例显示出形态特征，使人联想到幼年性黄色肉芽肿、梭形和多角形细胞，有些具有泡沫细胞质和散在的 Touton 巨细胞。该患者有 Erdheim-Chester 病史。否则，在不了解临床情况的情况下无法将该病变分类

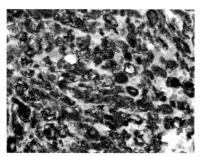

图 17.297　Erdheim-Chester 病。增殖的巨噬细胞 CD163 阳性

局灶性病变或表现为一个长期病程，甚至出现致死结局。考虑到这种疾病的罕见性。大约 95% 的 ECD 患者有骨受累，即可以通过 PET/CT 扫描检测到的长骨（股骨、胫骨、肱骨）的骨干 / 干骺端的双侧和对称性骨硬化。其他症状包括黄斑瘤、伴限制性心脏症状的心包纤维化、主动脉周围纤维化和伴有输尿管梗阻和肾衰竭的腹膜后纤维化。通过影像学，肾脏周围的纤维化被称为"多毛肾"外观。中枢神经系统受累，尿崩症和眼球突出可能会在一部分患者中发生。预后通常较差，但是新的靶向治疗临床试验改变了疾病的进程，取得了更有利的结果。

病理学

ECD 的组织病理学发现是非特异性的，临床放射学相关性是诊断的必要条件。显微镜下，ECD 显示与纤维化程度的变化有关的巨噬细胞的增殖。巨噬细胞通常具有一个染色质浓缩的小细胞核，无非典型性，有或没有泡沫状细胞质（图 17.295）。这些病变具有欺骗性，因为类似脂肪坏死或反应性组织细胞浸润，只有高度怀疑（既往 ECD 病史，临床可疑 ECD）才能帮助诊断。多核巨细胞和 Touton 巨细胞是常见的，淋巴细胞、浆细胞和嗜中性粒细胞的数量也不同（图 17.296）。在没有临床病史的情况下，要通过形态学识别累及大脑的 ECD 尤其具有挑战性。一部分 ECD 病例可能伴有 LCH 成分，而其他病例可能包含 RDD 特征（穿过现象）。

免疫组化

ECD 中的巨噬细胞 CD68 和 CD163 呈阳性（图 17.297），对其他单核细胞标记物和 XIII a 因子不同程度阳性。S100 是局灶表达，而 CD1a 和胰岛蛋白 /CD207 是阴性。在大约 50% 的病例中，BRAF（VE-1）是阳性的。BRAF IHC 呈阴性的病例可以进行 ALK 检测，这可能显示出膜和细胞质标记。

鉴别诊断

其他组织细胞疾病（LCH、RDD 和 JXG）与 ECD 的组织病理学重叠使得病理诊断极具挑战性。因此，必须综合临床、放射学和病理学信息以建立正确的诊断。即使有所有可用的信息，某些组织细胞病也可能显示与 ECD 重叠的临床特征，或者 ECD 可能没有显示特征性的临床表现，因此这些病例可能更多地依赖于分子研究的结果。

分子发现

与 LCH 相似，大约 50% 的 ECD 病例带有 BRAF V600E 突变，而 BRAF 野生型病例在 MAP2K1 中具有突变。很少有病例携带 NRAS 和 KRAS 突变以及 PIK3CA 和 ALK 基因融合。重要的是，通过 IHC，带有 TMP3-ALK 融合的 ECD 病例对 ALK 呈阳性。与 ECH 一样，ERK 的激活似乎是与 ECD 的病因有关的重要机制，这解释了 LCH 和 ECD 伴随出现的病例的存在。鉴定 BRAF V600E 突变不仅支持 ECD 的克隆起源，而且对于使用 BRAF 抑制剂作为该疾病的治疗靶点也至关重要。

幼年性黄色肉芽肿（JXG）

临床特点

JXG 有两种类型，皮肤形式（现在属于"C"组）和皮肤外或播散性（"L"组）。前者代表该病的各种临床皮肤表现，包括 JXG、成人 JXG、孤立性网状组织细胞瘤、良性头部组织细胞增生症和全身性发疹性组织细胞增生症 / 播散性黄瘤 / 进行性结节性组织细胞增生症，在此不作讨论。皮外或播散性 JXG 的病例与 ECD 病变几乎没有区别，但患者没有典型的临床表现，更重要的是，RAS/RAF/MAPK 途径的任何分子突变或与 ECD 相关的任何其他突变均为阴性。

病理学

JXG 的淋巴结或皮肤受累可能与 LCH 相似。但是，JXG 细胞的泡沫细胞质更为突出，嗜酸性粒细胞通常稀少或不可见（图 17.298 和 17.299）。仅显示非典型性。根据病变的阶段（早期与老年），可能有或没有 Touton 巨细胞，对于纤维化程度也是如此（图 17.300）。

免疫组化

JXG 的 IHC 谱与 ECD 或巨噬细胞的增殖没有区别。某些情况下可能显示因子 XⅢ a 和 S100 呈阳性，而 CD1a 和胰岛蛋白 /CD207 为阴性（图 17.301 和 17.302）。但是，建议对 BRAF（VE-1）进行 IHC 和分子检测以排除 ECD 的诊断可能性，特别是在临床特征重叠的情况下。

鉴别诊断

皮外或播散性应与 LCH 和 ECD 区分（另见上文）。

分子

到目前为止，还没有与 JXG 家族相关的特定突变。根据组织细胞学会的建议，在可能发生皮外或播散性 JXG 的情况下，检测 RAS/RAF/MAPK 途径中的突变应归类为 ECD。

Rosai-Dorfman 病（RDD）

Azoury 和 Reed 于 1965 年 以 及 Destombes 于

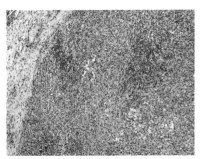

图 17.298   幼年性肉芽肿。来自一个 3 岁男孩的腋窝淋巴结，有孤立的腋窝肿块。浸润类似于朗格汉斯细胞组织细胞增生症，但不含嗜酸性粒细胞或嗜酸性脓肿。该病变不含明显的 Touton 巨细胞。与图 17.291 比较

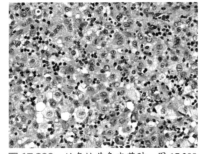

图 17.299   幼年性黄色肉芽肿。图 17.298 更高的放大倍数。注意与朗格汉斯细胞组织细胞学相似的形态。然而，没有嗜酸性粒细胞，并且肿瘤细胞显示出黄瘤样特征

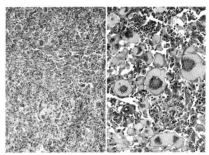

图 17.300   幼年性肉芽肿。另一例累及淋巴结。该病例显示了具有丰富的 Touton 巨细胞的疾病的经典图片。该病灶位于软组织，患者未出现其他与 Erdheim-Chester 病有关的可疑症状

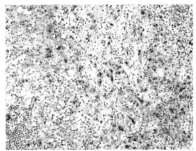

图 17.301   幼年性肉芽肿。S100 蛋白的免疫染色在部分细胞中显示出核和细胞质阳性

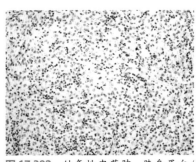

图 17.302   幼年性肉芽肿。胰岛蛋白 /CD207 的免疫组织化学为阴性。与图 17.301 相同

1966 年描述了偶发的具有 RDD 特征的组织细胞增生症病例。然而，直到 1969 年，胡安·罗萨伊（生于 1940 年）和罗纳德·多夫曼（Ronald Dorfman, 1923—2012）收集了 4 例自限性组织细胞病病例，他们才将其称为"伴窦组织细胞增多的巨大淋巴结病"。"Rosai-Dorfman 病"这个名字后来在 1973 年被命名出来。随着这种疾病的认识越来越多，描述了更多的病例，后来更大的 RDD 系列研究表明，该病可能在任何器官发展，甚至致命。

流行病学与临床特征

RDD 是一种罕见疾病，全球范围看，男性更为常见。大约 60% 病例发生于结内的，而 40% 是结外的。最常见的结外器官是皮肤和皮下组织。疾病通常是自限性的，但某些情况可能会复发，并且很少成为具有致命结果的全身性疾病。常见症状包括发烧、全身乏力、体重减轻以及几个月后消退的双侧无痛性颈部淋巴结肿大。该疾病也可能伴有多克隆高丙种球蛋白血症和溶血性贫血，或在自身免疫性疾病患者中发展。在对双胞胎的研究中发现了 RDD 的遗传倾向，并且在过去 30 年中发现了 RDD 的遗传形式或具有 RDD 特征的组织细胞增生症，即 Faisalabad 组织细胞增生症和所谓的"H"综合征。具有 SLC29A3（一种平衡核苷转运蛋白）的突变。RDD 的病因尚不清楚，推测该病可能是由于病毒感染后潜在的免疫失调引起的巨噬细胞活化异常所致。但是，试图确定 RDD 与病毒感染性之间的联系的研究显示出相互矛盾的结果。

病理学

RDD 所累及的淋巴结表现出一个增厚的被膜和被巨噬细胞取代的扩张的窦，因此被称为"窦组织细胞增生伴巨大淋巴结病"。低倍下，淋巴结可显示出虫蚀样的外观，有或没有反应性淋巴样增生，而髓索含有大量聚集在血管周围的浆细胞（图 17.303）。RDD 中的巨噬细胞很大，圆形核，位于中心，带有空泡状染色质和突出的核仁，以及丰富的淡染嗜酸性细胞质，有时具有"蜘蛛状"或"神经胶质样"的外观。特征是，巨噬细胞的细胞质中包含多量被吞噬的淋巴细胞、浆细胞、白细胞或红细胞，这些细胞"通过"巨噬细胞细胞质而不会被破坏。这个过程被称为"穿过现象"［来自希腊语 em（内部），peri（周围）和 polemai（游荡）］，意为"在内部和周围游荡"，是胞吞作用的一种亚型（图 17.304 和 17.305）。在某些情况下，穿过现象可能是局灶性的并且难以识别。

罕见病例可能包含嗜酸性粒细胞和多核巨细胞，或与不同程度的巨噬细胞有关。结外 RDD 在低倍下类似发生于淋巴结，并有虫蚀样的外观（图 17.306）。然而，穿过现象可能并不明显，而且并非罕见，该疾病伴有纤维化，使细胞成分扭曲，因此可能类似于陈旧性疤痕或致密的纤维化组织（图 17.307 和 17.308）。对于这些情况，需要对 RDD 高度怀疑，以免漏诊。诊断的一个重要线索是确定血管周围浆细胞的存在以及可能出现淡染的"神经胶质样"或"蜘蛛样"外观的区域。关于结外 RDD 是否代表 IgG4 硬

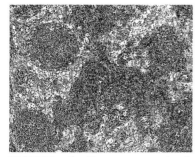

图 17.303 淋巴结 Rosai-Dorfman 病。淋巴结显示窦明显扩张，巨噬细胞具有淡染细胞质。淋巴结的髓索含有丰富的成熟浆细胞

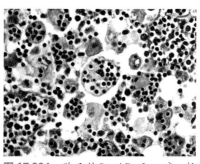

图 17.304 淋巴结 Rosai-Dorfman 病。扩张窦的高倍放大。注意放大的巨噬细胞，伴有明显的穿过现象改变（希腊语：em= 内部，peri= 周围，polemai= 游荡，或"游荡在周围"）

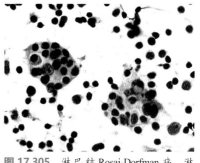

图 17.305 淋巴结 Rosai-Dorfman 病。淋巴结印片中的淋巴细胞和浆细胞穿过现象

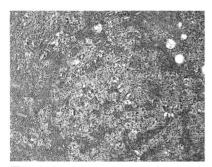

图 17.306　结外 Rosai-Dorfman 病。本例表现为皮下组织肿块。注意淋巴结的"虫蛀"的外观以及背景纤维化

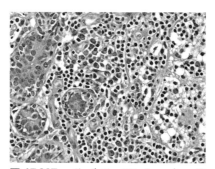

图 17.307　结外 Rosai-Dorfman 病。图 17.306 的高倍。巨噬细胞胞浆丰富和穿过显像不明显，如果仔细查看切片，可能会漏掉（右）。此外，还有成簇的成熟浆细胞（中心），这也为诊断提供了线索

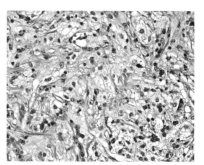

图 17.308　结外 Rosai-Dorfman 病。盆腔软组织更具挑战性的病例，伴有不明显的穿过现象和明显的纤维化。注意靠近血管的浆细胞（右下）。该病例最初被误诊为具有脂肪坏死和慢性炎症的纤维组织。CD68 和 S100 呈阳性（未显示）

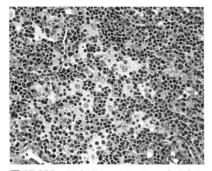

图 17.309　偶发的 Rosai-Dorfman 病（左）和经典的霍奇金淋巴瘤（右）。很少有其他淋巴结的造血肿瘤表现出较小的 Rosai-Dorfman 病灶。嗜酸性粒细胞是经典霍奇金淋巴瘤的组成部分。注意右边的霍奇金/R-S 细胞

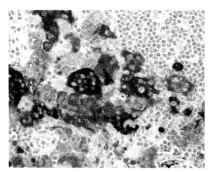

图 17.310　Rosai-Dorfman 病。巨噬细胞 S100 阳性，而胞浆内细胞呈阴性，呈多核细胞。巨噬细胞 CD68 和 CD163 也呈阳性（未显示）

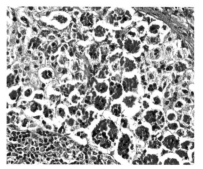

图 17.311　噬血细胞综合征。该淋巴结的被膜下窦扩张，并包含数个具有吞噬红细胞和淋巴细胞的巨噬细胞。患者符合嗜血细胞性淋巴细胞组织细胞增生症的临床标准（见正文），并在诊断后一周死亡

化性疾病谱的一部分存在争议。如上所述，最常见的受累部位是皮肤，其次是头颈部（眼眶、鼻咽）、软组织和脑膜。内脏和骨髓受累是不常见的。在罕见的情况下，偶发性 RDD 的小病灶可能与淋巴瘤相关（图 17.309）。

免疫组化

RDD 中的巨噬细胞 CD4、CD68、CD163 和 HAM56 呈阳性，CD30 呈不同程度的阳性，并且它们共同表达 S100。后者突出显示了巨噬细胞的细胞质，而在通过它的细胞中则呈阴性（图 17.310）。另一方面，RDD 巨噬细胞 CD1a、胰岛蛋白/CD207、BRAF（VE-1）以及 B 细胞和 T 细胞标志物呈阴性。

鉴别诊断

RDD 的鉴别诊断包括反应性组织细胞增生和其他组织细胞增生，特别是那些显示淋巴结受累的病例。在反应性疾病中，有反应性窦组织细胞增生、由于异物（假体材料）引起的组织细胞增生、肉芽肿性炎症、LCH、JXG、ECD、疟原虫以及具有组织细胞样或上皮样形态和显著窦侵犯的转移性肿瘤。在鼻咽中，需要将 RDD 与鼻硬结症区分开，后者可能显示出具有"穿过现象"的巨噬细胞，其由胞浆内的细菌团块和类似真正的穿过现象的细胞碎片组成。

分子

MD Anderson 的一项最新研究发现，在所研究的 RDD 病例中，有三分之一是相互排斥的 KRAS 和 MAP2K1 突变，这表明至少这些病例是克隆性的，并涉及 RAS/RAF/MAPK 途径的激活。另一组在病例报告中发现了相同的突变。

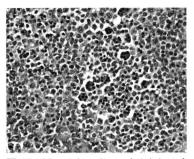

图 17.312　继发性噬血细胞综合征。系统性红斑狼疮患者边缘区 B 细胞淋巴瘤累及淋巴结。该患者患有溶血性贫血，并且满足了嗜血细胞性淋巴细胞组织细胞增生症的其他标准。注意到显著的吞噬淋巴细胞类似穿过现象（这些细胞对 S100 呈阴性）

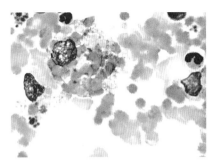

图 17.313　噬血细胞综合征。一例临床怀疑该病的患者的骨髓涂片伴显著的吞噬红细胞现象

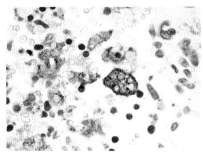

图 17.314　噬血细胞综合征。与图 17.312 相同。CD68 免疫染色在巨噬细胞的细胞质中呈阳性，而在吞噬的红细胞中呈阴性

噬血细胞综合征（HLH）

流行病学与临床特征

HLH 是一种高死亡率的罕见疾病，主要由单核细胞 / 巨噬细胞谱系的细胞过度活化所引起，由于潜在的免疫失调和细胞因子的过度产生，细胞在组织中积聚并产生损伤。HLH 分为原发性（遗传性）或继发性（反应性），根据受影响的遗传病 / 基因类型或导致 HLH（传染性、自身免疫性、肿瘤性等）的过程，每一组又进一步细分。组织细胞学会定义了确定 HLH 的临床病理学标准，包括：①脾肿大，②发烧，③血细胞减少，④高甘油三酸酯血症或低纤维蛋白原血症，⑤高铁蛋白血症，⑥异常或缺乏 NK 细胞的功能，⑦血清 CD25 含量升高，⑧骨髓活检，具有吞噬现象，无其他恶性肿瘤特征。必须至少满足八项标准中的五项才能建立 HLH 诊断。因此，HLH 的组织病理学发现并不总是需要诊断。在所有 HLH 病例中，先前有免疫功能障碍的患者由于 EBV 感染而导致的继发性 HLH 可能是最常见的类型。原发性 HLH 最常见于儿童和年轻患者，某些继发性 HLH 可能发生于成人。

病理学

根据组织细胞学会的标准，应在骨髓活检中确定是否存在吞噬细胞。"骨髓"一章讨论了 HLH 在骨髓中的病理。有时，由于存在淋巴结肿大和 / 或怀疑潜在的淋巴增生性疾病，HLH 患者可能需要进行淋巴结活检。在这种情况下，淋巴结可能显示出反应性淋巴增生，伴有窦性组织细胞增生，该组织增生由具有不同程度的吞噬红细胞的巨噬细胞组成（图 17.311 和 17.312）。皮层旁区域也可见巨噬细胞吞噬红细胞。但是，在某些情况下，吞噬作用可能并不明显，并且在低倍率下可能难以观察。在淋巴结的印片中，巨噬细胞似乎被激活，有丰富的细胞质液泡、泡沫状细胞质以及不同阶段的吞噬红细胞和白细胞（图 17.313）。

免疫组化

巨噬细胞 CD68 和 CD163 呈阳性，突出了巨噬细胞的胞质，而对于胞浆内红细胞的存在则呈阴性图像（图 17.314）。相反，糖蛋白可用于使巨噬细胞胞浆内的红细胞高亮。可能需要 B 细胞和 T 细胞标志物来排除潜在的淋巴瘤的存在。通常使用 EBER ISH 评估 EBV 感染状况。

鉴别诊断

由于临床表现和实验室检查结果可用于确定 HLH 的诊断，因此病理医生最重要的考虑是帮助确定 HLH 的病因（原发或继发）。病理医生需要排除潜在的感染（EBV、CMV、疱疹等）或造血或非造血性肿瘤是 HLH 的潜在原因。

分子

特别是对于原发性 HLH，需要进行分子研究以检测引起该疾病的特定遗传异常。

未定类细胞的组织细胞增生症（ICH）

这种实体非常罕见，在儿童中通常表现为皮肤丘疹或结节。该疾病可以是局部的或系统的。ICH 的诊断不能基于形态学基础，并且需要适当的 IHC 标记物集才能进行诊断。ICH 的病变与 LCH 相同，但树突状细胞的免疫谱不支持完整的 LCH 表型，因此名称为"不确定"（图 17.315）。树突状细胞对 S100 和 CD1a 呈阳性，但对胰岛蛋白 /CD207 呈阴性，并且通过电子显微镜检查不包含 Birbeck 颗粒。累及其他部位的散发病例是轶事。具有不确定细胞免疫表型的组织细胞肿瘤被称为不确定细胞肿瘤。

滤泡树突状细胞肉瘤（FDCS）或 Nossal 细胞肉瘤

Karl Lennert（1921—2012）在 1960 年代假设了源自滤泡树突状细胞（FDC）的肿瘤。FDC 的功能和特殊特征在 1960 年代中期被 Gustav Nossal 表述，因此得名"Nossal 细胞"。然而，直到 1986 年，Monda、Warnke 和 Rosai 才命名为 FDCS。10 年后，Shek 及其同事首先认识到 FDCS 的"炎性假瘤变异"。FDC 并非来源于骨髓，目前被认为该细胞可能来源于血管周 / 周细胞前体。

流行病学与临床特征

尽管 FDCS 是罕见的肿瘤，但它们是淋巴结最常见的原发性肉瘤。它们通常在成人而不是年轻患者中发生。结外病例可能在任何部位出现，但在头颈部和腹部并不罕见。

病理学

FDCS 由 FDC 的增殖组成，部分或完全取代了淋巴结结构（图 17.316）。肿瘤细胞呈梭形，并排列成短束状，有时形成类似过渡型脑膜瘤的席纹（图 17.317），或呈弥漫性分布。非典型性、核分裂和坏死程度不一，可偶然发现多形散在上皮样细胞（图 17.318）。肿瘤细胞核细长，核膜较厚，染色质细腻，一个大核仁或多个小核仁。细胞质通常是嗜酸性的，细胞有或没有明确的细胞边界。背景中混有均匀分散的小淋巴细胞，它们具有染色质团块，倾向于在血管周围形成小簇（图 17.317~17.319）。FDCS 的结外病例表现出相似的形态。较不常见的变异包括上皮样、黏液样、血管瘤样或多形性。治疗后的病例倾向于表现出更多的非典型性和胞浆嗜碱性（图 17.319）。FDCS 的"炎性假瘤样变异"通常发生在脾脏和肝脏，有大肿块和多系统症状（另请参阅"脾脏"部分）。这些病例表现出与 FDCS 相似的形态，血浆细胞更多，对 EBV 呈阳性，可能包含大的不规则血管，血管内纤维蛋白血栓伴周围水肿和坏死。FDCS 的一部分出现在 Castleman 病，据

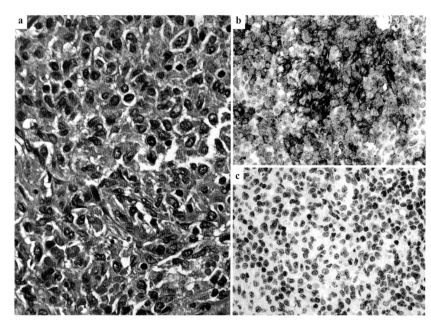

图17.315　未定类细胞的组织细胞增生症。（a）增殖细胞类似于朗格汉斯细胞。免疫组化染色 S100、CD1a（b）和 CD68 阳性（弱至病灶），而胰岛蛋白 /CD207 阴性（c），支持诊断

推测，在透明血管型 Castleman 病中见到的增生性 FDC 可能是这些 FDCS 病例的前体病变。这些病例很少伴有所谓的惰性 T 淋巴母细胞增殖。

免疫组化

FDCS 对大多数 FDC 标记呈阳性，即 CD21（C3d 受体 2）、CD23、CD35（C3b/4d 受体 1）、簇蛋白、CXCL13、膜黏蛋白（D2-40）以及桥粒蛋白和紧密连接蛋白 1（图 17.320 和 17.321）。此外，这些肿瘤对细胞表皮生长因子受体（EGFR）呈阳性，对 CD45、CD68 和 S100 可能呈局部阳性（图 17.321d）。FDCS 对 B 细胞和 T 细胞标志物、角蛋白、黑色素瘤标志物、CD1a、CD117 和结蛋白呈阴性。FDCS 病例对于一个或多个 FDC 标记物可能不是阳性，因此，一个病例可能需要在不同区域进行多个 IHC 标记物以确认诊断。根据定义，FDCS 的炎性假肿瘤变体对于 EBER 始终是阳性的。在最近的一项研究中，发现约 50%

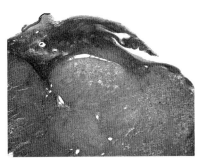

图 17.316　扁桃体的滤泡树突状细胞肉瘤。肉瘤中可见大的嗜酸性结节，边界扩张，结构消失

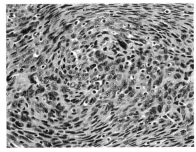

图 17.317　滤泡树突状细胞肉瘤，经典。在梭形体细胞形态明显且轻度至中度异型的病例中，高倍。恶性细胞形成类似过渡性脑膜瘤的席纹。肿瘤细胞之间散布着小淋巴细胞

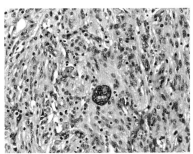

图 17.318　滤泡树突状细胞肉瘤。该病例中的细胞胞质纤维较多，细胞边界不清晰，很少见的，明显多形性细胞（中心）。在这些肿瘤中明显的多形性并不罕见

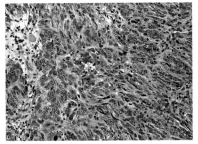

图 17.319　滤泡状树突状细胞肉瘤，治疗后。复发性肿瘤可表现出明显的异型性、突出的核仁、更多的嗜碱性细胞质以及具有周缩核的细胞。在不了解主要诊断的情况下，很难将该病变与其他梭形状细胞恶性肿瘤区分开

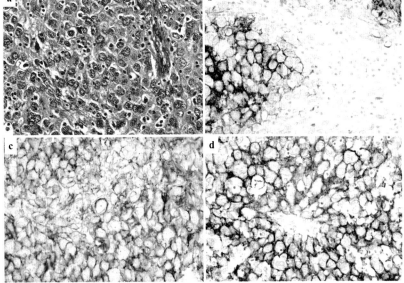

图 17.321　滤泡树突状细胞肉瘤，上皮样变异。图 17.316 中肿瘤的高倍镜。肿瘤细胞呈上皮样形态，无束状或螺旋状生长。注意混合的小淋巴细胞（a）。免疫组化检测 CD21（b）、CD23（c）和 EGFR（d）证实诊断。EGFR 在肿瘤性树突状细胞中呈阳性，但在良性树突状细胞中不表达

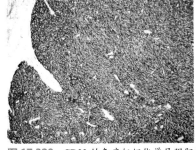

图 17.320　CD23 的免疫组织化学呈强阳性。其他滤泡树突状细胞标记包括 CD21、CD35、D2-40（膜黏蛋白）、紧密连接蛋白和 CXCL13。由于这些标志物在这些肿瘤中的表达不一，不得不用几种甚至全部标志物的情况并不少见。同样，在大的病变中，可能需要用相同的抗体对多个肿瘤块进行染色以确诊。

的 FDCS 对 PD-L1 和 PD-L2 呈阳性，而在正常 FDC 中则没有标记。这些发现可能表明免疫调节药物在治疗这些罕见肿瘤中的潜在用途。

鉴别诊断

淋巴结 FDCS 在淋巴结中的鉴别诊断包括转移性黑色素瘤和梭形细胞癌、Kaposi 肉瘤、指状树突状（网状）细胞肉瘤、组织细胞肉瘤和朗格汉斯细胞肉瘤。根据位置的不同，结外病例可能与梭形细胞胸腺瘤、胸腺癌、梭形细胞癌或黑色素瘤、异位脑膜瘤或胸腺瘤、平滑肌肉瘤、上皮样血管肉瘤或胃肠道间质瘤鉴别。FDCS 的炎性假瘤型应与真正的炎性（肌纤维母细胞）假瘤区分开。IHC 对于确认或排除 FDC 标记的表达将是必要的。

分子发现

自 2016 年以来针对靶向基因组测序的研究表明，在总共 13 例 FDCS 病例中，其中三分之一表现出与 NF-κB 活化和细胞周期进展的负调控有关的肿瘤抑制基因的反复功能丧失。同时，最近的一项研究表明，大多数测试的 FDCS（$n = 14$）病例在几个染色体上均具有反复发性改变，最常见的改变是 13q，以及 CDKN2A、RB1、BIRC3 的纯合缺失和 CYLD。在部分 FDCS 中也检测到 BRAF V600E 突变。

指状突（网状）细胞肉瘤（IDCS）

流行病学与临床特征

这种树突状细胞瘤非常罕见，通常在成年人中发展。IDCS 表现为单个淋巴结受累，少数病例表现为结外疾病。在某些情况下，临床过程可能是缓慢的或侵袭性的。肿瘤的起源似乎是淋巴结的指状树突状细胞，但它们的真正分化尚不完全清楚。该肿瘤会或不会出现在其他血液肿瘤中，通常是低级别 B 细胞淋巴瘤（CLL/SLL，滤泡性淋巴瘤）。

病理学

肿瘤可能大小不一（1~6 cm）。淋巴结结构部分或全部被成片、席纹状、巢或分束的梭形的肿瘤所取代（图 17.322）。一些肿瘤可能显示出星形以及具有上皮样形态的区域。细胞学上的非典型性异常可以是极少的或明显的，某些情况下可能表现为穿越过现象。通过电子显微镜检查，这些肿瘤没有 Birbeck 颗粒、桥粒或黑素体。

免疫组化

IDCS 显示 S100、CD11c、波形蛋白和 fascin 呈强而弥漫阳性，而对 CD43 和 CD45 呈不同程度阳性（图 17.323 和 17.324）。IDCS 中可能存在或不存在单核细胞分化标记，例如 CD4、CD14、CD15 和溶菌酶。与低级别 B 细胞淋巴瘤相关的病例可能显示出弱的 PAX5 阳性。IDCS 对 B 细胞和 T 细胞标志物、CD163、FDC 标志物、上皮标志物（尽管广谱角蛋白可能非常局限）、朗格汉斯细胞标志物、HMB-45、黑色素 A 和 EBV 呈阴性。在对 IDCS 免疫表型和结节内梭形细胞黑色素瘤的免疫表型进行的比较研究

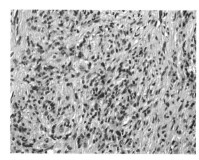

图 17.322 淋巴结指状突树突状细胞肉瘤。肿瘤由梭形细胞组成，胞核细长，呈的波浪形。背景显示胶原纤维化。如果没有适当的免疫组化标记物，则这种肿瘤不能被分类为梭形细胞肿瘤

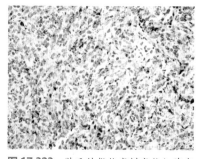

图 17.323 淋巴结指状突树突状细胞肉瘤。与图 17.322 相同的肿瘤。CD68 的免疫组织化学显示某些细胞中有颗粒状胞质标记

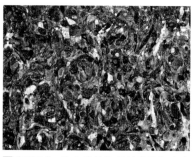

图 17.324 淋巴结指状突树突状细胞肉瘤。与图 17.322 相同的肿瘤。肿瘤细胞对 S100 强阳性。所有其他树突状细胞标记均为阴性。有人提出，指状突树突状细胞肉瘤和梭形细胞黑色毒瘤可能代表一个相关的（或相同的）实体

中，发现这两种肿瘤不仅有共同形态特征，而且还有某些共同的 IHC 标记物的表达，即强 SOX10、β- 连环素蛋白体、p75、可变的 MUM-1 和阴性的 MiTF，因此，它们可能代表相似的或可能相同的肿瘤。在 5 例 IDCS 中，有 2 例发现了 PD-L1 的表达，而没有发现 PD-L2 的表达，这可能为潜在的靶向治疗带来希望。先前已报道过由 IHC 检测到的带有 BRAF V600E 的 IDCS 案例。

鉴别诊断

诊断需要使用适当的 IHC，不能仅通过形态来确定。鉴别诊断包括 FDCS、组织细胞肉瘤、朗格汉斯细胞肉瘤、转移至淋巴结的癌和转移性梭形细胞黑色毒瘤。对于所有这些，一组适当的 IHC 标记物将有助于解决该问题，但 IDCS 的免疫谱与涉及淋巴结的梭形细胞黑色毒瘤之间存在明显的重叠（见上文）。

分子

滤泡性淋巴瘤患者中发生的 IDCS 病例具有 IGH 基因重排，并且可能对 t（14;18）/IGH-BCL2 呈阳性，表明它们可能代表了低级别 B 细胞淋巴瘤向 IDCS 的转化（因此称为转分化）。需要进一步研究以阐明 IDCS 的真实起源。似乎血液学肿瘤中出现的部分病例显示出无可争议的造血来源，但是梭形状细胞黑色素瘤的共同标志物的表达提出了一个问题，即这些病例是否可能相关。

组织细胞肉瘤（HS）

流行病学与临床特征

HS 是一种非常罕见的肿瘤，表现出巨噬细胞 / 组织细胞分化。因此，不能仅根据形态学来确定其诊断，而需要使用 IHC。旧术语"恶性组织细胞增生症"用于被认为具有"组织细胞"起源的肿瘤，但随着 IHC 的出现，以前属于该类别的大多数肿瘤现已被重新分类为其他实体，即 DLBLC 和 ALCL 和其他上皮样恶性肿瘤。HS 可能在儿童、年轻人和成人中发生。它们通常表现为单个局限性淋巴结肿大，但某些情况下可能显示出更为严重的临床病程。像 IDCS 一样，一部分 HS 病例出现在另一个血液肿瘤中，通常是低级别 B 细胞淋巴瘤（CLL/SLL，滤泡性淋巴瘤）或 B 淋巴母细胞淋巴瘤 / 白血病，这提示了所谓的转分化。

病理学

HS 的形态变化很大，单一的形态不能用于诊断。这些肿瘤取代了淋巴结的结构，由具有上皮样、梭形体或混合的上皮样和梭形形态的细胞片组成，具有不同程度的非典型性和多型性（图 17.325）。大多数情况下，细胞核明显卷曲，有或没有强化的核膜、泡状染色质和小嗜碱性核仁（图 17.326）。上皮样细胞的细胞质范围从双嗜性到嗜酸性，可能会或不会显示出空泡或细小颗粒，并且细胞边界通常不明确。有些病例可能含有多核巨细胞，其细胞学特征与主要肿瘤细

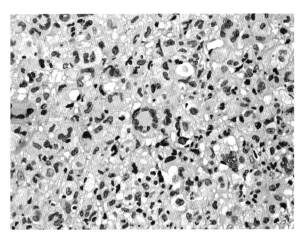

图 17.325 淋巴结组织细胞肉瘤。肿瘤由恶性的上皮样大细胞组成，具有回旋状、肾状或马蹄形核，嗜酸性至泡沫性细胞质丰富。有非典型的核分裂以及散在的多核巨细胞（某些朗汉斯型）

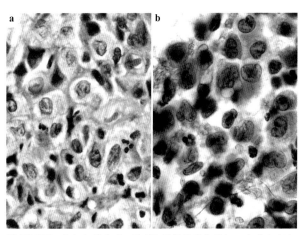

图 17.326 组织细胞肉瘤。肿瘤细胞核的形态特征：（a）组织切片；（b）巴氏染色涂片。细胞核卷曲，有核沟和泡状染色质。这些肿瘤可见散在的中性粒细胞

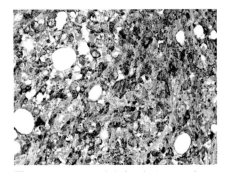

图 17.327 组织细胞肉瘤。与图 17.325 相同。CD68 的免疫组织化学染色在肿瘤细胞中呈阳性。肿瘤 CD163 阳性，S100 和其他树突状细胞标记物阴性

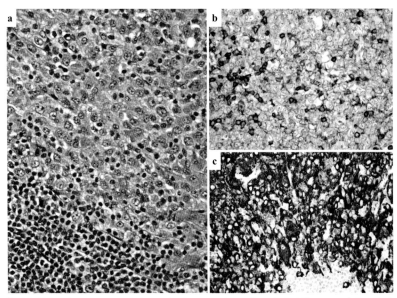

图 17.328 淋巴结组织细胞肉瘤。与图 17.325 进行比较。在这种情况下，肿瘤细胞的形态更加均匀，并且散布着嗜酸性粒细胞（a）。该病变的鉴别诊断范围更广。肿瘤对 CD45（b）弱阳性，对 CD163（c）和 CD68 强阳性（未显示）。上皮、黑素细胞和树突状细胞标志物以及 CD30 均为阴性

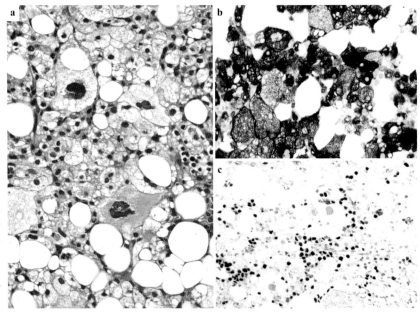

图 17.329 组织细胞肉瘤（转分化）。该患者既往有 B 淋巴母细胞白血病治疗史，并出现全血细胞减少症。骨髓被非典型巨噬细胞和具有丰富泡沫细胞质并增多核分裂活性的巨大多核细胞所替代。此外，还有一些小的单核细胞可疑残留淋巴细胞白血病。巨噬细胞 CD163 阳性（b），小单核细胞 PAX5 阳性（c），从而证实了残留的 B 淋巴母细胞白血病的诊断，并可以分化为组织细胞肉瘤。在这种情况下，巨噬细胞对 PAX5 呈阴性，但某些报道的所谓的转分化病例可能对 PAX5 呈弱阳性

胞相似，有些病例散在的嗜中性粒细胞和吞噬红细胞（图 17.325）。核分裂是常见的，包括非典型的核分裂，并且可以看到局灶性坏死。

免疫组化

HS 的巨噬细胞标记 CD68（KP-1 和 PGM-1）和 CD163 呈阳性，而对其他单核细胞分化标记（如 CD4、CD11c、CD14、CD15 和溶菌酶）呈阳性。CD43 的 IHC 通常为阳性，而 CD45 则可变（图 17.327 和 17.328）。S100 可能很弱和局灶。与 B 细胞肿瘤有关的病例可能显示 PAX5 阳性（图 17.329）。HS 对 B 细胞和 T 细胞标志物、CD30、上皮标志物、黑素细胞标志物、血管标志物、朗格汉斯细胞标志物和 FDC 标志物呈阴性，因此代表经过大量检查后诊断为排他性。在最近的一项研究中，

有 14 例 HS 在 50% 的病例中表达 PD-L1，而仅在 2 例中检测到 PD-L2。这些分子的表达可能代表潜在的靶向治疗的有希望的结果。

分子

HS 是一种非常罕见的疾病，有限的研究已经分析了这些肿瘤的分子结构。滤泡性淋巴瘤患者出现的 HS 病例带有 IGH 基因重排，并且可能对 t（14;18）/IGH-BCL2 呈阳性，表明它们可能代表了低级 B 细胞淋巴瘤向 HS 的转化（所谓的转分化）。韩国的一项研究显示，通过 Sanger 测序和 qPCR，8 例 HS 病例中有 5 例 BRAF V600E 阳性。

朗格汉斯细胞肉瘤

流行病和临床特点

这种恶性肿瘤极为罕见。该病通常累及皮肤和软组织，大约 20% 的病例可能出现淋巴结受累。肿瘤扩散到多个器官并不少见。死亡率约为 50%。

病理学

朗格汉斯细胞肉瘤的诊断是一种排除诊断，应在以下两种情况下考虑：①当肿瘤表现出恶性肿瘤的特征，即坏死，核分裂和非典型性，并由 LCH 发生；②肿瘤具有恶性特征，仅表现出明确的朗格汉斯细胞分化。两种情况下的诊断都必须基于朗格汉斯细胞分化的 IHC 谱。核分裂很常见，通常每 10 个高倍视野 > 50 个。LCS 很少来自 LCH。

免疫组化

肿瘤细胞对 S100、CD1a 和胰岛蛋白 /CD207 呈阳性，对 CD68 和 / 或 CD163 可能呈局部阳性。肿瘤细胞的上皮，黑素细胞和 FDC 标记阴性。一项研究表明，WT-1 和 CD44 在 LCS 中频繁表达。

鉴别诊断

在淋巴结中，鉴别诊断包括转移性肉瘤样癌、黑色素瘤或肉瘤、LCH、IDCS、上皮样或多形性 FDCS 和组织细胞肉瘤。

分子

已显示一部分 LCS 具有 BRAF V600E 突变。表 17.17 列出了树突状细胞肉瘤的鉴别诊断

良性和血管病变

与淋巴增生性疾病相比，累及淋巴结的良性和反应性病变更为常见，并且通常被病理医生认可。但是，其中一些类型可能具有异常的临床表现（全身性淋巴结肿大，B 症状）或可能具有与恶性肿瘤有关的形态特征（非典型性，坏死，多量的核分裂），这些特征可能被误认为是血液淋巴性恶性肿瘤。此外，更频繁地获得用于诊断的空心针淋巴结活检的做法增加了对这些病变中某些解释的难度。在本节中，我们讨论一些可能带来诊断困难并涉及非霍奇金淋巴瘤和霍奇金淋巴瘤和组织细胞疾病的鉴别诊断的实体。我们还简要描述了淋巴结的血管病变。

皮病性淋巴结肿大

流行病学与临床特征

皮病性淋巴结肿大（也称为皮肤病，皮肤病性淋巴结炎或脂溢性网状增生）很常见，通常因为单淋巴结受累发生在有或无炎症性皮肤病或蕈样霉菌疾病史的患者中。临床上通常由于怀疑淋巴瘤引起关注。

病理学

皮肤病变可能是淋巴结肿大的原因，也可能是由于其他原因在活检淋巴结中继发的变化。大体上，淋巴结可能显示出暗或黑色的变色（图 17.2c）。淋巴结可能肿大，通常显示皮层旁结节状扩张，并伴有滤泡增生。副皮质显示出 IDC、朗格汉斯细胞和巨噬细胞的血管增多和增生，低倍下这些区域呈现出"虫蚀样"或斑驳的外观（图 17.330）。在更高的放大倍数下，IDC 和朗格汉斯细胞显示出经典的形态，巨噬细胞的细胞质中含有不同数量的黑色素（图 17.331）。未见细胞异型、多核巨细胞、坏死或非典型核分裂。嗜酸性粒细胞很少见。

免疫组化

IDC 的增殖可以用 S100 和 CD1a 突出显示（图 17.330）。IHC 的胰岛蛋白 /CD207 突出显示了皮层旁区域中与 IDC 混合的 S100+/CD1a+ 朗格汉斯细胞较少。BRAF（VE1）始终为阴性。CD3 在大多数淋巴细胞中均为阳性（CD4 > CD8），并且 CD2、CD5 或 CD7 没有异常丢失。

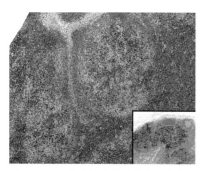

图17.330　皮病性淋巴结肿大。血管、树突状细胞和巨噬细胞的增殖导致结节性皮层旁扩张，呈斑驳或"虫蚀样"的外观。插图：S100的免疫组织化学突出显示了在皮层旁区域存在指状树突状细胞和朗格汉斯细胞

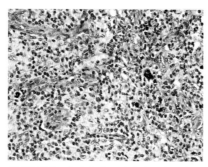

图17.331　皮病性淋巴结肿大。皮层旁扩张由血管、指状突树突状细胞、朗格汉斯细胞和巨噬细胞的增殖组成。后者包含细胞质黑色素

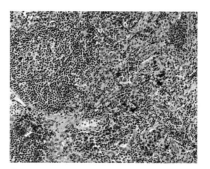

图17.332　含铁血黄素沉积在淋巴结中。淋巴组织增生，小泡间血管增多，伴有含铁血黄素的巨噬细胞聚集。与黑色素相比，含铁血黄素颗粒具有折射性，具有明显可变的大小，并且对铁染色呈阳性（另请参见图17.333）。

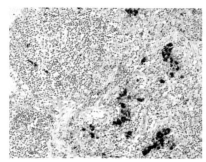

图17.333　含铁血黄素沉积在淋巴结，Perls染色。来自图17.332的相同淋巴结。富含铁血黄素的巨噬细胞簇以亮蓝色突出显示

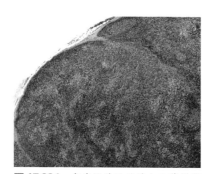

图17.334　皮病性淋巴结肿大和蕈样霉菌病。该患者有蕈样霉菌病史并发展为淋巴结肿大。在皮病性淋巴结病中所见，存在小泡间增生，呈斑驳或"虫蚀样"外观（比较图17.330）。在这种放大倍数下，无法确定是否有蕈样霉菌病累及

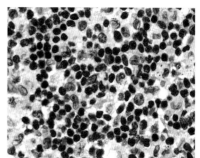

图17.335　皮病性淋巴结肿大和蕈样霉菌病。图17.334放大了滤泡之间的区域。有混合的细胞、具有回旋的细胞核和丰富的苍白细胞质（指状树突状细胞、朗格汉斯细胞、巨噬细胞）和小到中型的淋巴细胞、具有脑回样核和致密的染色质（蕈样霉菌病细胞）。淋巴细胞对CD3和CD4呈阳性，但对CD5、CD7和CD8呈阴性，与原皮肤浸润的免疫表型相同

鉴别诊断

皮病性淋巴结病中IDC和朗格汉斯细胞的增殖可能是明显的，并且可以类似LCH或IDC肿瘤，但是结构没有消失，几乎没有坏死、非典型性、多核巨细胞或嗜酸性粒细胞增多。在挑战性病例中（多数LCH阳性，皮病性淋巴结病阴性），BRAF（VE1）的IHC可能会解决该问题。在某些情况下，可能难以区分黑色素色素和含铁血黄素的沉积，并且这两种情况可能都由皮肤病性变化引起（图17.332）。黑色素（Fontana-Masson）或铁（Perls/普鲁士蓝）的特殊染色剂将有助于识别颜料沉积物的性质（图17.333）。患有蕈样霉菌病的患者并非罕见地发展为表现出皮病性变

化的局部淋巴结肿大。在这种情况下，为了分期和治疗目的，确定蕈样霉菌病是否有淋巴结受累很重要（图17.334）。在有蕈样霉菌病病史的患者中，皮层区域可能见到中等大小的淋巴细胞，其中有回旋的或脑回样核与IDC和朗格汉斯细胞混合（图17.335），需要IHC来确认这些细胞的类型。然而，鉴定蕈样霉菌病累及小的淋巴结可能极具挑战性。需要IHC和流式细胞术确定T细胞的免疫表型，并将其与原发皮肤T细胞淋巴瘤进行比较。

组织细胞坏死性淋巴结炎（Kikuchi病或Kikuchi-Fujimoto病）

组织细胞坏死性（凋亡性）淋巴结炎是一种相对

较新的自限性淋巴结病。为纪念日本病理医生 Masa-hiro Kikuchi（1934—2012）和 Y. Fujimoto 在 1972 年独立描述了这种疾病，便用了它的名字 Kikuchi-Fujimoto（KFD）。然而，正是菊池博士将这种疾病介绍给了国际医学界。

流行病学与临床特征

KFD 现在被认为在世界范围内发生。它典型地出现在发烧和颈部局部无痛性淋巴结肿大的年轻女性中。一些患者可能会出现血细胞减少或全身症状，并且由于怀疑淋巴瘤的临床原因，而对淋巴结病进行了活检。KFD 可能很少表现为全身性淋巴结病或结外性疾病。KFD 的病因尚不清楚，是否存在传染性生物可能是引起争议的原因。具有自身免疫性疾病的患者可能会出现临床症状和淋巴结肿大，其组织形态与 KFD 相似，这表明免疫失调在其发病中也起作用。

病理学

在低倍下，淋巴结表现出皮质旁扩张和坏死的多灶性楔形区域（图 17.336 和 17.337）。坏死区域呈淡嗜酸性，与保留的淋巴结实质形成对比。认识到 KFD 的三个形态学阶段：①早期或增生阶段；②中间或坏死阶段；③后期或溶解 / 黄瘤形成阶段（图 17.337 和 17.338）。在增殖期，免疫母细胞的皮层旁扩张和增殖，核分裂活性增加。免疫母细胞可以显示非典型特征，并且可以看到类似 HRS 的细胞（图 17.339）。在坏死阶段，存在具有大量凋亡小体但缺乏中性粒细胞的凝固性坏死区域（图 17.340）。在溶解 / 黄瘤期，巨噬细胞会围绕坏死区域和吞噬细胞碎片，并见到透亮至泡沫状的细胞质和特征性的新月形核（图 17.341）。即使这些阶段具有确定的时间序列，也都可以同一淋巴结中找到它们。除了免疫母细胞和巨噬细胞的增殖外，浆细胞样树突状细胞也有增殖。KFD 的形态学特征不是特异性的，在系统性红斑狼疮患者或川崎病患儿中也可能观察到。

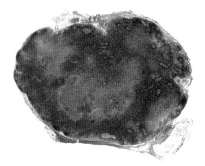
图 17.336 Kikuchi-Fujimoto 病。淋巴结肿大，伴组织细胞坏死性淋巴结炎，整个实质呈楔形至不规则的坏死区域。被膜未增厚，未累及的淋巴结显示滤泡增生

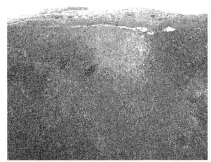
图 17.337 Kikuchi-Fujimoto 病。淋巴结被膜下面的凝固性坏死的楔形区域。注意缺乏中性粒细胞。相反，坏死周围有由巨噬细胞和免疫母细胞组成的强烈反应

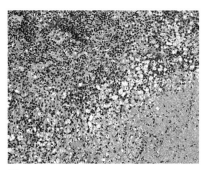
图 17.338 Kikuchi-Fujimoto 病。疾病的三个阶段可以出现在同一淋巴结中。左上角，增生期；中间，黄瘤 / 溶解期；右下角，缺乏中性粒细胞的坏死期

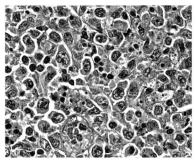
图 17.339 Kikuchi-Fujimoto 病，增生期。免疫母细胞反应可能类似于病毒淋巴结炎或大细胞淋巴瘤。在免疫母细胞中观察到散在的凋亡小体

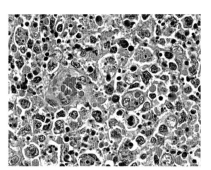
图 17.340 Kikuchi-Fujimoto 病，坏死期。广泛的凝血坏死和凋亡，巨噬细胞丰富，偶尔有免疫母细胞和淋巴细胞。尽管坏死丰富，但没有中性粒细胞

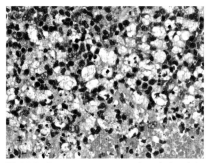
图 17.341 Kikuchi-Fujimoto 病，黄瘤 / 溶解期。泡沫状的巨噬细胞包围着坏死的区域。一些巨噬细胞充满透明的空泡，将细胞核移向周围（新月形核），类似于印戒细胞

免疫组化

由于仅可以根据形态学来确定诊断，因此不需要 IHC 来确定 KFD。但是，具有 KFD 增殖期的空心针淋巴结活检可能类似于淋巴瘤，可能需要使用 IHC 来确认或排除任何一种诊断（图 17.342a）。在 KFD 中，通常 CD3+T 细胞（CD4 > CD8）超过 B 细胞。巨噬细胞对 CD4、CD68、CD163 和髓过氧化物酶呈阳性（图 17.342b）。浆细胞样树突状细胞可以用 CD123 或 TCL-1 突出显示，这些细胞在皮质旁聚集。Ki-67 增殖指数很高（> 40%），不能可靠地将 KFD 与恶性肿瘤区分开（图 17.342c,d）。CMV、HSV、HHV-8 和 EBER ISH 的 IHC 均为阴性。

鉴别诊断

KFD 在淋巴结固定不良或粗针活检中难以识别，尤其是在增殖和 / 或坏死期占优势的病变中。坏死的存在、大量细胞凋亡、非典型大细胞和高 Ki-67 指数可能让病理医生产生对大细胞淋巴瘤的错误考虑。重要的是，在诊断出大细胞淋巴瘤之前，应考虑从一名年轻女子的头部和颈部孤立病变的淋巴结活检

中诊断 KFD（图 17.342a）。丰富的 T 细胞而非 B 细胞的存在应排除 DLBCL 的诊断。同样，用 CD68、髓过氧化物酶、CD123 和 / 或 TCL-1 的 IHC 应该揭示存在大量巨噬细胞和浆细胞样树突状细胞，而在大细胞淋巴瘤中则没有。KFD 的坏死期和黄瘤期可能类似于非典型的分枝杆菌感染或病毒性淋巴结炎（图 17.343）。因此，需要使用分枝杆菌生物（AFB，Fite-Faraco）、IHC 的 CMV 和 HSV 特殊染色剂来排除这些诊断。尽管 KFD 的形态学特征与系统性红斑狼疮和川崎病非常相似，但有可能认识到这些实体之间的某些形态学差异。在系统性红斑狼疮中发现苏木素体（薄壁组织中的核碎片积聚）、Azzopardi 效应（核碎片 –DNA– 血管壁结壳）以及丰富的浆细胞并不少见。在川崎病中，坏死区通常含有中性粒细胞，而这在 KFD 中是看不到的。

传染性单核细胞增生症

尽管自 1920 年代以来就已经知道传染性单核细胞增生症的临床特征，但 1966 年，Volker Diehl 在 Werner 和 Gertrude Henle（1910—1987 和 1912—

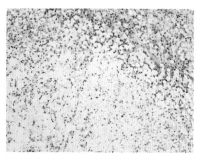

图 17.343   Kikuchi-Fujimoto 病。AFB 染色为阴性

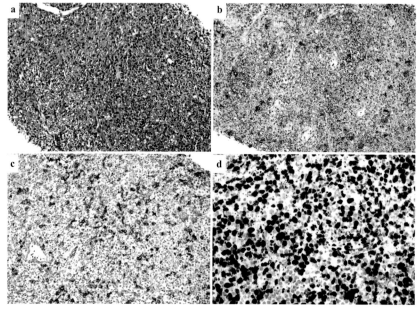

图 17.342   Kikuchi-Fujimoto 病。（a）淋巴结穿刺活检由大非典型细胞簇和广泛坏死性有淋巴瘤的怀疑。该患者是一名 20 岁的女性，有发烧和局部颈部淋巴结肿大。根据临床表现，Kikuchi 淋巴结炎的诊断要优先考虑。通过免疫组织化学，病变包含大量 CD68 呈阳性的巨噬细胞（b），浆样树突状细胞由（c）CD123 突出显示。（d）Ki-67 增殖指数高，无助于排除肿瘤诊断

2006）的实验室工作时，首次认识到传染性单核细胞增生症和 EBV 感染之间的关联。在实验室工作人员对 EBV 呈血清反应阳性后出现发烧、咽炎和全身淋巴结肿大后，他发现了这个联系。

流行病学与临床特征

传染性单核细胞增生症是 EBV 感染的急性表现。该感染仅在一部分患者中临床表现出来，通常是发烧、咽炎、淋巴肿大、肝脾肿大和淋巴细胞绝对值增多的年轻患者（图 17.344）。该疾病是自限性的，患者数周后即可康复。这种疾病较少见于老年人。

病理学

淋巴结显示皮质旁扩张，并伴有高内皮小静脉增生，结构保留，窦开放（图 17.345）。皮质旁区域显示出免疫母细胞的旺盛增殖，其细胞谱范围从中等到大，到一些具有 HRS 样特征的分散细胞（图 17.346）。免疫母细胞也可能占据保留的淋巴结窦。不同区域显示增加的核分裂，并且可能存在星空现象指示高增殖的区域（图 17.347）。坏死是局灶性的，但在某些情况下可能会突出。通常没有明显的滤泡增生。

免疫组化 / 流式细胞术

大多数免疫母细胞为 CD20+B 细胞和少量 CD3+T 细胞的混合物，CD20+ 免疫母细胞通常具有生发中心后免疫表型（MUM-1+，CD10-，bcl-6-）。细胞毒性 T 细胞也增殖（图 17.348）。HRS 样细胞通常对 CD20 和 CD30 呈阳性，但对 CD15 呈阴性。Ki-67 增殖指数很高（＞40%）（图 17.349）。大多数细胞（小，中，大）的 EBER ISH 均为阳性（图 17.350）。CD21 和 CD23 突出显示残留的淋巴滤泡的 FDC 网减少。流式细胞术检测多型 B 细胞群，T 细胞可显示 CD5 或 CD7 异常下调，但这一发现不应解释为 T 细胞淋巴瘤。CD4 与 CD8 的比值通常是相反的。血液中循环的非典型淋巴细胞是细胞毒性 T 细胞（CD3+/CD8+）。

鉴别诊断

传染性单核细胞增生症的鉴别诊断包括 DLB-

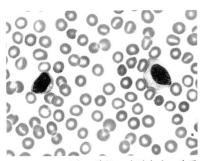

图 17.344　传染性单核细胞增生症。外周血涂片检查结果包括白细胞增多，绝对淋巴细胞增生症和 Downey 细胞（通常为 II 型或 III 型）

图 17.345　传染性单核细胞增生症。皮质旁扩张与多样性背景下高内皮微静脉和免疫母细胞的增殖

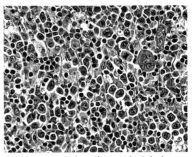

图 17.346　传染性单核细胞增生症。一些免疫母细胞是非典型的，类似于大淋巴瘤细胞

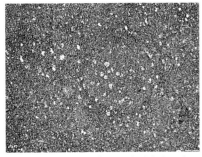

图 17.347　传染性单核细胞增生症。皮层旁区域为"星空"模式，表明高度增殖。血液中循环的非典型淋巴细胞是细胞毒性 T 细胞（CD3+/CD8+）

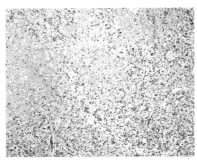

图 17.348　传染性单核细胞增生症。TIA-1 的免疫组织化学突出显示了多量的细胞毒性 T 细胞

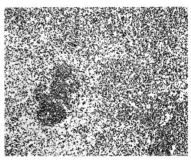

图 17.349　传染性单核细胞增生症。Ki-67 的免疫组织化学在皮层旁区域显示出很高的增殖指数。病理医生应谨慎对待将高 Ki-67，不要解释为肿瘤

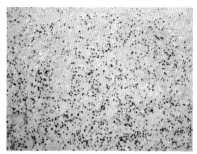

图 17.350　传染性单核细胞增生症。EBER 原位杂交在部分细胞中呈阳性

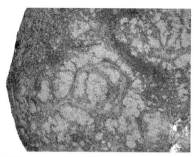

图 17.351　肉芽肿性淋巴结炎。该结构被多个非坏死性肉芽肿所破坏。真菌和分枝杆菌的特殊染色阴性

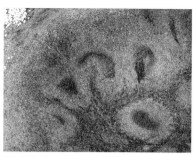

图 17.352　猫抓病，肉芽肿性淋巴结炎。多个坏死性肉芽肿可破坏淋巴结结构。巨噬细胞在坏死中心周围形成栅栏

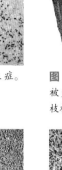

图 17.353　坏死性肉芽肿性淋巴结炎。图 17.352 中的一个肉芽肿的高倍。中心显示坏死，中性粒细胞丰富，并有核碎片。猫抓病

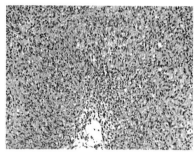

图 17.354　化脓性肉芽肿性淋巴结炎。肉芽肿在中心含有丰富的中性粒细胞。猫抓病

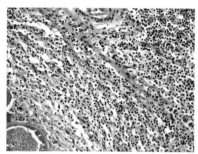

图 17.355　肉芽肿性淋巴结炎和嗜酸性粒细胞增多。该淋巴结显示出被肉芽肿反应包围的寄生虫（左下），周围的薄壁组织含丰富的嗜酸性粒细胞（右上）

CL、BL、CHL 或其他病毒性淋巴肿大。对于一名可疑传染性单核细胞增生症的年轻患者，淋巴结肿大的临床表现应有助于诊断。但是，当临床表现不典型，患者年龄较大或标本为穿刺活检且未提供临床病史时，与淋巴瘤的鉴别可能具有挑战性。保留窦开放的淋巴结结构，具有中等至大细胞的免疫母细胞，具有嗜碱性核仁的 HRS 样细胞的免疫母细胞谱，通过 IHC 证明 T 细胞和 B 细胞的混合物以及大多数细胞的阳性 EBER 细胞，应全部指向传染性单核细胞增生症而不是淋巴瘤的诊断。另外，有研究表明大量 MUM-1 阳性，且 CD10 和 bcl-6 呈阴性的免疫母细胞有利于诊断传染性单核细胞增生症。典型的中和大细胞以及类似 HRS 的细胞谱的存在，是传染性单核细胞增多症典型表现，而不是 CHL，HRS 细胞从正常的多样性背景中脱颖而出。此外，HRS 细胞对 CD30 和 CD15 呈阳性，但对 CD20 呈阴性。其他病毒淋巴肿大可能看起来与传染性单核细胞增生症相似，应该寻找特定的病毒细胞病变并使用 IHC 标记（HSV、CMV 等）。窦内发现的免疫母细胞可能类似于 ALCL，但在 ALCL 中看不到结构整体保存和多样化背景。

肉芽肿性淋巴结炎

这组淋巴结炎具有累及淋巴结的肉芽肿（坏死性或非坏死性）形态特征（图 17.351 和 17.352）。它们的发病机制是可变的，通常与传染性生物有关。累及淋巴结的位置通常是基于继发区域性淋巴结肿大感染的主要部位。这些疾病包括猫抓病、性病淋巴肉芽肿，以及真菌、分枝杆菌或寄生性淋巴结炎和结节病。

流行病学与临床特征

猫抓病是由汉氏巴尔通体（以前称为猫 Afipia felis）产生的感染，从猫的抓伤或叮咬传染给人类。在美国，每年大约有 12 000 名患者患上猫抓病。该疾病是自限性的，表现为在免疫能力强的个体中发生局部淋巴结肿大（腋窝，较常见的与猫接触的部位）。但是，如果感染发生在免疫功能低下或感染了 HIV 的患者中，则该疾病表现为细菌性血管瘤病（请参见"血

管病变"）。性病性淋巴肉芽肿是由沙眼衣原体引起的性传播疾病，表现在腹股沟淋巴结中。小肠结肠炎耶尔森氏菌淋巴结炎多发于肠系膜淋巴结。土拉弗朗西斯菌可在任何淋巴结区域发生淋巴结炎。真菌性淋巴结炎可能是由新型隐球菌、荚膜组织胞浆菌、曲霉菌、念珠菌和酵母菌引起的。分枝杆菌肉芽肿性淋巴结炎通常仅次于结核分枝杆菌和麻风分枝杆菌，它们均可表现为局限性、区域性或全身性淋巴结病。寄生性淋巴结炎在美国并不常见，通常由免疫抑制患者中的几种生物引起结节病（Besnier-Boeck-Schaumann 病）在非裔美国人中更普遍，并倾向于累及纵隔肺门淋巴结，但也可能表现为广泛性淋巴结病。近年来，结节病和痤疮丙酸杆菌之间的病因学联系已被提出，但这些发现需要其他团体的进一步确认。

病理学

肉芽肿性淋巴结炎可分为非坏死性和坏死性。通常，淋巴结中的肉芽肿没有好发位置，大小可变，并且形状可能不同（星状、圆形、不规则形）（图 17.351~17.353）。同样，肉芽肿可能伴有急性炎症（化脓性）、嗜酸性粒细胞（寄生虫感染）、包膜炎或致密性硬化症（组织胞浆菌感染）（图 17.354 和 17.355）。坏死性肉芽肿更常见于分枝杆菌感染和寄生虫感染，后者可能在坏死区域的中央含有寄生虫（图 17.356 和 17.357）。

结节病的特征是紧密的肉芽肿导致淋巴结扭曲，没有淋巴细胞的边缘（所谓的"裸"肉芽肿），纤维化程度不一（图 17.358 和 17.359）。可能存在 Schaumann 体、Hamazaki-Wesenberg 体或"黄棕色"体、小星状体和草酸钙晶体（图 17.359 和 17.360）。

特殊染色和 IHC

有多种特殊的染色可用于识别和显示组织切片中的微生物（图 17.361）。特殊染色的详细列表不在本章范围之内。最近，针对特定器官的 IHC 已经面世，并且更容易、更快捷地操作和解释。但是，并非所有

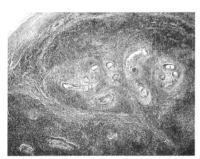

图 17.356　丝虫累及淋巴结。结构消失。该生物在多个横断面和纵断面可见，周围被肉芽肿反应所包围。一例 HIV 感染伴播散性丝虫病患者的尸检切片

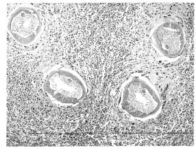

图 17.357　丝虫累及淋巴结。丝虫在多个横截面中被肉芽肿反应所包围。来自播散性丝虫病的 HIV 感染患者的尸检标本

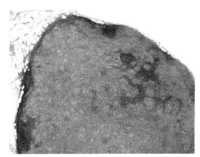

图 17.358　结节病。大量非坏死性肉芽肿和致密性纤维化破坏了淋巴结结构

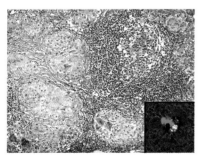

图 17.359　结节病。周围有反应性淋巴滤泡的所谓"裸"肉芽肿。插图，偏振光显微镜：偶尔会在巨细胞中发现 Schaumann 体（非双折射嗜碱性层状钙化）和草酸钙晶体（双折射）

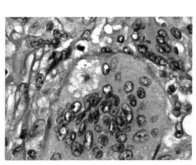

图 17.360　结节病。多核巨细胞中的小星状体

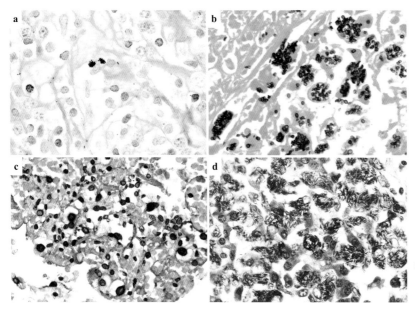

图17.361 肉芽肿性淋巴结炎，特殊染色。（a）在猫抓病的情况下，沃辛·史塔里氏菌在细菌生物体中（亨氏芽孢杆菌，中部）呈阳性。（b）弥漫性组织胞浆菌病的格罗考特二甲胺染色。（c）散发性隐球菌病中的高碘酸希夫氏菌。（d）鸟分枝杆菌细胞内感染，巨噬细胞内有许多伸长的 AFB 阳性杆菌

实验室都具有所有标记，因为某些抗体不经常使用。

鉴别诊断

肉芽肿性淋巴结炎通常不会和血液淋巴肿瘤鉴别。但是，当淋巴结显示广泛坏死时，重要的是要排除恶性肿瘤。在 CHL（图 17.243）、TCHRLBCL 或 T 细胞淋巴瘤中可见明显的肉芽肿反应伴化脓性炎症。在纵隔或肺门淋巴结中肉芽肿或旺盛的急性炎症可能掩盖了 HRS 细胞的存在。转移至淋巴结的生殖细胞肿瘤也可能伴有明显的肉芽肿反应，并可能被误解为肉芽肿性淋巴结炎或结节病。后者也可能伴有相关的低级别 B 细胞淋巴瘤，因此，在结节状肉芽肿病例中，应对淋巴样背景进行详细评估。

可能需要特殊的染色剂、培养物和微生物学研究或 PCR 才能排除感染过程。猫抓伤病例可能由于亨氏 B 杆菌在淋巴结组织中不存活而导致假阴性结果。接受抗肿瘤坏死因子药物治疗的患者可发展成结节病样全身性肉芽肿。

反应性组织细胞增多 / 外源物质引起的反应性组织细胞增多

这些疾病包括反应性窦性组织细胞增生，最近描述的人工关节置换术的组织细胞增生（人工关节置换后组织细胞淋巴结炎）和硅酮肉芽肿。

流行病学与临床特征

窦组织细胞增生症是反应性淋巴结最常见的发现之一，可能在多种临床条件下偶然发现。人工关节置换术后继发的组织细胞增生发生在附近的关节假体上，硅树脂肉芽肿更常见于腋窝淋巴结中，引流了放置硅胶乳房植入物的区域，但它们也可以与其他类型的假体一起发生。

病理学

反应性窦组织细胞增生症显示不明显的巨噬细胞使淋巴结窦轻度扩张。在某些情况下，巨噬细胞可能有吞噬作用或可能含有异物。人工关节置换术后继发的组织细胞增生表现为扩张的窦，充满了多角形、圆形核，嗜酸性至颗粒细胞质的巨噬细胞团（图17.362）。在皮层或髓质区内可见多核巨细胞和巨噬细胞片。在光学显微镜下，可以看到数量不等的微小（＜ 2 μm）黑色异物颗粒（钴铬和 / 或钛颗粒）。这些粒子中的一些在偏振光（聚乙烯）下是双折射的，并呈针状结构（图 17.363）。它们代表了由于假体磨损而引至局部淋巴结的碎片。硅胶肉芽肿由丛集的巨噬细胞组成，它们会扩大淋巴结窦或扭曲淋巴结结构。巨噬细胞具有透明至泡沫状的细胞质，并且可能存在具有像印戒样的形态的巨噬细胞。也可见大小不等的巨大囊性多核巨细胞。硅树脂碎片被视为巨噬细胞胞

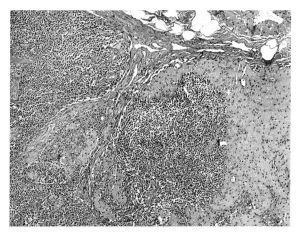

图17.362　关节置换术后组织细胞淋巴结炎。该患者有前列腺癌病史，右腹股沟淋巴结结病可疑为转移性疾病。淋巴结窦被具有丰富嗜酸性细胞质的巨噬细胞聚集所扩大，嗜酸性细胞质类似转移性癌或非典型分枝杆菌感染。该患者还有几年前的右膝假体手术史

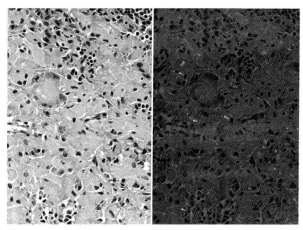

图17.363　关节置换术后组织细胞淋巴结炎（与图17.362相同）。该患者有前列腺癌、膝关节假体和腹股沟淋巴结病的病史。左图，巨噬细胞和多核巨细胞具有丰富且细颗粒的嗜酸性细胞质。右图，偏振光镜检查显示出无数的双折射短针状结构，这些结构是假体碎片（聚乙烯），流到淋巴结并引起组织细胞反应

质中存在的半透明、难降解、不规则物质。硅酮不是双折射的。根据所用植入物的类型，可能会极化其他异物的碎片。

免疫组化

形态学足以确定反应性窦房结组织细胞增生，假体置换后继发的组织细胞增生和硅酮肉芽肿的诊断。在某些情况下，可以通过将IHC用于溶菌酶、CD4、CD68和CD163来确定这些过程中巨噬细胞的起源。这些反应性组织细胞酶对S100阴性或仅局部阳性。

鉴别诊断

淋巴结肿大的窦的存在可能增加RDD、LCH、ALCL或累及窦的转移性癌的诊断可能性。通过光学或偏光显微镜鉴定异物将确认组织细胞增殖的起源。人工关节置换后的组织细胞增生可能类似非典型的真菌感染，并可能出现在有前列腺癌、髋关节置换和类似性转移性前列腺癌的老年患者的腹股沟淋巴结中。在这些情况下，需要使用细胞角蛋白和/或巨噬细胞标记物来确定所研究细胞的性质。硅酮肉芽肿可能在正电子发射断层扫描/计算机断层扫描（PET/CT）扫描中显示出摄取增加，并可能因活检转移性乳腺癌而被活检。重要的是，硅酮肉芽肿可类似转移性印戒细胞癌和RDD，但细胞角蛋白和S100的IHC阴性。

进行性转化生发中心（PTGC）

流行病学与临床特征

PTGC常在儿童和年轻人（通常是男性）中发生，表现为在头部和颈部或腋窝中较常见的单个或区域性淋巴结肿大。全身症状很少见，但淋巴结可能很大，大到足以在临床上产生恶性肿瘤的担忧。

病理学

PTGC累及的淋巴结通常会增大，并表现出明显的反应性滤泡和皮层旁增生。反应性淋巴滤泡的大小可变，并包含明确的套区和生发中心的极化，带有可分辨的巨噬细胞。反应性滤泡可以是圆形的，但也可以具有不规则的形状。PTGC的特征是融合的滤泡的存在，这些滤泡形成大的结节，其中央和变形的生发中心被扩张的套区包围（图17.364和17.365）。生发中心的变形是套区淋巴细胞渗透到生发中心之后的继发现象。很大的结节通常会完全破坏生发中心，并被套区细胞大量浸润，使这些结核具有"结节套结节"外观或"虫蚀样"外观（图17.366）。很少有免疫母细胞分布在这些大的淋巴结节中，但没有看到明确的HRS细胞或LP细胞。

PTGC中套区细胞的浸润已分为五种不同的免疫结构模式。滤泡间区的纤维化程度和皮层旁增生程度不一，整个背景由小的淋巴细胞组成。在NLP-HL中

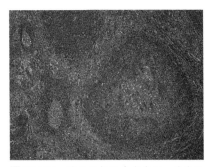 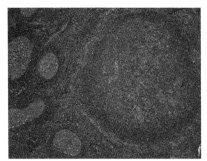 

图 17.364 进行性转化生发中心。反应性滤泡增生（左）和大的淋巴结节（生发中心扭曲）被套区淋巴细胞浸润

图 17.365 进行性转化生发中心。反应性滤泡增生（左）和大淋巴结节（右）主要由已经取代生发中心的套区细胞组成

图 17.366 进行性转化生发中心。套区细胞使生发中心扭曲，并出现"结节套结节"外观。缺乏结节性淋巴细胞的霍奇金淋巴瘤的中的大非典型细胞（LP 细胞）

可以看到 PTGC 区域。

近年来，已经认识到一部分 PTGC 病例的大结节内 IgG4 浆细胞数量可能增加，因此代表了累及淋巴结的 IgG4 疾病谱的一部分。至少对于年龄较大的人而言，这似乎是正确的。

免疫组化 / 流式细胞术

反应性滤泡是 CD10+、CD20+、bcl-6+ 和 bcl2-。PTGC 大结节内的大多数细胞为 B 细胞（CD20、CD79a 和 PAX5 阳性），背景 T 细胞较少（图 17.367 和 17.368）。残留的生发中心可用 CD10 和 bcl-6 突出显示（图 17.369）。渗入生发中心的套区细胞也对 B 细胞标记物以及 bcl-2 和 IgD 呈阳性。CD21、CD23 和 CD35 可用于证明 PTGC 大结节中 FDC 的扩大网状结构（图 17.370）。CD30 在主要位于副皮质和大结节与副皮质之间的界面的分散免疫母细胞中呈阳性。但是，CD15、CD30 和 EMA 不应突出大细胞，在大细胞周围也看不到 T 细胞玫瑰花结。EBER 是阴性的。PTGC 伴浆细胞增加的病例应用 IgG 和 IgG4 免疫组化进行评估，以排除 PTGC 样 IgG4 淋巴结病的可能性。流式细胞术可检测出多型 B 细胞和 T 细胞的混合物，而无异常标记表达。在某些情况下，小的单克隆 CD10+B 细胞群也表达为 CD38 阳性，可能引起淋巴瘤的怀疑，但这些克隆代表了反应性生发中心。因此，必须与形态联系，以避免误诊。

鉴别诊断

PTGC 的鉴别诊断包括反应性滤泡增生、FL、NLP-HL 和 LR-CHL。在反应性滤泡增生中，仅存在反应性淋巴滤泡，而无 PTGC 的大淋巴结节。FL 中的滤泡倾向于背对背，没有生发中心极化和变薄的套区，并且对 B 细胞标记，CD10、bcl-6 和 bcl-2 呈阳性。反应性滤泡增生和皮层旁增生的背景通常在 FL 中并不常见。此外，在 PTGC 中，与 FL 相反，残留的生发中心不规则且扭曲，并具有突出的套区，大量的套区细胞浸入生发中心。但是，FL 的"花环状变异"可能很难与 PTGC 的结节区分开。bcl-2 IHC 应谨慎解释，因为大量 bcl-2+ 套区淋巴细胞浸入生发中心，可能会给人 bcl-2+ 生发中心的印象（图 17.369a）。

NLP-HL 可能是最难与 PTGC 区别开的病变，因为 NLP-HL 的几种情况可能显示出相关的 PTGC。然而，在 NLP-HL 中，在扩展的套区和滤泡间区中存在具有分叶核的 LP 细胞。在 PTGC 中看不到这些细胞。LP 细胞的 B 细胞标记物和 EMA 呈强阳性，而对 CD15 和 CD30 通常呈阴性。LR-CHL 的结节变体包含富含淋巴细胞的大结节，也可能类似于 PTGC。但是，在 LR-CHL 中，HRS 细胞显示 CD15、CD30、PAX5 弱和 EBER 阳性，而 B 细胞标记呈阴性。在 NLP-HL 和 LR-CHL 中，围绕 LP 细胞和 HRS 细胞的小淋巴细胞 CD3 和 / 或 CD57 呈阳性，有助于识别这些细胞。在 PTGC 中看不到这些现象（图 17.371）。表 17.18 总结了 PTGC 的鉴别诊断。

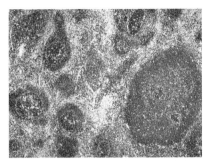

图 17.367　进行性转化生发中心。反应性滤泡和大淋巴结节含有丰富的 B 细胞（CD20 免疫染色）

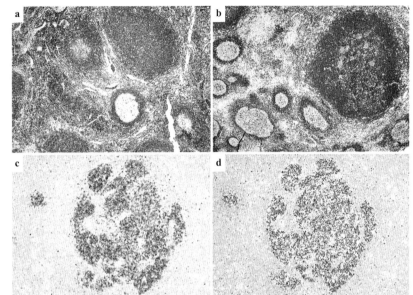

图 17.369　进行性转化生发中心，免疫组织化学。（a）套区细胞对 bcl-2 呈阳性。含有丰富的套区细胞的大淋巴结节可能与滤泡性淋巴瘤的 bcl-2 阳性滤泡（上，中）相混淆。（b）CD79a 在 B 细胞中呈阳性。（c）CD10 和（d）bcl-6 突出了被套区淋巴细胞浸润的扭曲的生发中心

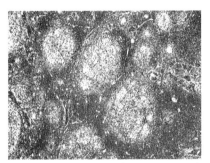

图 17.368　进行性转化生发中心。T 细胞主要局限于滤泡间区域（CD3 免疫染色）

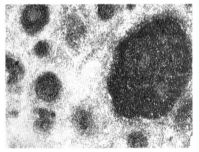

图 17.370　进行性转化生发中心。反应性淋巴滤泡和大淋巴结节中的滤泡树突状细胞网状组织（CD21 免疫染色）

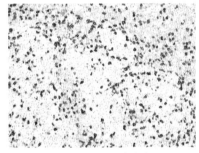

图 17.371　进行性转化生发中心。CD57 免疫染色突出显示了散在的 T 细胞，没有 CD57+T 细胞花环

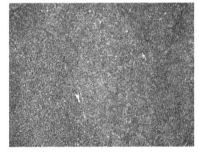

图 17.372　药物过敏性淋巴结炎。皮层旁增生，伴有高内皮微静脉和树突状细胞、淋巴细胞、浆细胞、嗜酸性粒细胞、免疫母细胞的增殖

药物过敏性或药物相关性淋巴结炎（抗惊厥药）

流行病学与临床特征

几种药物可产生具有非典型淋巴样增生的淋巴结肿大，不一一列举，但是与淋巴结肿大相关的最常见药物之一是抗惊厥性苯妥英钠。服用该药的部分患者会出现伴有牙龈增生、皮疹和淋巴结肿大的综合征，这些综合征在停药后会消退。

病理学

淋巴结显示旺盛的皮层旁增生，而较少的滤泡增生甚至滤泡破坏（图 17.372）。皮层旁扩张可能足够明显，以致部分破坏了结构。它包括高内皮小静脉的增生和具有树突状细胞、淋巴细胞、浆细胞、嗜酸性粒细胞和免疫母细胞混合物的多样性背景，其中一些具有非典型特征。可以看到核分裂，但是没有非典型的核分裂（图 17.372）。局灶性坏死性内膜炎也可能存在。

免疫组化 / 流式细胞术

继发于药物的反应性淋巴结炎通常包含 CD3+T

表 17.18   进行性转化生发中心（PTGC）鉴别诊断

病变	不同于 PTGC 的特性
反应性滤泡增生	仅反应性淋巴滤泡，无大淋巴结节
滤泡性淋巴瘤	背对背滤泡，套区变薄，生发中心无极化，无吞噬巨噬细胞 滤泡伸入结外脂肪组织 中心细胞和中心母细胞的数量因级别而异
结节性淋巴细胞为主霍奇金淋巴瘤	由于某些病例可能表现出 PTGC 的特征，很难鉴别有淋巴结构的破坏 LP 细胞和 T 细胞（CD3+/CD57+）在 LP 细胞周围形成花环
淋巴细胞丰富的经典霍奇金淋巴瘤	有淋巴结构的破坏 生发中心很小 霍奇金 /R-S 细胞（CD15+、CD30+、CD20-、CD45-）

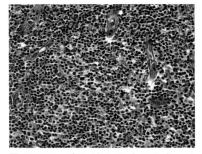

图 17.373 药物过敏性淋巴结炎。图 17.372 的高倍。显示血管增多，多形性细胞浸润，散在的非典型免疫母细胞

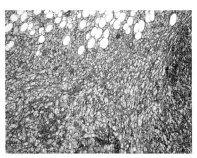

图 17.374 利妥昔单抗治疗后的"假瘤"。有旺盛的组织细胞反应，由泡沫巨噬细胞（脂肪坏死）和血管周围的小淋巴细胞组成。PET/CT 扫描显示高摄取的 5 cm 肠系膜肿块的活检。患者有弥漫性大 B 细胞淋巴瘤缓解史。免疫组化和流式细胞术显示缺乏 B 细胞，大部分 T 细胞无异常

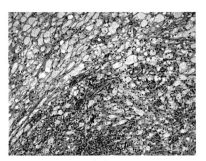

图 17.375 利妥昔单抗后的"假瘤"。图 17.374 的高倍放大显示脂肪坏死和 T 细胞标记物阳性的小淋巴细胞（未显示）。活检 5 cm 肠系膜肿块，PET/CT 扫描显示高摄取。患者的弥漫性大 B 细胞淋巴瘤病情缓解

细胞和 CD20+B 细胞的混合物。EBER 原位杂交为阴性。流式细胞术检测到多形性 B 细胞和 T 细胞的混合物，而标记物表达没有异常（图 17.373）。

鉴别诊断

药物相关的淋巴结肿大是具有挑战性的诊断。临床病史对于确定患者在开始用药后是否发生淋巴结肿大至关重要，因此，可以怀疑两者之间的关联。没有适当的病史，现在大多数这些病例被诊断为非典型淋巴组织增生。但是，有些情况下可能会被误诊为病毒性淋巴结炎，甚至会被误诊为淋巴瘤。多样性浸润的存在与淋巴结构的部分保留，并且没有淋巴瘤的免疫表型支持，应指向反应过程。在某些情况下，只有在停药后肿大消失后，才能回顾性地发现与药物相关的淋巴结病。

利妥昔单抗治疗后 "假瘤"

流行病学与临床特征

这是巨噬细胞的增殖，发生在 B 细胞淋巴瘤患者中，正在接受 / 已经接受了利妥昔单抗（抗 CD20 的治疗性抗体），并且在随访监测期间，形成了一个高 PET/CT 扫描摄取率的肿块，与复发性淋巴瘤有关。这是一个重要发现，因为 PET 扫描显示在使用利妥昔单抗时识别复发的假阳性率很高。

病理学

根据 MD Anderson 的经验，这些病变类似于脂肪坏死，由泡沫巨噬细胞和泡沫多核巨细胞组成，伴不同程度纤维化（图 17.374 和 17.375）。有散在的小淋巴细胞分布在血管周围，但未见非典型淋巴样细胞，并且根据定义，不应通过 IHC 或流式细胞术检测到残留的淋巴瘤。

免疫组化/流式细胞术

巨噬细胞表达典型的组织细胞标记物（CD68、CD163、溶菌酶）。重要的是，PAX5 在罕见的小 B 细胞中为阴性或仅阳性。背景中的大多数小淋巴细胞是 CD3+T 细胞。残留的 B 细胞淋巴瘤的流式细胞检测为阴性。

鉴别诊断

从形态上看，该病灶不像 B 细胞淋巴瘤。但是，病理医生应意识到这种临床和放射学表现，从而应谨慎解释这些病变。

IgG4 相关淋巴结病（IgG4-RL）

流行病学与临床特征

自从 2003 年被发现以来，IgG4 相关疾病的临床和病理学范围已经扩大。淋巴结肿大在 IgG4 相关疾病中很常见，并且淋巴结受累被认为是该疾病中病变范围的一部分。

病理学

IgG4-RL 已识别出五种不同的形态学模式，包括：①多中心 Castleman 病样，②滤泡增生，③滤泡间扩张，④ PTGC，⑤炎性假瘤样。它们都位于皮质旁区域或生发中心内，存在增加的成熟浆细胞和可变数量的嗜酸性粒细胞（图 17.376 和 17.377）。IgG4-RL 还发现了周围的小管状"花圈样"肉芽肿。

免疫组化

为了诊断，所有这些模式的共同点是 IgG4+ 浆细胞大于 100 个 /HPF 和 IgG4/IgG 比率＞40%（图 17.378）。对于未达到此阈值但显示 IgG4+ 浆细胞增加的病例，首选描述性诊断和提及这些特征的注释。

然后将需要临床和血清学相关性以支持 IgG4 相关疾病的可能性。

鉴别诊断

考虑到 IgG4-RL 中描述的多种形态学模式，病理医生应该对此病高度怀疑，以便做出正确的诊断。

弓形虫淋巴结炎（Piringer-Kuchinka 淋巴结炎）

流行病学与临床特征

Alexandra Piringer-Kuchinka（1912—2004）和 Otto Thalhammer（1922—1994）是两位奥地利医生，他们在 1950 年代为识别弓形体淋巴结炎做了开创性研究。弓形虫病是由球虫弓形虫（弓形虫来自宿主啮齿动物"gondi"引起的，该寄生虫最早在突尼斯发现）。它是通过食用被寄生虫污染的生肉或与猫密切接触而传播的。该疾病在世界范围内普遍存在，约占免疫免疫功能正常患者淋巴肿大的 5%。

病理学

弓形虫淋巴结炎的定义是：①滤泡增生，②单核细胞增生，③累及生发中心的小上皮样肉芽肿（图 17.379 和 17.380）。很少能在淋巴结中鉴定弓形虫缓殖子或速殖子。可能会观察到局灶坏死区域，但淋巴结结构并未消失。建议将组织病理学发现与适当的血清学或 PCR 研究相关联。

免疫组化

CD3+T 细胞和 CD20+B 细胞正常分布。单核细胞起源于 B 细胞（对 CD20、CD79a 和 PAX5 呈阳性）（图 17.381），对 IRTA-1 呈阳性，对 bcl-2 呈阴性。反应性滤泡也显示正常的标记模式。弓形虫的 IHC 通常为阴性，但可能突出显示很少的细胞。

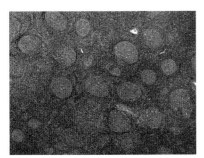

图 17.376 IgG4 相关淋巴结病。滤泡增生或淋巴结受累的模式 II

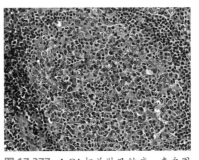

图 17.377 IgG4 相关淋巴结病。来自图 17.376 的滤泡的高倍。生发中心包含嗜酸性蛋白物质和散在的浆细胞

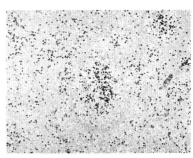

图 17.378 IgG4 相关淋巴结病。IgG4 免疫组化是确诊 IgG4+ 浆细胞增多和最终诊断的必要条件。参见图 17.376 和 17.377

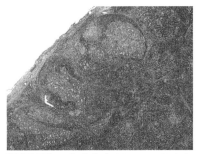

图17.379　弓形虫（Piringer-Kuchinka）淋巴结炎。在被膜的下方，两个反应性淋巴滤泡之间有一个淡染的单核细胞增生结节，多个小肉芽肿侵及滤泡

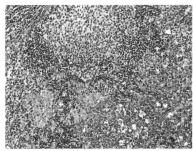

图17.380　弓形虫（Piringer-Kuchinka）淋巴结炎。三位一体：①单核细胞增生(上)，②滤泡增生（下），③侵犯反应性滤泡的上皮样肉芽肿（下，左）

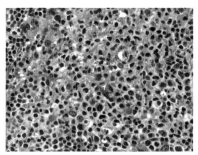

图17.381　弓形虫（Piringer-Kuchinka）淋巴结炎。单核细胞增生

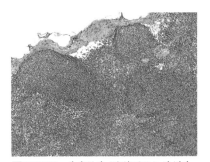

图17.382　反应性套/边缘区B细胞增生。1例有乳腺癌病史的患者腋窝淋巴结活检。这个发现是偶然的，但可能要与边缘区淋巴瘤或外套细胞淋巴瘤的鉴别诊断

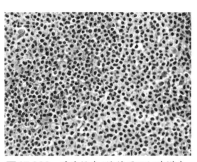

图17.383　反应性套/边缘区B细胞增生。图17.382的高倍。注意淋巴细胞的单一性。免疫组化显示CD3和CD20呈反应性，流式细胞术检测到多型B细胞，无CD5或CD10共表达

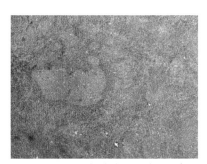

图17.384　HIV相关淋巴结肿大。有大小不等的淋巴滤泡，包括非常大的滤泡，它们具有不规则的形状和变薄的套区。小泡间区域显示皮质旁增生

鉴别诊断

　　弓形虫淋巴结炎的诊断很容易被病理医生识别。但是，在某些情况下，皮层旁免疫母细胞可能会大量增殖，这可能引起淋巴瘤的担忧。在其他情况下，单核细胞增生可能很明显，类似于MZL。与淋巴瘤相反，弓形体淋巴结炎保留了淋巴结结构，IHC结果显示了B细胞和T细胞标记的反应模式。与弓形体淋巴结炎中bcl-2阴性的单核细胞B细胞相比，MZL中的肿瘤性单核细胞B细胞为bcl-2+。小灶上皮样肉芽肿的存在也可能会引起T细胞淋巴瘤的鉴别诊断，但同样，T细胞和B细胞的结构和正常分布的保存也应指出非肿瘤过程。真菌或分枝杆菌的特殊染色为阴性。具有类似MZL的单核细胞特征的套区/边缘区B淋巴细胞增生或在外周淋巴结中也偶然遇到单核细胞增生（图17.382和17.383）。

HIV相关淋巴结病

流行病学与临床特征

　　作为急性逆转录病毒综合征的一部分，广泛性淋巴结肿大被视为HIV感染的最早迹象之一。一部分患者可能会出现持续性淋巴结肿大，表现为两个或多个部位淋巴结肿大（不包括腹股沟淋巴结），持续至少3个月，而没有其他淋巴结肿大的病因证据。

病理学

　　HIV相关淋巴结病从早期的花状淋巴增生（一种混合型淋巴增生，伴有小的透明化和淋巴细胞缺失的滤泡）发展到纤维化和完全淋巴细胞缺失的淋巴结。在早期阶段，花环状增大滤泡，形状不规则，有些呈锯齿状，并有薄或无套区（图17.384）。一些滤泡还显示出滤泡溶解，生发中心出血并被套区细胞植入（图17.385）。可以看到多型性浆细胞增生症、Warthin-Finkeldey细胞、单核细胞样增生以及与其他病毒性淋巴肿大相似的特征。在晚期阶段，淋巴结结

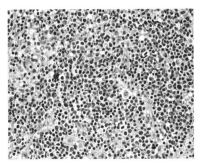

图 17.385　HIV 相关淋巴结肿大。溶解的淋巴滤泡和免疫母细胞，淋巴细胞和浆细胞的增殖，血管增多。这些特征使人想起药物超敏反应或传染性单核细胞增生症

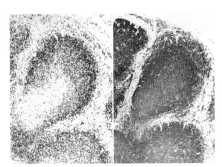

图 17.386　HIV 相关淋巴结肿大。左图：CD3 免疫染色。右图：CD20 免疫染色。CD3 与 CD20 细胞的比率成反比

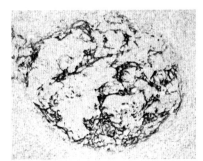

图 17.387　HIV 相关的淋巴结肿大。CD21 的免疫组织化学表明，滤泡性树突状细胞网已经溶解。滤泡树突状细胞也被 HIV 感染

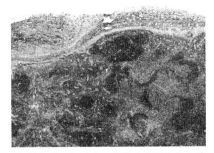

图 17.388　木村病。被膜被嗜酸性粒细胞增多和浸润。被膜下窦闭塞，周围表现出血管增生，滤泡增生，纤维化和嗜酸粒细胞的多种混合

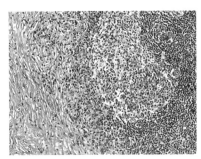

图 17.389　木村病。滤泡增生，纤维化和嗜酸性浸润

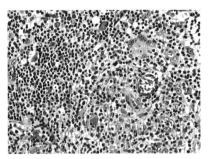

图 17.390　木村病。多核树突状细胞，增加的血管和丰富的嗜酸性粒细胞

构通常被纤维化、血管增生和淋巴细胞耗竭，以及退化滤泡和扭曲的滤泡所取代。混合模式显示了早期和晚期阶段的特征。考虑到免疫抑制的宿主状态，可以观察到的其他发现包括机会性感染、卡波西肉瘤、细菌性血管瘤病、EBV 激活 / 感染或发展为霍奇金淋巴瘤和非霍奇金淋巴瘤。

免疫组化 / 流式细胞术

CD3 和 CD20 免疫染色突出显示 T 细胞数量减少和 B 细胞相对保存（图 17.386）。CD21、CD23 和 CD35 显示了破碎的 FDC 网（图 17.387）。滤泡和滤泡间区域的几个细胞中，gag 基因编码的病毒蛋白 p24 的 IHC 阳性。

鉴别诊断

根据阶段的不同，与 HIV 相关的淋巴结肿大可能类似于 FL，病毒性或弓形体淋巴结炎（处于早期阶段），Castleman 病或 AITL（混合性阶段或晚期阶段）。临床病史至关重要。应使用适当的特殊染色或 IHC 排除其他伴随的机会性感染。

Kimura 病

流行病学与临床特征

现在被称为木村病，最初由 Kimm 和 Szeto 于 1937 年报道为嗜酸性粒细胞增多性肉芽肿。1948 年，T.Kimura 等人。报道了类似的病例"罕见的肉芽肿样增生性淋巴组织"。该病是罕见的，典型地表现在亚洲血统的年轻人中，但也可能在其他地理位置的年轻人中发生。受影响的个体通常表现为外周嗜酸性粒细胞及 IgE 血清水平升高，头颈部淋巴结肿大。木村病的病因仍然未知。

病理学

淋巴结肿大，被膜增厚，被膜下窦闭塞，纤维化程度可变，延伸至结外脂肪组织（图 17.388）。这种纤维化通常不会形成结节。保留的淋巴结实质区域显示滤泡和皮质旁增生，血管、高内皮小静脉旺盛增殖，嗜酸性粒细胞和嗜酸性微脓肿。嗜酸性粒细胞浸润到反应性滤泡的生发中心（图 17.389），其中可能含有嗜酸性粒细胞蛋白物质，这些物质对 IHC 的 IgE 呈阳

性。多核细胞是多核树突状细胞，位于生发中心和皮层旁（图 17.390）。发现具有局灶性坏死和残留嗜酸性粒细胞的致密纤维化区域并不少见。

免疫组化/流式细胞术

诊断不需要 IHC，CD3 和 CD20 将显示淋巴细胞的反应性分布模式。IHC 可以检测到 IgE 沉积物。流式细胞术可检测出多型 B 细胞和 T 细胞的混合物，而标志物的表达却没有异常。

鉴别诊断

鉴于上述特征，木村病可能与 LCH、AITL、CHL、上皮样血管瘤（以前伴有嗜酸性粒细胞增多的血管淋巴增生）或累及淋巴结的寄生虫感染相混淆。在木村病中，朗格汉斯细胞没有增殖，只有少数散在 CD1a 和/或胰岛蛋白/CD207 阳性的细胞。除非在以后的阶段进行活检，否则 AITL 通常不会显示出纤维化增加，并且有非典型的透明细胞，可能显示出在木村病中未见的 T 细胞标记的异常丢失。NS-CHL 和 MC-CHL 可能显示丰富的嗜酸性粒细胞，但通常不显示嗜酸性微脓肿，并且它们含有 HRS 细胞，在木村病中没有发现。上皮样血管瘤是一种罕见的血管肿瘤（肿块形成），嗜酸性粒细胞增多，可以在淋巴结中生长，因此不应与木村病相混淆，因为木村病不会表现出肿瘤样的血管成分生长。木村病中可见反应性淋巴结生发中心的多核 FDC，而在 LCH、AITL、CHL 或上皮样血管瘤中未见。

Castleman 病（单中心和多中心型）

流行病学与临床特征

Castleman 病（CD）由美国病理医生 Benjamin Castleman（1906—1982）首次发现。他最初在 1956 年描述了"类似于胸腺瘤的局部纵隔淋巴结增生"。后来，Castleman 等人在 1972 年也描述了该疾病的浆细胞型。

CD 很少见，通常累及淋巴结，尽管结外累及也可能发生。CD 现在被认为是一系列疾病，分为局部，无症状，HIV 和 HHV-8 阴性疾病（通常是单中心 CD、透明血管型 CD）和多器官/多系统累及的全身症状，通常是 HIV 和 HHV-8+（多中心，浆细胞型 CD）。

单中心透明血管型 CD 可以通过手术切除来治疗，而多中心 CD 可能需要全身性治疗，并需要使用 IL-6 的阻滞剂，因为白介素 6 在疾病的病理生理中起着重要的作用。患有 Crow-Fukase 或 POEMS 综合征（多发性神经病、器官肿大、内分泌病、M 峰和皮肤病变）或罕见的 Castleman-Kojima 或 TAFRO 综合征［血小板减少，水肿/腹水/贫血（小细胞），骨髓纤维化，肾功能不全和器质性］。表 17.19 总结了单中心和多中心 CD 的分类。

病理学：单中心 CD（通常是透明血管型 CD 和 HHV8 -）

一般而言，由于血管数量的增加，透明血管 CD 显示为红色肿块（图 17.391）。淋巴结构相对保存，具有丰富的小而萎缩的淋巴滤泡，并且随着血管基质的增生，滤泡间区域扩大（图 17.392）。这些特征使淋巴结具有"脾样"的外观。淋巴滤泡包含淋巴细胞减少/萎缩的生发中心，其中以 FDC 为主（其中一些是增生异常的），并且某些滤泡具有透明质化的毛细血管，伸入生发中心（"棒棒糖"样）（图 17.393）。萎缩性滤泡周围的套区界限分明，并排列成同心圆（"洋葱皮"模式）。两个以上的萎缩滤泡可能融合了它们的套区（"双生"滤泡）。滤泡间区的血管基质增多，散在的发育异常的树突状细胞、巨噬细胞和小淋巴细胞，很散在的粒细胞或浆细胞（图 17.394 和 17.395）。在某些透明血管 CD 病例中，滤泡间树突状细胞在残余淋巴滤泡（透明血管型 CD 的富含基质的变异）之间增殖和扩增，或者长成小肿瘤，称为间质/血管肿瘤，可能类似于血管瘤、卡波西肉瘤或皮肤纤维瘤。发育不良的 FDC 也可以增殖并发生 FDCS（图 17.396a,b）。在后一种情况下，可能散布着少量的胸腺外胸腺细胞簇，这些簇被称为惰性的"T 淋巴母细胞"增殖（图 17.396c,d）。

免疫组化/流式细胞术

诊断透明血管型 CD 通常不需要 IHC。可能需要 IHC 来评估基质增殖并确认其起源（血管与纤维母细胞）或确认 FDC 扩张的存在（CD21、CD23、

表 17.19　单中心和多中心 CD 的分类

参数	单中心 CD	多中心 CD
年龄	30~40 岁	50~60 岁
性别	男女无差异	男女无差异
临床症状	常无症状；偶尔大淋巴结可能产生压迫症状或在影像学上偶然发现；很少有全身症状	通常伴有全身症状、不适和疲劳 可于自身免疫性疾病与 POEMS 综合征中发现；骨硬化病变
淋巴结肿大	有，通常是局限性的（单中心）靠近中线分布，常见于纵隔和腹部	有，通常是全身（多中心）分布，常见于外周淋巴结；TAFRO 综合征：通常是正常大小的淋巴结
肝脾肿大	不常见	常见
实验室检查	不常发现异常，患者可能出现贫血或急性期反应物升高；可有或没有高丙种球蛋白血症	常见发现异常，即贫血、血小板减、低白蛋白、肝肾功能检查异常；低白蛋白在 TAFRO 综合征中更常见
组织病理学	透明血管型 CD，部分病例为浆细胞型 CD	浆细胞型 CD 多见 少见透明血管 CD 或混合型
HIV	阴性	一些病例 HIV+
HHV-8	阴性	大多数病例是 HHV-8+
治疗	局部易切除病灶：切除 不可切除病变：放射治疗	包括司妥昔单抗（抗白细胞介素 -6 抗体）在内的全身治疗
进展为淋巴瘤	不常见	常见
发展为 FDCS	不常见，但可发生	不常见
结局	预后良好	预后不良，高发病率和死亡率

缩写：POEMS，多发性神经病、器官肿大、内分泌疾病、M-棘突、皮肤损害；TAFRO，血小板减少症、腹水/贫血（微细胞）、骨髓纤维化、肾功能不全和器官肿大；HIV，人类免疫缺陷病毒；HHV-8，人类疱疹病毒 -8；FDCS，滤泡树突状细胞肉瘤

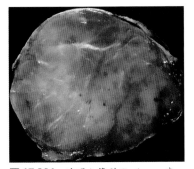

图 17.391　透明血管型 Castleman 病，大体。淋巴结表面为浅黄色至粉红色，血管周围有白色细条纤维组织

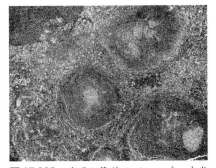

图 17.392　透明血管型 Castleman 病。生发中心小而苍白（淋巴细胞贫乏），并被扩张的套区包围。套带细胞与生发中心同心排列（"洋葱皮"）。有透明化的毛细血管，在某些滤泡中，这些血管渗透到生发中心（"棒棒糖改变"）。萎缩性滤泡融合或双生滤泡（右上）。滤泡间区域的血管增加。总体特征使淋巴结具有"脾样"外观

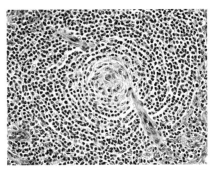

图 17.393　透明血管型 Castleman 病。透明质化的毛细血管渗入萎缩的生发中心（"棒棒糖改变"），并且由于毛囊周围的纤维化，在生发中心周围的同心层排列了套区淋巴细胞（"洋葱皮"）

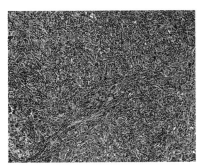

图 17.394　透明血管型 Castleman 病。滤泡间区域的血管增多，使淋巴结具有"脾样"外观

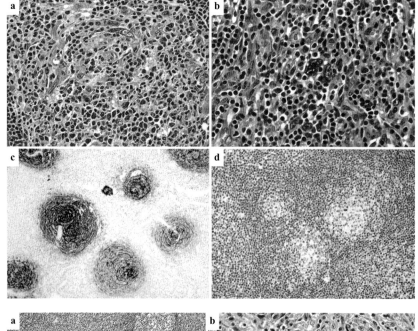

图 17.395 透明血管型 Castleman 病。在萎缩性滤泡（a）和滤泡间区域（b）可发现发育异常的滤泡性树突细胞。（c）CD21 免疫染色突出了每个滤泡周围扩大的滤泡树突状细胞网状结构。（d）Castleman 病的这种变异型对 HHV-8 呈阴性

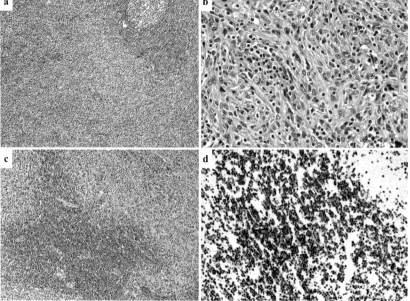

图 17.396 透明血管型 Castleman 病中的滤泡树突状细胞肉瘤。（a）基质的膨胀。该病变取代了大部分淋巴结结构，并延伸至周围软组织。（b）在高放大倍数下，扩大的基质由梭形状细胞束组成，并具有滤泡树突状细胞的细胞学特征。该增殖对于 CD21、CD23 和 EGFR 为阳性（未显示），而对于血管标记为阴性。（c）在某些情况下，很少发现所谓的惰性 T 淋巴细胞增殖。它们是偶然发现的，并且代表了没有临床意义的胸腺外胸腺细胞的聚集。（d）胸腺外胸腺细胞 TdT 阳性

CD35）。有趣的是，透明血管型 CD 中发育不良的 FDC 和 FDC 的肿瘤是 EGFR 阳性的，这一点在反应性淋巴结或淋巴瘤中未见。HHV-8 为阴性（图 17.395d）。套区淋巴细胞可能对 CD5 呈阳性并且是多型性的，不应将其解释为 CLL/SLL 或 MCL。在极少数情况下，伴有胸腺外胸腺细胞，这些小的未成熟细胞对 TdT、CD3、CD4 和 CD8 呈阳性，并具有升高的 Ki-67 增殖指数（图 17.396d）。流式细胞术显示多型 B 细胞和 T 细胞的混合物，没有异常的标志物表达。在某些情况下，可能包含突出的 B 细胞群体，该群体具有很少的 T 细胞多型性。

鉴别诊断

此 CD 变体的鉴别诊断包括副脾、CHL 和 AITL。在透明血管型 CD 中，没有正常脾脏的成分，例如动脉周围淋巴鞘或沿窦岸细胞排列的 CD8+ 窦。同样，透明血管型 CD 也没有 HRS 细胞，嗜酸性粒细胞增多，非典型细胞或通过 IHC 或流式细胞术检测 T 细胞标志物异常表达。血管增多和 EBER 细胞阳性表明存在 AITL 而非 CD。CHL 或 AITL 中未见发育异常的 FDC。另外，没有全身症状的孤立病变的临床

表现不是 CHL 或 AITL 的典型表现。

多中心 CD（通常 HHV8+）

该病变通常不显示萎缩的滤泡，而是滤泡的增生。滤泡周围的套细胞会或不会显示出模糊的同心圆模式（图 17.397）。此外，套区可能含有单个或成簇的浆母细胞（圆核，泡状染色质，突出的核仁和中等量的嗜碱性细胞质）。生发中心不包含发育异常的 FDC，并且可能与透明化血管相关或无关。滤泡间的区域具有明显的血管性和树突状细胞的增生，但与透明血管型 CD 相反，这些区域有大量成熟的浆细胞（图 17.398）。可以看到 Russell 小体和 Mott 细胞，但 Dutcher 小体并不常见。间质或 FDC 肿瘤在 CD 的浆细胞型中并不常见。一些情况可能表现出透明血管型和浆细胞型 CD 的组合，并且在过去被称为

CD 的混合型。在病理医生和临床医生的共同努力下，已经建立了新的诊断特发性多中心（HHV-8-）CD 的共识。

免疫组化 / 流式细胞术

滤泡间浆细胞 CD138 呈阳性，并通过 IHC 或 ISH 鉴定为多型（图 17.399 和 17.400a,b）。CD20 和 CD3 显示了 B 细胞和 T 细胞正常分布，EBER 为阴性。HHV-8 的 IHC 在生发中心或套区的浆母细胞中呈阳性（图 17.400c）。HHV-8 免疫染色显示出特征性的粗粒状核模式（图 17.400d）。这些细胞通常是 CD138+、CD20－和 CD3－，并且通过 IHC 或 ISH，可能会检测到轻链限制（通常为 λ）。过去，散在的或小的单型浆母细胞簇被称为"微小淋巴瘤"，但该术语不再使用。HHV-8 阴性的病例分类为特发性多中

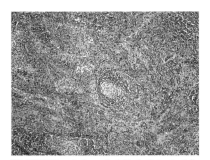

图 17.397 多中心（通常是浆细胞型）Castleman 病。有些滤泡类似于透明血管型 Castleman 病，但其他滤泡则具有反应性。滤泡间区域的血管增加，成熟浆细胞丰富

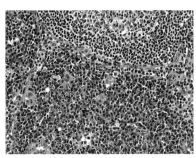

图 17.398 多中心（通常是浆细胞型）Castleman 疾病。滤泡间区域有丰富的浆细胞，其中一些具有 Russell 小体

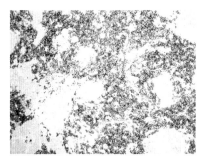

图 17.399 多中心（通常是浆细胞型）Castleman 疾病。CD138 的免疫组织化学突出了位于滤泡间区域的浆细胞

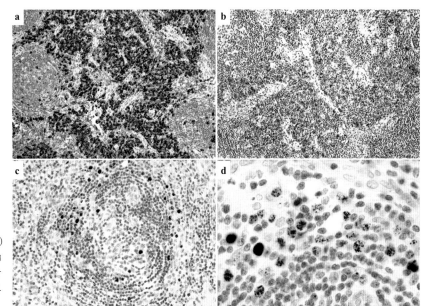

图 17.400 多中心（通常是浆细胞型）Castleman 病。浆细胞是多型的（a）κ 和（b）λ 轻链。（c）与透明血管型 Castleman 病相反，该型通常在位于套区的浆母细胞中对 HHV-8 呈阳性。（d）HHV-8 在细胞核内具有典型的粗颗粒形态

心 CD。流式细胞术显示多型 B 细胞和 T 细胞的混合物，没有异常的标志物表达。

浆细胞型 CD 鉴别诊断

对于此变体，重要的是通过 IHC 或 ISH 排除单型浆细胞的存在，这在具有广泛浆细胞分化的 MZL，淋巴浆细胞淋巴瘤或累及淋巴结的浆细胞肿瘤病例中可以见到。包含大量多型浆细胞的疾病可能更难区分，包括类风湿关节炎淋巴结肿大和 IgG4-RL 多中心 CD 样模式。在前者中，临床病史至关重要，在形态上不存在 HHV-8+ 浆母细胞。在后者中，用 IgG 和 IgG4 的 IHC 确认或排除 IgG4-RL 的诊断。表 17.20 总结了透明血管型和浆细胞型 CD 的鉴别诊断。

髓外造血与淋巴结 Warthin-Finkeldey 细胞

流行病学与临床特征

很少见。接受过化学疗法治疗造血或实体瘤的患者可能会在淋巴结中发生髓外造血。Warthin-Finkeldey 细胞是偶然发现于淋巴结中，该淋巴结因其他原因（即转移癌）进行了活检，其来源和临床意义尚不确定。它们也可见于 HIV 相关的淋巴结肿大、系统性红斑狼疮或所谓的疫苗接种后淋巴结炎。

病理学

病理学髓外造血表现为未成熟的髓系、红系和/或巨核细胞。结构保留。在生发中心或淋巴结皮质中可见 Warthin-Finkeldey 细胞或大的多核巨细胞，它们可能是单个或成簇的（图 17.401）。

免疫组化

髓外造血成分可用红系，髓系或巨核细胞标记突出显示。它们对细胞角蛋白或黑素细胞标志物呈阴性。Warthin Finkeldey 细胞可能对 T 细胞标记，CD68 和/或 FDC 标记呈阳性，也可能对 B 细胞标记和上皮或黑素细胞标记呈阴性。这些细胞的真正来源尚不清楚（图 17.402）。

鉴别诊断

两种情况都可能与转移性癌相混淆。未成熟髓样细胞的存在可能比平时更为突出，会想到累及淋巴结的髓系肉瘤的可能。特别具有挑战性的病例是那些有癌、黑色素瘤、多形肉瘤/癌或 CHL 病史的患者通过穿刺获得的样本，需要进行切除活检以排除恶性肿瘤的侵袭。巨核细胞或 Warthin-Finkeldey 细胞（细胞核深染的大及多核细胞）的存在可能会误导病理医生将其解释为恶性多形细胞或 HRS 细胞。高度怀疑和识别其他造血成分（髓系和红系前体）有助于避免漏诊髓外造血。在组织切片中，使用适当的 IHC 标志物排除转移性癌或黑素瘤或 CHL 累及的可能性至关重要。

分枝杆菌梭形状细胞假瘤

流行病学与临床特征

这是罕见的鸟分枝杆菌胞内感染形成的肿瘤或假肉瘤变异。它通常发生在免疫抑制的个体和 HIV 患者中，但很少发生在具有免疫功能的患者中。

表 17.20　Castleman 病鉴别诊断

CD 类型	疾病	特点
透明血管型 CD	滤泡增生	没有"棒棒糖"（透明血管）病变； 无淋巴细胞减少，无滤泡间血管增多
	滤泡性淋巴瘤	由数量不等的中心细胞和中心母细胞组成的背靠背滤泡； 滤泡的套区变薄，生发中心无极化，没有活化的巨噬细胞； 无淋巴细胞减少，无滤泡间血管增多
	套细胞淋巴瘤，边缘区模式	通常没有明显的滤泡周纤维化或明确的同心圆状套细胞； 免疫组化：CD5+，cyclin D1+，SOX11+
浆细胞型 CD	反应性浆细胞增多	淋巴结通常很小； 没有"棒棒糖"（透明血管）病变； 有或没有局部慢性炎症（骨髓炎等）的病史
	类风湿性关节炎	淋巴结通常很小； 没有"棒棒糖"（透明血管）病变
	淋巴结浆细胞瘤	淋巴结结构被单克隆浆细胞取代

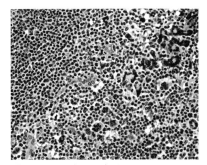

图 17.401 淋巴结中的 Warthin-Finkeldey 细胞。胰腺癌病史患者腹膜后淋巴结中的偶然发现。乍一看，细胞令人担忧，但仔细检查后发现它们类似于多核巨细胞或 Touton 巨细胞

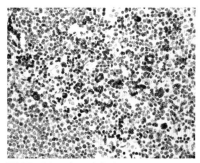

图 17.402 淋巴结中的 Warthin-Finkeldey 细胞。这些细胞的广谱细胞角蛋白阴性

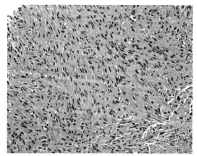

图 17.403 分枝杆菌梭形细胞瘤，腋窝淋巴结肿大。该患者在其他地方有实体瘤病史，并接受了化疗。病变由短束状的梭形细胞组成，具有细长的核和细颗粒的灰蓝色细胞质。一些细胞被空泡化。鉴别诊断包括周围神经鞘瘤、肉瘤样癌或滤泡树突状细胞肉瘤

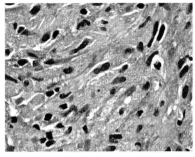

图 17.404 分枝杆菌梭形细胞瘤，腋窝淋巴结肿大。请注意，梭形体细胞的详细形态。核被拉长，染色质淡染，颗粒状，空泡状呈灰蓝色。这些特征是该病变的特征

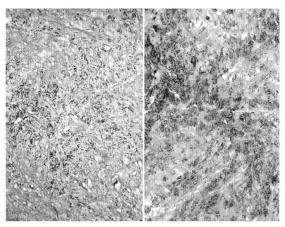

图17.405 分枝杆菌梭形细胞瘤。图 17.403 和 17.404 相同病变。左图：Ziehl-Neelsen 或耐酸杆菌染色。右图：Grocott 甲基苯二胺染色。分枝杆菌壁的碳水化合物也会对银染法产生反应

病理学

病变形成肿块，由短束状或梭形排列的梭形巨噬细胞组成（图 17.403）。这些细胞具有细长的细胞核，浅灰色至双嗜性的细胞质，呈细颗粒或泡沫状（图 17.404）。在某些区域，细胞边界很清楚，但在另一些区域，梭形巨噬细胞似乎会形成合体样。背景细胞很少，由淋巴细胞或浆细胞组成。非典型的核分裂或坏死并不常见。AFB、PAS 和 GMS 呈阳性，突出了许多胞浆内细菌（图 17.405）。

免疫组化

诊断通常不需要 IHC。CD68 和 CD163 可能证实这些细胞的巨噬细胞起源。角蛋白、黑素细胞和 FDC 标记为阴性。在某些情况下，可能会与分枝杆菌发生非特异性杂交（通常是 EBER 探针）。

鉴别诊断

分枝杆菌梭形细胞假瘤可能类似于 FDCS、明显的肉芽肿性炎症或 Gaucher 病。免疫抑制的临床病史、高度怀疑、特殊染色和微生物学研究对于正确诊断均至关重要。

淋巴结炎性假瘤

流行病学与临床特征

这是一种发生在淋巴结的非常罕见的肿瘤，可能伴或不伴有全身症状。近来，已显示至少部分结内 IPT 是 IgG4-RL 谱系的一部分。

病理学

病变表现出淋巴结结构部分或全部消失，并且一些肿块可能生长为大肿块，并伴结外软组织累及，从而边界不清晰。IPT 由具有细长核和双嗜性细胞质的梭形细胞组成。这些细胞排列成短束状或可能显示出

·603·

席纹状。肿瘤的某些区域具有上皮样形态的细胞。核分裂很常见。背景可能是黏液样或硬化，并且可能具有数量不等的浆细胞和嗜酸性粒细胞。周围的血管可能含有纤维血栓。

免疫组化

IPTs 对肌动蛋白和波形蛋白呈阳性，可变的 S100 和血管标记物，对细胞角蛋白、结蛋白、钙结合蛋白、黑色素瘤标记物和 C 标记物呈阴性。与其他部位的 IPT 相反，结内 IPT 显示 ALK 呈阴性，因此代表不同的病变。某些情况下 IgG4+ 浆细胞增加，EBER 和 HHV-8 通常为阴性。

鉴别诊断

IPT 的鉴别诊断包括淋巴结的梭形状细胞病变，包括转移性梭形状细胞癌或黑色素瘤、神经鞘瘤、卡波西肉瘤、肉瘤样 ALCL、FDCS、IDCT/IDCS，有"石棉样的"纤维的肌纤维母细胞瘤以及透明血管 CD 的基质增生。这些实体的形态和免疫组化差异已在前面进行了描述。

有"类石棉"纤维的栅栏状肌纤维母细胞瘤（结内出血性梭形细胞瘤）

流行病学与临床特征

一种非常罕见的病变，表现为孤立性疼痛性淋巴结肿大。真正的细胞来源尚不确定，它可能来自淋巴结固有的肌纤维母细胞。1989 年，由 Saul Suster、J. Rosai 和 Sharon Weiss 等人独立描述。手术切除是可以治愈的。

病理学

大体上，由于出血和棕褐色肿瘤的异质性，被称为"刚倒入茶中的牛奶"。从形态上讲，淋巴结的肌纤维母细胞瘤可扩张生长，由短束状或栅栏状细长的梭形细胞组成（图 17.406）。细胞没有异型性，并且坏死最少。核分裂很少见。出血可能很明显。此外，梭形细胞在无细胞的嗜酸性，原纤维/胶原质区域周围散布，被称为"类石棉纤维"（一种石棉）（图 17.407）。

免疫组化

肿瘤的肌肉特异性肌动蛋白、波形蛋白、β-catenin 和 cyclin D1 阳性，而 S100、上皮细胞、黑素细胞、FDC 或血管标记物阴性。

鉴别诊断

它与 IPT 相似，特别类似于结内神经鞘瘤。然而，与成肌纤维母细胞瘤相比，后者对 S100 呈阳性。

血管病变

卡波西肉瘤

流行病学与临床特征

匈牙利皮肤科医生 Moritz Kaposi（亦为 Moritz Khon;1837—1902）是 Ferdinand Ritter von Hebra 的学生，对这种肿瘤进行了描述。卡波西肉瘤是可累及淋巴结的最常见的血管肿瘤之一，大多数病例与 HHV-8 感染有关。有三种类型的疾病，包括经典类型、地方性类型和一种与免疫抑制有关的疾病。

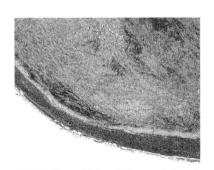

图 17.406　栅栏状肌纤维母细胞瘤。这种肿瘤也被称为淋巴结内出血性梭形体细胞瘤，带有"类石棉"纤维，最能说明其组织学特征

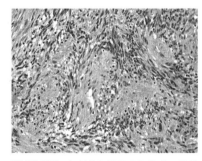

图 17.407　栅栏状肌纤维母细胞瘤。梭形细胞在无细胞的细纤维区域周围栅栏排列，这些区域包含数量不等的厚胶原素，称为"类石棉"纤维。细胞质特征类似于肌纤维母细胞瘤或神经鞘瘤

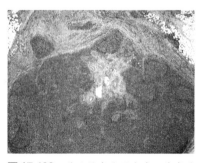

图 17.408　淋巴结卡波西肉瘤。肿瘤通常累及被膜，并可能长成团块或丛状。在低倍下，位于包膜中的小卡波西肉瘤可被视为肉芽组织。但是，该肿瘤浸润到被膜外软组织并延伸至淋巴结实质

病理学

卡波西肉瘤通常累及淋巴结被膜/被膜下区域，可累及到被膜外脂肪组织呈扩张或丛状肿块生长（图 17.408）。肿瘤由丰富的血管、包含梭形和上皮样细胞的细胞区域组成，这些细胞形成不完整和吻合的狭缝状毛细血管，并带有渗出的红细胞（图 17.409）。上皮样细胞具有嗜酸性粒状细胞质，并可能含有被吞噬和部分降解的红细胞的嗜酸性小球。肿瘤通常不表现出明显的异型性和坏死，偶见核分裂（图 17.410）。

免疫组化

卡波西肉瘤细胞部分来源于血管和淋巴管内皮细胞。因此，肿瘤细胞对血管标记 CD34、肌动蛋白、F Ⅷ和 ERG 呈阳性，而对淋巴管标记 CD31 和 podoplanin（D2-40）呈可变阳性（图 17.411）。在大多数情况下，HHV-8 呈阳性，且细胞核呈粗粒状（图17.412）。Ki-67 增殖指数处于中等水平（20%~40%）。上皮标记和黑素细胞标记为阴性。EBER 是阴性的。

鉴别诊断

卡波西肉瘤主要局限于淋巴结被膜，在低倍下可能会漏诊，因为它们可能表现为厚的被膜，细胞轻度增加。其他类似卡波西肉瘤的血管肿瘤包括细菌性血管瘤病、窦的血管转化（均在下文介绍）或转移性血管肉瘤。后者通常转移为有高级别特征的肿瘤，并且没有卡波西肉瘤的温和外观。此外，与卡波西肉瘤中的发现相反，血管肉瘤的细胞角蛋白局部灶阳性，而 HHV-8 阴性。

细菌性血管瘤病

流行病学与临床特征

这是在免疫力低下的患者中发生的汉森芽孢杆菌感染的表现（另见猫抓病）。细菌性血管瘤病在艾滋病大流行期间（1980 年代）达到顶峰，但在开始大剂量抗逆转录病毒治疗后，其发病率有所下降。该疾病类似于由细菌性巴尔通体（Bartonella bacilliformis）引起的血管病变 "verruga peruana"（秘鲁疣）。

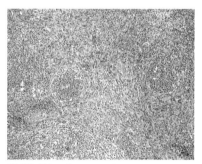

图 17.409　卡波西肉瘤。低级别梭形细胞肿瘤分割淋巴滤泡。肿瘤显示血管特征和红细胞外渗

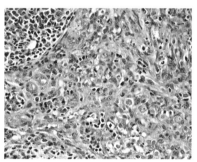

图 17.410　卡波西肉瘤。图 17.409 中肿瘤的高倍。梭形肿瘤细胞，具有轻度的异型性，狭缝状血管和血管形成不全。有大量渗出的红细胞和散布着嗜酸性小球的细胞

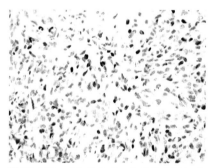

图 17.412　卡波西肉瘤。大多数病例也对 HHV-8 呈阳性反应

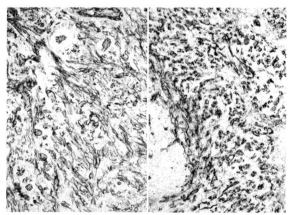

图 17.411　卡波西肉瘤。肿瘤对血管标志物 CD31（左图）和 CD34（右图）呈阳性

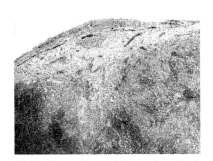

图 17.413　细菌性血管瘤病。淋巴结包膜增厚，实质被多为淡染的小结节所取代，小结节由具有水肿至黏液样背景的血管增生组成

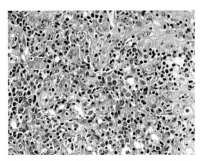

图 17.414　细菌性血管瘤病。淡染的小结节由增生肥大的血管内皮细胞组成。在细胞之间散布着无细胞的嗜酸性无定形物质，代表 B. henselae 的聚集。

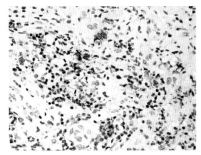

图 17.415　细菌性血管瘤病。B. henselae 的免疫组化染色突出了生物体的聚集

病理学

细菌性血管瘤病的分布与卡波西肉瘤相似，淋巴结包膜 / 包膜下受累，肿瘤以舌状或小叶形式扩展到实质中（图 17.413）。它包含丰富的血管，内衬肥大的内皮细胞。背景呈黏液样和水肿。此外，细胞外嗜酸性无定形物质聚集在一起，与 B.henselae 生物体的聚集相对应（有点类似于秘鲁疣的 Rocha Lima 小体）（图 17.414）。这些聚集可以用 Warthin-Starry 特殊染色显示。肿瘤通常不表现出明显的异型性，坏死或核分裂。

免疫组化

该病灶血管内皮细胞标志物呈阳性，而对淋巴的标志物呈阴性。巴尔通体的免疫染色阳性，并且对诊断非常有用，但是在大多数实验室中都没有这种抗体（图 17.415）。HHV-8 和 EBV 为阴性。

鉴别诊断

细菌性血管瘤病类似于卡波西肉瘤和转移性血管肉瘤或鼻窦的血管转化。但是，细菌性血管瘤病表现出其他实体中未见的典型水肿和黏液样背景。另外，在细菌性血管瘤病中，没有细胞内嗜酸性小球，而 HHV-8 为阴性。血管肉瘤通常具有高级别特征，并倾向于破坏淋巴结结构，而细菌性血管瘤病则由增生的温和细胞构成，形成不破坏淋巴结结构的叶状或舌状。窦的血管转化没有无细胞物质的聚集。此外，HIV 感染或其他类型免疫抑制的阳性史，应提醒病理医生考虑淋巴结或软组织中血管增生的患者发生细菌性血管瘤病。

窦血管转化（淋巴结血管瘤病）

流行病学与临床特征

这是在所有类型的淋巴结中都会发生的过程，尤其是在腹股沟、腹腔或肠系膜的淋巴结中。尽管尚未完全理解血管转化的原因，但似乎肿块周围、淋巴引流受损或处于低氧状态的淋巴结可能易于发生这种变化。通常在其他原因的淋巴结活检中偶然发现，但有时可能会导致淋巴结肿大，从而导致淋巴结切除。

病理学

窦的血管转化有几种模式，其中一种是血管呈裂隙状或圆形，另一种是实性或丛状。可能会看到窦或局灶性实质性累及，在某些情况下，淋巴结可能显示淋巴细胞耗尽。窦显示出血管内皮细胞的化生和中小血管的增殖（图 17.416）。没有非典型性，核分裂增加或淋巴结结构完全破坏。

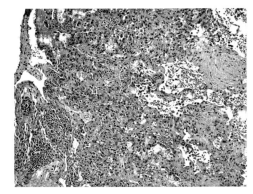

图 17.416　窦的血管转化。由于吻合血管的增生，被膜下方区域（最左侧）的被膜下窦扩张。没有异型或核分裂增加。在右侧可以看到一个成纤维细胞的结节（让人联想起 Masson 的组织性肺炎）。窦的血管转化是一个反应性过程，不应与卡波西肉瘤或转移性血管肉瘤相混淆

免疫组化

窦的血管转化通常通过形态学诊断。很少需要免疫染色。窦细胞对血管内皮标记物呈阳性，对 HHV-8 呈阴性。Ki-67 增殖指数低。

鉴别诊断

血管增生通常局限于窦，因此具有沿窦分布。具有旺盛增殖或肿块形成病灶的病例应与先前描述的其他血管肿瘤区分开（图 17.416）。

血管肌瘤性错构瘤

流行病学与临床特征

血管肌瘤性错构瘤是 J.K.C.Chan 等人在 1982 年描述的一种相对罕见的血管病变，更常见于腹股沟淋巴结，包括门部血管增生。这是一种可能引起淋巴结肿大的良性疾病。

病理学

良性血管病变，位于淋巴结中的动脉和静脉数目不等（图 17.417）。病变包含与血管缠绕的平滑肌束，并可能延伸至淋巴结间膜直至包膜（图 17.418）。没有异型性、核分裂或坏死。

免疫组化

血管标志物呈阳性。平滑肌成分对结蛋白、钙肌蛋白和平滑肌肌动蛋白呈阳性（图 17.419）。Ki-67 低。

鉴别诊断

其他血管病变，例如窦的血管转化，卡波西肉瘤和细菌性血管瘤病，并不位于门部。对于粗针活检，诊断可能具有挑战性，可能需要 IHC 才能确认其他血管病变中不存在的平滑肌束。HHV-8 为阴性。

第二节 骨髓

骨髓检查总论

本章将讨论骨髓检查需要考虑的一般信息和注意事项。具体诊断的进一步细节将在后面单独讨论。作为一般原则，血液肿瘤的诊断、分类和危险分层与形态学有关，并与免疫表型［流式细胞术免疫表型（图 17.420）和/或免疫组织化学］、细胞遗传学、荧光原位杂交（FISH）和分子检测相关。

外周血涂片

（1）诊断和随访时需要进行外周血涂片检查。

（2）涂片检查结果应与相应的全血细胞计数结果相关。

（3）涂片应由新鲜的 EDTA 样品制备。

（4）涂片应用 May-Grunwald-Giemsa 或 Wright-Giemsa 充分染色。

（5）对于手动差分计数，建议至少使用 200 个白细胞。

骨髓穿刺涂片

（1）骨髓抽吸涂片应用 May-Grünwald-Giemsa 或 Wright-Giemsa 染色。

（2）如果抽吸细胞是细胞性的，建议计数 500 个有核骨髓细胞。优选的区域是尽可能靠近颗粒并且尽可能不被血液稀释。

（3）建议从多个涂片中进行手动计数，以减少由于细胞分布不规则而导致的采样误差。

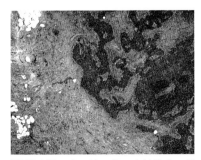

图 17.417 淋巴结血管肌瘤错构瘤。门部由于平滑肌和血管的增生而扩张，该增生可分割髓窦

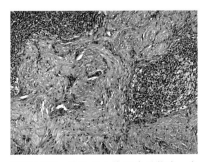

图 17.418 淋巴结血管肌瘤错构瘤。在更高的放大倍数下，病变由平滑肌束和不同数量的血管组成。这些束从肺门延伸，并可能接近淋巴结被膜

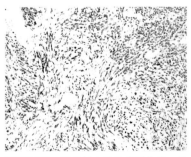

图 17.419 淋巴结血管肌瘤错构瘤。结节细胞成分中结蛋白的免疫组织化学呈阳性。腹股沟淋巴结活检

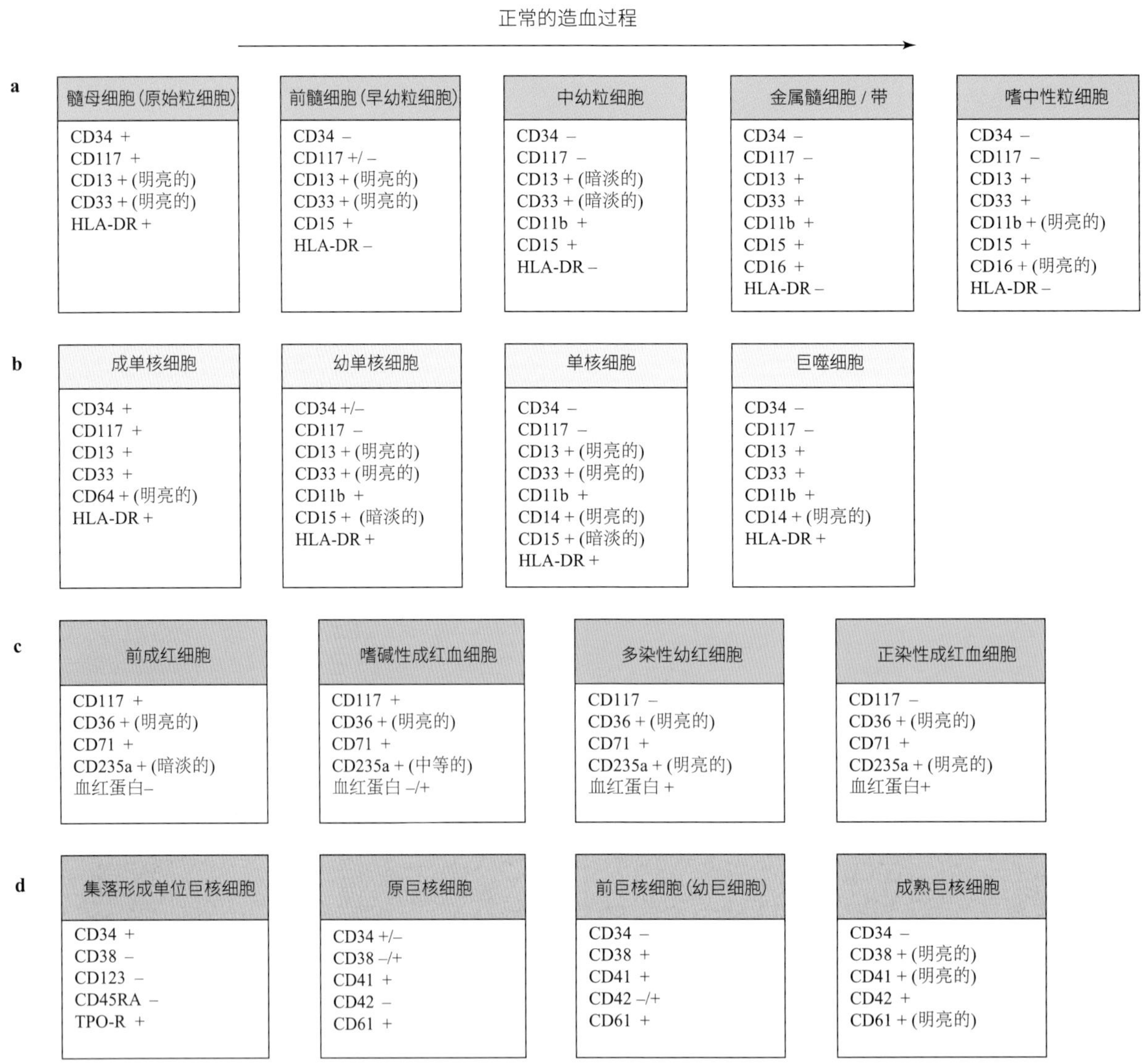

正常的造血过程 →

a

髓母细胞(原始粒细胞)	前髓细胞(早幼粒细胞)	中幼粒细胞	金属髓细胞/带	嗜中性粒细胞
CD34 + CD117 + CD13 +(明亮的) CD33 +(明亮的) HLA-DR +	CD34 − CD117 +/− CD13 +(明亮的) CD33 +(明亮的) CD15 + HLA-DR −	CD34 − CD117 − CD13 +(暗淡的) CD33 +(暗淡的) CD11b + CD15 + HLA-DR −	CD34 − CD117 − CD13 + CD33 + CD11b + CD15 + CD16 + HLA-DR −	CD34 − CD117 − CD13 + CD33 + CD11b +(明亮的) CD15 + CD16 +(明亮的) HLA-DR −

b

成单核细胞	幼单核细胞	单核细胞	巨噬细胞
CD34 + CD117 + CD13 + CD33 + CD64 +(明亮的) HLA-DR +	CD34 +/− CD117 − CD13 +(明亮的) CD33 +(明亮的) CD11b + CD15 +(暗淡的) HLA-DR +	CD34 − CD117 − CD13 +(明亮的) CD33 +(明亮的) CD11b + CD14 +(明亮的) CD15 +(暗淡的) HLA-DR +	CD34 − CD117 − CD13 + CD33 + CD11b + CD14 +(明亮的) HLA-DR +

c

前成红细胞	嗜碱性成红血细胞	多染性幼红细胞	正染性成红血细胞
CD117 + CD36 +(明亮的) CD71 + CD235a +(暗淡的) 血红蛋白−	CD117 + CD36 +(明亮的) CD71 + CD235a +(中等的) 血红蛋白 −/+	CD117 − CD36 +(明亮的) CD71 + CD235a +(明亮的) 血红蛋白 +	CD117 − CD36 +(明亮的) CD71 + CD235a +(明亮的) 血红蛋白+

d

集落形成单位巨核细胞	原巨核细胞	前巨核细胞(幼巨细胞)	成熟巨核细胞
CD34 + CD38 − CD123 − CD45RA − TPO-R +	CD34 +/− CD38 −/+ CD41 + CD42 − CD61 +	CD34 − CD38 + CD41 + CD42 −/+ CD61 +	CD34 − CD38 +(明亮的) CD41 +(明亮的) CD42 + CD61 +(明亮的)

图 17.420 正常的造血过程。正常骨髓造血细胞发育各个阶段的抗原表达。（a）髓系/粒细胞的正常免疫表型成熟序列。（b）单核细胞的正常免疫表型成熟序列。（c）红系前体的正常免疫表型成熟序列。（d）巨核细胞的正常免疫表型成熟序列

（4）如果抽吸物被血液稀释或由于纤维化或细胞堆积而无法获得，则活检的接触准备可能会产生有价值的细胞学信息；但是，EP 片准备中的差异计数可能无法代表。

（5）要计数的单元格包括髓母细胞、单核母细胞、早幼粒细胞、前单核细胞、骨髓细胞、中性粒细胞、分段中性粒细胞、嗜酸性粒细胞、嗜碱性粒细胞、单核细胞、淋巴细胞、浆细胞、红系前体、肥大细胞。

（6）不包括用于计数目的的巨核细胞，而是用于形态学描述。

（7）在所有情况下，都应使用普鲁士蓝染色法评估铁储存、铁粒母细胞和环形铁粒幼细胞的含量。建议的分级系统在表 17.21 中显示。环形铁粒幼细胞定义为类红细胞前体，其中 5 个或更多的铁颗粒包围着三分之一或更多的核。

（8）外周血和骨髓涂片中的母细胞计数是对所有骨髓肿瘤进行分类的基础，包括骨髓增生异常综合征（MDS）、骨髓增生性肿瘤（MPN）、MDS/MPN 和急性白血病。易混淆的是母细胞增加且类红系前体 ≥ 50% 的病例。尤其是，当红系前体异常且以早期形式如原始红细胞为主时，很难分类。直到最近，人们对红白血病的诊断还存在很多困惑。母细胞小于所

表 17.21　骨髓铁储存分级系统

骨髓贮铁分级			改进的分级系统			
分级	铁染色	备注	意义	分级	铁染色	备注
0	无	无可见铁颗粒（×1000）	缺铁[a]	0	无	无可见铁颗粒
1	非常少	少数网状细胞内有小的铁颗粒（×1000）	正常储存	+1	少数	可见细小铁颗粒（×1000）
2	少数	少量分散的铁颗粒（×100）		+2	中等	小铁粒（×100）
3	中等	所有骨髓颗粒中都有大量的小铁颗粒（×100）				
4	较多	形成小团块的大铁颗粒（×100）	储铁增加	+3	较多	骨髓中有大量的铁颗粒
5	很多	密集的大团块铁（×100）	储铁增加	+4	极多	铁颗粒团块
6	极多	大量的铁沉积，包括细胞内和细胞外,使骨髓细胞模糊不清（×100）	储铁增加			

[a] 至少需要 7 个微粒才能可靠地报告缺乏铁存储（0 级）

表 17.22　红系前体细胞 ≥ 50% 的髓系肿瘤的诊断方法

BM 红系前体	骨髓母细胞占所有骨髓细胞的百分比	既往治疗史	存在遗传异常	AML-MRC标准	2016 年更新
≥ 50%	≥ 20%	是	否	否	治疗相关急性髓系白血病
	< 20%	是	否	否	治疗相关 MDS 或治疗相关 MDS/MPN
≥ 50%	≥ 20%	否	否	是	急性髓系白血病伴骨髓增生异常相关改变
≥ 50%	≥ 20%	否	是	否	复发性遗传异常的急性髓系白血病
	< 20%	否	是[a]	否	
≥ 50%	≥ 20%	否	否	否	AML，未特殊说明（非红细胞亚型）
≥ 50%	< 20% 但 ≥ 20% 的非红细胞[b]	否	否	否	MDS[b]
≥ 50%	< 20% 但 < 20% 的非红细胞[b]	否	否	否	
≥ 80% 的未成熟红系前体细胞和 ≥ 30% 的原始红细胞	< 20%	否	否	否	AML NOS, 急性红系白血病（纯红系型）

[a] t（8;21）（q22;q22.1）/RUNX1-RUNX1T1、inv（16）（p13.1q22）或 t（16;16）（p13.1;q22）/CBFB-MYH11 或 APL 伴 PML-RARA 的病例，显示 < 20% 的母细胞为真正的 AML 病例。
[b] 2008 年世卫组织将 ≥ 20% 或 < 20% 的非幼红细胞细胞分类为 AML,NOS、急性红系白血病（红系 / 髓系亚型），但 2016 年世卫组织更新将这些病例分类为 MDS。
AML NOS，AML 非特指；AML-MRC，急性髓系白血病伴骨髓增生异常相关改变；MDS，骨髓增生异常综合征；MDS/MPN，骨髓增生异常综合征 / 骨髓增生性肿瘤

有有核骨髓细胞的 20% 的病例目前被归类为 MDS，而不是 AML 的亚型。表 17.22 概述了原始细胞数增加且红系前体 ≥ 50% 骨髓标本处理及诊断。

骨髓活检

（1）骨髓活检可提供有关细胞总数和分布的重要信息，包括：①骨髓基质结构；②骨髓小梁；③浸润方式；④造血细胞的比例和成熟。

（2）活检还为免疫组织化学研究提供了可能具有诊断和预后意义的样本。

（3）理想的活组织检查应至少为 1.5 cm，以确认骨髓空间和内容物。

（4）应充分固定，切成 3~4 μm 厚，并用苏木精和曙红染色。

（5）每当怀疑有骨髓增生性肿瘤或骨髓纤维化时，通过网状蛋白染色对骨活检进行纤维化评估以及 Masson 三色染色对胶原蛋白异常沉积进行评估至关重要。不同纤维化程度在血液系统恶性肿瘤中很常见。但是，骨髓纤维化的原因可能很广泛，包括多种非肿瘤性和肿瘤性疾病。非肿瘤原因可能包括灰色血小板综合征、自身免疫性骨髓纤维化、骨质疏松症、慢性

肾脏疾病和贮积病。表 17.23 总结了可能伴有纤维化的常见髓系肿瘤。

（6）网状蛋白纤维化（表 17.24），胶原蛋白沉积异常（表 17.25）和骨硬化（表 17.26）应根据定义的分级系统进行分级。

原始细胞百分比评估

（1）原始细胞百分比：①外周血分类计数 200个白细胞；②骨髓涂片中计数 500 个有核细胞。

（2）如果血液稀释了骨髓涂片并且无法从该材料中估计出原始细胞百分比，则骨髓活检评估对于确定骨髓受累程度至关重要。因此，必须进行最佳的骨髓活检才能正确评估。

（3）CD34+ 原始细胞的免疫组织化学通常有助于鉴定原始细胞，尽管在某些情况下，急性髓细胞白

表 17.23　髓系肿瘤伴骨髓纤维化

髓系病变	诊断特征
PMF	多形性发育异常巨核细胞，扩张的窦
PV 后 MF	PV 病史
ET 后 MF	ET 病史
肥大细胞增生症	致密肥大细胞聚集
急性巨核细胞白血病	巨核细胞不成熟或成熟异常
AML 伴纤维化	母细胞 ≥ 20%；如果涂片上的母细胞 < 20%，CD34+ 可能突出骨髓中 ≥ 20% 的细胞
MDS 伴纤维化	全血细胞减少；显著多系发育不良；母细胞 < 20%
MDS/MPN 伴纤维化	细胞减少 / 细胞增多；单核细胞增生症；母细胞 < 20%
CML 伴纤维化	BCR-ABL1 型阳性；左移粒细胞增生症和嗜碱性粒细胞增生症

AML，急性髓系白血病；CML，慢性髓细胞白血病；ET，发性血小板增多症；MDS，骨髓增生异常综合征；MF，骨髓纤维化；PMF，原发性骨髓纤维化；PV，真性红细胞增生症

表 17.24　骨髓网织纤维化分级标准

参考文献	分级	网织纤维化分级
骨髓纤维化，Bauermeister 和 Bain	MF-0	没有明显的网织纤维
	MF-1	偶有细纤维和细纤维网
	MF-2	细纤维网贯穿大部分截面；无粗纤维
	MF-3	弥漫性纤维网，有散的粗纤维，但没有成熟的胶原（三色染色阴性）
	MF-4	弥漫性，常为粗纤维网，伴有胶原化区域（三色染色阳性）
改良的骨髓纤维化，Thiele 等和 Kuter 等	MF-0	散在的细网状纤维，无交叉，与正常骨髓相对应
	MF-1	网状纤维网疏松，有许多交叉点，特别是血管周围，相应轻度增多
	MF-2	网状纤维弥漫、密集增加，交叉严重，无明显胶原和 / 或骨硬化
	MF-3	网状蛋白纤维显著、弥漫、密集增加，广泛交叉，胶原明显，常伴有明显的骨硬化

注：应在造血细胞区域进行网织纤维评估

表 17.25　骨髓胶原沉积分级

分级	注释
0	仅血管周围沉积
1	局灶性小梁旁或中央胶原沉积，无网状交叉
2	小梁旁或中央沉积，有清晰的交叉网
3	弥漫性网状交叉至少占骨髓空间的 30%

表 17.26　骨硬化分级

分级	注释
0	有明显的骨旁边界的小梁骨
1	局灶性小梁旁出芽
2	弥漫性骨小梁旁新骨髓形成伴骨增厚和局灶性交叉
3	广泛的新骨交叉与骨髓间隙消失

血病的母细胞不表达 CD34。

（4）原粒细胞、原单细胞和原巨核细胞包含在原始细胞计数中。

（5）当诊断急性原单核细胞白血病、急性单核细胞白血病和急性粒单核细胞白血病需要一定比例的原始细胞时，幼单核细胞被认为是"等同于原单核细胞"。

（6）当怀疑是急性早幼粒细胞白血病时，早幼粒细胞被认为是"等同于原始细胞"。

（7）原巨核细胞被认为是急性巨核细胞白血病的原始细胞，但原始细胞分化计数中不应包括发育不良的巨核细胞和微小巨核细胞。

（8）除在"纯"急性红系白血病中红系前体细胞（原红细胞）被等同于原始细胞以外，不应把它们包括在原始细胞计数中（见关于急性髓性白血病，NOS 的章节）。

细胞化学染色

（1）细胞化学研究是可用于确定原始细胞谱系的不同工具之一。

（2）细胞化学染色通常在风干的外周血和骨髓穿刺涂片上进行，但有些可以在固定的，石蜡包埋的骨环钻髓活检组织或其他组织上进行。

（3）MPO：①髓过氧化物酶阳性表示骨髓分化，但阴性不排除，因为原粒细胞和原单细胞的早期可能缺乏表达；②原粒细胞中的髓过氧化物酶活性通常呈颗粒状，集中在高尔基体区域，原单细胞中的髓过氧化物酶虽然通常为阴性，但可能显示出细小的散在颗粒，这种模式在幼原核细胞中变得更加明显；③原红细胞、原巨核细胞和原淋巴细胞髓过氧化物酶为阴性。

（4）苏丹黑 B：苏丹黑 B 染色对骨髓谱系的特异性较低，一些淋巴母细胞可能表现出阳性，在这种情况下，可以看到浅灰色颗粒，而不是原粒细胞的特征性的深黑色。

（5）酯酶：非特异性酯酶、α 萘酚丁酸酶和 α 萘酚醋酸酯对单核细胞谱系具有特异性，并在原单核细胞和单核细胞中显示出弥漫的细胞质阳性。原淋巴细胞可能与酯酶一起具有多灶点状阳性，但嗜中性粒细胞通常是阴性。原巨核细胞和原红细胞 α 萘酚醋酸酯可呈多灶点状阳性，但仅部分对氟化钠抑制。而单核细胞的非特异性酯酶则完全被氟化钠抑制。正常的嗜酸性粒细胞缺乏氯醋酸酯酶，但肿瘤性嗜酸性粒细胞表达。

（6）PAS 染色：①急性红白血病中，白血病性原红细胞的胞质可能显示大球形 PAS 阳性；②原淋巴细胞显示 PAS 块状或颗粒（即块状阳性）。

免疫组化分析

（1）多参数流式细胞术和免疫组织化学是显示髓系或淋巴系肿瘤的必不可少的工具。表 17.27 列出了在造血肿瘤诊断中常用的标志物。

（2）多参数流式细胞术是急性髓系白血病免疫表型分析的首选方法，因为它能够在相对较短的时间内分析大量细胞，并同时记录每种细胞谱系中几种抗原的信息。

（3）评估谱系分配、检测混合表型急性白血病和检测异常表型以允许最小残留病随访的几种抗原（膜和细胞质）的表达模式是必需的。

（4）图 17.421 说明了正常粒细胞成熟的流式细胞术免疫表型评估。

（5）图 17.422 说明了正常单核细胞成熟的流式细胞术免疫表型评估。

（6）正常 B 细胞成熟的流式细胞术免疫表型评估如图 17.423 所示。

（7）免疫表型分析在区分最低分化的急性髓系白血病和急性淋巴细胞性白血病中起着重要作用。同样，慢性粒细胞白血病病例可以将原始细胞定性为髓样或淋巴样母细胞期。

（8）患有复发性遗传异常的急性髓系白血病病例与特征表型有关，可以帮助寻找个别患者的分子研究。

（9）在不同类型的血淋巴肿瘤中某些抗原的表达可能与不良预后相关。

（10）骨髓或淋巴瘤中的异常表型或异常表达模式可描述为：

①抗原表达的跨谱系：在髓样细胞表达淋巴样标记（例如 CD7 或 CD19）是异常的。相反，在淋巴样

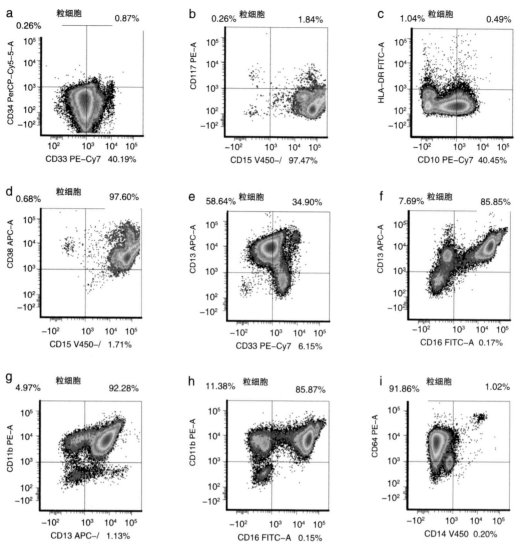

图 17.421 正常的粒细胞成熟度的直方图和骨髓穿刺标本中标志物的关系。（a）从原粒细胞阶段（CD34+）到更成熟的髓样细胞的正常进展获得 CD33；同时，CD34 丢失。（b）从原粒细胞阶段（CD117+）到更成熟髓样细胞的正常进展涉及 CD15 的获取。（c）从原粒细胞阶段（HLA-DR）到表达 CD10 的成熟中性粒细胞的正常进展。CD10 减少或丢失可能提示发育异常。（d）成熟的髓系细胞对 CD15 和 CD38 呈阳性。（e）CD13 和 CD33 在骨髓成熟过程中以不同的强度表达。在此图中，粒细胞显示 CD13 和 CD33 正常表达。随着骨髓细胞的成熟，CD33 的强度略有下降。（f）该图中所示的髓系成熟中 CD13 和 CD16 之间的关系表明，CD13 的表达在成熟过程中是可变的。最初是强的，然后在中性粒细胞阶段减少，随后增加，与 CD16 共表达。这种图案被称为 "Nike" 标志。（g）CD11b 通常在骨髓细胞成熟时出现；它首先出现在骨髓细胞阶段，并在中性粒细胞阶段变得更亮，此处与 CD13 共表达。（h）CD11b 和 CD16 之间的关系。正常的中性粒细胞显示强的 CD11b 和 CD16 表达。（i）骨髓细胞表达 CD64，CD14 阴性。CD14+/CD64+ 小细胞簇是单核细胞

细胞中表达髓系标记（例如 CD13 或 CD33）也是异常的。

②抗原的成熟异步表达。如 CD15 在原始细胞中表达，正常情况下 CD15 通常表达成熟髓系。因此，发现高表达 CD34，部分表达 CD117，表达不一的 HLA-DR 和低至缺失 CD38 的未成熟细胞与 CD15 共表达是异常的。通常在原粒细胞获得更高表达的 CD38 并开始丢失 CD34 后，CD15 会表达。

③抗原表达强度异常：通常包括抗原过表达 / 增多，减少 / 下调或缺乏表达。例如，正常的骨髓显示少量的 CD45+ 细胞表达减低；相反，在急性髓样或淋巴细胞性白血病中，CD45+ 弱细胞的数量会增加。HLA-DR 通常以各种水平表达，而在急性髓细胞性白血病中，它显示出高而均匀的表达。

④B 或 T 淋巴细胞的克隆性标记物。表面或细胞质免疫球蛋白轻链限制是 B 细胞克隆性的证据。对

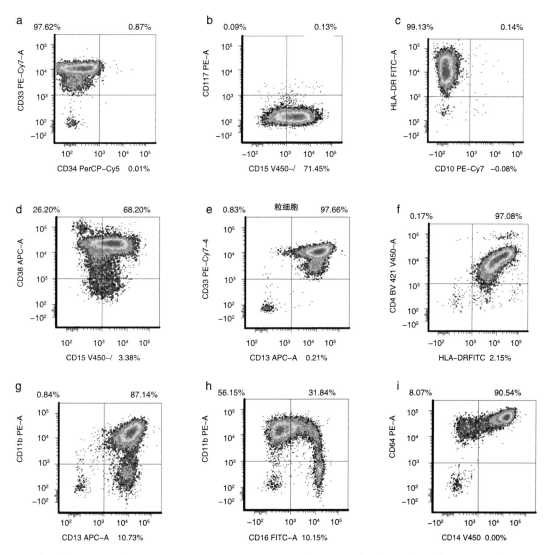

图 17.422 正常的单核细胞成熟直方图和骨髓穿刺标本中标志物的关系。（a，b）从原单细胞到更成熟的单核细胞的正常进展涉及 CD13、CD14、CD15、CD33 和 HLA-DR 的进行性表达，而 CD34 和 CD117 缺失。（c）单核细胞表达 HLA-DR，与中性粒细胞不同，缺少 CD10。（d）正常单核细胞共表达 CD15 和 CD38。（e）CD13 和 CD33 在单核细胞成熟期间以不同的强度表达。该直方图说明了成熟的单核细胞。（f）CD4 是也在单核细胞上表达的 T 细胞标记，该直方图显示了 HLA-DR 的表达。（g）CD11b 在单核细胞上的表达。单核细胞的成熟首先由在该直方图中共表达 CD13 的 CD11b 的快速出现来确定。（h）CD11b 和 CD16 之间的关系。当单核细胞成熟并获得 CD11b 时，CD16 会逐渐丢失。（i）CD14 和 CD64 之间的正常关系。早期单核细胞缺乏 CD14 而表达 CD64。成熟单核细胞共表达 CD14 和 CD64

T 细胞受体 Vβ 库的基因分析，可以通过流式细胞术报告 T 细胞的克隆性。

（11）流式细胞术还可以用于诊断骨髓增生异常综合征，为怀疑患有骨髓增生异常综合征的病例提供进一步的支持，或为早期疾病或形态不明确的病例提供骨髓增生异常的证据。

（12）以下术语通常用于表征流式细胞术强度报告：①强：均匀的全细胞群体，显示出较高的荧光强度，其强度与抗原阳性的正常白细胞群体相似或更高

（图 17.424a）；②部分阳：部分细胞群体表达抗原，在流式细胞术直方图上，只有一部分细胞群向抗原阳性移动，而另一部分则为阴性（图 17.4243b）；③弱阳：总体上来说，抗原的表达较弱，然而，很难确定某些细胞群是太弱还是阴性，或者某些细胞群肯定是阳性但很弱。流式细胞术直方图显示细胞群朝着抗原阳性移动（图 17.424c）。

（13）如果无法将骨髓细胞悬液用于流式细胞术分析或需要确认或与其他标志物互补，则可以通过免

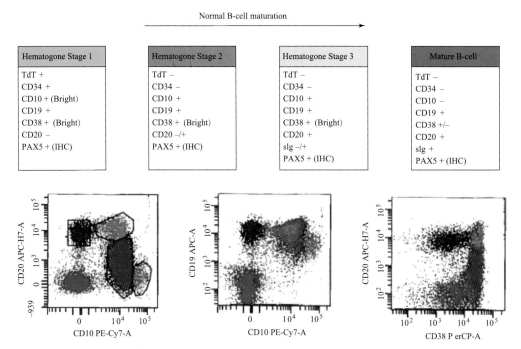

图 17.423　骨髓中 B 细胞成熟的图表和直方图。（a）可以通过免疫表型鉴定处于不同阶段的血细胞，并显示其发展为成熟的 B 细胞。正常的 B 细胞在骨髓中有四个不同的阶段。第 1 阶段血细胞激素（绿色）显示 CD10 强 +，而 CD20-（B）和 CD38+（D）。第 2 阶段血红素（紫色）获得 CD20 表达（B）。第 3 阶段血细胞激素（蓝色）显示 CD10 逐渐丢失和 CD20 强（B）。阶段 4 成熟的 B 细胞（红色）显示 CD20+，而 CD10 阴性或弱（B，C）。（b）成熟的 B 细胞表达 CD20 而缺乏 CD10（红色）。血红素阶段 3 共表达 CD10 和 CD20（蓝色）。（c）成熟的 B 细胞是 CD19+ 和 CD10-（红色）。血细胞阶段 3 共表达 CD10 和 CD19（蓝色）。（d）成熟的 B 细胞表达 CD20 和 CD38 暗（红色）。血细胞阶段 3 共表达 CD20 和 CD38 亮（蓝色）

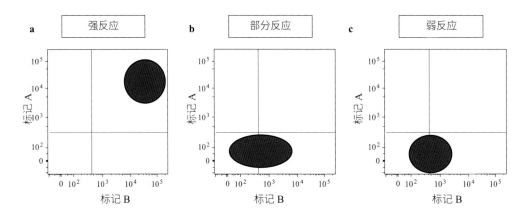

图 17.424　该图说明了流式细胞术免疫表型直方图中抗原表达的各种反应水平。（a）强反应表明大多数事件显然都落在远离阴性的地方；在此示例中，标记 A 和 B 具有强烈的反应性。（b）部分反应表明，某些细胞对目的抗原呈阴性，而某些细胞呈阳性；在这个例子中，标记物 B 是部分表达的。标记 A 完全为阴性。（c）弱反应性表明抗原的整体反应性较弱，大多数事件都落在区分阳性与阴性的区域附近；在此示例中，标记 B 为弱阳性，而标记 A 为完全阴性

疫组织化学对骨髓活检切片进行免疫分型。

（14）在固定的、石蜡包埋的骨髓活检标本中有反应性的抗体可用于许多谱系相关标记，例如髓过氧化物酶、溶菌酶、CD3、PAX5、CD33 等。

（15）活检的 CD34 免疫染色可显示 CD34 阳性细胞的数量和分布。

表 17.27 总结了可在骨髓评估中使用的常见免疫表型标记。

表 17.27　骨髓诊断中常用的免疫组化标志物

标记	正常组织反应	细胞定位	血液淋巴恶性肿瘤的临床应用	注释和特殊说明
CD1a	T细胞前体、朗格汉斯细胞、树突状细胞	膜	朗格汉斯组织细胞增生症；淋巴母细胞淋巴瘤和白血病	
CD2	T细胞、NK细胞	膜	T细胞和NK细胞淋巴瘤与白血病；肿瘤性肥大细胞	CD2和CD7是T-/NK细胞谱系相关标记；CD2在粒少型APL中常呈阳性；支持骨髓细胞表达的MDS
cCD3（胞浆型）	T细胞	浆	T细胞淋巴瘤/白血病；T淋巴母细胞淋巴瘤/白血病	流式细胞CD3ε能较好检测T细胞谱系；特异性IHC多克隆抗CD3抗体可以检测到CD3ζ，而不是T细胞特异性的
sCD3（胞膜型）	T细胞	膜	T细胞白血病/淋巴瘤（外周T细胞淋巴瘤）	最好的广谱T细胞标记
CD4	辅助T细胞、单核细胞、树突状细胞	膜	T细胞白血病/淋巴瘤；单核细胞分化型急性型髓系白血病；BPDCN	除胸腺外，双阴性（CD4-/CD8-）或双阳性（CD4+/CD8+）T细胞是典型的肿瘤细胞
CD5	T细胞、正常B细胞亚群	膜	T细胞白血病/淋巴瘤；CD5+低级别B细胞淋巴瘤：CLL/SLL和MCL CD5+高级别B细胞淋巴瘤：母细胞样MCL	正常T细胞呈亮阳性，而CLL/SLL细胞呈暗阳性
CD7	T细胞、NK细胞	膜	T细胞白血病/淋巴瘤	几乎100%的病例呈阳性，常有明亮的表达，是AML常见的异常标志物
CD8	细胞毒性和抑制性T细胞	膜	具有细胞毒性表型的淋巴瘤和白血病	除胸腺外，双阴性（CD4-/CD8-）或双阳性（CD4+/CD8+）T细胞是典型的肿瘤细胞
CD10	前体B和T淋巴细胞、粒细胞	膜	B淋巴母细胞淋巴瘤/白血病；滤泡性淋巴瘤；Burkitt淋巴瘤	滤泡性淋巴瘤细胞CD10可阴性
CD11b	单核细胞粒细胞、NK细胞	膜	AML伴单核细胞分化；NK细胞白血病/淋巴瘤	
CD11c	单核细胞、粒细胞、NK细胞	膜	毛细胞白血病；单核细胞分化急性髓系白血病	在成熟单核细胞上表达；CD22和CD11c共表达是毛细胞白血病的一种高度敏感和特异的表达
CD13	单核细胞、粒细胞	膜	AML	
CD14	单核细胞、树突状细胞	膜	单核细胞分化急性髓系白血病	在成熟单核细胞上表达
CD15	单核细胞、粒细胞	膜	经典霍奇金淋巴瘤中的RS细胞	部分HL中CD15阴性
CD19	B细胞	膜和浆	B-ALL：几乎总是CD19，但CD22和CD20是可变的；B-ALL或DLBCL伴PD者CD19和CD20可能为阴性	最早的B细胞特异性抗原，通过浆细胞期表达；急性髓系白血病
CD20	B细胞	膜和浆	B-ALL：几乎总是CD19，但CD22和CD20是可变的；B-ALL或DLBCL伴PD者CD19和CD20可能为阴性	广谱B细胞标记物，从前B细胞到记忆细胞；早期前B细胞或浆细胞中呈阴性 CLL/SLL中的CD20在利妥昔单抗（抗CD20抗体）治疗后通常呈阴性，但CD19仍为（+）

表 17.27（续）

标记	正常组织反应	细胞定位	血液淋巴恶性肿瘤的临床应用	注释和特殊说明
CD22	B 细胞	膜和浆	B-ALL：几乎总是 CD19，但 CD22 和 CD20 是可变的；B-ALL 或 DLBCL 伴 PD 者 CD19 和 CD20 可能为阴性	在成熟的 B 细胞上表达，在一些不成熟的 B 细胞上表达较少
CD23	B 细胞、单核细胞、嗜酸性粒细胞	膜	CLL/SLL	CD23 在 CLL/SLL 中的表达通常是明亮的；MCL 阴性
CD25	活化 T 细胞、活化 B 细胞	膜和浆	HCL	CD25+ 和 CD66+ 可能是 B-ALL 中 BCR-ABL1 的替代标记物
CD30	活化 T 细胞、活化 B 细胞	膜	经典霍奇金淋巴瘤，间变性大细胞淋巴瘤	
CD33	髓系细胞、单核细胞	膜	AML	CD33/CD22 组合用于鉴定嗜碱性粒细胞
CD34	内皮细胞、原始造血细胞	膜	AML；ALL（B-ALL 多于 T-ALL）	APL 阴性；单核细胞分化 AML 常阴性
CD38	早期干细胞、浆细胞、红细胞、活化 B 细胞	膜	浆细胞肿瘤；CLL/SLL	CLL/SLL 中与预后不良相关
CD41（糖蛋白 II b）	巨核细胞、血小板	膜	伴巨核细胞分化的急性髓系白血病	
CD42b（糖蛋白 I b）	巨核细胞、血小板	膜	伴巨核细胞分化的急性髓系白血病	
CD45RB（普通白细胞抗原）	淋巴细胞、粒细胞、单核细胞、组织细胞	膜和浆	血液淋巴肿瘤	浆细胞、红细胞和巨核细胞中的 CD45（-），部分 B-ALL 和 HRS 细胞中 CD45（-）；经典霍奇金淋巴瘤浆细胞肿瘤，提示预后不良
CD56	NK 细胞	膜	NK 细胞白血病和淋巴瘤；AML	在 AML 和浆细胞肿瘤系肿瘤异常表达，提示预后不良
CD61（糖蛋白 III a）	巨核细胞、血小板	膜	伴巨核细胞分化的急性髓系白血病	与内皮细胞和破骨细胞反应
CD64	单核细胞	膜	伴单核细胞分化的急性髓系白血病	在未成熟单核细胞（单核细胞和促单核细胞）上表达
CD66	粒细胞、单核细胞	膜	B-ALL 中异常表达	与 BCR-ABL1 重排密切相关
CD68	单核细胞、巨噬细胞	浆	组织细胞肿瘤，伴单核细胞分化的急性髓系白血病	与 KP1（广泛特异性）相反，PGM1 克隆是单核细胞限制性的，不与粒细胞交叉反应
CD71 转铁蛋白受体	有核红细胞	膜和浆	纯红系白血病；伴红系分化的急性髓系白血病	与正常幼红细胞相比，红细胞缺乏 CD71 的表达
CD79a	肠上皮 T 细胞	浆	B 细胞肿瘤，包括 B 细胞白血病和髓系肿瘤	部分 T-ALL 可表达 CD79a；在伴 t（8;21）AML 中可能为 +
CD103		浆	毛细胞白血病	罕见 HCL 患者 CD103 阴性
CD117（c-Kit）	造血祖细胞、肥大细胞、前母细胞	膜和浆	肥大细胞增多，AML	浆细胞髓系肿瘤的表达与预后不良相关
CD123	多能干细胞、浆细胞样树突状细胞	膜	AML BPDCN	
CD138	浆细胞	膜	浆细胞肿瘤	在晚期浆细胞中表达
CD163	单核细胞、巨噬细胞	膜	组织细胞肿瘤；AML 伴单核细胞分化	
CD235a（血型糖蛋白）（流式）	多色性和正色性母细胞和红细胞	膜	伴红系分化的红细胞白血病	分化的正常母细胞或红细胞呈阴性

表 17.27（续）

标记	正常组织反应	细胞定位	血液淋巴恶性肿瘤的临床应用	注释和特殊说明
膜联蛋白-1	中性白细胞、单核细胞、巨噬细胞、CD4+T细胞亚群	浆	HCL	HCL阳性，B细胞淋巴瘤阴性；与粒细胞的交叉反应不利于评估骨髓受累负荷
细胞周期蛋白D1	上皮细胞、内皮细胞	核	MCL；母细胞变型MCL HCL	
上皮钙依赖性细胞黏附蛋白	红细胞前体	膜	纯红系白血病；MDS；伴红系分化的急性髓系白血病	对未成熟的红系前体或发育不良的正常母细胞有特异性
VIII因子相关抗原	巨核细胞、血小板	浆	伴巨核细胞分化的急性髓系白血病	
粒酶B穿孔素和T细胞内抗原1	T细胞和NK细胞中的细胞毒蛋白	浆	T和NK细胞淋巴瘤	肝脾T细胞淋巴瘤阳性
HLA-DR	抗原递呈细胞	膜	AML ALL	HLA-DR（-）白血病：APL，部分AML，均无HLA-DR表达
Ki-67	增殖细胞	核	伯基特淋巴瘤约100%阳性细胞	评估核分裂活性对预后的影响
κ、λ（免疫球蛋白轻链）	B细胞、浆细胞	膜（B细胞），浆（浆细胞）	B细胞淋巴瘤伴PD；浆细胞髓系肿瘤	免疫球蛋白轻链限制是B细胞克隆性的替代物；B细胞缺乏表面免疫球蛋白通常是不正常的
胰岛素蛋白	朗格汉斯细胞	膜和浆	朗格汉斯细胞组织细胞增生症；朗格汉斯细胞肉瘤	
溶菌酶	单核细胞	浆	组织细胞肿瘤；AML伴单核细胞分化	
髓核分化抗原（MNDA）	髓系细胞和单核细胞	核	粒细胞或单核细胞分化的急性髓系白血病	
髓过氧化物酶	粒细胞（强）；单核细胞（弱或阴性）	浆	AML	
PAX-5	B细胞	核	B细胞淋巴瘤；霍奇金淋巴瘤	经典霍奇金淋巴瘤中R-S细胞弱+；AML患者t（8;21）可能为阳性
S100	树突状细胞、朗格汉斯细胞	核和浆	朗格汉斯细胞组织细胞增生症；朗格汉斯细胞与组织细胞肿瘤	
TdT（末端脱氧核苷酸转移酶）	不成熟B和T淋巴细胞	膜	B和T淋巴母细胞淋巴瘤/白血病	伯基特淋巴母细胞淋巴瘤阴性；髓母细胞通常为阴性
TRAP（细胞化学）	破骨细胞、活化巨噬细胞	浆	毛细胞白血病	
膜蛋白白酶	肥大细胞	浆	肥大细胞增生症	
ZAP-70	T细胞和自然杀伤细胞	膜	CLL/SLL	提示CLL/SLL预后不良；与突变的IGVH相关

ALCL，间变性大细胞淋巴瘤；ALL，急性淋巴细胞淋巴瘤；AML，急性髓系白血病；APL，急性早幼粒细胞分化；BPDCN，母细胞性浆细胞样树突状细胞肿瘤；CLL/SLL，慢性淋巴细胞白血病/小淋巴细胞淋巴瘤；DLBCL，伴PD弥漫性大B细胞淋巴瘤伴浆细胞分化；HRS，霍奇金-里德-斯特恩伯格细胞；MCL，套细胞淋巴瘤；MDS，骨髓增生异常综合征。

细胞遗传学和荧光原位杂交（FISH）分析

常规的细胞遗传学分析（G 显带）是用于筛查数字和 / 或结构染色体异常的更常用的方法。传统的细胞遗传学要求细胞处于中期，通常需要细胞培养，然后进行染色体收获、染色体显带和核型分析。但是，从骨髓进行染色体分析的分辨率较低，通常可以检测到影响超过 1000 万个碱基对的变化。因此，它无法评估影响小基因片段或单碱基突变的遗传异常。足够的染色体分析所需的中期数为 20 个细胞。结果报告的标准参考文献是国际人类细胞基因组命名系统（ISCN），即人类细胞遗传命名国际常设委员会的建议。克隆细胞遗传学异常定义为至少两个

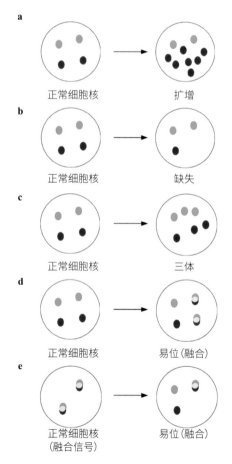

图 17.425　图中显示了使用荧光原位杂交（FISH）的各种探针的信号模式。（a）扩增表明同一位点 / 基因信号有许多额外的拷贝。（b）缺失：缺失一个位点 / 基因信号。（c）三体性意味着染色体的一个额外拷贝。为了证明三体性，着丝粒探针（通常标记为绿色）是必需的。（d）显示双重融合（黄色）信号的易位（融合）。双色、双聚变 FISH 探头非常特异和敏感。（e）易位（分裂）显示分裂信号（红色和绿色信号）分开。通过分离探针，我们知道感兴趣的基因是易位的，但是伴侣基因是未知的

用于获得（例如三体性）或结构异常（如易位、缺失、倒位、重复等）的中期，以及至少三个用于丢失（单体）的中期。FISH 是一种用于识别和定位细胞和组织上特定 DNA 序列的技术。与染色体分析相比，FISH 分析不需要中期或活细胞，因此可以在更宽范围的标本上进行，例如培养细胞、直接涂片、cytospin 玻片或石蜡包埋的组织切片。FISH 分析快速，灵敏且特异。根据目标和目的，FISH 探针可分为三类：①重排探针，包括融合探针（如果伴侣基因是特异性的，如 BCR/ABL1、PML-RARA 等）和分离探针（是否存在多个伴侣基因，例如 IGH 和 MLL）；②诸如 TP53/CEP17、EGR1、RB1 和 MDM2 之类的数字探头，用于检测数字变化（删除、增益、放大）；③全染色体探针（图 17.425）。表 17.28 总结了染色体畸变及其在血液系统恶性肿瘤中可能的临床意义。表 17.29 总结了 MD 安德森癌症中心常规使用的 FISH 探针，用于评估急性髓系白血病和骨髓增生异常综合征的新病例。

分子分析

血液学中的分子诊断检测已经在临床实践中使用了 25 年以上。它已成为血液恶性肿瘤临床实践的常规部分。这些检测可用于识别或确定新的诊断，确定疾病阶段，监测治疗效果，检测出最小的残留疾病并预测结果。各种不同的技术和测试可用于临床诊断测试，包括克隆性测试、易位分析、基因突变、基因表达谱分析和最小残留疾病评估。在 MD 安德森癌症中心，我们使用新一代测序技术对包括急性髓性白血病，骨髓增生异常综合征和骨髓增生性肿瘤在内的髓系肿瘤中常见的 81 个基因进行突变（表 17.30）。我们还使用纳米流体技术对急性髓系白血病病例进行了八次复发易位和六种变异的筛选。该方式还用于评估其他髓系肿瘤（表 17.31）。

微小残留疾病（MRD）

传统上，白血病患者的治疗反应依赖于临床评估或血细胞计数恢复，或通过评估血液或骨髓中的原始细胞百分比来评估疾病的残余负担。急性白血病的完全缓解（CR）定义为：①骨髓中白血病原始细胞

表 17.28　恶性血液病最常见细胞遗传学异常的临床意义

标记	血液恶性肿瘤	临床意义
缺失和单体		
同质 4q12 缺/FIP1L1-PDGFRA（染色体分析中的隐匿）或 t（4;12）(q12;p13)/PDGFRA-ETV6	伴有 PDGFRA 重排的髓系/淋巴系肿瘤	对酪氨酸激酶抑制剂（TKI）如伊马替尼敏感
del (5q)/-5	孤立性 5（q-）综合征（MDS）	来那度胺疗效好，预后良好
	骨髓增生异常综合征	伴有 5q 的 MDS——与 del（7q）和 i（17q）相关，表现出快速进展。-5：中等风险
del (7)(q31)/-7	治疗相关髓系肿瘤	与接触烷化剂有关；预后不良
	骨髓增生异常综合征	del（7q）：中等预后；-7：预后不良
	急性髓系肿瘤	预后不良
	治疗相关髓系肿瘤	与接触烷化剂有关；预后不良
del (11q)	骨髓增生异常综合征	与铁粒幼细胞增生症
del (17p)	几乎可以在所有类型的血液系统恶性肿瘤中看到	预后不良（高风险疾病）；在慢性粒细胞白血病中，它表明疾病进展和克隆转化
del (20q)	骨髓增生异常综合征	孤立性 del（20q）与预后良好相关。在缺乏之形态学标准的情况下，仅 20q 缺失（类似于 -Y 和 +8）不能诊断 MDS
	急性髓系白血病	中等预后
倒位和易位		
inv (3q21q26.2) t (3;3)(q21;q26.2)/RPN1-EVI1	急性髓系白血病；骨髓增生异常综合征；治疗相关髓系肿瘤	预后不良
inv (14)(TCL1)	T-PLL	特征性异常
inv (16)(p13.1q22) t (16;16)(p13.1;q22)/CBFB-MYH11	急性髓系白血病	预后良好；单核细胞分化伴嗜酸性粒细胞增多，嗜碱性粒细胞异常；如果 BCR-ABL1 与 CBFB 重排有关预后不良
t (1;19)(q23;q13)/PBX-E2A	B-ALL/LBL	中等预后
t (1;22)(p13;q13)/RBM15-MKL1	急性巨核细胞白血病	预后不良
t (3;21)(q26;q22)/RUNX1-MECOM	治疗相关髓系肿瘤（AML 和 MDS）	拓扑异构酶 II 抑制剂治疗；预后不良
	慢性髓系肿瘤	通常出现在母细胞阶段
t (4;11)(q21;q23)/AF4-MLL	早期前 B-ALL	预后不良；与复发风险增加有关
t (5;12)(q31;33p12) ETV6-PDGFRB	伴有 PDGFRA 重排的髓系/淋巴系肿瘤	TKI 反应良好
t (8;16)(p11;p13)/MYST3-CREBBP	急性髓系白血病	新发或治疗相关 AML，单核细胞分化，红细胞吞噬，髓外浸润
t (8;21)(q22;q22.3)/RUNX1-RUNX1T1	急性髓系白血病	预后良好；如果与 KIT 突变有关预后不良
t (9;22)(q34.1;q11.21)/BCR-ABL1	慢性髓系白血病（急变期）	确认诊断；CML 中的 t（9;22）和 inv（16）似乎与更快速地转化为急变期有关
	ALL	预后不良
	急性髓系白血病	预后不良

表 17.28（续）

标记	血液恶性肿瘤	临床意义
t（12;21）（p13;q22）/TEL-AML	B-ALL	预后良好
t（15;17）（q24;q21）/PML-RARA	APL	预后良好
t（v;11）/V-KMT2A（MLL）^a	急性髓系白血病	预后不良，但 t（9;11）较 AML 预后好，其他易位均累积 MLL
缺失和单体三体 +8	急性髓系白血病	除 t（8;21），inv（16）/t（16;16）和 t（9;11）外，孤立性 +8 和 +8 伴额外细胞遗传学异常（ACA）；在急性单核细胞白血病中的总生存率明显较低
	慢性粒单核细胞白血病	中等预后
	骨髓增生异常综合征	在缺乏形态学标准的情况下，仅 8 三体［类似于 -Y 和 del（20q）］不能诊断 MDS
	慢性粒系白血病	与其他 ACAs 相比预后相对较好，除了 -Y 外，治疗期间出现 +8 缺乏预后价值
+21	急性髓系白血病	患有唐氏综合征的儿童有 150 倍的死亡率；出生前 5 年患髓系白血病的风险增加；中等预后

^a 伴有 KMT2A 基因扩增的 AML/MDS 可能是 TR-AML/MDS 或 AML-MRC 的一个亚型，与弥散性血管内凝血，复杂核型，TP53 缺失 / 突变和侵袭性临床过程有关

表 17.29　荧光原位杂交探针诊断急性髓系白血病和骨髓增生异常综合征

髓系肿瘤	特殊表现	易位 / 异常	基因融合探针
急性髓系白血病 / 早幼粒细胞白血病	异常早幼粒细胞	t（15;17）（q22;q11-12）	PML-RARA
急性髓系白血病	又细又长的 Auer 体	t（8;21）（q22;q22）	RUNX1-RUNX1T1
急性髓系白血病	嗜酸性粒细胞异常	inv（16）(p13.1q22) 或 t（16;16）(p13.1;q22)	CBFB-MYH11
急性髓系白血病	异常巨核细胞	inv（3）(q21.3q26.2) 或 t（3;3）(q21.3;q26.2)	MECOM（以前是 EVI1）
急性髓系白血病	双态性母细胞，单核母细胞	t（9;11）（p21.3q23.3）	KMT2A（以前是 MLL）-MLLT3
急性髓系白血病伴骨髓增生异常相关改变	急性白血病背景下的异常增生细胞	7 号染色体缺失或 del（7q）	D7S522/CEP7-7/del（7q）
MDS 伴有 del（5q）	血小板增多症和小的低叶状巨核细胞	染色体 5q 缺失	EGR1 -5/del（5q）
骨髓增生异常综合征	伴或不伴发育不良的骨髓增生异常综合征	三体	CEP8 +8
骨髓增生异常综合征	伴或不伴发育不良的骨髓增生异常综合征	20q 缺失	D20S108 del（20q）
急性髓系白血病伴 BCR-ABL1	谱系不清的急性白血病	t（9;22）（q34.1;q11.2）	BCR-ABL1

表 17.30　用二代测序（NGS）对 81 个与髓系肿瘤相关的基因突变进行代表性基因测序 [a]

功能	基因		
激活信号	CALR	JAK2	MPL
	FLT3	HRAS	NF1
	MAP2K1	KIT	NRAS
	GNAS	KRAS	PTPN11
转录因子/信号/调节因子	CREBBP	NPM1	STAT5B
	BCOR	PAX5	PML
	CEBPA	RUNX1	RARA
	ETV6	SETBP1	GATA1
	GATA2	STAT3	STAT5A
肿瘤抑制基因	IKZF1	TP53	PTEN
	NOTCH1	WT1	
细胞因子受体	CRLF2	IL2RG	
	CSF3R	IL7R	
DNA 甲基化	DNMT3A	TET2	
	IDH1	IDH2	
组蛋白修饰	ASXL1	KMT2A	
	EZH2		
RNA 剪接	SRSF2	ZRSR2	SF3A1
	U2AF1	U2AF2	SF3B1
泛素	CBL	ETNK1	
	CBLB	FBXW7	
粘连蛋白	RAD21	STAG1	
	SMC1A	STAG2	
其他	BRAF	CUX1	KDM6A
	TERT	EED	DDX41
	ELANE	HNRNPK	SH2B3

[a] 在 Illumina-MiSeq 平台上进行靶向双端测序和突变分析

表 17.31　8 例复发性易位和 6 例急性髓系白血病变异的筛查 [a]

易位	融合基因
t（8;21）（q22;q22）	RUNX1-RUNX1T1
inv（16）（p13.1q22）or t（16;16）（p13.1;q22）	CBFB-MYH11–A 型（85%）
inv（16）（p13.1q22）or t（16;16）（p13.1;q22）	CBFB-MYH11–D 型（5%~10%）
inv（16）（p13.1q22）or t（16;16）（p13.1;q22）	CBFB-MYH11–E 型（5%~10%）
t（15;17）（q22;q12）	PML-RARA – 加长形式
t（15;17）（q22;q12）	PML-RARA – 缩短形式
t（15;17）（q22;q12）	PML-RARA – 交替形势
t（9;22）（q34;q11.2）	BCR-ABL1b2a2
t（9;22）（q34;q11.2）	BCR-ABL1b3a2
t（9;22）（q34;q11.2）	BCR-ABL1e1a2
t（12;21）（p13;q22）	ETV6-RUNX1
t（4;11）（q21;q23）	KMT2A-AF4
t（6;9）（p23;q34）	DEK-NUP214

[a] 基于多重纳米流体的定性多参数逆转录酶 PCR 检测

的形态 < 5%（如果原始细胞有 Auer 小体，则为任意百分比）；②外周细胞计数标准化或恢复；③髓外表现完全消失。然而，不可能排除那些符合上述标准的 CR 患者仍有无法从形态学上检测到的白血病细胞。细胞化学染色提高了形态学评估的敏感性，但检测仍较低（102 个细胞群中有 1 个白血病细胞）。因此，有学者尝试用更敏感的方法来识别这些小群体的异常细胞或所谓的微小残留病灶（MRD）。在临床环境中

研究 MRD 的基本原理如下：①它可以预测早期复发；②它被认为是一个预后因素；③它可以提供需要额外治疗以降低复发风险的患者的信息。评估 MRD 的时间点是诱导后、整个治疗过程，以及移植前后。理想的 MRD 检测方法应具有高度特异性和高灵敏度。可用的 MRD 分析如下所述。

分子分析技术可以检测大约每 100 000 到 1 000 000 个有核细胞中的一个或更少的白血病细胞。首选方法

包括聚合酶链反应和逆转录聚合酶链反应。多重逆转录酶 - 聚合酶链反应（RT-PCR）检测用于检测复发性非随机性白血病易位，以及检测髓系肿瘤的融合转录物。检测和跟踪白血病细胞中特定分子异常的不太敏感的技术包括 DNA 测序，如 Sanger 测序和新一代测序（NGS），后者是针对与造血肿瘤相关的基因中已知的分子异常而定制的。

多参数流式细胞术（MFC）免疫表型可以检测到每 10 000 个多达 100 000 个有核细胞大约 1 个白血病细胞或更少。通过流式细胞术免疫表型检测和定量 MRD 依赖于白血病细胞上白血病相关免疫表型（LAIP）的存在。通常，评估 MRD 的策略包括：①在诊断时进行筛查；②扩大检测范围以鉴定与白血病相关的免疫表型的特征，并在完全缓解后追踪与白血病相关的免疫表型。已达到或在后续随访中。

骨髓增生异常综合征

概述

骨髓增生异常综合征是克隆性造血干细胞疾病，特征是外周血细胞减少，形态发育不良，造血细胞功能受损，克隆性染色体异常以及转化为急性髓性白血病的风险增加。一系或多系细胞的细胞减少症是诊断 MDS 的基本特征。尽管细胞过多是常见的，但大多数 MDS 的儿科病例显示细胞减少。在美国，MDS 的发病率约为每年每 100 000 人 3~4 例，并且随着年龄的增长，在 70 岁以上的人群中，每年每 100 000 人的发病率约为 30 例。诊断时的中位年龄 ≥ 65 岁，男性占多数，而低于 50 岁的发病较少见。临床表现是可变的和非特异性的，但主要症状与造血功能不全有关，特别是与贫血有关。患者较少出现感染和出血。在大多数成年 MDS 患者中没有可识别的特定诱因。几项研究检查了 MDS 的可能原因和演化，结果表明 MDS 是一个多因素、多步骤、持续且复杂的过程，涉及毒性环境暴露、细胞遗传和表观遗传变化、骨髓微环境改变、免疫失调和异常细胞周期。调节与分化。根据新兴的分子技术进行的 MDS 评估揭示了以下细胞途径成分的突变：① DNA 甲基化，即 TET2、DNMT3A 和 IDH1/2；②组蛋白修饰，即 ASXL1、RUNX1 和 EZH2；③ RNA 剪接机制，即 SF3B1、U2AF1 和 SRSF2；④转录因子，即 ETV6 和 RUNX1；⑤ DNA 损伤修复，即 TP53；⑥单倍体不足，即 RPS14 和 RPS19。在早期的 MDS 中已经发现了涉及 RNA 剪接或 DNA 甲基化的基因突变，而涉及染色质修饰和细胞信号转导的突变基因则倾向于随后发生。

诊断

MDS 的诊断应考虑病因不明的持续性血细胞减少症的存在，特别是在老年患者或接受细胞毒性药物病史很少的患者中。MDS 的准确诊断和分类对于分型疾病和进行预后评估至关重要。因此，MDS 的诊断需要逐步进行，诊断关键提示为：①排除非 MDS 原因引起的持续性显著性细胞减少和发育不良；②排除 AML（ ≥ 20% 的原始细胞或原始细胞 < 20% 时出现复发性细胞遗传学异常）和 CMML（单核细胞增生症 ≥ 1×10⁹/L）；③在所有疑似病例中应用以下 MDS 相关标准：Auer 小体的存在［将 MDS 亚型升级为具有过量原始细胞 2（MDS-EB）的 MDS，而不考虑原始细胞的百分比］，外周血和骨髓原始细胞 < 20%，反复出现核型异常（最常见的核型异常为 5q 缺失、7 或 7q 缺失、8 三体、20q 缺失和 Y 缺失），每 1 个或更多的三系造血细胞至少有 10% 的受影响细胞系存在显著的发育不良，无 SF3B1 突变时为 15% 环形铁粒幼细胞阈值，检测到 SF3B1 突变时，则 ≥ 5% 为环形铁粒幼细胞，以及骨髓细胞过多，尽管部分病例骨髓发育不良或纤维化。

骨髓增生异常综合征患者的外周血细胞减少

细胞减少症是指一种或多种血中外周血计数异常低的疾病。它必须是器质性的，并且必须持续至少 6 个月，并且骨髓研究应排除其他原因引起的血细胞减少症。区分正常，低和诊断各种 MDS 等各种骨髓衰竭综合征的阈值标准因年龄、性别、海平面和种族而异。国际临床预后评分系统（IPSS）定义了在临床实践中用于评估此类病例的临界值：血红蛋白 < 10 g/dL，血小板 < 100×10⁹/L 和绝对中性粒细胞计数 < 1.8×10⁹/L。然而，如果存在其他的明确的 MDS 诊断标准，MDS 的诊断可以通过轻度的血细胞减少

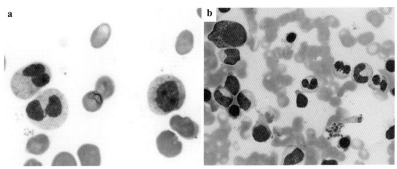

图17.426 该图说明了患有单系发育异常（MDS-SLD）的骨髓增生异常综合征患者的外周血（a）和骨髓抽吸物（b）。涂片显示发育异常的粒细胞，其特征是双叶核（假Pelger-Huet异常），一种具有非节段性细胞核的粒细胞和具有发育不良的中性粒细胞

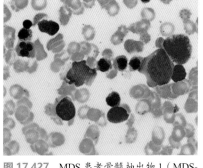

图17.427 MDS患者骨髓抽出物1（MDS-EB1）表现为严重异常增生的红系前体，并伴有大量的原始细胞

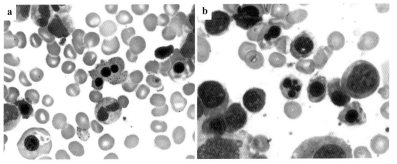

图17.428 MDS患者的骨髓抽吸物显示出明显的红细胞生成异常和巨幼细胞改变。（a）注意红系前体中的嗜碱性点彩。（b）此图显示了核萌芽

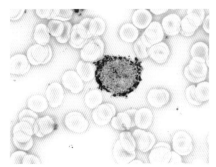

图17.429 MDS患者高癫酸席夫（DAS）染色。突出显示正常原始细胞中细胞质小球，Wright-Giemsa染色上显示出较大的空泡（未显示）

来确定，例如女性的血红蛋白 < 12 或男性的 < 13，血小板计数 < 150×10⁹/L（如果存在其他确定的 MDS 诊断标准，但至少有一系血细胞减少）必须存在以支持 MDS 的诊断。一些专家建议通过将中性粒细胞减少症阈值降低至 < 1.5×10⁹/L 来重新评估，同时确保"正常水平"将包括各个人群和地理区域的大多数健康受试者。因此，应根据实验室的患者人数确定每个实验室的参考范围，并在每个实验室中使用。

骨髓增生异常综合征的发育异常和骨髓活检细胞数

涉及一系或多系细胞的形态发育异常是骨髓增生异常综合征的病理特征（图 17.426~17.429）。要定义红系或粒细胞显著发育异常，发育异常的细胞应 ≥ 10% 受影响的细胞系。

根据对涂片或骨髓组织切片 ≥ 30 的巨核细胞的评估，将严重的巨核细胞发育异常定义为 ≥ 10% 的巨核系细胞。然而，在常规染色条件下，形态有时可

能是一个主观参数，即使在经验丰富的血液病理医生中，也并非总是可重复的。骨髓增生异常可能是继发于骨髓的非肿瘤性或非造血疾病，这使诊断变得复杂。需要注意到可能导致发育异常的继发原因，包括维生素 B12 和叶酸缺乏，人类免疫缺陷病毒或其他感染，酒精滥用引起的酒精中毒，甲氨蝶呤和化学疗法等药物（图 17.430），铜缺乏，自身免疫性疾病如特发性血小板减少性紫癜或系统性红斑狼疮，大颗粒性淋巴细胞性疾病或淋巴瘤，范科尼贫血，甚至再生障碍性贫血和骨髓增生性疾病。因此，当提出最低标准来定义骨髓发育异常时，WHO 提出了一些担忧，因为形态异常也可以在非克隆性血细胞减少症或健康受试者中看到。MDS 没有一个单独的或完全特定的或明确的特征。因此，为了区分 MDS 和非克隆性血细胞减少，并评估与发育异常相关的各种特征的相关性，一些作者提出了一种形态学评分，以识别定义骨髓发育异常的最小形态学标准（表 17.32）。该评分系统显示出

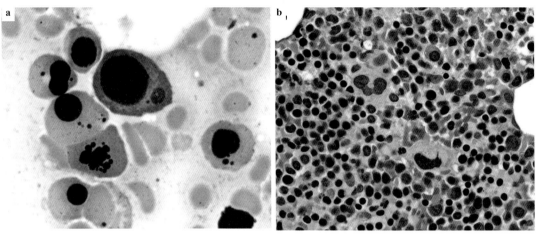

图 17.430 该图显示了接受 POMP（强的松，长春新碱，甲氨蝶呤，6-巯基嘌呤）治疗的 B 淋巴母细胞白血病病史患者的骨髓变化。（a）骨髓抽吸物显示，由于化疗作用的明显的红细胞生成障碍和巨幼细胞样变化。（b）凝块切片显示红系增生和低叶巨核细胞（巨核形成障碍）。停药 2 周后这些变化消失了

表 17.32　骨发育不良定义的形态学评分

障碍	形态学异常	阈值	科恩 K 系数（操作间变异性）	可变加权分数
红细胞生成障碍 [a]	巨幼红细胞增生症	> 5%	0.83	2
	双核或多核	> 3%	0.87	1
		> 5%		2
	核裂片或不规则轮廓	> 3%	0.84	1
	固缩	> 5%	0.81	1
	细胞质磨损	≥ 7%	0.95	1
	环状铁幼粒	> 5%	0.95	2
		≥ 15%		3
	铁粒幼细胞	≥ 30%	0.92	
粒细胞生成障碍 [b]	髓母细胞	> 3%	0.92	1
		> 5%		3
	Auer 小体	≥ 1%	0.9	3
	假性 Pelger-Hüet 畸形（家族性粒细胞异常）	> 3%	0.87	1
		> 5%		2
	核形态异常	≥ 7%	0.86	
	中性粒细胞分泌不足	> 3%	0.81	1
		> 5%		2
巨核细胞生成障碍 [c]	微小巨核细胞	> 5%	0.88	3
	小双核巨核细胞	> 5%	0.81	1
	分叶核的巨核细胞	> 5%	0.84	2
	低 / 单叶巨核细胞	> 5%	0.86	2

修改自 Della Porta 等

[a] 每个谱系的发育不良需要 ≥ 3 分，该谱系至少需要 10% 的发育不良细胞；[b] 如果检测到 ≥ 5% 的粒细胞或 Auer 小体，则母细胞生成障碍也被满足；[c] 如果检测到 ≥ 5% 的微小巨核细胞，则巨核生成障碍也可以考虑

较高的灵敏度/特异性（＞90%）和可接受的可重复性，并经过独立验证。

有趣的是，多系发育异常显示出独立的不良预后价值，而粒细胞或巨核细胞评分水平对总体存活率有显著影响，而红系细胞评分值并未显著影响存活率。骨髓活检的评估提高了 MDS 的诊断准确性，并提供了有关原始细胞受累程度及其分布的更多信息，从而可以更好地评估巨核细胞增生异常和间质纤维化。此外，活检可以对总体细胞进行更可靠的评估。实际上，如前所述，大多数 MDS 病例表现为多细胞而不是少见的正常或少细胞骨髓。在远离血管结构或骨小梁的骨髓腔部分存在的未成熟细胞聚集（3~5 个细胞）或簇（＞5 个细胞）被称为未成熟前体的异常定位（ALIP）；尽管可能难以识别，但它与原始细胞增加有关，因此与侵袭行为有关。

最后，值得注意的是，骨髓有三个以上细胞系，包括红系、髓系/粒系和巨核系等。然而，MDS 的概念通常指这三个细胞系。目前，MDS 的概念不涉及淋巴细胞、单核细胞或间质细胞的发育异常；不能忽视单核细胞数量、形态和成熟的变化，当单核细胞的外周血计数 ≥ $1×10^9$/L 时，通常在慢性粒细胞单核细胞白血病时，会讨论这些变化。

骨髓增生异常综合征中原始细胞的评估

骨髓或外周血细胞的原始细胞增加 5% 或 ＜20% 时诊断为 MDS。此外，它是 MDS 侵袭性的有力指标，与细胞遗传异常、血细胞减少和与髓样疾病相关的突变无关。原始细胞百分数应通过目视检查抽吸液涂片或外周血来确定。流式细胞术免疫表型计数可提供对原始细胞的准确估计。然而，由于并非所有胚细胞都表达 CD34 抗原，并且稀释和门控策略会影响原始细胞的估计百分比，因此尚未普遍推荐。在没有足够的涂片进行差异计数的情况下，骨髓活检中的 CD34 免疫组织化学是评估原始细胞百分比的有用替代方法。但是，重要的是要记住，并非所有原始细胞都表达 CD34。另一方面，流式细胞术、细胞化学或免疫细胞化学对于识别原始细胞谱系至关重要。骨髓中的原始细胞应计为全部细胞的百分比。不建议将原始细胞

计数为非红系细胞的百分比，最近才建议将其计数为红细胞前体 ≥ 50% 的病例。原始细胞 ≥ 20% 是支持诊断急性白血病的临界值。根据修订后的国际预后评分系统，应将骨髓原始细胞小于 2% 的 MDS 与原始细胞 ≥ 2% 的 MDS 区别开来，因为前者对患者预后较好。MDS 不能分类的亚型包括血液中有 1% 的原始细胞和骨髓中有 ＜5% 的原始细胞的患者。即使原始细胞计数 ＜10%，Auer 小体的存在也会将 MDS 诊断为原始细胞过多（EB-2）的 MDS。现在，将 ≥50% 红系前体和原始细胞 ＜20% 所有骨髓细胞的髓系肿瘤分类为 MDS-EB，而不是急性红白血病，即使原始细胞 ≥ 20% 为非红系细胞。这种变化基于最近的数据，这些数据表明，急性红白血病患者的与 MDS-EB-2 患者风险调整结局相似，并且似乎没有获得急性髓系白血病诱导化疗的生存优势。值得注意的是，在出现以下复发性细胞遗传异常的情况下，即使骨髓细胞小于 20% 的也应诊断为 AML：t（8;21）（q22;q22），inv（16）（p13.1q22），t（16;16）（p13.1;q22）和 t（15;17）（q22;q12）。

MDS 的免疫表型

在大多数 MDS 病例中，造血功能在表型上是异常的。在大多数研究中，62%~78% 的 MDS 患者表现为两系或多系异常。最近的数据表明，流式细胞术免疫表型分析是 MDS 和相关疾病的有用诊断工具。因此，多参数流式细胞术越来越多地用于辅助 MDS 诊断，并且在低级 MDS 的诊断中特别有用，尤其是那些形态学变化不大或显示正常核型和"MDS 无法分类"的 MDS。流式细胞术有助于确定预后并在治疗干预期间监测 MDS 患者的病情发展。最近，一些方法和套餐用于评估 MDS 的骨髓功能。Tang 及其同事提出了一种实用的简单可靠的 MDS 套餐和评分系统。简而言之，对 MDS 或干细胞肿瘤的解释主要基于 16 种可计费标记：CD2、CD5、CD7、CD10、CD11b、CD13、CD16、CD19、CD33、CD34、CD38、CD45、CD56、CD117、CD123 以及 HLA-DR。他们建议至少获取 100 000 个细胞以取得有意义的结果。但是，在 CD34+ 细胞数量低的情况下，所有分析样

品（"试管"）中的 CD34+ 原始细胞门中最多可捕获 200 000 个细胞，以获得至少 100 个细胞。重点是评估 CD34+ 造血干细胞的异常和成熟的单核细胞的变化，当他们比较 MDS 患者和非 MDS 血细胞减少患者的标本时，他们发现了显著的差异和变化（表 17.33 和图 17.431）。MDS 中 CD34+ 造血干细胞的异常包括：1 期造血细胞激素的百分比降低（图 17.431a），PDCP（浆样树突状细胞前体）百分比降低，CD34+ 细胞的百分比和表达水平增加，CD13 和 / 或 CD33 的表达增加，CD123 的表达增加，CD117 的表达增加，CD38 的表达减少，淋巴样抗原的异常共表达（图 17.431），成熟单核细胞异常表达。成熟

的骨髓单核细胞的变化包括：①由于粒细胞减少，分叶核和线粒体含量而导致的 CD45/SS 改变或粒细胞侧向散射降低减少 [SS 降低被定义为低于淋巴瘤骨髓分期病例平均荧光强度（MFI）的三个标准偏差]。② CD11b/CD13/CD16 的异常表达或显著增加（≥ 30%）。③超过 30% 的粒细胞或单核细胞上有明亮的 CD56 表达。成熟的骨髓单核细胞的其他变化要么是非特异性的，造成 MDS 和非 MDS 病例之间无法区分，要么在解释时重复性低。

使用该模式，提供了一个评分系统，并建议对 MDS 诊断的评分≥ 2，而对 MDS 评分≤ 1 的可能性很小。分数 1.5 被认为是临界点（表 17.34）。该评分

表 17.33   MDS 和非 MDS 患者 CD34+ 造血祖细胞和骨髓单核细胞的免疫表型异常

参数	MDS（$n = 73$）中位（范围）	Non-MDS（$n = 53$）中位（范围）	P
（a）CD34+ 造血细胞异常			
（i）CD34+ 髓母细胞（%）	1.9（0.1~9.1）	0.9（0.1~3.1）	< 0.001
CD34+ 髓母细胞≥ 3% 病例	24（33%）	1（2%）	< 0.001
（b）多样性分化缺失			< 0.001
（ii）第一阶段红细胞（%）	0（0~45）	23（0~82）	< 0.001
第一阶段红细胞≤ 5% 病例	57（78%）	8（15%）	< 0.001
（iii）PDCP（%）	1（0~16）	6（0~28）	< 0.001
PDCP ≤ 5%	57（78%）	13（25%）	< 0.001
（c）抗原表达水平改变			< 0.001
（i）CD34 增多	26（36%）	2（4%）	< 0.001
（ii）CD45/SS 异常 [a]	30（41%）	1（2%）	< 0.001
（iii）CD13/CD33 增加（一个或两个）	39（53%）	4（8%）	< 0.001
（iv）CD123 增加	30（41%）	4（8%）	< 0.001
（v）CD117 增加	42（58%）	3（6%）	< 0.001
（vi）CD38 减少	28（30%）	2（4%）	< 0.001
（d）异常淋巴抗原表达：CD2、CD5、CD7 和 / 或 CD56	20（27%）	2（4%）	< 0.001
（e）成熟粒单核细胞抗原（CD10、CD11b、CD15、CD16、CD64）的异表达	8（10%）	1（2%）	8（10%）
（f）骨髓单核细胞的改变			
（i）髓样细胞明显的分泌不足	33（45%）	2（4%）	< 0.001
（ii）CD11b/CD13/ CD16 异常	26（36%）	4（8%）	< 0.001
（iii）> 30% 的细胞在成熟的髓系细胞和单核细胞上表达 CD56	12（16%）	1（2%）	0.007

修改自 Tang 等
MDS，骨髓增生异常综合征；PDCP，浆细胞样树突状细胞前体；SS，侧移
[a] 异常 CD45/SS：CD45 和 / 或 SS 增加或减少。SS 降低定义为低于淋巴瘤分期骨髓病例平均荧光强度（MFI）的 3 个标准差

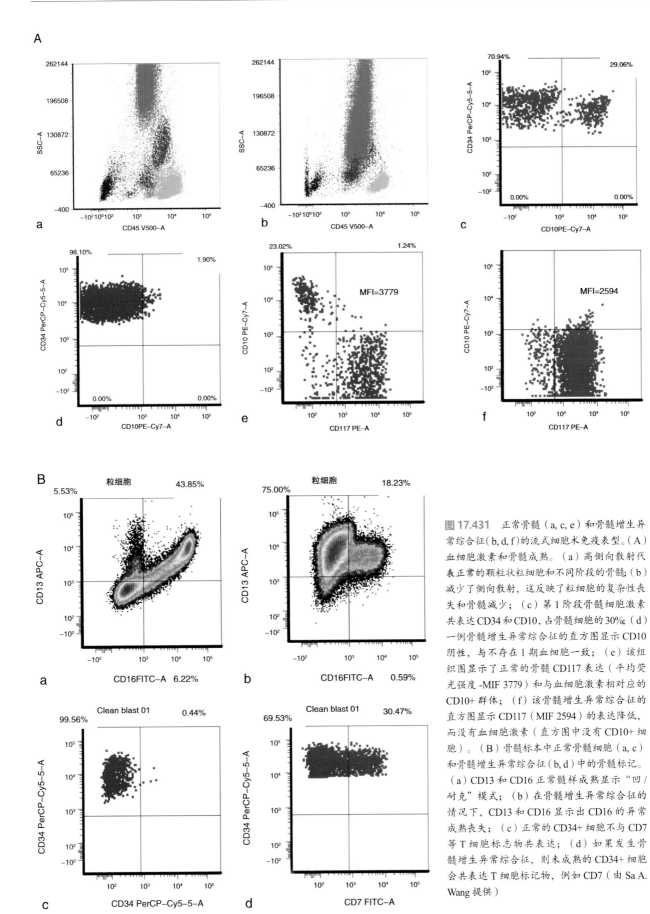

图 17.431　正常骨髓（a, c, e）和骨髓增生异常综合征（b, d, f）的流式细胞术免疫表型。（A）血细胞激素和骨髓成熟。（a）高侧向散射代表正常的颗粒状粒细胞和不同阶段的骨髓；（b）减少了侧向散射，这反映了粒细胞的复杂性丧失和骨髓减少；（c）第 1 阶段骨髓细胞激素共表达 CD34 和 CD10，占骨髓细胞的 30%；（d）一例骨髓增生异常综合征的直方图显示 CD10 阴性，与不存在 1 期血细胞一致；（e）该组织图显示了正常的骨髓 CD117 表达（平均荧光强度 -MIF 3779）与血细胞激素相对应的 CD10+ 群体；（f）该骨髓增生异常综合征的直方图显示 CD117（MIF 2594）的表达降低，而没有血细胞激素（直方图中没有 CD10+ 细胞）。（B）骨髓标本中正常骨髓细胞（a, c）和骨髓增生异常综合征（b, d）中的骨髓标记。（a）CD13 和 CD16 正常髓样成熟显示"凹 / 耐克"模式；（b）在骨髓增生异常综合征的情况下，CD13 和 CD16 显示出 CD16 的异常成熟丧失；（c）正常的 CD34+ 细胞不与 CD7 等 T 细胞标志物共表达；（d）如果发生骨髓增生异常综合征，则未成熟的 CD34+ 细胞会共表达 T 细胞标记物，例如 CD7（由 Sa A. Wang 提供）

系统对 MDS 的诊断灵敏度为 89%，特异性为 94%，准确度为 92%。但是，WHO 和欧洲白血病网（ELN）指南认为，流式细胞术免疫表型证据是诊断 MDS 或推定证据辅助工具，不应将其用作诊断 MDS 的唯一工具。

骨髓增生异常综合征的常规细胞遗传学研究

常规的细胞遗传学分析被认为是对疑似 MDS 患者的一项强制性检测。大约 50% 的新发 MDS 和高达 80% 的继发 MDS（继化学疗法或其他有毒药物之后）均发现染色体异常。表 17.35 列举了 WHO MDS 的细胞遗传学异常。在这种情况下，必须通过常规核型来证明异常。

人们认为荧光原位杂交（FISH）对 MDS 病例不具有成功进行核型分析的意义，并且仅在具有核

表 17.34　简化的 MDS 免疫表型和评分系统

免疫表型参数	畸变	评分
CD34+ 髓母细胞	≥ 3%（% 总细胞数）	1
第一阶段红细胞	≤ 5%（% CD34+ 总细胞数）	0.5
CD34+ 髓母细胞		
CD13、CD33、CD34、CD117 或 CD123	增加 [b]	1
CD38	减少 [b]	1
CD45/ 侧面散射（SS）	CD45 或 SS 增加或减少 [b]	1
淋巴系抗原（CD2、CD5、CD7/CD56）	> 20%	1.5
成熟的骨髓单核细胞		
分泌不足	显著降低 [a]	1
CD11b/CD13/CD16	显著降低 [d]	1
CD56 在成熟的髓细胞和单核细胞表达	> 30% 并且是强阳性 [c]	1

修改自 Tang 等

MDS 评分：≥ 2 可预测；1.5 为临界值；≤ 1 表示无 MDS。所需标记物：CD2、CD5、CD7、CD10、CD11b、CD13、CD16、CD19、CD33、CD34、CD38、CD45、CD56、CD117、CD123 和 HLA-DR

[a] 粒细胞 CD117 增加，SS 减少，分别高于 MFI 和低于 MFI

[b] 增加 / 减少：≥ 1/3 对数标度变化，约相当于平均荧光强度（MFI）的 2 个标准差

[c] 亮度：至少 1/3 比例变化，与剩余的阴性总体相比

[d] 导致成熟模式显著改变的任何变化

表 17.35　骨髓增生异常综合征的染色体异常

染色体异常		所有 MDS 病例的发病率	治疗相关病例发生率
不平衡	三体 8 [a]	10%	
	–7/del（7q）	10%	50%
	del（5q）[b]	10%	40%~45%
	del（20q）[a, c]	5%~8%	
	–Y [a]	5%	
	i（17q）/del（17p）	3%~5%	
	–13/del（13q）	3%	
	Del（11q）/i（17p）	3%	
	del（12p）/t（12p）	3%	
	del（9q）	1%~2%	
	idic（X）（q13）	1%~2%	
平衡	t（1;3）（p36.3;q21.3）	1%	
	t（2;11）（p21;q23.3）/ t（11q23.3）	1%	
	inv（3）（q21.3q26.2）[d]	1%	
	t（3）（q21.3q26.2）[d]	1%	
	t（6;9）（p23.3;q34.1）	1%	
	dic（5;17）（q11.1-13;p11.1-13）	NA	5%
	der（1;7）（q10;p10）	NA	3%
	t（3;21）（q26.2;q22.1）	NA	2%
	t（11;16）（q23.3;p13.3）/t（11q23）	NA	3%

如果与细胞减少有关，这些缺乏 MDS 形态学特征的异常被认为是 MDS 的推定证据

[a] +8、-Y 或 del（20q）也可在非肿瘤性疾病中检测到。MDS 的形态学特征对 MDS 的诊断价值

[b] 多见于女性，以低叶或无叶巨核细胞、大细胞贫血、血小板计数正常或增加为特征

[c] 孤立性（20q）与巨核细胞生成障碍和血小板减少有关

[d] NA（3）（q21.3q26.2）或 t（3）（q21.3q26.2）与巨核细胞异常有关，可能与血小板增多有关

型衰竭的 MDS 病例中提供了信息。在患有血细胞减少症的患者中，除了 +8，-Y 或 del（20q）作为唯一的染色体异常外，克隆细胞遗传异常的存在可以作为 MDS 的推定证据，即使在没有形态异常的情况下也是如此。这些细胞遗传学异常是非特异性的，常发生在其他髓系恶性肿瘤中。此外，在健康的老年男性中，染色体 Y 的丢失是一种衰老效应。del（5q）的存在仍然是唯一定义特定 MDS 亚型且预后良好的细胞遗传学或分子遗传异常（图 17.432）。除 7 号单体或 del（7q）以外，有 del（5q）和另外一种染色体异常的患者不影响生存，但 ≥ 2 个染色体异常的生存期从 58 个月降低至 6.8 个月。典型的复杂核型（≥ 3 个获得性染色体异常）的存在通常包括 5 号和 7 号染色体异常，这些异常通常与不良的临床病程相关，可能暗示了 t-MDS 的可能性。

骨髓增生异常综合征的体细胞基因突变

随着先进分子技术的出现和对 MDS、骨髓增生性肿瘤（MPN）和 AML 病例的系统评价，在 90% 以上的 MDS 患者中观察到复发性体细胞突变。表 17.36 总结了与 MDS、MPN 和 AML 有关的复发突变基因。所列突变基因不是 MDS 特有的，不能单独诊断为 MDS。因此，这些突变必须在适当的临床背景下进行解释（例如，细胞减少症，< 20% 的骨髓原始细胞，不符合其他 AML 的标准），并且当不满足 MDS 的诊断标准时，不应将其用作 MDS 的推定证据。在目前的分类中，SF3B1 突变是唯一的异常，作为具有环形铁粒母细胞的 MDS 类别的诊断标准（图 17.433）。最近的研究表明，一些与 MDS 相关的基因突变在基于临床风险的系统，例如国际预后评分系统（IPSS）和 IPSS-R（修订版），以及对于接受同种异体干细胞移植的患者具有重要的预防意义。此外，一些研究表明，TP53、EZH2、ETV6、RUNX1 或 ASXL1 的突变具有独立的不良预后意义。TP53 突变与复杂的核型有关，U2AF1 和 RUNX1 的突变与过量的骨髓原始细胞有关，而 NRAS 和 TP53 的突变与严重的血小板减少有关。

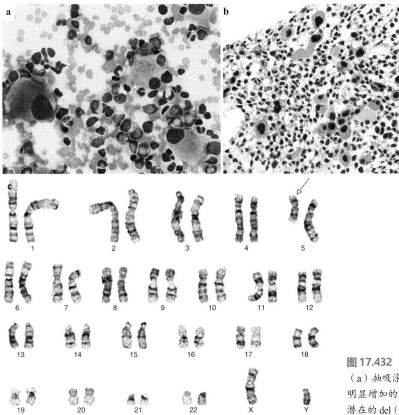

图 17.432 该图显示了 MDS 伴孤立 del（5q）的患者的骨髓。（a）抽吸涂片中异常的单叶巨核细胞。（b）血凝切片显示明显增加的簇状巨核细胞。巨核细胞较小，呈低叶状，暗示潜在的 del（5q）。（c）核型显示 46, XY, del（5）（q22q35）

表 17.36　骨髓增生异常综合征（MDS）、骨髓增生性肿瘤（MPN）或 MDS/MPN 基因突变综述

突变基因	基因定位	频率 %	突变类型 [a]	MDS 或 MPN 的主要特征及临床意义
ASXL1	20q11	14%~29%	无义或移码	组蛋白修饰；它是一种预后生物标志物；与总生存率下降和 AML 进展时间缩短独立相关；在 CMML 中更频繁（40%~50%）
TET2	4q24	12%~23%	无义、移码或拼接；错义：密码子 1134-1444 或 1842-1921 中的任何一种	DNA 甲基化基因类；与正常核型相关；无预后意义；在 CMML 中更频繁（40%~60%）
DNMT3A	2p23	13%~18%	无义，移码，或拼接 密码子 R882 的错义	DNA 甲基化基因类；与更差的总生存率和更快的 AML 进展相关；无 SF3B1 突变的患者 预后不良
SRSF2	17q25.1	12%~15%	错义	RNA 剪接基因类；突变频率最高的是 P95（87.9%）；更常见于老年男性，与预后不良相关；在 CMML 中更频繁（40%）
RUNX1	21q22.3	10%~15%	无义、移码	转录因子基因类；它是一种预后生物标志物；与治疗相关的 MDS 中较常见独立相关的预后不良；在罕见的情况下可能是家族性的
SF3B1	2q33.1	8%~12%	错义：E622、Y623、R625、N626、H662、T663、K666、K700E、I704、G74、G742、D781	RNA 剪接基因类；突变频率最高的是 K700（44.9%）和 H662（12.2%）；MDS 中最常见的突变；在 MDS-RS 中更常见（80%）；预后良好
U2AF1	21q22.3	8%~12%	错义	RNA 剪接基因类；最常见的突变位点是 S34（60.8%）和 Q157（28.5%）；白血病转化风险高，总生存期短
TP53	17p13.1	8%~12%	无义、移码或拼接 错义：密码子中除了 p47 以外的任何一个	DNA 修复基因类；它是一种预后生物标志物；更常见于复杂核型（50%）和 del（5）q（20%）；与化疗耐药和不良结局相关
EZH2	7q35-36	6%~12%	无义、移码	组蛋白修饰；它是一种预后生物标志物；与杂合性缺失 7q 和不良结局相关；在 CMML 中更频繁（12%）
STAG2	—	5%~10%	无义、移码或拼接	黏着因子基因类；与预后不良有关
IDH1	2q33.3	< 10%	错义：R132	DNA 甲基化基因类；与预后不良有关；AML 更频繁
IDH2	15q26.1	< 10%	错义：R140Q、R172	DNA 甲基化基因类；与预后不良有关；AML 更频繁
SETBP1	18q21.1	< 5%	错义：E858、T864、I865、D868、S869、G870	转录因子基因类；经常出现白细胞增生症、-7、I 17q 和 ASXL1、EZH2 和 SRSF2 突变；与疾病进展和总生存期缩短有关；在 CMML（5%~10%）和 JMML（7%）中更频繁
BcoR	Xp11.4	< 5%	无义、移码或拼接 错义：密码子 N1425	转录因子基因类；BCOR 突变与 RUNX1 和 DNMT3A 突变相关；它是一种预后生物标志物；与总生存期较短和转化为 AML 的可能性较高相关；在 CMML 中更频繁（5%~10%）
ETV6	12p13	< 5%	无义、移码	转录因子基因类；它是一种预后生物标志物，与较短的总生存期相关
NRAS	1p13.2	< 5%	错义：G12、G13、Q61	激活信号基因类；以及 -7/del（7q）和预后不良相关的预测有较低风险 MDS 的患者；在 CMML 和 JMML 中更常见（约 15%）
PHF6	Xq26.2	< 5%	无义、移码或拼接	在母细胞过多但与存活率无关的病例中更为常见
NF1	17q11.2	< 5%	无义、移码或拼接	激活信号基因类；在 CMML（5%~10%）和 JMML（30%）中更常见，通常是种系
JAK2	9p24.1	< 5%	错义：V617F	激活信号基因类；在 MDS/MPN-RS-T 中更频繁（50%）

修改自 Patel 和 NCCN。[a] 突变类型定义。无义：将氨基酸密码子变为过早终止密码子的突变。移码：DNA 碱基对的插入或缺失，改变了氨基酸的阅读框架。错义：将一个氨基酸密码子变为另一个氨基酸密码子的突变［例如，K700E 表明密码子 700 处的赖氨酸（K）突变为谷氨酸（E）］。如果本表中没有为密码子指定新的氨基酸，则可能会将其突变为几种可能的氨基酸中的一种［例如，R882 表示 882 位的精氨酸（R）可以被各种氨基酸取代］。拼接：在外显子前后改变第一或第二碱基的突变

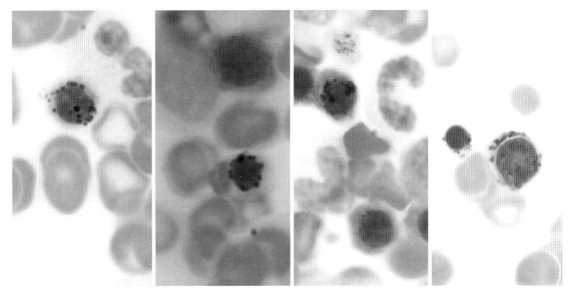

图 17.433 该图显示了普鲁士蓝染色时，在核周围有铁颗粒的成环母细胞（环形铁粒幼细胞）的频谱。环形铁粒幼细胞的定义是存在 5 个或更多个铁颗粒，它们围绕着核周长的三分之一或更多

健康人或血细胞减少患者的体细胞突变

在具有正常造血参数的健康个体中，常见的突变是 DNMT3a、TET2 和 ASXL1 的共同鉴定使 MDS 相关基因中复发性体细胞突变的情况复杂化。这些突变的发生率随年龄增加而增加，在 70 岁以上的个体中接近 15%，这也是 MDS 患者的典型诊断年龄。但是，恶性转化的绝对风险很低，每年大约为 0.5%~1%，这导致不确定性潜在的克隆性造血（CHIP）的描述，值得强调的是，它不是 MDS 诊断。大多数 CHIP 的患者只有一个基因突变，尽管等位基因频率低，但其有核血细胞的比例不到 25%。相反，患有 MDS 的患者通常具有两个或多个常见突变的基因，它们代表所有血液或骨髓细胞的大部分或高等位基因频率。患有未知原因或特发性血细胞减少症（ICUS）患者的体细胞突变发生率接近 40%，远高于 CHIP。这些患者被称为具有未知意义的克隆性血细胞减少症（CCUS），这可能被认为是疾病进展的重要危险因素，因为这些患者的平均克隆负担与 MDS 相当。表 17.37 列出了合并血细胞减少症、异常增生特征、原始细胞百分率或其他遗传异常，可能对定义通过 CCUS 确定克隆造血向 MDS 和 AML 的演变具有重要意义，从而可以证实 MDS 和 AML 的存在。

表 17.37 克隆性髓系疾病谱及其定义临床特点

特征	ICUS	CHIP	CCUS	MDS	AML
细胞减少（s）	是	否	是	是	是
发育异常	否	否	否	是	是 / 否
BM 原始细胞	< 5%	< 5%	< 5%	5%~19%	≥ 20%
克隆性	否	是	是	是	是

修改自 Kennedy 和 Ebert。AML，急性髓系白血病；CCUS，克隆性细胞减少（意义未定）；CHIP，隆性造血（潜能未定）；ICUS，特发性细胞减少（意义未定），患者有不明原因细胞减少（s），无突变；MDS，骨髓增生异常综合征
CCUS、CHIP 和 ICUS 在 WHO 分类中未被确认为临床实体

骨髓增生异常综合征的分类

修订后的 WHO 2016 分类对形态描述和血细胞减少症进行了修正，并解决了快速积累的遗传信息对 MDS 诊断的影响。表 17.38 总结了根据 WHO 的定义足以诊断 MDS 的情况。

MDS 中先前描述的形态变化在 WHO（2016）修订版中保持不变；但是，修改了几种 MDS 类型的诊断标准，并在适用时更改了术语。难治性贫血和难治性血细胞减少症已被 MDS 取代（表 17.39）。目前，具有孤立的 del（5q），即孤立性 del（5q）或除 7 号单体或 del（7q）以外的一种其他细胞遗传学异常的 MDS 是此分类中的特定实体。建议评估 TP53 突变，以在该总体预后良好的 MDS 中鉴定不良预后

表 17.38   血细胞减少患者中足以诊断 MDS 的特征总结

特征	备注
细胞减少	细胞减少的继发原因应排除
异常形态（≥ 10% 细胞谱系）	非肿瘤过程可能与发育异常有关
BM 原始细胞（≥ 5%）	BM 恢复或使用生长因子可导致原始细胞增加
细胞遗传学异常	参考 WHO 表 17.35 中的异常（+8、-Y 和 del20q 需要 MDS 的形态学证据）
免疫表型异常	异常免疫表型可支持疑似 MDS 的诊断
MDS 型突变	能够支持可疑的 MDS 诊断；了解 CHIP 和 CCU

修改于 Arber 等。CCUS，克隆性细胞减少的意义未定；CHIP，克隆性造血的潜力未定

表 17.39   骨髓增生异常综合征的分类标准

MDS 亚型	发育异常谱系	细胞减少[a]	成铁粒细胞占骨髓红细胞的百分比	BM 和 PB 母细胞	细胞遗传学核型
MDS 伴单系发育异常（MDS-SLD）	1	1/2	< 15%/ < 5%[b]	BM < 5%，PB < 1%；无 Auer 小体	任何，除非满足单独 del（5q）MDS 的所有标准
MDS 伴多系发育异常（MDS-MLD）	2/3	1~3	< 15%/ < 5%[b]	BM < 5%，PB < 1%；无 Auer 小体	任何，除非满足单独 del（5q）MDS 的所有标准
伴环形铁粒幼细胞的 MDS（MDS-RS）					
MDS-RS 伴单系发育异常（MDS-RS-SLD）	1	1/2	≥ 15%/ ≥ 5%[b]	BM < 5%，PB < 1%；无 Auer 小体	任何，除非满足单独 del（5q）MDS 的所有标准
MDS-RS 伴多系发育异常（MDS-RS-MLD）	2/3	1~3	≥ 15%/ ≥ 5%[b]	BM < 5%，PB < 1%；无 Auer 小体	任何，除非满足单独 del（5q）MDS 的所有标准
MDS 伴独立性 del（5q）	1~3	1~2		BM < 5%，PB < 1%；无 Auer 小体	del（5q）单独或除 -7 或 del（7q）外有 1 个附加异常
MDS 伴原始细胞（MDS-EB）					
MDS-EB-1	0~3	1~3	无 / 任何	BM5%~9%/PB 2%~4%；无 Auer 小体	任何
MDS-EB-2	0~3	1~3	无 / 任何	BM 10%~19%/PB 5%~19%/Auer 小体	任何
MDS，未分类（MDS-U）					
1% 的原始细胞	1~3	1~3	无 / 任何	BM < 5%，PB = 1%[c]；无 Auer 小体	任何
伴单系发育异常和全血细胞减少	1	3	无 / 任何	BM < 5%，PB < 1%；无 Auer 小体	任何
基于细胞遗传学异常的定义	0	1~3	< 15%[d]	BM < 5%，PB < 1%；无 Auer 小体	MDS 定义异常
儿童难治性血小板减少	1~3	1~3	无	BM < 5%，PB < 2%	任何

修改自 Hasserjian 等。PB 单核细胞必须 ≥ 10⁹/L。

[a] 定义为：血红蛋白 ≤ 10 g/dL；血小板计数 ≤ 100×10⁹/L；中性粒细胞绝对计数 ≤ 1.8×10⁹/L；血红蛋白 ≥ 10 g/dL；血小板计数，可能出现 ≥ 100×10⁹/L。[b] 如果检测到 SF3B1 不稳定，≥ 5%。[c] 必须至少在两个单独的部位记录 PB 1% 原始细胞。[d] 根据定义，环形铁粒幼细胞 ≥ 15% 的患者有明显的红系发育异常，被归类为 MDS-RS-SLD

亚组。具有环状铁粒母细胞（MDS-RS）的 MDS 包括单谱系发育异常（MDS-RS-SLD）或多谱系发育异常（MDS-RS-MLD）代表了 2016 修订版中的重大变化需要 ≥ 15% 的环形铁粒幼细胞。环形铁粒幼细胞的百分比与预后无关。最近的数据显示，剪接体基因 SF3B1 的突变与环形铁粒幼细胞之间有很强的联系。在修订版中，即使环形铁粒幼细胞 < 15%，只要鉴定出 ≥ 5% 的环形铁粒幼细胞，SF3B1 基因突变的鉴定将允许诊断 MDS-RS-SLD 或 MDS-RS-MLD，即使环形铁粒幼细胞 < 15%。因此，携带 SF3B1 突变的环形铁粒幼细胞 < 5% 的病例不包括在该类别中。与具有突变的 MDS-RS 病例相比，缺乏 SF3B1 突变的 MDS-RS 病例预后不良。MDS-U（未分类）的特征是外周血中血细胞减少和 < 1% 原始细胞，明确发育异常 < 10% 的细胞，以及细胞遗传学异常的推定证据被认为是诊断 MDS 和骨髓中 < 5% 的原始细胞。在修订的 WHO 2016 分类中，已提议从髓系 / 红系白血病中去除非红系原始细胞计数标准，如果髓系原始细胞总数低于 20%，则将该病例归类为适当的 MDS 类别。急性红白血病仍是急性髓系白血病的亚型（WHO 2016 年）。

儿童中的 MDS 非常少见，在 < 14 岁的患者中，占所有造血肿瘤的比例 < 5%。通常，儿童的 MDS 可分为原发或继发 MDS。GATA2 突变见于 7% 的儿童原发 MDS 病例中，但在继发 MDS 的儿童中未发现。患者出现全血细胞减少症。与成人 MDS 相比，儿童 MDS 中的骨髓细胞减少更为频繁。儿童 MDS 伴原始细胞过多的外周血细胞计数，在几周或几个月内相对稳定。而且，没有数据表明 MDS-EB-1 和 MDS-EB-2 之间的区别与预后相关。儿童难治性血细胞减少症（RCC）是儿童 MDS 最常见的亚型，占儿童所有 MDS 病例的 50%。它的特征是持续性细胞分裂，骨髓原始细胞 < 5%，外周血原始细胞 < 2%。大约 80% 的病例为细胞减少。因此，将 RCC 与其他骨髓衰竭疾病［尤其是再生障碍性贫血（AA）］区分开来很重要。与 RCC 不同，AA 没有明显的红细胞岛，没有粒细胞或巨核细胞发育异常，特别是没有微小巨核细

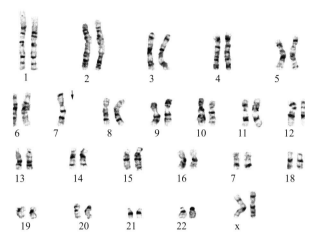

图 17.434　核型显示 46，XX，-7

胞。单体 7 是 RCC 中最常见的细胞遗传学异常（图 17.434）。具有单体 7 的患者比具有其他染色体异常的患者有更高的进展风险。目前，造血干细胞移植是唯一可用的治疗方法，并且是单体 7 型或复杂核型患者在病程中的首选治疗方法。

特殊类型的骨髓增生异常综合征

以下形态或分子变体在 WHO 分类中不被认为是独特的亚型。

低增生型 MDS（h-MDS）

占 MDS 病例的 5%~10%，并且骨髓细胞随年龄而减少（图 17.435）。MDS 中的低增生型可能导致与再生障碍性贫血（AA）的鉴别诊断困难。明显的发育异常（主要是微小巨核细胞），CD34 显示的原始细胞增多以及异常核型（除了在某些 AA 中可见 +8）是区分 h-MDS 和 MDS 的有用特征。在评估可能类似 h-MDS 的低增生型骨髓时，应牢记其他鉴别诊断，包括毛细胞白血病、细胞减少的急性髓系白血病、阵发性夜间血红蛋白尿和 T 细胞大颗粒淋巴细胞白血病。一些研究表明，MDS 中的细胞减少可能是一个独立的有利的预后因素。

MDS 伴纤维化（MDS-F）

在 10%~15% 的 MDS 病例中发现了明显的纤维化（根据 WHO 的纤维化分级为 2 或 3 级）。与原发性骨髓纤维化（PMF）不同，MDS-F 通常与脾肿大、幼白成红细胞增多症或窦内造血无关，这些发生在 PMF

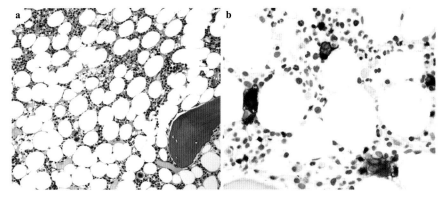

图17.435　该复合图显示了来自一名40岁患有低增生性MDS的患者的骨髓活检。（a）骨髓粗针活检的细胞数量约为20%（对于年龄而言为低增生性），并显示散布的小和低叶巨核细胞。（b）CD61的免疫组织化显示巨核细胞大小不一，大小不等。巨核细胞的大小与单核髓系细胞相似，如右图所示，通常在形态上不能识别，但可以通过免疫组织化学识别

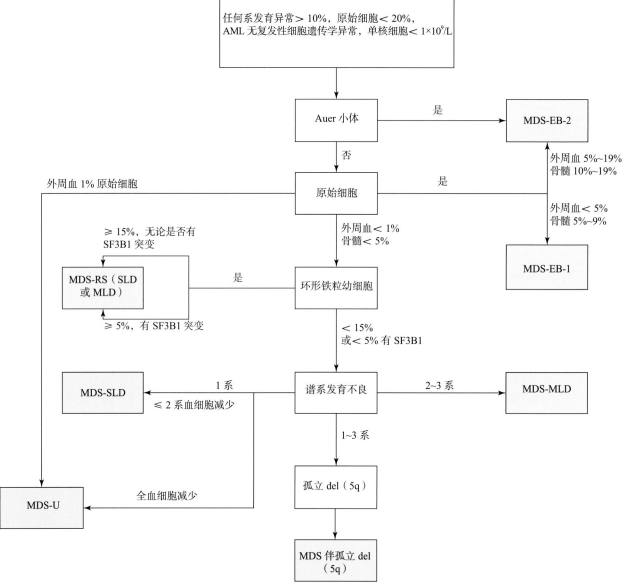

图17.436　根据世界卫生组织2016年的分类，提出了一种MDS诊断分类

中。MDS-F 表现出其 MDS 相关的形态，并经常显示出增多 CD34 阳性的原始细胞。

MDS 伴获得性 α 地中海贫血

获得性地中海贫血，主要是 α- 地中海贫血，是由于转录调节因子 ATRX 的体细胞点突变引起的，或者较少见的是由于 16 号染色体上 α 珠蛋白基因簇的缺失，它是髓系肿瘤形成的克隆失稳的一部分。在 MDS 中最常观察到这种突变，而 MDS 伴获得性 α 地中海贫血好发于男性，中位年龄为 70 岁。典型的血液学发现包括低色素的、小细胞性红细胞和明显的异常红细胞增多，一定比例的红细胞中存在 HbH 内含物。需要进行骨髓检查和细胞遗传学分析以确诊，并对潜在的 MDS 进行分类。根据 IPSS，预后取决于 MDS 的亚型。

表 17.41 中详细列出了 WHO 2016 年对 MDS 的分类，图 17.436 中提出了对 MDS 进行分类的方法。

骨髓增生异常综合征的预后和危险分层

根据生存时间和进展为 AML 的发生率，MDS 可分为三个风险组：低、中和高风险组。低风险组包括 MDS 伴单系发育异常、MDS 伴单系发育异常和环形铁粒幼细胞，以及 MDS 伴孤立 del（5q）。中等风险组包括 MDS 伴多系发育异常、MDS 伴多系发育异常和环形铁粒幼细胞。高风险组包括 MDS 伴原始细胞过多 1 和 2。MDS 的综合细胞遗传评分系统（CCSS）包含五个预后组：非常好、良好、中、较差和非常差（表 17.40）。

预后评分系统对于预测临床结果和为 MDS 患者选择合适的治疗方法提供风险分层非常重要。可以使用几种评分系统，例如国际预后评分系统（IPSS）和 WHO 预后评分系统（WPSS）。IPSS 于 1997 年开发，已广泛用于临床实践。2012 年，IPSS 被更新为修订后的 IPSS（IPSS-R），其中包含五个参数和值（表 17.41）以定义五个风险组（表 17.42），而原始 IPSS 中定义了四个风险组。IPSS-R 在预测生存和进展为 AML 方面比原始 IPSS 更好。患者的年龄、病情、血清铁蛋白和 LDH 是存活的重要附加因素，而不是 AML 转化的重要因素。

**表 17.40　骨髓增生异常综合征综合细胞
遗传学评分系统**

预后组	细胞遗传学异常
非常好	-Y
	del（11q）
好	正常
	del（5q）
	del（12p）
	del（20q）
	双重异常，包括 del（5q）
中等	del（7q）
	+8
	+19
	I（17q）
	其他亚组未发现的单一或双重异常
	两个或多个独立的非复杂克隆
不好	-7
	inv（3），t（3q），或 del（3q）
	双重异常，包括 -7 或 del（7q）
	复合性（3 个异常）
非常差	复合性（＞ 3 个异常）

修改自 Hasserjian 等

骨髓增殖性肿瘤

概述

骨髓增生性肿瘤（MPN）是克隆性造血系统疾病，其特征是骨髓一种或多种（红系、粒细胞或巨核细胞）的增殖。MPN 是罕见的血液肿瘤，每年的发病率低于每 10 万人中 6 例。根据两个大数据分析，在 2008 年至 2010 年之间，美国的真性红细胞增多症、原发性血小板增多症和原发性骨髓纤维化的患病率分别为每 10 万人 44~57、38~57 和 4~6 例。慢性粒细胞白血病病例的估计患病率约为 25 000~30 000。这些疾病通常中老年人为主，慢性粒细胞白血病的中位年龄为 50~60 岁，真性红细胞增生症的中位年龄为 60~65 岁，原发性血小板增多症的中位年龄为 70 岁，原发性骨髓纤维化的中位年龄为 70 岁。慢性中性粒细胞白血病是一种非常罕见的骨髓增生性肿瘤，迄今报道的病例不到 200 例。大多数骨髓增生性肿瘤表现为惰性表

表 17.41　改良的国际预后评分系统（IPSS-R）对骨髓增生异常综合征的评分值

IPSS-R 可变	评分标准						
	0	0.5	1	1.5	2	3	4
细胞遗传学（CCSS）	非常好	—	良好	—	中等	较差	非常差
BM 原始细胞，%	≤ 2	—	> 2% 且 < 5%	—	5%~10%	> 10%	—
血红蛋白	≥ 10	—	8 至 < 10	< 8	—	—	—
血小板 ×10⁹/L	≥ 100	50 至 < 100	< 50	—	—	—	—
ANC×10⁹/L	≥ 0.8	< 0.8	—	—	—	—	—

修改自 Hasserjian 等

表 17.42　基于 IPSS-R 评分值的生存和急性髓系白血病进展的预后风险分类

定义的风险组	总分	中位生存时间 [a]	25% 急性髓系白血病进展的中位时间 [a]
非常低	0~1.5	8.8 年	NR
较低	2~3	5.3 年	10.8 年
中等	3.5~4.5	3 年	3.2 年
较高	5~6	1.5 年	1.4 年
非常高	> 6	0.8 年	0.7 年

[a] 修改自 Greenberg 等。NR 未提及

现，症状和体征逐渐发作，并具有几个共同特征：具有有效造血作用的红细胞骨髓（细胞增生症），髓外造血（脾肿大最明显），血栓和出血趋势，转化为骨髓纤维化（骨髓纤维化）和急性髓系白血病。

骨髓增生性肿瘤的分类和亚型

自 2008 年第四版 WHO 分类以来，骨髓增生性肿瘤的类别未发生明显变化。肥大细胞增生症被认为是 2008 年 WHO 分类中的一个亚组，但由于其独特的临床和病理学特征，目前被认为是单独的疾病分类。传统上，真性红细胞增生症、原发性血小板增多症和原发性骨髓纤维化由于其重叠特征而被归入费城染色体阴性（Ph-）骨髓增生性肿瘤的类别。2016 年世界卫生组织（WHO）骨髓增生性肿瘤的主要分类包括：①慢性粒细胞白血病（CML），BCR-ABL1+；②真性红细胞增生症（PV）；③原发性血小板增多症（ET）；④原发骨髓纤维化（PMF），如纤维化前期 / 早期、明显纤维化期；⑤慢性中性粒细胞白血病（CNL）；⑥骨髓增生性肿瘤，不能分类；⑦慢性嗜酸性粒细胞白血病，非特指型（CEL-NOS）。与骨髓增生性肿瘤

相关的新突变的发现影响了这些疾病的诊断标准。

骨髓增生性肿瘤的分子和遗传学基础

应对每例可能的骨髓增生性肿瘤病例进行常规的细胞遗传学检查，以确认费城染色体（Ph+）的存在并确定慢性粒细胞白血病的诊断，并揭示可能表明疾病进展（克隆化）的其他异常情况。Del（20q），del（13q），del（5q），＋8，＋9 和 1 号染色体异常是骨髓增生性肿瘤中其他常见的细胞遗传畸变，但它们都不是特异性的。在进行其他最佳细胞遗传学研究的过程中，FISH 在 MPN 的工作中作用有限。但是，它有助于排除慢性髓系白血病中隐匿的 BCR-ABL1 重排，并有助于排除肿瘤性嗜酸粒细胞增多的 PDGFRA 异常。在经典的 BCR-ABL1 阴性骨髓增生性肿瘤中，分子检测在检查中起着重要作用，尤其是 JAK2 突变评估。JAK2 突变已经改变了骨髓增生性肿瘤的诊断，但对特定的亚型不是特异性的，而且可以在其他髓系肿瘤中看到。表 17.43 详细列出了更常见的体细胞基因突变。

表 17.43　Ph 阴性骨髓增生性肿瘤的发病机制及基因突变研究进展

类型	突变	基因位点	突变类型	MPN 的主要特点及临床意义
激活信号（驱动突变 - 功能获得）	JAK2，外显子 14（JAK2 V617F）	9p24.1	错义	95%~97%PV、50%ET 和 PMF；PV、ET 和 PMF 的主要诊断标准；红细胞、白细胞和血小板的增加；PV 中 JAK2 等位基因负荷越高，骨髓纤维化的风险越大
	JAK2，外显子 12	9p24.1	错义、缺失、插入和重复	5%PV；ET 和 PMF 中罕见；PV 的主要诊断标准；红细胞增多；与 CALR 突变相比，预后中等，基因突变和血栓形成的风险更大
	MPL，外显子 10（MPL W515L 和 MPL W515K）	1q34	错义	5%ET，5%~10%PMF；ET 和 PMF 的主要诊断标准；血小板增多；与 CALR 突变相比，预后中等，基因突变和血栓形成的风险更大
	CALR，外显子 9	19p13.13	插入或缺失	与 JAK2 和 MPL 中的突变相互排斥；CALR 突变导致移码：1 型突变，52bp 缺失；2 型突变，5bp 插入；20%~25%ET，25%~35%PMF；ET 和 PMF 的主要诊断标准；与 CALR 的比较，巨核细胞畸变的高频率；与 JAK2 和三阴性 PMF 相比，预后良好；1 型 /1 型 CALR 突变的 OS 较 2 型 /2 型更好
DNA 甲基化	TET2，所有外显子	4q24	插入或缺失；无义和错义	在非 MPN 中，与年龄相关的克隆性造血有关，ET 为 5%，PV 和 PMF 为 10%~20%；与进展相关的 2 个等位基因突变
	DNMT3A，外显子 7—23	2p23	密码子 R882 中最常见的错义突变；无义、移码或剪接位点	在非 MPN 中，与年龄相关的克隆性造血有关，ET 为 1%~5%，PV 和 PMF 为 5%~10%；疾病进展
组蛋白修饰	EZH2，所有外显子	7q35~36	无义、移码	5%~10%PMF；疾病进展；与总体生存率较低相关
	ASXL1，外显子 13	20q11		在非 MPN 中，与年龄相关的克隆造血有关 25%PMF，1%~3%ET/PV；疾病进展与白血病转化；与总体生存率较低相关
RNA 拼接	SRSF2，外显子 1	17q25.1	错义	罕见于 PV 和 ET，10%~15%PMF；代表贫血的发病机制；疾病进展
	SF3B1，外显子 12—16	2q33.1	622—781 密码子的错义	RNA 剪接基因；5%~10% 的 PMF 和罕见的 PV 和 ET 代表了贫血的发病机制；显示骨髓中存在环形铁粒幼细胞伴纤维化
	U2AF1，外显子 2—7	21q22.3	错义	10%~15%PMF；代表贫血的发病机制；疾病进展与白血病转化
其他基因突变	TP53，外显子 4—9	17p13.1	无义、移码、剪接位点或错义	转录因子与肿瘤抑制基因；< 5%MPN 亚型；与白血病转化复杂核型相关的两个等位基因突变
	IDH1 IDH2	2q33.3 15q26.1	IDH1，错义 R132；IDH2，错义；R140Q，R172	PMF 中 3%~5% 的 DNA 甲基化基因；疾病进展
	LNK，外显子 2	12q24	错义	激活信号基因 1%ET，2%PMF；与 JAK2V617F 或 CALR 突变协同产生 MPN 表型；疾病进展
	CBL，外显子 8—9	11q23;3	366~420 任何密码子中的错义	激活信号基因 4%PMF；疾病进展与白血病转化
	SH2B3，外显子 2	12q24	插入或缺失	活化信号基因；主要见于急变期 MPN（13%），提示其在白血病转化中的作用

修改自 Vainchenker, Rumi（2016），Patel。ET，原发性血小板增多症；MPN，骨髓增生性肿瘤；PMF，原发性骨髓纤维化；PV，真性红细胞增生症

慢性粒细胞白血病（CML），BCR-ABL1阳性

在分子上，它是由费城染色体（Ph+）的存在来定义的，这是由于9q34.1上的ABL1基因与22q11.2上的BCR之间的相互易位引起的（图17.437）。因此，t（9;22）（q34.1;q11.2）产生了BCR-ABL1融合基因，该基因编码具有酪氨酸激酶（TK）活性的嵌合蛋白，被认为在CML和异常的细胞增殖的发病机理中至关重要。Ph染色体具有特征性，但不是CML特有的，因为它也存在于淋巴母细胞性白血病（2%~5%的儿童和20%~40%的成人）以及0.5%~3%的急性髓系白血病患者中。主要的增殖成分是粒系/髓系，但是所有髓系谱系以及一些淋巴样和内皮细胞可能携带异常的BCR-ABL1融合基因。

慢性粒细胞白血病通常表现为慢性过程，被视为慢性期，但最终发展为加速期和急变期。在慢性期，大多数患者是无症状的，通常是在常规血液检查后由于不相关的原因发现疾病，表现为白细胞增多并伴有中性粒细胞增多（图17.438）。一些患者因脾肿大、体重减轻\盗汗和贫血而感到疲劳和腹部不适。非典型表现包括明显的白细胞增生症伴血小板增多症；罕见患者处于急变期，没有可检测的慢性期。慢性期的

特征是骨髓细胞过多，主要是成熟的髓系细胞、减少的红系前体细胞以及数目不等的巨核细胞，通常为小和低叶核的（图17.439）。

慢性粒细胞白血病的慢性期血液学特征为：①血细胞计数和外周血；②白细胞增多〔（12~1000）×10⁹/L，平均80×10⁹/L〕；③中性粒细胞（骨髓细胞和节段性中性粒细胞的峰值）；③无明显发育不良；④原始细胞＜2%；⑤嗜碱性粒细胞增多和嗜酸性粒细胞增多是常见的；⑥单核细胞增多（＞1×10⁹/L），但通常＜3%；⑦红细胞增生症是常见的，而血小板减少症是罕见的；⑧贫血，但血红蛋白值＜10 g/dL少见。

慢性粒细胞白血病的慢性期骨髓特征为：①细胞增多；②骨髓细胞明显扩张，中性粒细胞增多；③无明显发育不良；④原始细胞＜5%（＞10%提示疾病进展）；⑤嗜酸性粒细胞和嗜碱性粒细胞明显易见；⑥涂片中可见类高雪氏细胞和海蓝组织细胞；⑦小梁旁未成熟粒细胞增多，5~10细胞（正常为2~3）；⑧巨核细胞很小，核呈低叶状（它们不是真正的"微小巨核细胞"，如骨髓增生异常综合征中发现的一样，如果在慢性粒细胞白血病中发现大量的

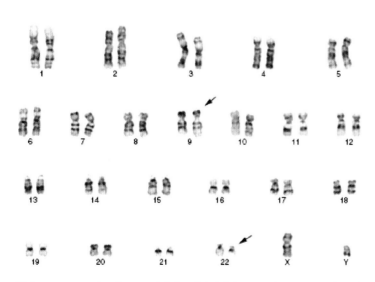

图17.437 慢性髓细胞性白血病患者的染色体分析，显示出46，XY，t（9;22）（q34.1;q11.2）的核型

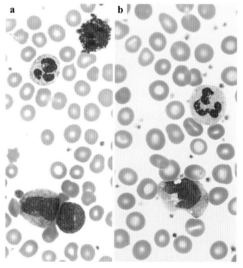

图17.438 外周血涂片显示慢性粒细胞白血病的特征。（a）中性粒细胞增多的白细胞增生症，骨髓细胞的嗜碱性粒细胞增生症和嗜酸性粒细胞增生症；这些特征来自慢性粒细胞白血病患者。（b）此涂片显示血小板增多和单核细胞异常（Wright-Giemsa）

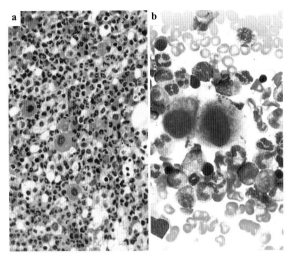

图 17.439　慢性粒细胞白血病的骨髓发现。（a）慢性阶段慢性粒细胞白血病患者的这种骨髓活检显示了细胞增生的骨髓，主要是成熟的髓样细胞和小的单叶巨核细胞。未成熟细胞不会增加。（b）来自患有慢性粒细胞白血病的患者的骨髓抽吸物显示出髓细胞以及许多巨核细胞成熟的各个阶段。巨核细胞小而低叶。这些巨核细胞是慢性粒细胞白血病的特征

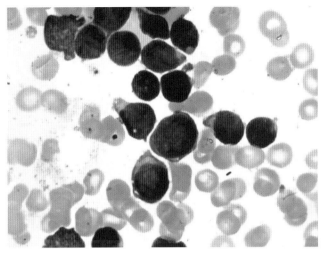

图 17.440　骨髓抽吸物显示中等大小的母细胞。这是在一个有长期慢性粒细胞白血病病史的患者身上发现的。流式细胞术免疫表型显示，母细胞为 B 系，支持慢性髓系白血病的诊断，处于淋巴母细胞期

MDS 伴微小巨核细胞，应该引起对疾病进展的关注）；⑨网织染色显示轻度纤维化。

慢性粒细胞白血病的加速期诊断标准分为两类，其中血液学和细胞遗传学标准为：①外周血或骨髓中有 10%~19% 的原始细胞；②外周血嗜碱性粒细胞 20% 以上；③白细胞持续或增加（> 10×10⁹/L），对治疗无反应；④持续性血小板增多（> 1000×10⁹/L），对治疗无反应；⑤脾肿大持续或加重，对治疗无反应；⑥脾肿大持续或加重，对治疗无反应；⑦诊断 Ph+ 细胞时的额外克隆染色体异常（第二 Ph，8 三体，等色体 17q，19 三体，复杂核型或 3q26.2 异常）；⑧在治疗过程中出现的任何新的 Ph+ 细胞克隆染色体异常。另外，对酪氨酸激酶抑制剂（TKI）标准的"临时"反应为：①对第一个 TKI 的血液学抵抗（或未能对第一个 TKI 产生完全的血液学反应）；②任何血液学、细胞遗传学或对分子 2 个连续 TKIs 的耐药性；③ TKI 治疗期间 BCR-ABL1 发生 2 个或更多突变。

慢性粒细胞白血病的急变期的诊断标准为：①≥ 20% 外周血或骨髓原始细胞；②有髓外原始细胞浸润；③骨髓活检上的大病灶或成簇的原始细胞。如果不进行治疗，大多数患者在进展到加速阶段的时

间在 3~5 年内，然后进展为急变期。实验室评估应包括全血细胞计数、全面的代谢检查、骨髓涂片和活检，以及细胞遗传学和分子分析，包括荧光原位杂交（FISH）。最终必须进行定量实时聚合酶链反应（qRT-PCR）。流式细胞术免疫表型对慢性期慢性粒细胞白血病的诊断意义不大，但在急性期有价值（图 17.440）。

当结合外周血的细胞遗传学和分子遗传学研究（FISH 和 PCR）以检测 BCR-ABL1 时，外周血的发现通常足以进行确诊。然而，我们认为，进行骨髓涂片活检和穿刺活检对于更好地了解疾病，评估疾病进展和纤维化至关重要。在 95% 的病例中，常规核型检测可识别 t（9;22）（q34;q11.2），而 BCR-ABL1 融合基因通过 FISH 或 PCR 确认。在其余情况下，畸变可能很复杂，并涉及一个或多个其他染色体，或者是隐匿的，无法通过常规的细胞遗传学分析进行鉴定，而是通过 FISH 或 RT-PCR 分析进行检测。

在大多数情况下，易位涉及主要的 BCR 断裂点是 M-BCR，该断裂点将 BCR 外显子 e13 或 e14 与 ABL1 外显子 a2 融合，产生了该疾病的特征性嵌合蛋白 p210。微小的 BCR 断裂点，即将 BCR 外显子

e19 与 ABL1 外显子 a2 融合的 μ-BCR 区域，产生了 p230 融合蛋白，与显著的嗜中性细胞成熟和／或明显的血小板增多有关。较小的 BCR m-BCR 是 BCR 外显子 e1 和 ABL1 外显子 a2 融合产生的 p190 蛋白，在 Ph+B 淋巴母细胞白血病中更为常见。如果在慢性粒细胞白血病中发现，在慢性期通常具有单核细胞增多。在细胞遗传学或 FISH 结果呈阳性的情况下，BCR-ABL1 的 qRT-PCR 阴性的患者应提醒研究其他表型（p190 或 p230）。复杂的核型或其他染色体畸变的存在与加速期或急变期有关（图 17.441）。

慢性粒细胞性白血病的主要鉴别诊断如表 17.44 所示，包括反应性白细胞增生；嗜酸性粒细胞增多的

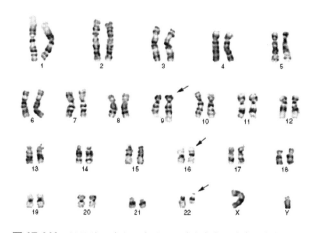

图 17.441 慢性髓细胞白血病原始细胞期患者的染色体分析显示其核型为 46，XY，t（9;22）（q34;q11.2），inv（16）（p13q22）。注意已获得 inv（16）在这种情况的母细胞阶段转变

髓系肿瘤；骨髓增生异常／骨髓增生性肿瘤，包括慢性粒细胞性单核细胞白血病，非典型慢性粒细胞性白血病和幼年慢性粒细胞性单核细胞白血病，慢性中性粒细胞白血病和 Ph- 髓系增生性肿瘤。已知大多数处于加速期或急变期的慢性粒细胞白血病患者都携带该病。然而，很少患者可能处于急变期，因此无法区分新发的 Ph+ 急性白血病。

可以通过适当的治疗可以改变疾病的自然病程，如今护理标准是使用酪氨酸激酶抑制剂（TKIs），通常可改善预后和疾病特异性生存率。大多数患有慢性期慢性粒细胞白血病的患者对 TKIs 的初始治疗反应良好。因此，治疗慢性粒细胞白血病的直接目标是稳定血细胞计数并实现血液学和细胞遗传学反应，从而避免疾病发展，最终目标是完成分子反应，即通过定量 RT-PCR 在外周血中未检测到 BCR-ABL 转录物。表 17.45 总结了慢性粒细胞白血病的血液学、细胞遗传学和分子反应的定义。尽管最佳方法尚不确定，但定期仔细跟踪观察患者的疾病状况仍然至关重要。骨髓活检标本的常规细胞遗传学分析已成为评估慢性粒细胞白血病细胞遗传学反应的金标准。由于大多数患者现在已经能够获得完全的细胞遗传学反应，因此可以将更敏感的工具（例如使用定量 PCR 和 FISH 进行长期随访）与外周血采样一起使用，从而减少了对骨髓活检的需求。已经提出了用于慢性粒细胞白血病患

表 17.44　慢性粒细胞白血病鉴别诊断

诊断	诊断要点
类白血病反应	潜在的感染或炎症过程；缺乏嗜碱性粒细胞和骨髓细胞肿胀；明显的有毒颗粒或细胞质空泡；白细胞碱性磷酸酶评分高；BCR-ABL1 阴性
慢性粒单核细胞白血病	骨髓增生性肿瘤与骨髓增生异常综合征的特点；持续性单核细胞增生症（> 1×10^9/L），单核细胞百分率 > 10%；形态发育不良；原始细胞 < 20%（< 2% 的 CMML-0，2%~4% 的 CMML-1 和 5%~19% 的 CMML-2），血小板减少是常见的；BCR-ABL1 阴性
非典型慢性髓系白血病	白细胞增多；粒细胞是主要的增殖细胞；外周血中 10%~20% 的未成熟细胞；脾肿大；形态发育不良；无明显嗜碱性粒细胞 < 2%；血小板减少常见；BCR-ABL1 阴性
急性髓系白血病与慢性髓系白血病，急变期	原始细胞 ≥ 20%，嗜碱性粒细胞 > 2%；脾肿大；既往慢性粒细胞白血病的临床病史和 BCR-ABL1 的存在
慢性中性粒细胞白血病	白细胞增多；中性粒细胞是主要的增殖细胞；外周血中 < 10% 的未成熟粒细胞；外周血中的原始细胞 < 1%；CSF3R（T6181）突变 SETBP1 突变 BCR-ABL1 阴性
骨髓增生性肿瘤 BCR-ABL1 阴性	阴性 BCR-ABL1，存在 JAK2、CALR 或 MPL 突变

者的多种监测方案。表 17.46 总结了新诊断的慢性粒细胞白血病慢性期患者进行细胞遗传学和分子检测。一些患者可能对治疗无反应，并对 TKI 产生耐药性。TKI 耐药的最常见原因是激酶结构域中存在突变。因此，酪氨酸激酶结构域突变分析适用于所有处于加速期或急变期的慢性粒细胞白血病患者，以及治疗失败，反应欠佳或反应丧失的患者。

慢性髓系白血病患者的风险分层可使用 Sokal、Hasford 或 EUropean 治疗结果研究（EUTOS）评分来完成。在发现伊马替尼之前先建立了 Sokal 和 Euro（Hasford）评分；EUTOS 评分是根据来自 2060 名伊马替尼前瞻性研究患者的数据开发和验证的，旨在更好地预测对该药物的临床反应。EUTOS 评分比 Sokal 评分或 Hasford 评分要简单得多，并且仅基于嗜碱性

表 17.45　慢性粒细胞白血病的血液学、细胞遗传学和分子反应的定义

类型		定义
血液学	完整	白细胞 < $10×10^9$/L；嗜碱性粒细胞 < 5%；外周血中无髓细胞、早幼粒细胞或成髓细胞；血小板计数 < $450×10^9$/L；脾脏未触及
细胞遗传学 [a]	主要的	完整：无 Ph+ 中期或 < 1%，BCR-ABL1 阳性细胞核至少有 200 个；部分：1%~35%Ph+ 中期
	次要的	36%~65%Ph+ 中期
	最少	66%~95%Ph+ 中期
	无	> 95%Ph+ 中期
分子反应	减少 4~5 对数级	BCR-ABL1/ABL1 ≤ 0.0032%（减少 ≥ 4.4 对数级）
	减少 4 对数级	BCR-ABL1/ABL1 ≤ 0.01%（减少 ≥ 4 对数级）
	减少 3 对数级	BCR-ABL1/ABL1 ≤ 0.1%（减少 ≥ 3 对数级）

修改自 Baccarani 和 Soverini；Baccarani 等

[a] 染色体分带分析至少有 20 个分裂中期骨髓细胞是必要的，以确定细胞遗传学反应的程度。CCgR 的定义可以基于血细胞间期 FISH，前提是使用 BCR-ABL1 信号外、双色、双融合或原位杂交探针进行，并且至少对 200 个细胞核进行评分

表 17.46　慢性粒细胞白血病患者的细胞遗传学和分子血清学监测建议

时间表	建议
诊断时	骨髓细胞中期染色体分带分析；在 pH 值阴性的情况下进行 FISH，以识别变异的、隐匿的易位；定性 PCR（转录类型鉴定）
治疗期间	定量实时 PCR（RQ-PCR）用于测定 BCR-ABL1 转录水平，每 3 个月进行一次，直到达到 MMR（BCR-ABL1 ≤ 0.1% 或 MR 3.0），然后每 3~6 个月；和/或骨髓细胞中期（至少 20 个显带中期）的核型，在 3 个月、6 个月和 12 个月进行，直到达到 CCyR，然后每 12 个月进行一次。一旦达到 CCyR，在血细胞行 FISH。如果能够确保足够的监测，细胞遗传学就可以幸免
治疗失败或疾病进展	RQ-PCR、突变分析和骨髓细胞中期核型；原始细胞免疫分型
警示提示	分子和细胞遗传学试验应更频繁地进行；骨髓发育不良或 CCA/Ph- 伴 7 号染色体受累的骨髓细胞中期核型

修改自 Baccarani 和 Soverini、Baccarani 等

表 17.47　新诊断慢性粒细胞白血病的预后评分系统 [a]

评分系统	变量
EUTOS 评分（Hasford 等）	嗜碱性粒细胞百分比 [b]；脾脏大小
Hasford 评分（Hasford 等）	脾脏大小 [c] 肋缘以下（cm）；原始细胞百分比 [b]；年龄：≥ 50 岁；血小板计数：≥ $1500×10^9$/L；嗜酸性粒细胞百分比 [b]；嗜碱性粒细胞百分比；嗜碱性粒细胞 > 3%
Sokal 评分（Sokal 等）	脾脏大小 [c]、原始细胞百分比 [b]、年龄、血小板计数 > $700×10^9$/L

[a] 这些评分系统提供了公式和计算，用于输入变量和确定评分；EUTOS 评分对接受伊马替尼治疗的患者进行了验证；[b] 外周血中原始细胞、嗜碱性粒细胞和嗜酸性粒细胞的百分比；[c] 通过体检评估脾脏大小

粒细胞百分比和脾脏大小（表 17.47）。

BCR-ABL1 阴性骨髓增生性肿瘤

真性红细胞增生症

真性红细胞增生症（PV）、原发性血小板增多症（ET）和原发性骨髓纤维化（PMF）构成了经典的 BCR ABL1 阴性骨髓增生性肿瘤。这些是克隆性疾病，其特征是干细胞衍生的造血功能，其中 Janus 激酶 2（JAK2）是一致的突变基因，其次是钙网蛋白（CALR）和骨髓增生性白血病病毒癌基因（MPL）。这些肿瘤的临床病理特征见表 17.48，诊断标准见表 17.49。

真性红细胞增生症是一种以骨髓增生病为特征的骨髓增生性肿瘤，或三种造血细胞谱系的增加，表现为与红细胞增多或红细胞增加有关的症状。几乎 95% 的病例携带 JAK2 激酶外显子 14（JAK2 V617F）的体细胞激活突变或 3%~5% 外显子 12 的突变。诊断标准如表 17.49 所示。与 2008 年的分类相比，修订后的分类修改并降低了血红蛋白水平和血细胞比容，并且骨髓形态被认为是主要的诊断标准。真性红细胞增生症的组织病理学特征包括细胞过度增生，大小不等多叶的无异型性巨核细胞增多以及红系前体增多（图 17.442）。随着血红蛋白和血细胞比容水平的降低，可以通过鉴定 JAK2 突变和骨髓特征来诊断该病。这种方法已可以鉴定出所谓的隐性 / 前驱性真性红细胞增多症，其中依年龄骨髓细胞过多，三系均多，但血红蛋白 / 血细胞比容水平低于 2008 年 WHO 分类推荐的水平。

最初的实验室检查应包括血细胞计数，乳酸脱氢酶水平，血清促红细胞生成素水平，以及外周血 JAK2 V617F 的分子检测。低促红细胞生成素水平对真性红细胞增多症具有很高的特异性（特异性为 98%），而高于正常水平的红细胞生成素水平异常是异常的，提示其继发性红细胞增多症。如果 JAK2 V617F 为阴性，且所有其他特征与真性红细胞增多症一致，则应要求检测 JAK2 的第 12 外显子。真性红细胞增多症是一种慢性疾病，由于心血管并发症（最重要的是动脉或静脉血栓形成）以及真性红细胞增多症后骨髓纤维化（图 17.443）或少数患者发展为急性髓性白血病，其生存期缩短。在真性红细胞增多症中的血栓形成事件通常是由红细胞聚集引起的。根据最近的一项分析，在没有肝硬化或胆道恶性肿瘤证据的肝静脉血栓形成（Budd-Chiari 综合征）或门静脉血栓形成的患者中，有 8%~53% 的患者具有骨髓增生性肿瘤，其中真性红细胞增多症是最常出现。真性红细胞增多症后的骨髓纤维化代表真性红细胞增多症的自然演变，其特征是脾肿大，贫血，泪滴状红细胞（图 17.443），外周血出现幼稚粒、红细胞和骨髓纤维化。

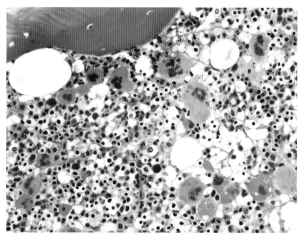

图 17.442 真性红细胞增生症患者的骨髓活检显示细胞肥大，大小不一的巨核细胞增多，红系和髓系前体增加。这些特征应引起对真性红细胞增生症的怀疑

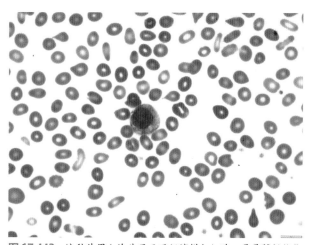

图 17.443 这种外周血涂片显示了泪滴样红细胞，是骨髓纤维化（通常是原发性骨髓纤维化）的特征，但也可以在真性红细胞增生症或原发性血小板增多症的纤维化阶段看到。该图中还显示了骨髓细胞（Wright-Giemsa）

表 17.48　Ph- 骨髓增生性肿瘤的临床、形态学、细胞遗传学和临床特征的比较

	特征	真性红细胞增生症	原发性血小板增多症	原发性骨髓纤维化 - 前期	原发性骨髓纤维化 - 纤维化期
临床特点	中位年龄 *	约 65*	约 68	约 70	
	性别	M=F	M=F	M=F	
	每 100 000 发病率 **	0.4~2.8**	0.38~1.7	0.1~1.0	
	中位生存率（年）	> 10	> 20	10~15	3~7
	脾大	有（70%）	有（15%~20%）（Passamonti, 2014）	有（轻至中度）	有（巨大）
	血栓形成	有	有	无	无
	出血	很少	是的（比血栓形成少见），血小板计数超过 1000×10^9/L 更可能发展为获得性血管性血友病综合征；出血最容易发生在消化系统	无 / 有	无 / 有
	进展为白血病 ***	未接受细胞毒性药物治疗的患者为 2%~3%	10 年约为 1%，15 年约为 2%。当它确实发生时，很可能与以前的细胞毒性治疗有关	诊断为纤维化期后，3 年中为 5%~20%	
	进展为纤维化 ****	初次诊断后 10~15 年为 15%，存活 20 年或 20 年以上者为 25%	10 年约为 4%，15 年约为 9%。（Barbui, 2011）	从纤维化前期到骨髓明显纤维化的演变是一个渐进的过程，伴随着细胞衰竭、骨髓窦扩张、巨核细胞异常、骨硬化，最终导致骨髓衰竭	
外周血	白细胞增多症	有	无	有	有
	泪滴细胞	无；纤维化期可见	无；纤维化期可见	无	有
骨髓活检特征	细胞数	增加	正常或轻度增加	增加	减少
	巨核细胞数	增加	增加	增加	增加
	巨核细胞分布	散在	小簇状	密集，邻近窦或骨小梁	
	巨核细胞形态	大，多叶状，有轻微的不典型	大，染色质浓密	大小不一，显著的非典型性（深染，鹿角状核，云状染色质）	
	网织纤维化	最少	最少	最少	显著
	骨硬化	最少	最少	最少	显著
	粒细胞	增加	正常	增加	减少
	红细胞生成	增加	正常	减少	减少
	铁储存	几乎不见		存在	存在
细胞遗传学和分子特征	%JAK2V617F	96%	50%	50%	
	%JAK2 外显子 12	3%~5%	很少	很少	
	%MPL 外显子 10	0	4%	8%	
	% CALR 外显子 9	0	20~25（Patel）	25%~35%（Patel）	
	三阴性	很少	10%	5%~10%	
	染色体改变	20% +8,+9,del（20q）	10%；1q异常,+8,+9, del（20q）	40%[a] +1,+8,+9,del（13q）,del（20q）	

表 17.48（续）

特征	真性红细胞增生症	原发性血小板增多症	原发性骨髓纤维化 - 前期	原发性骨髓纤维化 - 纤维化期
基因型与临床结局	JAK2+ 提示血栓形成的高风险（Rumi 2016）	JAK2+ 提示血栓形成的高风险（Rumi 2016）；CALR+ 可降低血栓形成的风险和更高的进展为 MF 的风险（Rumi 2016）；与 JAK2+ 组相比，CALR+ 组的 Hb 水平较低，但血小板计数较高（Rumi 2011）；与 wt-CALR 患者相比，CALR+ 似乎更容易发生骨髓纤维化；三阴性 ET 是一种血栓发生率低的惰性疾病（Rumi 2016）	JAK2+ 和 MPL+ 的预后比 CALR+ 差（Rumi 2016）；与其他基因型相比，CALR+ 与更长的生存期相关（Rumi 2016）；三阴性 PMF 是一种侵袭性髓系肿瘤，具有显著的骨髓增生异常特征和白血病演变的高风险（Rumi 2016）；CALR+/ASXL1- 存活时间最长：10.4 年（Rumi 2016；Rampal；Tefferi 2014）；CALR-/ASXL1+ 预后最差，生存期短 2.3 年（Rumi 2016；Rampal R；Tefferi 2014）；EZH2、IDH1/2 和 SRSF2 以及 ASXL1 的突变显著降低生存率和无白血病生存率（Rampal；Tefferi 2014）	

adel（13）（q12-22）或 der（6）t（1;6）（q21-23;p21.3）的存在强烈提示 PMF，但不能诊断 PMF。del（7q）和 del（5q）也可能发生，但可能与先前用于治疗骨髓增生过程的细胞毒性治疗有关

*Rumi E 20016，Srour SA 2016

**Moulard O 2014，Rumi E 2016，Srour SA 2016

***Finazzi G 2005，Barbui T 2011

****Cerquozzi S 2015

表 17.49 Ph 阴性骨髓增生性肿瘤的诊断标准

	主要标准	次要标准	诊断标准
真性红细胞增生症（PV）	男性血红蛋白 > 16.5 g/dL，女性 > 16.0g/dL，男性红细胞压积 > 49%，女性红细胞压积 48%[a]；红细胞簇增加（RCM），> 25% 高于正常值；依年龄来看骨髓活检显示增生活跃（全骨髓细胞增生、多形性成熟巨核细胞，大小不同）；存在 JAK2 V617F 或 JAK2 外显子 12 突变	< 正常血清促红细胞生成素水平	所有 3 条主要标准；前 2 条主要标准和次要标准。说明：如果男性的持续血红蛋白水平 > 18.5 g/dL，或女性的持续血红蛋白水平 > 16.5 g/dL，且符合主要标准 3 和次要标准，则不需要标准 2；BCR-ABL1 缺失
原发血小板增多症（ET）	血小板计数 ≥ 450×10⁹/L；骨髓活检［巨核细胞为主的增殖，具有分叶状核的大的巨核细胞增多，粒细胞生成或红细胞生成没有明显增加或左移，网织纤维很少轻微增加（1级）］；不符合其他 MPN 亚型或 MDS 或其他髓系肿瘤的标准；存在 JAK2、CALR 或 MPL 突变	存在克隆标记物（JAK2、CALR 或 MPL 突变缺失）或无反应性血小板增多症证据	所有 4 条主要标准；前 3 条主要标准和次要标准。说明：BCR-ABL1 缺失；需要区分真正的 ET 和在发病时缺乏网织蛋白纤维化的纤维化前 / 早期 PMF
原发性骨髓纤维化前期（pre-PMF）	巨核细胞增生和异型性，无网织蛋白纤维化≤ 1 级和骨髓细胞增加，粒细胞增生，红细胞生成常减少；不符合其他 MPN 亚型、MDS 或其他髓系肿瘤的标准；存在 JAK2、CALR 或 MPL 突变，或在没有这些突变的情况下，存在另一克隆标记物，或没有轻微的反应性 BM 网织纤维化	至少下列一项：非共病性贫血；白细胞增多 ≥ 11×10⁹/L；可触及脾肿大；LDH 增加超出正常上限	所有 3 个主要标准和至少 1 个次要标准。注意：在没有 3 种主要克隆突变的情况下，寻找最常见的伴随突变（如 ASXL1、EZH2、TET2、IDH1/IDH2、SRSF2、SF3B1）有助于确定疾病的克隆性质；必须缺少 BCR-ABL1
明显骨髓纤维化（overt PMF）	巨核细胞增生和异型性，伴有 2 级或 3 级网织蛋白或胶原纤维化；不符合 WHO 其他 MPN 亚型或 MDS 或其他髓系肿瘤的标准；存在 JAK2、CALR 或 MPL 突变，或在没有这些突变的情况下，存在另一克隆标记物，或没有反应性骨髓纤维化	至少下列一项：非共病性贫血；白细胞增多 ≥ 11×10⁹/L；可触及脾肿大；LDH 增加超出正常上限；成红白细胞增生症	

修改自 Arber 等。MDS 骨髓增生异常综合征，MPN 骨髓增生性肿瘤

[a] 血红蛋白水平的变化来自最近的研究，研究表明，相当一部分 JAK2 V617F+PV 患者的血红蛋白值低于 WHO 2008 年的阈值。这些患者的临床程度与其他 PV 患者相似。这个演示被称为 masked PV（mPV）。对此类患者的认识将避免 ET 的误诊，在这种情况下，可能从这种简单的治疗干预中获益的年轻患者不会错误地考虑静脉切开术（Ethier 2016；Barbui 2014）

表 17.50　真性红细胞增生症后骨髓纤维化的诊断标准

标准	注释
必要标准	既往诊断真性红细胞增生症
	骨髓纤维化 2~3 级（0~3 分）[a] 或 3~4 级（0~4 分）[b]
附加标准（需要两个）	贫血或因红细胞增生症需要放血疗法（在没有减细胞性治疗的情况下）或减细胞性治疗的持续丧失
	外周血成白红细胞增多
	脾增大至距基线 ≥ 5 cm 或出现新的可触及的脾肿大
	出现三种体质症状中的一种以上：6 个月内体重减轻 > 10%，盗汗，不明原因发热（> 37.5℃）

修改自 Barosi 等
[a] 分级 2~3 根据欧洲分类：无胶原化的弥漫性粗纤维网（三色染色阴性，分级 2）或有胶原化区域的弥漫性粗纤维网（三色染色阳性，分级 3）
[b] 3~4 级：网状蛋白弥漫密集增加，广泛交叉，偶尔仅有局灶性胶原束和 / 或局灶性骨硬化（3 级），或网状蛋白弥漫密集增加，广泛交叉，粗大胶原束，常伴有明显的骨硬化（4 级）

表 17.51　真性红细胞增生症患者的危险分层（ELN 建议）

风险因子	危险组和临床相关性
至少有下列风险因素之一：	低风险：年龄 < 60 岁，无血栓形成史
年龄 ≥ 60 岁	高危：年龄 ≥ 60 岁和 / 或有血栓形成史（至少一个危险因素）
既往血栓形成	

低风险患者服用小剂量阿司匹林并定期静脉放血，以保持红细胞压积 < 45%；高危患者也给予减细胞性治疗

PV MF 后患者中有 80%~90% 可见异常核型。表 17.50 总结了真性红细胞增多症后骨髓纤维化的诊断标准。红细胞增多症后急性髓系白血病是一种罕见的并发症，对于真性红细胞增多症患者通常代表晚期表现。白血病转化也可能发生在真性红细胞增多症后骨髓纤维化中，其中通过免疫组织化检测到的 CD34 阳性细胞突出了未成熟的细胞，特别适用于干吸的情况。年龄较大（> 60 岁），白细胞增多（> 10 或 15×10⁹/L）和异常核型会增加真性红细胞增生症后骨髓纤维化和急性粒细胞白血病演变的风险。

真性红细胞增生症后骨髓纤维化的其他危险因素包括基线骨髓纤维化，JAK2 V617 等位基因负担（> 50%），脾肿大，血小板增多（血小板计数 > 550×10⁹/L）和隐匿性红细胞增生症的存在。目前的疗法无法治愈真性红细胞增生症，但可以完全缓解的造血干细胞移植除外。治疗的主要目标是在不增加出血并发症的情况下降低血栓形成的风险，并改善症状。如果不及时治疗，患者通常会在 1~2 年内死亡，血栓栓塞性并发症被认为是最常见的死亡原因。因此，风险分层主要是为了评估血栓栓塞并发症的风险。根据欧洲白血病网的建议，该疾病的两个最重要的危险因素是血栓栓塞事件的既往史和年龄 ≥ 60 岁。这些因素将低危患者（可以接受小剂量阿司匹林和常规静脉放血治疗的患者）和需要减细胞性治疗的高危患者进行分层，如表 17.51 所示。

原发性血小板增多症

原发性血小板增多症是一种以血小板增多为特征的髓性骨髓增生性肿瘤，常伴血栓形成或出血，且间隔时间较长。大多数患者无症状，有些有体质性症状。在 2016 年 WHO 修订版中，对原发性血小板增多症的诊断标准进行了微小修改，添加 CALR 突变作为主要标准，如表 17.54 所示。外周血显示出血小板异常，包括异常和巨血小板（图 17.444a）。骨髓活检对于诊断很重要，有助于区分真正的原发性血小板增多症和原发性骨髓纤维化前期。骨髓中最明显的异常是巨核细胞增生，大的多叶状巨核细胞数量增加（图 17.444b）。与真性红细胞增生症相比，骨髓纤维化或急性髓系白血病的进展较少，在疾病后期发生。

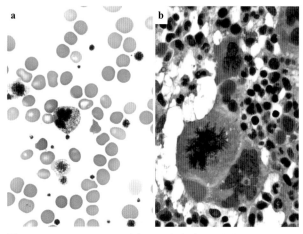

图 17.444　原发性血小板增多症。（a）外周血涂片显示出血小板增多和大血小板，大约为红细胞大小。一些巨血小板具有巨核细胞染色质的残留。这些特征与原发性血小板增多症一致。（b）骨髓活检显示有明显染色质浓密的、大的、巨叶的巨核细胞。这种特殊情况还显示细胞过多，提示进展为骨髓纤维化

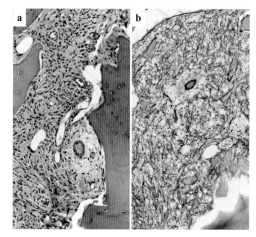

图 17.445　骨髓活检来自伴有 CALR 突变（2 型）的原发性血小板增多症患者。与野生型 CALR 患者相比，CALR 突变的原发性血小板增多症患者更容易发生骨髓纤维化。（a）苏木精和曙红显示骨髓纤维化。（b）网状蛋白染色显示造血细胞周围有许多网状蛋白纤维

表 17.52　原发性血小板增多症后骨髓纤维化的诊断标准

标准	注释
必要标准	既往诊断原发性血小板增多症
	骨髓纤维化 2~3 级（0~3 分）[a] 或 3~4 级（0~4 分）[b]
附加标准（需要两个）	贫血和大于或等于 2 g/dL 的血红蛋白
	外周血幼稚粒、白红细胞增多
	脾肿大增加 ≥ 5 cm 或出现新的可触及的脾肿大
	乳酸脱氢酶增加
	出现三种体质症状中的一种以上：6 个月内体重减轻＞ 10%，盗汗，不明原因发热（＞ 37.5℃）

修改自 Barosi 等
[a] 分级 2~3 根据欧洲分类：无胶原化的弥漫性粗纤维网（三色染色阴性，分级 2）或有胶原化区域的弥漫性粗纤维网（三色染色阳性，分级 3）
[b] 3~4 级：网状蛋白弥漫密集增加，广泛交叉，偶尔仅有局灶性胶原束和 / 或局灶性骨硬化（3 级），或网状蛋白弥漫密集增加，广泛交叉，粗大胶原束，常伴有明显的骨硬化（4 级）

表 17.52 总结了诊断为原发性血小板增多症后骨髓纤维化的推荐标准。进行纤维化转化的危险因素包括年龄 ≥ 60 岁、贫血、骨髓细胞增多和诊断时的网状蛋白纤维化。根据欧洲白血病网的建议，可以通过年龄 ≥ 60 岁、血栓形成史和血栓形成这三种危险因素将患者分为低风险或高风险，如表 17.53 所示。低风险患者通常不需要治疗，但高风险患者需要减细胞性治疗和低剂量阿司匹林。最近的数据认为 JAK2 V617F 和心血管危险因素是血栓形成的额外危险因素。这些观察结果将表 17.54 中所示的三组患者分层：

低、中和高风险组，每年分别有 1.03%、2.35% 和 3.56% 的患者发生血栓形成风险。一部分原发性血小板增多症患者具有 CALR 突变；这些患者更容易发生骨髓纤维化（图 17.445）。

潜在的治疗意义：①对于无危险因素的患者，单独观察可能是足够的；②所有有 JAK2 V617F 和 / 或心血管危险因素的患者应使用小剂量阿司匹林；③年龄超过 60 岁且无其他危险因素的患者可能不需要减细胞性治疗；④ JAK2 突变型 ET 及其伴随心血管危险因素的＜ 60 岁患者的减细胞性治疗。

表 17.53　ET 患者的危险分层（ELN 建议）

风险因子	危险组
至少有下列风险因素之一：	低风险：年龄 < 60 岁，无血栓形成或大出血史，血小板 < 1500×10⁹/L
年龄 ≥ 60 岁	高危人群：年龄 ≥ 60 岁和 / 或有血栓形成或大出血史和 / 或血小板 ≥ 1500×10⁹/L
既往血栓形成或大出血	

临床相关性：低风险患者只需随访（单独观察）或给予小剂量阿司匹林；高危患者需要细胞减灭治疗加小剂量阿司匹林

表 17.54　原发性血栓形成的国际预后评分（IPSET 血栓）

风险因素	危险分组和临床相关性
至少有下列风险因素之一：	低风险：0~1 分（血栓性事件的概率：1.03% 的患者 / 年）
年龄 ≥ 60 岁（1 分）	中风险：2 分（2.35% 患者 / 年）
既往血栓形成（2 分）	高风险：≥ 3 分（3.56% 患者 / 年）
心血管危险因素（1 分）	
JAK2 V617F 突变（2 分）	

原发性骨髓纤维化

原发性骨髓纤维化是一种骨髓增生性肿瘤，以异常巨核细胞增生为特征，称为非典型巨核细胞和粒细胞。早期或发病时通常表现为骨髓细胞增多，称为增生期或纤维化前期，随后骨髓间隙胶原异常沉积，造血细胞减少，称为纤维化期或明显的骨髓纤维化。虽然不如真性红细胞增生症和原发性血小板增多症常见，但该病的症状更明显。患者表现为进行性血细胞减少、体质性症状和脾肿大。原发性骨髓纤维化的特征是贫血、外周血中的泪滴状红细胞（图 17.443）、白细胞增生症和脾肿大。增生期的骨髓细胞增多，巨核细胞增多，细胞核大而不典型，通常呈松散簇状（图 17.446），窦扩张，含有造血细胞（图 17.447）。晚期原发性骨髓纤维化表现为广泛的纤维化和骨硬化，造血细胞减少（图 17.448）。表 17.49 列出了纤维化前期和明显的纤维化期的诊断标准。这种区别至关重要，因为纤维化前期的骨髓纤维化常被误诊为原发性血小板增多症。尽管与明显的原发性骨髓纤维化相比，纤维化前期的原发性骨髓纤维化显示总体生存时间延长，无白血病和无纤维化生存。但与原发性血小板增多症相比，其预后较差，急性白血病转化率更高，总生存时间较短。与原发性血小板增多症相比，原发性纤维化前期患者的白细胞计数略高，血红蛋白水平较低，乳酸脱氢酶水平较高和可触及的脾脏。与纤维化前期的原发性骨髓纤维化相比，明显的纤维化期显示出更多见的贫血，血小板减少，白细胞减少，原始细胞计数更高，更多的症状，更明显的脾肿大，网状蛋白沉积增多以及不良的核型。

JAK2、CALR 或 MPL 突变的存在有助于诊断，但并非必需；大约 90% 的患者带有这些突变之一，而 10% 是"三阴性"。这些突变均没有见于原发性骨髓纤维化，也未见于真性红细胞增多症和原发性血小板增多症。疾病的病程是异质性的，有些患者迅速发展为急性髓系白血病，而另一些患者未经治疗并观察长达 10 年之久。原发性骨髓纤维化患者的主要治疗目标是控制细胞减少，改善体质性症状并预防急性髓系白血病的发生。唯一的治疗方法是异基因造血细胞移植。JAK2 抑制剂（如鲁索替尼）靶向治疗可以逆转骨髓纤维化（图 17.449）。原发性骨髓纤维化最广泛使用的预后分类是国际预后评分系统（IPSS），该系统根据年龄大于 65 岁，是否存在体质性症状，血红蛋白 < 10g/dL，白细胞计数 > 25×10⁹/L，并且外周血中有原始细胞，将患者分为

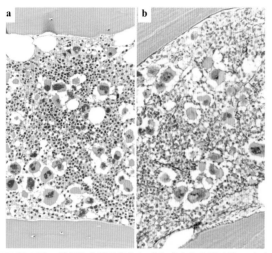

图 17.446 原发性骨髓纤维化细胞期患者的骨髓活检。（a）有许多不典型的巨核细胞以疏松簇的形式出现，其中一些显示出明显的深染色核。（b）网状蛋白染色显示造血细胞簇周围有细网状蛋白纤维（纤维化等级 1）

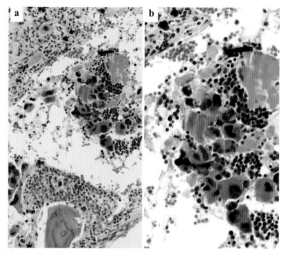

图 17.447 原发性骨髓纤维化伴明显骨髓纤维化的患者的骨髓活检。（a）该部分显示了骨髓纤维化和明显扩张的窦，其中包含造血细胞和大深染的巨核细胞簇。（b）扩张窦的更高放大倍数显示了非典型巨核细胞的细节

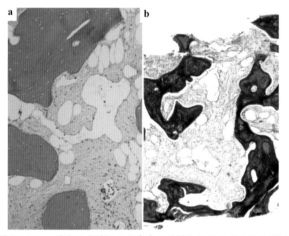

图 17.448 原发性骨髓纤维化患者的骨髓活检显示广泛的骨髓纤维化（MF-3）。（a）骨髓几乎是无细胞的，并且明显缺乏造血细胞；在这个阶段，造血作用是在肝脏或脾脏中进行的。（b）Masson 三色染色突出显示了骨髓中胶原蛋白的异常沉积，呈蓝色。骨小梁也增加，称为骨硬化

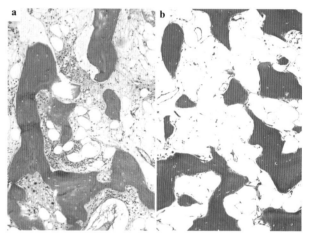

图 17.449 连续的骨髓活检证明对骨髓纤维化有治疗作用。（a）原发性骨髓纤维化患者的骨髓，具有明显的细胞减少和骨髓纤维化。（b）鲁索替尼（JAK2 抑制剂）治疗 2 年后的骨髓活检显示骨髓纤维化几乎消失。预期随着治疗时间的延长，造血细胞将重新繁殖骨髓。在此序列中指出的骨硬化程度没有太大差异

四个风险组。IPSS 最适合用于诊断时的风险评估。为了解决这个缺点，随后开发了一种动态预后模型（DIPSS），使用了 8 个预后不良因素，包括年龄 > 65 岁，血红蛋白 < 10 g/dL，白细胞 > 25×10⁹/L，环状原始细胞 1%，体质性症状，红细胞输血依赖性，血小板计数 < 100×10⁹/L 和不利的核型［即复杂的核型或单个或两个异常，包括 18、7/7q-，i（17q），inv（3），5/5q-，12p- 或 11q23 重排］。DIPSS 将 PMF 患者定义为低（无危险因素，中位生存期 15.4 年），中级 1（1 个危险因素，中位生存期 6.5 年），

中级 2（2 或 3 个危险因素，中位生存期 2.9 年）和高（≥ 4 个危险因素，中位生存期 1.3 年）。最近，对于某些突变，包括 ASXL1 和 SRSF2 在内某些突变，已经证明是 DIPSS 独立的不良预后，而其他驱动程序突变的患者相比具有 1 型 CALR 突变的患者，显示出更高的生存率。

慢性中性粒细胞白血病

慢性中性粒细胞白血病（CNL）是一种极为罕见的疾病；迄今为止，文献中已报道了约 150 例。它的特征是持续、成熟的嗜中性白细胞增多，肝脾肿

表 17.55　慢性中性粒细胞白血病的诊断标准

外周血	白细胞 ≥ 25×10⁹/L
	中性分叶核和杆状核粒细胞 ≥ 80%WBC
	不成熟中性粒细胞 < 白细胞的 10%
	很少见到髓母细胞
	单核细胞 < 1×10⁹/L
	无粒细胞发育障碍
骨髓特征	有核细胞过多
	中性粒细胞百分比和绝对值增加
	中性粒细胞成熟正常
	原粒细胞 < 5% 骨髓有核细胞的
排除其他疾病	CML、PV、ET/PMF
必要标准	CSF3R T618I 或其他激活 CSF3R 突变的存在 a
排除标准	PDGFRA、PDGFRB、FGFR1 或 PCM1-JAK2 的重排

修改自 Arber 等；Maxson 和 Tyner

a 在没有 CSFR3R 突变的情况下，如果存在持续性中性粒细胞增多（至少 3 个月）、脾肿大和无反应性中性粒细胞增多，CNL 的诊断标准仍然可以满足

表 17.56　非典型慢性粒细胞白血病与慢性中性粒细胞白血病的比较研究

项目	特征	慢性中性粒细胞白血病	非典型慢性髓细胞白血病
临床特点	中位年龄	60~80 岁	60~80 岁
	肝脾肿大	有	有
	黏膜皮肤出血	有	有
	感染/炎症	无	无
外周血细胞	白细胞增多	≥ 25×10⁹/L	> 13×10⁹/L
	中性粒细胞	≥ 80% 白细胞	左移
	单核细胞	< 1×10⁹/L	< 1×10⁹/L
	嗜碱性粒细胞	无增加	轻度增加
	未成熟形态	< 10%	> 10%
	髓母细胞	< 1%	< 20%
	发育不良	无	有
骨髓特征	骨髓增生	无	有
	髓母细胞	< 5%	< 20%
分子特征	BCR-ABL1 融合	无	无
	PDGFRA、PDGFRB、FGFR1 重排	无	无
	CSF3R 突变	60–100%	0–40%
	SETBP1 突变	30%	30%

修改自 Maxson 和 Tyner

大和具有明显粒细胞优势的骨髓增生。CSF3R 突变与慢性中性粒细胞白血病密切相关，观察到两种主要类型的突变。第一类包括最常见的突变 T618I 和不常见的 T615A。CSF3R 中的第二类突变是无义或移码突变。但是，CSF3R 突变也发生在其他血液系统恶性肿瘤中，例如非典型慢性髓系白血病（0%~40%）、成人急性髓系白血病（0.5%~1%）、小儿急性髓系白血病（2%）和慢性粒细胞性白血病（4%）。在诊断时，大多数确诊病例核型是正常的。随访时，反复出现异常，包括 del 20q、del 11q 和 del 12p。表 17.55 概述了慢性中性粒细胞白血病的诊断标准。主要的鉴别诊断为非典型慢性粒细胞白血病，其独特特征见表 17.56。慢性中性粒细胞白血病的临床过程是异质的。最常见的并发症是转化为急性髓系白血病，这

可能发生在约 20% 的患者中，从诊断开始的中位时间为 21 个月。羟基脲是最常见的细胞还原剂，可用于控制白细胞增多和缩小脾脏大小。转化为急性髓系白血病的患者的治疗方法是标准的"7+3"诱导治疗。研究表明，CSF3R 突变会导致 JAK-STAT 信号异常。因此，已经提出 JAK 抑制剂，例如鲁索替尼，可能对患有 CSF3R 突变疾病的患者有益。早期和最近的病例表明，JAK 抑制剂鲁索替尼在治疗 CSF3R 突变患者中有益处。

骨髓增生性肿瘤，不能分类

骨髓增生性肿瘤不能分类的诊断，应仅适用于具有骨髓增生性肿瘤明确的临床、实验室和形态特征但不符合上述任何特定类型标准的病例。大多数病例通常分为三类：①早期真性红细胞增生症、原发性骨

髓纤维化或原发性血小板增多症的早期，其临床、实验室和形态学表现尚未完全显现；②伴有骨髓纤维化的疾病进展或终末期以及任何骨髓增生性肿瘤，其潜在疾病不清楚或以前从未被识别；③有令人信服的证据证明骨髓增生性肿瘤，同时存在炎症、代谢或肿瘤过程使诊断变得模糊。应进行细胞遗传学和分子生物学研究，以确定：①克隆异常，如 JAK2 V617F，可能表明肿瘤过程；②异常，需要另一种诊断方法，如 BCR-ABL1 或 PDGFRA、PDGFRB 或 FGFR1 的重排。

慢性嗜酸性白血病，非特指型

　　正常人外周血嗜酸性粒细胞百分率介于白细胞的 0.0% 至 6.0% 之间，绝对计数为（0.05~0.5）×10⁹/L。骨髓穿刺涂片中嗜酸性粒细胞的正常范围是所有骨髓细胞的 3%~6%，升高范围为 7% 至 57%。具有临床意义嗜酸性粒细胞增多的外周血阈值为 ≥ 1.5×10⁹/L。如果这种水平持续 1 个月或更长时间，可用于定义嗜酸性粒细胞增生症。组织嗜酸性粒细胞增生症已被提出并定义为：①嗜酸性粒细胞 ≥ 20%，有或无外周血嗜酸性粒细胞增多；②靶器官广泛组织浸润；③在没有明显嗜酸性粒细胞增多的情况下，组织学证据显示嗜酸性粒细胞脱颗粒。嗜酸性粒细胞增生症可分为原发性或继发性，目前的嗜酸性粒细胞增生症分类见表 17.57。继发性嗜酸性粒细胞增生症是原发性疾病过程驱动的嗜酸性粒细胞的多克隆反应性增多，通常是由于细胞因子的过多所致。在继发性或反应性嗜酸性粒细胞增生症中，嗜酸性粒细胞计数高可能是诊断寄生虫、药物作用、过敏和自身免疫性疾病的线索。一些非髓系肿瘤与继发性嗜酸性粒细胞增多有关，这种嗜酸性粒细胞增多是由分泌促进嗜酸性粒细胞分化的细胞因子（如 IL-3、IL-5 和 GM-CSF）所致。与继发性嗜酸粒细胞增多有关的淋巴瘤是淋巴母细胞性白血病/淋巴瘤、外周 T 细胞淋巴瘤和经典霍奇金淋巴瘤。在这种情况下，嗜酸性粒细胞增多被认为是副肿瘤现象，但在某些情况下，可能是对癌症治疗药物的反应。

　　慢性嗜酸性粒细胞白血病（非特指型）是骨髓增生性肿瘤的一种亚型，其特征是外周血、骨髓或髓外组织中嗜酸粒细胞持续克隆性增生，排除反应性过程或其他明确的复发性遗传异常（图 17.450）。因此，应进行彻底的诊断检查，包括免疫表型分析、常规细胞遗传学、FISH 和分子遗传学检测，以排除与嗜酸性粒细胞增多有关的所有明确的髓系或淋系肿瘤。

　　表 17.58 总结了非特指型的慢性嗜酸性粒细胞白血病的诊断标准。主要的鉴别诊断为特发性嗜酸性粒细胞综合征。当存在嗜酸性粒细胞器官损害的证据，

表 17.57　嗜酸性粒细胞增生症（HE）的分类

建议术语	定义 / 发病机制
遗传性（家族性）HE	病因不明
	家族聚集
	没有遗传性免疫缺陷的证据
	没有与 HE 相关的反应性或肿瘤性疾病的证据
意义未定的 HE	没有引起 HE 的潜在原因
	无家族性病史
	没有与 HE 相关的反应性或肿瘤性疾病的证据
	没有证据表明 HE 引起的器官损伤
原发性（克隆性 / 肿瘤性）HE	潜在干细胞、髓样或嗜酸性肿瘤（WHO 标准）
	嗜酸性粒细胞是克隆性的
继发的（反应性）HE	嗜酸性粒细胞为非克隆性细胞的潜在情况或疾病
	大多数情况下细胞因子驱动

修改自 Valent 等

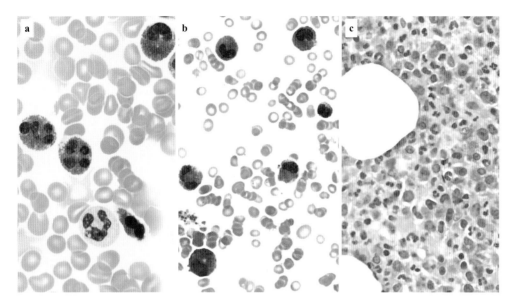

图 17.450 慢性嗜酸性白血病。（a）外周血可见大量嗜酸性粒细胞。（b）骨髓穿刺涂片可见大量嗜酸性粒细胞。（c）骨髓活检显示明显的嗜酸性粒细胞增多。没有明确的细胞遗传学或分子特征

表 17.58 慢性嗜酸性白血病的诊断标准，未特指型

诊断所需	持续性嗜酸性粒细胞增多（嗜酸性粒细胞计数 ≥ 1.5×10⁹/L）
	克隆性细胞遗传或分子遗传异常（以下除外） 或外周血细胞原始细胞 ≥ 2% 或骨髓中原始细胞 ≥ 5%，但 < 20%
需要排除	符合 WHO 标准的 CML、PV、ET、PMF、CNL、CMML 和非典型 CML
	PDGFRA、PDGFRB 或 FGFR1 重排，无 PCM1-JAK2、ETV6-JAK2 或 BCR-JAK2 融合
	急性髓系白血病伴 inv（16）（p13.1q22）、t（16;16）（p13.1;q22）、t（8;21）（q22;q22.1）等急性髓系白血病诊断特征
	外周血和骨髓中的原始细胞数 ≥ 20%
	ALL 伴 t（5;14）
	淋巴瘤
	反应过程

修改自 Bain 等
CML 慢性粒细胞白血病、PV 真性红细胞增生症、ET 原发性血小板增多症、PMF 原发性骨髓纤维化、CNL 慢性中性粒细胞白血病、CMML 慢性粒单核细胞白血病

而无克隆性证据且持续时间至少 6 个月，没有可辨认的嗜酸性粒细胞增多的病因时，即可诊断为特发性嗜酸性粒细胞综合征。特发性嗜酸性粒细胞增多综合征的诊断标准为：①嗜酸性粒细胞增多（嗜酸性粒细胞计数 ≥ 1.5×10⁹/L）并伴有组织损伤（在没有组织损伤的情况下，首选的术语是特发性嗜酸性粒细胞增生症）；②不符合 WHO 关于 CML、PV、ET、PMF、CNL、CMML 和 BCR-ABL1 阴性非典型 CML 的标准；③ PDGFRA、PDGFRB 或 FGFR1 无重排，无 PCM1-JAK2、ETV6-JAK2 或 BCR-JAK2 无融合；④原始细胞在外周血和骨髓中所占比例分别为 < 2% 和 < 5%；⑤克隆性细胞遗传或分子遗传异常；⑥排除淋巴细胞变异，嗜酸性粒细胞增多变异。慢性嗜酸性粒细胞白血病和特发性嗜酸性粒细胞增多综合征之间的鉴别诊断见表 17.59。鉴别诊断中要考虑并需要排除的主要疾病是属于嗜酸性粒细胞和 PDGFRA、PDGRB、FGFR1 或 PCM1-JAK2 重排的淋巴和髓系肿瘤作为 WHO 分类中的独立实体。

表 17.59   慢性嗜酸性粒细胞白血病与特发性嗜酸性粒细胞增多综合征的比较

特点	慢性嗜酸性粒细胞白血病	特发性嗜酸性粒细胞增多综合征
中位年龄	Sixth decade	Fourth decade
血细胞计数	贫血和血小板减少	正常血红蛋白和血小板
白细胞中位数	（25~30）×10⁹/L	（10~12）×10⁹/L
表现	器质性症状	过敏／超敏反应；类风湿症状
器官肿大	有	无
乳酸脱氢酶	高	正常／轻度增高
骨髓	异常	正常
细胞数	增多	正常／轻度增多
巨核细胞生成障碍	轻／中度	无
粒细胞生成障碍	轻／中度	无
红细胞生成障碍	轻／中度	无
嗜酸性粒细胞异常	显著	罕见
核型异常	有	无
基因突变	常见	罕见

在这些疾病中，嗜酸性粒细胞的绝对数量通常高于 ≥ $1.5×10^9$/L，并且可能高于 $100×10^9$/L，而嗜酸性粒细胞的百分比可以超过 70%。外周血和骨髓的形态特征可以帮助区分慢性嗜酸性粒细胞白血病和特发性嗜酸性粒细胞综合征。与嗜酸性粒细胞增生症相比，慢性嗜酸性粒细胞白血病通常表现出更多的骨髓细胞增多，不仅嗜酸性粒细胞增多，粒细胞也增多，原始细胞 ≥ 2%，可高达 19%。高嗜酸性粒细胞白血病的原始细胞在血液中 < 2%，在骨髓中 < 5%。某些情况下，慢性嗜酸性粒细胞白血病，可能出现三系造血异常。在反应过程和嗜酸性粒细胞综合征中，可以看到嗜酸性粒细胞异常，如体积大、颗粒度降低、胞浆空泡、核分叶少或过多，但在慢性嗜酸性粒细胞白血病中更为常见。3 级分类骨髓纤维化中，二者均可以见到 1 级（MF-1）纤维化，但 MF-2 和 MF-3 纤维化在慢性嗜酸性粒细胞白血病中更为常见。

发现异常的 T 细胞群或 Th2 型 T 细胞提示嗜酸性粒细胞增多综合征的淋巴细胞变异，提示嗜酸性粒细胞增多是由潜在的 T 细胞淋巴增生过程驱动的。尽管没有确定慢性嗜酸性粒细胞白血病的特定细胞遗传学或分子异常，但任何克隆核型异常均可支持诊断。其

中最常见的是三体 8，有些情况下具有 JAK2、MPL、CALR、RAS 和 KIT 突变。最近的一项研究将二代测序应用于嗜酸性粒细胞增生症的病例，并在 25%~30% 的病例中发现了突变，否则将被归类为特发性嗜酸性粒细胞增多综合征。突变主要发生在与 DNA 甲基化和组蛋白修饰有关的基因中，例如 ASXL1、TET2、EZH2 和 DNMT3A。尽管这些突变提供了克隆性的证据，但它们也可以发生在少数没有明显血液异常的老年人中，并且属于"不确定意义的克隆性造血"（"CHIP"）范畴。

骨髓增生异常／骨髓增殖性肿瘤
概述

骨髓增生异常／骨髓增殖性肿瘤（MDS/MPN）是克隆性髓系肿瘤，特征是同时存在骨髓增生异常综合征和骨髓增生性肿瘤的临床、实验室和形态学特征，从而不能被分类为骨髓增生异常综合征或骨髓增生性肿瘤（表 17.60）。患者通常表现为细胞减少和发育异常形态，以及不同细胞谱系的不同程度骨髓增殖，通常伴有（肿瘤性）髓外造血。仅有纤维化且无骨髓增生迹象的病例应被视为骨髓增生异常综合征的一部分，还会出现发烧和不适等器质性症状。疾病的

潜在机制包括细胞增殖、成熟和活化的髓系途径调控中的异常。根据定义，在诊断 MDS/MPN 之前，需要排除可能具有相似表现和相同表现的相当数量的髓系肿瘤。要排除的最重要的肿瘤是慢性粒细胞白血病，需要检测 BCR/ABL1 融合基因。BCR/ABL1 融合阴性肿瘤也需要排除。最后要排除的是一组酪氨酸激酶 PDGFRA、PDGFRB 和 FGFR1 重排的肿瘤，以及包括 JAK2/PCM1 在内的其他类似肿瘤。

传统上，羟基脲已被用于控制 MDS/MPNs 增殖期的白细胞增多或血小板增多。然而，通过暂时的缩小脾肿大，它可能加重贫血和血小板减少。因此，近年来减少了羟基脲的使用。

目前，治疗的唯一机会是同种异体干细胞移植，该移植可能在部分患者中产生完全和持久的缓解。对于具有高危险性肿瘤的患者，尤其是原始细胞 > 10% 或核型不良的患者，特别推荐这种方法。

分子和细胞遗传学

大约 70% 的 MDS/MPN 病例表现出染色体异常。最常见的是 +8、-7、del（7q）、del（13q）和 del（20q）。编码表观遗传调控因子（TET2、ASXL1、SRSF2、IDH1/2、EZH2、SUZ12、EED 和 UTX）以及编码识别和加工 3'-mRNA 剪接位点的基因（SRSF2、SF3B1、U2AF35、U2AF65 和 SF3A1）中的突变经常在 MDS/MPN 中识别。总而言之，TET2、ASXL1 和 SRSF2 代表 MDS/MPN 患者中最常见的突变基因。

并且已经确定了生长因子受体（CSF3R），下游细胞因子受体信号转导中间体（JAK2，NRAS 和 KRAS）的突变以及信号转导途径的负调节剂（PTPN11，CBL 和 NF1）的突变。例如，幼年粒单核细胞白血病患者中有 90% 具有 RAS 突变，慢性粒单核细胞白血病患者中有 50% 具有信号传导途径突变（最常见为 KIT），约 80% 的骨髓增生异常 / 骨髓增殖性肿瘤伴环状铁粒母细胞和血小板增多的患者（MDS/MPN-RS-T）激活 JAK-STAT 信号，其中约 50% 表现出 JAK2 V617F 突变。

骨髓增生异常 / 骨髓增殖性肿瘤的分类

根据当前的 WHO 分类，这些髓系肿瘤包括五个实体，即慢性粒单核细胞白血病（CMML），BCR-ABL1 阴性不典型慢性髓系白血病（aCML），幼年粒单核细胞白血病（JMML），骨髓增生异常 / 骨髓增殖性肿瘤伴环形铁粒幼细胞和血小板增多症（MDS/MPN-RS-T），以及骨髓增生异常 / 骨髓增殖性肿瘤，无法分类（MDS/MPN-U）。

慢性粒单核细胞白血病

慢性粒细胞单核细胞白血病是一种罕见的疾病，成年人中年发病率 < 1/100 000 例，发病时中位年龄为 70 岁，男性占优势。最初，大多数患者表现白细胞增多症，伴或不伴有贫血和血小板减少。某些患者出现肝脾肿大。慢性粒细胞性白血病的特征是存在持续性（> 3 个月）单核细胞增多（> 1×10⁹/L）和外周血单核细胞 ≥ 10%。根据白细胞，慢性粒细胞性白血病先前分为骨髓增生异常样（如果白细胞 < 13×10⁹/L）和骨髓增生样（白细胞 ≥ 13×10⁹/L）。

循环中的单核细胞是有或没有发育异常的成熟形式（表 17.60）。在大多数情况下，都存在粒细胞生成障碍和巨核细胞生成障碍（图 17.451）。也可能出现红细胞生成障碍，但通常较轻。外周血中原始细胞和原单核细胞通常 < 5%，骨髓中 < 10%。慢性粒单核细胞白血病的诊断标准（CMML）为：①持续性外周血单核细胞增生症 > 1×10⁹/L，单核细胞 ≥ 白细胞的 10%；②不符合 WHO 关于 BCR-ABL1+CML、PMF、PV 和 ET 的标准（MPN 相关突变，如 JAK2、CALR 或 MPL，倾向于支持单核细胞增生症的 MPN，而不是 CMML）；③无 PDGFRA、PDGFRB 或 FGFR1 的重排，也没有 PCM1-JAK2（在嗜酸性粒细胞增多的情况下应排除）；④外周血和骨髓原始细胞 < 20%；⑤一个或多个髓系发育不良（如果无骨髓发育不良不存在或很轻微，在以下情况仍可以诊断 CMML：如果符合标准 1~4，仍可以诊断 CMML，有相关的克隆性细胞遗传学或分子遗传异常，持续性单核细胞增生症 ≥ 3 个月，排除反应性单核细胞增多的原因）。CMML 可以通过原始细胞百分比来细分：① CMML-0：在无 Auer 小体的情况下，外周血中的原始细胞（包括幼单核细胞）< 2%，而 BM 中的

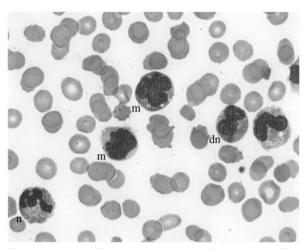

图 17.451 慢性粒单核细胞白血病伴发育异常成熟。外周血单核细胞（m）核形态不规则，与中性粒细胞（n）混合，其中一种为发育异常（dn），形态学上可与单核细胞混淆。用髓过氧化物酶和丁酸酯酶（未显示）染色后，发现这种发育异常的粒细胞

表 17.60   单核细胞发育异常特征及免疫表型异常

来源	特征
形态学	
外周血和骨髓穿刺涂片	异常核与核形态
	染色质异常
	异常粒化
骨髓活检	异常单核细胞簇
细胞化学	酯酶活性丧失
免疫表型	CD1c、CD13 或 CD14 表达缺失
	CD56 过表达
	CD2 抗原异常表达
	异常表达

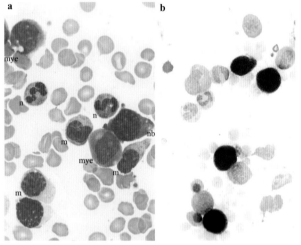

图 17.452 慢性粒单核细胞性白血病累及的骨髓。（a）骨髓穿刺涂片显示中性粒细胞（n）、粒细胞（mye）和具有异常核的单核细胞（m）具有异常的核特征和幼红细胞（nb）。未发现原始细胞或幼单核细胞骨髓，该病例被分类为 CMML-0。（b）丁酸酯酶的细胞化学突出显示了该骨髓穿刺涂片中的单核细胞。这种染色剂可以更好地量化骨髓中的单核细胞，特别是当单核细胞和粒细胞发育异常时

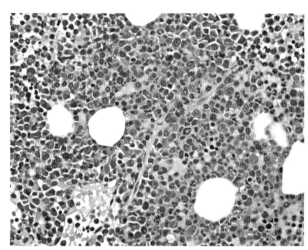

图 17.453 慢性粒单核细胞白血病骨髓活检显示细胞增多。粒细胞或单核细胞/幼单核细胞中可见发育异常的红系细胞核、嗜中性粒细胞和单核细胞。巨核细胞减少

＜5%（图 17.452）；② CMML-1：无 Auer 小体，外周血中原始细胞（包括幼单核细胞）的 2%~4%，骨髓中的 5%~9%；③ CMML-2：在外周血中原始细胞 5%~19%，在骨髓中原始细胞 10%~19%，或者有 Auer 小体时，无论原始细胞计数多少。

如果原始细胞和幼单核细胞占 ≥ 20%，则应归为急性髓系白血病。在 ＞70% 的病例显示细胞增多（图 17.453），但也观察到细胞少的情况。大约 20% 的

CMML 病例的骨髓中含有浆细胞样树突状细胞结节。根据 CD14 和 CD16 的流式细胞术表达，正常单核细胞可分为三个亚群：CD14+/CD16–（经典），CD14+/CD16+（中间）和 CD14 弱/CD16+（非经典），其中经典模式占正常单核细胞的约 85%。与反应性单核细胞相比，CMML 中的 CD14+/CD16- 单核细胞亚群似乎增加至 ＞94%。

有趣的是，具有经典模式的单核细胞百分比可

用次甲基化剂标准化，表明 CD14+/CD16- 分数可作为预测反应的有用生物标志物。其他异常表型包括 CD11c、CD13、CD14 下降（可能反映相对单核细胞免疫），CD15、CD16、CD64、CD36 和 HLA-DR 表达降低或 CD56 过表达或 CD2 异常表达（表 17.60）。CD34+ 原始细胞增加是异常标志物，与急性白血病早期转化有关。当考虑到 CMML 的诊断时，强烈建议使用细胞化学染色剂（α- 丁酸萘酯酶或 α- 乙酸萘酯酶）（图 17.452b），因为它可以识别单核细胞和原单核细胞，并与髓过氧化物酶结合可以识别发育异常的髓系细胞。CD68R、CD163 和溶菌酶可以帮助识别组织切片上的单核细胞。CD61 的免疫组织化学有助于鉴定发育异常的巨核细胞，其中可能包括微小巨核细胞或小的低叶形式（图 17.454）。大约 20%~40% 的 CMML 表现出克隆性细胞遗传学异常，但它们是非特异性的。核型和 FISH 阴性，包括 BCR-ABL1 基因的 FISH、PDGFRA、PDGFRB 或 FGFR1 的重排。如果常规核型未能检测到 t（9;22）（q34.1;q11.2）/BCR-ABL1，则应进行 P210 和 P190 亚型的聚合酶链反应以及 BCR-ABL1 融合基因的 FISH，因为慢性髓系白血病伴 P190 亚型表现为单核细胞增多，可类似慢性粒单核细胞性白血病。JAK V617F 突变发生在少于 10% 的慢性粒性单核细胞白血病患者中，特别是具有增生而非增生异常的患者。许多患有慢性粒胞单核细胞白血病的患者具有体细胞突变，最常见的是 TET2、ASXL1、SRSF2、RUNIX1、NRAS 和 CBL（表 17.61）。

在适当的临床背景下这些突变的存在可支持诊断。在大多数研究中，中位生存时间为诊断后 20~40 个月。15%~30% 的病例进展为急性髓系白血病。不良预后因素包括白细胞增生症（ ≥ 13×10⁹/L），淋巴细胞增多，血小板减少症（< 100×10⁹/L），贫血（< 10 g/dL），乳酸脱氢酶水平高，最重要的是 ≥ 10% 原始细胞和核型异常。

非典型慢性髓系白血病

这是一种极为罕见的疾病，估计比 BCR-ABL1

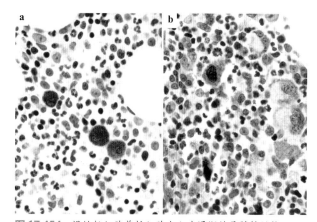

图 17.454　慢性粒细胞单核细胞白血病浸润的骨髓核活检 CD61 的免疫组化突出显示巨核细胞发育异常。（a）小叶的巨核细胞。（b）巨核细胞散在；一些巨核细胞小而低叶

阳性的慢性粒细胞白血病少 100 倍。非典型慢性髓系白血病患者的中位年龄为 70 岁。患者表现为中至重度贫血，血小板减少症，中性粒细胞增多（前体中性粒细胞 ≥ 10% 白细胞），明显的粒细胞发育异常和脾肿大。外周血中单核细胞通常 < 10%，嗜碱性粒细胞 < 1%。仔细检查外周血涂片的形态对将其与慢性中性粒细胞白血病区分开是很重要的，后者缺乏粒细胞发育异常，循环中的未成熟粒细胞 < 10%。此外，在约 90% 的慢性中性粒细胞白血病病例中发现了 CSF3R 突变，而在非典型性慢性髓系白血病中的发生率 < 10%。诊断非典型慢性髓系白血病需要排除 BCR-ABL1 和 PDGFRA、PDGFRB 或 FGFR1 的重排。非典型慢性髓系白血病，BCR-ABL1-（aCML）的诊断标准为：①外周血白细胞 ≥ 13×10⁹/L，中性粒细胞增多及前体（前体中性粒细胞 ≥ 10% 白细胞）；②粒细胞生成障碍，包括异常块聚染色质；③无或很少嗜碱性粒细胞，嗜碱性粒细胞少于外周血白细胞 2%；④无或很少单核细胞；单核细胞少于外周血白细胞的 10%；⑤伴粒细胞增生骨髓和粒细胞发育异常；⑥有或无红系和巨核细胞发育异常；⑦外周血或骨髓中原始细胞 < 20%；⑧没有 PDGFRA、PDGFRB、FGFR1 或 PCM1-JAK2 的重排；⑨不符合 WHO 关于 BCR-ABL1CML、PMF、PV 和 ET 的标准（MPN 相关突变，如 JAK2、CALR 或 MPL，倾向支持 MPN 而不

表 17.61　慢性粒单核细胞白血病体细胞突变频率及其临床意义

基因	频率（%）	临床意义
TET2	58	对 DFS 或总生存率无独立影响
		ASXL1wt/tet2 突变：对 OS 的有利影响
		ASXL1wt/TET2 突变：65 岁以下患者对阿扎胞苷和地西他滨的反应
ASXL1	40	与预后不良和进展为急性髓系白血病的高风险相关
		与白细胞增多和单核细胞增多有关
SRSF2	46	与老年、高血红蛋白和正常核型有关
		对 OS 或 DFS 无预后影响
RUNIX1	15	进展为急性髓系白血病的危险因素
		预测更短的 DFS；对 OS 没有影响
NRAS	11	骨髓增生样表型相关
CBL	10	对临床结果无影响
JAK2	< 10%	与增殖表型相关
EZH2	< 10%	与疾病进展和不良临床结果相关
U2AF1	< 10%	与急性髓系白血病和 NPM1 突变有关

修改自 Orazi 等，WHO（2017）

Hb，血红蛋白；突变，突变基因；wt，野生型基因；DFS，无病生存；OS，总体存活率

是 CML）。多达 80% 的病例报告了核型异常，最常见的是 +8 和 del（20q）。较少见的是染色体 12、13、14、17 和 19 的异常。尽管在非典型慢性髓系白血病中未发现特异的分子异常，但已在 25% 的病例中鉴定出 SETBP1 的复发突变。复发频率较低的体细胞突变，包括 JAK2、NRAS、IDH2、CBL、CSF3R 和 ETNK。总体而言，非典型慢性髓系白血病通常与不良预后相关，迄今为止，尚未有任何治疗被证明是有效的。中位生存时间为 14~29 个月；约 30%~40% 的病例转变为急性髓系白血病。尽管尚未确定同种异体干细胞移植为一种治疗选择，但似乎是唯一可能长期缓解的疗法。

幼年粒 - 单核细胞白血病

幼年型粒 - 单核细胞白血病是一种儿童期的克隆性造血疾病，其特征是主要是粒系、单核系细胞增殖和血红蛋白 F 的合成增加，特别是在核型正常的情况下。这是一种非常罕见的疾病，年发病率为每百万 0 至 14 岁的儿童有 1.2 个。大多数病例发生在 3 岁以下的男孩中。大约 15% 的病例发生在与 CBL 突变有关的 Noonan 综合征样疾病的婴儿中，大约 10% 的病例发生在 1 型神经纤维瘤病的儿童中。肝脾肿大明显，约一半的患者患有淋巴结肿大和白血病浸润。一些患者可能出现皮疹。咖啡色斑点的出现可能表明神经纤维瘤病 1 或类似 Noonan 综合征的疾病。患者通常表现为白细胞增多，主要是中性粒细胞、单核细胞和一些不成熟的细胞，血小板减少症，经常伴贫血。在大多数情况下，骨髓通常细胞增多，具有轻微的异常增生。骨髓中的单核细胞增多通常不如外周血明显。缺少 BCR-ABL1 基因和 PDGFRA、PDGFRB 或 FGFR1 的重排。在 25% 的病例中观察到单体 7，在 10% 的病例中观察到其他异常，在 65% 的病例中观察到正常核型。表 17.62 显示了幼年型粒单核细胞白血病的诊断标准。

大部分幼年型粒单核细胞白血病患者（85%）在 RAS 通路的五个基因之一（PTPN11、NRAS、KRAS、CBL 和 NF1）中具有异常。这些基因的突变是相互排斥的，这突显了该疾病中 RAS 通路激活的主要功能作用。表 17.63 总结了幼年型粒单核细胞白

表 17.62 幼年型粒单核细胞白血病的诊断标准

标准	特征
临床和血液标准（所有 4 个标准都是必需的）	外周血单核细胞增多 $> 1 \times 10^9/L$
	外围血或骨髓有核细胞中的原始细胞（包括幼单核细胞）$< 20\%$
	脾大
	无 Ph 染色体或 BCR-ABL1
基因遗传学标准（任何一个标准都足够）	PTPN1、KRAS 或 NRAS 的体细胞突变 [a]
	神经纤维瘤病 1 型或 NF1 基因突变的临床诊断
	种系 CBL 与 CBL 的缺失杂合性
可选择的遗传标准	单体 7 或任何其他染色体异常
	以下两个或多个
	血红蛋白 F 增加
	外周血中的粒系或红系前体
	集落试验中的 GM-CSF 超敏反应
	STAT5 过度磷酸化

修改自 Baumann 等。GM-CSF，粒 - 巨噬细胞集落刺激因子；[a] 如果是种系突变，考虑 Noonan 综合征的一过性异常骨髓生成

表 17.63 幼年型粒单核细胞白血病体细胞突变的频率及临床意义

基因	频率(%)	临床意义
PTPN11	35	如果不治疗，与 NF1 突变相关可能是致命的
		血红蛋白 F 增高时预后不良
NRAS, HRAS	25	侵袭性病程；建议异基因干细胞移植
		部分患者有惰性疾病
		与 RALD 重叠的特征 [a]
CBL	15	种系错义突变
		部分患者的病情自行缓解
NF1	10~15	RAS 负调控
总体	85	幼粒单核细胞白血病的整体突变导致 RAS 通路激活

修改自 Baumann 等。[a] RALD：RAS 相关的自身免疫性白血病增殖性疾病

血病特定基因的频率和临床意义。包括神经纤维瘤病 1 和 Noonan 综合征在内的 RAS 病的主要原因是与 RAS 通路有关的基因中存在种系突变。患有神经纤维瘤病 1 的儿童发生幼年型粒单核细胞白血病的风险很高，这是没有神经纤维瘤病 1 的儿童的风险的 200~250 倍。幼年型粒单核细胞白血病可以是神经纤维瘤病的最早表现。NF1 基因和 CBL 基因的种系突变分布发生在 15% 和 10% 幼年型粒单核细胞白血病儿童中。大多数患有 Noonan 综合征 / 骨髓增生性疾

病的患者都存在 PTPN11 种系突变。

三分之一的患者患有快速和进行性病程，而三分之二的患者病程相对缓慢。认为同种异体干细胞移植是治愈的唯一选择。但是，它有风险。未接受移植的患者的中位生存时间约为 1 年。生存期短的主要临床指标包括血小板计数低、诊断时年龄大于 2 岁和血红蛋白 F 高。Niemeyer 等提出需要有基线数据来适当评估幼年型粒单核细胞白血病患者对治疗的部分或完全反应。表 17.64 列出了在诊断时和治疗后可以测量的

表 17.64　青少年粒单核细胞白血病患者治疗完全反应的评价

参数	诊断时需要的值，用于随后与治疗反应的比较	建立对治疗完全反应的价值
WBC 计数	> 20×10⁹/L	（3.0~15.0）×10⁹/L
PB 中的髓系、红系前体细胞和原始细胞	≥ 5%	0%~1%
血细胞计数	< 100×10⁹/L	≥ 100×10⁹/L
BM 原始细胞	≥ 5%	< 5%
脾脏大小	肋缘下 ≥ 2cm	无脾大
	≥ 正常超声上限的 150%	无脾大
髓外疾病	髓外白血病浸润	任何器官都没有髓外白血病浸润的迹象
细胞遗传学反应	染色体核型的体细胞遗传学异常	正常核型
分子反应	检测到体细胞遗传异常	无体细胞遗传异常（NF-1、PTPN11、NRAS、KRAS 和 CBL）
嵌合体反应 [a]	异基因造血干细胞移植后 > 15% 的自体细胞	完全供体嵌合

[a] 仅适用于接受异基因干细胞移植的患者

参数，以正确评估幼年型粒单核细胞白血病患者对治疗的完全反应。

骨髓增生异常/骨髓增生性肿瘤伴环形铁粒幼细胞和血小板增多症（MDS/MPN-RS-T）

MDS/MPN-RS-T 以前被称为难治性贫血，伴有环形铁粒幼细胞和血小板增多（RARS-T），其特征是与难治性贫血相关血小板增多（≥ 450×10⁹/L），骨髓红细胞生成障碍，环形铁粒母细胞占红细胞前体 15% 以上，与原发性骨髓纤维化或原发性血小板增多症相似特征的巨核细胞。由于贫血、环形铁粒幼细胞的存在，血小板增多和 SF3B1 突变之间的频繁关联，MDS/MPN-RS-T 已成为一个单独的类型。诊断时的中位年龄为 74 岁。临床上，与原发性血小板增多症有明显的重叠。外周血通常表现为正色素性贫血、大细胞性贫血或正细胞性贫血。尽管文献中普遍强调存在由正细胞正色素细胞和小细胞低色素细胞混合而成的二形细胞，但大小不均，红细胞增多更为明显（图17.455）。原始细胞通常 < 1%。骨髓通常显示出红细胞前体增多，伴有促红细胞生成障碍和 ≥ 15% 的环形铁粒幼细胞（图 17.456~17.458）。粒细胞发育异常并不常见。巨核细胞增多，形态与 BCRABL1 骨髓增生性肿瘤相似。约有 10% 的病例具有细胞遗传

学异常。SF3B1 突变在 70%~90% 的 MDS/MPN-RS-T 中可见。SF3B1 突变的患者在 60% 的病例中也携带 JAK2 V617F，或者不太常见的 CALR 或 MPL 突变（> 10%）。我们怀疑 SF3B1 导致红细胞生成障碍，而相关的突变驱动了骨髓增生性表型。

骨髓增生异常/骨髓增生性肿瘤伴环形铁粒幼细胞和血小板增多症的诊断标准（MDS/MPN-RS-T）为：①贫血伴红系发育异常伴或不伴多系发育异常，环形铁粒幼细胞 ≥ 15%（有或无 SF3B1 突变），外周血原始细胞 < 1% 和骨髓 < 5%；②持续性血小板增多，血小板 ≥ 450×10⁹/L；③ SF3B1 突变，如果没有 SF3B1 突变，没有最近的细胞毒性或生长因子治疗史；④没有 BCR-ABL1；没有 PDGFRA、PDGFRB、FGFR1 或 PCM1-JAK2 的重排；⑤没有 del（5q）、T（3;3）（q21.3;q26.2）、inv（3）（q21.3q26.2）；⑥没有 MPN、MDS（除了具有环形铁粒幼细胞的 MDS）或其他 MDS/MPN 的病史。MDS/MPN-RS-T 患者的总体生存率优于骨髓增生异常伴环形铁幼粒细胞的患者，但比原发性血小板增多症患者更差。重要的独立预后因素包括患者的年龄以及 JAK2 V617F、SF3B1 突变。

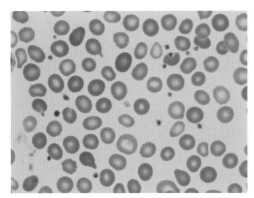

图17.455　骨髓增生异常/骨髓增生性肿瘤伴环形铁粒幼细胞增生症和血小板增多症（MDS/MPN-RS-T）患者的外周血显示出轻度的不均一性的细胞和血小板增多。2型红细胞的存在并不像文献中经常提到的那样明显

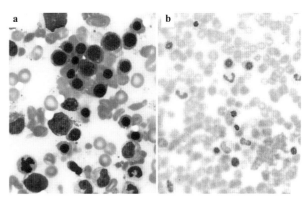

图17.456　MDS/MPN-RS-T患者的骨髓抽吸涂片。（a）Wright-Giemsa显示了一个大的红细胞岛，在不同的成熟阶段都具有正常原细胞。（b）普鲁士蓝显示有环形铁粒幼细胞

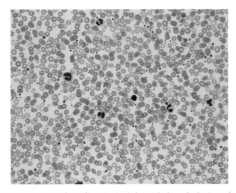

图17.457　骨髓增生异常/骨髓增生性肿瘤，未分类的患者的外周血显示白细胞增多（＞13×10⁹/L）和血小板增多＞450×10⁹/L。观察到发育异常的中性粒细胞和单核细胞。原始细胞占白细胞的6%（未显示）

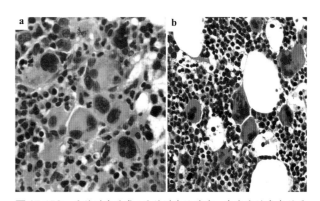

图17.458　骨髓增生异常/骨髓增生性肿瘤，未分类的患者的骨髓活检。（a）空芯活检显示成簇的增生异常的小和大巨核细胞数量增加。（b）散在大的巨核细胞，有些大而呈多叶，而另一些小而呈少叶

骨髓增生异常/骨髓增生性肿瘤不可分类
（MDS/MPN-U）

MDS/MPN-U被定义为髓系肿瘤，在诊断时具有与MDS和MPN重叠的实验室和骨髓特征，但不满足以下类别中其他更具体疾病过程的标准：慢性粒细胞性白血病、幼年型粒-单细胞性白血病、非典型性慢性髓系白血病或MDS/MPN-RS-T。骨髓增生异常/骨髓增生性肿瘤，不可分类（MDS/MPN-U）诊断标准为：①起病时具有MDS/MPN混合特征的髓系肿瘤；②不符合WHO关于任何其他MDS/MPN、MDS或MPN的标准；③外周血和骨髓中原始细胞＜20%，一类临床、实验室和形态学特征的MDS［除了具有孤立性del（5q）的MDS］；④MPN临床及形态学伴有血小板≥450×10⁹/L，白

细胞≥13×10⁹/L；⑤无近期细胞毒性或生长因子治疗史；⑥PDGFRA、PDGFRB、FGFR1或PCM1-JAK2无重排。最近的一项研究表明，就诊时患者的中位年龄为71岁。男性占多数，脾肿大，单核细胞计数低，并且有20%~30%的病例带有JAK2 V617F突变。他们证明，除了三体8例外，没有特异性的细胞遗传学发现，这是15%的病例中唯一的细胞遗传学异常。目前，对于不适合同种异体干细胞移植的MDS/MPN-U患者，尚无最佳治疗方法。在上述系列中，大多数患者接受了低甲基化药物治疗，与其他方法相比，总生存期更好（分别为16.4个月和11.5个月）。

急性髓系白血病
概述

急性髓细胞性白血病（AML）是一组造血干细

胞恶性肿瘤，通常以细胞谱系为表型特征，其特征是在骨髓和／或外周血中失去正常的造血功能和不成熟形式（原粒细胞或原始细胞等同物）的克隆性增殖，导致骨髓衰竭。AML 表现出不同的临床、形态、免疫表型和分子多样性。它是成年人中最常见的急性白血病，其发生频率为每 10 万人 3~4 例。诊断时的中位年龄为 65 岁，其发病率随着年龄的增长而增加，从 65 岁以下患者的 1.3 例 /10 万人增加到 65 岁以上患者的 12.2 例 /10 万人口。儿童 AML 并不常见，每百万 15 岁以下的儿童中有 7 例发病。AML 临床特征主要与骨髓衰竭有关（例如贫血，中性粒细胞减少，血小板减少），表现为疲劳、出血和感染。髓外浸润在 t（9;11）的 AML 和 inv（16）或 t（16;16）的 AML 中也更常见（常见于儿童期），这与单核细胞分化相关的髓外浸润也更常见（在儿童中很常见）。大多数 AML 都是原发的；但是，它可能发生在有潜在血液病（进展风险可变）的患者中，或者曾接受过化学疗法（例如拓扑异构酶Ⅱ、烷化剂或放疗）

的患者中。体质性疾病，例如范科尼贫血和唐氏综合征，患 AML 的风险增加。唐氏综合征患者发生 AML 的风险是 10~20 倍，而患急性巨核细胞白血病的风险则超过 500 倍。一般而言，AML 的产生是由于遗传变化的累积，例如易位［AML 中的核心结合因子 B（CBF-AML）或急性早幼粒细胞白血病中的 t（15;17）］，突变和其他导致髓系前体细胞异常增殖和分化停滞。至少两种类型的突变必须共同发生，白血病才会发展。导致激活增殖途径的 Ⅰ 类突变（包括 FLT3、RAS、KIT、JAK2、TP53 和 PTPN11）和损害正常造血分化的 Ⅱ 类突变（包括 PML-RARA、RUNX1-RUNX1T1、CBFB-MYH11、MLL 融合和 CEBPA）。但是，情况比这两个简化的类型要复杂得多，因为在潜在的骨髓增生异常的病例中已经发现了许多 AML "驱动突变"。约 40% 的 60 岁以下 AML 患者可以治愈，而 60 岁以上的患者预后更为乐观。

表 17.65　急性髓系白血病的诊断步骤

步骤	特征	注释
步骤 1	评估异常血细胞计数以确认；血液造血衰竭；细胞减少通常很明显	—
步骤 2	外周血和骨髓中原始细胞和原始细胞当量的形态学评估（截止值 ≥ 20%）	以总的衰竭造血细胞为基础的原始细胞百分比；基于形态学差异细胞计数的原始细胞计数（不是流式细胞术百分比）；如果检测到异常的早幼粒细胞，考虑早幼粒细胞白血病，为 PML-RARA 检测 POD 和 FISH，提醒临床医生检查正在进行中；在早幼粒细胞白血病中，早幼粒细胞包括在原始细胞百分率；原红细胞仅在纯红系白血病中与原红细胞相当；AML 的诊断 < 20%，如果 t（8;21）、inv（16）或 t（16;16）或 t（15;17）；如果涂片上由于"干片"而无法计数，则进行 CD34 免疫组化
步骤 3	在外周血或骨髓抽吸物上进行谱系评估：细胞化学（髓过氧化物酶，苏丹红 B，丁酸酯酶）；流式细胞术或免疫组化的免疫表型	早幼粒细胞白血病具有典型的模式，具有均匀而强烈的髓过氧化物酶反应
步骤 4	评估所有谱系的发育异常	—
步骤 5	要求进行细胞遗传学分析、FISH 和分子测试	—
步骤 6	AML 亚型的分类：根据临床病史、形态学、免疫表型和核型。重要既往病史：唐氏综合征（唐氏综合征相关的骨髓增生）、MDS（AML 伴骨髓增生异常相关改变）、化疗和／或放疗（与治疗相关的髓系肿瘤）；髓外表现：髓样表型（髓系肉瘤）、浆细胞样树突状细胞（母细胞性浆细胞样树突状细胞肿瘤）；WHO 定义的遗传异常：AML 与复发性遗传异常；显著的多系发育异常：伴有骨髓发育不良相关改变的 AML 缺乏潜在的生物学机制（AML，NOS）	—

AML，急性髓系白血病；CBC，血细胞计数；FISH，荧光原位杂交；MDS，骨髓增生异常综合征；POD，早幼粒细胞癌基因域；WHO，世界卫生组织

诊断

表 17.65 概述了诊断急性髓系白血病的关键步骤。AML 和相关髓系肿瘤的主要评估包括同时评估细胞血细胞减少症和仔细检查外周血涂片中是否存在循环原粒细胞、原始细胞等同物、其他异常细胞和发育异常。急性白血病的诊断是通过在骨髓或外周血中存在 20% 或更多的原始细胞来确定的。需要进行骨髓穿刺和活检以建立诊断并进行分类。鉴别诊断对于急性白血病的诊断至关重要，总的来说，原始细胞小至中等至大，核质比高，染色质开放和核仁明显（图 17.459）。然而，原始细胞可能变化很大，根据经验，人们可以认识到原始细胞的谱很小，并显示出丰富的细胞质，没有核仁或染色质团簇。带有细胞质颗粒的原始细胞支持粒细胞的分化，Auer 小体的存在对于骨髓的分化是决定性的（图 17.460）。急性早幼粒细胞白血病中的 Auer 小体倾向于形成束（柴捆细胞）（图 17.461）。t（8;21）的 AML 中的 Auer 小体往往又小又细（图

17.462）。多数 AML 病例显示出骨髓增生象和大量原始细胞，或原始细胞等同物，并且在大多数病例中诊断很容易（图 17.463）。但是，在某些特殊情况下，如原始细胞小于 20%，骨髓细胞减少，骨髓广泛坏死等，AML 的诊断可能具有挑战性，或完全漏诊。表 17.66 概述了其中一些情况。

形态学评估

原始细胞，原始细胞等同物必须准确识别并计数。原粒细胞，原单核细胞和原巨核细胞被认为是原始细胞，而幼单核细胞在所有类型的 AML 中都是原始细胞等效物，而早幼粒细胞仅在急性早幼粒细胞白血病（APL）中是原始细胞等效物（图 17.461 和 17.464）。幼单核细胞和原单核细胞的优势决定了 AML 具有单核细胞分化。这些可能与异常的单核细胞相关，并被分类为急性单核细胞白血病或急性粒单核细胞白血病（图 17.465）。但是，这很复杂，因为某些涉及 11q23 易位的 AML 病例可能显示出单核细胞分化（图 17.466 和 17.467）。急性早幼粒细胞白血

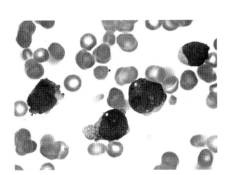

图 17.459　一例急性髓系白血病患者的骨髓抽提物显示出颗粒状和无颗粒状的原始细胞

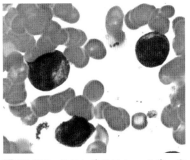

图 17.460　原始细胞显示 Auer 小体，这是急性白血病中髓系的病理特征

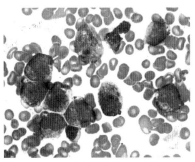

图 17.461　骨髓穿刺涂片显示出急性早幼粒细胞白血病特征的原始细胞和异常早幼粒细胞。早幼粒细胞仅在早幼粒细胞白血病中是原始细胞等同物。异常的早幼粒细胞显示出不规则的核轮廓，并由于丰富的嗜天青颗粒和 Auer 小体束而显示出颗粒状细胞质。在两个细胞中注意到的 Auer 小体束被称为柴捆细胞（Wright-Giemsa 染色）

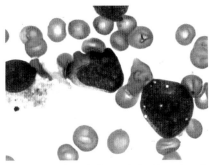

图 17.462　急性髓系白血病伴 t（8;21）。骨髓穿刺涂片显示有一个长的锥形的 Auer 小体。另一个细胞显示嗜酸性和嗜碱性细胞质颗粒（Wright-Giemsa 染色）

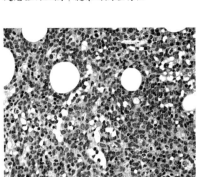

图 17.463　骨髓被急性髓系白血病的原始细胞广泛浸润。浸润均匀，呈中等大小，染色质开放，偶尔可见明显的小核仁（苏木精和伊红色）

表 17.66   急性髓系白血病诊断中的误区

特征	注释
低细胞急性髓系白血病	骨髓细胞数 < 20%
	老年患者更常见
	表现为严重的血细胞减少
	区分毛细胞白血病和再生障碍性贫血很重要
急性髓系白血病伴坏死	多见于髓系肉瘤患者
	与无坏死的患者相比，与差的 OS 和 EFS 相关 [a]
	如果患者有全血细胞减少和骨髓坏死，应怀疑为单核细胞白血病
急性白血病伴低原始细胞计数（< 20%）	t（8;21）、inv（16）或 t（16;16）或 t（15;17）的存在是急性髓系白血病的诊断标准，而与白血病的发生率无关
	可能支持急性髓系白血病诊断的特征
	严重的细胞减少伴不同比例的原始细胞
	异常 / 发育不良嗜酸性粒细胞前体
	Auer 体的存在
	某些急性髓系白血病患者的特殊流式细胞术模式
	易位可以通过核型或 FISH 来证明
继发于粒细胞集落刺激因子（G-CSF）的原始细胞增多	提示 G-CSF 效应的特征
	左移粒细胞增生
	外周血或骨髓中急变细胞的短暂增加
	中性粒细胞发育异常
	与原流式细胞术免疫表型比较

[a] Badar 等

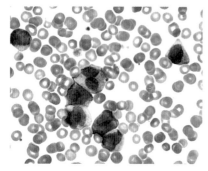

图 17.464   急性早幼粒细胞白血病的骨髓穿刺涂片，微颗粒变体。异常的早幼粒细胞显示出折叠的或双叶状的细胞核外观，并且细胞质颗粒尚未被明确鉴定（Wright-Giemsa 染色）

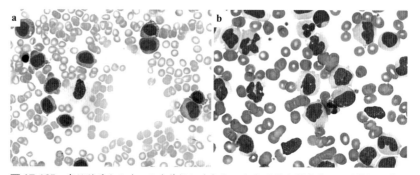

图 17.465   急性髓系白血病，具有单核细胞分化。（a）骨髓穿刺涂片显示原单核细胞占优势，幼单核细胞少。（b）骨髓抽吸涂片显示原幼单核胞占优势，原单核细胞很少。在这两种情况下，幼单核胞均被视为原始细胞等同物（Wright-Giemsa 染色）

病的原单核细胞和异常早幼粒细胞可能具有重叠的特征（图 17.468）。以粉红色细胞质和中央圆形核为特征的原红细胞 / 幼红细胞在其成熟阶段易于识别。然而，较不成熟的幼红细胞则表现出强的嗜碱性细胞质，而早期原红细胞是具有中等量细胞质的大细胞，卵圆形至略微不规则的核具有突出的核仁。白血病性或发育异常的原红细胞更易被认为是早期原红细胞，并且通常具有较大的细胞质空泡（图 17.469）。

原红细胞，尤其是在早期阶段，只有在急性"纯"红系白血病中才包括在原始细胞百分比中。直到最

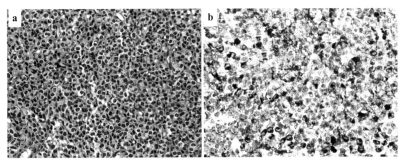

图 17.466　急性髓系白血病伴 t（9;11）。（a）骨髓活检显示细胞增生，中等大小原始细胞浸润，核轮廓不规则，细胞质中等。（b）溶菌酶的免疫组织化学突出了核心活检中的大多数原始细胞并支持单核细胞谱系

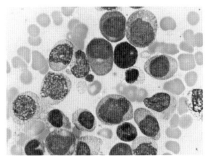

图 17.467　患有 t（9;11）的急性髓系白血病患者的骨髓抽吸物。大量的原单核细胞和幼单核细胞相当于原始细胞等同物（Wright-Giemsa 染色）

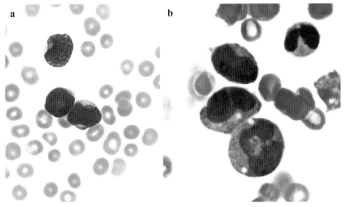

图 17.468　少颗粒急性早幼粒细胞白血病原始细胞和急性单核细胞白血病的原始细胞之间的比较。这些白血病的原始细胞表现出重叠的形态特征，最重要的是不要误诊急性早幼粒细胞白血病。丁酸酯酶的阳性和髓过氧化物酶的阴性支持急性原单核细胞白血病。流式细胞免疫表型也有助于区分这两种白血病。单核细胞通常对 HLA-DR 呈阳性，而对 CD34 和 CD117 呈阴性，而急性早幼粒细胞白血病的早幼粒细胞为 HLA-DR 阴性和 CD34 阴性（Wright-Giemsa 染色）

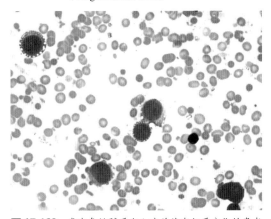

图 17.469　患有急性髓系白血病并伴有红系分化的患者的骨髓抽吸物。原红细胞是具有深嗜碱性细胞质的大细胞，在这种特殊情况下显示出明显的空泡化（Wright-Giemsa 染色）

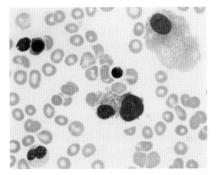

图 17.470　急性巨核细胞白血病的骨髓穿刺液显示巨核细胞具有嗜碱性细胞质，起泡和核质浓密的染色质（Wright）

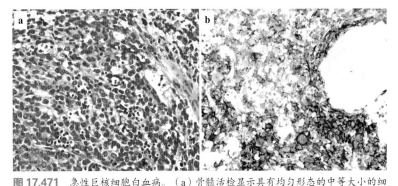

图 17.471　急性巨核细胞白血病。（a）骨髓活检显示具有均匀形态的中等大小的细胞片。（b）CD61 的免疫组织化学显示出了巨核细胞

近，当 ≥ 50% 的骨髓细胞为红系细胞，≥ 20% 的非红系细胞为原始细胞时，诊断为急性红系白血病；但未被接受。巨核细胞的形态各异，从小细胞、淋巴母细胞样到染色质深的大细胞（图 17.470 和 17.471）。

表 17.67 中显示了原始细胞和原始细胞等同物的细胞学特征的详细描述。尽管应用免疫表型在识别细胞谱系中很广泛，过去使用较少，但是细胞化学研究很重要，我们常规使用（图 17.472）。髓过氧化物酶（MPO）

表 17.67   原始细胞及等同物形态特征

细胞类型	特征
原粒细胞	大核，染色质分散，核仁突出
	相对较高的核质比
	可变数量的细胞质颗粒可能集中在细胞质的有限部分
	髓过氧化物酶呈细颗粒状
早幼粒细胞	轻微浓缩的染色质；核仁易变突出；高尔基区可能明显
	细胞质颗粒散布在细胞质中
	在早幼粒细胞白血病中，异常的早幼粒细胞相当于原始细胞
	浓密的细胞质颗粒常常使细胞核模糊
	微核变体的核折叠和分叶特征
	一根或多根纤细的 Auer 体，通常成束（faggot 细胞）
	髓过氧化物酶在细胞内呈强阳性且均匀分布
原始单核细胞	大的圆形到折叠的细胞核，染色质精细分散，核仁可变突出
	细胞质中等丰富，常见散在空泡
	无细胞质颗粒或轻度嗜碱性细颗粒
	可能是丁酸酯酶阳性
幼单核细胞	圆形到椭圆形，核折叠；染色质稍浓缩；核仁可变突出
	丰富的细颗粒蓝色 / 灰色细胞质
	在急性髓系白血病中一直被认为是原始细胞当量
	丁酸酯酶阳性
有核红细胞	大的圆形细胞核，染色质分散，核仁突出
	中等数量的深嗜碱性细胞质，可空泡化
	相对较高的核质比
	仅在急性红细胞白血病中包括
	PAS 在细胞质或胞质空泡中呈阳性
原（始）巨核细胞	高度可变的形态特征
	原始细胞可能与其他髓样母细胞无法区分
	核染色质细或浓缩
	细胞质可能很少到中等，通常无颗粒或很少颗粒
母细胞性浆细胞样树突状细胞	形态多变，可能类似于正常的髓样细胞
	中等丰富的偏心细胞质（蝌蚪状）
	确认所需的免疫表型标记
	髓过氧化物酶和丁酸酯酶阴性

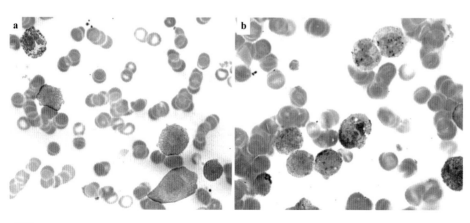

图 17.472   细胞化学是评估原始细胞的简便方法。（a）髓过氧化物酶的细胞化学显示一次原始细胞中的微弱反应性。（b）髓过氧化物酶的细胞化学在原始细胞的细胞质中显示中等强度。具有丰富的细胞质反应性和低核浆比的细胞是中性粒细胞或晚幼粒细胞

的染色支持髓系，在急性早幼粒细胞白血病中特别有用，因为大多数原始细胞和异常早幼粒细胞会与髓过氧化物酶（图17.473）强烈反应和非特异性/丁酸酯酶（NSE）支持单核细胞谱系（图17.474）。MPO和NSE的阴性反应不排除髓系或单核细胞谱系的可能性。高碘酸席夫（PAS）突出显示了发育异常或白血病性原红细胞的空泡（图17.475）。

免疫表型评估

所有新的急性白血病病例均应进行免疫表型评估，以建立原始细胞谱系，评估未成熟度并给出实际原始细胞百分比。此外，诊断时的流式细胞免疫表型研究可以识别白血病细胞上抗原表达的异常模式，这在将来可用于监测和评估微小残留病（MRD）的存在。正常的原粒细胞表达CD34、HLA-DR和CD117，而成熟至早幼粒细胞阶段则取决于CD34和HLA-DR的

缺失。当用CD45与侧向散射直方图评估时，t（15;17）（q22;q12）/PML-RARA的多颗粒型急性早幼粒细胞白血病的白血病早幼粒细胞通常与正常粒细胞位于同一区域，而少颗粒型急性早幼粒细胞白血病的急性早幼粒细胞落在较低的侧向分散区域。多颗粒急性早幼粒细胞白血病的异常早幼粒细胞经常显示CD34和HLA-DR阴性，CD117阳性，而少颗粒型的异常早幼粒细胞通常显示CD34和HLA-DR的部分表达，并且可能对CD2呈阳性（图17.476）。由于急需确认急性早幼粒细胞白血病的诊断，除了形态学，免疫表型和快速FISH之外，我们还应评估与t（15;17）相关的异常信号的早幼粒细胞致癌域（POD）（图17.477）。t（8;21）（q22;q22）/RUNX1-RUNX1T1的AML原始细胞通常CD34呈阳性。此外，这些白血病经常表现出B谱系相关标志物，尤其是CD19、

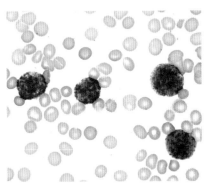

图17.473 在急性早幼粒细胞白血病中，髓过氧化物酶的细胞化学表现出在异常早幼粒细胞中强烈的均匀反应。细胞质颗粒在Wright-Giemsa染色（髓过氧化物酶细胞化学染色）上不明显

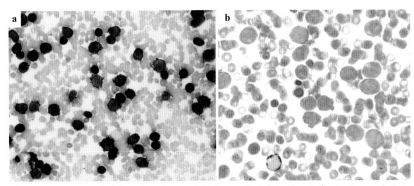

图17.474 急性粒单核细胞白血病的细胞化学。（a）在急性粒细胞单核细胞白血病的这种情况下，丁酸酯酶的细胞化学突出了许多原单核细胞和幼单核细胞。（b）髓过氧化物酶在原单核细胞和幼单核细胞中呈阳性。这种模式是急性单核细胞白血病的特征，尽管偶尔的幼单核细胞可能被髓过氧化物酶微弱地染色

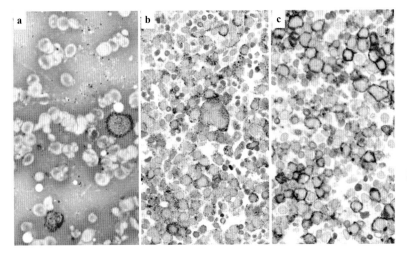

图17.475 急性红系白血病/纯红系白血病。（a）高碘酸席夫（PAS）染色突出了红系细胞质和特别是突出的细胞质小球。（b）CD71的免疫组织化学突出了有核的红系前体。（c）E-钙黏蛋白的免疫组织化学突出了异常的红系前体

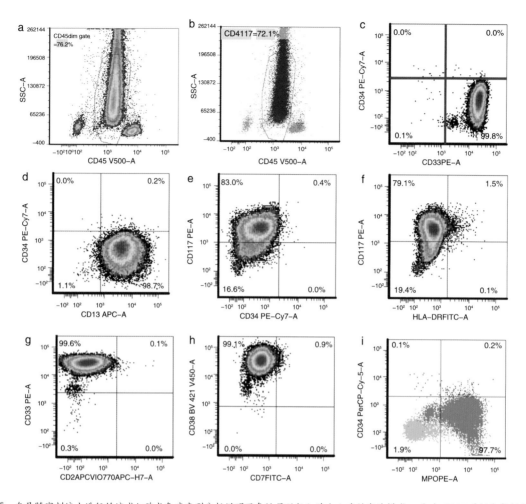

图 17.476 在骨髓穿刺液上进行的流式细胞术免疫表型分析说明了急性早幼粒细胞白血病的表达模式。（a）CD45 对侧向散射表明异常细胞落在颗粒细胞区域（圈出）。多颗粒急性早幼粒细胞白血病的原始细胞 / 异常早幼粒细胞通常位于正常粒细胞的同一区域，即正常区域，而少颗粒 APL 的早幼粒细胞的侧向散射区域较低。（b）CD45 与侧向散射显示异常细胞落在颗粒细胞区域（圈出）。在这种情况下，大多数（72.1%）表达 CD117。（c）门控（可疑）细胞对 CD33 呈阳性，对 CD34 呈阴性。（d）门控（可疑）细胞对 CD13 阳性，对 CD34 阴性。（e）异常的早幼粒细胞表达 CD117，而 CD34 阴性。CD117 在急性早幼粒细胞白血病的异常早幼粒细胞中为阳性，但在正常早幼粒细胞中为阴性。（f）异常的早幼粒细胞表达 CD117 且 HLA-DR 阴性。这是急性早幼粒细胞白血病的特征。正常的早幼粒细胞中也没有 HLA-DR。（g）异常的早幼粒细胞表达 CD33，而 T 细胞标记 CD2 阴性。（h）异常的早幼粒细胞表达 CD38，而 T 细胞标记 CD7 阴性。CD7 可能在 AML 的其他亚型中表达，但在 APL 中始终不存在。（i）异常的早幼粒细胞表达髓过氧化物酶，CD34 阴性

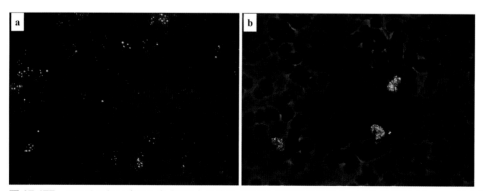

图 17.477 用于早幼粒细胞白血病（PML）致癌域（POD）测试的免疫荧光。POD 测试可以使 PML 核小体在新鲜的抽吸涂片上的分布模式可视化。（a）PML 核小体的正态分布由每个核大约 10 个 1 μm 颗粒组成。（b）七（15;17）（q22;q11-12）/PML-RARA 导致的 PML 破裂与 PML 核体的粉尘埃外观有关。POD 具有很高的灵敏度和特异性，可以在 3~4 小时内进行

PAX5 和 CD79a。因此，CD19 在任何 AML 上的表达都应该引起对 t（8;21）的 AML 的怀疑。某些病例显示 CD56 的表达，可能与预后不良有关。

AML伴inv（16）（p13.1q22）或t（16;16）（p13.1;q22）/CBFB-MYH11 显示粒单核细胞分化，具有不同程度的嗜酸性粒细胞增多和具有大嗜碱性颗粒的异常嗜酸性粒细胞分化（图 17.478 和 17.479）。

流式细胞术可以显示与原始细胞、粒细胞和单核细胞混合的不同细胞群。流式细胞术免疫表型表达 CD14、CD4、CD11b 或组合的 CD36+/CD64+ 支持单核细胞分化（图 17.480）。像成熟的中性粒细胞一样高的细胞质复杂性（高侧散在），以及均匀的 CD16 阴性，表明嗜酸性粒细胞在扩散。表 17.68 说明了某些 AML 亚型中一些标记的频率。t（1;22）（p13;q13）

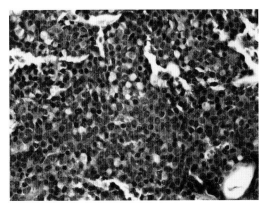

图 17.478　急性髓系白血病 inv（16）浸润后的骨髓活检显示，大量的粒单核细胞与嗜酸性粒细胞混合在一起

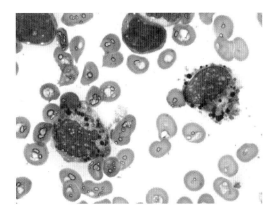

图 17.479　患有 inv（16）的急性髓系白血病患者的骨髓穿刺物显示出嗜酸性粒细胞和大嗜碱性颗粒细胞（Wright-Giemsa 染色）

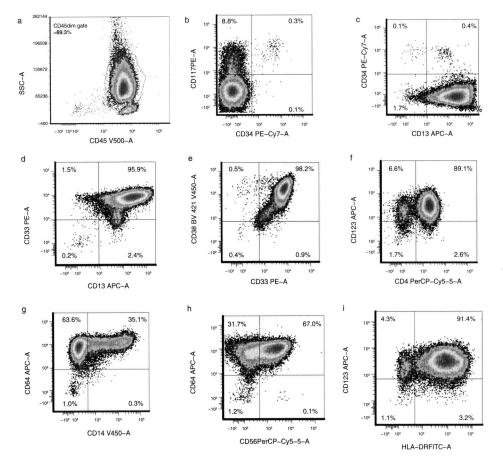

图 17.480　在骨髓穿刺液上进行的流式细胞术免疫表型分析说明了急性原单核细胞白血病中的表达模式。（a）CD45 与侧向散射显示异常细胞落在单核细胞区域（圈出）。（b）大多数可疑细胞对 CD34 和 CD117 呈阴性。（c）原单核细胞 CD13 阳性，CD34 阴性。（d）单核细胞对 CD13 和 CD33 呈阳性。（e）原单核细胞表达 CD13 核 CD38。（f）原单核细胞表达 CD4 核 CD123。（g）单核细胞表达 CD64，而成熟的单核细胞表达 CD64 和 CD14。（h）原单核细胞表达 CD64 并共表达 CD56。（i）原单核细胞表达 CD123 和 HLA-DR

表 17.68　急性髓系白血病免疫表型标志物的反应模式

标记	急性粒单核细胞白血病（n = 42）		急性单核细胞白血病（n = 108）	急性早幼粒细胞白血病	
	原始细胞	单核细胞	原单核细胞	多颗粒（n = 73）	少颗粒（n = 20）
SSC/CD45	原始细胞，低 SSC 和中等 CD45；单核细胞，低 SSC 和明亮 CD45		明亮 CD45 和轻度增加 SSC	中度 CD45 伴高 SSC	中度 CD45 伴低 SSC
CD2	0%	52%	13%	3.1%	80%
CD4	38%	81%	92.5%	22.9%	30%
CD7	0%	0%	6.5%	1.4%	
CD11b	0%	100%	91%	0%	0%
CD11c	59%	100%	99%	0%	0%
CD13	100%	100%	80.5%	93.1%	95%
CD14	0%	90%	55.5%	0%	0%
CD33	95%	100%	100%	100%	100%
CD34	86%	0%	8%	4.1%	75%
CD56	14%	26%	76%	16.4%	20%
CD64	23%	100%	98%	57.5%	80%
CD117[a]	92%		20%	100%	100%
HLA-DR	90%	86%	92.5%	0%[b]	0%[b]

修改自 Gorczyca 等

[a] 早幼粒细胞白血病异常早幼粒细胞 CD117 阳性，正常早幼粒细胞 CD117 阴性

[b] HLA-DR 的缺失是早幼粒细胞白血病的特征

/RBM15-MKL1 的 AML 显示出巨核细胞分化，可以通过 CD41（糖蛋白Ⅱb）和 CD61（糖蛋白Ⅲa）证明。尽管这些标记物具有良好的特异性，但由于血小板黏附在原始细胞，因此可以看到假阳性表达。CD36 表达是特征性的，原始细胞通常对 CD34、HLA-DR 和 CD45 呈阴性。与唐氏综合征相关的髓系白血病通常表现出巨核细胞特征，包括 CD36、CD41 和 CD61 的表达。这些标记物中的一些也可以通过免疫组织化学识别（图 17.471）。尽管 CD11b 和 CD13 的在白血病表达更为常见，但短暂性异常骨髓增生的原始细胞具有相似的表型。AML 的其余亚型，包括具有复发性遗传异常的 AML，伴发育异常相关改变的 AML 和与治疗相关的髓系肿瘤，表现出较少的免疫表型特征。如表 17.69 所示，可以在 AML 中的白血病原始细胞中识别出的免疫表型异常通常属于以下三种类型之一：①异常的抗原表达强度可以增加，减少或消失；②与成熟度相关的标记的异常表达；③与不成熟和非

谱系抗原表达相关的标记。

AML 急性髓系白血病
细胞和分子遗传学特征

在所有 AML 病例中都必须进行核型分析，现在这些发现在这些白血病的诊断、正确分类和预后中起着重要作用。具有某些复发性细胞遗传学异常的 AML 与独特的临床病理特征相关，并具有预后意义。这些复发异常是平衡异常（易位或倒位）：①t（15;17）（q24.1;q21.1）/PML-RARA（图 17.481）；②t（8;21）（q22;q22.1）/RUNX1T1-RUNX1（图 17.482）；③inv（16）（p13.1q22）or t（16;16）（p13.1;q22）/MYH11-CBFB（图 17.483）；④t（9;11）（p21.3;q23.3）/MLLT3-KMT2A（图 17.484）；⑤inv（3）（q21.3q26.2）/RPN1-MECOM（图 17.485）；⑥t（6;9）（p23;q34）/DEK-NUP214（图 17.486）；⑦t（1;22）（p13.3;q13.1）/RBM15-MKL1。

表 17.69　急性髓系白血病的异常免疫表型标志物

异常	解释
抗原强度	异常强度表现为增加、减少或不存在
	例如：HLA-DR 在骨髓细胞成熟过程中以不同水平表达
	HLA-DR 在急性髓系白血病中具有高度一致性
异常表达	与成熟相关的标记和与不成熟相关的标记之间的干扰
	例如：正常早期骨髓表达 CD34+ 高，CD117+ 中等，HLA-DR+ 可变，CD38+ 高表达，CD15-
	急性髓系白血病中 CD15 与 CD34 共表达
异常谱系表达	正常骨髓原始细胞的 T 细胞和 B 细胞标记物为阴性
	例如：急性髓系白血病的原始细胞可能表达 T 或 B 细胞谱系标志物
	伴 t（8;21）的急性髓系白血病可能显示 CD19 表达（B 细胞标志物）
	少颗粒早幼粒细胞白血病可能显示 CD2 表达（T 细胞标志物）
	伴 inv（16）、t（16;16）的急性髓系白血病可出现 CD2 表达（T 细胞标志物）

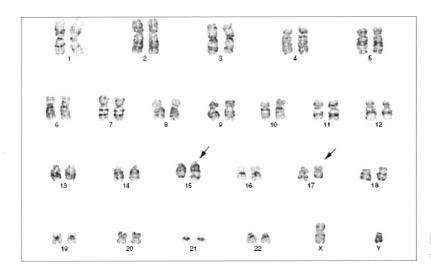

图 17.481　染色体分析显示核型为 46，XY，t（15;17）（q24;q21.2）

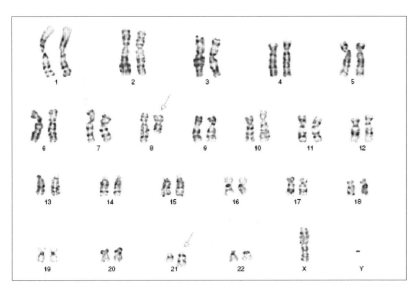

图 17.482　染色体分析显示核型为 45，X，-Y，t（8;21）（q22;q22.1）

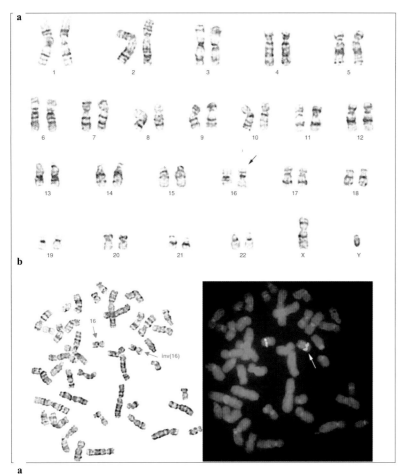

图17.483 （a）染色体分析显示核型为46，XY，inv（16）（p13.1q22）。（b）用CBFB双色断裂探针对G带中期进行的FISH分析，显示CBFB重排（红绿分离信号）

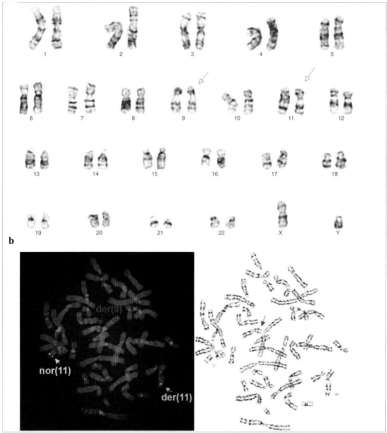

图17.484 （a）染色体分析显示核型为46，XY，（9;11）（p21.3;q23.3）。（b）在G带中期使用KMT2A（MLL）双色断裂探针进行FISH分析，显示KMT2A重排，在der（9）和der（11）上红绿信号分离

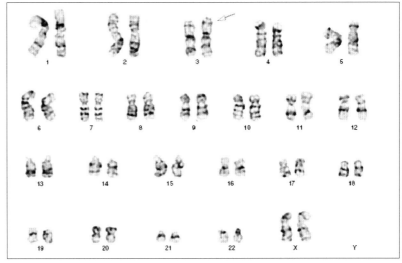

图 17.485　染色体分析显示核型为 46，XX，inv（3）（q21.3q26.2）

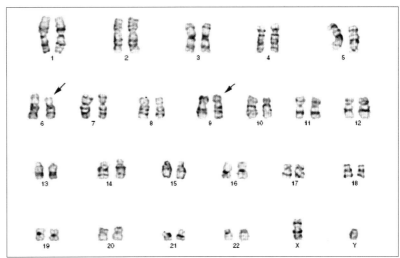

图 17.486　染色体分析显示核型为 46，XY，t（6;9）（p23;q34）

AML 伴 t（8;21），AML 伴 inv（16）或 t（16;16）的和急性早幼粒细胞白血病伴 t（15;17）的是急性白血病，与原始细胞计数无关。AML 亚型的预后越来越多地需要基因突变分析和通过使用新一代测序（NGS）突变套餐分析。FLT3，尤其是内部串联重复（ITD），在大多数情况下（即使不是所有情况下）都需要进行评估。另外，在大多数情况下，应进行 NPM1、CEBPA 和 RUNX1 突变评估，尤其是在核型正常的 AML 中。KIT 突变分析在 AML 伴 t（8;21）（q22;q22.1）/RUNX1-RUNX1T1 和 AML 伴 inv（16）（p13.1q22）或 t（16;16）（p13.1;q22）/CBFB-MYH11 中具有价值。表 17.70 总结了具有基因突变的 AML 的主要临床病理特征。

急性髓系白血病的分型与亚型

1976 年，法国 - 美国 - 英国（FAB）分类系统首次尝试对 AML 进行系统分类。通过主要使用形态学和细胞化学标记，FAB 系统定义了 8 种主要的 AML 亚型，FAB M0 至 M7。2001 年，世界卫生组织（WHO）引入了新的分类系统，该系统取代了旧的 FAB 分类系统，并随后在 2008 年和 2016 年进行了更新。2016 年修订的 WHO 分类的 AML 结合了临床、预后、遗传、免疫表型和形态学数据来定义 AML 亚型。表 17.71 总结了先前分类的主要变化及其原则。有六种主要疾病类别：AML 伴重现性遗传异常，AML 伴骨髓增生异常相关改变（AML-MRC），与治疗相关的髓系肿瘤（t-MNs），AML 非特指（AML,NOS），髓系肉瘤（MS）和与唐氏综合征有关的骨髓增生。表 17.72

表 17.70 急性髓系白血病基因突变的临床病理特征

基因分类	突变基因	基因位点	主要临床病理特征
DNA 甲基化	TET2	4q24	核型正常的 AML 占 23%；DH1 和 IDH2 突变相互排斥；预后意义尚未确定；与健康老年人克隆性造血有关
	IDH1 和 IDH2	2q34& 15q26.1	AML 中 IDH1 占 7%~14%，IDH2 占 8%~19%；在 AML 中，核型正常的 AML 占 25%~30%；预后意义取决于 NPM1 和 FLT3-ITD 状态；突变类型：IDH1R132 和 IDH2R172 与可能的不良预后相关；IDH2R140 与可能的良好预后相关；正在进行临床试验的 IDH1 和 IDH2 抑制剂
	DNMT3A	2p23	22% 的 AML；30% 核型正常的 AML；相互排斥的 KMT2A 易位；与 NPM1 和 FLT3-ITD 突变相关；预后不良；与健康老年人克隆性造血有关
组蛋白 修饰	KMT2A-PTD	11q23.3	5% 的 AML；预后不良
	ASXL1	20q11	5%~17% 的 AML；与骨髓增生异常综合征继发 AML 相关；与其他突变（RUNX1、SRSF2 和 IDH2）的共同关联；预后不良；与健康老年人克隆性造血有关
激活的 信号	KIT	4q12	AML 为 1.7%；共同存在于核心结合因子 AML 中：t（8;21）为 22%~45%；inv（16）为 29%~48%；AML 伴 t（8;21）或 inv（16）/t（16;16）预后不良
	NRAS	1p13.2	15% 在 AML 中［在核型正常的 AML、inv（16）/t（16;16）的 AML 和 inv（3）/t（3;3）的 AML 中更常见］
	FLT3-ITD	13q12.2	21%~24% 为 AML，28%~34% 为正常核型 AML；预后不良（重复时间越长，结局越差）；野生型等位基因在 FLT3-ITD 患者中的状态具有预后意义；缺乏野生型等位基因的患者预后较差；突变型与野生型 FLT3-ITD 水平的比率与生存率的提高相关
转录因子	CEBPA	19q13.11	双等位基因 CEBPA 突变的 AML：WHO 分类中的独特实体；5%~14% 的 AML；双等位基因突变与良好预后相关；与家族性 AML 相关
	NPM1	5q35.1	WHO 分类中的独特实体；27%~35% 的 AML；45%~53%ALM 伴核型正常者；经常与其他突变相关（FLT3-ITD、DNMT3A、IDH1、IDH2 和 TET2）；在核型正常的 AML 中，有利的影响高度依赖于 FLT3-ITD 状态；预后良好：NPM1 突变和无 FLT3-ITD；预后不良：NPM1 突变或 NPM1-WT 和 FLT3-ITD；高 BM 原始细胞计数；牙龈增生与淋巴结肿大；CD33 高表达伴 CD34 低表达或缺失
	RUNX1	21q22.12	WHO 分类中的临时类型；5.6% 的 AML；32.7%ALM 伴核型正常者；与其他突变相关（ASXL1、SRSF2、IDH2 和 KMT2A）；与骨髓增生异常综合征继发 AML 相关；与家族性血小板疾病和 AML 易感性有关；预后不良
肿瘤抑制 因子	TP53	17p13.1	在 AML 中为 8%；在具有复杂核型的 AML 中更常见（56%~78% 的病例中为缺失、突变或两者兼有）；与 -5 或 del（5q）、-7 或 del（7q）、单体核型和复杂核型有关；预后不良

总结了这些 AML 和亚型的主要临床病理特征。如前所述，根据表 17.71 和 17.72 总结，AML 伴重现性遗传异常又可分为 11 种亚型，分别与染色体易位有关。此外，在 2016 年修订版中，引入了 AML 伴 BCR-ABL1 和 AML 伴 RUNX1 突变作为临时类型。AML-MRC 亚组涵盖了多达 48%AML 患者（图 17.487）。当存在 NPM1 突变或 CEBPA 的双等位基因突变时，仅存在多谱系异常增生的病例就不能归类为 AML-MRC。表 17.73 列出了用于定义 AML-MRC 的细胞遗传学异常。在这些异常中，del（9q）已从 2016 年 WHO 的 AML-MRC 的细胞遗传学异常分类中删除。

治疗相关的髓系肿瘤（t-MNs）包括既往有化疗、放疗或这些方式组合的造血肿瘤。与治疗相关的髓系肿瘤约占 AML 和 MDS 所有病例的 10%~20%。主要药物类别是那些用烷基化剂处理后导致更复杂的核型和 TP53 突变的药物，以及那些用针对拓扑异构酶Ⅱ的引起平衡易位的药物。用这些药物治疗后的临床、病理和遗传学特征有很大不同，总结见表 17.74。t-MNs 可以进一步细分为与治疗相关的 MDS 或与治疗相关的 AML（t-MDS 或 t-AML），并且对于确定治疗和预后很重要的相关细胞遗传学异常，应在最终诊断中确定。此外，具有 MDS 或 MDS/MPN 临床病理特征的 t-MNs 患者通常具有急性白血病特征的治疗相关病例的预后较差。如表 17.71 所述，在当前的 WHO 分类中，AML 非特指型（AML,NOS）进行了细微的更改。髓系肉瘤（MS）是 t-MNs 的一种实体肿瘤，由髓外部位的粒细胞谱系原始细胞组成的肿瘤。它是一种罕见的疾病，在成年人中发病率为 2/1 000 000。MS 可能表现为既往 AML 或复发，也可能表现为既往 MDS、MPN 或 MDS/MPN 的进展。它在儿童和老年患者的任何年龄以及身体的任何部位均发生。最常见的位置是软组织、皮肤、骨骼、腹膜、淋巴结和胃肠道系统。与唐氏综合征有关的髓系增殖包括短暂性异常骨髓造血（TAM）和与唐氏综合征有关的髓系白血病。两种亚型通常都显示巨核细胞增殖。TAM 发生在出生时或出生后几天内，并在 1~2 个月内消退；髓系白血病可能发生较晚，但通常发生在生命的前 3 年。与唐氏综合征相关的 TAM 和髓系白血病的特征是 GATA1 突变和 JAK-STAT 途径的突变。

表 17.71　世卫组织 2016 年急性髓系白血病及相关肿瘤分类，并显示与 2008 年分类的变化

2016 分类	主要变化和临床意义
AML 伴重现性遗传异常	
AML 伴有 t（8;21）（q22;q22.1）；RUNX1-RUNX1T1	无变化
AML 伴 inv（16）（p13.1q22）/t（16;16）（p13.1;q22）；CBFB-MYH11	无变化
急性早幼粒细胞白血病伴 PML-RARA	PML-RARA 融合可能是隐性的，或是由 t（15;17）以外的复杂细胞遗传学重排引起的（q24.1;q21.2）
AML 伴 t（9;11）（p21.3;q23.3）；MLLT3-KMT2A	基因名称已从 MLL 改为 KMT2A
AML 伴 t（6;9）（p23;q34.1）；DEK-NUP214	无变化
AML 伴 inv（3）（q21.3q26.2）/t（3;3）（q21.3;q26.2）；GATA2，MECOM	重新定位远端 GATA2 增强子以激活 MECOM 表达；导致 GATA2 单倍体不足
AML（原巨核细胞性）伴 t（1;22）（p13.3;q13.3）；RBM15-MKL1	无变化
AML 伴 NPM1 突变	独立分类
AML 伴 CEBPA 双等位基因突变的 AML	需要双等位基因 CEBPA 突变
AML 伴 BCR-ABL1（临时类型）	可能酪氨酸激酶抑制治疗有益
AML 伴 RUNX1 突变（临时类型）	可能比其他类型的 AML 预后更差
伴骨髓增生异常相关改变的急性髓系白血病（AML-MRC）	新修订标准：
	如果诊断是基于多系发育异常、正常核型和既往无 MDS 病史
	如果发现 NPM1 突变，诊断为 AML 伴 NPM1 突变（尽管存在多系发育异常）
	如果发现双等位基因 CEBPA 突变，诊断为 AML CEBPA 突变（尽管存在多系发育异常）
	如果诊断基于既往 MDS 病史或 MDS 相关细胞遗传学〔del（9q）除外〕
	即使发现 NPM1 或双等位基因 CEBPA 突变，也应归类为 AML-MRC
治疗相关髓系肿瘤	无变化
AML，非特指	
AML，微分化型	无变化
AML，无成熟迹象型	无变化
AML，有成熟迹象型	无变化
急性粒单核细胞白血病	无变化
急性原单核细胞 / 急性单核细胞白血病	无变化

表 17.71（续）

2016 分类	主要变化和临床意义
纯红系白血病	急性红系白血病，红系 / 粒系型已作为一个实体被去除
	纯红系白血病仍然是急性红系白血病的唯一类型
	原始细胞 % 基于所有骨髓细胞，即使红系前体 ≥ 50%
	以前被诊断为急性红系白血病的病例，以非红系有核骨髓细胞的原始细胞百分比计算，目前为 MDS
急性巨核细胞白血病	无变化
急性嗜碱性粒细胞白血病	无变化
急性全骨髓增殖症伴骨髓纤维化	无变化
髓系肉瘤	无变化
与唐氏综合征相关的骨髓增殖症	
短暂性异常骨髓造血（TAM）	无变化
唐氏综合征相关的髓系白血病	无变化

修改自 Arber。AML，急性髓系白血病；MDS，骨髓增生异常综合征

表 17.72　急性髓系白血病亚型的临床病理特征

急性髓系类型	临床病理特征
AML 伴重现性遗传异常	
AML 伴 t（8;21）（q22;q22）/RUNX1-RUNX1T1	如果原始细胞 < 20%，可以诊断
	发育异常背景
	大的原始细胞，胞质嗜碱性，含嗜天青颗粒
	常见 Auer 小体（长锥形）
	异常表达：CD19（常见）、CD56（预后不良）、TdT 和 CD79a
	KIT 突变与预后不良有关
	最常见的 AML 与肥大细胞增多有关
AML 伴 inv（16）（p13.1q22）/t（16;16）（p13.1q22）/CBFB-MYX11	如果原始细胞 < 20%，可以诊断
	髓外受累并不少见
	急性粒单核细胞白血病的形态学研究
	大的嗜碱性颗粒的不成熟嗜酸性粒细胞增多
	2 个不同的实体：髓系和单核细胞
	异常表型：CD2 表达频繁但非特异性
	KIT 突变与预后不良有关
APL 伴 t（15;17）（q22;q21）/PML-RARA	如果原始细胞 < 20%，可以诊断；预后良好标志
	对 ATRA 治疗敏感
	白细胞减少：多颗粒型
	白细胞增多：少颗粒型
	强、均匀的髓过氧化物酶细胞化学反应性
	常见表型：CD34 和 HLA-DR 阴性，CD33 阳性
	40% 的病例中 FLT3 突变（预后不良）
AML 伴 t（9;11）（p22;q23）/MLLT3-MLL	预后（中等）而非诊断性的
	常见髓外受累
	常见表型：CD34 和 CD117 阴性
	单核细胞标志物的表达：CD4、11b、11c、14、36、64 和溶菌酶
	NG2 活性可作为 AML 单核细胞分化的替代标志物

表 17.72（续）

急性髓系类型	临床病理特征
AML 伴 t（6;9）（p23;q34）/DEK-NUP214	预后不良
	嗜碱性粒细胞＞2% 见于 50% 的病例
	骨髓发育异常背景偶有环形铁粒幼细胞
	80% 的病例出现 FLT3-ITD
AML 伴 inv（3）（q21q26.2）/t（3;3）（q21;q26.2）/RPN1-MECOM	预后不良
	肝脾肿大
	约 25% 的病例出现血小板增多
	小的低叶巨核细胞增多；多系发育异常
	异常表达：CD7、CD41 和 CD61
AML 伴 t（1;22）（p13;q13）/RBM15-MKL1	预后不良
	常见于 3 岁以下无唐氏综合征的婴儿和儿童
	肝脾肿大和溶解性病变
	巨核细胞具有嗜碱性细胞质和泡状突起
	可见类似淋巴母细胞的小原始细胞
	表型：CD36+、CD34−、CD45− 和 HLA-DR−
AML 伴双等位基因 CEBPA 突变	没有特定的形态特征
	与单一等位基因突变患者相比，预后良好
AML 伴 NPM1 突变	可能显示单核细胞分化
	高达 80% 的单核细胞分化 AML 患者携带 NPM1 突变
AML 伴 RUNX1 突变（临时类型）	多见于 MDS/AML 放疗患者
	与 MDS 治疗相关
	与单体 7 或 7q 缺失显著相关
	遗传性疾病的亚组患者，如范可尼贫血或先天性中性粒细胞减少症的亚组患者
AML 伴 BCR-ABL1（临时类型）	AML 诊断前后均无慢性粒细胞白血病的证据
	急性髓系白血病的化疗和酪氨酸激酶抑制剂的维持可以缓解病情
急性髓系白血病伴骨髓增生异常相关改变	外周血或骨髓中 ≥ 20% 原始细胞有下列情况之一的细胞：
	MDS/MDS/MPN 病史
	在至少两个骨髓细胞系且 ≥ 50% 发育异常
	MDS 相关细胞遗传学异常
	无细胞毒性治疗史或无 AML 伴重现性基因异常
治疗相关髓系肿瘤	t-AML、t-MDS 和 t-MDS/MPN
	化疗或放疗史
	常见的基因改变如 chr5 和 chr7 异常
	多系发育异常和纤维化是常见的
唐氏综合征相关骨髓增生	
短暂性异常骨髓造血	新生儿；自然缓解
	外周血中的原始细胞比例可能超过骨髓
	GATA1 突变（＞95%）或 JAK3 突变（55%）
与唐氏综合征相关的髓系白血病	出生后 3 年内诊断
	原始细胞具有巨核细胞特征
	CD34−（50% 病例）；CD56−，CD41−（30% 病例）
	GATA1 基因突变与较好的化疗反应和非常有利的预后相关

表 17.72 (续)

急性髓系类型	临床病理特征
AML，非特指	
AML，微分化型	形态学或细胞化学无髓系细胞分化迹象（＜3% 髓过氧化物酶阳性细胞）
AML，无成熟迹象型	≥90% 的原始细胞；≥3% 的髓过氧化物酶阳性原始细胞；髓系特征（Auer 小体或颗粒）
AML，有成熟迹象型	≥20% 的原始细胞；≥10% 的成熟髓系成分；＜20% 的单核细胞
急性粒单核细胞白血病	≥20% 的原始细胞（包括幼单核细胞）；≥20% 的单核细胞及其前体细胞
急性单核母细胞和单核细胞白血病	≥80% 的白血病细胞为单核细胞系
纯红系白血病	≥80% 的未成熟红细胞前体细胞和＜20% 的骨髓原始细胞
急性巨核细胞白血病	≥20% 的原始细胞，其中至少 50% 为巨核细胞系
急性嗜碱性粒细胞白血病	嗜碱性分化（甲苯胺蓝或阿尔辛蓝阳性）
急性全髓增殖症伴骨髓纤维化	≥20% 的原始细胞；全骨髓增殖和骨髓纤维化；很少脾肿大；无明显发育异常

修改自 Arber 等。

AML，急性髓系白血病；MPN，骨髓增殖性肿瘤

表 17.73　急性髓系白血病伴骨髓增生异常的细胞遗传学异常 [a]

异常	特征
复杂核型	＞3 个不相关的异常，均不包括在 AML 复发性遗传异常亚组中
不平衡异常	
-7/del（7q） del（5q）/t（5q） i（17q）/t（17p） -13/del（13q） del（11q） del（12p）/t（12p）idic（X）（q13）	Del（9q）已被删除，因为它与 NPM1 或双等位基因 CEBPA 突变有关，而且明显缺乏预后意义；三体 8 和 del（20q）本身不足以认为骨髓发育不良相关；需要形态学支持；Y 染色体缺失在老年男性中是非特异性的发现，不应被认为是骨髓增生异常相关的细胞遗传学证据
平衡易位	
t（11;16）（q23.3;p13.3） t（3;21）（q26.2;q22.1） t（1;3）（p36.3;q21.2）t（2;11）（p21;q23.3） t（5;12）（q32;p13.2） t（5;7）（q32;q11.2） t（5;17）（q32;p13.2） t（5;10）（q32;q21.2） t（3;5）（q25.3;q35.1）	有特异性 11q23 重排的病例，t（11;16）（q23;p13.3）和 t（2;11）（p21;q23），如果与先前的细胞毒性治疗无关，则应归入该组，而不是 11q23 的变异易位；t（3;5）（q25;q35）与多系发育不良相关，在年轻患者中常见

修改自 Arber 等

AML 急性髓系白血病

[a] 当存在 ≥20%PB/BM 原始细胞且无既往治疗史证据时。这些异常最常见于治疗相关疾病，在使用这些异常作为诊断具有骨髓增生异常相关特征的 AML 的证据之前，应排除这些异常

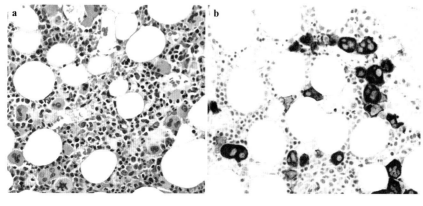

图 17.487　急性髓系白血病伴骨髓增生异常相关改变。（a）骨髓活检显示细胞过多，单核样细胞和低叶核巨核细胞。（b）CD42 的免疫组织化学突出了发育异常的巨核细胞和微巨核细胞。巨核细胞是小的单个核细胞，在常规的 HE 染色上可能与髓系或单核细胞没有区别，但是通过使用巨核细胞标记可以识别

表 17.74　从既往治疗看急性髓系白血病的治疗相关性

	烷化剂 / 放射治疗	拓扑异构酶 II 抑制剂治疗
潜伏期	5~10 年	1~5 年
疾病演变	MDS 的克隆进化	明显 AML，无明显骨髓增生异常期
临床表现	严重进行性全血细胞减少	突然出现全血细胞减少
形态学	显著的多系发育不良	发育不良
	AML 伴成熟和单核细胞或红细胞分化	单核细胞分化
遗传学	del 7/7q	11q23 平衡易位
	复杂核型	
	TP53 突变	
预后	差	差
	对治疗有抵抗力	
药物制剂 [a]	美法仑治疗浆细胞肿瘤和卵巢癌	依托泊苷治疗肺癌、淋巴瘤、非淋巴细胞性白血病
	环磷酰胺、苯丙胺、白消安治疗白血病和淋巴瘤	替尼泊苷治疗白血病
	卡铂、顺铂主要用于各种类型的恶性实体肿瘤	阿霉素治疗白血病和霍奇金淋巴瘤
	达卡巴嗪、丙卡巴嗪治疗霍奇金淋巴瘤	柔红霉素治疗急性髓系白血病、神经母细胞瘤与慢性粒细胞白血病的急变期
		米托蒽醌治疗多发性硬化症
		放线菌素治疗横纹肌肉瘤或尤因肉瘤

AML，急性髓系白血病；CML，慢性髓系白血病

[a] 粒细胞集落刺激因子（G-CSF）在接受化疗的患者或出现严重先天性中性粒细胞减少症的患者中的应用与治疗相关 AML 的风险增加相关（Czader）

母细胞浆样树突状细胞肿瘤（BPDCN）是一种非常罕见的血液系统恶性肿瘤，占所有血液恶性肿瘤的 0.44% 和皮肤淋巴瘤（当作淋巴瘤时）的 0.7%。这种肿瘤具有侵袭性，中位生存期为 12~14 个月，而与疾病的最初表现无关。最佳疗法尚无共识；大多数患者接受多药化疗，例如 CHOP 或 hyper-CVAD。BPDCN 以前被称为 NK 母细胞性淋巴瘤或皮肤 CD4+/CD56+ 血液肿瘤，直到鉴定出起源的浆样树突状细胞（pDC）。它被 WHO（2008 年第 4 版）归类为急性髓系白血病和相关的髓系肿瘤。通常表现为皮肤病变，通常伴白血病扩散到骨髓、淋巴结和脾脏。此外，白血病形式（即无皮肤或淋巴结受累）是一种罕见的表现，占急性白血病病例的不到 1%。该病多发于老年人，中位年龄为 60 岁。但是，它可以出现在任何年龄，甚至在儿童中。BPDCN 好发于男性，

男女之比为 3：1，并且没有种族倾向。BPDCN 的诊断基于临床表现和病理特征，包括形态学表现（图 17.488）、免疫表型特征（图 17.489）以及细胞遗传学和分子数据。其中，免疫表型至关重要。母细胞浆样树突状细胞肿瘤（BPDCN）的特征是表达 CD4、CD45RA、CD56、CD123 和 HLA-DR。B 谱系、T 谱系或髓系特异性标志物没有表达或表达很少，其中 CD7 和 CD33 最常见。

表 17.75 总结了 BPDCN 的主要诊断特点，图 17.490 说明了 BPDCN 的诊断思路。BPDCN 经常被误诊和漏诊。BPCDN 的常见误诊包括急性髓系白血病（AML）、皮肤白血病和非霍奇金淋巴瘤。表 17.76 总结了用 BPDCN 评估病理标本时可能面临的主要诊断陷阱。

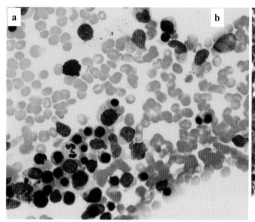
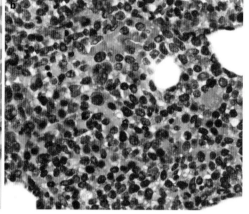

图 17.488 母细胞性浆样树突状细胞肿瘤。（a）骨髓穿刺涂片显示原始细胞，其染色质细小或略微凝集，核仁不明显，偏心性胞质（"蝌蚪样"）。（b）骨髓活检显示有大小不等和核不规则的原始细胞，并混有嗜酸性粒细胞

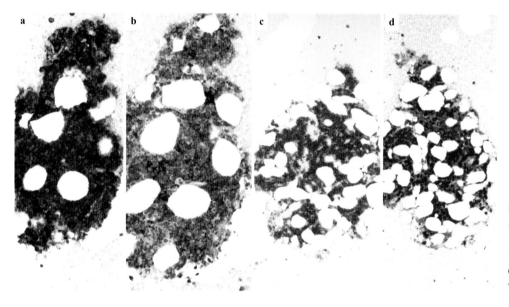

图 17.489 母细胞性浆细胞样树突状细胞瘤，免疫组织化学显示出对多种标记物的阳性：（a）CD4，（b）CD56，（c）CD123 和（d）TCL1

表 17.75 浆细胞样树突状细胞肿瘤的诊断特点（BPDCN）

特征	细节
细胞学	多形性母细胞形态
	细胞大小不一
	细胞核呈规则的圆形、椭圆形或卷曲状
	染色质呈母细胞样
	细胞质无颗粒，周围有小空泡
	细胞质中等丰富，并向偏心方向延伸（蝌蚪状）
细胞化学反应	髓过氧化物酶和丁酸酯酶阴性
免疫表型	CD4+\CD56+ 和明亮的 CD123+；B-、T-、NK- 细胞，或髓系标记阴性
免疫组化	TCL1+ 具有特征性（核和细胞质反应性）
细胞遗传学	三分之二的病例在诊断时表现出细胞遗传学异常（Leroux 等）
	大多数病例核型复杂
分子	缺乏 T 细胞受体与 IGH 重排

表 17.76　母细胞性浆细胞样树突状细胞肿瘤免疫表型诊断中的诊断陷阱

重叠标记	可能的诊断	诊断要点
CD4+、CD56+、CD123+ 伴有 CD33+、CD2+、CD3- 和 CD19-	AML 伴有单核细胞分化 髓系肉瘤	单核细胞白血病中丁酸酯酶 +、溶菌酶 +、CD64+、TCL-1- 的表达
CD4+、CD56+、CD123+ 伴 CD33+、CD3- 和 CD19-	AML	髓系白血病中的髓过氧化物酶 +、CD34+
CD4+、CD56+ 伴有原始细胞与类似 ALL，并且 TdT+	B-ALL	干细胞标志物、BCR 基因重排与 B 细胞标志物的表达
	T-ALL（如果 CD2+、CD7+）	T-ALL：T 细胞标志物表达，CD3+/sCD3+，T 细胞受体基因重排
CD4+、CD56+ 伴 CD2+	侵袭性 NK-/T 细胞淋巴瘤	NK-/T 细胞肿瘤，EBER+

ALL，淋巴母细胞白血病 / 淋巴瘤；AML，急性髓系白血病

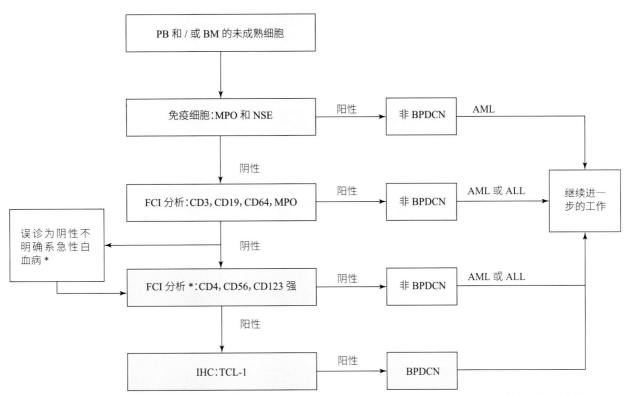

* 在 MD 安德森中心，急性髓系白血病的诊断中包含 CD4、CD56 和 CD123。因此，除了祖细胞和谱系特异性标记物，所有急性白血病疑似病例均常规检测这些标记，以鉴别 BPDCN 和 AML。

ALL：淋巴母细胞白血病 / 淋巴瘤
AML：急性髓系白血病
BPDCN：母细胞性浆细胞样树突状细胞肿瘤
FCI：流式细胞术免疫表型
IHC：免疫组化
MPO：髓过氧化物酶
NSE：非特异性酯酶 / 丁酸酯酶

图 17.490　*母细胞性浆细胞样树突状细胞肿瘤诊断步骤*

急性髓系白血病的细胞、分子遗传学和危险分层

急性白血病的准确诊断是危险分层和预后判断的关键，也是指导临床合理处理和治疗的关键。细胞遗传学为分类和风险分层提供了必要的信息。由细胞遗传学改变决定的危险分层分为三组：预后良好，预后中等，预后不良。预后良好的患者包括有 t（15;17）和涉及核心结合因子（CBF）转录因子的易位、t（8;21）和 inv（16）的易位。预后不良的特征是存在特定的细胞遗传学改变，如 5 或 del（5q），-7，inv（3）（q21.3q26.2），t（6;9）（p23;q34），或是一个复杂的核型（三个或更多的变化）以及一些其他易位。预后中等包括核型正常的 AML 患者和有其他细胞遗传学异常但不适合预后良好或不良的患者。目前，分子异常也决定了 AML 的预后和精确的诊断。KIT 基因的点突变导致伴有 CBFB 异常的 AML 患者的预后较差。AML 伴核型正常和 CEBPA 突变，或伴 NPM1 突变而 FLT3-ITD 缺失的患者与有利细胞遗传学改变相似的预后风险。CEBPA 突变已进一步细化为仅双等位基因突变。不论 NPM1 的突变状态如何，NC-AML 伴 FLT3-ITD 均可将危险分层升级为中等。TP53、DNMT3A 突变和 KMT2A 的部分串联重复与 NC-AML 的预后不良有关。表 17.77 根据细胞遗传学和分子总结了当前的 AML 风险分层。表 17.70 显示了 AML 中突变的详细列表。

嗜酸性粒细胞和骨髓／淋巴肿瘤伴嗜酸性粒细胞增多及与 PDGFRA、PDGFRB、FGFR1 或 PCM1-JAK2 重排

概述

嗜酸性粒细胞增多见于一系列反应性疾病和克隆性疾病，可能与威胁生命的器官损害有关。嗜酸性粒细胞增生症（HE）的定义是，至少两次检查（间隔 > 1 个月），血液中的嗜酸性粒细胞持续计数至少为 1.5×10^9/L。在大多数情况下，嗜酸性粒细胞增多是反应性的，由于过量产生的嗜酸性粒细胞生成细胞因子 [如白介素 3（IL-3），IL-5 或粒细胞巨噬细胞集落刺激因子]。淋巴细胞变异型 HE 是一种反应性嗜酸性粒细胞增生症，是由多克隆 T 细胞（过敏、感染、药物）或肿瘤细胞（霍奇金淋巴瘤、癌、T 细胞淋巴瘤、B 淋巴母细胞白血病）驱动或分泌的细胞因子过量产生，或所致免疫表型异常克隆的 T 细胞分泌。这些情况必须与造血干细胞疾病区分开来，在造血干细胞疾病中，嗜酸性粒细胞、髓系细胞和淋巴细胞是肿瘤克

表 17.77 根据细胞遗传学和分子谱对急性髓系白血病的危险分层

畸形	有利的风险	中间风险	不利风险
细胞遗传学	t（8;21）（q22;q22）/RUNX1-RUNX1T1	t（9;11）（p22;q23）；MLLT3-KMT2A	inv（3）（q21q26.2）/t（3;3）（q21;q26.2）；GATA2-MECOM（EVI1）融合
	inv（16）（p13.1q22）	仅 +8	t（6;9）（p23;q34）；DEK-NUP214
	t（16;16）（p13.1;q22）/CBFB-MYH11	其他不包括的细胞遗传学异常	t（v;11）（v;q23）；KMT2A 重排
	t（15;17）（q22;q12）/PML-RARA		t（9;22）
			−5/del（5q）
			−7；异常（17p）
			复杂核型
基因突变	AML 核型正常，NPM1 突变，无 FLT3-ITD	t（8;21）（q22;q22）伴 KIT 突变	正常核型 AML 伴 FLT3-ITD 突变
	染色体核型正常和双等位基因 CEBPA-突变的 AML	核型正常的 AML 伴 NPM1 突变和 FLT3-ITD	正常核型 AML 伴 TP53 突变
	t（8;21）（q22;q22）不伴 KIT 突变	核型正常的 AML、NPM1-WT 和 FLT3-ITD	正常核型 AML 伴 DNMT3A
			KMT2A-PTD 核型正常的 AML

隆的组成部分。

　　克隆性嗜酸性粒细胞增多症最常与慢性髓系肿瘤（例如，MPN-eo 或 MDS/MPN-eo）有关，罕见于 AML 和 B 或 T 淋巴母细胞性白血病 / 淋巴瘤。特发性 HES 表示伴有器官损伤但无可查明原因。慢性嗜酸性粒细胞白血病，非特指型（CEL NOS），归类于骨髓增生性肿瘤（MPNs）类别。反应性和克隆性嗜酸性粒细胞增多之间有时很难区分，需要详细的临床信息和广泛的实验室检查。表 17.78 总结了评估嗜酸性粒细胞的方法。需要临床关注的阈值是嗜酸性粒细胞 > $1.5×10^9$/L。同样，嗜酸性粒细胞增多超过 6 个月也需要进一步检查。在排除肿瘤之前，应考虑所有非肿瘤疾病，例如过敏、感染、药物反应、寄生虫感染等，并且需要将其排除在外。具有 t（5;14）（q31;32）的 B-ALL 导致 IL3-IGH 融合，从而导致 IL-3 上调并导致嗜酸性粒细胞增多。之前的情况，嗜酸性粒细胞不是克隆的，而仅仅是微环境变化的结果。相反，其他一些髓系肿瘤（AML, MPN, MDS/MPN）则表现出嗜酸性粒细胞增多，而这些嗜酸性粒细胞是克隆性骨髓生成的一部分。最近，认识到一个新的分类，因为具有嗜酸性粒细胞增生症的特殊表现，骨髓增生性肿瘤的骨髓特征，以及它们与淋巴 / 淋巴母细胞成分的共同联系，以及导致具有酪氨酸激酶（TK）活性的基因活化的基因重排，一个新的分类被确认。这些肿瘤包括在髓系和淋巴样肿瘤伴嗜酸性粒细胞及血小板

源性生长因子受体 α（PDGFRA）、血小板源性生长因子受体 β（PDGFRB）、成纤维细胞生长因子受体 1（FGFR1）或 PCM1-JAK2 的重排。图 17.491 显示了结合 2016 年 WHO 嗜酸性粒细胞相关肿瘤分类的嗜酸性粒细胞增多症的诊断方法。

　　髓系 / 淋系肿瘤与 PDGFRA 重排相关

　　这是这类肿瘤中最常见的亚型。它的特点是 PDG-FRA 重排。最常见的融合基因伴侣是 FIP1L1。除了嗜酸性粒细胞增多症（70% 的病例）外，患者还经常患有脾肿大（约 60%）、贫血、血小板减少和中性粒细胞增多。诊断后，也可能发展为急性淋巴母细胞白血病或 AML。骨髓有核细胞过多，嗜酸性粒细胞增多，包括嗜酸性粒细胞前体（图 17.492a）。骨髓发育异常或原始细胞过多是罕见的。可能存在巨核细胞异常，类似于 MDS 或 MPN 中的巨核细胞，或 MDS/MPN 混合特征，或显示一些较大的巨核细胞，且带有分叶的核。经常观察到梭形状肥大细胞，但它们通常是散在的，不会聚集呈片（图 17.492b）。值得注意的是，骨髓或外周血中嗜酸性粒细胞的绝对值和相对数量不能用于区分重排的 PDGFRA 和非克隆性嗜酸性粒细胞。导致 FIP1L1-PDGFRA 融合的 800 kb 间质缺失在传统的细胞遗传学是一种隐秘的技术，该技术具有相对较低的分辨率（约 10 Mb 的骨髓标本）。因此，在这些病例下，常规细胞遗传学常常显示出二倍体核型。在临床实践中，

表 17.78　评价嗜酸性粒细胞增生症 > $1.5×10^9$/L 的诊断步骤

步骤	说明
1. 确定明显嗜酸性粒细胞增多的百分比	如果阳性继续步骤 2
2. 反应性 / 继发性原因	如果阳性停止，如果阴性继续步骤 3
3. AML、MDS、MPN、MDS/MPN 中克隆性嗜酸性粒细胞增多	如果阳性停止，如果阴性继续步骤 4
4. 确定以下诊断之一	
a. 慢性嗜酸性白血病，非特指型	
b. 特发性嗜酸性粒细胞增多综合征	
c. 特发性嗜酸性粒细胞增生症	
d. 髓系 / 淋巴系肿瘤伴嗜酸性粒细胞增多和 PDGFRA、PDGFRB、FGFR1/PCM1-JAK2 重排	

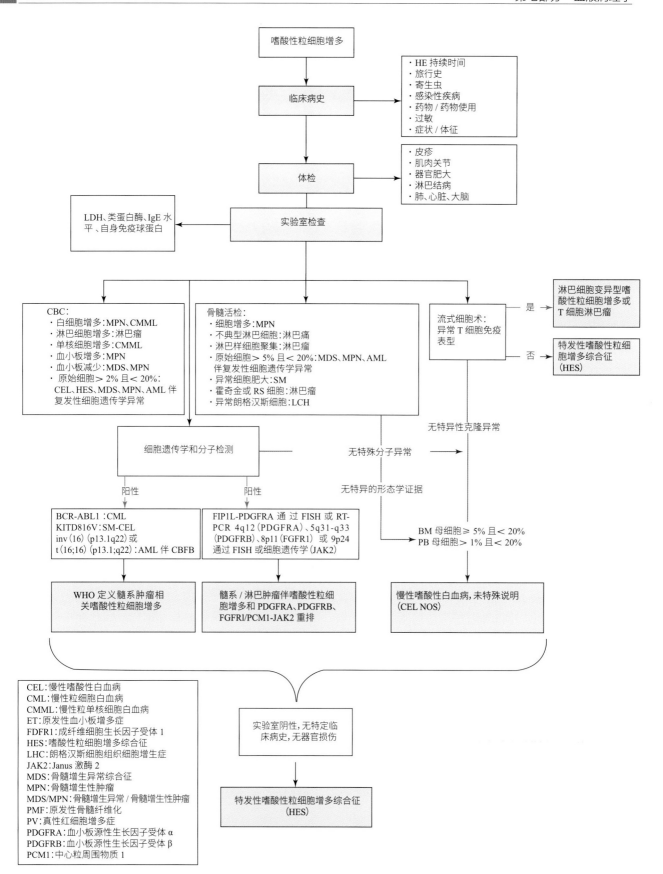

图 17.491　嗜酸性粒细胞增多 $> 1.5 \times 10^9 / L$ 的诊断步骤

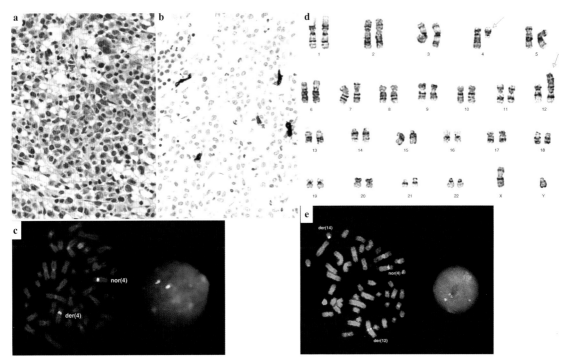

图 17.492　一例髓系肿瘤伴嗜酸性粒细胞增多和 PDGFRA 重排患者，表现为嗜酸性粒细胞增多。（a）由于成熟的髓系细胞和嗜酸性粒细胞增多，骨髓活检显示细胞增多。（b）胰蛋白酶的免疫组织化学突出了间质中分散的梭形肥大细胞。（c）使用 FIP1L1- CHIC2-PDGFRA 三色重排探针的 FISH 在染色体 4 上显示 CHIC2（红色）缺失和 FIP1L1（绿色）/PDGFRA（绿色）融合。（d）核型表现出 46，XY，t（4;12）（q12;p13）。（e）用 FIP1L1-CHIC2-PDGFRA 三色重排探针进行 FISH 分析，显示 PDGFRA 易位至染色体 12

间质缺失常规检测最好通过间期或中期 FISH 实现（图 17.492c）。由于 CHIC2 基因包含在缺失区域中，因此将检测 FIP1L1-PDGFRA 基因融合的 FISH 检测通常称为 "CHIC2 缺失"。除了 CHIC2 缺失，其他重排如 t（4;12）（q12;p13），也可能导致 PDGFRA 重排（图 17.492d,e）。重排可以在外周血，骨髓涂片或受累组织中检测到。如果无法进行适当的分子分析，则应怀疑是否存在 Ph 阴性 MPN，血液学特征为慢性嗜酸性粒细胞白血病伴脾肿大，血清维生素 B_{12} 明显升高，血清类胰蛋白酶升高，骨髓肥大细胞增多。几乎所有 FIP1L1-PDGFRA 融合患者都对酪氨酸激酶抑制剂（如伊马替尼）敏感（表 17.79）。停止治疗可导致部分患者的疾病复发。这些患者对伊马替尼的原发性或继发性耐药并不常见。PDGFRA 与其他基因伴侣重排的患者对酪氨酸激酶抑制剂的敏感性尚不确定。

髓系和淋系肿瘤与 PDGFRB 重排相关

文献中报道的发病率是所有 MPN 的 1.8%。好发于成年男性，其中位年龄约为 50 岁。受影响的患者通常表现为贫血、白细胞增多、单核细胞增多、嗜酸性粒细胞增多和脾肿大。这种肿瘤表现通常类似于 CMML（图 17.493a,b）、CEL NOS、非典型 CML 或偶尔类似 MDS。因此，在嗜酸性粒细胞增多和单核细胞增多的情况下，建议进行 PDGFRB 重排检测，尽管染色体分析显示正常的二倍体核型（图 17.493c~e）。因此，通常骨髓细胞过多，提示骨髓增生性肿瘤（MPN）（图 17.494a）。肥大细胞可能会散在间质中或呈簇状（图 17.494b）。表现为 AML 的情况很少见。T 淋巴母细胞白血病在出现或进展过程中偶有报道，但 PDGFRB 重排为 B-ALL 的病例最好考虑为 BCR-ABL1 样 B-ALL。在染色体水平上，常规的细胞遗传学是鉴定 5q33 号染色体重排的最佳方法。在分子水平上，可以通过将 FISH 与 PDGFRB 基因座的断裂探针一起使用来检测断裂点。但是，这种方法不能识别基因伴侣。已经确定了约 24 个 PDGFRB 的不同伙伴基因。最常见的易位是 t（5;12）（q33;p13）/ETV6-PDGFRB（图 17.493e）。由于 t（5;12），

表 17.79   分子遗传异常，TKI 反应以及与嗜酸性粒细胞增多相关的淋巴和髓系肿瘤的结局以及 PDGFRA、PDGFRB、FGFR1 或 PCM1-JAK2 的重排

基因突变	重排	已知的伴侣	最常见的伴侣基因	临床表现	TKI	耐受、进展和死亡风险
PDGFRA	4q12 处隐性缺失	7	FIP1L1	嗜酸性粒细胞增多；血清类胰蛋白酶升高；骨髓肥大细胞增多	伊马替尼	低
PDGFRB	t（5;12）（q31-33;p24）	25	ETV6	嗜酸性粒细胞增多；单核细胞增生症；类似 CMML	伊马替尼	低
FGFR1	8p11	14	ZMYM2	嗜酸性粒细胞增多，淋巴结肿大；可能伴有 T-LBL 或 AML	帕纳替尼	高
PCM1-JAK2	t（8;9）（p22;p24.1）	4	PCM1	嗜酸性粒细胞增多；经常出现 T-LBL 或 B-ALL；左移幼红细胞前体	鲁索替尼	可变

ALL，淋巴母细胞白血病 / 淋巴瘤；AML，急性髓系白血病；CMML，慢性粒单核细胞白血病；TKI，酪氨酸激酶抑制剂；T-LBL，T 淋巴母细胞淋巴瘤

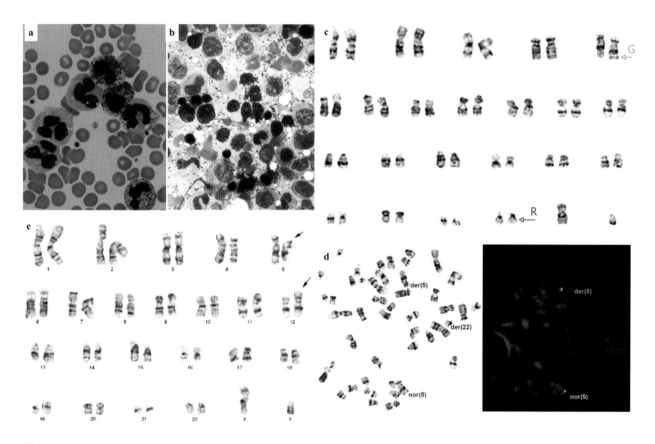

图 17.493   一例以嗜酸性粒细胞增多和单核细胞增生症为表现的髓系肿瘤伴嗜酸性粒细胞增多和 PDGFRB 重排；核型为二倍体，但 FISH 检测到 PDGFRB 重排。（a）外周血涂片显示嗜酸性粒细胞和单核细胞增多；单核细胞显示异常形状。（b）骨髓穿刺涂片显示许多嗜酸性粒细胞和单核细胞。（c）染色体分析显示正常的男性二倍体核型。（d）用 PDGFRB 双色分离探针进行的 FISH 分析显示 PDGFRB 重排（5q33 和 22q 之间的隐匿重排）。（e）核型显示 46,XY,t（5;12）（q33;p13）

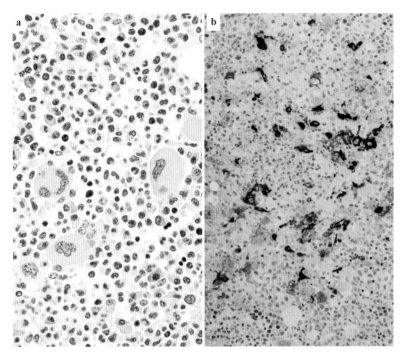

图 17.494 一例以嗜酸性粒细胞增多和单核细胞增多为表现的骨髓肿瘤伴嗜酸性粒细胞增多和 PDGFRB 重排；核型为二倍体，但 FISH 检测到重排的 PDGFRB。（a）由于成熟的髓系细胞和嗜酸性粒细胞，骨髓活检显示细胞过多；请注意，巨核细胞具有异常的核形状。（b）胰蛋白酶的免疫组织化学突出显示了大，椭圆形和梭形肥大细胞的呈簇状；与肥大细胞增生症中提到的密集肥大细胞簇形成对比

PDGFRB 的细胞外配体结合结构域被 ETV6 的尖结构域取代，导致 PNT 域与 PDNTRB 二聚。嵌合蛋白 ETV6-PDGFRB 增强酪氨酸激酶活性，刺激造血细胞增殖，导致 MPN 和嗜酸性粒细胞增多。患有这些肿瘤的患者对伊马替尼治疗有良好的造血和分子反应（表 17.79）。对伊马替尼的原发或继发耐药并不常见。当患者患有急性白血病或发展为急性白血病时，需要额外的治疗方法和不同的管理方案。

髓系 / 淋系（T 母细胞性 / 髓系）肿瘤与 FGFR1 重排相关

这些是罕见的侵袭性肿瘤。男女比例为 1.2∶1，诊断时的中位年龄为 44 岁。全身症状包括疲劳、盗汗、体重减轻和发烧；淋巴结肿大和肝脾肿大是常见的。这些肿瘤通常显示进展缓慢，骨髓表现为骨髓增生性肿瘤伴嗜酸性粒细胞增生（图 17.495 和 17.496），但最终在骨髓中发展为 AML，在淋巴结或结外部位发展为 T 母细胞性 / 髓系肿瘤物（图 17.497 和 17.498）。

免疫表型分析应特别注意，因为淋巴母细胞和原粒细胞经常共存。常规细胞遗传学是鉴定 8p11 处 FGFR1 的重排的技术。t（8;13）是该病中最常见的重排，

伴侣为 ZMYM2（图 17.495c）。ZMYM2-FGFR1 重排的患者常表现为 MPN 伴嗜酸性粒细胞增多和 T 淋巴母细胞淋巴瘤或 T 母细胞 / 髓系肿瘤。使用 FGFR1 和 FISH 的断裂探针可以确认诊断（图 17.495d）。还有 14 个可以与 FGFR1 融合的伴侣基因。但是，根据基因伴侣的不同，表现可能会有所不同。例如，具有 t（8;22）（p11.2;q11.2）的髓系 / 淋系肿瘤；BCR-FGFR1，通常表现为单核细胞增生症，并转化为 B 淋巴母细胞白血病。与髓样 / 淋系瘤伴 PDGFRA 或 PDGFRB 重排不同，FGFR1 重排的肿瘤通常对第一代酪氨酸激酶抑制剂治疗无反应，尽管第三代 TKI 帕纳替尼有希望（表 17.79）。这部分肿瘤的预后很差，造血干细胞移植似乎是治愈的唯一可能性。

髓系 / 淋巴肿瘤与 PCM1-JAK2 重排相关

有些肿瘤嗜酸性粒细胞增多，与没有 PDFGFRA、PDGFRB 或 FGFR1 重排的母细胞性淋系或髓系成分有关，并且已经检测出多种基因融合或不完全融合。似乎与 PCM1-JAK2 相关的嗜酸性粒细胞增生症相关，该类型已作为新的临时类型纳入 2016 年 WHO 修订版。这种罕见类型的特征是嗜酸性粒细胞增多与骨髓红系左移占优势，淋系聚集以及通常可类

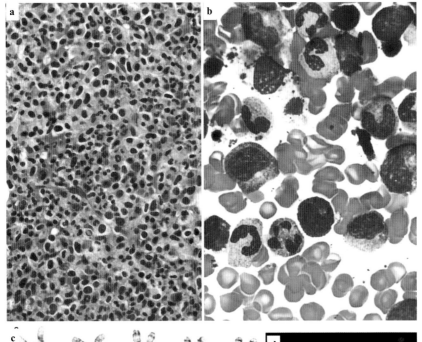

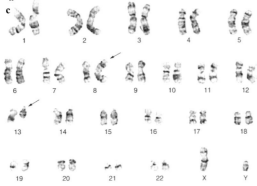

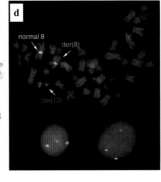

图 17.495　以全身淋巴结肿大为表现的髓系肿瘤伴嗜酸性粒细胞增多和FGFR1重排；核型显示 t（8;13）（p11;q12），FISH 检测显示 FGFR1 重排。（a）由于成熟的髓系细胞和嗜酸性粒细胞，骨髓活检显示细胞过多。（b）骨髓穿刺涂片显示大量骨髓系细胞、嗜酸性粒细胞和小原始细胞。（c）表现出 46，XY，t（8;13）（p11.2;q12）的核型。（d）用 FGFR1 双色断裂探针进行 FISH 分析，显示 t（8;13）/FGFR1 重排

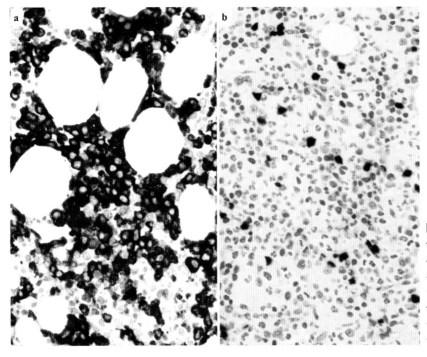

图 17.496　以全身性淋巴结肿大为表现的髓系肿瘤伴嗜酸性粒细胞增多和 FGFR1 重排；核型显示了 t（8;13）（p11;q12），FISH 检测显示 FGFRI 重排。（a）髓过氧化物酶的免疫组织化学显示大多数髓系细胞，与骨髓增生性肿瘤一致。（b）TdT 的免疫组织化学突出显示散在的小单核细胞，与小淋巴母细胞或原始血细胞一致

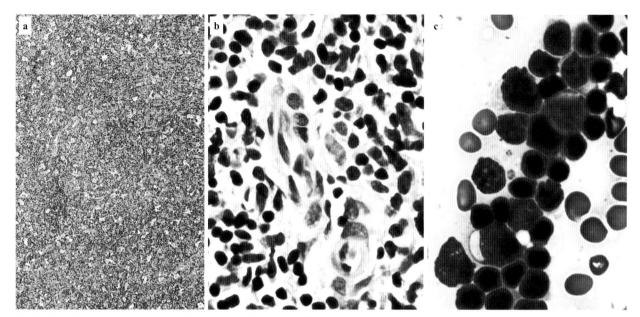

图17.497　髓系和淋巴系（T母细胞/髓系）肿瘤伴嗜酸性粒细胞增多和FGFR1重排，表现为全身淋巴结肿大。核型显示t（8;13）（p11;q12），FISH证明FGFR1重排。（a）淋巴结表现为弥漫性浸润，结构消失。注意暗区和亮区；淋巴母细胞在暗区占主导地位；在亮区发现髓系细胞。（b）淋巴结高倍数的显示血管周围的髓系前体被淋巴母细胞包围。（c）淋巴结肿大细针穿刺显示小淋巴母细胞

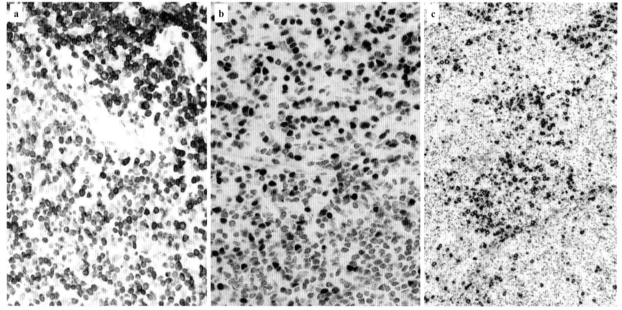

图17.498　髓系和淋系（T母细胞性/髓系）肿瘤伴嗜酸性粒细胞增多和FGFR1重排，表现为全身淋巴结肿大。（a）T细胞标记CD3的免疫组织化学突出了小的淋巴母细胞。（b）未成熟淋巴样细胞标记物TdT的免疫组织化学突出了小的淋巴母细胞。（c）髓样细胞标志物髓过氧化物酶的免疫组织化学突出显示了髓样前体为疏松簇

似原发性骨髓纤维化的骨髓纤维化（图17.499）。它也可能很少以T或B淋巴母细胞白血病/淋巴瘤的形式出现。一些患者表现出明显的嗜酸性粒细胞增多，而其他患者表现出缺乏明显的嗜酸性粒细胞增多的MPN或MDS/MPN特征。带有PCM1-JAK2重排的t（8;9）（p22;p24.1）（图17.499c,d）应该与t（8;9）（p11;q33）/CEP110-FGFR1区别开来。应该FISH检测JAK2和FGFR1分子异常，以确认核型。对酪氨酸激酶抑制剂的反应较差，使用JAK2抑制剂如鲁索替尼的靶向治疗可带来潜在的益处（表17.79）。同种异体干细胞移植后，一些患者取得了良好的疗效。

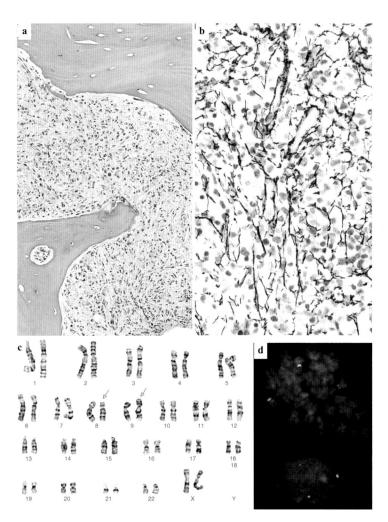

图 17.499　伴有嗜酸性粒细胞增多的患者的嗜酸性粒细胞和 PCM1-JAK2 融合基因的髓系肿瘤；核型显示 t（8;9）（p22;p24.1），FISH 证实存在 PCM1-JAK2 融合基因。（a）骨髓核心活检显示纤维化，可能提示原发性骨髓纤维化。（b）髓核活检中的网状蛋白显示网状薄蛋白纤维的弥漫性增加。（c）46，XX，t（8;9）（p22;p24.1）的核型。（d）用 JAK2 双色断裂探针进行 FISH 分析，显示 JAK2 重排

肥大细胞增生症

肥大细胞增生症是肥大细胞的肿瘤性增生，在一个或多个器官、系统（主要是骨髓和 / 或皮肤）中积聚。肥大细胞增生症包括一系列异质性表现和器官受累，范围从可能自发性消退的皮肤病变到与多脏器衰竭和生存期短的高度侵袭性肿瘤。皮肤肥大细胞增生症可分为：①肥大细胞增生症（局限于皮肤的疾病），包括色素性荨麻疹（UP）/ 斑丘疹性皮肤肥大细胞增生症（MPCM）、弥漫性皮肤肥大细胞增生症、皮肤肥大细胞肿瘤；②系统性肥大细胞增生症（至少一个皮肤外器官），包括惰性系统性肥大细胞增生症（这些亚型需要 B 和 C 的信息）、闷燃性全身肥大细胞增生症（SSM）、系统性肥大细胞增生症伴血液相关肿瘤（SM-AHN）（这一类以前被称为 SM 伴克隆性造血系统相关非肥大细胞系疾病）、侵袭性系统性肥大细胞增生症（ASM）、肥大细胞白血病（MCL）；③肥大细胞肉瘤（MCS）。由于其独特的临床和病理学特征（从惰性皮肤疾病到侵袭性全身性疾病），它不再被列为骨髓增生性肿瘤下，现在被分类为单独的疾病类别。肥大细胞增生症变异的分类主要通过临床表现，实验室检查和病变的分布来识别。肥大细胞增生症被认为是一种罕见疾病，实际患病率尚不清楚，但是最近一项基于人群的研究估计每 10 000 人中大约有 1 例。最近的两项流行病学研究报道，15 岁以上人群的惰性系统性肥大细胞增生症（ISM）的点患病率为每 10 万人 9.2 例和 13 例。它可以在男性占主导地位的任何年龄发生。大约 50% 的患病儿童在 6 个月大之前就出现了典型的皮肤病变。皮肤的肥大细胞增生症在成年人中比在儿童中少得多。

皮肤肥大细胞增生症（CM）

CM 的诊断需要典型的临床发现和真皮克隆性肥大细胞浸润的组织学证据，除了排除全身受累（例如，没有证据表明高血清胰蛋白酶水平，骨髓受累或器质性肥大）。皮肤肥大细胞增生症发生于儿童期，预后良好，并在青春期前后自发消退。除非患者没有骨髓受累，否则不应该在成人中诊断 CM。但是，表现为皮肤和骨髓受累的患者亚组的预后良好，被分类为惰性系统性肥大细胞增生症（ISM）。认识到 CM 的三个主要变体：色素性荨麻疹（UP）/斑丘疹性皮肤肥大细胞增生症（MPCM）、弥漫性皮肤肥大细胞增生症和皮肤肥大细胞瘤。

色素性荨麻疹（UP）/斑丘疹性皮肤肥大细胞增生症（MPCM）

这是 CM 的最常见形式。病变的特征是红色，棕褐色或褐色的黄斑和丘疹，其大小和数量各不相同，主要位于躯干上。此外，他们倾向于在成年后持续存在，在三分之二的儿童中，他们部分或全部消退。组织学检查显示肥大细胞聚集在乳头和网状层，常位于血管和附属器周围。在病变皮肤中已检测到各种 KIT 突变，包括 D816V。

弥漫性皮肤肥大细胞增生症

极为罕见，几乎只发生在儿童中。皮肤弥漫性增厚，无独立病损。肥大细胞真皮乳头和网状层呈带状分布。

肥大细胞瘤

以单个病损出现，几乎只见于儿童，最常见于躯干或手腕上。从组织学上看，有成熟的肥大细胞，没有异型性，充满真皮乳头层和网状层，但是可能延伸到真皮深层和皮下组织。

系统性肥大细胞增生症（SM）

系统性肥大细胞增生症的诊断主要标准为：骨髓和/或皮肤外部位 ≥ 15 个肥大细胞的簇状聚集。次要标准为：①骨髓涂片或其他皮肤外器官中 > 25% 的肥大细胞呈梭形、非典型或不成熟形态；② KIT，D816V 第 816 密码子激活点突变；③肥大细胞除表达其他肥大细胞标志物外，还表达 CD25 或 CD2；④血清总类胰蛋白酶 > 20 ng/mL（合并克隆性骨髓病时不适用）。并且确定了诊断系统性肥大细胞增生症需要主要标准和至少一个次要标准。在没有主要标准的情况下，需要三个或更多次要标准。主要标准是组织病理学识别骨髓或皮外部位肥大细胞的聚集（图 17.500 和 17.501）。对强调细胞密度是要区别于散在的，通常是罕见的肥大细胞，或散在的肥大细胞聚集，可能在其他髓系疾病或肿瘤的骨髓继发。

系统性肥大细胞增生症各变型的诊断标准为次要标准。系统性肥大细胞增生症变异体的诊断标准为：①惰性系统性肥大细胞增生症（ISM）：符合系

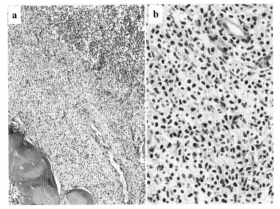

图 17.500　骨髓中的系统性肥大细胞增生症。（a）肥大细胞在小梁旁聚集体是系统性肥大细胞增生症的特征。（b）肿瘤性肥大细胞簇的高信显示中等大小的细胞，具有清晰的细胞质和椭圆形核。在这种情况下，核是温和的，不是非典型的

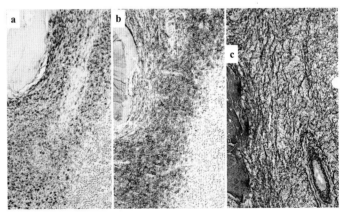

图 17.501　骨髓中的系统性肥大细胞增多，骨小梁旁分布。（a）胰蛋白酶的免疫组织化学突出了肥大细胞。（b）CD117 的免疫组织化学突出了肥大细胞。（c）网状蛋白染色显示肥大细胞周围网状蛋白纤维增加

统性肥大细胞增生症的标准，无 C 征象，无相关血液肿瘤，肥大细胞负荷低，皮肤病变；②骨髓肥大细胞增多：与 ISM 相似，骨髓受累，无皮肤损伤；③闷燃性系统性肥大细胞增生症（SSM）：符合 SM 标准，≥ 2 项 B 征象发现，无 C 征象发现，无相关血液肿瘤，肥大细胞负荷高，不符合肥大细胞白血病的标准；④系统性肥大细胞增多伴血液相关肿瘤（SM-AHN）：符合 SM 标准，WHO 分类定义的相关肿瘤；⑤侵袭性系统性肥大细胞增生症（ASM）：符合 SM 的标准，≥ 1 项 C 征象，不符合肥大细胞白血病的标准，通常无皮肤病变；⑥肥大细胞白血病（MCL）：符合 SM 标准，非典型或未成熟肥大细胞弥漫性、紧压性骨髓浸润，抽吸涂片 ≥ 20% 的骨髓细胞为肥大细胞，≥ 10% 外周血细胞为肥大细胞，通常无皮肤病变。其中，系统性肥大细胞增生症中的 B 征象为：①器官浸润，无器官功能障碍；②高肿瘤负荷：骨髓细胞 > 30%，血清总类胰蛋白酶水平 > 200 ng/mL；③在非肥大细胞系中有发育异常或骨髓增生的迹象，但不符合相关恶性肿瘤的明确诊断标准，正常或轻微异常的血液计数；④肝脏肿大，可触及脾肿大和 / 或淋巴结肿大，但无器官功能障碍。C 征象为：①器官浸润和功能障碍；②骨髓：肥大细胞浸润导致的细胞减少，ANC < 1×10⁹/L，血红蛋白 < 10 g/dL，或血小板 < 100×10⁹/L）；③肝脏：

可触及肝脏肿大伴肝功能损害、腹水和 / 或门脉高压；④骨：大的溶骨性病变，由于高肿瘤负荷而伴有或不伴有病理性骨折；⑤脾脏：脾肿大伴脾功能亢进；⑥胃肠道：肥大细胞浸润导致的吸收不良和体重减轻。肥大细胞有一系列细胞学表现，骨髓穿刺涂片中有 > 25% 梭形，非典型或未成熟的肥大细胞，符合系统性肥大细胞增多的次要标准。有时肥大细胞呈叶状或不成熟，有时呈圆形，并带有丰富的细胞质颗粒（图 17.502）。

根据骨髓或器官浸润的程度和严重程度，可识别系统性肥大细胞增生症的五种变体：惰性系统性肥大细胞增生症（ISM）、骨髓肥大细胞增生症和闷燃型系统性肥大细胞增生症（SSM）、系统性肥大细胞增生症和相关的血液肿瘤（SM-AHN）、侵袭性系统性肥大细胞增生症（ASM）和肥大细胞白血病（MCL）。这些变型的定义不仅需要评估器官受累（B 征象），还需要评估肥大细胞浸润导致器官功能障碍的有害影响（C 征象）。重要的是要注意器官功能障碍可能与肥大细胞浸润无关，而继发于相关疾病。例如，系统性肥大细胞增生症患者继发于骨质疏松的病理性骨折不被视为 C 征象。其结果是 C 征象的发现是细胞减少治疗的适应证。

惰性系统性肥大细胞增生症（ISM）

它是 SM 最常见的亚型，占病例的 46%。肥大

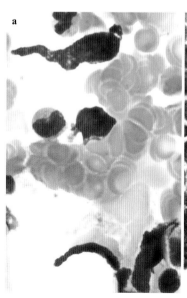
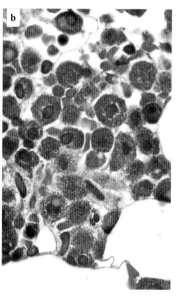

图 17.502　系统性肥大细胞增生症中肥大细胞的细胞学特征。（a）梭形肥大细胞可发生于反应性过程或肿瘤性肥大细胞增生症中。> 25% 梭形状肥大细胞是诊断系统性肥大细胞增生症的次要标准。（b）在系统性肥大细胞增生症的情况下，可以观察到该凝块部分中描绘的分化良好的肥大细胞，但在这种情况下偶尔可以占主导地位，与 CD30 表达相关，并预示良好的预后

细胞负荷通常较低，可以出现或不出现皮肤病变，但通常不存在"B"征象。出现一项 B 征象的病例仍可以视为 ISM；但是，具有两个或多个 B 征象的病例最好被视为 SSM。超过 90% 的 ISM 病例显示出 KIT D816V 突变。在没有 KIT D816V 突变的患者中，KIT 的其他位点可能会发生突变。另外，假阴性结果可能是由于肿瘤负荷低或测试灵敏度欠佳所致。骨髓肥大细胞增生症是指 ISM 的一种亚型，其中肿瘤负荷低且血清类胰蛋白酶正常或略有增加。

闷燃性系统肥大细胞增生症（SSM）

它的特点是肥大细胞负荷高和器官肿大。SSM 的临床过程是稳定的，但可能会发生疾病发展为 ASM 或 MCL。皮肤病变很常见，几乎总是存在 KIT D816V 突变，通常不仅涉及肥大细胞，而且还涉及髓系、红系或淋巴谱系。

系统性肥大细胞增多伴血液肿瘤（SM-AHN）

大约 40% 的系统性肥大细胞增生症病例有相关的血液肿瘤，包括骨髓增生异常综合征（MDS）、骨髓增生性肿瘤（MPN）、MDS/MPN、急性白血病（图 17.503）、淋巴瘤和髓系肿瘤与系统性肥大细胞增生症相关，与血液学肿瘤的预后相比，预后与 SM 更为相关。与系统性肥大细胞增生症相关的最常见的血液肿瘤是慢性粒单核细胞白血病（CMML）（图 17.504）。在大多数 SM-AHN 中发现了 KIT D816V 突变。可以根据 AHN 的类型检测其他基因突变。这些突变的积聚似乎具有预后意义。

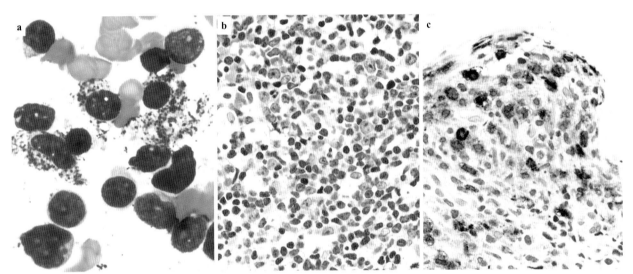

图 17.503　与急性髓系白血病相关的系统性肥大细胞增生与 t（8;21）。（a）骨髓抽吸物显示大量中等大小的原始细胞与肥大细胞混合。（b）骨髓核心活检显示原始细胞弥漫性浸润。（c）胰蛋白酶的免疫组织化学突出了肥大细胞在小梁旁聚集

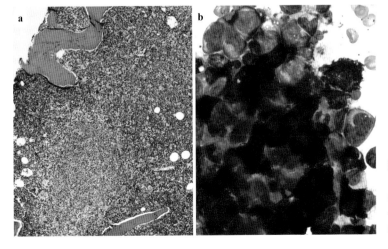

图 17.504　系统性肥大细胞增生症伴有慢性粒细胞性白血病。（a）骨髓空芯活检显示细胞过多和肥大细胞聚集。（b）骨髓穿刺涂片显示肥大细胞与单核细胞混合，具有异常增生特征，这是慢性粒单核细胞白血病的特征

侵袭性系统性肥大细胞增生症（ASM）

在 ASM 中，BM 中的肥大细胞数量大于 5% 但小于 20%。大多数患者没有皮肤病变，但可能显示一个或多个 C 征象。淋巴结肿大（图 17.505）和嗜酸性粒细胞增生症可见于侵袭性行为的患者（图 17.506）。大多数 ASM 病例都有 KIT D816V 突变。可以看到其他基因突变，但与 SA-AHN 相比频率较低。

肥大细胞白血病（MCL）

在 MCL 中，肥大细胞通常是不成熟且不典型的，其中肥大细胞占所有有核细胞的 ≥ 20%，并且至少占外周血细胞的 10%（肥大细胞白血病）。当肥大细胞占不到这些血细胞的 10% 时，这种情况称为白细胞缺乏的肥大细胞白血病。MCL 中的肥大细胞通常是圆形的，而不是梭形的。大多数患有 MCL 的患者没有皮肤病变。通常，骨髓活检显示不典型的，未成熟的肥大细胞弥漫，密集浸润。MCL 可能具有非经典的 KIT 突变，例如非 D816V 密码子 816 突变或非密码子 816 突变。

肥大细胞肉瘤

这是一种极为罕见的疾病，其特征在于高度非典型肥大细胞的局部破坏性生长，可以通过类胰蛋白酶或 CD117 免疫组织化学鉴定。

预后

儿童肥大细胞增生症通常预后良好，大多数病例在青春期左右即可消退。如上所述，系统性肥大细胞增生症的变型具有各种预后，从惰性到侵袭性不等。高分化的系统性肥大细胞增生症的特征是存在圆形肥大细胞，细胞质颗粒丰富，通常 KIT D816V 突变阴性，对伊马替尼有明显反应，预后良好。在 WHO 的分类中，高分化的系统性肥大细胞增生症未被认为是不同的类别。

前体淋巴肿瘤

概述

B 或 T 细胞谱系淋巴母细胞白血病 / 淋巴瘤，以

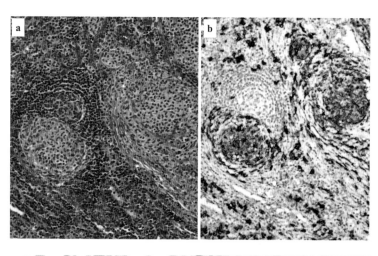

图 17.505　淋巴结累及的系统性肥大细胞增生症。该发现被认为是"B"征象。（a）淋巴结显示肥大细胞聚集，部分破坏了反应性淋巴滤泡。（b）类胰蛋白酶的免疫组织化学突出了滤泡间区域肥大细胞簇以及散在的肥大细胞

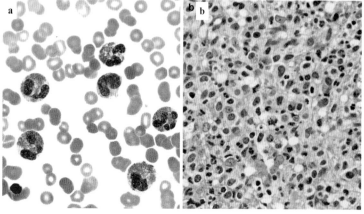

图 17.506　该图显示了与嗜酸性粒细胞增多有关的系统性肥大细胞增多。（a）外周血显示嗜酸性粒细胞增多。（b）骨髓显示细胞过多，单核细胞和嗜酸性粒细胞增多

前称为急性淋巴细胞性白血病（ALL），是前体淋巴细胞的恶性克隆性肿瘤。尽管更新了名称，但 ALL 的首字母缩写仍然很常用。这些肿瘤可表现为具有广泛的骨髓和外周血累及的白血病模式，或表现为淋巴瘤在淋巴结或组织浸润。与急性髓系白血病类似，建议诊断为急性白血病需要 ≥ 20% 的原始细胞；但是，可以接受较低的级别，但不建议这样做。特别值得一提的是，某些类型，如淋系和髓系肿瘤伴嗜酸性粒细胞和 FGFR1 重排，在细胞遗传学和组织学上有更好定义，即使在骨髓中有 > 20% 的淋巴母细胞也不属于淋巴母细胞性白血病 / 淋巴瘤。但在疾病过程中的某些时候，它们也可能表现为 < 20% 的髓原始细胞。对于治疗方案，无论是否存在肿块病变，都需要 > 25% 的骨髓原始细胞来定义白血病期。绝大多数前体淋巴样肿瘤是 B 细胞起源的（约 75%），其余大部分是 T 细胞的，只有很少的肿瘤是 NK 细胞的。在美国，ALL 的估计发病率约为每 10 万人中 1.6 例。年龄分布表明，ALL 是双峰的，第一个高峰出现在儿童时期，第二个高峰出现 60 岁。ALL 的发病机制涉及克隆细胞的异常增殖和分化。在大多数情况下，ALL 在先前健康的个体中表现为新发的恶性肿瘤。ALL 的特征是包括超二倍体、亚二倍体、易位和重排在内的染色体畸变和数量畸变，但被认为不足以诱发白血病。目前认为，ALL 起因于涉及淋巴样增殖和成熟途径的关键基因的突变。临床表现通常是非特异性的，并伴有骨髓衰竭症状。临床上，常见表现包括 B 症状（发烧、体重减轻和盗汗）、易出血或瘀青、疲劳、呼吸困难和感染。髓外受累发生在 20% 的患者中，可引起淋巴结肿大，脾肿大或肝肿大。诊断时中枢神经系统受累可能占 5%~8% 的患者。T 细胞 ALL 通常伴有纵隔肿块。

形态学、免疫表型和细胞遗传学评估对于确定诊断、分类和风险分层非常有价值。风险分层可以确定最合适的初始治疗方案，并评估是否需要异基因干细胞移植（Allo-SCT）。历史上，诊断时的年龄和白细胞计数已用于危险分层。小于 1 岁和大于 10 岁通常与不良预后有关。诊断时白细胞计数升高，定义为 B

淋巴母细胞白血病 > 30×10^9/L 或 T 淋巴母细胞白血病 > 100×10^9/L，这是无病生存期（DFS）和总体生存率（OS）的不利独立预后因素。尽管临床因素在指导治疗中起着重要作用，但是细胞遗传学异常在危险分层中起着重要作用。影响 ALL 预后的其他关键危险因素包括髓外受累，骨髓最小残留病（MRD）≥ 0.01% 以及 T 细胞或成熟的 B 细胞免疫表型。

B 淋巴母细胞白血病 / 淋巴瘤（B-ALL/LBL）

B 淋巴母细胞白血病 / 淋巴瘤分为两种亚型：B-ALL 重现性遗传异常和 B-ALL 非特指型。2016 年，两个新的临时类型被添加到重现性遗传异常列表中，亚二倍体被精简为低亚二倍体或具有 TP53 突变的亚二倍体。淋巴母细胞白血病 / 淋巴瘤分为 B 淋巴母细胞白血病 / 淋巴瘤和 T 淋巴母细胞白血病 / 淋巴瘤。其中 B 淋巴母细胞白血病 / 淋巴瘤包括 B 淋巴母细胞白血病 / 淋巴瘤，非特指型和淋巴瘤伴重现性遗传异常的 B 淋巴母细胞白血病，如 B 淋巴母细胞白血病 / 淋巴瘤伴 t（9;22）（q34.1;q11.2），BCR-ABL1；B 淋巴母细胞白血病 / 淋巴瘤伴 t（v;11q23.3），KMT2A 重排；B 淋巴母细胞白血病 / 淋巴瘤伴 t（12;21）（p13.2;q22.1）；ETV6-RUNX1；B 淋巴母细胞白血病 / 淋巴瘤伴超二倍体；B 淋巴母细胞白血病 / 淋巴瘤伴亚二倍体；B 淋巴母细胞白血病 / 淋巴瘤伴 t（5;14）（q31.1;q32.3），IL3-IGH；B 淋巴母细胞白血病 / 淋巴瘤伴 t（1;19）（q23;p13.3），TCF3-PBX1；临时类型，B 淋巴母细胞白血病 / 淋巴瘤，BCR-ABL1 样和 B 淋巴母细胞白血病 / 淋巴瘤伴 iAMP21。T 淋巴母细胞白血病 / 淋巴瘤包括：T 淋巴母细胞白血病 / 淋巴瘤，非特指类型；临时类型：早期 T 细胞前体淋巴细胞白血病和自然杀伤（NK）细胞淋巴母细胞白血病 / 淋巴瘤。在美国，每年的发病率约为每百万人 11 例。它最常发生于儿童时期，但也可以在成年人中看到，成年人的总体中位年龄为 39 岁。根据形态学评估，淋巴母细胞的变化范围从具有少量细胞质，浓缩核染色质和核仁不清楚的小细胞到具有中等数量细胞质，分散的染色质和多个核仁的较大细胞（图 17.507~17.509）。还可以观察到一些嗜锌细胞质颗粒（图 17.510）。但是，Auer 小体始终不存在。在形态学评估上，不可能区分 B 细胞和 T 细胞母细胞。诊断时进行的骨髓活检通常显示，骨髓几乎完全被大小和形状均一的母细胞所替代（图 17.511）。细胞化学研究表明，淋巴母细胞与高碘酸席夫（PAS）强烈反应（图 17.512），与酸性磷酸酶异常反应，而髓过氧化物酶阴性。

从免疫表型看，B 系母细胞始终对末端脱氧核苷酸转移酶（TdT）呈阳性，不同程度表达 B 细胞标记 CD10、CD19、CD20、CD22 和 CD79a，并表达弱的 CD45（图 17.513）。B 细胞标志物也可通过免疫组织化学在组织切片中证实，可用的标志物包括 PAX5（图 17.514）、CD19、CD20 和 CD79b。T 细胞标记 CD3

和 CD7 没有表达。干细胞抗原 CD34 在大约 40% 的病例中呈阳性。在多达 30% 的病例中发现髓系抗原的共表达，最常见的是 CD13 和 / 或 CD33，这表明这些抗原不是谱系特异性的。CD33 与 ETV6 基因的重排有关。在 KMT2A（以前称为 MLL）基因的重排的情况下［例如在 t（4;11）中］，经常看到 CD15、CD33 和 CD68 的共表达。前体 B 细胞肿瘤具有免疫球蛋白重链基因重排；此外，约 30% 的病例具有 T 细胞受体 γ 或 β 链基因的单克隆重排。因此，抗原受体基因的重排不是谱系特异性的，并且出于分类的目的，我们遵循免疫表型特征来指定 B 细胞或 T 细胞谱系。

细胞遗传学异常常见于前体 B 淋巴母细胞性肿瘤。尽管对于诊断本身并不是必需的，但它们对于预

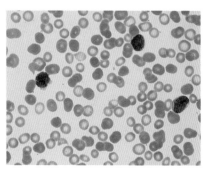

图 17.507 外周血中 B 淋巴母细胞白血病 / 淋巴瘤的母细胞。在这种情况下，母细胞大小由小到中等，染色质开放，嗜碱性粒细胞质稀少，以前称为 L1 型

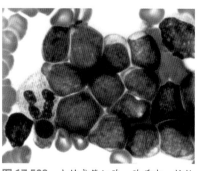

图 17.508 大的成簇细胞，胞质少，核轮廓不规则，染色质开放。一些母细胞显示单个核仁。与中性粒细胞和正常母细胞相比，这些母细胞明显更大。这些母细胞以前称为 L2 型母细胞

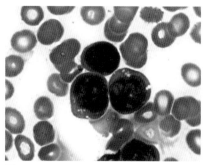

图 17.509 有细胞质空泡和细胞核的大的母细胞，核轮廓和核仁不规则。这些特征可见于 B 或 T 淋巴母细胞白血病 / 淋巴瘤

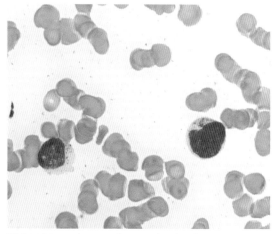

图 17.510 B 淋巴母细胞性白血病 / 淋巴瘤的母细胞在细胞质中显示嗜蓝颗粒。尽管这种情况很少见，但它可用于随访病例和已发现的残留疾病的特征。这些母细胞使染色质部分凝结

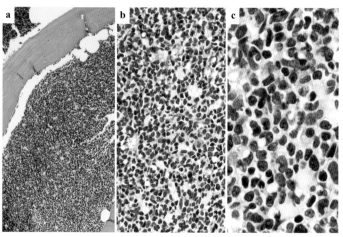

图 17.511 B 淋巴母细胞白血病浸润的骨髓活检。（a）细胞增多（＞95%）的骨髓，完全覆盖了骨髓间隙。（b）细胞浸润均匀，未观察到残留的巨核细胞和红系或髓系前体。（c）高倍显示，浸润液中的大多数细胞小至中等大小，核轮廓不规则

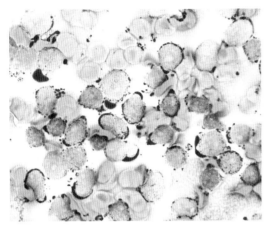

图17.512 骨髓穿刺涂片上的高碘酸席夫（PAS）染色表明淋巴母细胞呈强阳性。淋巴母细胞的PAS阳性率不一致

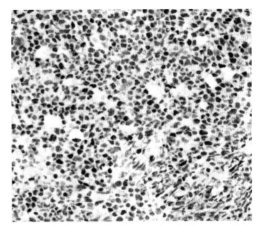

图17.514 免疫组织化学结合B细胞标记物PAX-5显示，在本例B淋巴母细胞白血病/淋巴瘤中，大多数细胞呈核阳性

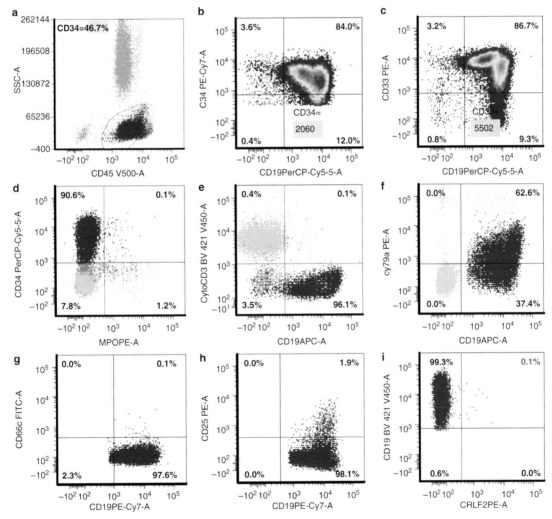

图17.513 外周血标本的流式细胞术免疫表型显示出B淋巴母细胞白血病/淋巴瘤的特征。（a）直方图以红色突出显示并用圆圈圈出描绘了可疑细胞群。该群体被描述为暗的CD45，占血液样本中46.7%的细胞。（b）干细胞标记CD34和B细胞标记CD19的可疑细胞群为阳性。（c）可疑人群的CD19与骨髓相关的标志物CD33为阳性。尽管CD33是与髓系相关的标志物，但它不是髓系细胞特有的，可以在T或B淋巴细胞中表达。（d）原始细胞对CD34呈阳性，对髓系标记髓过氧化物酶呈阴性。（e）母细胞表达CD19，胞质CD3阴性。（f）共表达B细胞标记CD19和CD79a。（g）母细胞对CD19呈阳性，对髓系标记CD66c呈阴性。CD66可能是B淋巴母细胞白血病中费城染色体存在的替代标志。（h）母细胞对B细胞标志物CD19呈阳性，而对CD25则呈阴性。CD25可能是B淋巴母细胞白血病中费城染色体存在的替代标志。（i）母细胞对CD19呈阳性，对CRLF2呈阴性。CRLF2的表达与费城相关，如B淋巴母细胞白血病

后很重要。导致 ETV6-RUNX1 融合的超二倍体（51~65 条染色体；DNA 指数 1.16~1.6）和隐匿 t（12;21）易位与良好预后相关。亚二倍体（< 45 条染色体），易位 t（9;22）导致 BCR-ABL1 融合，涉及 KMT2A 的重排以及 21 号染色体的染色体内扩增，均与高风险的临床特征或不良的预后相关。

费城染色体阳性（Ph+）ALL 由 t（9;22）（q34;q11）和 BCR-ABL1 表达所定义。Ph 染色体是一种相互易位，将 22 号染色体上的断点簇区（BCR）基因的上游 5' 外显子与 9 号染色体上的 Abelson（c-ABL）病毒癌基因的细胞同源物的 3' 外显子并置，产生 BCR-ABL1 融合基因。BCR-ABL1 融合存在于所有慢性粒细胞白血病病例的 3%~5% 和 25% 成人 ALL 中。此外，BCR-ABL1 编码两种主要的 BCR-ABL1 融合癌蛋白（p190 和 p210），它们来自 BCR 基因中的不同易位断点。

在成年人中，p210 亚型发生在约 33% 的病例中，而 p190 亚型则发生在 67% 的病例中。在儿童中，约 90% 的病例中会出现 p190 亚型。伊马替尼用作慢性期慢性粒细胞白血病的一线治疗，也用于 Ph+ALL 的治疗。与慢性粒细胞白血病不同，Ph+ALL 中对伊马替尼的持久反应并不常见，无论是否进行骨髓移植，治疗需要添加常规药物。此外，Ph+B-ALLs 与 Ikaros(由 IKZF1 编码）转录因子的功能丧失有关，后者是正常淋巴发育所需的锌指核蛋白家族的成员。

ALL 患儿的 IKZF1 缺失是与不良预后相关的最常见的遗传标记。这些突变在患有 B-ALL 的成年人中也很常见，并且在并发 BCR-ABL1 的患者中也与预后不良有关。

最近，已经鉴定出具有与 Ph+ALL 相似的基因表达谱但没有 BCR-ABL1 重排的变型，并将其称为 Ph- 样 ALL，也称为 BCR-ABL1-l 样 ALL。该亚型在当前的 WHO 分类中被列为临时类型，由于其与诱导化疗反应差、常见的微小残留疾病、复发风险增加和生存率差相关联，因此对其评估和分类非常重要。随后的研究表明，Ph- 样 ALL 有两个广泛的遗传亚组：CRLF2 的重排和 JAK 突变。染色体重排导致约

50% 的 Ph- 样 ALL 病例中 CRLF2 过表达。几乎一半的 CRLF2 过表达患者伴有 JAK-STAT 点突变，最常见的是 JAK2 R683G，这会导致可抑制 JAK 的 JAK-STAT 激活。CRLF2 重排的病例显示 Xp22.3/Yp11.3 上的 PAR1 基因间质缺失，该基因将 CRLF2 与 P2RY8 基因连接，导致产生 P2RY8-CRLF2 转录本。其他易位，通常是隐匿的，将 CRLF2 与 14q32 免疫球蛋白重链基因 IGH 结合。在患有唐氏综合征的 B-ALL（DS-ALL）儿童中，CRLF2 重排和 JAK 突变很常见。患有唐氏综合征和 ALL 的儿童中约有 30%~50% 患有 CRLF2 重排，而没有唐氏综合征的儿童中有 5%~10%。与唐氏综合征相比，唐氏综合征 -ALL 和 CRFL2 重排的儿童比 IGH-CRLF2 更可能具有 P2RY8-CRLF2，并发 JAK 突变的频率更高。

P2RY8-CRLF2 患者（中位年龄 4 岁）比 IGH-CRLF2 患者（中位年龄 14 岁）更年轻，白细胞计数也较低，因此不太可能被归类为美国国立癌症研究所高危患者（NCIHR；年龄 ≥ 10 岁或初始白细胞计数 ≥ 50×10^9/L）。在没有 CRLF2 过表达的 Ph 样 ALL 患者中可以看到的其他遗传改变是 EPOR 重排和酪氨酸激酶易位，涉及 ABL1（与 BCR 以外的伴侣）、JAK2、ABL1、ABL2 和 PDGFRB。ABL 类融合蛋白对酪氨酸激酶抑制剂（TKI）敏感，而 JAK2 和 EPOR 的重排适合 JAK 抑制剂。因此，Ph- 样 ALL 的基因组表征具有重要的治疗意义。具有 21 号染色体的染色体内扩增的 B-ALL 是 WHO 分类中的另一个新发现的类型。它发生在大约 2% 的 ALL 儿童中，尤其是 WBC 计数较低的大龄儿童，它预后不良，在某种程度上可以通过更积极的治疗来缓解。该白血病的特征在于扩增了 21 号染色体的一部分，可以用 FISH 检测，用探针鉴定 ETV6-RUNX1 易位，可揭示该基因的五个或更多拷贝（或中期 FISH 检测单个异常 21 号染色体上的三个或更多额外拷贝）。表 17.80 总结了 B-ALL/LBL 中的遗传异常。

T 淋巴母细胞白血病 / 淋巴瘤（T-ALL/LBL）

T-ALL/LBL 是前体 T 细胞的侵袭性肿瘤，在美国占小儿 ALL 病例的 10%~15%，占成人 ALL 病例

表 17.80　B 淋巴母细胞白血病／淋巴瘤的遗传异常

遗传性病变	免疫表型	预后组	相关的临床特点
B-ALL/LBL 伴超二倍体（＞50 条染色体）	可变	有利的	20% 伴 FLT 激活；DNA 指数 ≥ 1.16
B-ALL/LBL 伴亚二倍体（＜46 条染色体）	可变	不利的	大多数为 45 条染色体，但偶尔为近单倍体（23-29 条染色体）
B-ALL/LBL，伴 t（12;21）（p13.2;q22.1）；ETV6-RUNX	CD9、CD10、CD20 通常阴性；CD13、CD33 通常暗阳	有利的	常规核型未发现的隐匿性病变（需 FISH 或分子）
B-ALL/LBL 伴 t（9;22）（q34.1;q11.2）；BCR-ABL1	CD117 通常不表达与 CD25 密切相关	不利的	相关 IKZF1 或 CDKN2A 缺失；伊马替尼耐药性迅速发展
B-ALL/LBL 伴 t（5;14）（q31.1;q32.1）；IGH/IL3	可变	不利的	与嗜酸性粒细胞增多有关（非肿瘤性）
B-ALL/LBL 伴 t（1;19）（q23;p13.3）；TCF3-PBX1	CD9、CD10、CD19 及胞质 μ 链均为阳性；CD34 阴性	不利的	强化化疗改善预后；中枢神经系统受累和复发是常见的
t（v;11q23.3）；KMT2A 重排	通常 CD10 为阴性，CD19 为阳性	不利的	大剂量阿糖胞苷治疗某些重排可改善预后；MLL-AF4 预后不佳
伴 BCR-ABL1 类的 B-ALL/LBL	通常 CD10 和 CD19 阳性；CRLF2 易位显示高水平的 CRLF2 表达	不利的	PDGFRB 易位与 EBF1 显示化疗耐药和对 TKI 的显著反应
B-ALL/LBL 伴 iAMP21	可变	相对不利的	用于识别 ETV6-RUNX1 的探针进行 FISH 识别
t（17;19）（q22;p13）；E2a-HLF	可变	不利的	青少年常见；可能表现为弥漫性血管内凝血和高钙血症
基因突变			
PAX5	可变	与结果无关	基因改变：缺失、易位、序列突变
IKZF1	可变	不利的	与 BCR-ABL1 阳性和 BCR-ABL1 阴性 B-ALL 预后不良相关；基因改变：局部缺失或序列突变
JAK1/2	可变	可变	可能对 JAK 抑制剂敏感；基因改变：假激酶和激酶结构域突变
CRLF2	可变	不利的	在高达 50% 的病例中与突变 JAK 相关；基因改变：IGH-CRLF2 或 P2RY8-CRLF2 过表达
IL7R	可变		JAK2 抑制剂也可能有用；遗传改变：跨膜结构域的复杂框架内突变
TP53	可变	不利的	功能丧失或明显阴性；基因改变：缺失和序列突变；功能丧失或明显阴性
激酶重排和突变	可变	可变	ABL 类融合可能对酪氨酸激酶抑制剂（TKI）敏感；JAK2 和 EPOR 的重排受 JAK 抑制剂的影响；基因改变：ABL1、PDGFRB、EPOR 和 JAK2 重排，SH2B3 缺失

的 20%~25%。男性的患病率是女性的两倍。在成年人中，T-ALL/LBL 比 B-ALL/LBL 预后更好。患者通常是青少年或年轻成人，通常表现为白细胞增多和贫血或血小板减少。患者常表现为晚期广泛播散的疾病，通常表现为纵隔肿块（图 17.515），常常伴有胸膜和心包积液。侵透到中枢神经系统很常见。尽管许多患者出现急性病程，但有些患者的症状可能会在几周到几个月内缓慢发展。在形态学上，淋巴母细胞大小不一，通常为小到中等，核浆比率高，染色质分散到浓缩，细胞核不规则到卷曲，核仁不明显到突出（图 17.516）。还可以检测到手镜形（图 17.517）和颗粒状细胞质的母细胞（图 17.510）。可以看到中型到大型淋巴母细胞与中等数量的细胞质的母细胞。在所有情况下均未发现 Auer 小体。

骨髓通常显示弥漫性浸润，但扩散程度不及 B-ALL/LBL。因此，通常会有残留的正常三系造血细胞。

从免疫表型上看，母细胞通常对 CD1a、CD2、细胞质 CD3 和 CD7 呈阳性（图 17.518 和 17.519）。CD7 的表达通常比正常的成熟 T 细胞均匀且强阳性。大多数 T-ALL/LBL 是 TdT 阳性的（免疫组织化学检测为 90%，流式细胞术检测为 70%~80%）。但是，TdT 阴性的 T-ALL/LBL 病例有时会发生，并可能被误诊为成熟的 T 细胞淋巴瘤。TdT 表达的缺乏定义为 0%~10% 的淋巴母细胞阳性。TdT 阴性的 T-ALL/LBL 患者的疾病进展率明显更高，总生存期更短。尽管无统计学意义，但与 TdT+ 病例相比，TdT 阴性病例显示更高的"早期 T 前体"（ETP）免疫表型百分比。T-ALL/LBL 还揭示了 CD1a、CD2、表面 CD3、CD4、CD5

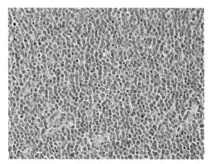

图 17.515   T 淋巴母细胞性白血病 / 淋巴瘤累及纵隔。淋巴结的结构完全破坏，可见均一的细胞浸润

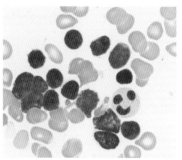

图 17.516   T 淋巴母细胞白血病 / 淋巴瘤。这种骨髓穿刺涂片显示小到中等大小的母细胞，胞质很少（核与胞质之比高）。这个病例表明，小的母细胞有一个浓缩的染色质，模仿成熟的淋巴细胞。中等大小的母细胞显示染色质开放

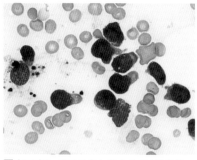

图 17.517   T 淋巴母细胞白血病 / 淋巴瘤。这种骨髓穿刺涂片显示出具有极化和突出细胞质的母细胞，称为"手镜形"外观

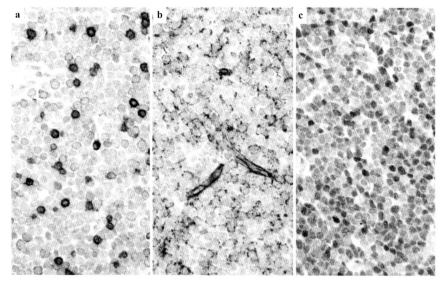

图 17.518   T 淋巴母细胞性白血病 / 淋巴瘤累及纵隔。免疫组织化学表明：（a）母细胞对 T 细胞标记 CD3 微弱呈阳性，与抗 CD3 强阳性的小淋巴细胞是反应性淋巴细胞（内对照）；（b）母细胞对干细胞标记 CD34 部分呈阳性；注意内皮细胞也对 CD34 阳性（内对照）；（c）母细胞对淋巴母细胞标记物 TdT 呈弥漫阳性

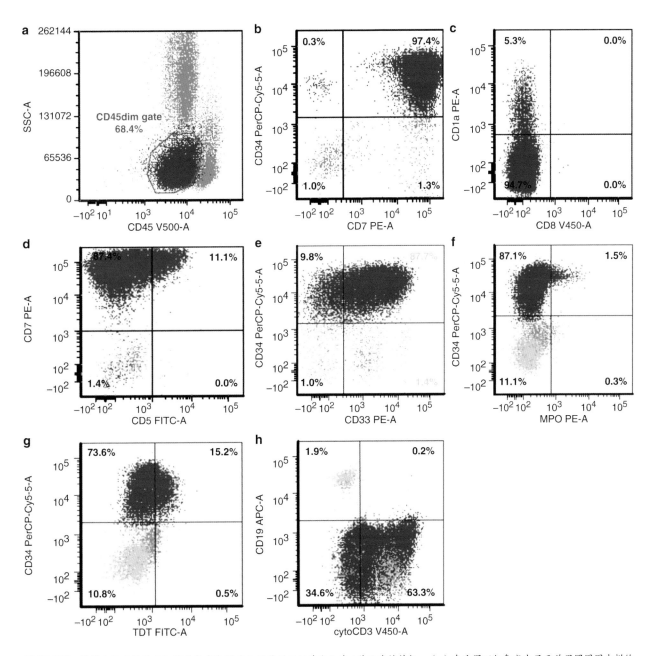

图 17.519　外周血标本的流式细胞术免疫表型显示 T 淋巴母细胞白血病 / 淋巴瘤的特征。（a）直方图以红色突出显示并用圆圈圈出描绘了可疑细胞群。该群体被描述为暗的 CD45，占血液样本中 68.4% 的细胞。CD45 较亮的细胞簇代表成熟的淋巴细胞（红色区域右侧的灰色细胞）。（b）干细胞标记 CD34 和 T 细胞标记 CD7 的可疑种群为阳性。（c）对于未成熟的 T 细胞标记 CD1a 和抑制性 T-CD8，可疑细胞群为阴性。阳性的临界值是目标细胞群的 20%；在这种情况下，CD8 为 0%，CD1a 为 5.3%；因此，两者都被认为是阳性的。（d）母细胞对 CD7 呈阳性，对 T 细胞标记 CD5 呈阴性。如上所述，有 11.1% 的细胞表达 CD5，但该值低于 20% 的临界水平。（e）母细胞共表达 CD34 和与髓系相关的 CD33。尽管 CD33 是与髓系细胞相关的标志物，但它对髓系细胞不是特异性的，可以在 T 或 B 淋巴母细胞中表达。（f）母细胞表达 CD34，且髓过氧化物酶阴性（1.5% 低于 20% 的临界值）。（g）母细胞对 CD34 呈阳性，对 TdT 呈阴性。由于 TdT 的正值为 15.2%，因此一些专家可能会将此值视为部分阳性。（h）母细胞对 B 细胞标记 CD19 阴性，对细胞质 CD3 阳性。在未成熟的 T 细胞中发现了细胞质 CD3。总而言之，这种模式表明母细胞具有 T 细胞谱系。母细胞对 CD34、CD7、胞质 CD3、CD33 和 TdT（部分）呈阳性；母细胞对 CD1a、CD5 和髓过氧化物酶呈阴性。此外，这种 CD5-、CD8- 和 CD33+ 模式与早期 T 前体淋巴母细胞性白血病（ETP-ALL）一致，后者是侵袭性 T 淋巴细胞性白血病 / 淋巴瘤的一部分，具有更激进的临床病程

和 CD8 的可变表达。CD4 和 CD8 经常双重表达，但它们对 T-ALL 并不特异，因为在 T 细胞前淋巴细胞性白血病中可以看到双重阳性，也出现 CD4–/CD8– 双阴性。CD10 可以在一部分病例中看到，并且在 T-LBL 中比在 T-ALL 中更为常见。CD34、CD1a 和 CD99 可能有助于定义未成熟的 T 细胞表型。一种或两种髓系抗原 CD13 和 CD33 在 20%~30% 的病例中可以表达。在大约 10% 的 T-ALL/LBL 病例中已观察到 CD79a 阳性。CD117（cKIT）有时为阳性。这种情况与 FLT3 的激活突变有关。

基于 CD1a 和表面 CD3（sCD3）的表达，T-ALL/LBL 可分为三类：早期（CD1a– 和 sCD3–），胸腺内（CD1a+ 和 sCD3–）和成熟（CD1a– 和 sCD3+）。最近，已经识别出早期 T 细胞前体（ETP）ALL/LBL，并属于早期 T-ALL/LBL 组，并且被认为是高风险 T-ALL/LBL（图 17.519）。ETP-ALL/LBL 在儿童期 T-ALL/LBL 中占 12%，在成人 T-ALL/LBL 中占 7.4%。

免疫表型上，ETP-ALL/LBL 具有以下特征：CD1a 和 CD8 表达缺失（＜5% 细胞），CD5 表达缺失或弱（＜75% 阳性细胞），以及表达（＞25% 阳性细胞）的一种或多种骨髓（CD11b、CD13、CD33 和 CD117）或干细胞（CD34、HLA-DR）标记。CD5 强表达或更均匀但又符合 ETP 标准的病例应称为"接近 ETP"或"接近 ETP-ALL/LBL"。髓过氧化物酶在所有情况下均为阴性，但如果为阳性，则该病例很可能属于另一种诊断类型，并且可能符合 T/髓系混合表型急性白血病、急性髓系白血病或淋系/髓系肿瘤伴嗜酸性粒细胞增多及 PDGFRA、PDGFRB 或 FGFR1 重排，或前体 NK 细胞淋巴母细胞白血病/淋巴瘤（NK-ALL/LBL）。

如前所述，髓样标志物 CD13 或 CD33 的存在并不排除对 T-ALL/LBL 的诊断，也不表明存在混合表型的急性白血病，T/髓系。为了确定 T/髓系白血病的诊断，应在 cCD3 阳性母细胞（双表型）或不同亚群（cCD3 阴性）母细胞（混合谱系/双线性）上表达髓系标志物髓过氧化物酶，或部分母细胞表达单核细胞（CD64、CD11b、CD4、CD36 或 CD14 阳性）。

CD117 可以在 T-ALL/LBL 中表达，尤其是在具有 FLT3 ITD 突变的情况下。原粒细胞上 cCD3 的弱表达或阴性，不足以诊断混合型急性白血病（T/髓系）。在这种情况下，即使在髓系白血病的亚型上，表达也应该很强或明亮。在 ETP-ALL 中通过免疫组织化学对 cCD3 的评估可以帮助确认原始细胞的 T 谱系分化，因为通过流式细胞术可以发现它是部分或弱的。前体 NK-ALL/LBL 通常表达 CD2、CD7、CD56 和 CD94，而 T 细胞受体基因重排是胚系。

T-ALL/LBL 几乎总是显示出 T 细胞受体 γ 或 beta 基因的克隆重排，在约 20% 的病例中也可能显示免疫球蛋白重链基因重排。在 T-ALL/LBL 病例的 50%~70% 中发现了异常的核型。最常见的异常是易位，涉及 14q11.2 的 α 和 δT 细胞受体（TCRα/δ）基因座，7q35 的 β 基因座（TRB）和 7p14-15 的 γ（TRG）。伴侣基因是可变的，包括 MYC（8q24），TAL1/SCL（1p32），LMO1（RBTN1）（11p15），LMO2（RBTN2）（11p13），HOX11（TLX1）（10q24），HOX11L2（TLX3）（5q35），以及胞质酪氨酸激酶 LCK（1p34）。已经提出，T-ALL/LBL 可以分为四个不同的不重叠的遗传亚组：TAL 或 LMO、TLX1、TLX3 和 HOXA 基因。TLX1 组的患者预后良好，其他组与 ETP-ALL 的对应性更高。T-ALL/LBL 中最常见的缺失是 del（9p），涉及 p16（ink4a）抑癌基因（CDK4 抑制剂）的缺失，这种情况发生在 30% 的病例中。在大约 25% 的情况下，可以看到 1p32 处 TAL1 基因的缺失。编码对早期 T 细胞发育至关重要的蛋白质的 NOTCH1 基因在大约 50% 的情况下发生了突变。FBXW7 基因是 NOTCH1 的负调控子，在约 30% 的病例中发生了突变。ETP-ALL/LBL 的特征是分子特征鲜明，NOTCH1 突变的发生率较低，且 FLT3 和 DNMT3A 突变的存在频繁。

不明谱系急性白血病

未名系别的急性白血病很少见，包括＜4% 的所有急性白血病。它们包括急性未分化白血病（但是未显示谱系特异性抗原）和混合表型急性白血病（MPAL）。MPAL 类别可以是具有单个母细胞群体的白血病，其共同表达多种谱系的抗原（历史上称为"双表型"急性白血病），也可以是两种不同的母细胞群体，每种表达不同谱系的抗原（历史上称为"双系别"白血病）。表达的歧义通常涉及 B 谱系（约 70% 的病例）或 T 谱系（约 24% 的病例）的抗原。在个别极为罕见情况下，与 B 细胞和 T 细胞谱系相关的抗原或所有三个谱系的抗原共表达极为罕见。可以通过遗传或临床特征归为另一类的病例不应被诊断为 MPAL。例如，t（8;21），t（15;17）和 inv（16）的急性髓系白血病可以表达淋巴相关标志物，但应归为具有重现性遗传异常的急性髓系白血病。该原则适用于所有复发性细胞遗传学异常的急性髓系白血病。通常，未名系别白血病的诊断取决于免疫表型。流式细胞术免疫表型是在同一细胞上同时显示淋系和髓系分化抗原的最灵敏方法。因此，它是分析急性白血病的首选方法。对于具有两个不同表型的不同白血病细胞群的情况，流式细胞术免疫表型，组织切片上的免疫组织化学或涂片上

的细胞化学染色是合适的。当前的 WHO 分类标准已确立了为单个母细胞伴多个谱系分化的要求，并在表 17.81 中进行了概述。表 17.82 总结了歧义不明谱系的急性白血病的主要亚型。

在大多数情况下，MPLA 的 T 细胞成分的特征在于 cCD3 的强表达和 sCD3 的缺失。通过与相同样品中正常残余 T 细胞的强度进行比较，可以确定 cCD3 在母细胞上的强表达。流式细胞术免疫表型是评估 cCD3 的最佳方法。但是，也可以使用 CD3 的免疫组织化学。

MPAL 的 B 细胞成分的特征是 CD19 与 CD10 共同表达，或者在不存在 CD10 的情况下与 cCD79、CD22 或 PAX5 共同表达（通常由免疫组织化学确定）。如果 CD19 表达强，则仅需要一个其他标记，但是如果 CD19 表达弱，则混合谱系的分化需要表达至少两个其他标记。

细胞质髓过氧化物酶是髓系/粒系分化的最特异

表 17.81　将多个谱系分配给一个原始群体的要求

谱系	谱系分配要求
髓系	髓过氧化物酶（流式细胞术、免疫组织化学或细胞化学）
	单核细胞分化至少需要以下两个条件
	CD11c、CD14、CD64、溶菌酶或非特异性酯酶细胞化学
T 细胞	强细胞质 CD3（含 CD3ε 链抗体）或表面 CD3
B 细胞	强 CD19，至少有以下一种强表达：CD79a、细胞质 CD22 或 CD10 或弱 CD19，至少有以下 2 种强表达：CD79a、细胞质 CD22 或 CD10

表 17.82　急性未名系别白血病亚型的临床、遗传和免疫表型特征

亚型	定义	形态	临床特征	免疫表型	预后
急性未分化白血病（但缺乏谱系）	淋巴系和髓系都没有特异性标记	无髓系分化的形态学特征	与其他急性白血病相似的临床特征	原始细胞伴有 B 和髓系标记	不良
混合表型急性白血病 伴 t（v;11q23）；KMT2A 重排	符合 MPAL 标准；携带涉及 KMT2A 的易位；AF4 是 4q21 最常见的伴侣基因；Del 11q23 不属于此类别	双相母细胞群，有些像淋巴母细胞，有些像单核母细胞	与其他急性白血病相似的临床特征；白细胞增多	常见 CD15+；CD22 和 CD79a 弱表达	不良
混合表型急性白血病，B/髓系，非特指型	符合 B 和髓系的标准；没有特定的遗传变异	双相母细胞群或细胞看起来像淋巴母细胞的母细胞	—	—	不良
混合表型急性白血病，T/髓系，非特指型	符合 T 和髓系的标准；没有特定的遗传变异	双相母细胞群或细胞看起来像淋巴母细胞的母细胞	—	—	不良

修改自 Borowitz 等，WHO（2017）

性标志物。但是，如果原始细胞具有单核细胞分化，则髓过氧化物酶可能是阴性的。因此，为了将单核细胞成分分化判断为 MPAL，需要至少两个单核细胞分化标记。这些标记包括非特异性酯酶、CD11c、CD14、CD64 或溶菌酶的细胞化学。如果使用髓过氧化物酶作为 MPAL 的唯一诊断标准，则需要谨慎，因为已证明多种抗髓过氧化物酶抗体会与 B-ALL/LBL 母细胞发生反应。因此，对于单个原始细胞群体，通过流式细胞术显示骨髓过氧化物酶表达较弱的 B 细胞淋巴表型的病例，诊断 MPAL 可能不合适。其他有助于诊断的标准包括髓过氧化物酶或 CD117 表达的细胞化学染色以及强的 CD13 和 CD33。

不明谱系急性白血病的临床表现在其他急性髓系白血病病例中很常见，通常与骨髓衰竭有关，包括疲劳、感染和出血性疾病。没有单一的染色体异常与不明谱系的急性白血病有独特的关联。

基因异常

Owaidah 等在他们的 23 例具有双表型的急性髓系白血病的研究中发现，68% 的病例具有克隆的细胞遗传学异常，而 32% 的病例具有正常的核型。最常见的异常包括 KMT2A（以前称为 MLL）位点 11q23 的重排，然后是费城染色体易位 t(9;22)(q34;q11.2)。其他异常包括删除 6q、5q 和 12p 缺失。Legrand 等发现了相似的遗传发现。在另一项研究中，Lee 等人发现费城染色体发生在 14/43（32%）患者中，是最常见的异常。Rubnitz 等发现他们的 29/33 名儿科患者的核型异常，主要涉及 5 号或 7 号染色体，然后是 12p。Buccheri 等报道的大量双表型急性白血病病例中已经报告了免疫球蛋白重链或 T 细胞受体基因的重排或缺失。

治疗和预后

MPAL 患者没有标准的治疗方法。少数研究比较了 MPAL 患者与急性髓系白血病或淋巴母细胞性白血病/淋巴瘤的对照患者的结局，这些研究发现，双表型白血病患者的预后较差，总生存期差，无病生存率低。与患病成人相比，双表型急性白血病的小儿预后较好。一些研究试图将免疫表型与 MPAL 患者的预后相关。一些研究没有显示 B/髓系白血病患者与 T/髓系白血病患者的生存率存在差异，而另一些研究发现，T/髓样表型患者的总生存率较差。对于 CD19 和 CD14 表达的病例也有类似的观察。Zheng 等结果表明，髓过氧化物酶不是该病的预后指标。还评估了遗传异常与临床结果的相关性。Lee 等研究表明费城染色体的存在与存活率无关。然而，Killick 等和 Xu 等都发现 t(9;22)(q34.1;q11.2) 的存在与较差结局和预后相关（图 17.520~17.524）。

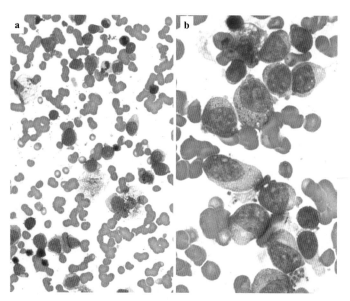

图 17.520　混合表型急性白血病（B/髓系）患者的外周血涂片，非特指型。来自 MPAL，B/髓系患者（a）40× 和（b）100× 的复合物。骨髓穿刺液显示双相图像；一些母细胞具有淋巴样特征，染色质相对较细腻且较小，而另一些母细胞较大，染色质稍开放，细胞质颗粒丰富，核突出，具有髓系外观。这张图片提出了双相性白血病的可能性

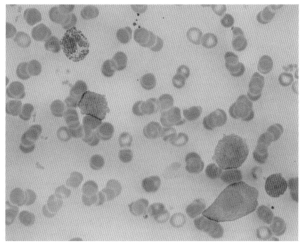

图 17.521　髓过氧化物酶免疫组织化学检查显示两个阳性髓母细胞和一个阴性淋巴母细胞

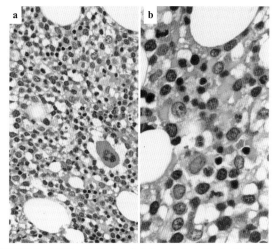

图 17.522　MPAL，B/髓系的患者复合物（a）40×和（b）100×，显示两种白血病细胞（小细胞和大细胞）的弥漫性浸润

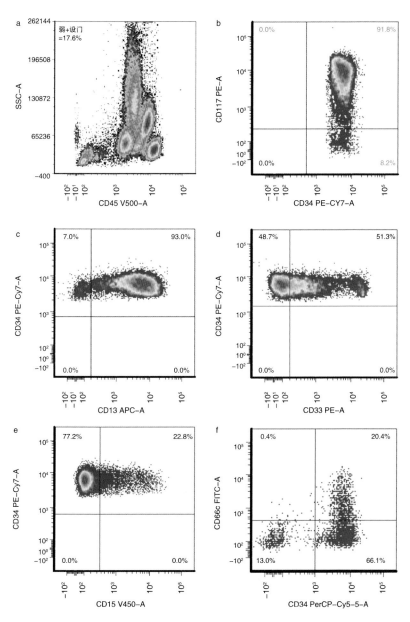

图 17.523　急性未明系别白血病患者的骨髓抽吸物进行的流式细胞术免疫表型。最好分类为混合表型急性白血病，B/髓系，未另作说明，它同时表达髓样和B谱系标记。核型显示49，XY，del（5）（q23q21），del（20）（q11.2q13.3），+21。（a）CD45与侧面散布的图相比，母细胞增多了。（b）母细胞表示CD34和CD117。（c）母细胞表达CD34和髓系相关标记CD13。（d）母细胞表达CD34和与髓系相关的标志物CD33（部分表达）。（e）母细胞表达CD34和成熟的髓系标记CD15（部分表达）。（f）母细胞表达CD34和与髓系相关的标志物CD66c（部分表达）

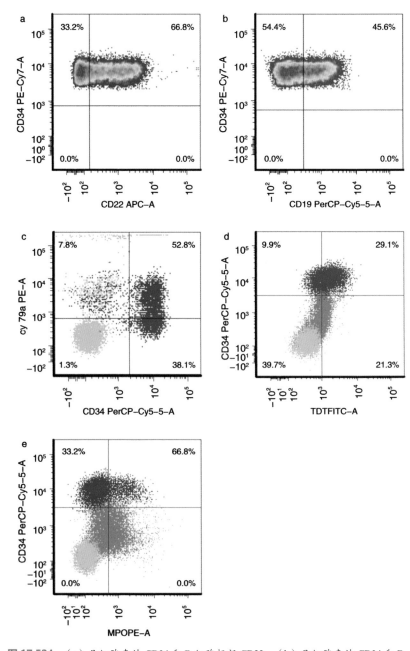

图 17.524　（a）母细胞表达 CD34 和 B 细胞标记 CD22。（b）母细胞表达 CD34 和 B 细胞标记 CD19。（c）母细胞表达 CD34 和 B 细胞标志物胞质 CD79a。（d）母细胞表达 CD34 和未成熟的淋巴母细胞标志物 TdT。（e）母细胞表达 CD34 和髓过氧化物酶（小群，占 6.2%）

第三节　脾脏

解剖学、组织学和正常功能

解剖学

脾脏是次级淋巴器官,起源于中胚层(肠系膜背侧),其形状为三角形至肾形,位于腹部的左上方,横跨第九和第十一肋骨之间的区域。脾脏位于胃,左肾和胰腺尾巴的外侧。通常,长度在8~12 cm之间,宽在4~5 cm之间,重量在150~200 g之间(图17.525)。在上方,脾脏与左膈肌紧密接触。在侧面和前方受到肋骨的保护,在后方受到腹膜后脂肪的保护,并由脾脏和脾脏韧带固定在腹膜周围,这些韧带是器官周围腹膜的浆膜反折。脾动脉(腹腔干的一个分支)和脾静脉(引流至肠系膜上静脉和门静脉的静脉)位于脾门,该肺门还包含淋巴管和脾门肺淋巴结。有时脾门周围以及有时在腹腔的其他部位发现副脾并不少见。

组织学和正常功能

脾脏是有被膜的淋巴器官有以下功能的:对血液中潜在病原体(特别是有被膜的器官,例如肺炎球菌、嗜血杆菌和奈瑟氏菌)或循环中的外来抗原进行免疫检查,破坏旧的或异常的红细胞(RBC),清除红细胞胞质内含物,调节铁的代谢,储存血小板,以及造血(胎儿期的重要部位和成人骨髓损伤或骨髓浸润性疾病的次要部位)。

脾被膜由无肌肉的纤维结缔组织组成。脾小梁从被膜延伸到实质,实质由两个区域组成:红髓和白髓(图17.526)。红髓是充满红细胞的场所,包含两种类型的循环系统:一种是开放的,一种是封闭的(图17.527和17.528)。由于脾脏是一个主要由间质细胞和网状细胞组成的网状纤维支撑的器官,脾动脉的大分支必须在从被膜延伸的小梁内穿行,以避免破裂(图17.529)。一旦较小的动脉离开小梁,它分为终末小动脉和微丝小动脉(纤毛,因为它们类似于青霉的菌丝)(图17.529),遵循两条途径:①在封闭系统中继续,由脾窦流入静脉(CD8−CD31+/CD34−),使血液返回脾静脉;②分支进入巨噬细胞覆盖的毛细血管(CD8-/CD31+/CD34+),终止于髓索,从那里渗出的血液必须通过脾窦壁重新进入循环(图17.530和17.531)。脾窦壁(窦)由称为窦岸细胞(CD8+/CD31+/CD34−)的特殊内皮细胞组成,这些细胞留下狭缝状间隙供血液成分穿过(图17.531~17.533)。窦岸细胞通过不连续的基膜(称为桶状环)交织在一起,可以用PAS或网状蛋白染色突出显示(图17.531)。正常的血液成分毫无问题地穿过脾窦壁的狭缝状间隙。但是,衰老且异常坚硬或易碎的RBC(镰状细胞、单核细胞、靶细胞)或带有包裹体的RBC的胞质部分(Howell-Jolly,Pappenheimer和Heinz体,疟原虫)无法穿过该壁,因此被Billroth中的巨噬细胞捕获并吞噬(图17.534和17.535)。大量循环淋巴瘤细胞可能保留在脾脏中,因为它们无法通过产生脾肿大的开放循环。

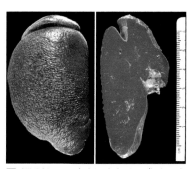

图17.525　远端胰切除术的正常脾。左侧,被膜薄且光滑,无损伤。右侧,实质由具有足够脉管系统的均质红髓制成。白髓不容易被观察。肺门包含脾血管和脂肪组织。可能发现或未发现肺门淋巴结

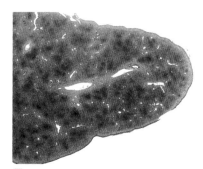

图17.526　脾脏,低倍。被膜完整,实质中含有红色的红髓(粉红色区域)和白色的白髓(紫蓝色结节)。空的区域对应于血管

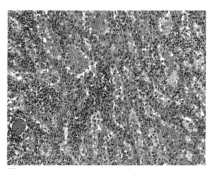

图17.527　红髓。红髓含有丰富的血管,包括窦。它们之间的空间是Billroth的索,其中包含髓索巨噬细胞、基质细胞和血液成分。后者最终将进入窦并返回循环

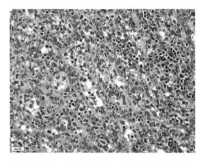

图 17.528 红髓。Billroth 索和窦。偶尔可见散在的淋巴细胞

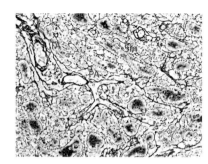

图 17.529 红髓，网状蛋白染色。小梁动脉（TA）分为可能直接连接至窦（Sin）或可能不直接连接至小动脉和半小动脉（PA），因此分别称为闭合和开放循环。请注意，与窦的不连续膜相比，动脉和小动脉中存在连续的基底膜

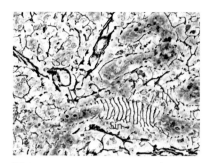

图 17.531 红髓，网状蛋白染色。开放循环是脾脏血液过滤功能的关键部分。带鞘的毛细管（Sc）突然终止，将循环血液倒入 Billroth 的绳索中。为了返回循环（箭头），血液成分必须穿过窦壁（Sin）的狭缝状间隙，该间隙的不连续基底膜被定向为围绕窦房旁细胞的"桶状环"（后者不容易看到这种污渍）。衰老或异常的红细胞被困脾索中，并被巨噬细胞吞噬

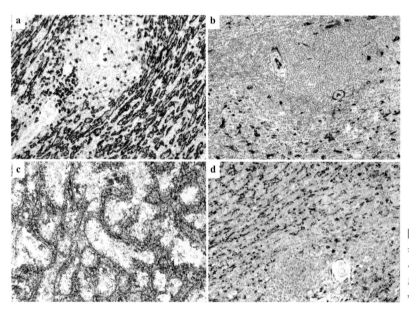

图 17.530 红髓，免疫组化。（a）CD8 突出窦和散布的 CD8+T 细胞。（b）CD34 突出显示动脉、小动脉和毛细血管，但不显示窦。（c）CD31 在所有血管结构中均为阳性。（d）CD163 显示巨噬细胞

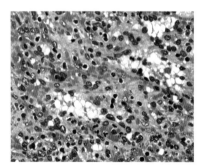

图 17.532 红髓。窦岸细胞核突入窦腔（鞋钉样）。Billroth 的索含有红细胞、白细胞和巨噬细胞

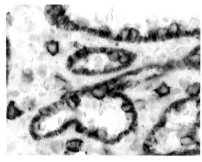

图 17.533 脾窦。CD8 免疫染色可识别窦岸细胞的细长形态（横截面）和窦壁上的狭缝状间隙。这种形态类似于肾小球中的足细胞层。偶尔可见红细胞穿过窦壁。Billroth 索中几乎没有 CD8+T 细胞

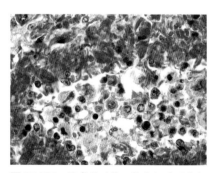

图 17.534 脾窦的功能。镰状细胞不能轻易穿过窦壁并被困在 Billroth 的绳索中，随后它们被破坏。脾脏负责清除旧的或异常的红细胞以及血液中存在的任何有害物质

白髓由被称为动脉周围淋巴鞘（PALS）的淋巴细胞鞘围绕小梁和脾动脉组成（图 17.536 和 17.537）。这种特殊的鞘层主要由 T 细胞和散在分布的含有 B 细胞的淋巴滤泡组成（图 17.538）。脾脏中的淋巴细胞负责对血液中外来抗原的细胞免疫。PALS 的淋巴滤泡与淋巴滤泡相似，并具有明显的边缘区（图 17.539

和 17.540）。根据累及脾脏的过程，PALS 可以萎缩、破裂或扩张（见下文）。副脾的组织学特征与正常脾相同（图 17.541）。

脾脏标本的处理

全脾切除术不是常规的外科手术。切除脾脏的原因包括：脾破裂后的腹部创伤，作为胰腺肿瘤远端胰

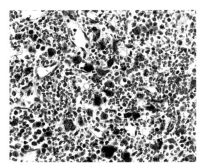

图 17.535　脾脏巨噬细胞，HE 和 Perls（铁）染色双重染色。巨噬细胞中充满了铁（蓝色），该铁来自吞噬的红细胞

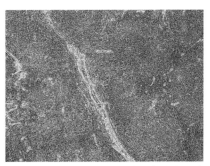

图 17.536　白髓。淋巴细胞包绕脾动脉并形成主要包含 T 细胞的小动脉周围淋巴样鞘（PALS）。随机分布的淋巴滤泡从 PALS 突出进入红髓

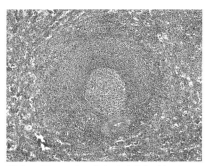

图 17.537　白髓。中央"动脉"（指周围小动脉周围淋巴鞘或 PALS）被具有明显边缘区的次级淋巴滤泡推向一侧

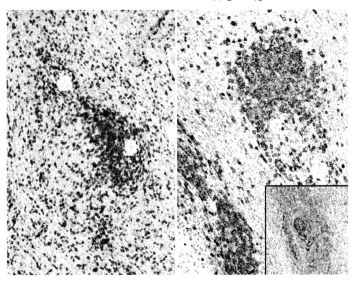

图 17.538　白髓，免疫组化。左图：小动脉周围淋巴样鞘（PALS）主要由围绕"中央"动脉的 CD3+T 细胞组成。右图：CD20 突出了与这些动脉相邻的淋巴滤泡。插图 CD21 突出了滤泡的滤泡树突状细胞网状结构

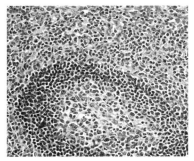

图 17.539　白髓，淋巴滤泡。生发中心、套膜区（淋巴细胞的深色边缘）和边缘区的细节。顶部可见红髓和白髓的交界

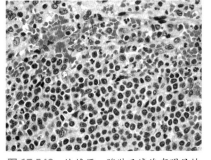

图 17.540　边缘区。脾淋巴滤泡有明显的边缘区域，其中包含单核细胞 B 细胞，这是脾边缘区域淋巴瘤和其他一些脾脏 B 细胞淋巴瘤的起源细胞

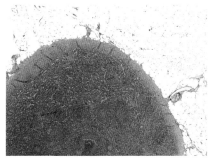

图 17.541　副脾。该标本作为腹部"淋巴结"活检。实质组织由红髓和白髓组成。因此，这不是淋巴结

腺切除术的一部分（图 17.525），特发性血小板减少性紫癜的治疗措施，难治性溶血性贫血或姑息治疗，在大范围脾肿大的情况下（骨髓增生性肿瘤、淋巴瘤、先天性储存疾病）。脾切除术的一种较不常见的情况是偶然发现的脾脏肿块。

脾脏的处理总体上与对淋巴结的处理相似（请参见概述中的淋巴结部分）。脾脏必须在无菌条件下处理，特别是如果样品要进行培养时。应记录器官的总体特征，包括尺寸、重量、胶囊状态（完整、破裂）、颜色等，并且我们鼓励病理医生拍照。应评估脾门，以识别淋巴结、副脾或脾血管异常。然后将脾脏垂直于器官的长轴以 1 cm 的间隔进行取材。应记录脉管系统，红色和白髓的比例以及有无肿块或梗死。普通的红髓是均匀的棕褐色，质地柔软。正常的白髓不明显，但是当明显时，它表现为均匀分布在组织内并靠近血管的黄褐色圆形小结构。以下各节介绍了血淋巴恶性肿瘤的大体累及模式。

总体评估后，应进行代表性病变的印片准备。始终建议先将组织擦干，然后再进行印片。我们建议准备 5~6 个风干的未染色载玻片，并用 Diff-Quik 染色，以便立即评估，尽管通常不对脾切除标本进行术中显微镜评估。如果使用 HE 染色剂，则应立即在 90%~100% 的酒精中固定印记，以避免干燥的伪影。实质或局部病变的部分应在适当的培养基中以及永久切片中进行流式细胞术、细胞遗传学和 / 或分子研究。至少应提交一小段时间，包括包膜、可能的脾门淋巴结和代表性实质。如果存在肿块，建议采取每厘米质量的一个截面，在肿块和未累及脾脏之间的相间至少留出一个截面，以及其他可能出现差异的区域。

对于流式细胞术分析，将切碎的新鲜组织放入 RPMI 培养基（保持在 4℃下）中，并送至流式细胞术实验室。将样品提交细胞遗传学的方法类似，但使用 Ham 的 F-10 培养基。如果保持在 4℃下，这些样品通常可以保存大约 3~5 天，但我们建议尽快将其提交进行分析。可以出于组织储存的目的保留一部分组织。

由于脾脏是血液丰富的器官，因此正确固定对于获得足够的组织切片至关重要。最近处理脾脏标本的指南建议将脾脏切成面包片状固定在 10% 的福尔马林缓冲液中，并在第二天补充福尔马林（表 17.83）。基于汞的固定剂（B9，Bouin's）已停用，不建议使用。

脾脏病理学探讨

脾脏疾病可按受累类型（局灶性或弥散性，主要是红髓与白髓）和病变起源（造血与非造血）来划分。脾脏的几种血液肿瘤的特征在下面详述。此外，还讨论了脾脏中特有的其他非造血性肿瘤。表 17.84 显示了处理这些病变的方法。

小 B 细胞淋巴瘤

小 B 细胞淋巴瘤和 DLBCL 已经详细讨论过（见"淋巴结"一节）。形态学、免疫表型、鉴别诊断、细胞遗传学和分子特征与它们的淋巴结相似。在这里，我们将重点关注小 B 细胞淋巴瘤和累及脾脏的 DLBCL 的肉眼和显微镜检查结果。另外，更详细地讨论了其他以前未涉及并且好发于脾脏的其他 B 细胞淋巴瘤。它们包括脾边缘区淋巴瘤（MZL）、毛细胞白血病（HCL）、HCL 变异株（HCL-v）和脾弥漫性红髓小 B 细胞淋巴瘤（SDRP-SBCL）。奇怪的是，似乎原发性 B 细胞淋巴瘤（除了 HCL 或 HCL-v），可能与 HCV 感染有关。

慢性淋巴细胞白血病 / 小淋巴细胞淋巴瘤（CLL/ SLL）和套细胞淋巴瘤（MCL）

流行病学与临床特征

这些淋巴瘤通常表现出不同程度的脾脏受累，但无明显症状。但是，当脾肿大时，出于姑息目的进行脾切除术，或缓解不可抑制性细胞减少或减轻肿瘤负担（图 17.542）。

病理学

总体而言，CLL/SLL 和 MCL 均出现弥散性或粟粒性生长，但偶尔会随着白髓的膨胀而出现（图 17.543 和 17.544）。对于 CLL/SLL，局部肿块指示大细胞转化。在显微镜下，两种淋巴瘤均产生白髓扩张，并形成结节，有时融合（图 17.545）。红髓与少量的淋巴瘤细胞聚集在一起而没有明显改变其结构，但有时淋巴瘤细胞可明显地使脾索和窦扩张（图 17.546 和 17.547）。细胞学、形态学和免疫表型与发生在淋巴

表 17.83　脾切除标本处理流程

1. 测量并称取脾脏重量（清除所有凝血后）
2. 描述表面的大体特征（完整、破裂、血肿、结节）
3. 检查脾门和脾血管
4. 检查脾门淋巴结 / 结节（可能的副脾、其他病变）
5. 如果有明显的病理表现应该对表面进行拍照
6. 间隔 1 cm 连续取材（垂直于长轴）
7. 拍摄最具代表性的病理切面
8. 印片（第一个干印迹组织），如果需要，检查是否充足
9. 流式细胞术和 / 或细胞遗传学、微生物学的分类（见下文）
10. 根据下面列出的适应证（基于病理过程）取样，并制作 3~5 mm 厚的切片
11. 将切片和剩余的脾组织放入福尔马林中（如果组织出血严重，第二天补充福尔马林），充分固定至关重要

适应证	取样
正常重量的脾脏（< 250 g） 没有明显的病理学 无淋巴瘤病史或疑似淋巴瘤（即外伤）	A. 薄壁组织的 1 或 2 个代表性切片 B. 囊壁破裂 / 撕裂切片 C. 脾门淋巴结 / 结节切片
局灶性 / 多灶性囊肿	按照步骤 A 到 C，以及囊肿壁样本，尤其是任何实性区域，如果有的话；辅助研究：如果怀疑感染则可进行囊肿液培养
局灶性 / 多灶性病变或肿块	按照步骤 A 到 C，以及病变 / 肿块取样（每厘米 1 个切片，避免坏死区域）肿块和正常脾脏之间的样品界面；辅助研究：流式细胞术、细胞遗传学、分子研究、疑似感染的培养；如果有足够的组织可供使用，则取冷冻组织作为组织库
脾肿大（> 250 g） 红髓弥漫性病变 白髓弥漫性病变 淋巴瘤病史或临床怀疑淋巴瘤	制作 > 3 个切片，包括薄壁组织和蒴果；辅助研究：流式细胞术、细胞遗传学、分子研究、疑似感染的培养；如果有足够的组织可供使用，则取冷冻组织作为组织库

表 17.84　脾脏病理学的诊断思路和方法（不包括创伤性病变）

病变	类型	特征	疾病
局灶性病变	肿块	血液的	非霍奇金淋巴瘤
			非霍奇金弥漫大 B 细胞淋巴瘤（原发或继发）
			小 B 细胞淋巴瘤（原发性或继发性）非常罕见；低级别滤泡性淋巴瘤
			经典霍奇金淋巴瘤（现在很少切除脾脏）
			原发或继发
			混合细胞或淋巴细胞减少最常见；结节性硬化和结节性淋巴细胞为主霍奇金淋巴瘤少见
		其他（非常罕见）	髓系肉瘤、组织细胞肿瘤、肥大细胞肿瘤、大 T 细胞淋巴瘤
		非血液的	梗死
			转移瘤（癌、黑色素瘤、肉瘤）
			血管肿瘤（通常为原发性）
			炎性假瘤
			炎性假瘤样滤泡树突状细胞肉瘤
			硬化性血管瘤样结节样转化
			滤泡树突状细胞肉瘤
			分枝杆菌梭形细胞瘤
	囊肿	真性囊肿	通常是感染性的（包虫病等）
			上皮囊肿（间皮、表皮样等）
		假性囊肿	梗死、坏死和囊性转移 / 淋巴瘤（罕见）

表 17.84（续）

病变	类型	特征	疾病
弥漫性、多结节性或粟粒状	主要为红髓	具有毛细胞形态的 B 细胞淋巴瘤（主要红髓受累和白髓萎缩）	毛细胞白血病
			毛细胞白血病，变异型
			脾弥漫红髓小 B 细胞淋巴瘤
		无毛细胞形态的 B 细胞淋巴瘤（通常累及红髓和白髓）	慢性淋巴细胞白血病 / 小淋巴细胞淋巴瘤
			套细胞淋巴瘤
			滤泡性淋巴瘤
			淋巴浆细胞淋巴瘤
		T 细胞淋巴瘤罕见	肝脾 T 细胞淋巴瘤
			T 细胞大颗粒细胞白血病
			NK 细胞白血病
			骨髓增生性肿瘤
			通常是慢性髓细胞白血病和原发性骨髓纤维化
			少见的真性红细胞增生症（红细胞增生症后骨髓纤维化阶段）
			偶有原发性血小板增多症
		其他	粟粒性：结核、麻风病、肉芽肿性感染、结节病、罕见转移性疾病（粟粒性转移）
			弥漫性：淀粉样变（lardaceous 脾）、肥大细胞增生症、代谢性疾病（Gaucher 病、Niemann-Pick）
	以白髓为主	反应性 / 非肿瘤性	边缘区增生
		绒毛状 B 细胞淋巴瘤（通常累及白髓和红髓）	脾边缘区 B 细胞淋巴瘤
		无绒毛形态的 B 细胞淋巴瘤（主要累及白髓和不同程度的红髓）	慢性淋巴细胞白血病 / 小淋巴细胞淋巴瘤
			套细胞淋巴瘤
			滤泡性淋巴瘤
			淋巴浆细胞淋巴瘤
		T 细胞淋巴瘤（非常罕见）	外周血 T 细胞淋巴瘤，非特殊类型（通常为大细胞）
			间变性大细胞淋巴瘤

结相同（见"淋巴结"一节）。广泛累及的 CLL/SLL 显示脾脏结构消失，并出现假增殖中心（图 17.548 和 17.549）。脾门肺淋巴结通常被 CLL/SLL 或 MCL 累及。

免疫组化和流式细胞术

见"淋巴结"部分。

细胞遗传学与分子生物学

见"淋巴结"部分。

鉴别诊断

脾脏受其他小 B 细胞淋巴瘤（见"淋巴结"部分）和脾 MZL（见下文）的侵害。

滤泡性淋巴瘤（FL）

流行病学与临床特征

FL 的脾脏受累通常是系统性疾病的一部分。原发性脾脏 FL 非常罕见，并且似乎与 HCV 感染有关。

脾切除术可用于缓解脾肿大或缓解难治性血小板减少症或减少肿瘤负担。

病理学

FL 对脾脏的浸润程度是可变的，范围从弥漫性或粟粒状到存在多个结节（图 17.550）或具有结节表面的局部肿物（图 17.551）。在显微镜下，肿瘤性滤泡大小可变，通常局限在白髓中（图 17.552 和 17.553），但在某些情况下，它们可能会出现在红髓中，并破坏脾脏结构（图 17.554 和 17.555）。FL 可能显示边缘区分化和弥漫模式（图 17.556 和 17.557）。FL 的分级与结内 FL（低级别或高级别）相同。脾门肺门淋巴结通常累及 FL。

细胞遗传学与分子生物学

见"淋巴结"部分。

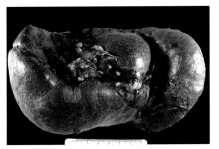

图17.542　CLL/SLL累及脾脏。由于难治性血细胞减少症，脾肿大并切除

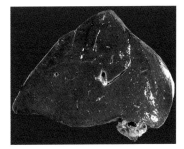

图17.543　CLL/SLL累及脾脏（与图17.550相同）。红髓呈现亮红色，并且充血。在某些区域，有微小的白色结节（粟粒状）

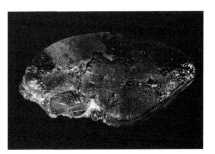

图17.544　套细胞淋巴瘤伴脾肿大。实质弥漫性充血，表现为占标本三分之一的大面积梗死

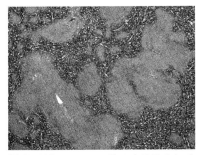

图17.545　CLL/SLL累及脾脏的大细胞增多。淋巴瘤细胞占据白髓（大细胞增多的区域）和红髓（主要是小淋巴细胞）

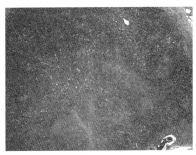

图17.546　累及脾脏的套细胞淋巴瘤（与图17.544相同）。淋巴瘤细胞弥散进入白髓和红髓

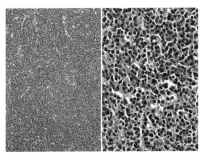

图17.547　套细胞淋巴瘤累及脾脏。左图：淋巴瘤细胞取代了脾实质。右图：红髓中具有中心细胞形态的单一小淋巴细胞

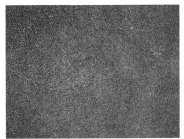

图17.548　CLL/SLL累及脾脏。弥漫性累及，偶见增殖中心（淡结节）

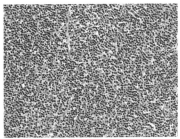

图17.549　CLL/SLL累及脾脏。染色质聚集的小淋巴细胞代替了红髓

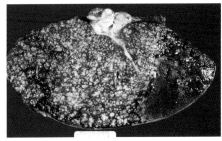

图17.550　滤泡性淋巴瘤累及脾脏。脾脏充满了无数棕褐色结节以及出血区域。淋巴瘤也累及脾门淋巴结（顶部）

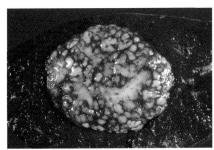

图17.551　低级别滤泡性淋巴瘤累及脾脏为孤立性肿块。病灶界限清楚，由大小不一的多个棕褐色结节组成

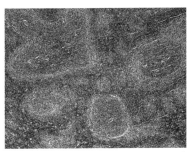

图17.552　滤泡性淋巴瘤累及脾脏。累及白髓的肿瘤性滤泡

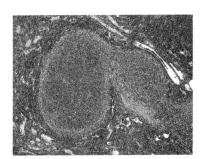

图17.553　滤泡性淋巴瘤累及脾脏。肿瘤性滤泡取代了动脉周围淋巴鞘（PALS）。没有反应性淋巴滤泡

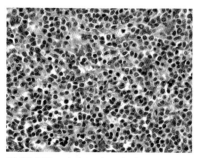

图17.554 滤泡性淋巴瘤累及脾脏。红髓充满了肿瘤性中心细胞，散在的中心母细胞

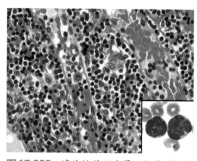

图17.555 滤泡性淋巴瘤累及红髓。插图：印片，小至中肿瘤性淋巴细胞，核分裂，不规则核

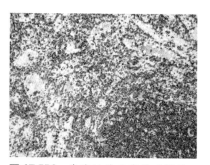

图17.556 滤泡性淋巴瘤累及脾脏。CD20免疫组化突出显示了白髓和红髓的累及

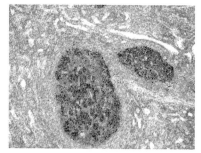

图17.557 滤泡性淋巴瘤累及脾脏。bcl-6免疫染色突出显示弥散了的生发中心细胞，阴性淋巴细胞显示边缘区域。bcl-6阴性细胞是非肿瘤性淋巴细胞

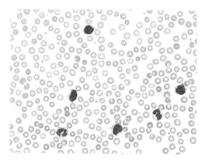

图17.558 脾脏MZL，外周血。与中性粒细胞大小相同的循环"绒毛状"淋巴细胞。注意细胞质的突出

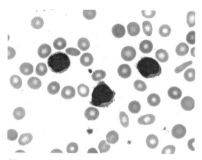

图17.559 脾脏MZL，外周血。"绒毛状"淋巴细胞

鉴别诊断

脾脏受累的其他小B细胞淋巴瘤（见"淋巴结"部分）和脾脏MZL（见下文）。

脾边缘区淋巴瘤（MZL）

流行病学与临床特征

脾脏MZL是一种罕见的非霍奇金淋巴瘤类型（1%~2%），推测起源于脾白髓的边缘区B细胞。报告的中位年龄为50岁。患者表现为脾肿大和淋巴细胞增多、淋巴结肿大（脾门淋巴结肿大）和骨髓受累。多达三分之一的患者可能患有单克隆副蛋白。一小部分患者显示出异常的全血细胞计数（CBC），包括贫血和血小板减少症。脾脏MZL与HCV感染有关。利妥昔单抗的使用对血液学反应和长期生存（包括复发性疾病）具有极大的益处，而脾切除术现在仅适用于患有巨脾和血细胞减少症的患者或适合手术的患者。

病理学

在外周血中，循环的淋巴瘤细胞小至中等，具有椭圆形至稍不规则的核，染色质适度浓缩和不明显的核仁（图17.558）。细胞质中等，具有毛发状的细胞质投影。这些细胞也被称为"绒毛状"淋巴细胞（图17.559）。

总体而言，淋巴瘤呈脾脏样累及脾脏，呈粟粒状或多个大小不一的多个白色结节（图17.560和17.561）。在显微镜下，脾脏MZL扩张和/或特征性的双相模式的白髓（较新的内生区域和较暗的肿瘤性细胞区域）扩张和/或取代白髓（图17.562~17.564）。脾脏MZL细胞大小不等，中等程度的淡染细胞质，类似于正常边缘区淋巴细胞（图17.564）。偶尔可表现浆细胞样分化。PALS残留的淋巴滤泡可能会被淋巴瘤细胞浸润（类似于滤泡"植入"）。红髓还与位于窦的少量肿瘤性淋巴细胞聚集有关（图17.565），并很少伴有小簇上皮样巨噬细胞。脾门淋巴结常受脾MZL累及，表现为滤泡"植入"和窦扩张。骨髓呈以下一种或多种模式的累及：结节状、小梁旁或弥漫性（图17.566和17.567）。累及细胞较少的区域，在造血成分之间含有散在的肿瘤

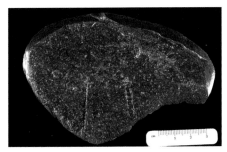

图 17.560　脾脏 MZL。脾脏中有小的淡粉红色小结节（粟粒样）

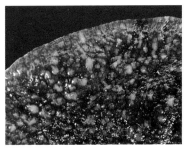

图 17.561　脾脏 MZL。实质内多个大小不一的棕白色结节

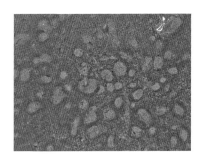

图 17.562　脾脏 MZL。PALS 适度扩张和成比例增加，单一而苍白。一些结节呈双相型，周围肿瘤细胞的中央暗区呈浅灰色外层

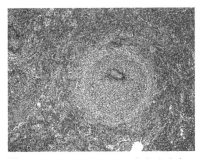

图 17.563　脾脏 MZL。小动脉周围淋巴样鞘（PALS）被淋巴瘤替代。请注意，双相模式由一个周围绕着一圈苍白的细胞的暗的生发中心组成，两层都含有肿瘤性淋巴细胞。红髓和窦内可见淋巴瘤累及

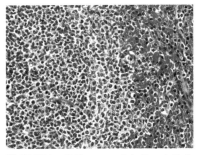

图 17.564　脾脏 MZL。特征性双相性外观，中心区域为深色，周围为浅色淋巴瘤细胞边缘（左）。肿瘤性细胞渗入红髓（右）

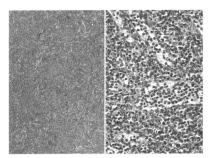

图 17.565　脾脏 MZL。左图：脾脏弥漫性累及。右图：MZL 淋巴瘤细胞充满并扩展了脾索和窦

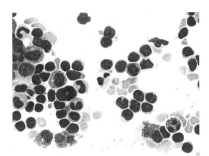

图 17.566　脾 MZL 累及骨髓。在吸液涂片中可见数个"绒毛状"淋巴细胞

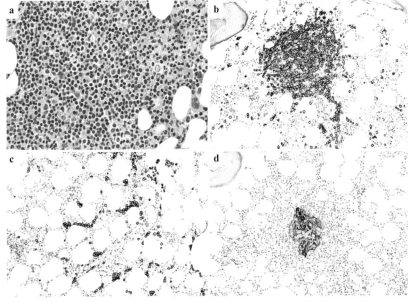

图 17.567　脾脏 MZL 累及骨髓。（a）结节状。肿瘤淋巴细胞对 CD20 呈阳性（b），这也突出显示了窦累及的区域（c），在 HE 上较难辨认。（d）CD21 突出显示了同一 CD20+ 结节中残留的滤泡树突状细胞网状结构

性 MZL 肿瘤细胞，形成小的聚集体或分布在窦内的单个淋巴细胞分布（图 17.567）。

免疫组化和流式细胞术

脾脏 MZL 细胞呈 B 细胞标记 CD19、CD20、CD22、CD79a 和 PAX5、IgM、IgD 阳性和不同程度的 bcl-2 阳性，CD3、CD5、CD10、bcl-6、cyclinD1、Annexin-A1 阴性和 BRAF（VE1）。一部分病例滤泡树突状细胞（FDC）标记 CD21、CD23 或 CD35 呈弱阳性，而 CD5 则很少阳性。CD21、CD23 和 CD35 还突出显示了残留的 FDC 网（图 17.567）。

流式细胞术，脾 MZL 细胞 CD19、CD20、CD22、CD23+/- 和 CD79a 呈阳性，并表现出单型轻链限制。在大多数情况下，淋巴瘤细胞 CD5、CD10、CD11c 和 CD103 呈阴性，尽管 CD5 和 CD11c 在约 20% 的病例中可能呈弱阳性。

鉴别诊断

脾脏 MZL 应与其他具有白血病成分和脾肿大的小 B 细胞淋巴瘤区分开，即 CLL/SLL、MCL、HCL 或 HCL-v。循环肿瘤细胞的形态不同于 CLL/SLL 或 MCL。脾脏 MZL 的细胞可能是 CD5+，但 CD23、LEF-1 和 cyclinD1 阴性。但是，脾脏 MZL 的循环细胞可能很难与 HCL、HCL-v 或 SDRP-SBCL 的细胞区分开。有极性突起（脾脏 MZL 中的毛淋巴细胞）与放射状突起（在 HCL 中可见）的存在可能有助于区分这两个实体。HCL 表现为白细胞减少而不是淋巴细胞增多，后者是脾脏 MZL、HCL-v 和 SDRP-SBCL 的特征。然而，在某些情况下，脾脏 MZL 可能以类似 HCL 临床表现的全血细胞减少症的形式出现。流式细胞术对于区分这些恶性肿瘤非常有用。在脾脏中，脾脏 MZL 的鉴别诊断包括相同的实体。表 17.85 总结了脾脏 MZL 的鉴别诊断。仅考虑脾脏受累，应将脾脏 MZL 与边缘区增生区分开（表 17.86）。

细胞遗传学与分子生物学

脾脏 MZL 最常见的细胞遗传学改变是 7q31-32 缺失（约 50% 的病例）。没有在 MALT 淋巴瘤中发现易位。脾脏 MZL 在 IGHV1-2 也表现出常见的重排。MYD88 突变可在一部分病例中发现。最近在大约 25% 和 40%

的病例中检测到 NOTCH2 和 KLF-2 的体细胞突变。KLF-2 突变病例组有 7q 缺失和 IGHV1-2 重排病例，而 KLF2 非突变病例显示 TP53 和 MYD88 突变。这些新的 NOTCH2 和 KLF2 突变似乎与较短的中位无治疗生存期相关。

毛细胞白血病（HCL）

尽管自 1923 年以来就已知道一种被称为"组织细胞性白血病"或"白血病性网状内皮病"的疾病，但直到 1958 年，秘鲁裔美国人血液学家 Bertha Bouroncle（1919—2013 年）和俄亥俄州立大学的研究小组才认识到这种疾病 HCL 作为独立的临床和病理学类型。因此，该病的当之无愧的别名是"Bouroncle 氏 HCL"。

流行病学与临床特征

HCL 很罕见（占淋巴白血病的 1%~2%）。该病在男性中更为常见（男女比例为 5：1），中位年龄为 60 岁。HCL 表现为脾肿大，因贫血引起的疲劳和虚弱，因中性粒细胞减少症反复发作的机会性感染、瘀点或血小板减少症引起的出血。CBC 表现为全血细胞减少，伴有典型的单核细胞减少。如今，使用 MRI 和 PET/CT 扫描以及外周血流式细胞术可在较早的阶段检测到 HCL，因此，脾肿大在诊断中可能并不突出。淋巴结肿大并不常见。使用嘌呤类似物克拉屈滨（2-CDA）或喷喷他汀治疗后，> 80% 的患者可完全缓解，HCL 的预后良好。此外，BRAF V600E 突变的存在为靶向疗法的使用打开了大门，例如 BRAF 抑制剂威罗非尼。

病理学

HCL 的循环细胞具有小到中等大小的椭圆形至肾形核，染色质均匀分散，无核仁。细胞质中等至丰富，具有两亲性，并具有放射状或周向细胞质突起，因此被称为"毛状"细胞（图 17.568 和 17.569）。有时可能会出现细胞质囊泡。

HCL 累及的脾脏的主要特征是饱满的红色，有出血区域和不明显的白髓（图 17.570）。从组织学上看，HCL 表现为红髓弥漫性浸润，出血区域对应于血湖，血湖是充满红细胞的扩张区域，周围是淋巴瘤细胞（假

表 17.85　具有绒毛或毛细胞形态脾脏 B 细胞淋巴瘤鉴别诊断

特征	脾脏边缘区淋巴瘤	HCL	HCL-v	SDRP-SBCL
临床				
中位年龄（岁）	50	50（M∶F 比 5∶1）	70	65（M∶F 比 2.4∶1）
淋巴结肿大	10%~30%	很少	10%~30%	很少
白细胞增多伴淋巴细胞增多	有	无（全血细胞减少）	有	有
单核细胞减少	无	有	无	无
形态学／病理学				
循环细胞	绒毛淋巴细胞：核圆形至卵圆形，偶有核仁，中等量嗜碱性细胞质，伴有中心性突起	毛细胞：卵圆形至肾形核，无核仁，细胞质丰富透明（"棉状"或"泡沫状"），周围突起，细胞质可含有空泡	毛细胞具有前淋巴样细胞特征：细胞核圆形至卵圆形，核仁易见，大量胞质（淡染或嗜碱性），中心性或周围投射	HCL-v 和脾 MZL 中间的细胞：圆形到卵圆形的细胞核，偶有核仁，中等数量的嗜碱性细胞质，有中心性（宽基）投射或胞质空泡
脾脏受累类型（大体）	白髓弥漫性、粟粒或多结节	弥漫性红髓病变（亮红色），伴有出血区；萎缩的白髓		红髓明显充血和"肿胀"，伴有或不伴有梗死；萎缩的白髓
脾脏受累类型（显微镜下）	白髓多于红髓，PALS 呈双相模式，细胞向红髓渗透；有些细胞具有浆细胞样特征	红髓多于白髓（无）；单一细胞，胞质清晰，边界清晰（"煎蛋样"）；"血湖"存在	红髓多于白髓（无）；单一的细胞，胞质嗜碱性，核仁常突出；没有"煎蛋样"的细胞；"血湖"情况不一	红髓多于白髓（无）；有嗜碱性细胞质和偶尔突出的核仁的单一细胞；一些细胞具有浆细胞样特征；没有"煎蛋样"的细胞；通常没有"血湖"
骨髓受累类型	细胞增多；窦内、结节状或间质内；网织纤维化程度不同（通常为轻度）	细胞数量可能正常或间质减少，网织纤维化非常轻微的增加（干片）	细胞量正常或增加；窦内或间质内轻度增多；网织纤维化程度不同（轻度至中度）	
IHC（除了 B 细胞标记物）	阳性：IgM、IgD、bcl-2+/-、DBA.44、FDC，标记可能阳性并且有滤泡植入；阴性：CD5、CD10、bcl-6、cyclin D1、Annexin-A1 和 BRAF（VE1）	阳性：bcl-2、Annexin-A1、DBA.44、CD123、T-bet、TRAP、cyclin D1（弱）、BRAF（VE1）；阴性：CD5、CD10、bcl-6	阳性：DBA.44；阴性：Annexin-A1、（可能弱+）、CD5、CD10、CD123、TRAP、bcl-6、cyclin D1、BRAF（VE1）	阳性：DBA.44、p53（30%）；阴性：Annexin-A1（可弱+）、CD5、CD10、CD123、TRAP、bcl-6、BRAF（VE1）
流式细胞术（除了 B 细胞标记物）	阳性：CD5 或 CD11c 弱+（20% 的病例）；阴性：CD5、CD10、CD11c、CD103	阳性：明亮的单型轻链（λ＞κ）、CD11c、CD25、CD103、CD123、CD200、FMC7；阴性：CD5、CD10、CD23	阳性：CD11c，可变 CD103 和 FMC7，强 IgG（＜IgM/IgD）；阴性：CD5、CD10、CD23、CD25、CD123、CD200	阳性：CD11c、CD103、FMC-7、强的 IgM 和／或 IgD，很少 IgG；阴性：CD5、CD10、CD23、CD25、CD123、BRAF（VE1）
细胞遗传学异常	7q31-32（50% 的病例）；MALT 淋巴瘤无易位	无	少数病例，del17p（TP53）复杂核型	del 7q、3q 三体和 18 三体的复杂核型；少数病例 t（9;14）（PAX5-IGH）
分子改变	IGHV1-2 重排；NOTCH2 突变（25%），KLF-2 突变（40%）；无 BRAF V600E 或 MAP2K1 突变	BRAF V600E 突变（几乎 100%）；CDKN1B/p27 和 KMT2C 突变（均为 15%）；IGH 体细胞超突变	IGVH4-34 重排，MAP2K1 突变（50%），KMT2C 突变（25%），CCND3 和 U2AF1 突变（二者共 13%）；无 BRAF V600E 突变	VH1.2 的使用对 IGVH 突变无差异，但 VH3 和 VH4 的过度表达导致少数病例 TP53 突变，BCOR 突变（25%）；CCND3 突变伴 cyclin D3 过表达；无 BRAF V600E 或 MAP2K1 突变
补充说明	一些患者可能有 M 蛋白，也可参见"淋巴结"一章，以与其他小 B 细胞淋巴瘤进行鉴别诊断	TRAP 细胞化学阳性；与 BRAF 突变相关的毛细胞形态及 F-actin 与整合素和细胞外基质的相互作用	TRAP 细胞化学通常阴性，在修订后的 2017 年世卫组织分类中，这两个仍然是临时实体	

MZL，边缘区淋巴瘤；HCL 毛细胞白血病；HCL-v，毛细胞白血病变异型；SDRP-SBCL，脾弥漫红髓小 B 细胞淋巴瘤；PALS，动脉周围淋巴鞘；IHC，免疫组化；TRAP，抗酒石酸磷酸酶

表 17.86　边缘区增生与脾边缘区淋巴瘤鉴别诊断

参数 / 特性	边缘区增生	脾边缘区淋巴瘤
白髓淋巴滤泡 /PALS	具有极向生发中心、套区和边缘区的反应性滤泡	无反应性滤泡，通常无双相型（深染中心和淡染的肿瘤性细胞构成的外缘）
边缘区厚度	两个细胞层都大于 10~12 个，因此不适用于鉴别	
边缘区形态	主要是单核细胞样细胞，很少有浆细胞样淋巴细胞	主要是单核细胞样细胞，可能具有丰富的浆细胞样淋巴细胞
循环淋巴细胞	N/A	绒毛淋巴细胞
CD20-IHC 检测白髓 /PALS 中 B 细胞的比例	局限于反应性淋巴滤泡，PALS 内细胞极少	由 B 细胞组成的双相或单层 PALS；B 细胞可以渗透到红髓中
CD20-IHC 检测红髓 /PALS 中 B 细胞的比例	少到罕见的 B 细胞	脾窦和脾索中的 B 细胞簇
κ 及 λ 的 IHC/ISH	多克隆的	单克隆 κ 或 λ
淋巴滤泡的 Ki-67	反应性模式：生发中心高，套区和边缘区低	滤泡"植入"，增殖指数低（类似于淋巴结或淋巴结外对应区域）
GH 基因重排状态	多克隆	单克隆性重排
细胞遗传学	正常核型	7q31 丢失

PALS，动脉周围淋巴鞘；IHC，免疫组化；ISH，原位杂交；IGH，免疫球蛋白重链基因；N/A，无可用

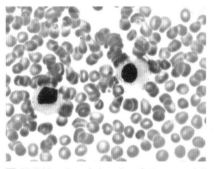

图 17.568　毛细胞白血病，外周血。细胞核卵圆形，染色质均匀分散，无核仁，有丰富的双亲性细胞质（"毛状"外观），有突起

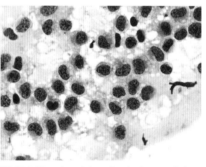

图 17.569　毛细胞白血病，印片，HE 染色。细胞有卵圆形至肾形核，有多个染色中心，但没有明显的核仁。细胞质嗜酸性，周向突起。有些细胞有细胞质空泡

图 17.570　毛细胞白血病。脾脏表面呈红褐色，有多个出血部位。缺少白髓。毛细胞白血病和毛细胞白血病变异体（本例）的总体特征相同

窦）（图 17.571 和 17.572）。白髓萎缩或缺乏。在组织中，HCL 细胞具有小到中等大小的中位肾形核，无核仁，中等至丰富的淡染细胞质。核被丰富的苍白细胞质与相邻细胞隔开，该细胞质边界清晰，使这些细胞具有"煎蛋样"外观（图 17.573）。核分裂很少见。HCL 累及骨髓的情况通常很轻微，在低放大倍率下可能会漏掉（图 17.574）。另外，骨髓由于纤维化，导致干抽。如今，很少见到淋巴结受累。当存在淋巴结累及时，HCL 会显示出部分或弥漫性的结构破坏（图 17.575）。浸润的主要形式是皮层旁、弥漫性或结节状，

可能有残留的滤泡和开放的窦。在某些情况下，HCL 细胞可能显示浆细胞样形态。传统的抗酒石酸细胞化学酸性磷酸酶（TRAP）染色在 HCL 细胞的细胞质中具有强烈的颗粒反应（图 17.574d）。但是，染色质量变化很大，可能难以解释。随着 IHC、流式细胞术和分子技术的出现，TRAP 细胞化学已不再被用作诊断工具。

免疫组化和流式细胞术

HCL 显示 B 细胞标志物 bcl-2、膜联蛋白 A1、DBA.44（CD76）、CD123、T-bet、TRAP（IHC）、

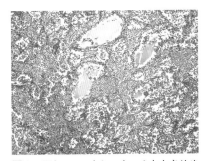

图 17.571　毛细胞白血病。具有丰富的淡染细胞质的单核细胞样细胞的单一性增殖。在某些区域，肿瘤细胞具有黏附力，而在另一些区域，细胞则分散。有囊状扩张的空间，外衬淋巴瘤细胞，内充满蛋白质物质和／或红细胞

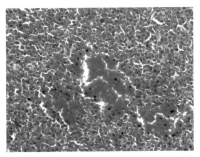

图 17.572　毛细胞白血病。淋巴瘤细胞具有丰富的嗜酸性细胞质，并在囊状扩张的空间中充满了被称为"血湖"的红细胞

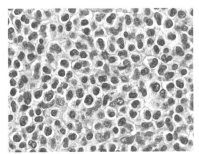

图 17.573　毛细胞白血病。细胞具有卵圆形到肾形的核，无核仁。细胞质丰富而淡染，细胞边界清晰，使这些细胞具有所谓的"煎蛋"外观

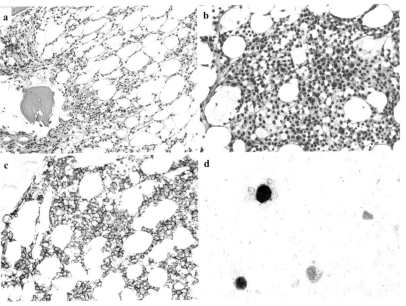

图 17.574 毛细胞白血病（HCL）累及骨髓。（a）浸润灶细微，低倍镜下可能漏诊。（b）高倍镜下，染色质浓缩的单核细胞增多，可能与红系前体相混淆。（c）CD20 显示瘤细胞阳性。（d）TRAP 细胞化学反应强烈 HCL 细胞呈阳性（深红色），白细胞呈阴性至弱颗粒状（在本例中为单核细胞）

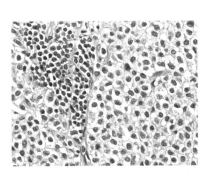

图 17.575　累及淋巴结的毛细胞白血病／淋巴瘤（HCL）。残留的正常淋巴细胞（左上）被 HCL 肿瘤片所取代。淋巴结累及很少见

cyclinD1（弱）和 BRAF（VE1）呈阳性（图 17.576 和 17.577）。肿瘤性细胞 T 细胞标记 CD5、CD10 和 bcl-6 呈阴性。大约 5% 的 HCL 是 CD5+，而 10% 的病例是 CD10+。通过流式细胞术，HCL 阳性的 B 细胞标志物具有 CD20，强的单型轻链（λ 限制通常比 κ 更为频繁），FMC7 和 CD200 的特征性强表达。肿瘤细胞对标志物 CD11c、CD25、CD103 和 CD123 呈阳性（图 17.578）。在 HCL-v 和 SDRP-SBCL 中可以看到这些标志物表达的差异，CD5、CD10 和 CD23、HCL 为阴性。

鉴别诊断

包括与脾脏 MZL 相同的鉴别诊断（见表 17.85）。

在 HCL 中尚未发现复发的细胞遗传学异常。大多数病例显示 IGH 基因体细胞超突变，表明其起源于生发中心后 B 细胞。与 CLL/SLL 相似，IGH 基因未突变的患者预后较差。

直到 2011 年，B. Falini 小组才发现大约 100% 的 HCL 病例中存在 BRAF V600 突变，其热点位于外显子 11 和外显子 15。该测试现已可用于使用 PCR 或

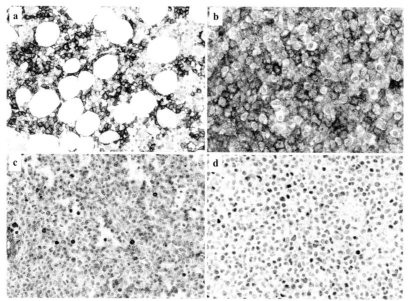

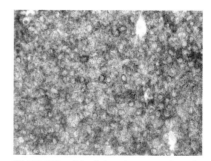

图 17.577　毛细胞白血病，BRAF（VE1）免疫染色。接近 100% 的病例带有可以使用 VE1 抗体检测到的 BRAF V600E 突变

图 17.576　毛细胞白血病的免疫组化。毛细胞对（a）CD11c、（b）CD123 和（c）Annexin-A1 呈阳性，而（d）对 cyclin D1 呈弱阳性

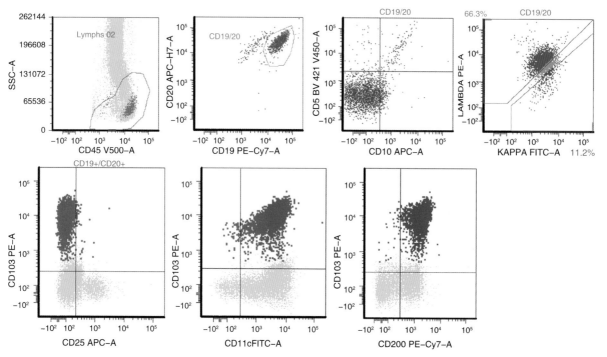

图 17.578　毛细胞白血病（HCL），流式细胞术。上排（从左到右）：明亮的 CD19+/CD20+ 毛细胞位于"淋巴细胞门"中，部分位于"单核细胞门"中（HCL 细胞比正常淋巴细胞更大，更复杂）。这些细胞是 CD5-/CD10-，对于 λ 轻链是单型的。下排（从左到右）：HCL 细胞对 CD11c、CD103 和 CD200 呈阳性。在这种情况下，CD25 为阴性，但形态对于 HCL 是经典的，并且细胞显示出 BRAF V600E 突变

焦磷酸测序的临床应用。最近使用深度靶点突变和拷贝数分析的研究表明，HCL 在 CDKN1B/p27 中表现出突变（约占 15%），在 KMT2C 中反复失活突变（约占 15%），以及除 BRAF V600 外的 7q 杂合缺失（BRAF 基因座），因此该疾病可以分为 BRAF V600E 纯合子或杂合子。HCL 中 BRAF 的持续激活会刺激 RAF-MEK-ERK 途径诱导细胞增殖。基因表达谱研究表明，HCL 中细胞因子和黏附分子（整合素）的基因上调。F- 肌动蛋白与淋巴瘤细胞中表达的黏附分子之间的相互作用与细胞质投射的形成和毛状形态直接相关。

毛细胞白血病变异型（HCL-v）

流行病学与临床特征

这是一种 B 细胞淋巴瘤，在一定程度上具有介于 HCL、脾 MZL 和 B 淋巴母细胞白血病之间的形态学和免疫表型特征，并且在 WHO 2017 修订版中仍然是临时类型。该病于 1990 年在英国伦敦由 Sainati 等人首次发现。HCL-v 比包含 < 1% 的淋巴白血病经典的 HCL 更罕见。中位发病年龄为 70 岁，无性别趋势。在临床上，HCL-v 表现为脾肿大和脾门淋巴结肿大。CBC 显示明显的淋巴细胞增多，没有单核细胞减少。贫血和血小板减少症的发病率存在差异。预后通常良好，中位生存期为 7~9 年，发病率与血细胞减少症或脾功能亢进有关。嘌呤类似物的治疗效果不及 HCL。

病理学

循环淋巴瘤细胞很容易观察到。HCL-v 中的细胞大小不一，中等至小，圆形至椭圆形核，染色质细，核仁突出（类淋巴细胞样细胞）。细胞质中等，嗜碱性，具有发丝样细胞突起，类似于脾脏 MZL 的绒毛状淋巴细胞的描述（图 17.579）。

HCL-v 所累及的脾脏呈深红色，白髓不明显，并且出血区域存在差异（图 17.570）。脾脏的形态学特征包括红髓的弥漫性浸润，并伴有偶尔的血湖（图 17.580）。白髓减少至消失。HCL-v 的细胞具有与外周血中所述细胞相同的细胞形态，即小至中等大小，可变的核形态（从圆形到椭圆形，到很少的不规则形），具有明显的偏心核仁，胞质少。未观察到"煎蛋"外观（图 17.581）。骨髓累及可能是微小的，在低倍下可能会漏诊。淋巴瘤细胞通常以小聚集体的形式浸润，而非间质性浸润，可见中度网状蛋白纤维化（图 17.582）。脾门肺淋巴结结构可能部分或弥漫性地被大量的淋巴瘤细胞破坏。TRAP 细胞化学通常是阴性或弱阳性。

免疫组化和流式细胞术

HHCL-v 显示 B 细胞标记 DBA.44 呈阳性，对 Annexin-A1、CD123 和 TRAP（IHC）呈阴性至弱阳性（图 17.583）。淋巴瘤细胞的 T 细胞标记、CD5、CD10、bcl-6、cyclinD1 和 BRAF（VE1）阴性。

流式细胞术显示 HCL-v 对具有特征性 B 细胞标志物呈阳性，强表达 CD20（明亮）和 IgG（较少见的 IgM 或 IgD）。肿瘤细胞的 Ig 轻链是单型的，CD11c 为阳性，CD103 和 FMC7 为可变阳性，CD5、CD10、CD23、CD25、CD123 和 CD200 为阴性。

鉴别诊断

包括与 HCL 和脾 MZL 相同的鉴别诊断（表 17.100）。HCL-v 与脾 MZL 的区别很重要，与脾 MZL（84%）相比，HCL-v 的 5 年生存率较差（57%）。

细胞遗传学与分子生物学

在 HCL-v 中未发现反复的细胞遗传学异常。据报道，偶尔有 del17p（TP53）复杂核型的病例。大约 60% 的 HCL-v 病例显示 IGVH 突变，并优先使用

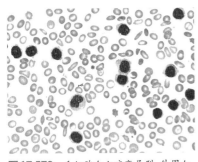

图 17.579　毛细胞白血病变异型，外周血。白血病细胞具有圆形核，突出的核仁，中度至丰富的细胞质具有毛发样突起。具有典型核仁的循环细胞的存在不是典型的毛状细胞白血病的典型现象，但可以在此类型中看到

图 17.580　累及脾脏的毛细胞白血病变异型。肿瘤性细胞代替了红髓，没有白髓。血湖不突出

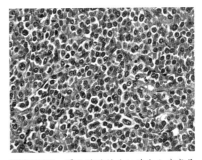

图 17.581　累及脾脏的毛细胞白血病变异型。肿瘤性细胞具有圆形核，染色质适度浓缩，偶有突出的核仁。细胞质是嗜碱性的，细胞界限不明显。看不到"煎蛋"外观

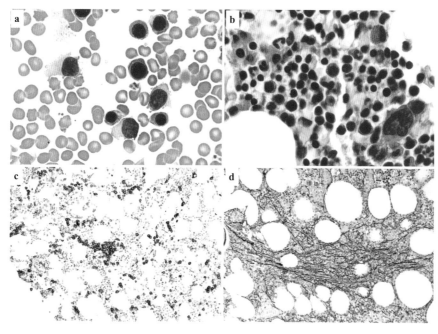

图17.582　累及骨髓的毛细胞白血病变异。（a）抽吸物含有"毛状"细胞，有些具有突出的核仁。（b）这些细胞在活检中不易观察到，可能与类红细胞前体混淆。（c）CD20突出显示细胞增多，呈窦内和间质累及模式。（d）中度网状纤维化

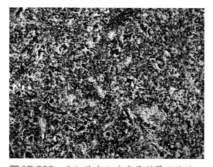

图17.583　毛细胞白血病变异型累及脾脏，免疫组化。肿瘤细胞CD79a阳性

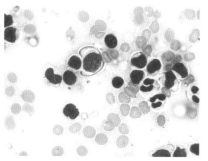

图17.584　脾脏弥漫红髓小B细胞淋巴瘤，脾脏印片。淋巴瘤细胞呈卵圆形细胞核，染色质浓缩，胞浆中等至丰富，偶见胞浆空泡

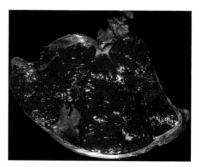

图17.585　脾脏弥漫红髓小B细胞淋巴瘤。红髓明显充血，切面中膨出。没有白髓，有多灶性梗死

IGVH4-34家族，该家族通常用于自身免疫性疾病。HCL-v不包含BRAF V600E突变；然而，通过全外显子测序已在多达50%的病例中鉴定出MAP2K1突变。深入的靶向突变拷贝分析已确定，HCL-v包含KMT2C突变（占25%）、CCND3的激活突变（占13%）和剪接因子分子U2AF1的功能改变突变（占13%）。

脾弥漫性红髓小B细胞淋巴瘤（SDRP-SBCL）

流行病学与临床特征

这是一种B细胞淋巴瘤，似乎与HCL-v有关，但也可能与脾MZL具有共同特征，并且仍是WHO 2017修订版中的临时类型。这种疾病很少见，在脾脏切除术中诊断为<1%的淋巴白血病和约10%的B细胞淋巴瘤。发病中位年龄约为65岁，男女之比为2.4∶1。在临床上，SDRP-SBCL表现为脾肿大和骨髓受累，但脾门淋巴结肿大很少见。一部分患者出现红斑和瘙痒性丘疹。CBC表现为贫血和血小板减少，伴淋巴细胞增多（不如HCL-v突出），无单核细胞减少。预后良好，总生存率为93%。脾切除后患者预后良好。

病理学

循环中的淋巴瘤细胞小到中等，细胞核呈圆形至卵圆形，并有不同程度的浓缩染色质。一些细胞具有突出的核仁。细胞质少至中度，嗜碱性至双嗜性，具有放射状和广泛的突起（图17.584）。SDRP-SBCL所累及的脾脏呈棕红色外观，具有明显的充血和不明显的白髓（图17.585）。脾中位重量为2000 g。

顾名思义，在红髓中有淋巴瘤细胞的扩散浸润，而在白髓中则完全消失（图 17.586）。SDRP-SBCL 的细胞具有与外周血中描述的细胞相同的形态，具有圆形至椭圆形的核，细腻的染色质，偶尔还有突出的核仁。细胞质很少至中度，浅至嗜酸性。通常不会观察到"煎蛋"外观（图 17.587）。骨髓累及可能是轻微的（间质分布与窦内扩散），并且没有明显的网状蛋白纤维化（图 17.588）。脾门肺淋巴结显示淋巴瘤弥漫性浸润该结构。TRAP 细胞化学呈阴性。

免疫组化和流式细胞术

SDRP-SBCL 对 B 细胞标记物和 DBA.44 呈阳性，对 Annexin-A1 和 p53 呈可变阳性（约占病例的 30%）。淋巴瘤细胞的 T 细胞标记 CD5、CD10、CD123、bcl-6、TRAP（IHC）和 BRAF（VE1）呈阴性（图 17.589 和 17.590）。

通过流式细胞术，显示 SDRP-SBCL 对具有 IgM 和 IgD 特征性明亮表达的 B 细胞标志物呈阳性，某些情况是具有单型 Ig 轻链的 IgG+。淋巴瘤细胞 CD11c、CD103 和 FMC-7 呈阳性，而 CD5、CD10、CD23、CD25 和 CD123 呈阴性。已经提出了使用 CD11c 强度和其他标记物表达的评分系统作为帮助将 SDRP-SBCL 与脾脏 MZL 区别开来的方法，但是这种方法需要进一步的研究。

鉴别诊断

这包括与 HCL、HCL-v 和脾 MZL 相同的鉴别诊断（表 17.85）。

细胞遗传学与分子生物学

复杂的细胞遗传学异常在 SDRP-SBCL 中很常

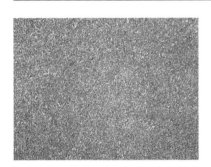

图 17.586 脾脏弥漫红髓小 B 细胞淋巴瘤。红髓被小的肿瘤性淋巴细胞弥漫性取代，该淋巴瘤因此得名

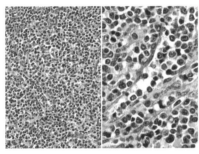

图 17.587 脾脏弥漫红髓小 B 细胞淋巴瘤。左图：淋巴瘤细胞弥漫性浸润脾实质。看不到"煎蛋"外观。右图：淋巴瘤细胞充满了脾索和鼻窦的绳索。一些细胞具有浆细胞样形态

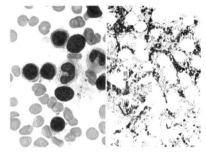

图 17.588 累及骨髓的脾弥漫性红髓小 B 细胞淋巴瘤。左图：抽吸物包含小淋巴细胞，细胞质中等，带有突起，其中一些移向细胞的一侧。右图：CD20 突出了具有窦和间质分布的淋巴瘤细胞

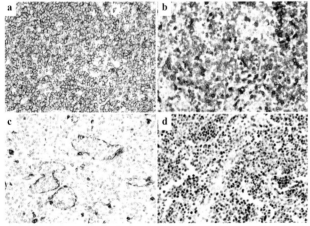

图 17.589 脾弥漫性红髓小 B 细胞淋巴瘤，免疫组织化学。淋巴细胞显示（a）CD20 和（b）Annexin-A1 呈阳性。（c）CD8 显示残留脾脏周围充满淋巴瘤细胞。（d）一些病例在 TP53 中存在突变，免疫组化检测 p53 阳性

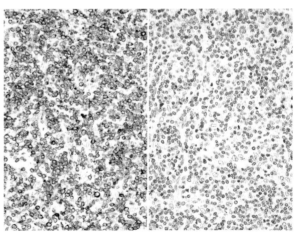

图 17.590 脾脏弥漫红髓小 B 细胞淋巴瘤，免疫组化。左图：淋巴瘤细胞对 κ 轻链呈阳性。右图：对 λ 轻链为阴性

见，包括 del 7q，三体性 3q 和 18 三体性。部分病例显示 t（9;14）（PAX5-IGH）。IGVH 区的体细胞突变，没有使用 VH1.2 的偏倚以及 VH3 和 VH4 的过量表达，也已在该肿瘤以及 TP53 突变的部分病例中得到鉴定。通过外显子组测序分析，大约 25% 的 SDRP-SBCL 在编码 bcl6 共同阻遏物 BCOR 的基因中表现出反复突变或丢失，最近的研究表明 SDRP-SBCL 显示出 cyclinD3 和 bcl6 的表达增加。CCND3 中的反复突变。

脾脏弥漫性大 B 细胞淋巴瘤（DLBCL）

流行病学与临床特征

作为系统性疾病（继发性 DLBCL）的一部分，DLBCL 累及脾脏的频率要高于原发性脾脏疾病（非常罕见）。出现脾脏受累的中位年龄为 65 岁。原发性脾脏 DLBCL 似乎与 HCV 感染有关。影像学上，最常见的特征是检查出大的孤立肿块，伴有或不伴有较小的肿瘤结节（图 17.591）。原发性脾脏 DLBCL 的 5 年生存率为 80%。

病理学

大体上，DLBCL 累及脾脏的肿块很大，有或没有其他较小的结节。包膜下的肿块可能与脾包膜紧连（图 17.592）。该肿块具有黄褐色的切面，并且边界清楚（图 17.593）。DLBCL 可累及或不累及脾门淋巴结。在显微镜下，DLBCL 显示出与其结内相同的特征，并且显示白髓、红髓或两者均有（图 17.594~17.597）。核分裂、凋亡以及坏死区域易见。当脾脏 MZL 显示出大的细胞转化时，肿瘤可能会扩张白髓，并以多个结节的形式浸润红髓（图 17.598）。

免疫组化和流式细胞术

与发生在淋巴结中的 DLBCL 相似（请参见"淋巴结"部分）（图 17.599 和 17.600）。在一项原发性脾脏 DLBCL 的研究中，CD5 的表达与预后不良有关。

鉴别诊断

脾脏 DLBCL 应与脾脏 MZL、TCHRLBCL、CHL 和 PTCL,NOS 累及脾脏的大细胞转化相区别。诊断这

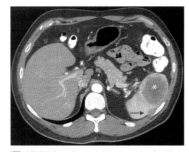

图 17.591 脾脏 DLBCL，CT 扫描。有一个界限清楚的脾脏大肿块，约占器官的一半（白色星号）。还存在一个较小的囊状结节，其密度与较大的肿物相同（箭头）

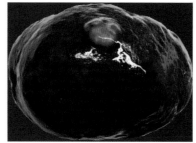

图 17.592 脾脏 DLBCL。脾脏肿大，触诊质很硬。一个白色结节从包膜突出，与 CT 上箭头所指的小结节相对应（见图 17.591）

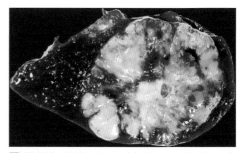

图 17.593 脾脏 DLBCL（与图 17.592 相同）。连续切面显示出黄褐色的大肿块，边界清晰，有出血灶。该肿物与图 17.591 和 17.592 中所见的被膜下结节不相关

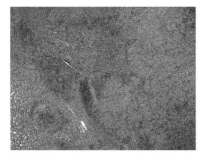

图 17.594 脾脏 DLBCL。淋巴瘤（右）与邻近的未累及脾脏的边界相对较清楚（左）

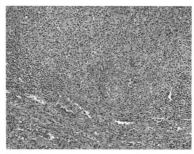

图 17.595 脾脏 DLBCL。肿瘤与红髓（底部）界限清晰，由多型性的大细胞片组成

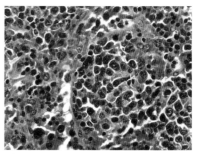

图 17.596 脾脏 DLBCL。大量淋巴瘤细胞侵犯脾索

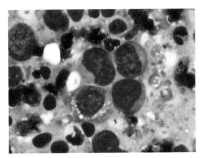

图 17.597　脾脏 DLBCL，印片。淋巴瘤细胞具有卵圆形至不规则的核，突出的核仁，偶有胞质空泡

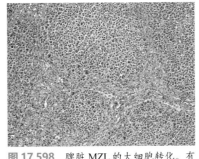

图 17.598　脾脏 MZL 的大细胞转化。有多个结节，内有大而明显的多形细胞。脾 MZL 累及其他区域（未显示）

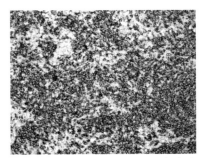

图 17.599　脾脏 DLBCL。CD20 免疫染色

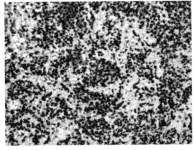

图 17.600　脾脏 DLBCL。Ki-67 极高的增殖指数

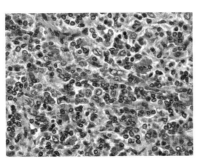

图 17.601　肝脾 T 细胞淋巴瘤累及脾脏。单核不典型的小到中等淋巴细胞主要填充实。这些细胞均对 CD3 呈阳性（未显示）

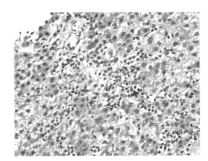

图 17.602　肝脾 T 细胞淋巴瘤累及肝脏。活检显示，肝窦由小到中等大小的非典型淋巴细胞，胞浆清晰可见。这些细胞均对 CD3 呈阳性（未显示）

些淋巴瘤的详细方法已在"淋巴结"一章中介绍。脾脏 DLBCL 的鉴别诊断还包括非造血性肿瘤，即转移性癌或黑色素瘤，以及脾上皮样血管肉瘤。需要适当的免疫组化标记物来表征这些病变。DLBCL 对 CD45 和 B 细胞标记（CD20，PAX5）呈阳性，而对细胞角蛋白，黑色毒瘤标记和血管标记呈阴性。

细胞遗传学与分子生物学

在原发性脾脏 DLBCL 中没有发现明显的细胞遗传学异常。在继发脾脏 DLBCL 中可以检测到与结内 DLBCL 所述相同的细胞遗传学改变。

T 细胞淋巴瘤

作为脾脏的更具特征性的 T 细胞淋巴瘤之一，我们仅讨论肝脾 T 细胞淋巴瘤（HSTCL）。其他 T 细胞淋巴瘤在鉴别诊断部分简要提及（见下文）。

肝脾 T 细胞淋巴瘤（HSTCL）

流行病学与临床特征

HSTCL 是一种罕见的（＜1%）非霍奇金淋巴瘤亚型，累及脾脏和肝脏。该疾病最初由 J.P. Farcet 等人识别。1990 年在法国作为 TCL 的独特类型出现。该疾病通常发生在中位数为 35 岁的年轻男性中。

临床上，有脾肿大、肝肿大和血细胞减少症（尤其是血小板减少症），并伴有 B 症状。淋巴结肿大以及循环淋巴瘤细胞的存在并不常见。接受肿瘤坏死因子 -α 抑制剂治疗的克罗恩病患者可能会发生 HSTCL。HSTCL 预后较差，中位生存期为 12 个月，5 年生存率为 7%。HSTCL 对化疗有抵抗，但干细胞移植有望带来更好的疗效。与预后较差有关的因素包括血清胆红素升高、TCR-αβ 表达和三体性 8 的存在。

病理学

大体上，脾实质表现为正常或弥漫性充血，而没有明显的病变。镜下特征是红髓中有不规则核的单核小细胞弥漫性浸润，而白髓则完全消失（图 17.601）。散在的巨噬细胞可能伴有红细胞吞噬现象。肝脏 HSTCL 的特征是整体结构得以保存，窦内充满瘤细胞（图 17.602）。可以看到静脉炎。脾门淋巴结可能显示为窦内累及。骨髓累及非常轻微，在低倍下

可能漏诊。骨髓具有造血功能，窦内分布的少量淋巴瘤细胞聚集可与正常的造血成分融合（图 17.603）。在早期阶段，HSTCL 细胞的大小从小到中等，具有不规则的核，染色质细和核仁小。细胞质很少至中等，没有颗粒。在晚期，淋巴瘤细胞的特征是中等到较大的，带有突出的核仁，并且可能与髓母细胞相混淆（图 17.604）。这很重要，因为 HSTCL 累及骨髓可能会引起骨髓增生异常样改变，而粗心的病理医生可能会将这些发现解释为母细胞增生而不是 TCL 的骨髓增生异常综合征（图 17.605）。

免疫组化（IHC）和流式细胞术

HSCTL 的 T 细胞标记 CD2、CD3 和 CD7 呈阳性，且 CD56 的表达不一。CD4、CD8 和 CD5 通常为阴性（图 17.606 和 17.607）。TIA-1 为阳性，但颗粒酶 B 和穿孔素为阴性。因为大多数情况（约 98%）属于 γδ 型（TCR-γδ），所以针对该表位的抗体为阳性，而针对 TCR-βF1 的抗体（TCR-αβ）为阴性。HSTCL 对 B 细胞标记 CD25、CD30 和 BRAF（VE1）呈阴性。

流式细胞术显示 HSTCL 中的肿瘤细胞为 CD2、CD3 和 CD7 阳性，且 CD56 和 CD16 的表达不一。大多数情况下，TCR-γδ 阳性，TCR-αβ 阴性（图 17.608）。HSTCL 对 CD4、CD5、CD8 和 CD57 呈阴性，尽管某些情况下 CD5 或 CD8 表达可能弱。

鉴别诊断

HSTCL 应与脾脏和骨髓的其他 TCL 区别开来，包括 T 细胞大颗粒淋巴细胞（T-LGL）白血病、T 细胞淋巴母细胞性白血病（T-PLL）、侵袭性 NK 细胞白血病/淋巴瘤、具有细胞毒性 γ-δTCL 和 T 细胞淋巴母细胞白血病/淋巴瘤（T-ALL）。这些类型大多数都伴有相关的淋巴细胞增多，除非在晚期发现，否则这不是 HSTCL 的特征。但是，这些 TCL 累及脾脏和骨髓的方式与 HSTCL 相似。

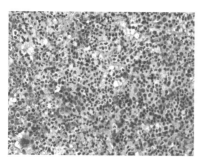

图 17.603 肝脾 T 细胞淋巴瘤累及骨髓（30 岁男性）。有增加的细胞和明显的红系优势。一些明显的"红系细胞"形成紧密的团簇，细胞核不规则，细胞质清晰。这些细胞是窦内发现的肿瘤性 T 细胞，CD3 可显示

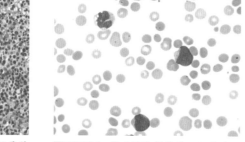

图 17.604 累及脾脏的肝脾 T 细胞淋巴瘤。抽吸涂片显示非典型细胞具有"母细胞样"形态。流式细胞术显示 T 细胞淋巴瘤受累，母细胞未增加

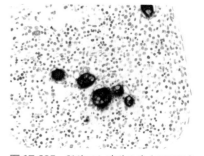

图 17.605 肝脾 T 细胞淋巴瘤（HSTCL）累及骨髓。CD61 免疫染色突出非典型巨核细胞（巨核生成障碍）。该患者有骨髓损伤的 HSTCL 病史。明显的"发育不良"特征继发于淋巴瘤浸润。HSTCL 病例通常不会被误诊为骨髓增生异常综合征

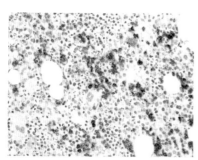

图 17.606 肝脾 T 细胞淋巴瘤累及骨髓，免疫组化。CD3 突出了具有主要窦内分布的肿瘤性 T 细胞。图 17.604 和 17.606 为相同病例

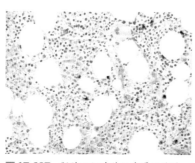

图 17.607 肝脾 T 细胞淋巴瘤累及骨髓，免疫组化。CD5 在窦内肿瘤性 T 细胞中呈阴性。与图 17.606 比较

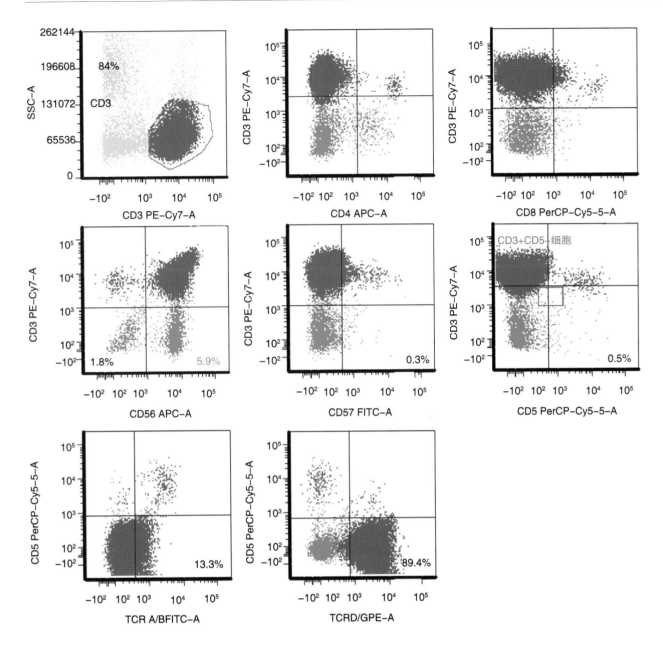

图17.608 肝脾T细胞淋巴瘤，流式细胞术。上排（从左至右）：淋巴瘤细胞为CD3+/CD4-/CD8-。中排（从左到右）：CD3+T细胞为CD56+/CD57-和CD5--。下排（从左到右）：CD3+/CD5-T细胞对TCR-A/B阴性，对TCR G/D阳性。这是这种淋巴瘤的经典免疫表型

　　需要适当的临床表现和IHC标记来区分这些病变。T-LGL通常在中性粒细胞减少症的老年人中出现，这些患者具有循环性LGL，这些LGL具有细胞质颗粒，是CD3+、CD8+、CD57+和TCR-αβ+。在HSTCL中未发现这些临床，形态和免疫表型特征。T-PLL的白细胞计数（通常＞100 K/μL）和明显肝脾肿大。T-PLL中的肿瘤细胞CD2、CD3、CD5、CD4（比CD8更为常见）、CD52和TCL-1呈阳性，并带有inv14q或t

（14;14）。侵袭性NK细胞白血病/淋巴瘤中的肿瘤细胞为CD16+、CD56+、TIA-1+、粒酶B+、穿孔素+和EBV+，而CD3、CD5和TCR分子均为阴性。具有细胞毒性表型的γ-δTCL通常发生在皮肤上（罕见病例发生在胃肠道），很少累及脾脏或肝脏。T-ALL通常表现为年轻患者骨髓受累，纵隔肿块，但脾脏和/或肝脏疾病很少见。T淋巴母细胞对T细胞标记CD1a、CD99和TdT呈阳性。

细胞遗传学与分子生物学

在 HSTCL 中发现的最常见的细胞遗传学异常包括等染色体 7q 和不常见的 8 三体以及 Y 染色体的缺失。但是，这些异常不适用于该疾病。如上所述，绝大多数情况显示 TCR-γ 的单克隆重排，而很少显示 TCR-β。HSTCL 显示出 STAT5B 的突变。最近，在约 60% 的病例中，在 68 个 HSTCL 中进行的全外显子测序确定了各种染色质修饰基因（如 SETD2、INO80 和 ARID1B）的突变。

经典霍奇金淋巴瘤（CHL）

流行病学与临床特征

大约三分之一的 CHL 患者可见脾脏受累。即使是托马斯·霍奇金（Thomas Hodgkin）的原始描述，也发现了这一特征。CHL 累及脾脏的患者也常在其他结外位置受累。脾脏的原发性 CHL 非常罕见。尽管过去分期开腹手术是 CHL 患者的常规手术，但鉴于现代影像技术（PET/CT 扫描，MRI）和当前的化疗方案，不再进行开腹手术和脾切除术。

病理学

总的来说，CHL 可能以不同的方式累及脾脏，即单个结节 / 肿块，多个结节或弥散 / 粟粒性扩散（图 17.609 和 17.610）。从组织学上讲，CHL 起始于 PALS 淋巴滤泡的边缘区域，并随着与纤维化相关的结节扩散到红髓而生长（图 17.611 和 17.612）。组织学特征包括在多样化背景下混合的可变数目的 Hodgkin/Reed-Sternberg（HRS）细胞的存在（图 17.613）。尽管不建议在脾脏中对 CHL 进行分类，但该疾病更常见混合细胞性或淋巴细胞减少型的类型，很少见结节性硬化症类型（图 17.614~17.618）。有关其他形态特征，另请参见"淋巴结"部分。

免疫组化和流式细胞术

见"淋巴结"部分。

鉴别诊断

脾脏 CHL 的主要鉴别诊断包括 DLBCL 和

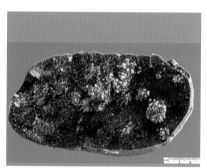

图 17.609 经典霍奇金淋巴瘤（CHL）累及脾脏。少见的结节性硬化 CHL 弥漫性累及。注意每个结节也是多结节。这种模式也可以在肉芽肿样结节或滤泡性淋巴瘤中看到

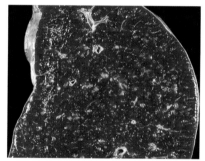

图 17.610 经典霍奇金淋巴瘤，粟粒样散布于脾脏。这种模式不是特异性的，可能出现在非霍奇金淋巴瘤、肉芽肿样结节或全身感染中

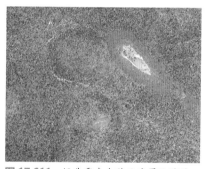

图 17.611 经典霍奇金淋巴瘤累及脾脏。白髓消失，并被含有多样性炎症细胞的纤维化结节所代替。在这种放大倍数下，霍奇金/R-S 细胞并不明显

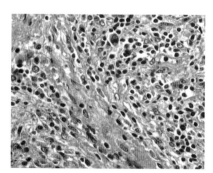

图 17.612 经典霍奇金淋巴瘤累及脾脏。白髓含有纤维分割、淋巴细胞、浆细胞和巨噬细胞，以及稀少的霍奇金/R-S 细胞（上，中）

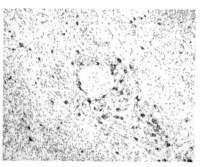

图 17.613 经典霍奇金淋巴瘤，免疫组化。CD30 突出显示了白髓纤维化区域的霍奇金/R-S 细胞

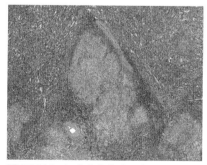

图 17.614 经典霍奇金淋巴瘤取代白髓并扩展至红髓

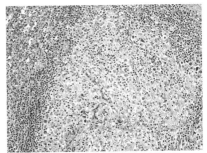

图 17.615 经典霍奇金淋巴瘤累及脾脏。淋巴组织细胞浸润并伴有与红髓相邻的散在的霍奇金/R-S细胞（上，左）

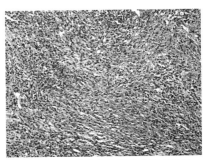

图 17.617 经典霍奇金淋巴瘤累及脾脏。该病例具有明显的纤维化和淋巴浆细胞浸润，无明显的霍奇金/R-S细胞。这种形态类似于脾炎性假瘤

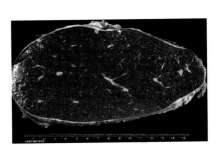

图 17.619 骨髓增生性肿瘤累及脾脏。表面是突出的红色（膨胀的红髓），没有散在的病灶，没有白髓。脾重 2000 g

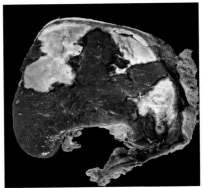

图 17.620 累及脾的骨髓增生性肿瘤（部分固定的标本）。表面是明显的红色（膨胀的红髓），缺少白髓。有多个梗死，梗死呈三角形，边界清晰。该患者有原发性骨髓纤维化病史

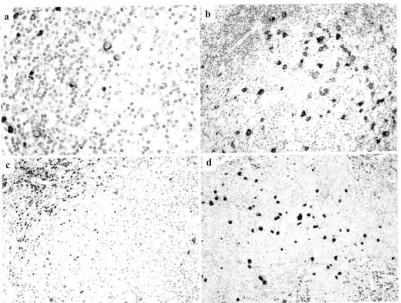

图 17.616 经典霍奇金淋巴瘤累及脾脏，免疫组化。霍奇金/R-S细胞对（a）CD15、（b）CD30、（c）PAX5（与位于左上方的小B细胞相比较弱）和（d）EBER原位杂交呈阳性

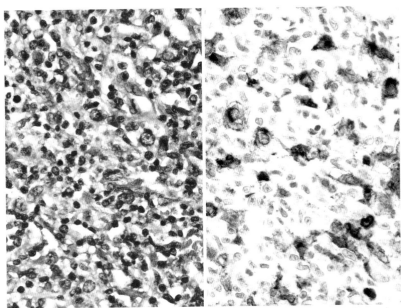

图 17.618 经典霍奇金淋巴瘤累及脾脏。左图：纤维化，其中有大量淋巴细胞，巨噬细胞和浆细胞，几乎没有较大的非典型细胞，可疑霍奇金/R-S细胞。右图：CD30免疫染色可突出显示所怀疑的细胞并确认诊断

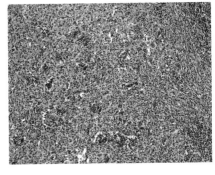

图 17.621 骨髓增生性肿瘤累及脾脏。髓外造血有多个病灶。红细胞的前光标优先位于窦内，而Billroth索中发现巨核细胞和粒细胞。白髓萎缩

TCHRLBCL。另请参阅"淋巴结"部分以了解鉴别诊断中的功能。在某些情况下，鉴于存在与纤维化相关的多形性炎症背景，CHL可能类似于脾的脾炎性假性肿瘤（IPT）。但是，HRS单元格不是脾IPT的功能。

细胞遗传学与分子生物学

见"淋巴结"部分。

骨髓增殖性肿瘤（MPNs）

MPN已在"骨髓"部分中进行了描述。在这里，我们将以脾脏受累的方式为重点，对这些病变进行总体概述。

流行病学与临床特征

MPN是红系，髓样或巨核细胞谱系的骨髓克隆增殖。与急性白血病相反，在MPN中，增殖细胞可以完全成熟。在一定程度上，MPN的表型取决于主要的增殖细胞谱系，即慢性粒细胞白血病（CML）的髓系谱系、真性红细胞增生症（PV）的红系谱系和原发性血小板增多症（ET）的巨核谱系和原发性骨髓纤维化（PMF）。这些形态学特征在病理学分类目的上是正确的，但MPN在临床和组织学上是重叠的，并且在一定程度上具有共同的分子突变，且特定基因（JAK2, CALR, MPL）的突变负担水平可变。脾脏常参与MPN，而脾肿大是PMF或其他MPN的纤维化阶段的主要特征。随着JAK抑制剂（ruxolitinib）的出现，MPN的临床反应良好，脾脏明显减小，特别

是在PMF中。因此，脾脏体积可以仅通过影像来观察。脾切除术可用于姑息性目的或缓解难治性血细胞减少或难治性疾病。

病理学

大体上，脾脏呈深红的弥漫性外观，没有散在的肿块或结节，白髓消失（图17.619）。在不同的发育阶段可能会出现一个或多个梗死（图17.620）。新的梗死表现为软的棕褐色出血区域，陈旧梗死表现边界清楚的三角形黄褐色褪色区，而远端梗死则由伴包膜皱缩的疤痕组成。形态学上，在低倍镜下，白髓消失，红髓在髓外造血（EMH）过程中显得"活跃"（图17.621）。重要的是，该EMH是"肿瘤性"的，并且与潜在MPN具有相同的分子改变。正常EMH和"肿瘤性"EMH之间的差异包括非典型性（最好在巨核细胞中评估）以及异常标志物的表达（参见IHC部分）。

在费城阴性的MPN中，描述了"肿瘤性"EMH的三种参与模式，包括弥漫型、结节型和混合型。弥漫型通常主要是粒细胞成分，结节型包含三系细胞，混合型主要是红系细胞成分。红细胞岛主要在血管内，粒细胞生成多见于脾索，而巨核细胞生成发生在两个部位（图17.622和17.623）。一般来说，MPN不应在脾脏中分类。然而，在该器官中也可能存在一些在骨髓中观察到的形态学特征，即CML中小叶状的巨

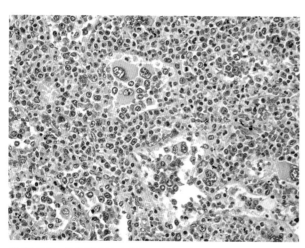

图 17.622 *骨髓增生性肿瘤累及脾脏。窦扩张并充满具有非典型特征（小的和分叶的核）的巨核细胞。脾索充满了幼稚的髓样成分。CD34突出显示＜5%的细胞（未显示）*

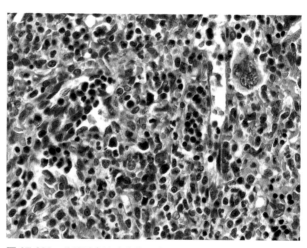

图 17.623 *骨髓增生性肿瘤累及脾脏。红髓中的髓外造血*

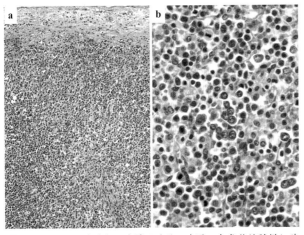

图 17.624 慢性髓系白血病累及脾脏。左图：未成熟的髓样细胞完全替代了红髓和白髓。未见巨核细胞。右图：膨胀的红髓中含有未成熟的髓样成分和少量红系前体细胞。偶尔核分裂。CD34 突出显示＜5% 的细胞（未显示）

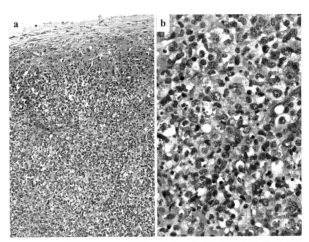

图 17.625 急性髓性白血病累及脾脏。左图：红髓和白髓被未成熟细胞取代。右图：这些细胞具有中等大小的椭圆形核，染色质细腻和核仁突出，与母细胞一致。可见丰富的核分裂和凋亡小体。有急性粒细胞白血病和脾肿大病史的患者

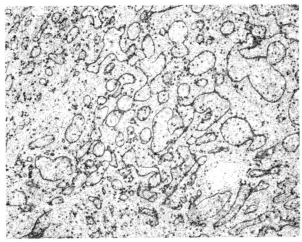

图 17.626 累及脾脏的骨髓增生性肿瘤，免疫组化。CD8 突出显示充满造血成分（主要是巨核细胞）的扩张窦

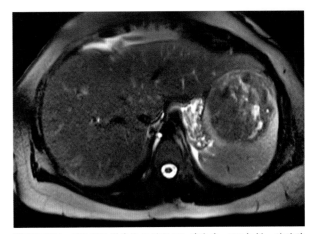

图 17.627 炎性假瘤样滤泡性树突状细胞肉瘤，CT 扫描。脾脏肿块大，密度不均，面积与出血一致。肿块有扇形边界。肝脏没有累及。患者有 B 超症状和左上腹疼痛

核细胞和显著的髓样成分（图 17.624），ET 中有鹿角状或云状核的非常大的巨核细胞，深染的非典型巨核细胞在扩张的窦周围（骨样病变），PMF 中有红髓纤维化（图 17.622）。PV 表现为脾肿大和 EMH，通常在红细胞增生症后骨髓纤维化阶段，且纤维化程度不同。MPN 有时会在脾脏中发生白血病转化（或母细胞期），表现为母细胞增多，与髓系肉瘤无法区分（图 17.625）。脾梗死的形态特征根据阶段而变化。新鲜的梗死表现为凝血性坏死伴出血，陈旧梗死含有丰富的纤维蛋白伴局灶纤维化，远端梗死由致密的纤维化伴有铁血黄素沉积形成。

免疫组化和流式细胞术

诊断通常不需要 IHC。在困难的情况下，可以通过使用谱系特异性标志物，即髓过氧化物酶、溶菌酶、CD14、CD42、CD61、CD71 和糖蛋白 A 来确定造血成分。巨核细胞可能表达异常标记，例如 CD34 和/或 CD117。如果怀疑发生母细胞转化，则 CD34 和 CD117 或流式细胞术是有帮助的。CD8 突出显示了包含 EMH 的扩张窦（图 17.626）。有关更多详细信息，请参见"骨髓"部分。

鉴别诊断

脾脏中所有 MPN 的鉴别诊断包括反应性或"非

肿瘤性"EMH 的其他原因,例如继发于骨髓炎、化学疗法或生长因子疗法。在这些情况下,EMH 是偶发性的或呈非常小的病灶,无异型性或母细胞增多。脾肿大不是继发于这种情况,而是由于其他原因。形态上的非典型性和巨核细胞(CD34 和 / 或 CD117)中异常标志物的表达可能是 MPN 引起的"肿瘤性"EMH。显然,临床背景对于确定脾脏 EM 的原因至关重要。其他鉴别诊断包括与 MPN/MDS 和 CHL 累及脾脏的区别。常见的是,HRS 细胞类似于非典型巨核细胞,但 HRS 细胞对巨核细胞标记物呈阴性。红细胞生成的存在不是 CHL 的特征。最后,还应考虑其他梗死原因,例如血栓形成、药物治疗和潜在的镰状细胞疾病。

细胞遗传学与分子生物学

见"骨髓"章节。

脾脏炎性假瘤病变及其他杂项肿瘤

在本节中,我们将讨论炎性假肿瘤样滤泡树突状细胞肉瘤(IPT-FDCS)、脾炎性假瘤(IPT)和硬化性血管瘤样结节转化(SANT)。脾脏的原发性血管肿瘤未包括在内。但是,在鉴别诊断部分将简要提及一些血管病变。

炎性假瘤样滤泡树突状细胞肉瘤(IPT-FDCS)

流行病学与临床特征

IPT-FDCS 是一种非常罕见的 FDCS 变体,涉及脾脏和肝脏,最初在 1996 年被认为是"肝脏 FDC 肿瘤"。肿瘤的年龄范围很广,平均年龄为 52 岁,男性好发。患者出现 B 症状,肝脾肿大和 / 或肝脏或脾脏肿块(图 17.627)。脾切除术是有益的。

病理学

脾脏的肿大,有大小不等的局部肿块(通常较大,范围为 5~30 cm),边界清楚。肿瘤为棕褐色至淡黄色,并带有出血区域(图 17.628)。卫星结节很少见。从形态上讲,IPT-FDCS 边界分明,由梭形细胞组成,形成短束和旋涡状,或呈条状排列(图 17.629)。肿瘤细胞核细长,核膜较厚,染色质较细,核仁突出。细胞质嗜酸性至双嗜性,无明确的细胞边界(图 17.630)。上皮样细胞和明显的多形性细胞可能散布在整个病变处。如在 FDCS 中所见,小淋巴细胞散布在整个肿瘤中,而其他情况则具有丰富的浆细胞、巨噬细胞、嗜中性粒细胞和嗜酸性粒细胞,因此被称为"炎症性假瘤样"(图 17.631)。一些区域可能是细胞突出的黏液样基质,而其他情况则可能具有多核巨细胞。血管往往较大且不规则,并伴有血管内纤维蛋白血栓,周围有水肿,肿瘤坏死和出血(图 17.630)。在肝脏中可以看到相同的特征。但是,肝脏标本通常是作为穿刺活检而不是切除术获得的。

免疫组化(IHC)

像经典的 FDCS 一样,IPT-FDCS 对大多数 FDC 标记呈阳性,即 CD21、CD23、CD35、簇蛋白、CXCL13、足蛋白(D2-40)和表皮生长因子受体(EGFR)(图 17.631)。IPT-FDCS 可能 CD45、CD68 和 S100 呈局部阳性,而对 B 细胞和 T 细胞标记、角蛋白、

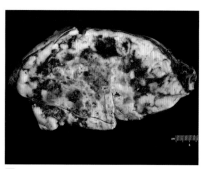

图 17.628 炎性假瘤样滤泡性树突状细胞肉瘤。棕褐色大块状肿块,有多个出血区域。病变已明确标定,没有包膜。大体特征类似于肉瘤或大细胞淋巴瘤

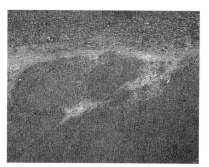

图 17.629 炎性假瘤样滤泡性树突状细胞肉瘤。肿瘤部分有包膜,由增殖性梭形细胞组成

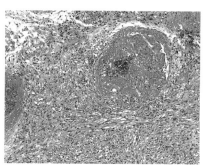

图 17.630 炎性假瘤样滤泡性树突状细胞肉瘤。肿瘤具有水肿区域,几乎没有淋巴细胞(顶部,左侧),而实性的细胞丰富区域则包含肿瘤梭形细胞的束(底部)。大血管充满血纤蛋白血栓,显示再通

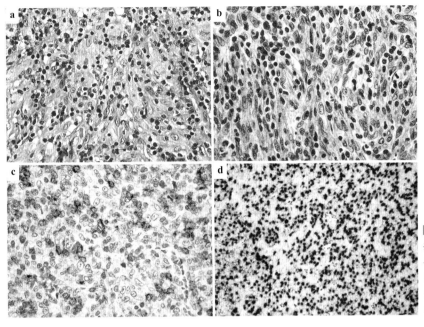

图 17.631　炎性假瘤样滤泡性树突状细胞肉瘤，免疫组化。（a）梭形上皮样细胞，在整个病变处散布着小淋巴细胞。（b）梭形细胞为 EGFR 阳性。（c）CD21 在淋巴细胞中呈阳性，而在梭形细胞中呈阴性。（d）EBER 原位杂交在几乎所有肿瘤细胞中均为阳性

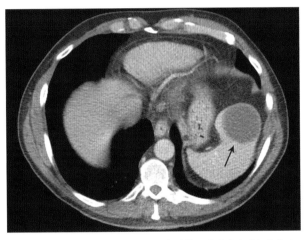

图 17.632　脾炎性假瘤，CT 扫描。在对肾细胞癌患者进行分期后，偶然发现了一个脾脏（箭头）边缘有光滑边界的低密度圆形团块

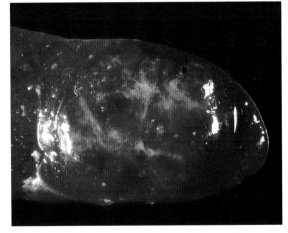

图 17.633　脾炎性假瘤（IPT）。该团块突出于表面并且与周围的红髓相似。中央部分包含交织的细白色组织，为纤维化。本病例是一例类似脾脏错构瘤的 IPT

黑色素瘤标记、CD1a、CD117 和结蛋白呈阴性。IPT-FDCS 病例可能一个或多个 FDC 标记物阴性，因此，一个病例可能需要在不同区域进行多个 IHC 标记物以确诊。根据定义，IPT-FDCS 显示 EBV 呈阳性，即 EBER ISH 或 LMP-1 IHC（图 17.631d）。在极少数情况下，EBER 可能是局灶或表现出弱表达。背景淋巴细胞主要是 T 细胞，而 B 细胞很少，浆细胞是多型的。IPT-FDCS 的某些情况具有增加的 IgG4+ 浆细胞。

鉴别诊断

IPT-FDCS 的鉴别诊断包括脾脏 IPT，炎性肌纤维母细胞瘤，硬化性血管瘤结节性转化（SANT），DLBCL，CHL，血管肉瘤，平滑肌肉瘤（原发性和转移性），以及转移性肿瘤，即黑色素瘤，梭形细胞癌或胃肠道间质瘤。需要 IHC 确认或排除 FDC 标记的表达。

细胞遗传学与分子生物学

在 IPT-FDCS 中尚未鉴定出特定的细胞遗传学或分子异常。

脾炎性假瘤（IPT）

流行病学与临床特征

顾名思义，脾脏 IPT 是在慢性损伤脾脏（感染，血管异常）后发生的反应性过程，并以类似真实肿瘤的肿块形式生长。Splenic IPT 在 1984 年由 J. Cotelingam 和 E. Jaffe 首次认可，此后，迄今已报道了几起病例报告和小病例系列。脾脏 IPT 极少见，占脾脏质量的 5%，平均表现年龄为 53 岁，无性别区别。约有 50% 的患者出现全身症状。在某些情况下，病变可能伴有轻度脾肿大。脾脏 IPT 可能在分期或其他恶性肿瘤影像学检查中偶然发现，并引起对脾脏转移的怀疑（图 17.632）。脾切除术是治愈的。

病理学

脾 IPT 为局限性肿块，边界清晰，无包膜。肿瘤呈棕褐色至灰黄色变色，或棕褐色，出血区域不一。

偶尔肿瘤为模糊的结节，可能伴有中心性纤维化（图 17.633）。显微镜下，脾脏 IPT 有无包膜的推挤性边界，罕见的残留红髓和白髓的岛（图 17.634）。肿瘤细胞可能是细胞疏密不一，伴纤维化，或者是具有明显血管的肉芽组织伴黏液样背景。一些肿瘤表现出这些特征的混合（图 17.635）。细胞丰富区域包含梭形细胞，没有明显的异型性，它们排列成短束状或车轮（星形）构型，有时散在着多核巨细胞（图 17.636）。在纤维化和 / 或黏液样基质的背景下，细胞稀疏区域包含同样温和的梭形细胞。背景通常还包含不同数量炎症细胞，包括小淋巴细胞、浆细胞、嗜酸性粒细胞、嗜中性粒细胞和巨噬细胞（图 17.637）。在一些与坏死、出血和铁血黄素沉积有关的血管中可以看到血纤蛋白血栓。在某些情况下，肿瘤可能呈分叶状，难以与 SANT 区分（图 17.634）。

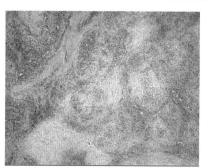

图 17.634　脾炎性假瘤。肿块多结节，形态多样，细胞密度与纤维化和细胞稀疏区交替。在这些小结节之间可见红髓

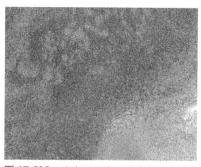

图 17.635　脾炎性假瘤。肿瘤包含密集的炎性成分和巨噬细胞聚集体，几乎没有巨细胞（左上）。该病变还包含明显的坏死（右下）

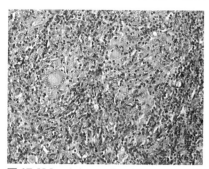

图 17.636　脾炎性假瘤。由小淋巴细胞、浆细胞、巨噬细胞和分散的多核巨细胞组成的密集炎性浸润物。基质细胞被炎性成分所掩盖

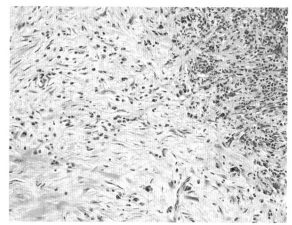

图 17.637　脾炎性假瘤。有水肿至纤维间质，基质细胞少，呈星状，可见浆细胞，和罕见嗜酸性粒细胞（肉芽组织样特征）。与红髓的界限不清（右）。其中一些病变的 IgG4+ 浆细胞增加

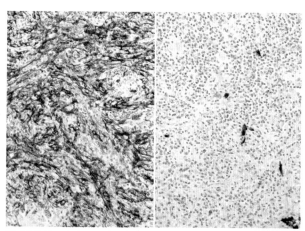

图 17.638　脾炎性假瘤，免疫组化。左图：基质细胞是平滑肌肌动蛋白阳性。右图：这些细胞对 S100 呈阴性（在稀有细胞中呈阳性）

免疫组化（IHC）

脾脏 IPT 中梭形细胞对波形蛋白和平滑肌肌动蛋白（SMA）呈阳性，而对 CD68、S100 和ⅩⅢ因子呈不同程度阳性（图 17.638）。梭形细胞的结蛋白、FDC 标志物、黑色素瘤标志物、角蛋白、ALK-1 和 HHV-8 呈阴性。EBV 通常为阴性，但在少数梭形细胞中可能显示出低信号。背景淋巴细胞主要是 T 细胞，而 B 细胞很少，浆细胞是多型的。

鉴别诊断

由于形态各异，脾脏 IPT 的鉴别诊断范围很广，包括 IPT-FDCS、炎性肌纤维母细胞瘤、SANT、DLB-CL、CHL、低级别血管肉瘤、脾错构瘤、窦细胞血管瘤和胃肠道间质瘤。由于脾脏 IPT 没有明显的异型性，因此在鉴别诊断中不应考虑累及脾脏的高级别肿瘤。需要 IHC 来确认或排除特定于谱系的标志物的表达，

这将指向其他诊断。炎性肌纤维母细胞瘤在约 50% 的病例中 ALK 阳性，并且可能显示细胞角蛋白的局部表达，这不是脾脏 IPT 的特征。

细胞遗传学与分子生物学

尚未发现特异性细胞和分子遗传学或异常。

硬化性血管瘤样结节性转化（SANT）

流行病学与临床特征

Martel 等人在 2004 年首先描述了"硬化性血管瘤样结节性转化"（SANT）。像脾脏 IPT 一样，SANT 可能代表了对脾脏的反应性血管的反应性增殖。病变非常罕见，已被描述为较宽的年龄范围（22~82 岁），中位年龄约为 41 岁。男女比例很难估计，因为不同的报告和案例系列对受影响最大的性别有所不同。大多数病例无症状，但某些患者已出现发烧，腹痛和轻度脾肿大。部分病例表现为恶性肿瘤病史，

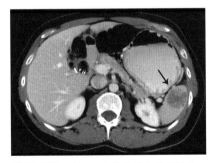

图 17.639　硬化性血管瘤样结节性转化，CT 扫描。脾脏大小正常，但有小叶状肿块（箭头）。该患者无症状，有肝血管瘤病史。在常规的影像学检查中偶然发现了这个脾脏肿块

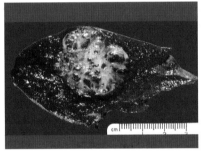

图 17.640　硬化性类血管瘤样结节性转化。肿块边界清晰，呈多叶状。表面夹杂有中央疤痕和周围变色的棕红色结节周围的纤维化/硬化组织的棕褐色白色区域的纤维化/硬化组织

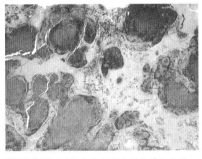

图 17.641　硬化性类血管瘤样结节性转化，中央瘢痕。出血组织的多个结节由密集的胶原蛋白带分隔开，胶原蛋白带中含有多个 Gamna-Gandy 体（形状和大小可变的黑色纤维样结构）

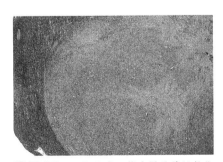

图 17.642　硬化性类血管瘤样结节性转化（SANT）。病变清晰可见于红髓（左），没有包膜。SANT 是在中央纤维化区域周围（顶部，左侧）结节状生长的血管的增殖。低信号下，这种情况类似于脾血管瘤

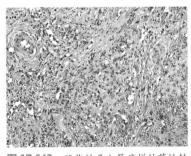

图 17.643　硬化性类血管瘤样结节性转化（SANT）。有三种类型的血管扩张：毛细血管、小静脉和窦。较小的血管具有狭缝状的管腔，而较大的血管大多内衬由肥厚的内皮细胞。病变通常伴有外渗红细胞，类似于卡波西肉瘤

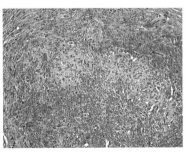

图 17.644　硬化性类血管瘤样结节性转化（SANT）。SANT 的早期结节，血管形成不良，大出血

患者在影像学检查中发现脾脏肿块，怀疑是转移病灶（图 17.639）。病变可随访数月，或可进行活检或切除。脾切除术是有效的。

病理学

大体上，SANT 为边界清楚的肿块，部分有包膜。肿瘤呈棕褐色至灰黄色，出血区域不一，并可能具有中央疤痕和分叶（图 17.640）。从组织学的角度看，SANT 由多个大小不等的小叶组成，这些小叶由被血管结缔组织部分围绕的增生血管组成（图 17.641）。这些小叶可能合并并形成大结节（图 17.642）。血管增生包含三种类型的血管结构，包括毛细血管、小静脉和窦。薄的血管有狭缝状的管腔，具有渗出的红细胞，而较大的血管则显示出肥厚的内皮细胞，有或没有形成良好的肌层（图 17.643 和 17.644）。含铁血黄素的沉积很常见，某些情况下可能含有铁质沉着性小体（Gamna-Gandy 小体）（图 17.641 和 17.645）。血管增生之间的间质由梭形细胞/肌纤维母细胞组成，可能是疏松的或密集的纤维。可能存在不同数量的浆细胞、淋巴细胞和巨噬细胞的区域。SANT 可能与转移性癌、MPN 或钙化性纤维瘤相关。

免疫组化（IHC）

如果切除了整个病灶，通常不需要辅助检查来诊断。但是，某些区域可能难以区分血管肿瘤或脾 IPT，并且需要证明三种血管成分的存在：CD8-/CD31+/CD34+ 的毛细血管（红髓毛细血管），CD8-/CD31+/CD34-（淋巴管样轮廓）的小静脉，以及 CD8+/CD31+/CD34- 窦（窦岸细胞）的鼻窦（图 17.646a~c）。一些情况包含增多的 IgG4+ 浆细胞，但其他情况则没有。基质梭形细胞是肌纤维母细胞，表达 SMA，但对结蛋白、FDC 标记、ALK-1 和 HHV-8 呈阴性。EBV 的阳性率是有争议的，因为大多数病例均为阴性，并且过去检测的病例可能与 IPT 混淆，后者很少为 EBV 阳性。SANT 的 Ki-67 增殖指数非常低（5%~10%）（图 17.646d）。

鉴别诊断

SANT 类似于脾脏的其他血管肿瘤，即血管瘤、错构瘤、低级别血管肉瘤、卡波西肉瘤和窦岸细胞血管瘤，以及脾脏 IPT。脾脏的大多数原发性血管肿瘤仅具有一种类型的增殖性血管成分，因此，预计它们可能不会显示出 SANT 中发现的三种血管成分。值得注意的是，SANT 可能显示出难以与脾 IPT 进行区

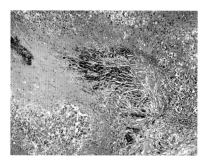

图 17.645 硬化性类血管瘤样结节转化（SANT）和 Gamna-Gandy 体。这些结构可能存在也可能不存在。它们也被称为铁质/纤维铁质结节，胶原纤维和弹性纤维与铁和钙的结合物结合

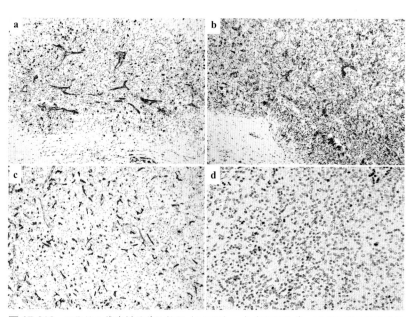

图 17.646 硬化性血管瘤样结节性转化（SANT），免疫组织化学。可以看到 3 种类型的增生血管。（a）CD8+ 脾窦；（b）CD31+ 毛细血管、小静脉和窦；（c）CD34+ 毛细血管和小静脉（但不是窦）；（d）Ki-67 增殖指数非常低

分的区域，因此需要仔细评估肿块。窦岸细胞血管瘤包含两种细胞内衬的扩张血管间隙，SANT 没有。HHV-8 阳性排除了 SANT，并支持卡波西肉瘤。最后，与恶性肿瘤如血管肉瘤相反，SANT 是具有低增殖指数且无异型性的血管增生。

细胞遗传学与分子生物学

尚未描述特定的细胞遗传学或分子异常。

8

第八部分
分子病理

Molecular

第十八章 分子诊断病理学

Diagnostic Molecular Pathology

原著 Sinchita Roy-Chowdhuri   Rajyalakshmi Luthra   Ignacio I. Wistuba
译者 陈 皇 王晓伟 王 也 姜睿盈
审校 乔海芝 马秋双

第一节 前言

随着聚合酶链反应（PCR）、逆转录聚合酶链反应（RT-PCR）、荧光原位杂交（FISH）、高通量测序等分子病理技术越来越多地被应用到日常临床实践过程中，使得外科病理医师必须不断适应新出现的技术。同时，临床越来越重视基于特定基因组改变的实体瘤靶向治疗，也要求病理医师快速地这些新诊断方法迅速应用到日常组织病理、细胞病理诊断实践中去，以为临床医生提供更多的疾病预测和预后信息。在一些特殊的情况下，肿瘤组织样本有限，也要求我们病理医师掌握不同分子病理技术手段优缺点，具备合理选择检测方法的能力，做到最大程度地使用有限样本。本章通过一些分子检测在各种实体瘤中的应用实例，以便病理医生对日常临床实践中常用分子技术有所了解。

将分子诊断学整合到常规临床实践中对实体瘤的诊断和治疗产生了重大影响。尽管基于光学显微镜的形态学评估仍然是病理诊断的基石，但免疫组织化学（IHC）、胞遗传学和分子检测等辅助方法已越来越多地被应用到疾病的临床诊断、治疗和靶向药物选择的过程中。通过对实体瘤基因组分析后，发现的各种分子标记，并将这些标记物与肿瘤组织学特征、临床治疗反应以及患者预后进行关联分析，从而用于肿瘤诊断、治疗选择、预后预测。随着实体瘤分子机制了解得越来越多，分子检测手段也日益增加，都促进了

迅速增加了临床分子检测在肿瘤诊断、治疗方案选择和癌症筛查中的应用。

临床诊断中用到的大多数分子检测都是基于聚合酶链反应（PCR）、测序和杂交技术。基于 PCR 技术的应用使临床诊断技术得以快速发展，从而为大规模分析患者样品提供了高通量途径。检测方法的选择通常取决于待测基因与待测患者的数量以及设备的可及性。目前，大部分的分子诊断要么是对基因已知特定位点的"靶向"测定，要么对一个或一组基因无特定位点全面分析。靶向或等位基因特异的突变检测方法因其易用性而在临床诊断实验室中很受欢迎。但是，它们只能用于检测已知变异，因此，如果需要进行全面的突变分析，则需要联合其他分析方法一起使用。下面讨论了一些用于分析已知和未知突变常用分子技术以及手术病理标本分子检测有关的技术问题。

第二节 临床实践中常用的分子技术

限制性片段长度多态性分析

PCR 扩增联合限制性片段长度多态性（RFLP）技术分析感兴趣 DNA 区域中是否有碱基突变是一种广泛使用的分子诊断技术。对感兴趣的 DNA 区域进行 PCR 扩增后，利用 DNA 的限制性内切酶对扩增产物进行片段切割，通过片段长度的差异来鉴定样品中所测 DNA 区域有无碱基突变。

等位基因特异性寡核苷酸杂交

等位基因特异性寡核苷酸（ASO）杂交或斑点印迹分析也可用于已知突变的检测。合成探针针对目标区域：一种探针可以与等位基因野生型 DNA 序列互补结合，另一种探针可以等位基因突变型 DNA 序列互补结合。对感兴趣的 DNA 经过 PCR 扩增后，利用凝胶电泳分离，将 DNA 扩增产物固定在膜上，然后使用针对特定等位基因的探针进行杂交。同样，可以将探针固定在膜上，将 PCR 扩增的患者 DNA 样品与膜进行反向 ASO 杂交或反向斑点印迹，这样就可以在单个患者样本中同时检测多种基因的多个突变。

突变阻滞扩增系统

突变阻滞扩增系统（ARMS）是一种基于 PCR 的技术，其原理是当 DNA 模板与 PCR 引物 3' 端不匹配时，DNA 扩增效率很低。当 DNA 模板中存在突变时，模板中的野生型等位基因由于引物 3' 端被结合封闭掉了，不能有效地延伸，从而只有突变型被扩增了。利用这种方法可以在一个 PCR 反应中同时使用多组引物，从而可以一次分析多个突变。

寡核苷酸连接分析法

寡核苷酸连接测定法（OLA）是通过 PCR 使寡核苷酸探针与目的等位基因位点相连接。在目的基因 PCR 扩增完成后，在 PCR 反应产物中加入三种寡核苷酸探针，其中一种是"报告"探针，可以与紧邻目的等位基因 3' 的 DNA 序列互补结合，另外两种是"捕获"探针，可以与紧邻目的等位基因 5' 端的 DNA 序列互补结合，但两个"捕获"探针是 3' 末端的最有一个碱基是不同的，其中一个就是想要确定的等位基因突变位点。只有当捕获探针与目标等位基因之间完全一致互补配对时，捕获探针与报告探针之间才会发生连接。基于 OLA 的原理，已经开发了不同的检测方法，如通过检测连接产物长度而区分两个目标等位基因的不同，还可以对捕获探针加上荧光、生物素等多种便签，用于区分连接产物的不同。

单碱基引物延伸分析法

在单碱基引物延伸反应分析体系中，掺入被修饰过的 T、C、G、A 四种终止子碱基；在 PCR 反应，引物的 3' 末端延长形成 DNA 双链过程中，末端如果连接上了终止子碱基，则不能进一步地延伸；将终止子碱基进行荧光标记、质谱质量标记或同位素标记，通过 PCR 产物 3' 末端的最后一个碱基就可以确定模板 DNA 的碱基序列信息。

焦磷酸测序

焦磷酸测序是一种实时检测 DNA 序列的方法，在 DNA 合成过程中，碱基标记上了特殊的化学荧光基团，当核苷酸连接后，释放出焦磷酸基团，激发出荧光信号，通过检测荧光信号、分析荧光信号图就可以获得 DNA 模板的序列，也可以比待测样本中对野生型和突变型的序列差异。焦磷酸测序法的优点是灵敏度高和检测速度相对快。

实时定量 PCR

实时定量 PCR（Real-Time PCR）是通过对 PCR 反应指数扩增阶段荧光检测来实现核酸分析和实时定量，实时定量 PCR 体系中会加入 TaqMan 探针，TaqMan 探针与靶等位基因内引物结合位点周围的区域特异性结合，TaqMan 探针通常在末端连接有报告分子(荧光或报告染料)以及淬灭基团，当两者临近时，淬灭基团可以阻止报告分子发荧光。但是，随着 PCR 反应循环的进行，Taq 聚合酶会降解探针，并且荧光报告分子会与淬灭基团分离，从而可以检测到发射出的荧光。荧光信号的强度与所形成的 PCR 产物量相关，检测每个循环的荧光信号强度就可以测定中进行 PCR 产物量的多少。实时 PCR 也可以使用 SYBR Green 染料进行，该染料可以掺入双链 DNA 中，在双链 DNA 中染料不发光，双链 DNA 变性成为单链 DNA 后，就可以检测到染料荧光信号强度，在 PCR 反应过程中随着 DNA 呈指数增加染料荧光信号强度也随之变化，通过测量荧光信号强度就可以测定 DNA 含量。实时定量 PCR 因其易用性和实时定量的能力而成为大多数分子诊断实验室中流行的核酸测定方法。

逆转录聚合酶链反应

逆转录聚合酶链反应（RT-PCR）是基于 RNA 的 PCR。以 RNA 为模板，在逆转录酶的作用下，合成与 RNA 模板互补的 DNA 链，称为互补 DNA（cDNA），由于 cDNA 不受 RNA 酶（RNase）的降解，因此它比 RNA 稳定得多，使其可在后续 PCR 反应中如同像 DNA 进行靶基因检测。

DNA 甲基化和甲基化特异性 PCR

DNA 甲基化是调节基因表达的表观遗传机制。甲基化是指在 DNA 或 RNA 的特定 CpG 位点的碱基修饰上一个甲基。CpG 岛主要存在于转录基因的 5' 启动子区域，当启动子 CpG 岛被甲基化时，基因不发生转录，相应的基因功能也就被沉默。抑癌基因的异常 CpG 岛甲基化在肿瘤中很常见，也是肿瘤发生转化的重要机制。亚硫酸氢钠处理可以将未发生甲基化的胞嘧啶（C）转化为尿嘧啶（U），但甲基化的胞嘧啶则不会发生改变。继而使用特异性鉴定甲基化或未甲基化 DNA 的引物对，对硫酸氢钠处理后的 DNA 进行甲基化特异性 PCR（MSP）检测，从而实现对甲基化的 DNA 与未甲基化的 DNA 区分鉴定。

Sanger 测序

Sanger 测序已成为突变分析的"黄金标准"，使用待测序列特异性互补 DNA 引物，常规脱氧核糖核苷三磷酸酯（dNTPs）以及双脱氧核苷三磷酸（dd-NTPs）、DNA 聚合酶，进行线性扩增而非指数扩增的 PCR 扩增反应。PCR 扩增完成后，对每一个扩增子进行独立测序，通常是从正向和反向进行双向测序。传统意义上的 Sanger 测序使用的是用聚丙烯酰胺凝胶电泳分析，非常费力耗时，现在基本都使用毛细管电泳进行片段分析，将扩增反应的 DNA 片段注入毛细管中，通过激光诱导的荧光进行检测，检测软件通过将 ddNTP 标记特定波长荧光团的荧光强度进行关联，生成 DNA 序列的电泳图，最终将其转化为 DNA 序列。

近年来，"二代测序"或高通量测序技术的出现为临床诊断实验室提供了同时检测多个基因甚至整个外显子组分析能力，二代测序（NGS）可以并行测序数百万个 DNA 小片段，然后使用生物信息学分析将拼接比对到人类参考基因组，同时检测多个基因的单核苷酸变异、插入和缺失、基因扩增和基因融合重排。

NGS 的除了高通量的特点外，还具有很高的灵敏度和检测速度快的特点。

Southern 印迹

Southern 印迹是一种费时又费力的技术，将分离出高质量的 DNA，进行限制性核酸内切酶消化，通过凝胶电泳分离。随后进行所谓的"印迹"，即将凝胶电泳分离的 DNA 从凝胶转移到固体支持物（如尼龙膜）上，这一过程可以用毛细管转移，也可以用自动真空或电转移来完成，而后将 DNA 与以各种方式标记的一小段互补 DNA 杂交，称为探针。此检测步骤可使目标基因从样品中存在的大量 DNA 中显现出来。如果在膜上看到的条带与正常不一致，则可能表示突变。Southern blot 的最大缺点是必须使用大量完整且分子量高的 DNA 来完成。因此，随着 PCR 的出现，以前使用 Southern 印迹分析 DNA 中的突变和缺失也基本被 PCR 相关技术取代了。

梯度凝胶电泳

梯度凝胶电泳（GGE）的原理是通过部分变性而改变双链 DNA 片段的电泳迁移率，包括温度梯度凝胶电泳（TGGE）和变性梯度凝胶电泳（DGGE）。将 DNA 片段变性，重新退火，然后在变性梯度凝胶上进行分析。DNA 片段在凝胶中的迁移率取决于其本身的熔化温度（Tm）。Tm 取决于 DNA 序列，而单核苷酸取代也可以改变迁移率。在变性条件下，由于等位基因不匹配，野生型和突变型 DNA 片段的异源双链体在聚丙烯酰胺凝胶中的迁移通常比同质双链体慢，因此可以通过线性增加的变性剂［如尿素（DGGE）或温度（TGGE）］的梯度进行分离。

单链构象多态性

所谓的单链构象多态性（SSCP）和异源双链分析（HDA）是指在电泳过程中，单链 DNA 短片段的碱基序列和大小都会影响其在非变性凝胶中迁移率。每种单链 DNA 片段都有其独特的构象，甚至单个碱基对的改变都可以改变构象，从而导致凝胶上迁移的改变。异源双链分析（HDA）也是基于 PCR 产物通过非变性凝胶的迁移。通过混合变性的单链野生型和突变型 DNA PCR 产物，然后缓慢地将它们退火至室温以形成双链体，从而形成这些异源双链体。这些双链体迁移是不同的，这取决于它们是野生型和突变型PCR片段的异源双链体，还是野生型或突变型PCR片段的同源双链体。SSCP的缺点是它无法获得的DNA中确切碱基序列变异，因此，SSCP阳性结果需要DNA测序才能鉴定出碱基序列变异信息。

变性高效液相色谱

变性高效液相色谱法（DHPLC）是一种离子对反相液相色谱技术，用其将异源双链DNA与同源双链DNA分离的能力来鉴定突变。DNA片段变性后重新退火，并形成同源或异源双链体，但不使用凝胶电泳，而是将DNA双链体注入带正电的色谱柱。PCR片段根据其是同源双链体还是异源双链体以不同强度结合到色谱柱上，并在不同时间从色谱柱上洗脱下来，从而产生不同的色谱图样。DHPLC的缺点包括需要昂贵的设备和色谱柱，并且需要进行高保真PCR并优化每个反应以实现突变检测的高灵敏度。

多重连接依赖性探针扩增

多重连接依赖性探针扩增（MLPA）是一种可在单个反应体系中，检测多达50个不同基因组DNA或RNA序列的异常拷贝数的多重PCR方法。每个MLPA探针组均由两个与靶序列相邻侧杂交的寡核苷酸组成。当两个寡核苷酸均与正确的核苷酸序列杂交时，可以将它们连接到单个探针中。每个探针组都会产生一个特定大小的独特扩增产物，然后可以使用毛细管电泳进行分离

阵列比较基因组杂交技术

阵列比较基因组杂交（aCGH）主要用于通过比较患者和正常对照的基因组DNA，来筛选和确定染色体的缺失和重复。

荧光原位杂交

荧光原位杂交（FISH）使用荧光标记的DNA或RNA探针来鉴定目标基因组序列。荧光信号的数量和位置可以识别染色体异常，包括基因扩增、基因缺失或结构重排，例如易位。FISH的特异性主要基于探针的选择，合适的探针能够较好地于目的基因互补结合。与特定基因杂交的探针检测缺失或重复，称为单拷贝基因探针。双色FISH使用两种具有不同荧光波长的探针来鉴定结构染色体重排。当两个探针并置时，每个探针都会产生特定的颜色和第三种颜色。指示染色体重排的融合信号用于鉴定仅涉及两个伴侣基因的致病突变。但是，当一个特定的基因具有多个潜在的易位伴侣时，一个breakapart探针是理想的，其中重排会产生两个分裂信号。

比较基因组杂交（CGH）是FISH的一种变体，它通过比较用一种荧光染料标记的患者DNA与用另一种荧光染料标记的正常DNA在与对照染色体杂交时的比率来检测基因组的相对得失。显色原位杂交（CISH）使用比色探针，其优点是信号不会随时间衰减或需要荧光显微镜进行分析（表18.1）。

表18.1　临床分子诊断中常用的突变检测方法

实验	检测位点类型	注释
PCR限制性片段长度多态性	特定区域	易于设计；便宜；不需要专用设备；不适用于高通量分析；目的区域需要有限制性内切酶识别位点的；需要大量手工操作，耗时费力
等位基因特异性寡核苷酸杂交	特定区域	可多路复用；只检测已知的突变
等位基因特异性扩增法	特定区域	可多路复用；高效灵敏
寡核苷酸连接分析	特定区域	快速灵敏；高通量分析；成本效益；需要优化
单碱基引物延伸实验（SNaPshot Multiplex®，Sequenom®）	特定区域	敏感；经济高效；易于复用；需要优化；要专用仪器
焦磷酸测序	特定区域	快速灵敏；易于自动化；DNA序列相对较短的读取长度
实时荧光定量PCR	特定区域	快速灵敏；定量；高精度实时分析；无后PCR处理；不能多路复用；需要专业技术和设备成本；可能无法区分相同核苷酸位置的突变
Sanger一代测序	非特定区域	检测和识别突变；易于设计；高特异性；分析灵敏度低；费力且伴随着高昂的运营成本

表 18.1（续）

实验	检测位点类型	注释
二代测序	非特定区域	检测和识别突变；高灵敏度、高特异度、多路复用、高通量；解读需要技巧和专业知识；大量数据的产生需要大量的生物信息学支持
单链构象多态性	非特定区域	简单、快速、便宜；不需要昂贵的设备，需要优化；适合分析较短的片段；不能确定确切的序列变异，所以最终的鉴定需要测序
变性高效液相色谱法	非特定区域	易于自动化；高特异性；需要优化；不能区分同一片段中的不同突变，因此最终鉴定需要测序
高分辨率熔化曲线分析	非特定区域	简单快速；价格低廉；高灵敏度和特异性；检测突变，但不一定识别或区分突变
多重连接依赖探针扩增	非特定区域	快速且经济高效；可轻松复用；每个外显子探针数量有限，分析设计更为困难

第三节　常见的分子诊断生物标志物及其在实体瘤中的应用

肺癌

肺癌是全世界癌症相关死亡中最常见的病因。其中，85% 的肺癌是非小细胞肺癌（NSCLC, non-small-cell lung carcinoma），其余部分是小细胞癌。在某些肺癌亚型，尤其是非小细胞肺癌中，特异性分子改变的鉴定，推动了相应的定制治疗方案的发展，开创了一个"个体化治疗"的新时代。

表皮生长因子受体（EGFR）基因是 ERBB 跨膜生长因子受体家族重的一员，是广泛认可的治疗靶点。因此，对 EGFR 基因进行常规检测已纳入晚期肺腺癌治疗标准中。大约 20% 的肺腺癌在 EGFR 的酪氨酸激酶结构域（外显子 18~21）有激活性体细胞突变，导致下游通路的结构性激活。携带敏感性 EGFR 体细胞突变的患者对酪氨酸激酶抑制剂（TKI）治疗有反应。大约 90% 的 EGFR 激活突变是发生在外显子 19 上的框内小缺失或外显子 21 上的错义点突变（p.L858R）。也有一些低频突变发生在其他外显子的热点区域。EGFR 外显子 20 的插入 / 重复突变虽然相对不常见，但可导致 EGFR-TKI 耐药。此外，回顾性试验表明，EGFR 突变状态是应用 TKI 吉非替尼治疗的非小细胞肺癌患者在疗效、无进展生存率和总生存率方面的独立预测因子。因此，对肺腺癌患者进行 EGFR（外显子 18~21）突变筛查具有治疗、预测和预后的意义。DNA 突变分析是筛选 EGFR 突变的首选方法（图 18.1）。文献报道了各种不同的突变分析方法，包括直接测序、多重 PCR 和二代测序（NGS）。

2013 年美国病理学家学会（CAP）、国际肺癌研究学会（IASLC），分子病理学会（AMP）指南中，建议针对晚期肺癌患者 EGFR 外显子 18~21 中丰度至少达到 1% 的活性"热点"突变（即密码子 709/719、外显子 19 缺失、密码子 768、外显子 20 插入以及密码子 790/858/861），可以使用具有适当分析敏感性的任何方法进行检测。EGFR 突变肺腺癌患者常常在 TKI 治疗数月后复发，这通常是由于出现了耐药突变。EGFR 突变肿瘤（约占全部肿瘤的 60%）最常见的耐药机制是发生了 EGFR 外显子 20 上的 p.T790M 突变。此外，在 5%~20% 的 EGFR-TKI 治疗后复发性肺腺癌中，发生了 MET 基因扩增——可能是和其他耐药机制并存，也可能是独立存在。MET 基因拷贝数及其蛋白表达显著相关，因此可以通过分子生物学或免疫组织化学的方法进行评估。KRAS 基因激活突变出现在一部分非小细胞肺癌患者（约占 25%）中，它们绕过 EGFR-TKIs 并导致了自主性下游激活。因此，KRAS 基因突变患者不太可能从 EGFR-TKI 治疗中获益。BRAF p.V600E 突变发生在 1%~2% 的患者中，2017 年美国 NCCN（国家综合癌症网络，National Comprehensive Cancer Network）指南第 8 版中增加了关于突变检测的建议，广泛的突变分析应当包括 EGFR、ALK 和 ROS1 基因的检测。

间变性淋巴瘤激酶（ALK, anaplastic lymphoma ki-

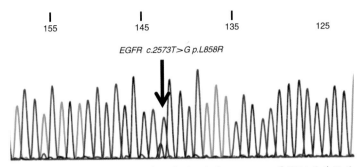

G A T C A C A G A T T T T **GGG** C K**GG**CC AA A C T **GC** T **GG GT GC GG** A

155　　145　　135　　125

EGFR c.2573T>G p.L858R

图18.1　Sanger测序法显示肺腺癌错义突变——EGFR基因21号外显子 c.2573T>G p.L858R

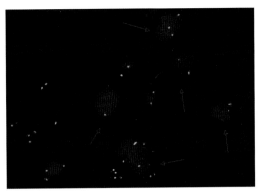

图18.2　肺腺癌患者ALK基因重排荧光原位杂交(FISH, fluorescence in situ hybridization）检测使用雅培分子 LSI 的 ALK 双色分离探针，箭头处显示肿瘤细胞中分离的红色和绿色信号

nase）重排导致的 ALK/EML4 融合对 TKI 克唑替尼的治疗具有敏感性。大约 2%~7% 的肺癌中可以检测到 ALK 重排，这些患者被证实对克唑替尼有显著反应，因此被美国食品药品监督管理局（FDA, Food and Drug Administration）批准用于治疗晚期 ALK 阳性 NSCLC 患者。目前，对晚期肺腺癌患者 ALK 重排的一线检测通常使用 FISH 法，这也是目前检测肺腺癌 ALK 重排的金标准。ALK 分离 FISH 探针试剂盒（雅培分子，德斯普莱恩斯，伊利诺伊州）已经通过 FDA 获批上市，用于肺癌患者的伴随诊断（图 18.2）。此外，FDA 批准的商用抗体 ALK D5F3 可以进行 IHC 预筛选。一旦结果阳性，可以使用 FISH 分析进行确认。在通过适当验证的情况下，NGS 也可以作为一种检测 ALK 重排的替代方法。

此外，1%~2% 的肺腺癌患者中出现了 ROS1 基因相关的结构重排，这部分患者也可以从克唑替尼的靶向治疗中受益。美国 FDA 在 2016 年扩展了克唑替尼在 ROS1 重排非小细胞肺癌患者中的应用。与 ALK 相似，FISH 法被认为是检测 ROS1 融合的金标准，但通过 RT-PCR 和 NGS 也可以进行 ROS1 检测。使用克隆号 D4D6 的商业化抗体进行 IHC 染色可以用于筛选病例。在 FDA 批准克唑替尼用于 ALK 和 ROS1 基因重排患者之后，可以推测的是，将于 2018 年发布的 CAP/IASLC/AMP 指南修订版中，所有实验室检测项目应至少包括 EGFR、ALK 和 ROS1 的检测，并可

以包含 BRAF、MET、RET、ERBB2（HER2/neu）和 KRAS 等扩展选项。

乳腺癌

乳腺癌常常携带癌基因、抑癌基因以及细胞膜受体和生长因子相关信号通路的基因组畸变。应用免疫组化（IHC）检测可对福尔马林固定石蜡包埋（FFPE）组织进行准确的表达评估雌激素受体（ER）和孕激素受体（PR）的表达已经成为评价原发性乳腺癌患者的实践标准。为了提高 IHC 对 ER 和 PR 的检测质量，美国临床肿瘤学会（ASCO, American Society of Oncologists）和美国病理学家学会（CAP）联合制定并发布了供病理医师参考的指南。ER 的准确检测相当重要，因为它是内分泌治疗效果的最强预测因素之一。在某些情况下，内分泌治疗是一种没有额外细胞毒性治疗的选择。大约 70%~80% 的乳腺癌呈 ER 阳性，20%~30% 的乳腺癌呈 ER 阴性。但只有 70% 的 ER 阳性肿瘤对雌激素治疗有临床反应，仅检测 ER 的表达不足以区分有反应者和无反应者。ER 阳性患者中，有相当一部分人最终对内分泌治疗产生耐药性。他莫昔芬是内质网受体的部分激动剂，被认为是选择性内质网调节因子（SERM）。氟维司群直接与单体结合并抑制活化，从而起到抗雌激素的作用。阿那曲唑、来曲唑和依西美坦是芳香酶抑制剂（AI），可阻止肾上腺产生的前体化合物转化为雌激素分子。

继发于基因扩增的 ERBB2（HER2/neu）过表

达导致恶性转化。ERBB2（HER2/neu）过表达见于 18%~20% 的浸润性乳腺癌，是初诊激素受体阴性患者临床预后不良的独立标志物。ERBB2（HER2/neu）过表达的患者对曲妥珠单抗（赫赛汀）反应良好。曲妥珠单抗治疗 ERBB2（HER2/neu）过表达患者的临床试验表明，早期和转移性乳腺癌的复发风险与死亡率均有所降低。因此，ASCO/CAP 联合指南建议在所有初诊浸润性乳腺癌中进行 ERBB2（HER2/neu）检测，以指导治疗方案。ERBB2（HER2/neu）蛋白过表达通常通过 IHC 和 FISH 进行评估。IHC 法成本低易操作，但其判读具有主观性，并且染色结果容易受组织固定效果的影响。FISH 法相对耗时，而且成本更高。因此，在大多数临床实践中，FISH 被用作 ERBB2（HER2/neu）IHC 染色 1+ 或 2+ 病例的进一步检测。目前，ASCO/CAP 指南已经对乳腺切除标本的 ERBB2（HER2/neu）检测制定了标准化规则，包括检测技术、判读标准和临床报告格式。

基因表达谱的微阵列分析已被临床验证可用于特定的预后、预测和治疗目的。两种 FDA 批准的商用试剂盒 MammaPrint（70 基因预后指数微阵列）和 Oncotype DX（21 基因定量 PCR 检测 RNA 表达并提供复发评分）目前用于确定无病间隔期和无辅助治疗的他莫昔芬的潜在益处。Oncotype DX 检测可以使用 FFPE 组织或冷冻组织，而 MammaPrint 需要使用切除一小时内的新鲜冷冻组织。PAM50 分析是在评估 50 个选定基因的基础上发展起来的，可以有效地确定内在分子亚型，该方法使用二代测序技术和 FFPE 组织样本。PAM50 测试提供了复发风险评分（ROR），最初是基于针对淋巴结阴性且没有接受辅助化疗的乳腺癌患者的研究。

20%~60% 的散发性乳腺癌体细胞突变分析可以检测到 TP53 突变。携带体细胞 TP53 突变的肿瘤患者对放疗和特定化疗方案的反应性较差，并且无病生存期和总生存期较短、临床预后较差——无论是在淋巴结阴性还是阳性的肿瘤中。文献报道，少数乳腺癌中会出现 ESR1 突变和扩增，且一些突变与雌激素促进肿瘤进展而引起的激活的超敏反应有关。

另一方面，PIK3CA 突变在 ER 阳性 /HER2 阴性肿瘤中频繁出现，可能具有潜在的良好预后价值。遗传性乳腺癌往往携带不同的家系突变，常见的包括 BRCA1 和 BRCA2 抑癌基因。20%~30% 的家族性乳腺癌病例发生 BRCA1 突变；而 10%~20% 的乳腺癌高发家族妇女中发生 BRCA2 突变。和普通人群相比，BRCA1 突变的女性会出现早发性乳腺癌（＜40 岁）；BRCA1 突变的男性患前列腺癌的风险增加；BRCA2 突变男性的乳腺癌发病率上升了 100 倍。遗传性乳腺癌的特征是发病明显提前、双侧发病增加、多原发性癌症（如乳腺癌和卵巢癌）发生率增加，以及常染色体显性遗传模式。目前已经证实，许多突变、染色体畸变和表观遗传学异常分布在整个 BRCA1 基因之上，而移码突变影响 BCRA2 基因。美国预防服务工作组、美国妇产科医师学会和美国医学遗传学与基因组学学会的指南可以确保选择适当的患者进行家族性 BRCA 检测。

结直肠癌

目前对于结直肠癌（CRC）的研究是比较全面的，认识到结直肠癌是由腺瘤逐步进展为癌，可以通过肠镜检查以及手术切除癌前病变，阻断了大多数结肠癌发生的一种肿瘤。散发性大肠癌的特征通常是 Wnt 通路中的基因发生突变，包括 APC（70%）或 CTNNB1（75%）、KRAS（45%）和 BRAF（5%）突变，SMAD4 的缺失，以及因 MLH1 基因启动子甲基化而导致的微卫星不稳定（MSI）（15%）。对肿瘤发生发展机制的深入了解，已经对结直肠分子诊断和临床治疗产生重大的影响。在靶向治疗中，已证实针对 EGFR 的靶向药物对结直肠癌有确切的疗效，也明确了 KRAS 突变可引起的 EGFR 靶向药的耐药。除此之外，也发现 BRAF 突变的 CRC 预后较差，而微卫星不稳定的 CRC 患者其预后却要优于微卫星稳定的 CRC 患者。

在所有结直肠癌中，大约有 10% 的患者有肿瘤家族史。遗传性非息肉性结直肠癌（HNPCC）和 Lynch 综合征是最常见具有遗传倾向的结直肠癌，占所有 CRC 中的 3%。HNPCC 是由 DNA 错配修复

（MMR）基因的突变引起的，MMR 包括 MLH1、MSH2、MSH6 和 PMS2 四个，MMR 的突变会导致基因组中的微卫星不稳定。家族性腺瘤样息肉病（FAP）是由 APC 基因突变引起的，占所有 CRC 的 1%。其他具有 CRC 风险的息肉病包括因 MUTYH 基因突变而引起的 MUTYH 相关性息肉病（MAP）、STK11 基因突变引起的 Peutz-Jeghers 综合征、SMAD4 突变引起的幼年性结肠息肉综合征和 PTEN 基因高频突变引起的 Cowden 综合征。

　　CRC 相关基因突变的检测方法一般包括直接测序、焦磷酸测序、实时定量 PCR、等位基因特异性 PCR、多重 PCR 和二代测序。对于可以的 HNPCC 患者，可以先用免疫组化方法对 MMR（包括 MLH1、MSH2、MSH6 和 PMS2）表达和 / 或对 MSI 进行检测，随后再对可能发生突变的基因进行测序。如果是 MLH1 基因的表达缺失，则通过亚硫酸氢盐测序来检测基因启动子甲基化。美国临床病理学会（ASCP）、美国病理学家学院（CAP）、联合分子病理学（AMP）及美国临床肿瘤学会分子病理学（AMP）和美国临床肿瘤学会（ASCO）发布了一项基于循证医学的利用分子标志物评估 CRC 风险的指南。指南中建议：通过检测 RAS 基因，包括 KRAS 和 NRAS，来确认患者是否能使用抗 EGFR 疗法；检测 BRAF p.V600E 进行预后分层评估；检测 MLR1 缺失的 MMR 缺陷型肿瘤来评估 Lynch 综合征；以及通过 MMR 检测，来识别高风险的 Lynch 综合征及其预后分层。

黑色素瘤

　　已明确了多个癌基因突变导致其功能蛋白的构成性激活在黑色毒瘤的发生发展中起到了关键作用，最常受影响的是 MAPK 通路［受体酪氨酸激酶（RTK）RAS-RAF-MEK-ERK］。大约 50% 的皮肤黑色素瘤是携带 BRAF 基因突变的，其位点通常是 15 号外显子上的第 600 位密码子，最常见的突变类型是 V600E。当然，还有 15% 的黑色素瘤为 RAS 基因突变，最常见的是 RAS 家族 NRAS 基因突变，而 HRAS 和 KRAS 基因的突变则极为少见。黑色素瘤最常发生的部位是肢体末端（掌底和甲床），而黏膜表层的黑色

素瘤倾向于携带 KIT 基因突变而不是 BRAF 或 NRAS 基因。与体表黑色素瘤不同的是，葡萄膜黑色素瘤和中枢神经系统的黑色素瘤则发现了 GNAQ 和 GNA11 的 G α- 亚基的活化突变引起的。此外，黑色素瘤中还发现有 PTEN 基因缺失、CDKN2A 和 CTNNB1 基因突变，以及 CCND1 与 CDK4 基因扩增等。目前，BRAF 和 MEK 抑制剂药物已经通过了 FDA 的审批用于治疗转移性的黑色素瘤，其相应的突变分析可以通过多种方法进行检测，如单基因检测（如焦磷酸测序，实时定量 PCR）或多基因检测（如二代测序）（图 18.3）。

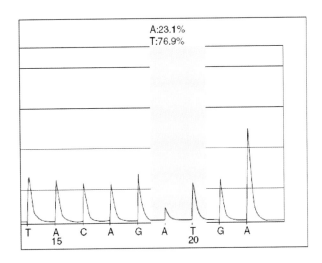

图 18.3　通过焦磷酸测序检测黑色素瘤患者的 BRAF c.1799T > p.V600E 突变

中枢神经系统肿瘤（CNS）

　　随着分子诊断方法不断进步，我们对中枢神经系统肿瘤内存在的分子变化有了更多的了解，发现的中枢神经肿瘤的分子改变不但对其病理分类作用也日益重要，一些新发现新的基因也可能分子靶向治疗的靶点。例如，大多数毛细胞星形细胞瘤中发现的 BRAF-KIAA1549 和 BRAF V600E 突变，少突胶质细胞瘤中的 IDH 突变和 1p/19q 缺失，星形细胞弥漫性胶质瘤中的 IDH、TP53、ATRX 突变，TERT（脑膜瘤中的 TERT 启动子突变），髓母细胞瘤中 WNT 和 SHH 通路的改变。利用 IDH、TP53、ATRX 突变和 1p/19q 编码缺失可以对弥漫性胶质瘤进行准确的分子分型，而且利用分子分型可以对确定神经胶质瘤和髓母细胞瘤

具有更好的预后亚组。发现有 BRAF V600E 突变的神经节神经胶质瘤和多形性黄斑星形细胞瘤，可以使用 BRAF 抑制剂进行治疗。中枢神经系统肿瘤分子分型常用的检测方法有 FISH、杂合性丢失、比较基因组杂交（CGH），具体请见表18.2。

软组织肿瘤

肉瘤中可以用于的分子诊断靶点基因多种多样，通常一些涉及编码调节细胞生长和增殖、凋亡和分化的关键性基因改变。因为肉瘤常有一些特征性的染色体易位，所以分子诊断可作为形态学、免疫组化检测的辅助手段用于肉瘤的诊断。

肉瘤基因组中的易位断点会发生断裂后，一部分与其他基因融合产生新的融合蛋白具有癌基因功能，另一部分而其他断点可能导致新融合基因表达失调，通常是过表达。基因易位变异所涉及基因内的不同断裂点可与配对基因不同外显子发生融合，如尤因肉瘤中的 EWSR1–FLI1 融合通常是由 EWSR1 基因第 7 外显子融合到 FLI1 基因第 5 外显子或第 6 外显子。发生断裂易位的基因在不同病变中的融合基因也不一样，如 EWSR1 基因在 Ewing 肉瘤中与 FLI1 融合，在纤维增生性小圆细胞瘤中与 WT1 融合，在骨外黏液样软骨肉瘤中与 NR4A3 融合，在透明细胞肉瘤和血管瘤样纤维组织细胞瘤中与 ATF1 融合，在黏液样脂肪肉瘤中与 DDIT3 融合。当然，尽管大多数基因易位都对应着特定的肉瘤，但是同一基因易位融合也可以在包括上皮性肿瘤在内的多种肿瘤中出现，如 ETV6-NTRK3 融合可见于分泌性乳腺癌、涎腺分泌性癌和先天性中胚层肾瘤中。

肉瘤的分子诊断最常用的技术由原位杂交、一代测序、二代测序、实时定量 PCR、等位基因特异扩增法和杂交、核酸印迹法（表 18.3）。

甲状腺

基于甲状腺癌发生发展过程中遗传改变的分子诊断对甲状腺结节患者中治疗、预后和预测有重要作用。甲状腺癌中最常见的驱动基因是 BRAF、RET 或 RAS，BRAF p.V600E 最常见于经典型甲状腺乳头状癌，而 RAS 基因的突变（NRAS、KRAS 或 HRAS）

表 18.2　中枢神经系统肿瘤常见的分子改变

肿瘤	WHO分级	分子改变
血管中心胶质瘤	I	MYB–QKI融合
星形细胞瘤	II，III	IDH 突变
		TP53突变
		ATRX突变
不典型的畸胎样/横纹肌样肿瘤	IV	SMARCB1缺失/突变
颅咽管瘤，乳头型	I	BRAF V600E突变
颅咽管瘤，硬瘤型	I	CTNNB1 突变
胶质母细胞瘤	IV	EGFR扩增
		PDGFRA扩增
		EGFRvIII 突变
		MGMT p启动子甲基化
		PTEN 杂合性缺失
		CDKN2A杂合性缺失
		TP53 突变
		BRAF V600E突变
朗格汉斯细胞组织细胞增生症	I，III	BRAF V600E突变
少突胶质细胞瘤	II，III	IDH 突变
		1p/19q 共缺失
		CIC/FUBP1 突变
		TERTp 突变
毛细胞型星形细胞瘤	I	BRAF–KIAA1549融合
		BRAF V600E突变
多形性黄色星形细胞瘤	II，III	BRAF V600E突变
		CDKN2A杂合性缺失
室管膜下巨细胞星形细胞瘤	I	TSC1和TSC2突变

则更常见于滤泡性肿瘤，而甲状腺髓样癌中最常见的是 RET 突变。此外，RET/PTC、TRK 的重排在甲状腺乳头状癌也比较常见，滤泡癌中也常可以检测到 PAX8–PPARγ 融合变异，在间变性甲状腺癌中常可以发现 PIK3CA、TP53 和 AKT1 基因的共突变。检测上述基因变异常用的分子技术包括基于 FISH、直接测序、焦磷酸测序、实时定量 PCR 和二代测序，具体请参见图 18.4、表 18.4。

表 18.3　软组织肿瘤分子改变

肿瘤类型	基因异位	分子改变
腺泡状横纹肌肉瘤	t（2;13）（q35;q14）	PAX3–FOXO1
	t（1;13）（p36;q14）	PAX7–FOXO1
腺泡状软组织肉瘤	t（X;17）（p11.2;q25）	ASPSCR1–TFE3
血管瘤样纤维组织细胞瘤	t（2;22）（q32;q12）	EWSR1–CREB1
	t（12;16）（q13;p11）	FUS–ATF1
	t（12;22）（q13;q12）	EWSR1–AFT1
透明细胞肉瘤	t（12;22）（q13;q12）	ATF1–EWSR1
	t（2;22）（q34;q12）	CREB1–EWSR1
隆突性皮肤纤维肉瘤	t（17;22）（q22;q13）	COL1A1–PDGFB
促结缔组织增生性小圆细胞肿瘤	t（11;22）（p13;q12）	WT1–EWSR1
上皮样血管内皮瘤	t（1;3）（p36.3;q25）	WWTR1–CAMTA1
尤因肉瘤/PNET	t（11;22）（q24;q12）	EWSR–FLI1
	t（21;22）（q22;q12）	EWSR1–ERG
	t（20;22）（q13;q22）	EWSR1–NFATC2
	t（16;21）（p11;q22）	FUS–ERG
骨外间叶性软骨肉瘤	t（9;22）（q22;q12）	NR4A3–EWSR1
	t（9;17）（q22;q11）	NR4A3–RBP56
	t（9;15）（q22;q21）	NR4A3–TCF12
婴儿型纤维肉瘤	t（12;15）（p13;q25）	ETV6–NTRK3
炎性肌纤维母细胞肿瘤	t（2;19）（p23;p13.1）	ALK–TPM4
	t（1;2）（q22–23;p23）	TPM3–ALK
低度恶性纤维黏液样肉瘤	t（7;16）（q33;p11）	FUS–CREB3L2
	t（11;16）（p11.2;p11）	CREB3L1–FUS
黏液样脂肪肉瘤	t（12;16）（q13;p11）	FUS–DDIT3
	t（12;22）（q13;q12）	EWSR1–DDIT3
滑膜肉瘤	t（X;18）（p11;q11）	SS18–SSX1
		SS18–SSX2

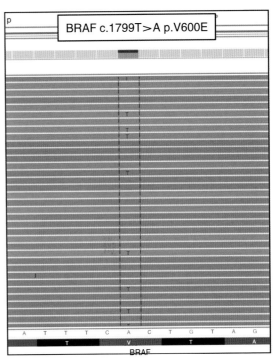

图 18.4　二代测序检测出甲状腺乳头状癌患者肿瘤组织中 BRAF c.1799T > A p.V600E 突变

表 18.4　甲状腺肿瘤的常见分子改变

肿瘤类型	分子改变
甲状腺乳头状癌	BRAF突变
	RET–PTC重排
	PIK3CA突变
	NTRK 重排
	RAS突变
	PTEN突变
甲状腺滤泡癌	PAX8–PPARγ重排
	RAS突变
	PIK3CA突变
	PTEN突变
甲状腺髓样癌	RET突变
间变性甲状腺癌	RAS突变
	BRAF突变
	TP53突变
	PIK3CA突变
	CTNNB1突变
	AKT1突变
	PTEN缺失

第四节　新出现的技术和未来发展方向

　　分子诊断在外科病理中已经确立了明确的用途，并将随着对精准诊断和新靶向治疗的需求增加而不断扩展。只有外科病理医师掌握了肿瘤临床分子检测方法及其适应证和局限性，才能更好地使用这些手段参与到肿瘤诊断、治疗过程。分子诊断技术和理论进展日新月异，外科病理医师需要持续的技术培训，更新理论知识，掌握新的检测方法，才能跟上这些检测方法在临床实践的转化应用。

　　分子诊断新近引入的"液体活检"技术是一种快速、无创、特异度高的检测方法，可以通过"液体活检"实现肿瘤治疗反应的实时动态监测。从血浆、血清、尿液等来源获得的循环肿瘤细胞（CTC），循环肿瘤DNA（ctDNA）和循环细胞肿瘤释放的DNA（cfDNA）可以在肿瘤治疗过程中不同时间点肿瘤负荷、检测肿瘤细胞获得性耐药变异等信息，实现以无创方式连续动态监测肿瘤基因组的变化。

　　根据CTC的特定生物学或物理特性，利用一些特殊的方法使其与周围的正常造血细胞区分开来，把CTC富集起来，继而可以检测CTC中的基因突变。与血细胞相比，CTC的大小，密度和电特性有很大的不同，一部分CTC捕获平台是利用CTC物理特性而实现CTC的富集，而免疫磁珠法（CellSearch）和微流控法（CTC-Chip）是利用特殊材料增加对CTC的亲和力，提高CTC富集效率。目前，CellSearch（Veridex）系统是唯一FDA批准的用于各种实体瘤中CTC集和检测的试剂盒。

　　ctDNA的检测仍然很具有挑战性，因为ctDNA通常仅占总循环DNA的很小的一部分（＜1%）。而Sanger测序或焦磷酸测序这种直接测序方法因为检测灵敏度太低而不适用于ctDNA的突变检测，但也有一些高检测灵敏度的方法已经被研发出来用于ctDNA的突变检测，如ARMS、突变体富集PCR法（PCR）、肽核酸（PNA）介导的PCR法、核酸肽锁核酸（PNA-LNA）、BEAMing PCR（一种采用磁珠、乳液、扩增和流式细胞分析实现基因突变定量的方法）、数字PCR（digital PCR），这些方法足够临摹，可以检测正常细胞血浆循环DNA中的肿瘤细胞特异性突变。此外，高分辨率熔解曲线分析技术、变性高效液相色谱分析（DHPLC）、质谱、二代测序也可用于检测血浆样品中的体细胞突变。2016年，FDA批准了cobas EGFR突变检测试剂盒用于检测NSCLC患者血液样本中的EGFR突变，这是第一个官方正式批准的用于ctDNA检测的试剂盒。

　　虽然实时PCR、数字PCR、磁珠结合乳化剂扩增法、BEAMing PCR、二代测序、质谱基因分型等方法的检测下线0.01%~15%，可以用于cfDNA基因突变检测，但是由于缺乏用于生物样本收集处理、cfDNA分离和分析的标准化方法，目前临床检测cfDNA基因的结果并不是非常可靠。

　　尽管肿瘤组织活检仍是实体瘤诊断和基因分型的金标准，但液体活检提供了一种快速，准确地筛选肿瘤基因新变异、捕获耐药基因改变，确定微小残留病变（MRD），实现肿瘤实时监测治疗反应和预后的手段。随着我们实体瘤生物学特性了解的越来越深入，针对特定突变的靶向疗法越来越多，能改变治疗方案的预后标志物也越来越多地被发掘出来，能够预测肿瘤侵袭生物学行为的突变筛查辅助手段越来越丰富，分子技术也将会变得越来越重要。